TRAITÉ

DE

TOXICOLOGIE

PAR

L. LEWIN

PROFESSEUR A L'UNIVERSITÉ DE BERLIN

TRADUIT ET ANNOTÉ

PAR

G. POUCHET

Professeur de pharmacologie et matière médicale
à la Faculté de médecine de Paris.
Membre de l'Académie de médecine

Avec figures dans le texte et une planche chromo-lithographique
hors texte.

PARIS

OCTAVE DOIN, ÉDITEUR

8, Place de l'Odéon, 8

1903

Toxicologie.

TRAITÉ

DE

TOXICOLOGIE

TRAITÉ

DE

TOXICOLOGIE

PAR

L. LEWIN

PROFESSEUR A L'UNIVERSITÉ DE BERLIN

TRADUIT ET ANNOTÉ

PAR

G. POUCHET

Professeur de pharmacologie et matière médicale
à la Faculté de médecine de Paris.
Membre de l'Académie de médecine

———

Avec figures dans le texte et une planche chromo-lithographique
hors texte.

———

PARIS

OCTAVE DOIN, ÉDITEUR

8, Place de l'Odéon, 8

—

1903

AVANT-PROPOS

Cet ouvrage n'est pas une pure et simple traduction de la seconde édition, revue et remaniée en 1896, du Lehrbuch der Toxikologie du professeur L. Lewin (de Berlin).

M. Lewin a, en effet, revu toute la traduction et l'a enrichie d'additions donnant à son Traité une importance encore plus grande, tout en la mettant au courant des idées et des connaissances actuelles.

J'y ai ajouté, de mon côté, des annotations et des commentaires, **qui figurent en plus petit texte et entre crochets [ ]**, soit pour exposer mes idées personnelles sur certains points, soit pour reproduire les résultats de travaux effectués dans le but d'élucider certaines questions encore indécises. Si mes appréciations diffèrent parfois de celles de M. Lewin sur des points d'intérêt secondaire, nous sommes toujours d'accord sur les questions principales et, notamment, sur la nécessité de considérer la toxicologie aux points de vue biologique et physiologique plus particulièrement qu'on ne l'a fait jusqu'ici dans la plupart des traités où le point de vue chimique est surtout étudié.

L'organisme animal est, en effet, dans maintes circonstances, un réactif infiniment plus délicat et sensible que les plus délicates réactions chimiques ; et, pour la détermination de certains poisons d'origine organique, nulle réaction chimique n'offre la certitude d'une expérimentation physiologique bien conduite. C'est ce que je m'efforce de faire ressortir dans mes « Leçons de pharmacodynamie et de matière médicale » dans lesquelles je traite, avec toute l'importance que je le crois mériter, le côté toxicologique de l'action des substances médicamenteuses.

On pourrait reprocher au traité de M. Lewin de ne pas insister avec assez de détails sur le côté purement chimique de la toxicologie. J'ai cru inutile d'augmenter dans ce sens cet ouvrage déjà volumineux. Le lecteur désireux d'approfondir ce côté de la question trouvera dans le « Traité de chimie toxicologique de M. J. Ogier » tous les renseignements désirables exposés et discutés par un savant dont la compétence ne fait aucun doute et qui possède une longue expérience de ces questions. Son ouvrage et celui-ci se complètent mutuellement, chacun ayant envisagé la question à un point de vue plus particulier, tant en raison de ses études de prédilection que de la nature de l'enseignement dont il était chargé.

G.   POUCHET.

Janvier 1903.

PRÉFACE

Plus que ce n'était le cas à l'apparition de la première édition de cet ouvrage, la refonte complète de cette monographie sur la toxicologie trouve sa raison d'être dans l'accroissement continuel des faits embrassés par elle et encore davantage dans l'importance de plus en plus grande que prend cette branche des sciences médicales. Ainsi la portée de ses rapports avec la *médecine légale* a augmenté dans les dernières années par suite des procédés plus parfaits imaginés pour la recherche chimique des poisons et à cause du progrès funeste des intoxications chroniques par des substances enivrantes. L'*hygiène industrielle* a depuis longtemps grand besoin d'être bien renseignée sur l'action toxique d'une foule de corps dont il est question ici. La nécessité de ces lumières se fait surtout sentir en ce moment où, grâce au développement rapide de la chimie, de nombreuses substances nouvelles sont découvertes et employées dans l'industrie, dont plusieurs sont douées de propriétés toxiques et peuvent causer des désastres aussi bien chez les producteurs que chez les consommateurs. Des connaissances solides en toxicologie (malheureusement, elles font souvent défaut) permettent, en raisonnant par analogie, de se former une opinion préalable sur la place que doivent occuper, au point de vue toxicologique, des substances semblables. De même aussi la *clinique médicale* et la plupart des branches spéciales de la médecine, telles que, par exemple., la névrologie, la psychiatrie, l'ophthalmologie, etc., ne peuvent plus se passer des faits toxicologiques correspondants. Le nombre considérable des *intoxications médicamenteuses* causées par certains médicaments administrés à doses trop élevées, diminuerait notablement si l'on prenait toujours en considération les faits expérimentaux s'y rapportant. Enfin, ce qui ne manque pas de présenter un grand intérêt, la toxicologie est en train de fournir de nombreux éléments pouvant servir à l'explication des affections qu'il faut considérer comme des intoxications. Les temps viendront où sera pleinement justifiée la proposition que voici : *toute intoxication est une maladie locale ou générale, toute maladie de causes internes est une intoxication locale ou générale.*

A cette importance croissante de la toxicologie correspond une accumulation telle des faits empiriques et expérimentaux s'y rapportant, que quiconque ne s'y adonne pas spécialement ne peut se faire qu'une idée incomplète sur ce qui existe déjà. Mais la vie professionnelle exige impérieusement du médecin qu'il sache une foule de faits relatifs à la toxicologie, et, ainsi que me l'ont appris les nombreuses demandes de renseignements qui me furent adressées depuis nombre d'années par des médecins qui avaient à donner des avis motivés devant les tribunaux, elles avaient quelquefois rapport à des observations anciennes qu'il est très difficile de trouver dans la littérature.

L'ouvrage que je présente tâchera de faire face à toutes ces exigences. Il doit son origine aux études et aux expériences effectuées pour mon cours. Mais tandis que, à l'origine, je ne l'avais conçu, quant à son volume, que comme un aide-mémoire pour mes auditeurs pour leur rendre plus facile de suivre le cours et surtout pour les préparer aux démonstrations et aux expériences, dès que je mis au travail, la matière à traiter augmenta si considérablement qu'elle déborda complètement les cadres étroits que je lui avais assignés. Mais malgré cette augmentation de volume, je me suis évertué à rester aussi concis que possible dans l'exposition. On trouvera beaucoup de faits et de critiques, mais, ainsi que je l'espère, pas un seul mot de superflu. J'ai tenu compte aussi bien des données des recherches les plus récentes sur les procédés imaginés pour la découverte des poisons, que des résultats des expériences entreprises sur les animaux avec les poisons et des observations cliniques concernant l'action des poisons plus rares. J'ai rapporté dans beaucoup d'endroits les résultats inédits encore de mes recherches qui contribuent à l'extension de nos connaissances sur les substances toxiques dans la nature.

Vu l'intérêt considérable qui s'attache aux intoxications par les animaux venimeux, les produits des échanges nutritifs des bactéries et les produits de décomposition de l'albumine et des albuminoïdes se trouvant aussi plus souvent que l'on ne s'imagine dans les aliments, j'ai tâché d'y satisfaire en soumettant les recherches correspondantes à une analyse critique.

J'espère donc que ce livre qui, *le premier, contient l'exposé aussi complet et étendu que possible de toutes les substances toxiques de la terre*, sera utile et excitera de nouvelles recherches aussi bien dans les sciences qui, comme la chimie, la botanique et la zoologie, ont des connexions si intimes avec la médecine, que de la part de toutes les personnes qui s'intéressent à cette partie de l'étude pratique de la nature.

J'ai enrichi moi-même cette édition française de mon livre par des faits toxicologiques récemment mis au jour. Mais ce qui vaut beaucoup mieux, c'est que M. Gabriel Pouchet a bien voulu l'annoter. Je suis sûr que le lecteur français, autant que moi, lui saura gré d'avoir ainsi contribué, par son profond savoir, à la propagation des faits scientifiques et pratiques de la toxicologie, pôle principal de la Médecine.

L. LEWIN.

Berlin, Novembre 1896.
Janvier 1902.

INTRODUCTION

I. HISTORIQUE DES POISONS

Dès l'antiquité la plus reculée du genre humain, la légende et les traditions écrites parlaient déjà de certaines substances existant dans la nature, qui, en opposition avec les influences mécaniques extérieures, étaient en état de nuire à la santé lorsqu'on les introduisait à petites doses à l'intérieur. Ces substances et leurs propriétés n'étaient connues au début que d'un petit nombre de personnes privilégiées. Plus progressait l'étude de la nature, plus augmentait le nombre de ces substances et des personnes qui en connaissaient les propriétés. Les prêtres et les chefs étaient ordinairement nantis de ce savoir, mais aussi tous ceux qui, vivant dans l'intimité de la nature, avaient appris les propriétés des herbes soit par hasard, soit en observant le dégoût qu'éprouvaient les animaux pour elles.

Dans la suite des siècles la science des poisons, en se généralisant, était même appliquée à la pratique. A Rome on précipita les hommes du haut de la roche tarpéienne, à Athènes on se servait du suc de ciguë pour l'exécution des criminels d'état, « *cicuta venenum est publica, Atheniensium poena invisa.* » Etait-ce le goût classique des Grecs qui ne voulait pas briser ou défigurer la forme humaine? A en juger d'après le papyrus Ebers, l'empoisonnement par l'acide cyanhydrique (noyaux des cerises) occupait, beaucoup plus antérieurement, en Egypte, une place parmi les diverses peines décrétées par les tribunaux. Certains peuples barbares (Scythes, Gaulois, etc.) employaient les poisons pour envenimer les flèches (1). Les individus dégoûtés de l'existence avaient recours aux poisons pour mettre fin à leurs jours, et à Marsilie les autorités communales elles-mêmes, après étude approfondie des circonstances, les leur auraient fournis sur leur désir. Les vieillards de l'île de Céa qui croyaient ne plus être utiles ni pour la patrie ni pour leurs familles se réunirent dans un banquet et, couronnés de fleurs, ils burent la mort dans une coupe de ciguë. Mais le serment des Asclépiades renferme déjà l'injonction « de ne fournir à personne aucun poison mortel, même si on le demandait formellement ». C'est surtout de l'opium que l'on se servait pour le suicide. Ainsi mourut le père du consul Licinius Cécina, en Espagne. Cléopâtre se suicidait avec le venin de la grande vipère Hajé. Ptolémée Macron cherchait la mort par le poison, à cause du dégoût de la vie, et Annibal parce qu'il craignait d'être livré aux Romains.

Il était inévitable qu'avec la vulgarisation de la science des poisons, diverses substances aient été, de temps en temps, employées dans des *buts criminels*. C'est ainsi qu'Alexandre aurait été empoisonné par Jollas, et Attilius Regulus l'aurait été par les Carthaginois. Mithridate qui, de tous ses contemporains, avait la connaissance la plus approfondie des poisons, ne se faisait sans doute pas faute de mettre en pratique ces connaissances. Une loi était édictée à Rome contre les crimes par empoisonnement : « Venenarii capite plectendi sunt, aut, *si dignitatis respectu agere oportuerit*, deportandi. » Néanmoins les empoisonnements continuaient à sévir de plus belle. Agrippine tue Claude à l'aide d'un repas empoisonné par les bolétiacées ou d'un lavement toxique. Germanicus mourut en Syrie empoisonné (2). Drusus fut empoisonné par Séjan. Le moyen âge a vu plusieurs princes mourir empoisonnés, par exemple : Henri VII auquel un moine administra le poison dans une hostie ; Conrad, roi de Naples, qui fut tué par son frère Manfred à l'aide d'un lavement toxique ; Clément VII mort en inhalant les vapeurs dégagées par des torches empoisonnées ; Victor II empoisonné par le vin du calice ; Chris-

(1) L. LEWIN, *Die Pfeilgifte*, Berlin, 1894.
(2) TACITE, *Annales*, lib. II, cap. LXIX.

tophe I par l'hostie ; et l'empereur Henri VII tué de la même manière, disait : « *calicem vitæ dedisti mihi in mortem* » ; un grand nombre de personnes tuées sur l'ordre du pape Alexandre VI et de son fils César Borgia. « Qui mange du Pape en meurt. » D'après les documents dont nous disposons (1) sur le gouvernement de la République de Venise, celui-ci, pour des raisons politiques, fit empoisonner, par des empoisonneurs d'état salariés, Charles VIII et Louis XII, deux empereurs, trois sultans, beaucoup de ducs, de cardinaux, d'évêques. Pie III fut tué par un emplâtre empoisonné qui lui causa une gangrène mortelle ; Catherine de Médicis faisait empoisonner la reine de Navarre par « maistre René, son empoisonneur à gaiges ; » et Philippe II d'Espagne tuait, entre autres, le pape Sixte par un poison qu'il nommait lui-même son *requiescat in pace*. François Phébus, roi de Navarre, mourut après avoir joué un solo sur une flûte dont l'anche était empoisonnée. On se servait même officiellement des poisons dans certains cas isolés pour étudier leur action ou dans le but d'en découvrir l'antidote. C'est ainsi, par exemple, que Matthiole rapporte le récit des empoisonnements institués à Rome et à Venise, en présence du pape Clément VII sur des condamnés à mort, et Ambroise Paré raconte l'empoisonnement d'un voleur par du sublimé, pour éprouver les vertus du bézoard ; cette expérience fut faite sur l'ordre de Charles IX qui avait promis : « ou il eschapperoit, il s'en iroit la vie sauve. »

C'est aux tropiques que l'on peut encore étudier, à l'heure qu'il est, dans ses premiers stades, la manière dont la connaissance des poisons s'est développée en occident. En Afrique par exemple, ce sont principalement les prêtres fétichistes (les sorciers), et à la Guyane, les chefs des tribus, qui connaissent les poisons ; dans la plupart des cas, ils fonctionnent comme empoisonneurs ordonnant le plus souvent des soi-disant jugements de Dieu (Tribunal de Dieu) dans un but exclusivement égoïste. Dans l'archipel Fidji il y a des *empoisonneurs professionnels*, « hommes apportant la mort » (matainimate), de même aussi, dans les Indes Occidentales, les empoisonneurs Obéah constituent une secte reli-

---

(1) De Mas-Lastrie, *Académie des Inscript., Séance du 14 mai* 1880.

gieuse et, comme le font quelques empoisonneurs chinois, ils ont souvent recours à des poisons cardiaques à action cumulative; au Brésil sévissent des empoisonneuses dénommées *feiticira*; et dans l'Inde et les îles de l'archipel néerlandais des voleurs administrent aux gens endormis des poisons obtenus à l'aide de diverses espèces de datura. Des millions d'individus hors d'Europe se servent de *poisons pour poissons* dans le but de pourvoir à leur subsistance. Beaucoup *d'empoisonnements, suicides par empoisonnement, destruction de fœtus* (1) et *intoxications accidentelles*, restent inconnus dans tous les pays civilisés et leurs fauteurs échappent, le cas échéant, au châtiment qui leur est dû.

II. LOIS SUR LES POISONS ET DÉFINITION DU « POISON »

Tous les législateurs, depuis l'antiquité jusqu'à nos jours, se sont évertués à édicter des peines sévères contre les empoisonneurs, que s'en soit suivie mort ou maladie. Chez les Juifs existait, d'après Flavius Josèphe, la loi que voici : « *Venenum neque letale neque alias noxium quisquam Israelitarum penes se habeat : quod si habere deprehensus sit, morte mulctetur et patiatur id quod facturus erat illis adversus quos venenum paraverat.* » D'après la « *lex Cornelia de sicariis et veneficis* », les Romains reléguaient les empoisonneurs aristocratiques « *honestiori loco positi* » dans une île et condamnaient les plébéiens aux bêtes. Quand en Grèce on intentait un procès à l'empoisonneur, celui-ci n'était condamné que si la victime était morte, sans cela on ne portait plainte en justice que pour un endommagement. Au Moyen-Age et même beaucoup plus tard encore, on tenaillait les empoisonneurs et les rompait ensuite sur la roue, ou on les noyait. De tous temps les états se sont aussi évertués à donner, en conformité avec la science, pour base à la législation une *définition du poison* et de *l'intoxication*. Grâce au développement rapide de l'industrie chimique on voit employer, dans un but industriel ou culinaire, de nombreuses substances qui,

(1) L. Lewin und Brenning. *Die Fruchtabtreibung durch Gifte*, Berlin, 1899.

introduites dans l'organisme humain, y produisent des troubles divers. L'État a non seulement l'obligation de prévenir et de mettre ordre à la vente et à l'usage de ces produits, ainsi que d'attirer l'attention sur les *dangers qui menacent les ouvriers occupés dans ces industries insalubres*, mais aussi de punir la désobéissance aux lois. Mais le nombre des substances chimiques nuisibles à l'organisme humain est presque interminable ; et en l'absence de définition du poison dans la plupart des codes pénaux, le juge, dans chaque cas donné, exige des experts un avis motivé sur les propriétés nocives de la substance employée et les raisons qui la font ranger parmi les « poisons ». Voici ce que dit à ce sujet le code pénal de l'Empire allemand (31 mai 1870, 15 mai 1871, 26 février 1876 et 10 février 1877).

§ 299. Quiconque aura donné intentionnellement à autrui, dans le but de nuire à leur santé, un poison ou d'autres substances *capables de ruiner la santé* sera passible des travaux forcés jusqu'à dix ans. Cet acte aura-t-il provoqué une lésion grave, la peine ne pourra pas descendre au-dessous des travaux forcés pour cinq ans et la peine sera élevée à dix ans de travaux forcés au minimum et même à perpétuité dans le cas où la mort s'en est suivie. L'acte intentionnel, illégal d'administrer le poison, etc. est-il dirigé vers « l'homicide », en d'autres termes, s'il a causé (volontairement) la mort d'autrui on prendra en considération le § 211 : « Quiconque tue intentionnellement un homme sera passible de la peine capitale pour assassinat, s'il a commis l'homicide avec préméditation.

§ 324. Quiconque empoisonne intentionnellement des puits ou des réservoirs d'eau destinés à l'usage d'autrui, ou des objets destinés à la vente ou à l'usage public, ou quiconque y mélange des substances *qu'il sait* être capables de léser la santé des hommes, de même aussi quiconque sciemment et en dissimulant leurs propriétés nuisibles, vend, offre ou introduit de n'importe quelle manière dans le commerce de tels objets empoisonnés, ou mélangés avec des substances dangereuses, sera puni de travaux forcés jusqu'à dix ans et, si l'acte a causé la mort d'un homme, il sera puni de travaux forcés pour dix ans au moins ou à perpétuité.

Le code pénal français donne une définition plus incomplète : en effet, il n'a en vue que des poisons causant la mort, mais ignore totalement ceux qui provoquent une maladie.

[D'après l'article 301 du Code pénal est qualifié EMPOISONNEMENT tout attentat à la vie d'une personne par l'effet de substances *qui peuvent donner la mort plus ou moins promptement*, de quelque manière que ces substances aient été employées ou administrées, et quelles qu'en aient été les suites.

D'après cette définition, l'empoisonnement, au point de vue juridique, n'est pas seulement constitué par l'attentat à la vie au moyen de substances vénéneuses proprement dites, mais encore au moyen de toutes substances pouvant donner la mort.

La phrase suivante de Faure justifie la forme un peu indécise de cet article du Code. « Il est tant de moyens que la scélératesse peut inventer et dont l'histoire offre l'exemple, qu'il était indispensable de recourir à des termes généraux. »

Dans l'application cependant, la substance ayant occasionné la mort doit posséder par elle-même, à un certain degré, des propriétés vénéneuses ; ainsi il a été jugé que le fait de déterminer la mort d'un individu en le poussant à boire une quantité suffisante d'alcool constituait le crime de meurtre et non celui d'empoisonnement.

Des controverses s'étant élevées relativement à l'administration de substances toxiques *en quantité insuffisante pour déterminer la mort*, ou de substances nuisibles à la santé et pouvant causer seulement une maladie plus ou moins longue, la loi de 1832 est venue combler cette lacune en ajoutant à l'article 317 du Code pénal les trois paragraphes suivants :

§ 4. — Celui qui aura occasionné à autrui une maladie ou incapacité de travail personnel, en lui administrant *volontairement*, de quelque manière que ce soit, des substances qui, *sans être de nature à donner la mort*, sont nuisibles à la santé, sera puni d'un emprisonnement d'un mois à cinq ans et d'une amende de 16 à 500 fr. ; il pourra de plus être renvoyé sous la surveillance de la haute police pendant deux ans au moins et dix ans au plus.

§ 5. — Si la maladie ou incapacité de travail personnel a duré plus de vingt jours, la peine sera celle de la réclusion.

§ 6. — Si le coupable a commis soit le délit, soit le crime, spécifiés aux deux paragraphes ci-dessus envers un de ses ascendants, tels qu'ils sont désignés en l'article 312, il sera puni, au premier cas, de la réclusion, et, au second cas, des travaux forcés à temps.

De l'interprétation de ces textes il ressort que la volonté est nécessaire pour qu'il y ait crime d'empoisonnement : celui qui, sans le savoir ou dans le but de soulager un malade, administrerait une substance déterminant la mort, serait coupable seulement d'homicide par imprudence. De même, relativement au § 4 de l'article 317, il faut que la substance ait été administrée avec l'intention de nuire et qu'elle ait occasionné une maladie réelle, quelque courte qu'en soit la durée.

On peut donc, suivant Chaudé, distinguer dans l'empoisonnement trois degrés : c'est un simple délit, si la substance, toute nuisible qu'elle est, ne peut, par sa nature, causer la mort, et si, en fait, elle a occasionné une maladie qui n'a pas duré plus de vingt jours ; c'est un crime puni de la réclusion, si la substance, toujours sans être de nature à causer la mort, a occasionné en fait une maladie de plus de vingt jours ; c'est un crime puni de la peine capitale par l'article 202, si la substance pouvait donner la mort, quelles qu'en aient été les suites.

Enfin celui qui involontairement, par sa négligence, son inattention, l'inobservation des règlements, l'ignorance de ce qu'il devrait savoir, devient cause d'un empoisonnement, tombe sous le coup des articles 319 et 320 du Code pénal, sans préjudice des dommages-intérêts envers les parties civiles.

Art. 319. — Quiconque par maladresse, imprudence, inattention, négligence ou inobservation des règlements, aura commis involontairement un homicide ou en aura été involontairement la cause, sera puni d'un emprisonnement de trois mois à deux ans et d'une amende de 50 à 600 fr.

Art. 320. — S'il n'est résulté du défaut d'adresse ou de précaution que des blessures ou coups, le coupable sera puni de six jours à deux mois d'emprisonnement, et d'une amende de 16 à 100 francs, ou de l'une de ces deux peines seulement.

Ces dispositions peuvent être invoquées dans certains cas contre les médecins, contre les pharmaciens ou contre tout autre débitant de substances capables de produire un empoisonnement. Le mot *blessure* doit être regardé comme un terme générique appliquable à toute lésion interne ou maladie aussi bien qu'à une lésion externe : c'est ainsi qu'une maladie déterminée par une boisson imprudemment préparée dans un vase en plomb constitue une *blessure* dans le sens de l'article 320 et rend celui qui l'a préparée passible des peines édictées dans cet article (Chaudé).]

Les codes pénaux s'abstiennent de définir ce qu'ils entendent par « poison ». Déjà il y a 200 ans on l'a dit très justement : « Non dari venena absolute talia, sed illorum essentiam totam esse relativam. » Néanmoins on avait essayé, pendant ces trois derniers siècles, de donner à plusieurs reprises la définition du poison. C'est ainsi, par exemple, que Cardan s'exprime très prudemment comme suit : « Venenum quod sit, quod aptum est nocere vehementer nobis occulta agendi ratione. » Nous possédons encore d'autres définitions meilleures, mais aussi peu applicables en médecine légale. Même les plus récentes ne prennent pas en considération les êtres organisés les plus inférieurs qui n'agis-

sent que grâce aux poisons chimiques élaborés par eux. On
pourrait, d'après mon avis, donner la définition suivante du
poison :

*Les poisons sont des corps chimiques non organisés ou des
corps organisés éliminant des substances chimiques qui, portés
sur ou dans l'organisme humain, y causent, dans des circonstances déterminées, la mort ou la maladie.*

Cette définition contient aussi les mots, *dans des circonstances
déterminées*, qui nous mettent justement dans l'impossibilité de
fournir une définition absolument exacte. En effet, la forme et
la quantité du poison aussi bien que la constitution temporaire
ou permanente de l'individu sont en état d'exercer, dans de
vastes limites, une action modificatrice sur les propriétés toxiques d'une substance donnée. La jurisprudence a adopté cette
manière de voir (décision de la cour suprême de l'Empire du 14
janvier 1884). Il y a plus : *dans un cas elle va même, complètement à tort à mon avis, jusqu'à déclarer punissable pour avortement une femme qui, sur la supposition erronée d'être enceinte,
aurait pris de propos délibéré des remèdes auxquels elle attribue
à tort la propriété de faire expulser prématurément le supposé
fœtus.*

[Lémery définissait ainsi le poison dans son *Cours de Chimie* : « Tout ce qui
peut rompre et détruire la liaison et l'économie des humeurs du corps en cor-
rodant les parties ou en empêchant le cours naturel des esprits. »

En 1785, Plenck dans son Traité *Toxicologia seu doctrina de Venenis et
Antidotis* s'exprime ainsi : « Ens quod perexigua dosi, corpori humano inges-
tum, aut extus applicatum, vi quadam peculiari morbum gravem vel mortem
causat, venenum seu toxicum auditur. »

Orfila appelle poison « Toute substance qui, prise intérieurement ou appliquée de quelque manière que ce soit sur un corps vivant, à petite dose, détruit
la santé ou anéantit entièrement la vie. » Ultérieurement, il compléta sa définition en y ajoutant « et cela en agissant en vertu de sa nature. »

Devergie donne une définition extrêmement voisine : « Toute substance qui,
prise à l'intérieur ou appliquée à l'extérieur du corps de l'homme et à petite
dose, est habituellement capable d'altérer la santé ou de détruire la vie, sans
agir mécaniquement et sans se reproduire. »

L'action exercée par la substance toxique sur les éléments anatomiques ou
les humeurs intervient de plus en plus, à mesure que se perfectionnent nos
connaissances ; et Claude Bernard regarde comme *poisons ou médicaments,*

« toutes les substances qui, à raison de leur constitution physique ou chimique, ne peuvent entrer dans la composition de notre sang, ne sauraient pénétrer dans notre organisme, où elles ne doivent pas rester, sans y causer des désordres passagers ou durables. »

Au point de vue médico-légal, l'empoisonnement peut être défini : toute atteinte à la santé ou à la vie d'un individu par le moyen de substances qui, ingérées ou absorbées par quelque moyen que ce soit, peuvent amener plus ou moins rapidement la mort, soit par suite des désordres qu'elles produisent dans les voies digestives autrement que d'une façon mécanique, soit en vertu de leur action spéciale sur les éléments des tissus ou des humeurs de l'organisme consécutivement à leur absorption.

Tardieu a défini l'empoisonnement « un état morbide accidentel qui résulte de l'action spéciale qu'exercent sur l'économie certaines substances minérales ou organiques délétères. »

Si la signification du mot *poison* est parfaitement saisie et presque toujours exactement appliquée par tout le monde, il est cependant impossible d'en donner une définition qui puisse convenir dans tous les cas. Pour Mahon, Fodéré, Gmelin, Orfila, le poison est constitué par « toute substance qui, prise intérieurement ou appliquée de quelque manière que ce soit sur un corps vivant, à petite dose, détruit la santé ou anéantit entièrement la vie ». Pour Devergie, c'est « toute substance qui prise à l'intérieur ou appliquée à l'extérieur du corps de l'homme, et à petite dose, est habituellement capable d'altérer la santé ou de détruire la vie, sans agir mécaniquement et sans se reproduire ». Pour Littré et Robin, poison est le nom générique de toutes les substances qui, introduites dans l'économie animale, soit par l'absorption cutanée, soit par la respiration, soit par les voies digestives, agissent d'une manière assez nuisible sur le tissu des organes pour compromettre la vie ou déterminer très promptement la mort. Vulpian appelle poisons les substances qui, introduites par absorption dans l'organisme, déterminent des altérations structurales ou des troubles fonctionnels plus ou moins graves, et peuvent même, lorsque leur action atteint un haut degré d'intensité, déterminer la mort ou tout au moins mettre la vie en danger.

Les poisons ne constituent pas en effet un ordre ou un groupe naturel doué de propriétés assez nettement définies pour pouvoir être isolés et caractérisés par quelques-unes de ces propriétés qui seraient applicables, sans restrictions, à chacun en particulier. La toxicité n'est pas une chose absolue, mais, au contraire, toute relative ; et toutes les substances, sans exceptions, qui peuvent mériter le nom de poison, sont capables de perdre, de conserver ou d'acquérir leurs propriétés vénéneuses, suivant certaines circonstances extrinsèques : nous ferons ressortir bientôt, à propos des conditions d'action des poisons l'influence considérable exercée par plusieurs conditions extérieures telles que la dose, les milieux, le sujet, etc.

On faisait rentrer autrefois sous la dénomination de poisons les venins, les virus et les miasmes dont les effets sur l'économie se rapprochent souvent beaucoup de ceux produits par les poisons proprement dits : la définition de Devergie est la première qui ait essayé de tenir compte de la nature inanimée du poison. Les acquisitions récentes et continuelles de la microbiologie permettent déjà de définir nettement les virus et les miasmes et de les séparer sans conteste des poisons et des venins ; le temps n'est sans doute plus bien éloigné où chacun d'eux sera nettement caractérisé par un organisme inférieur, spécifique de telle ou telle affection. Bien que possédant quelques-uns des caractères des virus, les venins se rapprochent plutôt des poisons et l'on peut, sans transition brusque et par l'intermédiaire des venins, passer du poison minéral ou organique aux virus et même aux miasmes, ce qui démontre une fois de plus l'impossibilité de définir absolument le poison, qui devient alors plutôt une *qualité de telle substance par rapport à telle autre.* Comme le disait fort justement Tardieu, le médicament est toujours contenu dans le poison : aussi est-il rationnel de dire, avec Claude Bernard, que toute substance introduite dans l'organisme et étrangère à la constitution chimique du sang est un *médicament* ou un *poison.* Il faut entendre ici par *substances étrangères* toutes celles qui ne sont pas dans un état chimique analogue à celui dans lequel elles se trouvent dans l'économie. Tout élément ou composé inutile à la nutrition, et impropre à devenir partie constituante de l'organisme, détermine nécessairement, quand il est introduit dans l'économie, une modification, inconnue dans son essence, des phénomènes physiques et chimiques dont l'organisme est le siège, et il doit agir fatalement comme médicament ou comme poison : ça n'est plus qu'une question de dose. Bien plus, des substances qui font normalement partie constituante de l'organisme peuvent, en s'y accumulant au delà d'une certaine quantité, ou bien lorsqu'elles s'y trouvent à un état différent de leur état physiologique et dans des conditions différentes, fonctionner comme poisons vis-à-vis de cet organisme.

La végétation elle-même peut être arrêtée ou suspendue par l'absorption de diverses substances ; et cet effet constitue un véritable empoisonnement. La plupart des matières minérales vénéneuses pour l'homme, à faible dose, sont pour les plantes des poisons agissant ici comme ils le font sur les éléments anatomiques des animaux. Bien au contraire, des substances extrêmement toxiques à petites doses pour l'homme et les animaux peuvent être absorbées par les végétaux sans déterminer chez eux d'accidents. Paul Bert a montré que des radis arrosés avec une solution de strychnine prospèrent parfaitement et renferment, après quelques jours, une proportion d'alcaloïde capable de déterminer des accidents toxiques et même la mort chez des lapins. D'autre part, des éléments ou des composés absolument inoffensifs pour un grand nombre d'organismes constituent pour d'autres le plus subtil des poisons ; il en est ainsi de l'argent pour l'*Aspergillus niger.* D'autres substances qui ne sont pas indispensables au développement de certains organismes fonctionnent vis-à-vis d'eux comme contre-poisons en détruisant des produits sécrétés par ces organismes et qui, en s'accumulant, finiraient par les tuer : telle est, encore vis-à-vis de l'*Aspergillus niger*, l'action d'une très faible proportion de fer en l'absence de laquelle les cultures languissent et ne tardent pas à périr.

Ainsi que l'a fort justement fait remarquer Claude Bernard, les tissus ou les éléments organiques ne peuvent intervenir dans les phénomènes de la vie qu'en raison de leur altérabilité. Leur fonction physiologique est inséparable de leur continuelle destruction et de leur renouvellement incessant. Toutes les fois donc qu'on arrive à conserver la matière, c'est-à-dire à empêcher le cycle de ses transformations, on la rend impropre à la vie. Plus un être s'élève dans l'échelle organique et plus sont délicats et sensibles les éléments anatomiques qui forment ses différents tissus. On a observé également que le nombre des substances capables de fonctionner comme *poison* vis-à-vis de cet être augmente, en général, dans la même mesure, tandis que sa sensibilité pour un même poison et pour la dose mortelle diminue. Toutefois, cette dernière partie de l'observation ne s'applique pas aux organismes inférieurs, et il est bien démontré actuellement que le germe (la spore) exige une dose de poison notablement supérieure à celle qui est capable de tuer l'organisme complètement développé dont il est l'agent de reproduction. En poussant l'analyse aussi avant que possible, l'étude des poisons serait, en définitive, l'étude de l'action exercée sur le protoplasma cellulaire et sur les phénomènes physico-chimiques dont il est le siège pendant sa vie, par chacun des éléments ou des composés que la chimie a pu isoler ou produire jusqu'alors. Ainsi envisagée, la question des poisons et de l'empoisonnement devient absolument insoluble, au moins avec les moyens dont dispose actuellement la science. Cette considération a pourtant permis à Claude Bernard d'établir deux grands groupes qu'il a désignés par les appellations typiques de *poisons de la vie* et *poisons des mécanismes*, suivant que leurs effets les plus saillants se manifestaient sur le protoplasma cellulaire ou sur le jeu des organes : les premiers sont communs à tous les êtres vivants (les sels de mercure, par exemple), les seconds à certaines catégories d'êtres (les alcaloïdes végétaux). Bien que cette division ne soit pas absolue, elle n'en rend pas moins de grands services en facilitant l'étude.

En résumé, si l'on veut interpréter scientifiquement la valeur du mot poison, on arrive à reconnaître que toute substance, dans certaines conditions de dose et d'action, peut être regardée comme un poison pour un nombre plus ou moins considérable d'organismes, ou bien à conclure, avec Tardieu, que le poison n'a ni existence ni caractères propres.]

III. CONDITIONS DE L'ACTION TOXIQUE

Pour déterminer le caractère d'une substance comme poison, il faut prendre en considération : 1° *la substance elle-même* et 2° *le sujet* qui l'a absorbée.

1° En ce qui regarde le poison lui-même, il faut faire attention à : *a*) la *quantité* qui provoque l'intoxication (dose toxique) ou la mort (dose léthale). A-t-on en vue de comparer la toxicité de deux substances, on ne peut le faire qu'en considérant des quantités équivalentes. Un poisson est-il plongé dans une solution toxique, la mort s'ensuit dans un laps de temps qui se trouve en rapport avec la concentration de la solution.

b) *L'origine et l'ancienneté du poison peuvent modifier son action.* — Les fleurs de *cina*, cueillies en mai, contiennent 0,15 pour cent de santonine, et 1,14 pour cent si elles sont cueillies en août. Les feuilles de digitale cueillies depuis longtemps sont dépourvues de toute toxicité. Dans le cyanure de potassium une grande partie de l'acide cyanhydrique peut être remplacée par l'acide carbonique de l'air, d'où toxicité moindre.

c) *La forme* sous laquelle est administré le poison exerce aussi une influence sur son action ; c'est ainsi que l'acétate de plomb pris dans une infusion de café, est, de par la formation du tannate de plomb, dénué pour un certain temps de toute action caustique, et que divers champignons (par ex. l'helvelle comestible) sont très toxiques lorsqu'on les mange après les avoir simplement fait frire dans du beurre, tandis que la lixiviation répétée par l'eau les rend comestibles.

2° Grâce à sa constitution temporaire ou innée, le *sujet* peut modifier de diverses manières l'action du poison.

Voici quelques conditions qui entrent ici en ligne de compte :

a) *Le lieu d'absorption.* — Les lois de l'absorption (1) portent que, abstraction faite de diverses modifications causées par les propriétés physiques ou chimiques de la substance absorbée, chaque muqueuse saine absorbe en raison directe de la surface qui vient en contact avec le remède et proportionnellement à la température. Certaines substances, telles que phénol ou opium, semblent avoir agi plus énergiquement après absorption par la voie rectale que par n'importe quelle autre région du corps. De même il semble ressortir de plusieurs expériences que l'absorption de certaines substances se fait plus vite par la voie rectale

(1) L. Lewin, *Deutsche med. Wochenschr.*, 1895, n° 2.

que par la voie stomacale. Pris par la bouche, le salicylate de
soude s'est montré dans les urines au bout de trente-cinq minutes, et au bout de vingt-cinq minutes quand il était introduit par
le rectum. On a décelé le passage de l'antipyrine quarante minutes après l'ingestion et trente minutes après l'absorption rectale.
Par contre, le bleu de méthylène a donné sa coloration aux urines
au bout de quarante minutes par la bouche, et au bout d'une
heure quinze minutes par le rectum; et la térébenthine a mis quarante-cinq minutes à communiquer l'odeur de violette à l'urine,
administrée par la voie stomacale, tandis que donnée par la voie
rectale elle n'a jamais manifesté l'odeur (1). En tout cas, l'absorption même des substances très efficaces se ralentit si on les
mêle d'avance avec des matières mucilagineuses. La muqueuse
vésicale fait exception à la susdite règle : son pouvoir absorbant
est presque nul (2). Mais j'ai démontré par de nombreuses expériences que quand on injecte un liquide dans la vessie, celui-ci
peut pénétrer par reflux dans les urétères, et arriver jusqu'aux
bassinets (3): Cela se produit sans que la vessie soit distendue
par le liquide, c'est-à-dire sans que la pression intravésicale soit
plus grande qu'à l'état habituel. On comprend ainsi comment
quelques auteurs ont pu erronément prétendre que la muqueuse
vésicale était douée de la faculté absorbante. Appliquées sur la
peau intacte, les solutions aqueuses des substances qui ne l'altèrent pas, ainsi que des substances semblables triturées avec de
la graisse, ne pénètrent pas dans le sang. Mais l'effraction de la
couche cutanée superficielle peut permettre l'arrivée jusqu'aux
couches absorbantes de substances non absorbables : c'est ce
qui arrive lorsque la préparation ou le mélange appliqué sur la
peau la transforme en une surface dénudée d'épiderme, ou lorsque les substances toxiques ont pour dissolvants soit des véhicules volatils, tels que alcool, éther, chloroforme, etc., ou enfin

(1) MAIN et LEMANSKI, *Bullet. génér. de Thérap.* 1893.
(2) L. LEWIN und H. GOLDSCHMIDT, *Arch. f. exp. Path. u. Pharmak.*, B. XXXVII,
1896, p. 64.
(3) L. LEWIN und GOLDSCHMIDT, *Archiv. f. pathol. Anatomie.* Bd 134, 1893. — *Berlin.
Klin. Wochenschr.* 1893, 12 Juil. — *Bulletin de l'Académie de Médecine*, 1893,
page 449.

Toxicologie.   2

lorsque certaines substances finement émulsionnées avec des graisses, par exemple le mercure, sont portées jusqu'aux organes circulatoires à travers la peau rougie par des frictions énergiques et prolongées. *Le tissu cellulaire sous-cutané, les membranes séreuses, le tissu musculaire et les tissus des organes parenchymateux* se comportent comme les muqueuses.

La cornée saine n'absorbe pas. Y applique-t-on pendant longtemps une substance médicamenteuse non caustique, celle-ci finit par diffuser dans l'œil, mais jamais jusqu'au corps vitré, ce qui a ses raisons anatomiques. La conjonctive absorbe non seulement une solution aqueuse d'un poison, mais aussi des virus. Le résultat positif est, dans ces cas, d'autant plus probable que le contact a été plus prolongé. Le virus du choléra des poules s'absorbe très vite, le virus de la morve peut être absorbé au bout de trente minutes (1). Les gaz et les vapeurs absorbables pénètrent à travers *les poumons* en n'importe quelle quantité jusqu'aux voies sanguines. Quelles que soient les modifications qu'éprouvent le pouvoir absorbant et la rapidité d'absorption dans les *muqueuses lésées* organiquement ou dans les autres *tissus malades*, les rapports constants sus-énoncés entre l'absorption et la température, de même que l'étendue de la surface de contact, restent immuables. Les *plaies* absorbent comme les muqueuses, y compris les plaies de la cornée. La pénétration peut avoir lieu soit directement à travers les parois vasculaires, soit primitivement par les voies lymphatiques périvasculaires ou d'autres vaisseaux lymphatiques.

Outre la vraie absorption des poisons, c'est-à-dire leur entrée dans le courant sanguin, il y a encore un autre mode peu connu par lequel les poisons irritants peuvent progresser dans le corps : c'est la pénétration directe à travers les tissus intacts, de sorte qu'on peut, par exemple, trouver de l'acide sulfurique à la surface inférieure du foie après un empoisonnement avec cet acide. Cette pénétration pendant la vie se distingue aussi par sa vitesse de celle qu'on peut observer quand on introduit le poison dans un cadavre par la voie stomacale ou rectale.

____

(1) Comte, *Comptes rend. de la Soc. de Biologie*, 1893.

L'acide quillajaïque et la sapotoxine ingérés par l'estomac ou l'intestin, sont presque inactifs, même administrés à des doses 500 fois supérieures à la dose léthale (1), sans doute, parce que, comme c'est le cas pour le venin des serpents et beaucoup d'autres substances, ils sont transformés en des composés non toxiques.

b) L'élimination. — L'énergie et la durée de l'intoxication dépendent souvent du mode d'élimination du poison non altéré ou de ses produits de dédoublement ou, le cas échéant, de ses produits de combinaison. Plus rapide est l'élimination, moins grand est le danger pour la vie dans un grand nombre d'intoxications (gaz, aconitine, etc.). Les poisons sont éliminés par tous les organes glandulaires (reins, glandes intestinales, salivaires, nasales, mamelles, glandes sudoripares), ainsi qu'avec la bile et par les poumons. Certaines substances toxiques (plomb) sont-elles introduites chroniquement, l'organisme peut parfois arriver à s'en débarrasser en les éliminant régulièrement par les reins, soit en totalité, soit en majeure partie. Les reins malades éliminent moins bien que les reins sains. Un grand nombre de poisons, surtout les métaux, restent déposés en quantités assez notables et pendant longtemps dans les organes parenchymateux (foie, reins). Le foie diminuerait ou même abolirait complètement la toxicité de divers poisons (strychnine, nicotine, cuivre, etc.) et ce pouvoir antitoxique du foie dépendrait de sa teneur en glycogène. L'inanition le supprime, tandis que l'ingestion du sucre le rétablit de nouveau. L'arsenic s'accumule dans le tissu spongieux des os (2). Il y a des substances toxiques qui, quel que soit le mode d'introduction, s'éliminent par la muqueuse stomacale ou intestinale, de sorte qu'on trouve, par exemple, de la morphine dans l'estomac quand celle-ci a été introduite sous la peau, qu'on peut montrer le venin dans l'estomac après la morsure d'une vipère, et que le mercure se retrouve en abondance relative dans le gros intestin après des frictions mercurielles. On a pu découvrir la présence de l'atropine, de l'ésérine,

(1) Kobert, *Arch. f. exp. Path. u. Pharm.*, B. XXIII, p. 233.
(2) Brouardel et Pouchet, *Académie de Médec.*, 1889, 2 juillet.

de la morphine et d'autres alcaloïdes dans l'humeur vitrée et l'humeur aqueuse d'animaux empoisonnés avec ces substances. Quelques autres substances, telles que, par exemple, la digitaline et la colchicine, sont absorbées si lentement et leur élimination a lieu d'une façon si lente, qu'il peut survenir un effet toxique par suite de *l'action cumulative* des doses dont chacune prise isolément est dépourvue de toute action toxique.

On peut distinguer une action cumulative fonctionnelle et chimique. La première est causée par la marche envahissante d'une lésion qui, une fois née sous l'influence du poison, progresse malgré la disparition ultérieure du poison de l'organisme ; la seconde n'est autre chose que la sommation des troubles fonctionnels sous l'influence de nouvelles doses du même poison, bien que ces doses soient très petites (1).

c) L'âge et l'état de la nutrition. — En règle générale, les doses toxiques ou léthales sont plus faibles pour les enfants que pour les adultes. Mais le contraire est parfois vrai aussi. C'est ainsi, par exemple, que les enfants supportent bien le calomel et la teinture de belladone à des doses qui, chez les adultes, donneraient naissance à des phénomènes d'intoxication. Ce dernier fait peut être démontré aussi expérimentalement chez les chiens. Les sujets bien nourris, robustes résistent mieux à certains poisons que les individus affaiblis, dont l'organisme est en état de décrépitude, délabrés par exemple par des excès sexuels, l'alcoolisme ou les maladies. *Les émotions psychiques* peuvent, elles aussi, influencer l'action du poison. C'est ainsi que les sujets ayant éprouvé récemment des chagrins, des soucis, de la frayeur, etc., succombent plus facilement au chloroforme.

d) La race. — Les doses élevées d'opium provoqueraient des convulsions et du délire chez les Nègres et les Malais, tandis que chez les Caucasiens elles sont suivies d'une narcose profonde.

[L'influence de la race est encore mieux démontrée par l'expérimentation sur les animaux. Vulpian avait déjà prouvé, il y a au moins une trentaine d'années, la réactivité plus sensible des chiens de chasse à certaines substances toxiques ; et, de récents travaux de M. Guinard, il résulte que, chez certaines

(1) LEWIN, *Deutsche Med. Wochenschrift*, 1899, n° 43.

espèces animales, la morphine manifeste principalement son action par des effets narcotiques, tandis que chez d'autres espèces, ces effets se traduisent par de l'excitation sans narcose] (1).

e) La prédisposition individuelle (2). — Elle peut consister en une réceptivité exagérée (idiosyncrasie), soit acquise, soit innée. Grâce à elle, le sujet réagit pathologiquement à des influences qui, chez les sujets normaux, restent inactives ou ne provoquent qu'une réaction minime. Cet état se manifeste souvent après l'administration d'un grand nombre de médicaments (antipyrine, quinine, acide salicylique, morphine, arsenic, mercure, etc.), mais aussi à la suite de certaines substances alimentaires, de cosmétiques et de parfums, par exemple, framboises, fraises, écrevisses, odeur des roses, des violettes, des lilas. *A n'en pas douter, chaque individu possède son équation toxique personnelle. Il importe énormément de s'assurer en médecine légale de la présence des idiosyncrasies, surtout quand ce sont des médecins qui sont assis au banc des accusés.* Mais, en revanche, il y a des sujets qui sont, jusqu'à une certaine limite, doués d'immunité envers certains poisons, surtout narcotiques (bromure d'éthyle, morphine), même administrés à des doses supérieures aux doses ordinairement prescrites. Les délirants peuvent, eux aussi, supporter certains narcotiques (opium, chloral hydraté) en grandes quantités.

f) L'accoutumance aux poisons survient, chez beaucoup de personnes, pour diverses raisons. On peut l'obtenir en élevant petit à petit la dose initiale ; on peut arriver de la sorte à donner impunément le poison à dose extrêmement élevée. Nous pouvons admettre dans des cas semblables que les cellules spéciales surtout sujettes à l'action de chaque poison donné, finissent par s'accommoder à l'excitation fréquemment répétée qui les frappe, d'où leur aptitude à supporter sans danger aucun n'importe quelle irritation pourvu qu'elle ne dépasse que de peu celle qu'elles viennent de subir. Tout en devenant plus résistantes envers le poison, elles perdent avec le temps la capacité de remplir leurs fonctions

____

(1) Voir G. Pouchet, *Leçons de pharmacodynamie et de matière médicale*, 2ᵉ série, p. 653. [O. Doin, éditeur].

(2) L. Lewin, *Die Nebenwirk. d. Arzneimittel*, 3ᵉ Aufl, 1899, p. 4 et suiv.

normales comme auparavant. Elles se perfectionnent partiellement dans le but de tolérer les attaques du poison, mais en revanche, elles deviennent progressivement de plus en plus incapables de jouer leur rôle dans l'organisme. Tout ce qui précède se rapporte surtout au système nerveux central. Voilà pourquoi chez les sujets qui absorbent habituellement de la morphine, de l'arsenic, de l'alcool, du chloral hydraté, etc., on rencontre non seulement des lésions dans les organes influencés par excellence par ces poisons, mais que, graduellement, par irradiation sympathique, d'autres organes ne se trouvant avoir avec les premiers que des connexions fonctionnelles sont aussi affectés. Mais jamais une accoutumance semblable ne peut fournir *une immunité absolue*, envers un poison quelconque. Toujours l'intoxication survient, si la dose administrée surpasse subitement de beaucoup la précédente. Toutefois, les sujets ainsi traités ont énormément plus de chances de résister à l'action du poison correspondant que les personnes qui n'y sont pas accoutumées.

Je ne puis me rallier à l'hypothèse moderne d'après laquelle, au fur et à mesure de l'introduction du poison dans leur organisme, il se formerait chez ces sujets des antidotes (antitoxines). En effet, d'une part, on n'a pas réussi jusqu'à présent à identifier ces antitoxines, et d'autre part la formation des « anti-substances » est tout à fait inadmissible quand on a affaire à d'autres accoutumances, par exemple quand la peau s'habitue à supporter des bains à température très élevée ou à tolérer certaines irritations chimiques. Au surplus, j'ai démontré expérimentalement qu'on ne réussit jamais à immuniser des animaux avec le sérum de ceux qu'on a, par exemple, empoisonnés pendant longtemps par l'atropine ou les cantharides (1).

Conditions d'action des poisons. — L'empoisonnement n'est pas toujours une conséquence fatale de l'ingestion ou de l'absorption d'une substance vénéneuse. L'activité de cette substance est soumise à des influences diverses dont quelques-unes sont assez bien déterminées, tandis que d'autres nous échappent encore complètement. Nous examinerons ici celles de ces conditions qui ont été le mieux étudiées et mises en évidence.

(1) Lewin, *Beitraege zur Lehre von der natürlichen Immunität*, Deutsche med. Wochenschr., 1898, nos 24, 40 et 44; 1899, no 3.

1° *Influence de la dose des poisons.* Cette condition est, tout naturellement, la première qui ait donné lieu à des observations suivies, c'est aussi la plus importante. Pour qu'un poison, si énergique qu'il soit, détermine une action nocive sur l'organisme, il est nécessaire qu'il soit absorbé en quantité pondérable. C'est cette notion de quantité qui peut servir à établir la ligne de démarcation entre le médicament et le poison, ligne de démarcation en réalité quelquefois peu précise et sujette à des variations individuelles dont la raison nous est encore totalement inconnue.

Mais, si nous considérons uniquement l'*empoisonnement aigu*, c'est-à-dire celui dans lequel la mort est le résultat certain de l'absorption d'une seule dose de poison, ou de plusieurs doses administrées dans un espace de temps assez court pour que leur action puisse s'ajouter dans la série des accidents toxiques, il est possible d'arriver à une notion de quantité assez précise et éminemment variable d'un corps à un autre. Il faut alors se reporter à l'histoire thérapeutique et pharmacodynamique de chaque poison en particulier pour connaître cette quantité pondérable de chaque substance vénéneuse que l'expérimentation physiologique ou l'observation clinique ont permis, le plus souvent, d'enfermer dans des limites assez précises. Il n'en est plus de même lorsqu'il s'agit d'*empoisonnement chronique*, et nos connaissances à cet égard sont plus que rudimentaires. Ces empoisonnements sont en effet presque toujours accidentels, et il est à peu près impossible de déterminer quelle a pu être la quantité de poison absorbée par l'organisme au moment de la manifestation des premiers symptômes d'intoxication.

Un fait intéressant à noter est le suivant. Pour un grand nombre de poisons, les effets produits ne sont pas directement en rapport avec la dose ingérée. Il arrive même que des doses considérables déterminent des accidents toxiques faibles, résultat qui peut s'expliquer soit parce que des vomissements abondants ont provoqué l'expulsion immédiate de la majeure partie du poison, soit parce que la substance vénéneuse exerce une influence directe sur l'absorption, comme cela arrive, par exemple, avec les narcotiques.

2° *Influence des milieux.* Il faut entendre par cette dénomination de milieu les différentes substances en présence desquelles peuvent se trouver les poisons, soit avant, soit après leur administration. On peut rapporter à deux modes différents l'action de ces substances. Tantôt elles sont susceptibles de décomposer le poison ou de l'engager dans des combinaisons qui le rendent inerte ou moins dangereux ; tantôt, au contraire, elles sont capables de transformer en un composé vénéneux un corps dénué par lui-même de propriétés toxiques.

Quelques exemples feront mieux saisir l'importance considérable de ces conditions. Les poisons étant rarement administrés en nature, c'est presque toujours dans les breuvages ou les aliments auxquels on les incorpore qu'ils se trouvent en contact avec les substances capables de les modifier.

Des acides ou des alcalis mélangés à une forte quantité de vin peuvent être mis ainsi dans l'impossibilité d'exercer leur action caustique ; il en serait de même du sublimé incorporé à des blancs d'œuf comme dans une omelette ; mais encore faut-il que la proportion de substance toxique soit très faible relativement à la quantité de substance alimentaire à laquelle elle se trouve mélangée, sans quoi l'action nocive se manifeste toujours d'une façon plus ou moins intense. Quelquefois même l'empoisonnement se produit encore, mais seulement à plus longue échéance et sous une forme atténuée.

L'amygdaline fournit, sous l'influence d'une diastase, une proportion notable d'acide cyanhydrique, et il existe des exemples d'empoisonnement suivi de mort dû à l'ingestion immodérée d'amandes fraîches.

Les doubles décompositions qui peuvent survenir par les mélanges de sels de diverse nature sont capables de produire soit des effets de même espèce, soit des effets diamétralement opposés, en transformant une substance absolument ou relativement inerte en une autre des plus toxiques. Un sel soluble de plomb ajouté à un mélange riche en sulfate se transforme en sulfate de plomb insoluble et inerte ; par contre, le calomel devient du sublimé corrosif en présence d'un certain nombre de sels et d'acides.

Les obstacles à l'action du poison peuvent se trouver dans l'organisme même : la plénitude de l'estomac peut, par exemple, aller jusqu'à entraver l'absorption du poison au point d'empêcher l'empoisonnement. Un certain état de concentration de la substance toxique étant, en général, une condition nécessaire de son action, il en résulte que sa dilution par des matières inertes ou par des liquides contenus dans l'estomac annihile ou amoindrit cette action au point que l'effet toxique ne se produise plus. D'autre part, la présence de certains corps exerce une influence particulière : telle est, par exemple, celle de l'albumine vis-à-vis d'un grand nombre de sels métalliques avec lesquels il se produit des combinaisons insolubles. Dans ses belles expériences sur les modifications de l'activité des différents poisons soumis à des mélanges variés, Orfila a démontré que l'albumine était éminemment propre à neutraliser l'action d'un grand nombre de poisons qu'elle invisque, pour ainsi dire, et met ainsi hors d'état d'agir sur nos tissus. Aussi cette substance figure-t-elle avec raison au premier rang des contre-poisons. Entre outre, certaines substances qui sont capables de retarder ou même d'annuler l'effet d'un poison donné facilitent au contraire l'action nocive d'un autre toxique : il en est ainsi pour les corps gras et les huiles, qui modifient et retardent l'empoisonnement par les arsenicaux, tandis qu'ils favorisent l'intoxication par le phosphore. C'est à l'influence des milieux qu'il faut rapporter une grande partie des empoisonnements accidentels.

3° *Influence du sujet.* Cette influence est la moins bien connue malgré toutes les recherches et les discussions dont elle a été le point de départ. On peut dire que, toutes choses égales d'ailleurs, l'enfant résiste moins à l'action des poisons que l'adulte ; la femme moins que l'homme.

Quel que soit le point de l'économie par lequel pénètrent les substances toxiques, leur action se manifeste toujours par deux ordres d'effets : effets locaux, effets généraux.

L'action locale ne prédomine que pour un petit nombre de poisons. L'action générale, de beaucoup la plus importante à considérer dans l'étude de l'empoisonnement, est la conséquence et la preuve de l'absorption des poisons ; et cette absorption se produit toujours, même pour les substances vénéneuses dont les effets locaux sont le plus intenses.

Ce n'est que depuis les remarquables travaux d'Orfila que ce fait général a acquis toute l'importance qu'on lui reconnaît aujourd'hui ; il en a saisi le premier toute la portée en démontrant la répartition et l'accumulation du poison amené par le courant sanguin dans les appareils de sécrétion et d'excrétion. A partir de ce moment, les études relatives à l'absorption, à la localisation et à l'élimination des substances toxiques, sont entrées dans une voie des plus fécondes, grâce aux perfectionnements des méthodes de recherche chimique et d'expérimentation physiologique.

Au point de vue de la marche et de la rapidité d'action, on peut établir, pour le diagnostic médico-légal de l'empoisonnement, trois variétés distinctes : l'empoisonnement suraigu dans lequel le début est subit, les symptômes d'une violence extrême et suivant presque immédiatement l'ingestion de la substance vénéneuse : la mort arrive en quelques heures, et parfois même en quelques minutes. Dans l'empoisonnement subaigu, la violence des symptômes est moindre, soit que le poison ait par lui-même moins d'énergie, ou qu'il ait été administré à dose moins forte ou fractionnée en prises renouvelées à de courts intervalles. On observe un début moins rapide, des alternatives de rémission et d'exacerbation, et la terminaison, même si elle aboutit à la mort, n'arrive qu'après plusieurs jours ou plusieurs semaines. La forme lente, qui constitue la troisième variété, est plus spéciale aux empoisonnements professionnels : son histoire relève bien plus de la clinique que de la médecine légale.

Mode d'administration et d'absorption des poisons. — Pour qu'une substance toxique puisse agir sur l'organisme, il faut qu'elle soit absorbée, c'est-à-dire qu'elle vienne se mélanger à la masse du sang qui la distribue aux différents organes, lui permettant ainsi d'exercer sur les éléments anatomiques cette action inconnue jusqu'alors dans son essence et d'où résultent ses propriétés nocives. Les vaisseaux lymphatiques et surtout veineux jouent à cet égard un rôle d'une extrême importance.

Les belles expériences de Panizza ont mis en relief la nécessité du mélange avec le sang de la substance vénéneuse, ainsi que le fait de l'absorption veineuse. Magendie et Ségalas avaient déjà institué des expériences dans ce même but. Panizza attira hors de l'abdomen d'un cheval une anse de l'intestin grêle où plusieurs petites veines prenaient source, se réunissant après un court trajet en un seul tronc assez volumineux du mésentère et avant qu'aucune petite veine partant des glandes vînt s'y décharger. Cette anse fut circonscrite par une double ligature permettant l'arrivée du sang par une seule artère et son départ au moyen du tronc veineux dont il vient d'être question. Après avoir lié le tronc veineux et l'avoir sectionné immédiatement pour donner issue au sang revenant de l'intestin, il introduisit dans l'anse isolée une solution d'acide cyanhydrique et, recueillant immédiatement le sang veineux provenant de cette anse, il le trouva contenir de l'acide cyanhydrique : l'animal n'éprouvait cependant encore aucun symptôme d'intoxication, bien que les ramifications nerveuses et les vaisseaux lymphatiques aboutissant à l'anse intestinale eussent été laissés intacts.

Dans une autre expérience, au lieu de lier et d'ouvrir le tronc veineux où viennent se décharger les petites veines de l'anse, il se borna à le comprimer au moment de l'introduction de l'acide cyanhydrique : il n'y eut aucun symptôme d'empoisonnement, mais peu de temps après la cessation de la compression, l'intoxication se manifesta. Enfin dans une troisième expérience, Panizza enlevait rapidement, avec soin, tous les vaisseaux lymphatiques et les nerfs de l'anse intestinale, et l'acide cyanhydrique introduit ne tardait pas à faire périr l'animal, pourvu que la veine fût laissée intacte.

Claude Bernard a bien mis en évidence la nécessité de l'intermédiaire du sang pour l'absorption et la diffusion des substances toxiques par un certain nombre d'expériences plus simples et tout aussi frappantes. Il prenait une grenouille à laquelle il coupait un des membres postérieurs, entre deux ligatures faites aux vaisseaux, mais en respectant le nerf ; le second membre postérieur était également sectionné, à l'exception des vaisseaux sanguins. Injectant alors de la strychnine dans le tissu cellulaire sous-cutané de la cuisse qui ne tenait plus au corps que par le nerf, il n'obtenait jamais d'effet toxique, tandis qu'il déterminait l'empoisonnement rapide en pratiquant l'injection de strychnine dans le membre qui tenait au tronc par les vaisseaux.

A une autre grenouille il liait l'aorte abdominale vers sa partie inférieure, puis il introduisait du curare sous la peau du dos. Les nerfs du mouvement étaient paralysés, à l'exception de ceux du train postérieur qui réagissaient lorsque la sensibilité de l'animal était éveillée, et en quelque point du corps que portât l'excitation. Les mouvements éveillés dans le train postérieur en pinçant les membres antérieurs qui ne sont, ainsi que la partie du tronc située au-dessus de la ligature, le siège d'aucun mouvement, prouvent avec la plus parfaite évidence que le poison n'a pas pu envahir la partie du corps protégée par la ligature. La paralysie rapide de tous les nerfs moteurs sans exception se produisait aussitôt que la ligature était enlevée, permettant ainsi au curare de se diffuser dans tout l'organisme.

La façon et la forme sous lesquelles les substances toxiques sont introduites dans l'organisme possèdent, pour la plupart d'entre elles, une influence considérable sur leur absorption et, par suite, sur leur activité vénéneuse. Tel poison dont les effets sont très énergiques lorsqu'il est administré en dissolution peut ne présenter qu'une toxicité beaucoup plus faible s'il est administré sous forme de poudre, et même, dans ce cas, son action peut encore varier avec le degré de ténuité du solide, au point de devenir presque nulle, si les fragments ont un certain volume. Un gaz énergiquement délétère lorsqu'il est absorbé par l'appareil respiratoire peut être impunément ingéré en grande quantité par la voie stomacale, une fois dissous dans l'eau.

Ces considérations qui peuvent paraître spécieuses au premier abord sont fort importantes au point de vue médico-légal. En effet l'inertie ou l'activité de la substance vénéneuse et, par conséquent, le *fait de l'empoisonnement*, peuvent dépendre de la façon et de la forme suivant lesquelles cette substance a été administrée ; et nous avons exposé, dans le paragraphe relatif à la législation, combien ces interprétations sont différentes au point de vue de l'application de la loi.

L'ingestion est, sans comparaison, le mode d'administration le plus fréquent des poisons. La substance vénéneuse est introduite tantôt dans un breuvage, tantôt mélangée à des aliments solides. L'ingestion des substances empoisonnées est le plus souvent volontaire, consentie de la part de la victime, et l'on pourrait compter les cas dans lesquels le poison a été administré ou ingurgité de force. Cela ne s'observe guère que dans les cas d'infanticide proprement dit ou d'empoisonnement commis sur la personne d'individus que leur état, au moment de cette ingestion forcée, met dans l'impossibilité plus ou moins absolue de résister : tels seraient des ivrognes, des idiots, des épileptiques. Dans ces cas, on remarque les indices de violences extérieures, ou même des traces laissées par le contact de la substance toxique avec les lèvres, la partie antérieure du cou ou de la poitrine, pour peu que cette substance possède des propriétés caustiques ou simplement irritantes.

Il existe encore d'autres voies d'administration des poisons qui, si elles sont en dehors des usages reçus dans la pratique criminelle de l'empoisonnement, n'en offrent pas moins un grand intérêt par suite de leur utilisation dans les cas de suicide ou, plus fréquemment encore, d'empoisonnements par accident ou par imprudence. La muqueuse des voies respiratoires, avec son pouvoir absorbant considérable, mérite à ce point de vue la première place. L'intensité et la rapidité de l'absorption par les voies respiratoires rendent compte de la brutalité d'action des poisons gazeux qui se trouvent ainsi instantanément au contact des éléments du sang et répandus en quelques secondes dans tous les points de l'économie. Les empoisonnements criminels accomplis de cette manière sont extrêmement rares, à moins que l'on ne veuille évoquer le souvenir de ces poisons subtils, apanage du Moyen Age et de la Renaissance, dont l'histoire et le roman peuvent bien s'alimenter mais avec lesquels la science n'a rien à voir.

Les muqueuses revêtues d'un épithélium cylindrique possèdent également une grande facilité d'absorption ; c'est ce que démontrent les faits d'empoisonnement par les lavements de tabac, de laudanum, etc Alling a fait voir que la muqueuse uréthrale se comportait à peu près de la même façon que la muqueuse rectale. Toutefois la faculté d'absorption est beaucoup moindre pour les muqueuses revêtues d'un épithélium pavimenteux ; elle est même peu sensible lorsque cet épithélium est intact, et, dans la plupart des cas, elle ne se manifeste que lorsqu'une action préalable a déterminé la chute de l'épithélium. C'est

ainsi que s'expliquent aisément les cas d'empoisonnement par de l'acide arsénieux introduit dans le vagin et rapportés, le premier par Ansiaux dans le
Journal général de médecine, le second dans les *Actes de la Société médicale
de Copenhague*.

Le derme dénudé, la surface des plaies, le tissu cellulaire sous-cutané, sont
encore des voies d'absorption très énergiques que la thérapeutique utilise fréquemment.

Enfin l'introduction directe dans le torrent circulatoire au moyen d'injections
veineuses est un mode d'absorption à peu près exclusivement réservé jusqu'ici
à l'expérimentation physiologique : il doit cependant être signalé.

La peau constitue une voie d'absorption d'une efficacité très faible, tant que
la couche cornée subsiste intacte, mais, sans aller jusqu'à la nier complètement,
il faut reconnaître que cette possibilité d'absorption par la surface cutanée est
bien peu marquée. Il est tout autrement lorsqu'une cause quelconque vient à
déterminer une desquamation même très superficielle, et l'on peut dire que
presque toutes les substances toxiques capables de déterminer des accidents
après absorption par la peau saine ont agi d'abord en déterminant la desquamation de la couche cornée — à moins qu'il ne s'agisse de substances toxiques
en dissolution dans des liquides volatils — cela revient alors à l'absorption
par le derme, absorption dont l'intensité est infiniment plus considérable.

L'absorption des substances toxiques varie dans une certaine mesure avec la
voie par laquelle la substance a pénétré dans l'économie ; on sait, par exemple,
que le curare, dont l'action est des plus promptes et des plus intenses lorsqu'il
est injecté dans le tissu cellulaire ou déposé à la surface d'une plaie, est beaucoup moins actif lorsqu'il est introduit par les voies digestives. D'une façon
générale, un poison est toujours plus actif lorsqu'il est absorbé par toute autre
voie que le canal digestif. Mais c'est plutôt lorsqu'il s'agit d'établir une distinction entre les poisons et les virus que ces différences acquièrent des proportions
remarquables et que l'on n'observe jamais avec les poisons proprement dits.

L'habitude exerce une influence qui ne saurait être contestée. Sans recourir
aux exemples connus de tous et devenus historiques, mais dont l'interprétation
ne laisse pas que d'être bien obscure, il suffit de songer aux quantités considérables d'alcool que peuvent absorber impunément certains buveurs, aux quantités de tabac, d'opium, de haschich, consommés journellement dans beaucoup
de contrées. Les arsenicophages fournissent encore un exemple frappant de la
tolérance à laquelle peut amener une habitude constante. Mais ce n'est pas à
dire que ces habitudes soient toujours inoffensives et, si d'une part W. Parker
a pu observer des accidents graves et même la mort à la suite de l'usage de
l'arsenic prolongé durant trois ou quatre années, tout le monde connaît les désordres profonds causés par l'abus de l'opium, du tabac et de l'alcool. Si l'histoire de ces substances nous offre les plus remarquables exemples d'empoisonnement lent, elle met aussi en évidence de la façon la plus incontestable
l'influence de l'habitude. Grainger rapporte que dans les districts manufac-

turiers de l'Angleterre il est d'usage d'administrer de l'opium aux enfants et d'en augmenter graduellement la dose à partir de leur naissance. Il arrive de la sorte que des enfants peuvent absorber, en une seule fois et sans éprouver d'accidents, une quantité de laudanum triple ou quadruple de celle qui serait suffisante pour tuer un enfant du même âge qui n'y serait pas habitué.

Il est toutefois certains poisons pour lesquels l'accoutumance est tellement faible qu'on peut la considérer comme nulle. D'après Bouchardat, les substances agissant comme poisons sur tous les êtres de l'échelle organique rentreraient dans cette catégorie.

L'état de maladie a sur l'action des poisons une influence qui peut se traduire de deux façons différentes. Tantôt, en effet, cette action est plus ou moins diminuée ou même entièrement suspendue, comme cela s'observe dans certaines affections durant lesquelles on peut administrer impunément à des doses énormes des substances qui, données aux mêmes doses à un individu sain, détermineraient des accidents graves, voire la mort. Cette tolérance particulière de l'organisme malade est bien connue en thérapeutique et peut tenir soit à ce que le médicament n'est pas ou est très imparfaitement absorbé, comme dans le choléra, soit à un état particulier de l'organisme qui réagit d'une façon anormale vis-à-vis de la substance toxique, comme dans la pneumonie pour le tartre stibié. Cette tolérance remarquable de l'organisme n'est que passagère, et il n'est pas rare de voir survenir tout à coup une intolérance radicale se traduisant par l'explosion subite de symptômes graves d'intoxication. D'autres fois, au contraire, le malade, affaibli par certaines affections chroniques, débilitantes, dépressives, est livré pour ainsi dire désarmé à l'action des poisons. Bien des cas de mort subite déterminée par le chloroforme et par l'éther doivent être attribués à cette cause.

L'influence de l'idiosyncrasie, quoique moindre, n'en est pas moins bien établie. Certains individus, en vertu de prédispositions particulières, de conditions peu connues de race ou d'espèce, jouissent, à l'égard de certains poisons, d'une immunité remarquable, bien que toujours imparfaite. Christison cite l'exemple d'un individu qui, sans en faire usage habituellement, prit impunément en une seule fois près d'une once, c'est-à-dire 30 grammes de laudanum.

On connaît des faits semblables relatifs à l'arsenic, au mercure, à l'étain, à l'antimoine. D'autres sujets éprouvent au contraire des accidents d'intoxication sous l'influence de doses très faibles et habituellement inoffensives de poison. La raison de ces divergences nous échappe complètement jusqu'ici.]

IV. MODE D'ACTION DES POISONS

La connaissance des rapports multiples que nous venons de décrire fut obtenue et est sans cesse élargie grâce à l'expérimentation et à l'observation. Ces deux sources de notre savoir doivent se compléter mutuellement surtout ici : c'est à ce prix seulement que l'on peut obtenir des résultats concluants. *A vrai dire, à l'heure qu'il est, nous ne sommes pas encore bien avancés dans la compréhension de la causalité finale d'un grand nombre de phénomènes toxiques. L'énigme de la formation d'une cellule ganglionnaire n'est pas plus complexe que celle qui se dresse devant nous quand nous voyons ses fonctions abolies par l'action de la morphine.* Toutes les explications présentées dans ce but ne sont que des pis-aller. La raison en est que nous manquons totalement de moyens de recherche toutes les fois que nous avons affaire à des poisons ne provoquant pas de lésions anatomiques dans l'organisme animal. Nos idées modernes exigent, il est vrai, impérieusement que chaque trouble fonctionnel, provoqué par ces poisons, corresponde à des modifications chimiques ayant lieu dans la cellule ou les sucs. Mais celles-ci échappent à nos moyens d'investigation, soit à cause de leur complexité, soit par suite de leur finesse. Néanmoins, grâce aux expériences sur les animaux et aux innombrables intoxications chez l'homme, nous possédons maintenant un faisceau considérable de faits positifs qui nous permet de tirer certaines conclusions théoriques, quant au mécanisme de quelques phénomènes toxiques, par exemple, les altérations chimiques rencontrées dans le cerveau et les nerfs après l'action des anesthésiques volatils qui provoquent les mêmes effets en dehors de l'organisme ; ces mêmes faits ont été utilisés en pratique, surtout aux points de vue thérapeutique et prophylactique. *L'application à l'homme des phénomènes observés chez les animaux en expérience ne sera faite qu'avec circonspection.* Nous savons par exemple que les poules supportent la strychnine, les lapins et les limaçons la belladone, et les hérissons tolèrent la cantharide sans effet nocif à des doses presque léthales pour l'homme (1) ; d'autre part, des substances inoffensives pour l'homme, comme par exemple, la carotte, peuvent agir comme poison sur certains animaux (souris blanche). *En outre, les intoxications chez l'homme nous font connaître des symptômes (comme par exemple ceux intéressant les organes des sens), qui sont difficilement perceptibles ou même imperceptibles chez les animaux.*

(1) Lewin, *Deutsche Med. Wochenschr.*, 1898, n° 24.

Quelle que soit la forme sous laquelle se manifeste l'action du poison, en dernière analyse, elle s'explique par l'influence locale de ce poison sur les organes dont il entrave les fonctions. Ce qui vient d'être dit s'applique aussi bien aux poisons à action essentiellement *locale* (acides, alcalis, etc.) qu'à ceux qui, *après absorption*, exercent leur action dans un *endroit éloigné* de celui où ils ont été introduits (morphine, physostigmine.) Quant à l'action toxique réflexe, elle se développe dans un champ si restreint qu'elle joue, au point de vue toxicologique, un rôle très effacé.

Suivant leurs effets, les poisons peuvent être divisés en :

1° *Poisons inflammatoires*, c'est-à-dire qui détruisent l'albumine vivante ou l'irritent biologiquement sans qu'il soit possible de déceler des altérations perceptibles. Ils provoquent les phénomènes suivants diversement combinés ; nausées et vomissements (les matières vomies sont parfois sanguinolentes et entremêlées de lambeaux de la muqueuse), douleur à la bouche, tuméfaction de la langue, plaques corrosives d'un gris blanchâtre, ou signes de ramollissement corrosif (alcalis caustiques), gastralgie avec irradiations au lointain, coliques, diarrhée, troubles de la sécrétion urinaire (albuminurie, hématurie, hématinurie, etc.), des fonctions cardiaques, de la respiration, syncope, et, le cas échéant, la mort précédée de paralysies ou de convulsions.

2° *Poisons nerveux.* Suivant leurs propriétés spécifiques, leur action sur les diverses *formations nerveuses* (ganglions cardiaques, nerfs vaso-moteurs, cerveau, moelle épinière, nerfs périphériques) peut se manifester sous forme de *paralysies* ou *d'excitation.* Aussi voit-on survenir : ralentissement ou accélération, irrégularité ou affaiblissement du travail cardiaque, engourdissement, vertige, troubles vaso-moteurs, troubles pupillaires, troubles des organes des sens (ptosis, amblyopie, amaurose, chromatopsie), troubles de la conscience, insomnie, coma, ou délire, catalepsie, folie, troubles respiratoires (dyspnée, respiration de Cheyne-Stokes, asphyxie), convulsions, soit paralysies des muscles du tronc ou des sphincters, anesthésie ou paralysie des nerfs moteurs. Il existe aussi des *poisons musculaires ;* les muscles du tronc, du cœur, et les muscles respiratoires peuvent aussi être paralysés primitivement sans la participation des nerfs. Mais presque toujours la paralysie musculaire est sous la dépendance des troubles nerveux.

3° Poisons du sang. — Comme tels je désigne les substances dont l'action se manifeste pendant la vie, soit par l'altération microscopique des globules sanguins rouges (stroma incolore ou ne contenant que peu d'oxyhémoglobine, changements de forme, etc.), soit par l'altération de l'oxyhémoglobine reconnaissable au spectroscope. Sous le dernier rapport (v. la planche spectroscopique) on peut trouver comme dérivés de l'oxyhémoglobine les composés que voici : hémoglobine, sulfohémoglobine, méthémoglobine, hématine, hématoporphyrine et d'autres produits non étudiés encore. L'altération du sang provoque des troubles du côté de *la respiration*, par suite de l'échange gazeux défectueux dans les poumons (dyspnée, asphyxie), dans le *système nerveux central* (perte de connaissance, coma ou excitation), à *la peau* (ictère, coloration rouge clair, coloration verte, coloration gris-violet), dans les *reins* (anurie par suite de l'oblitération des canalicules urinifères par les produits de dédoublement des globules sanguins rouges, méthémoglobinurie, hématinurie, hématoporphyrinurie). Tous ces troubles trouvent aisément leur explication dans les altérations du sang reconnaissables au spectroscope. Ces altérations sont en partie très caractéristiques, mais d'autre part, elles ressemblent souvent à celles produites par d'autres poisons.

A plusieurs reprises on a essayé de classer autrement les divers poisons ; tout récemment on a pris pour base de cette classification la labilité du protoplasma vivant actif et son passage à la mort sous l'influence des poisons. C'est là, à vrai dire, une simple représentation de ce qui tombe sous les yeux quand on a affaire, par exemple, aux poisons corrosifs. *Les poisons généraux destructeurs de toute vie* (1) qui agissent en altérant la protéine active, se divisent en : oxydants, catalytiques, agissant par la formation des sels, et en substituants (diamide, hydroxylamine). *Les poisons spéciaux qui sont inoffensifs pour certaines classes*

______

(1) Loew, *Ein natürl. syst. der Giftwirkungen*, München, 1893.

d'êtres organisés, ont été répartis comme suit : *a*) ceux qui n'attaquent que la plasmalbumine d'une configuration bien déterminée (substances protéiques toxiques, toxalbumines), — *b*) ceux qui troublent la structure des cellules en se réunissant à la plasmalbumine active (bases organiques), — *c*) ceux qui agissent indirectement : en entravant la respiration, par leur décomposition, ou par la modification apportée à l'état de fluidité des composés organiques. Les poisons eux-mêmes peuvent subir divers changements dans l'organisme humain. Ils peuvent perdre au moins une partie de leur toxicité par l'oxydation, la réduction, la conjugaison et la décomposition. *Ces changements peuvent être complètement négligés au point de vue pratique ; en effet, même la conjugaison si vantée du phénol et de l'acide sulfurique ne modifie en rien la marche et la terminaison d'un empoisonnement par le phénol.*

[Si l'on s'en tient à l'acception vulgaire du terme poison, cette appellation se trouve restreinte à un nombre relativement faible d'éléments ou de composés, agissant fort activement et à faible dose, sur l'homme et les animaux, et déterminant sur eux des effets assez constants et caractéristiques pour que des tentatives de classification aient été basées sur les symptômes les plus saillants que produit l'empoisonnement par chacun de ces corps. Ces classifications étant essentiellement artificielles rapprochent nécessairement des substances fort disparates par leurs propriétés physiques et chimiques : elles offrent toutefois l'avantage de mettre un ordre relatif dans une étude extrêmement aride et d'établir des divisions qui facilitent notablement l'étude clinique de l'empoisonnement.

Division et classification. — Dans l'état actuel de la science, il est impossible de donner des poisons une classification ne laissant rien à désirer. La meilleure serait sans contredit celle qui aurait pour base l'action des substances toxiques sur les éléments anatomiques et sur les humeurs, mais nos connaissances à cet égard sont encore trop imparfaites pour qu'il soit encore possible de rien tenter de précis dans ce sens. Les bornes de cette étude ne permettent pas d'exposer les différentes classifications qui ont été proposées par les toxicologistes, et leur énumération serait d'ailleurs fastidieuse.

Je mentionnerai seulement un essai de classification proposé par Rabuteau sous la dénomination de *classification rationnelle*, bien que cette classification soit fort incomplète et même inexacte sur quelques points de détail. Je la reproduis surtout comme démonstration d'une tentative de classification basée sur la physiologie.

Toxicologie.   3

Cet auteur divise les poisons en cinq classes suivant leur mode d'action le plus saillant.

1re classe. POISONS HÉMATIQUES . .	Agissant spécialement sur les globules rouges ou *poisons globulaires*	Oxyde de carbone. Acide cyanhydrique. Acide sulfhydrique. Sulfure d'ammonium. Composés du sélénium et du tellure. Phosphore. Arsenicaux. Alcooliques.
	Agissant spécialement sur les globules et le plasma ou *poisons plasmiques*.	Nitrites et vapeurs nitreuses Sels d'argent injectés dans les veines. La plupart des sels métalliques (à doses faibles et continues).
2e classe. NÉVROTIQUES	Abolissant les fonctions des nerfs moteurs. 1° *paralyso-moteurs*.	Curare. Fève de Calabar. Aconitine. Cicutine.
	Exagérant le pouvoir réflexe 2° *Spinaux*.	Strychnine. Oxygène comprimé. Cantharides, etc.
	Agissant sur les éléments du cerveau et de la moelle épinière. 3° *Cérébro-spinaux*.	Chloroforme. Éther. Opium.
3e classe. NÉVRO-MUSCULAIRES . .	Solanées vireuses. Digitale. Antimoniaux.	
4e classe. MUSCULAIRES	Acide carbonique. Inée. Vératrine. Sels de potassium. Sels de baryum. Cuivre, zinc, cadmium. Étain, plomb. Mercure, etc.	
5e classe. IRRITANTS ET CORROSIFS .	Acide sulfurique. — azotique. — chlorhydrique. — fluorhydrique. — oxalique. Potasse, soude, ammoniaque Sulfures alcalins. Iode, brome, chlore, etc.	

Toutes les classifications qui ont été proposées présentent le même inconvénient de mettre à côté les uns des autres des corps fort disparates et qui pourraient presque aussi bien figurer dans des classes différentes. Néanmoins une division, si imparfaite qu'elle soit, facilitant l'étude en permettant de grouper les substances dont il s'agit, nous reproduirons encore ici la classification de Tardieu, qui est du reste un remaniement de celles de Fodéré, d'Orfila, de Devergie et de Giacomini.

Cette classification ne présente pas d'avantages sur celle de Rabuteau, mais elle est en quelque sorte classique, et, à l'exemple de Tardieu, nous diviserons les poisons en cinq classes qui empruntent leur dénomination aux symptômes les plus frappants observés dans l'étude clinique des empoisonnements.

1re *classe. Poisons irritants et corrosifs.* Les substances contenues dans cette première classe ont pour caractère essentiel de produire localement une irritation plus ou moins violente pouvant aller jusqu'à l'inflammation (*irritants*) ou même la mortification rapide des tissus (*corrosifs*). Si quelques-uns produisent, en outre, d'autres effets consécutifs à leur absorption, telle que la coagulation du sang par l'acide sulfurique, l'irritation et l'inflammation des tissus n'en constituent pas moins le symptôme principal et le danger. A cette classe appartiennent les acides sulfurique, nitrique, chlorhydrique, acétique, oxalique et tartrique, les alcalis concentrés (potasse, soude, eau de Javelle, eau seconde), l'ammoniaque, le chlore, l'iode, le brome, les sulfures alcalins et les drastiques.

2e *classe. Poisons hyposthénisants.* Les poisons qui appartiennent à cette classe ont pour caractère essentiel une dépression rapide et profonde des forces vitales souvent liée à une altération manifeste du sang. L'irritation qu'ils produisent localement est tout à fait secondaire et nullement en rapport avec la gravité des accidents généraux consécutifs à l'absorption. A cette classe appartiennent l'arsenic, le phosphore, les préparations de mercure, l'étain, le bismuth, le cuivre, l'émétique, le nitre, le sel d'oseille, la digitale, etc.

3e *classe. Poisons stupéfiants.* L'empoisonnement par les stupéfiants a pour caractère essentiel une action directe et spéciale sur le système nerveux, action dépressive produisant la *stupeur* accompagnée parfois d'une irritation locale toujours peu intense.

A cette classe appartiennent la plupart des substances connues depuis Fodéré sous la dénomination de narcotico-âcres, les préparations de plomb, l'acide carbonique, l'oxyde de carbone, l'hydrogène carboné, l'hydrogène sulfuré, l'éther, le chloroforme, la belladone, le tabac et les autres Solanés vireuses et les champignons.

4e *classe. Poisons narcotiques.* L'empoisonnement par les narcotiques est caractérisé par l'action toute spéciale et distincte que l'on ne peut définir que par son nom même, le *narcotisme* (Tardieu).

A cette classe appartiennent l'opium, ses principes et ses composés.

5e *classe. Poisons névrosthéniques.* Les substances dites névrosthéniques ont pour action spéciale une excitation violente des centres nerveux pouvant aller jusqu'à produire une mort rapide ou même instantanée.

A cette dernière classe appartiennent la strychnine (noix vomique), la brucine, l'acide cyanhydrique, le sulfate de quinine, les cantharides, le camphre et l'alcool.]

V. LES CAUSES ET LA STATISTIQUE DES EMPOISONNEMENTS

Les empoisonnements sont *aigus* ou *chroniques*. Comme cause de l'empoisonnement aigu il faut rappeler le *meurtre* et le *suicide*. *L'homicide par empoisonnement est vraisemblablement beaucoup plus fréquent qu'il ne devient de notoriété publique*. L'empoisonnement par l'arsenic surviendrait surtout pendant les épidémies cholériques et l'empoisonnement des enfants par le calomel, le sublimé et l'huile de croton aurait surtout lieu l'été ; les symptômes provoqués par ces poisons ressemblant à s'y méprendre à ceux du choléra nostras et infantile. Un grand nombre d'empoisonnements aigus ont pour causes des *accidents* (méprises dans les pharmacies ou les drogueries, administration d'un médicament pour un autre de la part des profanes), des *imprudences* (inhalation des gaz et des vapeurs toxiques), des *simulations*, par exemple, pour être réformé du service militaire (digitale, vinaigre), des *poisons prescrits à doses par trop élevées dans un but médical* (digitale, morphine, phénol, belladone et beaucoup d'autres), des *poisons employés dans l'industrie qui exercent leur action délétère par hasard ou par incurie* (par exemple, vapeurs de zinc, sulfure de carbone, aniline, mercure) et enfin des *poisons métaboliques*, c'est-à-dire, ceux qui, prenant naissance dans les processus de désassimilation normale ou pathologique, ne sont pas éliminés mais absorbés, d'où *auto-intoxication*. Sont aussi fréquents les *empoisonnements alimentaires* (champignons vénéneux, ciguë, seigle ergoté, fromages, poissons, saucissons, etc.), de même que les *empoisonnements par les venins des animaux* (serpents, etc.).

Les intoxications chroniques peuvent résulter des empoisonnements aigus (plomb, mercure), mais aussi être produites par l'introduction lente, répétée du poison à petites doses, soit accidentellement (plomb, arsenic, mercure), soit dans un but criminel (arsenic, phosphore), soit enfin par l'emploi des poisons dans les industries (chlore, phosphore, mercure, plomb). L'intoxication chronique peut aussi être causée par l'administration prolongée de certains médicaments, par exemple, des préparations d'argent (argyrie), et par l'emploi intentionnel de certains poisons (morphine, alcool, nicotine, arsenic, etc.).

Les statistiques que nous possédons ne nous fournissent point le relevé bien exact de tous les empoisonnements ayant lieu dans un temps donné ; en effet, pour ne prendre que quelques exemples, beaucoup de personnes se suicident en absorbant de l'opium sans que la déclaration de décès en fasse mention, et pas mal de *faiseuses d'anges* se débarrassent par le poison des nourrissons confiés à leur garde. Dans certains pays on a recours de préférence à des poisons bien déterminés. C'est ainsi que, en Angleterre, sur 460 empoisonnements ayant eu lieu en 1838-1839, il y avait 184 morts par l'arsenic et 175 par les opiacés ; en 1885, sur 343 intoxications, il y avait 108 morts par les opiacés et 99 par l'arsenic ; en 1891, sur 412 empoisonnements, on compte 114 morts par les opiacés et 8 par l'arsenic ; et en 1892, sur 808 empoisonnements, 149 par les opiacés et 21 par l'arsenic. Actuellement, les empoisonnements par l'arsenic sont devenus rares en Allemagne. Ce sont les *suicides par empoisonnement* qui commencent maintenant à dépasser toutes les autres intoxications. Ainsi, en 1885 sur 2007 suicides en Allemagne il y avait 280, soit 13,95 0/0 de suicides par empoisonnement ; or, en 1887, sur 606 empoisonnements il y avait déjà 246, soit 40 0/0 de suicides par empoisonnement. En France le chiffre des empoisonnements pour l'accomplissement du suicide a augmenté de 249 en 1836-40, à 583 en 1876-80.

Ce sont surtout les femmes qui s'empoisonnent. En Prusse, on a pu dresser la statistique suivante :

En 1886-1895, sur 100 suicides . .   2.8 par poison
—   1895,   —   —   . .   3.1   —
— 1886-1895   —   suicidées. .   8.8   —
—   1895,   —   —   . .   9.2   —

Leur nombre s'accroît aussi dans tous les autres pays. *Partout*

*on constate une progression dans la consommation des narcoti-
ques employés, surtout de l'alcool. Dans les asiles du Bengale le
nombre des aliénés par l'abus du chanvre indien ne fait qu'accroître sans cesse, et la statistique des aliénés alcooliques en Europe permet de reconnaître la même progression ascendante.*

VI. DIAGNOSTIC DES INTOXICATIONS AIGUES
ET CHRONIQUES SUR LE VIVANT ET APRÈS LA MORT. EXAMEN
DU SANG.

*Le diagnostic d'un empoisonnement aigu sera posé, en ce qui
concerne l'individu survivant, en s'appuyant sur :*

1° *Les symptômes, les circonstances concomitantes ou les an-
técédents, et la marche.* Le soupçon d'un empoisonnement aigu
sera éveillé toutes les fois qu'un individu n'ayant présenté aucun
signe précurseur, ni subi aucune autre cause pathogène extérieure,
sera tombé malade presque subitement — en 2 heures environ —
surtout si c'est après un repas, en présentant des symptômes
morbides que l'on ne rencontre habituellement qu'à la suite d'une
affection grave bien avérée. Suivant la substance employée les
phénomènes différeront, ainsi qu'il a été dit plus haut. Il va sans
dire qu'il existe aussi quelques affections aiguës, par exemple, la
rupture du sac dans la grossesse extra-utérine, la perforation de
l'ulcère de l'estomac, la forme la plus aiguë du choléra, qui peuvent
en imposer pour une intoxication par une substance venue du
dehors. Mais dans des cas semblables l'autopsie lèvera tous les
doutes.

2° *Les altérations des excreta et du sang.* Dans un grand nombre
de cas il sera possible de baser là-dessus au moins un diagnostic
de probabilité. C'est ainsi, par exemple, que l'urine peut contenir
de *l'albumine* par suite des altérations toxiques subies par les
reins ou le sang ; pour les mêmes raisons il peut survenir aussi de
l'hématurie.

Dans l'examen du sang, c'est au spectroscope que revient de
droit le rôle le plus important, vu qu'il est possible de s'en servir

même en l'absence des éléments figurés du sang ; mais il est nécessaire de s'y exercer pendant longtemps, les raies d'absorption
ne se présentant pas toujours sous forme de lignes épaisses (v.
planche). C'est une grande erreur que de prétendre, comme on
l'a fait encore dernièrement, dans un précis de toxicologie, que
l'oxyde de carbone dans le sang constitue, en pratique, à peu
près la seule application de l'analyse spectrale. Il y a, au contraire, beaucoup d'empoisonnements au sujet desquels l'examen
spectroscopique peut seul fournir quelques éclaircissements. La
concentration de la solution sanguine, l'épaisseur de la couche
liquide, la largeur de la fente et l'intensité de la source lumineuse influencent dans de vastes limites la netteté des bandes
d'absorption, surtout quand elles ont trait à des dérivés du sang
qui ne s'y trouvent qu'en petite quantité. A-t-on affaire à une
solution sanguine normale concentrée, on la diluera jusqu'à rendre visible la portion gauche du vert. *Les deux raies d'oxyhémoglobine* (des matières colorantes étrangères, par exemple
le carmin ammoniacal, peuvent induire en erreur !) ont-elles
apparu, on attendra pendant 15 minutes pour s'assurer si elles
ne se transforment pas en la raie effacée unique *de l'hémoglobine réduite ;* cette dernière peut résulter de l'autoréduction du
sang et elle ne s'est transformée temporairement en oxyhémoglobine qu'à la faveur de la dilution avec de l'eau contenant de
l'oxygène libre. Soupçonne-t-on la présence des dérivés du sang
qui donnent des raies d'absorption situées dans divers points du
rouge, par exemple, la *méthémoglobine* qui peut aussi être
obtenue par le chauffage du sang normal, la *sulfohémoglobine,*
l'*hématine,* l'*hématoporphyrine,* on commencera par examiner le
sang en couche si épaisse qu'elle ne soit traversée que par les
rayons rouges. On aura donc soin de rétrécir la fente en proportion voulue. Une raie supplémentaire est-elle aperçue, on
continuera alors à diluer la solution sanguine pour rendre perceptibles d'autres phénomènes spectroscopiques possibles.

La raie de la méthémoglobine disparaît immédiatement après
addition du sulfure d'ammonium jaune ; aux lieu et place des
deux raies de l'oxyhémoglobine qui d'abord sont plus perceptibles, on voit apparaître la raie de l'hémoglobine. La dilution est-

elle faite juste à point, une raie d'absorption supplémentaire se voit, avant la réduction, dans le bleu.

La raie de la sulfohémoglobine est tout au plus renforcée par le sulfhydrate d'ammoniaque.

La raie de l'hématine en solution acide disparaît par l'addition du sulfure d'ammonium ; elle est remplacée par une raie sombre dans le vert, à contours très nets, et par une raie effacée (*hémochromogène*, hématine réduite), située à droite de celle-ci. L'hématine en solution alcaline (v. planche) se comporte de la même manière vis-à-vis du sulfure d'ammonium. Chauffée à une température élevée, la méthémoglobine peut se transformer en hématine (1). Le liquide suspect contient parfois si peu d'hématine que la raie d'absorption n'apparaît pas dans le rouge, mais même dans ces cas l'addition du sulfure d'ammonium donne naissance à l'hémochromogène. Ce produit peut être décélé dans une solution plus diluée que ce n'est le cas pour l'oxyhémoglobine.

Pour la recherche du sang sur un objet quelconque, on a nouvellement recommandé de faire digérer l'objet suspect à une température de 38 à 40° avec l'acétate de potasse et l'alcool. Ce procédé donne naissance à de l'hématine alcaline, qu'on peut reconnaître à l'aide du sulfure d'ammonium.

L'hématoporphyrine (v. planche) en solution acide diffère, au point de vue spectroscopique, de l'hématoporphyrine en solution alcaline.

La preuve cristallographique, cristaux d'hémine de Teichmann, réussit aisément quand on se trouve en présence du sang non altéré. L'objet desséché sera trituré avec une petite quantité de sel marin, la masse sera couverte d'une lamelle couvre-objets, on y déposera quelques gouttes d'acide acétique glacial, on chauffera jusqu'à formation de bulles et on laissera refroidir. L'hémine (chlorhydrate d'hématine) s'est-elle formée, on trouve alors, dans la plupart des cas, des tablettes rhombiques, mais aussi des cristaux sous forme de losanges, de paragraphes, de pannetons, de grains de chènevis et de pierre à aiguiser. Quant aux masses

---

(1) L. Lewin und Posner, *Centralbl. f. med. Wissensch.*, 1887, n° 20.

amorphes, granuleuses, ces prétendues granulations, tout en pouvant être bel et bien constituées par de l'hémine, ne permettent pas de poser un diagnostic bien ferme. Les cristaux d'hémine sont *toujours* colorés, cette coloration peut varier du jaune clair au brun sombre.

Les cristaux manquent : quand le sang est chauffé à une température surpassant 142° (1) ; quand la tache sanguine était exposée depuis longtemps à la lumière solaire ; que le sang a subi la putréfaction pendant 4 à 6 mois environ ; lorsque l'on se trouve en présence de l'hémochromogène et de l'hématoporphyrine ou de l'hématine acide (dans le cas où elle est produite grâce à l'action des acides chlorhydrique, azotique ou iodhydrique, de l'iodure, du chlorure et du bromure de potassium) ; lorsque la solution a été mélangée pendant longtemps avec du fer métallique, de l'acétate de plomb, du sublimé, de l'azotate d'argent (peut-être ces métaux se combinent-ils à l'acide chlorhydrique qui est indispensable à la formation de l'hémine) ; enfin il est impossible d'obtenir l'hémine quand le sang est mélangé avec du charbon animal ou du sable (2).

On peut aussi *démontrer la présence du sang*, en versant sur la masse liquide suspecte, en couche continue, un mélange à parties égales de teinture de gaïac (1 résine de gaïac pour 18 alcool) et de vieille essence de térébenthine riche en ozone. A la limite de ces deux liquides apparaît un anneau blanc bleuissant en présence de l'hémoglobine (Schœnbein-Almén). Cette réaction n'est pas concluante ; en effet, d'autres substances (pus, gomme arabique, etc.) peuvent la fournir aussi.

[La plupart des liquides, normaux ou anormaux, de l'organisme possèdent la propriété de bleuir le mélange de teinture de gaïac et d'essence de térébenthine. C'est donc une réaction des plus banales, quoique fort utile dans certaines circonstances particulières.]

Il est difficile de déceler par le microscope la présence des globules rouges dans le sang non frais.

(1) Katayama, *Viertelj. f. ger. Med.*, 1888, B. 49, p. 269 ; — Hammerl, id. 1882, B. 4, p. 44.

(2) L. Lewin und W. Rosenstein, *Arch. für patholog. Anatomie* 1895, B. 142.

Il semble qu'à présent *on peut distinguer*, par un procédé biologique, *le sang humain du sang des animaux*, car lorsqu'on injecte à plusieurs reprises le sérum sanguin d'un homme sous la peau d'un lapin, le sérum de ce dernier ne donne un précipité qu'avec des solutions sanguines provenant du sang humain.

Quelques poisons, tels que, par exemple, oxyde de carbone, acide oxalique, donnent naissance à la *glycosurie*. Le meilleur et le plus sûr procédé pour démontrer la présence du sucre c'est la fermentation, pour quoi j'ai déjà employé, il y a vingt-cinq ans (1), le même appareil qu'on emploie aujourd'hui comme neuf, mais on peut aussi le déceler par la réduction des solutions alcalines de cuivre et par la formation de l'osazone (chauffage, pendant une heure, avec du chlorhydrate de phénylhydrazine et de l'acétate de soude).

3° Quant aux *altérations anatomo-pathologiques*, elles ne donnent que rarement par elles-mêmes le point d'appui nécessaire pour poser un diagnostic ferme d'empoisonnement. Après l'intoxication par des *poisons fournissant de la méthémoglobine*, les taches cutanées sur le vivant et les taches cadavériques sont d'un bleu-grisâtre; après l'oxyde de carbone elles sont rayées ou tachetées en rouge cerise; à la suite de l'empoisonnement par l'hydrogène sulfuré les organes sont verdâtres, mais la même coloration apparaît après l'intoxication par la phénylhydrazine, quoique la réaction soit tout à fait différente. Mais on ne perdra pas de vue que *la méthémoglobine et l'hématine peuvent aussi naître dans le cadavre, la dernière par suite d'une espèce de fermentation acide.* Cette fermentation, qui précède la décomposition ammoniacale, peut aussi être constatée dans les organes.

Les poisons corrosifs laissent après eux des taches indélébiles, et quelques *poisons agissant sur l'échange des matières*, font apparaître dans les organes parenchymateux de la graisse en abondance. *Mais nulle part l'impuissance de l'anatomie pathologique n'éclate d'une façon si évidente que dans la plupart des empoisonnements, surtout si, en s'appuyant exclusivement sur les altérations perceptibles, on essaie d'en découvrir la cause*

______

(1) L. Lewin, *Archiv. f. pathol. Anatom.* Bd. 65.

spécifique. Ayant lu pas mal de procès-verbaux d'autopsie se rapportant à des cas d'empoisonnement supposé ou démontré, j'étais très souvent étonné de l'aplomb avec lequel on se croyait fondé d'affirmer l'existence de l'empoisonnement en question, parce que l'on trouvait, par exemple, une surcharge graisseuse des organes parenchymateux, ou des hyperhémies dans certaines régions déterminées du corps, ou de l'œdème pulmonaire, et cela peut-être exclusivement sur la foi d'un manuel où il était dit que dans un cas quelconque d'empoisonnement par le poison en question, on a constaté l'existence de cette trouvaille nécroscopique si peu caractéristique ! C'est une pure illusion. Il n'existe que très peu de poisons qui donneraient naissance à des altérations des tissus ou des sucs absolument caractéristiques, suffisantes pour entraîner la conviction : dans la majorité des cas on est obligé d'avoir recours à l'analyse chimique ou à des expériences comparatives sur les animaux. Ainsi, par exemple, une gastro-adénite parenchymateuse avec infiltration du tissu interstitiel par des cellules rondes d'apparence sarcomateuse peut être provoquée non seulement par l'acide arsénieux, mais encore par des quantités d'autres substances phlogistiques. *Il n'est que temps que la médecine légale se décide plutôt à avouer son incompétence à reconnaître, dans certaines conditions, la nature exacte du poison soupçonné, plutôt que de déclarer comme caractéristiques des lésions consécutives à des troubles généraux ou locaux de la nutrition qui, par eux-mêmes, ne peuvent jamais présenter rien de caractéristique.*

Durant des siècles, on avait prétendu pouvoir reconnaître un empoisonnement seulement par l'autopsie, mais il y a déjà deux cents ans qu'un médecin, bien avancé pour son temps, a justement qualifié cette opinion : « *popularis opinio e trivio ad forum delata* », parce qu'il est beaucoup de maladies qui se ressemblent tant pour les symptômes observés pendant la vie, que par les changements provoqués dans les tissus par les poisons.

L'empoisonnement a-t-il été causé par injection sous-cutanée du poison, l'endroit où a eu lieu la piqûre n'est plus reconnaissable, dans la majorité des cas, même si l'autopsie est pratiquée 10 à 30 heures après le décès. En revanche, la cause de l'empoi-

sonnement peut être décelée sans difficulté aucune toutes les
fois que l'on trouvera dans les cavités du corps (poitrine, abdomen,
surtout ventricules cérébraux) des substances odorantes (phosphore, nitrobenzol, etc.) ou que l'on constate dans le tractus
gastro-intestinal la présence des débris de la matière toxique
(vert de Schweinfurt, débris de plantes, etc.) facilement reconnaissables.

Beaucoup plus difficile que le *diagnostic* de l'empoisonnement
aigu est celui *de l'intoxication chronique*, à moins qu'elle ne se
manifeste par des symptômes sautant aux yeux (liséré gingival
du plomb, coloration bleu-noirâtre de la peau par l'usage de l'a-
zotate d'argent, stomatite et ptyalisme mercuriels). Tandis qu'en
cas d'empoisonnement aigu, on tombe souvent à l'autopsie sur les
débris de la substance toxique, découvrir le poison ou la source
du poison dans les cas d'intoxication chronique constitue une des
tâches les plus ardues que le médecin ait à résoudre. Les symptômes généraux d'une intoxication chronique consistent en troubles de la digestion et de la nutrition, amaigrissement, perte des
forces, assez souvent odeur fétide de la bouche, changement dans
la composition de l'urine (glycosurie, albuminurie, lipurie, cylindrurie, etc.), altérations du foie (pour la plupart, tuméfaction ou
cirrhose), tuméfaction de la rate, parfois troubles de la motilité et
de la sensibilité, affaiblissement de la mémoire et, le cas échéant,
troubles psychiques plus accusés.

Les *terminaisons des empoisonnements* peuvent être : rétablissement complet de la santé ou état de cachexie accompagné de
rétrécissement cicatriciel de l'œsophage, ratatinement de l'estomac, dermatoses, paralysies de divers groupes musculaires,
myélite, paralysie générale, troubles dans les organes des sens
(surdité, amblyopie, amaurose), maladies mentales ou mort.

[*Signes de l'empoisonnement.* — L'empoisonnement détermine chez l'homme
des effets constituant une maladie accidentelle dont les symptômes, la marche,
les diverses formes, les signes diagnostiques, les différentes terminaisons, les
lésions anatomiques, et le traitement, sont autant d'éléments indispensables à
connaître tant au point de vue de la médecine légale que de la médecine pratique.
C'est en effet de leur étude que peut se déduire la solution des questions
nombreuses et délicates dont se compose l'expertise médico-légale en matière

d'empoisonnement, en même temps qu'elle apprend à reconnaître, à combattre, à prévenir même une cause de mort ou de maladie souvent fort obscure. C'est à Tardieu que revient l'honneur d'avoir envisagé le premier sous cette forme l'étude de l'empoisonnement. L'œuvre qu'il a accomplie dans cette branche de la médecine légale est restée comme un modèle et la base la plus sûre des recherches qui ont été entreprises depuis.

Les signes de l'empoisonnement en général peuvent être classés comme il suit :

1° Signes tirés des commémoratifs ;

2° Signes tirés des symptômes éprouvés par la victime ou observés sur elle ;

3° Signes tirés des lésions anatomiques ;

4° Signes tirés des résultats fournis par la chimie, le microscope ou l'expérimentation physiologique.

1° *Signes tirés des commémoratifs.* — En matière d'empoisonnement, les commémoratifs ont la plus grande importance. Les renseignements recueillis par les magistrats mettent souvent immédiatement sur la voie non seulement du crime, mais encore de la substance qui a servi à le commettre. Ces renseignements sont ordinairement fournis au médecin légiste avec tous les détails nécessaires. Ces détails peuvent même quelquefois sembler presque ridicules à force d'être minutieux, mais, même dans ce cas, le médecin légiste doit toujours les prendre en très grande considération. Sans doute il doit aussi bien que possible chercher à les classer, à les cataloguer, afin d'en extraire ceux qui lui paraissent les plus importants et les plus propres à le mettre sur la voie. Mais qu'il se garde bien d'être exclusif, s'il ne veut pas s'exposer à regretter plus tard d'avoir négligé comme futile ce qui aurait pu le conduire à la vérité. La rumeur publique est souvent la première à appeler l'attention sur la possibilité d'un empoisonnement ; rien ne serait plus important alors que de pouvoir recourir aux sources qui lui ont donné naissance ; malheureusement, la chose est trop souvent impossible, et malgré tous les soins, toutes les recherches, on est obligé de rester dans le vague. La conduite de la victime dans les derniers temps qui ont précédé sa mort et ses relations ; le caractère, le genre de vie, la valeur morale et la profession du prévenu, sont des sources précieuses auxquelles la pratique seule peut apprendre à puiser d'une manière intelligente et utile. La mauvaise conduite des époux est souvent la cause première d'empoisonnement ; la sodomie, la prostitution, jouent encore un grand rôle ; mais le plus souvent c'est l'intérêt ou l'avantage qui ont poussé le criminel : lorsque celui-ci est désigné par la voix publique, *sa profession* pourra, dans certains cas, mettre sur la voie du mode d'empoisonnement. Le plus souvent, en effet, ils emploient comme poisons des substances dont ils font usage, sublimé corrosif, sel de cuivre, etc. Leurs démarches avant l'acte criminel, l'examen des substances, et surtout des paquets, des fioles, trouvées à leur domicile, ont encore le même résultat.

A ces données plus ou moins vagues, plus ou moins incertaines, viennent s'ajouter des renseignements plus précis et qui mènent presque immédiatement au but. Tantôt c'est après l'ingestion d'un breuvage que sont survenus tout à coup des symptômes d'empoisonnement ; tantôt après un repas, toutes les personnes qui y ont pris part sont prises de vomissements, etc., ou bien encore, tandis que les unes éprouvent ces accidents, d'autres se trouvent complètement épargnées. On ne tarde pas alors à s'apercevoir que les uns ont mangé de tel ou tel mets, et que les autres n'y ont pas touché. Le temps qui s'est écoulé entre l'ingestion de la substance suspecte et le début des symptômes d'empoisonnement doit encore être pris en sérieuse considération. Ce délai, en effet, varie suivant les différentes substances.

2° *Signes tirés des symptômes.* — Un des symptômes les plus importants et les plus connus de l'empoisonnement est, sans contredit, la brusquerie, la brutalité du début. C'est au milieu de la plus parfaite santé qu'un individu se trouve pris tout à coup d'accidents plus ou moins graves et que rien n'explique. La nature des symptômes varie selon le genre d'empoisonnement. Ils ne peuvent donc pas être décrits d'une manière générale. Sans doute, nous pourrions, à l'exemple de tant d'autres, donner ici un tableau calqué sur la symptomatologie de l'empoisonnement par l'arsenic, mais nous aimons mieux faire les choses en temps et lieu et nous borner à quelques considérations générales. Avant tout, ce qui frappe dans les symptômes d'un empoisonnement, c'est l'impossibilité de les pouvoir grouper de manière à reconstituer le tableau connu d'une *maladie.* Que ces symptômes soient ceux d'une irritation violente, d'une inflammation intense des voies digestives, ou bien ceux d'une atteinte profonde des centres nerveux, ils diffèrent tellement de ceux de la gastrite ou de la gastro-entérite, de ceux des affections nerveuses, que l'erreur n'est guère possible, pour peu qu'on y fasse attention. Mais on n'est pas toujours assez heureux pour assister à l'évolution des phénomènes toxiques ; il faut se contenter des renseignements donnés, soit par le malade, soit par les témoins, soit par un homme de l'art. Dans le dernier cas, les renseignements peuvent être assez précis pour rendre toute erreur impossible. Mais, lorsqu'on se trouve en face de témoins ignorants, souvent intéressés à jeter l'esprit dans l'erreur, ou encore en présence de la victime, toujours disposée à exagérer les choses ou à peindre ce qu'elle a éprouvé avec plus d'imagination que de véracité, les choses ont bien changé. Ce n'est qu'en contrôlant avec sévérité les différents témoignages qu'on pourra obtenir sinon des certitudes, au moins des probabilités. Il résultera cependant toujours de ce contrôle rigoureux un certain nombre de faits que l'unanimité des témoins mettra hors de doute.

3° *Signes tirés des lésions anatomiques.* — Les signes tirés des lésions anatomiques varient suivant les substances qui ont occasionné l'empoisonnement. Pendant trop longtemps on s'est complu à décrire comme lésions anatomiques de l'empoisonnement en général les lésions produites dans les voies digestives par les irritants ou les corrosifs. Inutile d'insister sur l'absurdité d'une pareille manière d'agir. Elle doit être d'autant mieux évitée aujourd'hui que le nombre des empoisonnements par des substances autres que les irritants, l'arsenic ou le sublimé corrosif, tend à augmenter de plus en plus.

Aussi suivrons-nous, pour les lésions anatomiques, la même méthode que nous avons déjà suivie à propos des symptômes de l'empoisonnement, c'est-à-dire que nous nous bornerons à quelques considérations générales sur la manière de rechercher et d'interpréter les lésions révélées à l'autopsie, sauf à décrire en détail, à propos de chaque empoisonnement, les lésions auxquelles il donne lieu.

Les lésions anatomiques de l'empoisonnement sont de deux ordres : les unes locales, produites par le contact direct des substances dites irritantes ou caustiques sur les voies digestives; les autres, plus généralisées, sont consécutives à l'absorption de la substance ou à son élimination par les divers émonctoires de l'économie. Les premières comprennent tous les degrés de l'inflammation, depuis la simple rougeur hyperémique par points, par bandes ou par plaques, avec extravasats sanguins et gonflement de la muqueuse, jusqu'aux ulcérations les plus profondes, y compris les perforations. De ces ulcérations résultent deux espèces de dangers : les uns primitifs, dus à la réaction générale produite sur l'économie par l'inflammation violente des voies digestives, ou à des péritonites, à des pleurésies par perforation, les autres, consécutifs, dus aux rétrécissements cicatriciels des organes ulcérés, et principalement de l'œsophage, lorsque l'empoisonnement n'est pas suivi de mort. Ces lésions sont des plus faciles à constater lorsque l'autopsie a lieu peu de jours après la mort. Mais il arrive souvent que l'attention de la justice n'est éveillée que longtemps après sur la possibilité d'un empoisonnement; les rumeurs vagues, les soupçons nés peu de temps après l'accident présumé, n'ont augmenté, n'ont pris corps que plusieurs semaines, plusieurs mois, plusieurs années même après l'inhumation. On comprend que, en présence d'un cadavre décomposé, il est alors le plus souvent impossible de constater les lésions anatomiques d'un empoisonnement. La chose est cependant quelquefois possible, c'est lorsque la substance toxique est en même temps un antiseptique énergique, comme l'arsenic. Des cadavres, qu'on aurait lieu de croire complètement décomposés, sont alors trouvés dans un état de conservation remarquable. Les lésions anatomiques peuvent encore être constatées, mais on est privé des renseignements fournis par l'aspect des parties, par la coloration des tissus, comme il arrive dans les pièces conservées dans l'alcool ou dans les liquides antiputrides. Aussi est-ce avec raison que Tardieu recommande, lorsqu'on se trouve en face d'un cadavre frais, de faire immédiatement une autopsie complète, avant que les tissus aient macéré dans un liquide quelconque. Nous verrons plus loin, à propos de la manière de faire l'autopsie, quelle est la conduite à suivre sur ce point, et quels sont les moyens de tirer de l'aspect des tissus tout le parti possible, sans pour cela compromettre les résultats de l'analyse chimique.

Dans l'interprétation de ces lésions anatomiques, deux causes d'erreur doivent être évitées : 1° d'attribuer à l'action d'un poison ce qui serait le résultat d'une

maladie spontanée ou d'un empoisonnement chronique, tel que l'alcoolisme ;
2° de confondre des lésions produites par l'ingestion d'un poison après la mort
avec celles qui résulteraient d'un empoisonnement véritable. La première cause
d'erreur serait possible, inévitable même, dans certains cas de gastrite, d'entérite, de ramollissement de l'estomac, qu'on observe surtout chez les jeunes
sujets, si l'on n'avait, pour se guider, que les seuls renseignements fournis par
l'inspection anatomique : si certains poisons, tels que l'acide sulfurique concentré, l'acide nitrique, présentent des caractères tels dans la coloration des
eschares, que le doute n'est guère possible, nous ne voyons pas à quels signes
on pourrait distinguer un empoisonnement par les drastiques, ou même par
l'arsenic, d'une gastro-entérite spontanée ou de cause non toxique. Mais il ne
faut pas oublier que l'inspection anatomique n'est jamais seule ; les commémoratifs, les symptômes observés pendant la vie, et, par-dessus tout, l'analyse
chimique, viendront combler les lacunes et révéler la cause des lésions qu'elle
a constatées. Quant à la seconde cause d'erreur, dont nous parlerons plus tard
avec quelques détails, nous ferons observer tout d'abord que les caustiques
déterminent bien des eschares sur les tissus morts comme sur les tissus vivants,
mais il manque, dans ce cas, un caractère essentiel, c'est la réaction inflammatoire plus ou moins vive qui entoure toujours les tissus désorganisés sur le
vivant. Si des expériences ont démontré que cette réaction inflammatoire peut
être assez faible pour passer inaperçue lorsque le sujet est agonisant, ou encore
qu'elle peut se produire jusqu'à un certain point sur le cadavre dans les deux
heures qui suivent la mort, on comprend que, au point de vue pratique, la
chose a bien peu d'importance ; ajoutons que, dans les cas d'ingestion mécanique du poison après la mort, les lésions ne sont complètes que dans un espace
restreint aux points où le poison a été déposé.

Les lésions consécutives à l'absorption s'observent surtout dans le foie, et à
un moindre degré dans les autres organes de l'économie. Nulles pour certains
poisons, elles consistent, pour d'autres, en des troubles de la circulation, congestion, inflammations, ecchymoses, ou encore en des dégénérescences graisseuses rapides comme avec l'arsenic, le phosphore, etc. Ces dernières lésions,
longtemps méconnues au moins comme fréquence, n'ont été bien observées que
depuis l'application du microscope aux recherches médico-légales. La stéatose
aiguë consécutive à l'absorption n'est nulle part plus fréquente que dans le foie,
qui peut être considéré comme le confluent de toutes les substances absorbées
dans les voies digestives. On les trouve encore dans d'autres organes, tels que
le cœur, les muscles, les parenchymes, et surtout dans les parenchymes glandulaires. C'est que les poisons, une fois absorbés, ne restent pas dans le torrent
circulatoire ; ils se déposent pour un temps dans la trame de nos tissus, où la
chimie nous donne les moyens de les découvrir ; ils sortent ensuite de l'économie, éliminés par différents émonctoires, parmi lesquels le système urinaire
tient sans contredit le premier rang. Ainsi s'explique la fréquence de la stéatose
des reins et des diverses albuminuries dites toxiques. Ajoutons enfin que cer-

taines substances dites irritantes n'ont pas besoin pour irriter, enflammer les voies digestives, d'y être introduites directement; qu'il suffit qu'elles soient absorbées ou directement injectées dans le sang : émétique, arsenic, etc.

4° *Signes tirés des résultats fournis par la chimie, le microscope et l'expérimentation physiologique.* — Les signes les plus probants, sans contredit, sont ceux que nous fournit l'analyse chimique. Leur importance ne doit cependant pas être exagérée. Sans doute, chaque fois que cela est possible, il faut s'attacher, avant tout, à découvrir, à noter, à mettre sous les yeux du jury la substance toxique, le poison extrait du cadavre. Jamais un récit, jamais l'exposé le plus clair, le plus net, le plus rigoureux d'un empoisonnement, ne produira le même effet.

Mais de là à prétendre que la découverte du poison est élément constitutif, nécessaire, indispensable du crime, de là à faire du poison le corps du délit, il y a toute la distance de l'erreur à la vérité. Ce qui constitue le corps du délit, ce n'est pas le poison, l'instrument de la mort, c'est la mort elle-même, ce sont les lésions anatomiques ou fonctionnelles qui l'ont amenée. C'est pour s'être obstinée à partir toujours de la notion de poison au lieu de partir de celle de l'empoisonnement qu'une certaine école s'est ainsi engagée dans une voie fausse et dangereuse pour la société. En matière d'empoisonnement, comme en matière de meurtre, la seule chose à prouver, c'est qu'il y a eu homicide ; la connaissance du moyen ou des moyens employés ne vient qu'en seconde ligne. Ce qui fait la différence, c'est que dans le premier cas les lésions qui ont déterminé la mort sont plus saisissables, tandis que dans le second elles sont quelquefois nulles ou des plus obscures. De là la nécessité d'accorder à l'instrument une importance beaucoup plus considérable. Mais il n'est pas nécessaire pour cela de recourir exclusivement à la chimie. L'expérimentation physiologique judicieusement employée peut nous donner des résultats aussi utiles, et est quelquefois seule capable de nous éclairer. Cela est surtout vrai lorsqu'il s'agit d'empoisonnements par les alcaloïdes, glucosides, etc. Tout le monde se rappelle avec quel talent la nouvelle méthode a été employée par Tardieu dans la trop fameuse affaire Couty de la Pommerais.

Déjà employée par Orfila pour chercher l'action du poison, l'expérimentation physiologique est aujourd'hui employée pour rechercher sa présence dans les matières provenant des individus empoisonnés. Elle pourrait être définie : la recherche des poisons au moyen des réactions observées sur les animaux, **qui** peuvent être considérés comme de véritables réactifs vivants. Quelques mots sur la manière de procéder : la substance toxique étant isolée ou concentrée, par des procédés que nous indiquerons plus tard, dans une solution liquide débarrassée, autant que possible, de toute matière étrangère susceptible d'en compliquer l'action, est administrée à un animal. Le mode d'administration, le choix de l'animal, ne sont pas indifférents. De tous les modes d'administration, le meilleur sans contredit et auquel on doit toujours s'adresser est l'injection sous-cutanée au moyen de la seringue de Pravaz. Les animaux le plus fréquemment employés sont les grenouilles ; la facilité d'observer ces animaux, leur docilité, la netteté avec laquelle se présentent chez eux les divers accidents toxiques, en font des sujets d'expérimentation précieux ; mais, en médecine légale, afin de pouvoir conclure, il vaut mieux employer des animaux qui se rapprochent davantage de l'homme. Le chien, sous ce rapport, mérite la préférence. Quel que soit l'animal employé, il faut observer avec toute l'exactitude possible la série des accidents toxiques qui se présenteront, en établir la comparaison avec les symptômes observés chez la victime. Si la mort de l'animal survient dans ces circonstances, si le liquide injecté a été préalablement débarrassé de toute substance putride, la conclusion rigoureuse sera que l'individu a été empoisonné. Reste à établir la nature du poison : on cherchera à y parvenir en administrant comparativement à un animal aussi semblable que possible au premier des solutions de différentes substances connues pour avoir des propriétés physiologiques semblables ou analogues à celles qui ont été observées. Mais quel que soit le résultat de cette seconde épreuve, celui de la première ne saurait être mis en doute, pourvu qu'on se soit mis à l'abri de toute chance d'erreur, et surtout si le résultat a été le même sur plusieurs animaux.

L'emploi du microscope peut enfin rendre les plus grands services, principalement dans les cas d'empoisonnement par les champignons. Il peut, en faisant reconnaître la présence de telle ou telle substance dans les voies digestives, ou encore dans les matières vomies, mettre sur la voie de la nature du poison ou même sur la trace du coupable.

Jusqu'ici nous ne nous sommes occupés que de la recherche du poison sur le cadavre. Lorsque l'individu empoisonné survit, les procédés d'examen devront porter sur les matières vomies ou sur les matières des déjections : est-il besoin d'ajouter que l'examen des urines ne devra jamais été négligé, puisqu'on sait que l'élimination d'un grand nombre de poisons se fait par cette voie ? Il n'est pas jusqu'aux bains sulfureux qui ne puissent être employés avec avantage pour démontrer l'existence de certains empoisonnements et principalement de l'empoisonnement par le plomb.

Diagnostic de l'empoisonnement. — « Toute maladie dont le début est brusque, dit Tardieu, dont les symptômes, rapidement croissants, persistent avec une grande violence, dont la marche est ou paraît être insolite, dont la terminaison est promptement funeste ; toute mort rapide ou subite, survenue dans des circonstances mal définies, peuvent faire naître et suscitent en effet très fréquemment le soupçon d'un empoisonnement. »

Il y a, ai-je dit précédemment, trois variétés d'empoisonnement qui peuvent se ramener à deux formes : l'empoisonnement aigu et l'empoisonnement lent. Les causes d'erreur de ce diagnostic varient naturellement selon qu'on a affaire à une ou à l'autre espèce. Mais avant d'aller plus loin nous devons faire, au point de vue du diagnostic médico-légal, une remarque qui a son importance. Pendant longtemps les auteurs de médecine légale se sont évertués, le plus souvent en pure perte, à établir entre l'empoisonnement et certaines maladies un diagnostic purement clinique. Sans doute on peut, dans bien des circonstances, diagnostiquer un empoisonnement d'une maladie, mais dans combien de circonstances aussi la chose n'est-elle pas complètement impossible ! Aussi je crois qu'il faut établir une différence radicale entre ce que nous appellerons le diagnostic médical et le diagnostic médico-légal. Pour le premier, le médecin n'a pour se guider que les phénomènes subjectifs ou objectifs de l'affection ; dans le second, au contraire, les lésions anatomiques, les résultats de l'analyse chimique ou de l'expérimentation physiologique, peuvent et doivent être regardés comme des éléments du diagnostic. Aussi est-ce avec raison que Tardieu distingue, au point de vue du diagnostic, l'empoisonnement suivi de mort de celui qui n'a fait qu'apporter une atteinte grave à la santé.

Si l'empoisonnement a été suivi de mort, il est rare qu'il puisse être confondu avec une maladie spontanée. Sans doute il est des maladies qui, par la brusquerie, la brutalité de leur début, peuvent donner lieu à des soupçons d'empoisonnement. Dans cette catégorie viennent se ranger le choléra, l'étranglement interne, la péritonite, les hémorrhagies internes, etc. Même, s'il faut en croire l'opinion publique, le crime a souvent profité de la présence de certaines épidémies et particulièrement des épidémies de choléra, pour agir impunément et sans éveiller les soupçons. Il n'en est pas moins vrai que, dans la pratique, les causes d'erreur diminuent considérablement par le fait seul que l'autopsie est pratiquée. L'inspection cadavérique donne, dans les cas d'étranglement interne, de péritonite par perforation de l'estomac, d'hémorrhagies internes, des résultats tellement évidents que toute idée d'empoisonnement peut être immédiatement mise de côté. Dans le cas contraire, dans le cas où les lésions morbides sont nulles ou insuffisantes pour expliquer la mort, c'est l'analyse chimique, c'est l'expérimentation physiologique, qui doivent être appelées à établir l'existence d'un empoisonnement. Le médecin expert doit alors déclarer dans son rapport qu'il y a lieu de procéder à l'analyse chimique des organes et de leur contenu.

Nous en dirons autant de l'empoisonnement lent ; le poison a été plus d'une fois accusé d'avoir lentement amené la mort en produisant ce qu'on appelle des maladies de langueur. Le plus souvent alors il s'agit de la phtisie torpide dont les lésions anatomiques sont trop connues pour qu'une erreur soit possible à un examen attentif. Mentionnons enfin l'ulcère chronique simple de l'estomac qui, avec ses alternatives d'amélioration et d'aggravation et quelquefois sa terminaison brutalement rapide par perforation de l'estomac et péritonite suraiguë, est bien une des maladies les plus propres à faire soupçonner des tentatives successives d'empoisonnement.

On sait les soupçons d'empoisonnement que l'histoire nous a transmis à propos de la mort extraordinairement rapide d'Henriette d'Orléans. Or, s'il faut en croire Littré, la princesse aurait tout simplement succombé à une péritonite par perforation consécutive à un ulcère simple de l'estomac. L'aspect de l'ulcère simple, sa forme, son siège de prédilection, sont aujourd'hui trop bien connus pour que pareil accident puisse donner lieu à une erreur. C'est précisément l'étude, autant médico-légale que clinique, de quelques-uns de ces faits qui vient d'inspirer au Dr Cabanès la série de dissertations réunies sous le titre « *Les morts mystérieuses de l'histoire* » dans lesquelles il a discuté l'exactitude du diagnostic généralement admis, ou adopté sans examen par l'opinion publique, pour expliquer la mort de certains personnages historiques].

VII. PROCÉDÉS POUR DÉCELER LE POISON DANS LE CADAVRE ET DANS LES DÉBRIS DES SUBSTANCES TOXIQUES

La découverte du poison introduit présente une importance capitale et décisive qui permet d'affirmer catégoriquement l'existence d'une intoxication encore en cours ou ayant achevé son évolution. Le poison peut être décelé dans les restes de la substance employée, les matières vomies et dans les *excreta* et les *secreta* fournis pendant la vie, ainsi que dans le cadavre et dans certains organes ou tissus isolés, par exemple, les liquides intra-oculaires. Pour déterminer la présence du poison dans le cadavre, il importe de ne jamais omettre toute une série de précautions. En effet, les poisons peuvent, dans une mauvaise intention, avoir été incorporés au cadavre après la mort du sujet. *Les poisons importés après la mort dans les cavités naturelles peuvent se répandre partout ailleurs, soit par imbibition, soit par diffusion* (1). Peu importe dans ce cas le mode d'action du poison. Ce qui entre ici en ligne de compte, ce sont seulement les lois d'endosmose; on ne perdra pas de vue néanmoins que les tissus séparateurs qui s'opposent à la propagation des poisons, sont d'épaisseur diverse et que, suivant leur nature, la perméabilité varie d'un tissu à l'autre. Le poison a-t-il été introduit dans le

(1) Taylor, *Die Gifte.* traduction allemande par V. Seydeler, I, p. 109. — Multede, Ageno, Granara, *Annal. univ. di Med.* CLVIII, oct. 1856. — Walter, *Vierteljahrsschr. f. ger. Med.* 1862, B. XXII, p. 185. — Reese, *Transact. of the Coll. of Physic.*, 1877. — Torsellini, *Rif. med.*, 1889, p. 866, 872 et suiv. — Miller, *Amer. Natur.*, 1886, XXI, n° 2. — Haberda und Wachholz, *Zeitschr. f. Med. Beamte*, 1893, p. 393. — Strassmann und Kirstein, *Virchow's Archiv.*, 1894, B. CXXXVI.

rectum, l'estomac ou les fosses nasales, il pourra avoir effectué en quelque temps sa pérégrination jusqu'au cerveau. Il n'existe point de signes décisifs permettant d'établir un diagnostic différentiel entre l'absorption pendant la vie et la diffusion qui a lieu après la mort, si ce n'est la vitesse tout à fait différente des deux phénomènes. L'opinion d'après laquelle l'arsenic introduit dans l'estomac après la mort passe seulement dans le rein gauche mais n'arrive jamais dans le rein droit, de sorte que son absence dans celui-ci plaide en faveur d'une intoxication post-mortem, est inconsidérée et absolument insoutenable dans sa généralité ; en effet, la position seule du cadavre peut provoquer des exceptions à cette règle. *De plus, on n'oubliera pas que le poison administré dans l'agonie et même après la dernière expiration, est encore absorbé.*

Les poisons trouvés dans le cadavre peuvent aussi venir des *objets enterrés avec lui*, tels que, par exemple, fleurs artificielles, étoffes pour vêtements, bijoux, etc. Il faut aussi prendre en considération l'emploi éventuel *des poisons dans un but thérapeutique* (arsenic, mercure, etc.). Dans des cas semblables de même que dans ceux où l'on trouve en petites quantités des métaux qui, comme le cuivre, sont ingérés avec les aliments, il est absolument nécessaire d'en pratiquer l'analyse quantitative. *Le poison peut aussi être complètement absent du cadavre* soit parce que l'on s'est servi de substances végétales qu'il est très difficile ou même impossible d'identifier, soit parce que le poison fut rejeté par vomissement ou altéré dans l'organisme pendant la vie, soit parce qu'il a été décomposé dans le cadavre par putréfaction. *Mais jamais le résultat négatif des recherches n'exclut la possibilité d'un empoisonnement,* les circonstances concomitantes pouvant quelquefois démontrer si péremptoirement une intoxication qu'elles entraîneront nécessairement la condamnation de l'empoisonneur supposé.

Le règlement prussien du 13 février 1875 (§ 22) et l'ordonnance autrichienne du 28 janvier 1855 (§§ 98-111) ont donné des prescriptions détaillées sur la façon d'après laquelle il faut enlever, en cas d'empoisonnement, les divers organes et tissus pour les soumettre à un examen médico-légal. Il consiste essentiellement dans l'examen du contenu stomacal et duodénal aux points de vue de la quantité, de la consistance, de la couleur, de la composition, de la réaction et de l'odeur ; dans l'étude de la muqueuse stomacale, de l'état des vaisseaux et du sang extravasé (s'il y en a) ; dans l'examen microscopique des particules végétales qui s'y trouvent, etc. D'autres substances et organes, tels que, par exemple, sang, urine, foie, reins, seront enlevés et remis au juge, chacun dans un vase à part. Seront mis isolément dans un vase en verre ou en porcelaine : sang (pour l'examen spectro-analytique), urine, estomac et duodénum avec leur contenu (le cas échéant, l'œsophage et le contenu du jéjunum pourront être réunis dans le même vase avec l'estomac), foie, reins, etc. *Il est, d'après mon avis, de toute nécessité que les vases soient propres et fermés avec un bouchon en verre ou en liège. Les vases recouverts de papier-parchemin devraient être refusés par l'expert, surtout quand il y a lieu de soupçonner la présence des substances volatiles.*

Quant à l'analyse chimique, voici ce que prescrit le code de procédure criminelle, § 91 : « Soupçonne-t-on un empoisonnement, les matières suspectes, trouvées dans le cadavre ou ailleurs, seront remises, pour être examinées, à un chimiste ou à l'autorité compétente chargée des examens de cette nature. *Le juge peut ordonner que des recherches soient instituées avec la collaboration ou sous la direction d'un médecin.* »

Ces prescriptions remettent trop de choses dans les mains des chimistes. Ils ne possèdent point de compétence suffisante pour résoudre des problèmes chimico-physiologiques ou chimico-toxicologiques. L'examen du sang ne devrait être confié qu'à des médecins experts en la matière (1).

[J'ai insisté tout particulièrement, dans des publications antérieures, sur les soins à observer dans les pratiques de l'autopsie et de la constitution des scellés destinés aux recherches chimiques et physiologiques. Ces détails ont une telle importance pratique que je ne crois pas inutile de les reproduire ici, malgré leur longueur et leur minutie.

Manière de procéder à l'expertise. — Nous avons déjà indiqué, à propos des commémoratifs, la conduite à suivre par l'homme de l'art chargé par la justice

------

(1) L. Lewin und. W. Rosenstein, l. c.

de rechercher les preuves de l'empoisonnement; nous avons dit avec quel soin il devait mettre à profit les renseignements fournis par la justice et les provoquer au besoin. Tout ce qui concerne la victime, tout ce qui concerne l'accusé, doit être pris par lui en très sérieuse considération ; inutile de dire que si des flacons, des paquets, contenant des substances suspectes, ont été saisis au domicile de l'inculpé, leur contenu devra être examiné avec le plus grand soin. Nous avons encore, à propos des symptômes qui ont précédé la mort, indiqué les moyens d'en tirer le plus de parti possible. Mais il est une hypothèse que nous avons à dessein passée sous silence, c'est celle où l'expert lui-même serait appelé à donner des soins à la victime. Quelle sera alors la conduite à tenir? En d'autres termes, que doit faire l'homme de l'art en présence d'un malade qu'il soupçonne empoisonné? Le principe est des plus simples, et peut être ainsi formulé. Toute autre considération doit être impitoyablement sacrifiée à l'intérêt du malade d'abord, à celui de la justice ensuite. Quelque délicate que soit la situation de l'homme de l'art, quelque répugnance qu'il éprouve à laisser paraître ses soupçons, il doit exiger une surveillance exacte du malade, il doit faire conserver, avec la plus grande rigueur, les matières vomies ou les déjections, il doit noter avec le plus grand soin les symptômes que le malade présente, il doit enfin, soit immédiatement, soit après s'être éclairé de l'avis d'un ou de plusieurs confrères, faire part de ses soupçons à la justice. A partir de ce moment, son rôle de surveillant est fini ; il redevient et reste le médecin. L'intérêt du malade, avons-nous dit, passera en premier lieu, celui de la justice, de la société, ne vient qu'après, et, si l'un des deux devait être sacrifié, ce serait le dernier. Ces principes sont tellement conformes au bon sens, ils découlent tellement de la raison d'être du médecin, qu'on pourra trouver étrange de nous voir insister. Nous ne l'aurions certes pas fait, si, dans un procès récent, on n'avait entendu un médecin s'excuser d'être resté inactif en face d'un empoisonnement, sous le prétexte honteux qu'il ne voulait pas, en donnant un contre-poison, compromettre les résultats de l'expertise ! Ainsi, quoi qu'il doive en résulter, le médecin doit chercher avant tout le salut de son malade; tout au plus entre différents moyens également efficaces dont les uns seraient, le cas échéant, plus préjudiciables que les autres à l'expertise médico-légale, devrait-il n'employer les seconds qu'à défaut des premiers.

1° *Autopsie cadavérique et exhumation.* — On comprend aisément qu'en matière d'empoisonnement la façon dont l'exhumation et l'autopsie sont pratiquées est de la plus haute importance : aussi nous pardonnera-t-on d'entrer à ce sujet dans des détails qui peuvent au premier abord paraître superflus, mais dont l'oubli peut tout au moins sérieusement entraver la réussite des investigations ultérieures, sinon les rendre complètement illusoires. Le médecin appelé, le plus souvent après exhumation, à pratiquer une autopsie dans un cas d'empoisonnement certain ou simplement supposé, doit bien se persuader que du soin avec lequel il conduira ses premières recherches et des précautions dont il usera pendant les diverses opérations nécessitées en pareil cas, dépend en grande partie le succès des recherches toxicologiques. Il devra donc sacrifier toute considération à la nécessité absolue de ne rien faire qui puisse entraver les opérations futures, ou mettre dans l'impossibilité de pratiquer une contre-expertise.

Les règles à suivre dans tous les cas ont été magistralement tracées par Orfila et Lesueur dans leur *Traité des exhumations juridiques*, et par Tardieu : nous allons reproduire tout à l'heure les indications détaillées et précises données par ce dernier maître.

Nous insisterons seulement ici sur la nécessité de séparer le plus possible, en les plaçant dans des vases différents et d'une capacité pas trop considérable eu égard au volume de leur contenu, les différents viscères ou fragments d'organes consacrés à l'examen chimique. Il sera également nécessaire, toutes les fois que cela sera possible, de recueillir à part le sang qui pourrait être retrouvé dans les cavités du cœur et les gros vaisseaux ainsi que l'urine contenue dans la vessie. L'examen de ces deux liquides est, dans la plupart des cas, d'une grande utilité. Enfin le médecin légiste pratiquant l'autopsie devra veiller avec le plus grand soin à ce que le cadavre et surtout les parties prélevées pour la recherche chimique ne se trouvent à aucun instant en contact avec des substances toxiques ou des composés pouvant renfermer des substances toxiques. C'est ainsi qu'il devra éviter de placer le cadavre sur une table métallique pour faire l'autopsie, de recouvrir entièrement les bouchons des scellés de cire à cacheter ou de mastic et, à plus forte raison, de se servir de sparadrap ou de tout autre tissu recouvert d'une substance emplastique quelconque pour clore des scellés ou isoler des fragments d'organes.

Il est encore absolument nécessaire de ne pas chercher à *désinfecter* le cadavre pour en faire l'autopsie : il est en effet presque impossible d'éviter, dans ces conditions, le mélange aux organes de substances étrangères qui peuvent donner lieu aux plus graves erreurs.

Il faut bien se persuader que le danger qui peut exister au moment de l'exhumation d'un cadavre est seulement un danger d'asphyxie intéressant principalement les fossoyeurs ou les personnes qui descendent dans la cavité pratiquée pour extraire le cercueil. Ce danger existe surtout dans les caveaux dits « concessions à perpétuité » et dont l'intérieur est maçonné. Une fois le cadavre exposé à l'air, il n'existe plus pour le médecin appelé à pratiquer l'autopsie aucun danger d'intoxication par *inhalation*, quelle que soit l'époque à laquelle le cadavre ait été inhumé. C'est tout au plus si la pratique de ces autopsies peut occasionner à des personnes n'en ayant pas l'habitude une diarrhée passagère identique à celle déterminée par le premier séjour dans un amphithéâtre de dissection. Il serait donc tout à fait inexcusable de rendre impossibles les recherches ultérieures de substances toxiques par l'emploi, dans le but d'éviter un danger imaginaire, de pratiques telles que l'aspersion du cadavre avec des solutions désinfectantes quelconques (phénols, hypochlorites alcalins, permanganate de potassium, acide chromique, etc., etc.), ou des corps solides en poudre :

MM. Brouardel et Boutmy ont rapporté dernièrement le fait d'un expert qui, appelé à pratiquer une autopsie après exhumation, avait répandu autour du cadavre une couche de poudre de chasse à laquelle le feu avait été mis avant de pratiquer l'ouverture du cadavre. Nous ne saurions le répéter avec trop d'insistance, tous ces procédés sont absolument inutiles et, de plus, condamnables, puisqu'ils peuvent mettre les experts dans l'impossibilité de se prononcer avec certitude sur les questions qui leur sont posées.

Dans le cas où le médecin légiste a cru devoir, au cours de l'autopsie, pratiquer un essai de quelque nature que ce soit sur une portion d'organe, le fragment destiné à cet essai doit avoir été au préalable complètement détaché du reste de l'organe, puis rejeté définitivement après qu'il aura servi à l'expérimentation. Les liquides ainsi que les organes ou les fragments d'organes prélevés pour l'examen chimique doivent se trouver *tels qu'ils existaient dans le cadavre au moment de l'autopsie* et n'avoir subi que le seul contact des instruments d'acier employés pour l'ouverture du cadavre ou la section des viscères tels que l'estomac, les intestins, le foie, etc., pour leur examen anatomique.

C'est seulement par l'observation rigoureuse de toutes ces précautions que la découverte d'une substance toxique révélée par l'analyse chimique pourra avoir toute sa valeur.

Il est encore une autre circonstance qu'il faut prendre en très sérieuse considération lorsque le cadavre sur lequel a été pratiquée l'autopsie a dû être exhumé : nous voulons parler de la *nature du terrain dans lequel a eu lieu l'inhumation.* Dans ce cas, l'expert devra toujours prélever des échantillons suffisants de terre située autour du corps ou du cercueil ainsi que des morceaux des vêtements, du linceul, du bois de la bière, en un mot, de tout objet se trouvant en contact immédiat avec le cadavre. L'examen comparatif des échantillons de terre prélevée dans le voisinage immédiat du cadavre avec d'autres échantillons pris en un point différent peut servir à lever tous les doutes, si les recherches chimiques conduisaient tout d'abord à un résultat incertain ou insuffisant.

Pour ce qui est de l'arsenic, la question est jugée d'une façon définitive : ce poison ne passe, dans aucune condition, du terrain dans les tissus organiques. L'arsenic qui peut exister dans un terrain s'y trouve toujours à l'état de combinaison insoluble et ne peut passer à l'état soluble que sous l'influence des acides et d'une température élevée. Les nombreuses expériences faites à ce sujet par Orfila, Devergie, Flandin et Danger, Barse, sont absolument concluantes et ne peuvent laisser subsister aucun doute, de telle sorte que, si l'on se trouvait en présence d'un de ces cas dans lesquels, après une inhumation prolongée, toutes les parties d'un cadavre sont réduites en putrilage et rendues méconnaissables, l'existence d'un composé arsenical soluble dans l'eau, provenant du traitement de la partie du terrain avoisinant immédiatement la masse organique suffirait encore à pouvoir affirmer que cet arsenic provient bien des restes du cadavre et qu'il a pu déterminer un empoisonnement. La question est malheureusement loin d'être aussi nettement résolue pour ce qui concerne la plupart des autres substances toxiques, et l'on peut se trouver parfois dans des conditions telles qu'il soit impossible d'arriver à une solution catégorique. C'est dans ces derniers cas que l'analyse comparée des échantillons de terrain prélevés en divers points et celle du bois de la bière ainsi que des étoffes qui ont été en contact avec le cadavre peut fournir des résultats capables d'éclairer les faits et de fixer définitivement l'opinion des experts. C'est ainsi que, dans une affaire d'empoisonnement par le mercure, ce métal ayant été retrouvé seulement en très petite quantité, la défense prétendait que la présence du mercure dans les parties examinées pouvait dépendre du terrain et n'avoir aucune valeur décisive ; s'appuyant pour soutenir cette opinion sur ce fait que la propagation croissante de la syphilis rendant l'administration thérapeutique du mercure et de ses sels extrêmement fréquente, et l'élimination de ces composés étant assez lente, le terrain du cimetière pouvait contenir accidentellement du mercure qui, par imbibition, aurait pénétré à travers le cercueil jusqu'au cadavre. L'examen des planches de la bière qui ne renfermaient de composé toxique que dans les parties déclives fut pour l'expert la preuve que le mercure provenait certainement et uniquement du cadavre. Ce seul exemple peut faire comprendre toute l'importance d'une semblable question.

« Avant tout, dit Tardieu, il faut que le médecin légiste soit bien convaincu de ce principe que, dans tous les cas d'empoisonnement, il faut diriger les premières recherches de façon à ne rien faire qui puisse entraver les opérations ultérieures ; qu'il faut sacrifier à cette nécessité absolue le désir et même l'espoir d'arriver dès l'abord à des conclusions formelles ; qu'il faut réserver le champ et les moyens d'une expertise plus approfondie ou même d'une contre-expertise. On me permettra, ajoute l'éminent professeur, de tracer, pour ainsi dire pas à pas, les règles pratiques qu'aux différentes phases de sa mission l'expert aura à suivre.

« La première comprendra, le plus souvent, l'examen, l'ouverture du cadavre. Mais, dès ce premier moment, il est une distinction importante à faire : ou la cause de la mort ne sera même pas soupçonnée et c'est à l'expert à la déterminer, en dehors de toute indication préalable ; ou certains indices auront déjà donné l'éveil sur la possibilité, sur la probabilité même de l'empoisonnement.

« Dans le second cas, les soupçons d'empoisonnement formulés imposent le devoir de recueillir tous les éléments d'une expertise complète ; à moins de contre-indication formelle, à moins d'une cause de mort autre que le poison, manifestement révélée par l'autopsie cadavérique, il faut procéder à cette opération comme si elle devait conduire à la constatation de l'empoisonnement. Mais il convient de rappeler que c'est presque toujours, dans ce cas, après une exhumation, que le cadavre est livré aux investigations de la justice et de la science, et qu'il y a là une nouvelle source de difficultés, un nouveau motif de précautions toutes particulières et de préliminaires indispensables.

« L'expert doit assister à l'exhumation et noter, avec le plus grand soin, toutes les particularités. Il n'y a pas de détail, si minutieux qu'il soit, qui n'ait son utilité. Il doit décrire le mode de sépulture, l'état de la fosse et du sol, le cercueil et la condition d'intégrité et de destruction plus ou moins complète dans laquelle on le trouve, l'état du linceul et des vêtements qui enveloppent le cadavre. Si l'inhumation est récente et le cercueil intact, il n'y a qu'à enlever le corps et à le déposer sur la table où devra être faite l'autopsie. Si, au contraire, après un long séjour dans la fosse, les ais de la bière sont disjoints, le bois et le linceul en partie détruits, il importe, avant de déplacer et d'examiner le cadavre, de recueillir quelques-uns des débris qui sont en contact avec lui, ainsi qu'une certaine quantité de la terre dont il est entouré, et qui adhère parfois à sa surface, et de la terre prise en un autre point du cimetière, pour servir à la comparaison.

« Si le cercueil a résisté, comme cela arrive, lorsqu'il est de plomb ou de chêne et enfermé dans une sépulture de pierre, les circonstances extérieures perdent beaucoup de leur intérêt. Mais il est une particularité sur laquelle j'appelle l'attention, parce qu'elle pourrait surprendre et embarrasser dans la pratique ceux qui ne seraient pas avertis. La décomposition dans le cercueil ainsi hermétiquement clos suit une marche toute différente de celle que l'on observe pour les corps simplement inhumés dans une fosse, soit commune, soit privée. Elle transforme le corps tout entier en une sorte de masse de consistance tantôt analogue à du carton, tantôt analogue à de la cire ou du savon, et qui adhère aux parois du cercueil quelquefois très étroitement. Dans ce cas, je conseille de ne pas chercher à en retirer le corps et de procéder à l'autopsie dans le cercueil même, quelque incommode et pénible que soit, en général, cette manière de faire.

« Les règles de cette opération en elle-même, dans le cas d'empoisonnement, ne diffèrent guère de celles qu'il convient d'observer dans toute autre expertise. L'état de conservation plus ou moins parfaite du corps est la première chose qui soit à noter. On aura soin de s'enquérir seulement si l'embaumement n'a pas été pratiqué. Il n'est pas douteux non plus qu'il faille faire l'autopsie complète du cadavre, sans omettre un seul organe, de manière à ne laisser échapper aucune lésion, aucune cause de mort naturelle ou accidentelle.

« Mais il est un point sur lequel je veux insister. Quelques médecins légistes recommandent, et je les ai vus conformer leur pratique à leurs préceptes, de commencer par fermer, à l'aide d'une ligature, les orifices supérieur et inférieur de l'estomac et du canal intestinal, et de les enlever en totalité pour les examiner plus tard, et ne rien perdre des matières qui peuvent y être contenues. Je modifie quelque peu, pour ma part, ce procédé. Je crois, en effet, qu'il importe que le médecin chargé de pratiquer l'autopsie, et que je ne veux supposer ni léger ni incapable, constate lui-même, au moment de l'ouverture du corps, l'état exact de tous les organes, des organes digestifs comme des autres, car les altérations, déjà si difficiles à retrouver dans bien des cas où la mort remonte à une époque éloignée, perdent bien vite leurs caractères. Et il m'est arrivé plus d'une fois de rechercher vainement la trace des lésions qui avaient dû certainement exister dans des viscères extraits des cadavres depuis un temps quelquefois assez long, et qui étaient envoyés de grande distance pour être soumis à l'analyse. Il faut donc, dès qu'on peut le faire, et au moment même de l'autopsie cadavérique, constater et décrire exactement les altérations que peuvent présenter les divers organes sans exception. Il y a moyen d'ailleurs de tout concilier.

« L'expert qui procède dans les circonstances dont il s'agit doit s'être fait apporter deux grands bocaux de verre neufs, jamais moins de deux, à large orifice, munis d'un bouchon de liège plat, s'adaptant bien à ses dimensions, d'une forme et d'une capacité semblables à celles des bocaux employés pour les conserves de fruits. Ces vases sont destinés à renfermer les organes qui seront extraits du cadavre. Le premier sera exclusivement consacré au tube digestif, et voici comment je conseille d'agir. L'estomac sera enlevé isolément et d'une manière rapide, sans qu'il soit besoin de le lier à ses deux extrémités ; le contenu en sera versé dans le bocal ; pour l'intestin, l'extrémité supérieure sera également engagée dans le bocal, pendant que l'on détachera le canal digestif dans toute son étendue, en rasant, avec des ciseaux ou un scalpel, l'insertion mésentérique ; de cette façon, les liquides et matières qu'il renferme s'écouleront dans le vase. On pourra ensuite, sans aucun inconvénient, examiner sur place et complètement la surface de la membrane muqueuse gastro-intestinale. Il faut bien reconnaître du reste, et l'on en trouvera la preuve à chaque pas dans la suite de cette étude, que ce n'est pas, comme on le croyait autrefois, dans les organes digestifs que se rencontrent le plus ordinairement les principaux caractères anatomiques de l'empoisonnement.

« Le second bocal sera réservé pour les autres viscères qui, après avoir été extraits avec précaution du cadavre et avoir été examinés attentivement à l'extérieur et à l'intérieur, seront, en totalité ou en partie, introduits dans le vase. Le foie, les reins, le cœur, la rate, les poumons, quelques portions de chair musculaire et de substance cérébrale, seront ainsi conservés suivant la contenance du bocal et dans l'ordre d'importance que je viens d'indiquer. Il sera bon de détacher de chacun de ces organes un petit fragment et de le soumettre, aussitôt après l'autopsie, à l'examen microscopique.

« La séparation du tube digestif et des autres viscères abdominaux et thoraciques est capitale, je ne saurais trop le répéter. C'est là une condition essentielle qui simplifie et facilite singulièrement la tâche du chimiste. J'en dirai autant, et avec non moins d'insistance, d'une règle trop souvent enfreinte et que je pose d'une manière absolue : *Il faut se garder de rien ajouter dans les vases où sont placés les organes extraits du cadavre.* L'addition d'un liquide conservateur quelconque, l'addition de l'alcool notamment, n'est pas seulement inutile, elle est nuisible (1). L'aspect et la consistance des tissus sont modifiés

(1) On ne saurait s'élever avec trop d'insistance contre cette malencontreuse pra-

et ne peuvent plus être appréciés par les experts qui interviennent dans les opérations ultérieures, et de plus la composition inconnue et parfois l'impureté des liquides ainsi employés créent pour l'analyse chimique des complications extrêmement fâcheuses. Les bocaux ne contenant que des viscères seront donc simplement bouchés et recouverts d'un papier ou mieux d'un parchemin, scellés et munis d'une étiquette sur laquelle le médecin lui-même mentionnera par écrit les organes placés par lui dans chaque vase, après qu'il les a eu extraits du cadavre, et qui devra porter sa signature en même temps que celle des officiers de police judiciaire qui l'assisteront et qui auront reçu son serment.

« Tous ces détails de l'exhumation, de l'autopsie cadavérique, de l'extraction des organes, de leur conservation dans des vases séparés, de la clôture des scellés, seront exposés dans un rapport qui devra, en outre, contenir la description aussi exacte que complète de toutes les altérations anatomiques qui auront été constatées.

« Mais ce qu'il importe surtout de ne jamais perdre de vue, c'est que ces premières constatations, relatives seulement à un des termes du problème, ne peuvent autoriser l'expert à conclure d'une manière positive à l'empoisonnement. Il doit donc s'imposer une grande réserve, et, sauf le cas où une cause de mort naturelle lui paraîtrait évidente, ou encore lorsque des lésions caractéristiques et flagrantes que produiraient certains poisons corrosifs ne lui permettraient pas le doute, il doit toujours suspendre son jugement et se contenter de conclure qu'il n'existe pas de cause appréciable de mort ou d'empoisonnement, et que dans tous les cas, il y a lieu de procéder à l'analyse chimique des restes du cadavre, dont les résultats rapprochés des symptômes observés pendant la vie, et des lésions constatées après la mort, permettront de déterminer d'une manière positive s'il y a eu ou non empoisonnement. »

Nous avons cru devoir reproduire en entier ce long passage. Le lecteur y

tique de l'addition d'alcool aux organes. A moins que la quantité n'en soit énorme, il ne s'oppose pas suffisamment aux décompositions pour empêcher d'une façon efficace la destruction de certains poisons peu stables. D'autre part, il peut apporter aux recherches des inconvénients des plus graves. Supposons en effet un empoisonnement par l'acide arsénieux en poudre et la mort suivant de près l'ingestion de cette substance. A l'autopsie, les experts, en ouvrant le tube digestif, constatent de nombreuses ecchymoses et trouvent, le plus souvent, au centre de ces petites rougeurs, des corpuscules blanchâtres qu'ils signalent à l'analyse. Ils introduisent ensuite les viscères dans les vases préparés à cet effet et les arrosent d'alcool. Ce liquide est un très bon dissolvant de l'acide arsénieux, et, si les ecchymoses restent, les corps du délit signalés par les premiers experts ne pourront plus être retrouvés par les seconds, et l'examen chimique, qui aurait pu être rapide, devient par le fait long et compliqué. En outre, la présence de l'alcool dans un empoisonnement par le phosphore s'oppose absolument, et pendant tout le temps qu'il existe, à l'apparition des lueurs phosphorescentes. Il facilite encore la transformation de certains composés toxiques en produits inoffensifs et dont la constatation ne présente plus aucune valeur.

aura trouvé avec plaisir, nous l'espérons, l'exposé clair et rapide de la pratique du savant professeur de médecine légale à la Faculté de Paris (1).

(1) A la suite d'une étude et d'une discussion minutieuse des règles adoptées dans différents pays pour les expertises en matière d'empoisonnement, MM. Lacassagne et Chapuis ont formulé les conclusions suivantes constituant un *projet de règlement sur les dispositions à adopter par l'expert dans les expertises ordinaires d'empoisonnement :*

1º Appelé dans une affaire de ce genre, l'expert doit se munir de plusieurs vases en verre neufs ou parfaitement nettoyés à l'acide chlorhydrique d'abord et à l'alcool ensuite. Il y joindra de la cire à cacheter, un cachet, de bons bouchons de liège neufs et du papier parchemin.

2º Dans une visite domiciliaire, l'expert devra porter son attention sur tous les objets de nature à venir en aide à son analyse. Il mettra de côté, avec le plus grand soin, les médicaments, poudres suspectes, aliments, etc., etc., ayant servi à la victime.

3º Si l'autopsie suit presque immédiatement la mort, il devra se renseigner sur la présence ou l'absence de vomissements. Il les mettra de côté, si possible, ainsi que les draps et vêtements qui auraient pu être souillés. Si les vomissements ont été répandus sur le plancher, il devra alors râcler avec précaution les parties souillées, ou mieux enlever les planches ou lames du parquet sur lesquelles ils se sont répandus. Il n'oubliera pas non plus de prendre, dans un endroit éloigné du premier et non contaminé, des raclures, planches ou lames du parquet, qu'il conservera à part et séparées des premières.

4º A l'ouverture du cadavre, le tube digestif ne devra jamais être ouvert dans la cavité abdominale, mais en dehors.

5º L'estomac sera séparé de l'œsophage et de l'intestin grêle par deux ligatures doubles, l'une au cardia, l'autre au pylore. L'intestin grêle et le gros intestin réunis seront, comme l'estomac, après examen spécial, introduits avec leurs contenus dans deux vases distincts. L'œsophage sera examiné avec la bouche et le pharynx.

6º Dans un quatrième vase, il introduira le foie et le sang. Cependant, dans un cas d'empoisonnement supposé par l'oxyde de carbone et là où l'étude spectroscopique du sang peut avoir une importance capitale, il serait non seulement utile, mais encore nécessaire, de mettre de côté, dans un petit flacon de verre, la plus grande quantité possible du sang du cœur ou des gros vaisseaux.

7º Dans un cinquième vase, il placera les poumons ou portions de poumon.

8º Dans un sixième vase, des muscles, environ 500 grammes. L'expert devra les prendre de préférence dans la cuisse, dans la poitrine et un peu dans le diaphragme.

9º Dans un septième vase, il placera les reins, la vessie et son contenu. Pour plus de précautions, il sera bon de faire une ligature au col de la vessie pour éviter toute déperdition de liquide.

10º Enfin, dans un huitième vase, il introduira le cerveau et la moelle.

11º Si l'autopsie est faite après une inhumation plus ou moins prolongée, l'expert devra, en outre, s'occuper du mode de sépulture, de l'état de la fosse et du sol. Il devra décrire le cercueil et les conditions d'intégrité ou de destruction dans lesquelles il se trouve. Si l'inhumation est récente et le cercueil intact, il n'y a qu'à enlever le corps et le déposer sur la table où doit se faire l'autopsie ; si, au contraire, après un long séjour en terre, les ais de la bière sont disjoints, le bois, les vêtements et le linceul en partie détruits, il importe, avant d'examiner le cadavre, de recueillir quelques-uns des débris qui sont en contact avec lui, ainsi qu'une certaine quantité de la terre dont il est entouré et qui adhère parfois à sa surface. Bien plus, l'expert

2º De la localisation et de l'élimination des substances toxiques. — Organes dans lesquels ces substances doivent être recherchées. — Les circonstances dans lesquelles l'expert est appelé à constater un empoisonnement et à en déterminer la nature sont, le plus souvent, très défavorables à la recherche de la majeure partie des substances toxiques. Tandis que pour la plupart des crimes on peut ordinairement en constater les traces, soit au moment où ils viennent d'être

n'oubliera jamais de prendre de la terre à différentes hauteurs de la fosse pour servir plus tard de termes de comparaison.

12º Il peut arriver que dans certaines inhumations, comme celles qui se font dans des terrains argileux, compacts, imperméables à l'eau et à l'air, dans des cercueils hermétiquement fermés, la putréfaction ne se soit pas effectuée et que l'on trouve à l'exhumation non plus un squelette ou une fermentation putride en activité, mais une masse savonneuse qui adhère de partout aux parois de la bière. Dans ces conditions, il est presque impossible de sortir le cadavre de son enveloppe, et souvent aussi difficile de distinguer les organes. L'expert devra donc, bien que la chose soit très pénible et fort incommode, recueillir dans le cercueil même les organes encore visibles, quelque peu de la masse savonneuse, les débris de linceul ou des vêtements, et enfin de la terre qui peut souiller les parties périphériques.

13º Toutes ces substances recueillies, terre, portions de vêtement ou de linceul, seront également placées dans des vases en verre.

14º Les débris de cercueils, planches, etc., etc., seront empaquetés soigneusement et eux aussi, autant que possible, introduits dans des récipients en verre.

15º Tous ces vases seront fermés, ficelés, cachetés, et porteront des numéros d'ordre, avec la signature des personnes présentes.

16º La fermeture des récipients devra se faire de la manière suivante : un bouchon de liège, recouvert d'un papier parchemin, retenu au moyen d'une ficelle au col du flacon et un simple cachet fixant la ficelle et le papier certifiant le contenu. Dans aucun cas on ne devra goudronner les bouchons servant à la fermeture des bocaux.

17º Jamais l'expert ne devra employer les désinfectants, chlorure de chaux, eau chlorée, sulfate ferreux, acide phénique, etc., etc. Il en est de même de l'alcool qui doit aussi être proscrit, car sa présence, tout en empêchant la constatation de ce composé toxique, peut rendre la recherche de certains poisons beaucoup plus difficile, notamment celle du phosphore.

Les auteurs de ce travail font en outre remarquer combien la présence de l'expert chimiste serait utile lors des recherches variées que nécessitent de semblables opérations et combien son adjonction, qui devient plus tard obligatoire, pourrait avoir d'importance lors de l'autopsie. En effet, un spécialiste, un toxicologiste, peut dans ces circonstances s'entourer de toutes les précautions nécessaires, recueillir avec tous les soins indiqués les organes, parties d'organes, terre du cimetière, portions de linceul, etc., et c'est sur l'analyse de ceux-ci qu'il établira plus tard son rapport. Beaucoup de circonstances peuvent venir en aide à l'analyse, telles sont l'intégrité des tissus et celle des organes ; au contraire, des lésions particulières, localisées en certains points, peuvent mettre sur la voie et imprimer aux recherches une marche rapide et sûre. Bien plus, aujourd'hui, la spécialisation des études chimiques dans le domaine de la toxicologie, la connaissance du rôle, de la marche, de l'action, de l'élimination des poisons, imposent l'obligation de la présence, à l'autopsie, d'un toxicologiste (Lacassagne et Chapuis, *Annales d'hygiène publique et de médecine légale,* 3e série, t. XI).

commis, parce que ces traces sautent pour ainsi dire aux yeux, soit parce que les désordres produits ne sont pas trop effacés par la putréfaction du cadavre, ce n'est généralement qu'après un laps de temps parfois très long que les investigations toxicologiques sont appelées à venir éclairer des soupçons basés sur des faits plus ou moins certains. Les difficultés de la tâche incombant au toxicologiste se trouvent alors considérablement augmentées, et il faut même reconnaître que dans beaucoup de cas de ce genre les recherches chimiques deviennent complètement inutiles, s'il s'agit d'autre chose que d'un toxique minéral ou de quelques rares alcaloïdes. Les investigations du médecin légiste doivent alors porter, avant toute recherche toxicologique, sur les renseignements que peuvent lui fournir soit l'examen du malade, si l'intoxication n'a pas été suivie de mort, soit la nature des lésions constatées à l'autopsie, et, dans tous les cas, les phénomènes pathologiques qui auraient pu être observés. Ces renseignements, joints à ceux qui ont pu être recueillis par les magistrats instructeurs, sont presque toujours bien insuffisants pour établir une conviction absolue.

Lorsque l'administration de la substance toxique n'a pas entraîné la mort, la preuve de l'empoisonnement est souvent fort difficile à établir : bien que beaucoup de poisons manifestent leur action par des symptômes nettement déterminés, si l'examen et la description de ces symptômes ont été faits par des personnes étrangères à la science ou intéressées à dissimuler la vérité, et si d'autre part l'élimination de la substance toxique est plus ou moins complète par suite du temps écoulé depuis la manifestation des symptômes d'intoxication, il devient impossible de conclure avec certitude.

Dans les cas où la mort a été la conséquence de l'ingestion d'une substance toxique, l'autopsie peut n'avoir pas été faite assez tôt pour que la constatation des lésions plus ou moins caractéristiques de tel ou tel poison manifeste toute sa valeur, et le médecin légiste doit alors rechercher avec la plus scrupuleuse attention si les lésions cadavériques observées sont bien de nature à faire naître des présomptions d'empoisonnement, ou doivent être attribuées à des altérations subies par le cadavre après une inhumation prolongée, ou bien encore si ces lésions, purement morbides, ne seraient pas pathognomoniques d'une affection méconnue pendant la vie.

Il ressort des considérations précédentes que la connaissance aussi exacte que possible des différents organes dans lesquels se localise une substance toxique déterminée, et l'étude des conditions suivant lesquelles cette localisation peut s'effectuer, sont de la plus grande importance au point de vue de la recherche des poisons, surtout lorsque le toxicologiste possède, d'autre part, quelques indications sur la nature présumée de l'empoisonnement.

Absorbées en quantité suffisante pour déterminer des accidents, les diverses substances toxiques possèdent une sorte d'*affinité élective* spéciale qui se traduit par une influence particulière sur certains organes : c'est ainsi que les poisons du cerveau, les poisons de la moelle, les poisons des muscles, les poisons du cœur, les poisons hématiques, constituent des catégories toxicologiques bien distinctes. Il n'en résulte pas, toutefois, que la localisation de la substance toxique suive une marche semblable et qu'un poison musculaire, par exemple, se retrouve forcément en quantité prépondérante dans les muscles, mais, dans un certain nombre de cas, l'action élective d'un poison déterminé peut occasionner, dans les organes sur lesquels elle s'exerce, des modifications susceptibles d'être reconnues avec précision à l'aide des procédés physiques ou chimiques. L'examen spectroscopique du sang permet ainsi de reconnaître une intoxication par l'oxyde de carbone, l'hydrogène sulfuré, le chlorate de potasse, la phénylhydrazine, etc. Le microscope révèle la stéatose du foie et des reins dans les empoisonnements par le phosphore et l'arsenic. Ces modifications sont le résultat et l'indice de l'élimination du poison.

D'autre part, certains viscères comme les reins et surtout le foie possèdent la propriété remarquable d'emmagasiner une proportion de substance toxique parfois supérieure à celle que l'on peut retrouver dans les autres organes, et cela quelle que soit la voie d'introduction du poison : appareil circulatoire, appareil digestif, application sur la surface cutanée, inhalation, etc., etc. Aussi le foie est-il l'organe le plus important à examiner dans toutes les expertises toxicologiques. Cette accumulation de l'agent toxique est en rapport avec l'affluence du courant sanguin et le ralentissement de sa vitesse dans ces glandes si importantes par leurs fonctions de sécrétion et d'excrétion.

Les substances toxiques volatiles, les anesthésiques notamment, s'accumulent surtout dans le tissu nerveux. Ainsi, d'après les recherches faites sur la localisation de l'alcool et du chloroforme dans les divers organes de l'économie, on a pu dresser le tableau suivant, en prenant comme unité la quantité de principe toxique existant dans un même poids de sang :

	Alcool	Chloroforme
Sang	1,00	1,00
Cerveau	1,34	3,92
Foie et rate	1,48	2,08
Muscles	traces	0,16

La substance nerveuse accumule encore, en quantité appréciable, la plupart des substances toxiques d'origine minérale, tandis qu'elle semble dépourvue de cette propriété à l'égard de la plupart des alcaloïdes.

Nos expériences personnelles nous ont encore démontré que le tissu osseux et surtout celui des os plats dans lesquels prédomine la substance spongieuse (os du crâne et vertèbres notamment) était un lieu d'accumulation pour certains poisons minéraux.

Nous avons pu retrouver dans les os du crâne, les vertèbres, le scapulum, les os iliaques, des quantités nettement appréciables à l'analyse chimique d'*arsenic*, de *plomb*, de *mercure*, longtemps après que toutes traces de ces mêmes substances avaient complètement disparu de tous les autres organes de l'économie.

Il est extrêmement probable que les autres substances minérales toxiques se comportent de la même façon. Nous n'avons pas besoin de faire ressortir l'intérêt que présente ce fait pour la solution de certaines questions de toxicologie.

Dans les cas où l'absorption de la substance toxique n'aurait pas entraîné la mort, la preuve de l'intoxication peut être fournie par la découverte de cette substance toxique éliminée de l'organisme par différentes voies. S'il n'est pas exact au point de vue physiologique de classer le vomissement comme mode d'élimination d'une substance toxique, au point de vue restreint de la toxicologie ce procédé d'expulsion tient sans contredit la première place. Quand il est spontané, il révèle en effet les violents efforts accomplis par l'organisme pour se débarrasser du poison. Aussi l'analyse des matières composant les vomissements peut-elle, presque infailliblement, amener à la connaissance du toxique qui les a déterminés ou pour l'expulsion duquel ils ont été provoqués. Malheureusement il n'est pas toujours possible d'opérer sur les matières vomies, et il faut alors avoir recours à l'examen de produits le plus généralement moins riches en substance toxique, mais qui constituent cependant une source des plus précieuses pour la détermination de l'empoisonnement. La voie d'élimination par excellence est alors la sécrétion rénale : il est toujours possible de démontrer, *à un moment donné*, l'existence d'un composé toxique s'éliminant par l'urine, à la condition toutefois que le temps écoulé depuis l'absorption ne soit pas assez considérable pour avoir permis à l'élimination d'être presque complète. Ce mode de démonstration a déjà été employé avec succès dans un certain nombre de cas, notamment dans l'affaire du duc de Praslin (1).

La suppression de l'urine qui peut se produire dans certains cas d'intoxication suraiguë est rarement assez complète pour empêcher absolument cette détermination. Un autre indice de l'élimination est fourni par la présence dans l'urine de produits anormaux, notamment de glycose, et mieux encore de l'albumine et des cellules épithéliales exfoliées des canalicules des reins, ou bien encore de produits de synthèse, tels que l'acide urochloralique, qui apparaît dans l'urine après l'ingestion de chloral. Tardieu et Lassaigne ont montré, et c'est là un fait très important pour la question qui nous occupe, que l'élimination s'exerçait seulement sur les substances ingérées accidentellement et non sur celles qui sont normalement contenues dans les organes (2).

A côté du rein, la muqueuse pulmonaire occupe encore une place importante dans l'élimination des substances toxiques : son pouvoir exosmotique et sa surface considérables, ses rapports intimes avec le plus riche réseau capillaire de l'économie, en font un organe parfaitement disposé pour l'élimination des substances toxiques, gazeuses et volatiles : mais cette voie d'expulsion ne peut être le plus souvent d'aucune utilité pour les recherches toxicologiques, par suite de la rapidité même de l'élimination.

(1) *Annales d'hygiène et de médecine légale.* Paris, 1847, t. XXXVIII, p. 890.
(2) *Annales d'hygiène et de médecine légale*, 1854, 2ᵉ série, t. III, p. 243.

Les glandes intestinales constituent encore des organes importants d'élimination : ici le phénomène se complique d'un mouvement d'exosmose de la muqueuse dont les raisons sont encore mal définies. Aussi l'analyse des déjections diarrhéiques pourra-t-elle amener le plus souvent à des résultats probants et confirmatifs de ceux obtenus par l'analyse des vomissements et de l'urine.

A vrai dire, d'ailleurs, tous les organes de l'économie concourent dans une certaine mesure à l'élimination des substances toxiques, et il semble que tous les tissus emploient leur vitalité à se débarrasser des produits anormaux qui entravent leur évolution naturelle. On observe d'ailleurs, relativement à l'élimination, une sorte d'*électivité* comparable à celle que nous avons signalée plus haut relativement à l'action des poisons. C'est ainsi que les sels métalliques s'éliminent *principalement* par la bile ; l'iodure de potassium, par les urines ; le chlorate de potassium, par la salive ; l'acide sulfhydrique et l'arsenic, par la peau, etc., etc., sans que l'on soit arrivé jusqu'ici à trouver de ces faits une raison, même hypothétique, satisfaisante.

En outre, les diverses substances toxiques éliminées de l'organisme subissent, au moins pour certaines d'entre elles, des transformations dont l'étude est encore fort peu avancée, bien qu'elle présente le plus grand intérêt. Tandis que certaines substances semblent traverser l'économie sans éprouver de modifications, puisqu'il est possible de les retrouver intactes dans les différents produits au sein desquels elles sont éliminées, d'autres éprouvent durant leur trajet des modifications parfois telles que leur existence ne saurait être soupçonnée à un premier examen. Ces modifications peuvent, pour beaucoup de cas, être ramenées à deux processus diamétralement opposés : l'oxydation, la réduction. C'est ainsi que les sels à acides organiques sont transformés en carbonates ; les sulfures, hyposulfites, sulfites, en sulfates ; les hypophosphites, phosphites, en phosphates, par suite d'une oxydation, tandis que les hypochlorites, chlorites, iodates, etc., etc , sont transformés, par réduction, en chlorures, iodures, etc., etc., le ferricyanure de potassium en ferrocyanure, l'indigo bleu en indigo blanc. D'autres composés subissent des métamorphoses encore plus profondes et donnent naissance à des produits de synthèse par suite de leur combinaison à des composés normaux de l'organisme : c'est de la sorte que les acides benzoïque, quinique et cinnamique, passent à l'état d'acide hippurique, l'acide salicylique à l'état d'acide salicylurique, par suite de leur combinaison avec le glycocolle ; que le chloral se transforme en acide urochloralique ; le phénol, l'essence de térébenthine, en acides sulfoconjugués. Certains composés minéraux éprouvent des dédoublements très complexes : les iodures de plomb, de mercure, d'argent, donnent naissance à de l'iodure de sodium et à des combinaisons indéterminées du métal avec les matières albuminoïdes. Nous avons signalé dans nos recherches sur l'élimination du plomb par l'urine chez les saturnins (*Arch. de physiologie*, 2ᵉ série, t. VII, 1880) l'existence, dans cette excrétion, d'une combinaison albuminoïde plombique ; et l'on connaît, d'autre part, des composés mieux définis de mercure avec l'albumine et les peptones.

La plupart des alcaloïdes et corps analogues, ainsi que des matières colorantes végétales et un grand nombre de sels métalliques, passent dans l'économie sans subir de transformations, ou tout au moins la nature de ces transformations ne s'est-elle pas manifestée jusqu'alors d'une façon qui permît de l'apprécier à l'aide de nos moyens actuels d'investigation. C'est principalement par l'étude du passage et la recherche dans la sécrétion urinaire des substances étrangères à l'organisme que nos connaissances relatives à cette question ont pu se constituer : malgré leur insuffisance, elles peuvent rendre encore certains services.

Nous pouvons donc maintenant poser à titre d'indications générales les conclusions suivantes relativement aux organes dans lesquels devront être principalement recherchées les diverses substances toxiques :

Toxiques minéraux non volatils. — Foie, tissu nerveux, tissu spongieux des os.

Toxiques minéraux volatils. — Sang, tissu nerveux, foie, voies respiratoires.

Anesthésiques. — Tissu nerveux, foie, sang.

Alcaloïdes végétaux et composés analogues d'origine végétale ou animale. — Foie, rate, reins, contenu de l'intestin et de l'estomac.

De plus, et quoique cette opération conduise parfois à des résultats négatifs, on devra, *dans tous les cas,* soumettre aux recherches chimiques l'estomac, les intestins et le contenu de ces viscères. L'examen du sang et de l'urine ne devra également jamais être négligé lorsqu'on aura pu se procurer ces liquides.

3° *Cas où une substance toxique aurait été introduite après la mort.* — Dans les recherches médico-légales suscitées par certains cas de mort, il peut se présenter une circonstance nécessitant de la part de l'expert chargé des investigations toxicologiques toute l'habileté et toute la circonspection possibles. Nous voulons parler de l'hypothèse d'après laquelle une substance toxique aurait été introduite après la mort, soit pour faire croire à un empoisonnement accidentel, soit pour masquer les effets d'une autre substance toxique employée durant la vie. Si la substance vénéneuse avait été introduite dans les organes aussitôt après la mort, lorsqu'il existait encore un reste de circulation et que le refroidissement du cadavre n'était pas complet, il pourrait s'être produit un commencement de diffusion de cette substance dans l'économie, surtout s'il s'agissait d'un toxique assez rapidement absorbable ; et, dans ce cas, la recherche chimique serait impuissante à déterminer si le poison n'a pas été effectivement la cause de la mort. Il faut toutefois reconnaître que cette condition est sinon impossible, du moins tellement difficile à réaliser, que l'on ne peut guère avoir à compter sur un semblable concours de circonstances. Cela nécessiterait en effet le choix d'une substance toxique dont les effets devraient se confondre avec les symptômes observés avant la mort, et d'autre part, pour que l'introduction frauduleuse de cette substance ne laissât pas de traces, il faudrait qu'elle coïncidât presque avec la cessation de la vie. Si l'introduction du toxique a eu lieu un temps plus ou moins long après la mort, toute absorption et par suite toute dissémination avec localisation est devenue impossible : ce n'est plus que par *imbibition* que la substance vénéneuse peut pénétrer de proche en proche. Alors interviennent avec fruit nos connaissances relatives à la localisation du composé toxique, et les recherches chimiques peuvent démontrer avec certitude que le poison n'a pas été *absorbé*, puisque sa répartition dans l'organisme ne répond pas à ses modes de localisation et d'élection. On voit donc que, bien qu'assez délicate, la solution des deux cas précédents peut être obtenue avec quelque certitude (1).

Il n'en serait pas de même, si, dans le but de masquer un empoisonnement réel, le criminel avait fait absorber, pendant la vie, à sa victime, une substance vénéneuse dont les effets viendraient troubler en quelque sorte le tableau des symptômes d'intoxication afférents au premier poison, de façon à dérouter l'observation clinique et à compliquer les résultats de l'investigation toxicologique. En admettant que la recherche chimique mît en évidence avec la plus

(1) On doit à Matteucci quelques expériences fort intéressantes qui confirment les remarques que nous venons de faire. Une grenouille est immergée pendant quelques heures dans une solution de prussiate de potasse, mais seulement par les extrémités inférieures. L'animal retiré du liquide est lavé avec soin au moyen d'eau distillée, puis coupé en morceaux. Il est facile de prouver que la solution de prussiate a pénétré tout l'organisme. Quel que soit le point des viscères ou des tissus que l'on touche avec une baguette de verre imprégnée d'une solution de chlorure ferrique, partout apparaît une tache bleue, mais plus ou moins intense. L'absorption ayant pu s'effectuer pendant un long temps, la substance absorbée a pénétré partout, mais en proportion variable avec son affinité élective pour chacun des organes et avec l'intensité de l'irrigation sanguine. Une autre grenouille, plongée également par ses extrémités inférieures dans une solution de prussiate de potasse, puis tuée au bout de quelques instants, et au sein de laquelle on recherche la présence du prussiate dans les viscères et les tissus, en laisse à peine caractériser des traces dans la masse musculaire des jambes et des cuisses, tandis que le cœur ou le poumon, touchés avec le chlorure ferrique, en fournissent les signes les plus marqués. Dans ce cas, la substance étrangère est contenue dans le sang et n'a pas encore pu se répandre et se localiser dans l'organisme.

Une troisième grenouille, morte depuis quelques instants, est immergée dans la même solution, de la même manière que les précédentes et pendant le même temps que la première. Lorsqu'on vient à étudier la répartition du prussiate dans les divers organes, on s'aperçoit que le poumon et le cœur n'en fournissent pas une quantité plus considérable que toute autre partie de la grenouille. La solution s'est introduite par simple *imbibition*, phénomène qui s'observe également avec la grenouille vivante, comme le prouve la première expérience, mais qui, dans ce cas, est accompagné d'une absorption par le sang et d'une localisation du sel dans certains tissus.

La seconde expérience prouve de la façon la plus indiscutable l'absorption par le sang de la substance étrangère et sa répartition dans l'organisme au moyen de cette humeur, absorption indépendante de l'imbibition, puisque le poumon et le cœur, organes fortement irrigués, renferment des quantités de prussiate infiniment plus considérables que les muscles des jambes et des cuisses, bien que ces dernières parties fussent beaucoup plus voisines du point d'immersion.

parfaite certitude l'existence de deux substances vénéneuses différentes, il serait dans certains cas bien difficile, sinon même tout à fait impossible à l'expert de se prononcer; et c'est dans les circonstances du fait qu'il faut alors chercher des éclaircissements capables de conduire à une solution satisfaisante. On a signalé, par exemple, l'administration de champignons vénéneux pour dissimuler un empoisonnement et dans le but de faire croire à un empoisonnement accidentel.

D'autres fraudes peuvent encore être mises en œuvre pour embarrasser ou dérouter les recherches; telles sont : la suppression ou la substitution des déjections ou des matières des vomissements, ou bien encore l'addition à ces substances de produits toxiques quelconques différents de celui qui a déterminé la mort. Nous ne pouvons que signaler ici les différentes circonstances dans lesquelles l'expert peut se trouver amené à effectuer ses recherches, leur discussion n'étant plus du domaine de la toxicologie chimique; ce que nous voulons seulement mettre en évidence, c'est que dans l'étude délicate de ces questions l'investigateur doit s'attendre à toutes les surprises et à toutes les difficultés. Il ne suffit pas en effet de retrouver un poison dans des organes ou des déjections pour pouvoir admettre que ce poison a été capable d'occasionner la mort. Nous allons exposer les diverses questions auxquelles l'expert doit répondre et il faut toujours s'attacher à démontrer que le poison retrouvé a *seul* occasionné la mort; pour cela, il faut que l'on puisse établir la concordance entre les symptômes observés pendant la vie et ceux que détermine la substance toxique isolée, et que, de plus, cette substance toxique ait été isolée en quantité suffisante pour justifier l'intoxication.

Questions à résoudre par l'expertise. — Il nous reste à indiquer brièvement les questions médico-légales qui peuvent être soulevées dans un débat judiciaire à propos d'un empoisonnement et la manière de les résoudre.

Première question. LA MORT EST-ELLE LE RÉSULTAT D'UN EMPOISONNEMENT ? Les commémoratifs, les symptômes présentés par la victime, les lésions anatomiques et par dessus tout l'analyse chimique et, le cas échéant, l'expérimentation physiologique, permettront de résoudre cette question, sans contredit la plus importante.

Deuxième question. QUEL A ÉTÉ LE POISON EMPLOYÉ ? Cette seconde question regardée à tort comme capitale par une certaine école qui voulait que, avant tout, le médecin expert fût chargé de mettre en évidence le *corps du délit*, ne doit passer qu'en seconde ligne. Si l'on nous dit que l'expert doit, autant que possible, rechercher et isoler la substance toxique, qu'il doit même, autant que possible, la déceler par des réactions connues et devenues, pour ainsi dire, classiques en médecine légale, nous en convenons sans difficulté. Mais ce que nous ne pouvons admettre, c'est que l'empoisonnement ne puisse être démontré qu'en mettant sous les yeux le corps du délit, qu'en en démontrant l'existence au moyen des réactifs chimiques. Certains symptômes spécifiques qui n'appartiennent qu'à certains poisons, tels que les corrosifs et les irritants, les réactions physiologiques propres à quelques autres, fournissent des preuves tout aussi légitimes.

Troisième question. LA SUBSTANCE EMPLOYÉE POUVAIT-ELLE DONNER LA MORT ? Nous nous sommes déjà longuement expliqué sur les conditions d'action des poisons, nous avons montré entre autres que telle substance vénéneuse par elle-même pouvait être plus ou moins neutralisée par l'influence des milieux et que, par contre, des substances inertes ou relativement innocentes pouvaient en se transformant devenir des poisons violents. Tout ce que nous avons à ajouter ici, c'est que, pour établir qu'il y a eu empoisonnement criminel, il faut que la substance administrée ait été primitivement un poison ou qu'elle le soit devenu. Une femme, dans l'intention d'empoisonner son mari, lui administre une grande quantité de limaille de cuivre pure, qui naturellement reste sans effet, évidemment il n'y a pas là les conditions essentielles d'un empoisonnement ; un mari pour empoisonner sa femme lui faire boire de l'acide sulfurique dans du vin, l'acide transformé en sulfate de potasse reste sans action, le mari est acquitté (Devergie) ; par contre, de véritables empoisonnements ont été produits par l'administration d'antimoine métallique mis en poudre et ayant séjourné long-temps dans du vin.

Ce sont là des cas extraordinaires ; le plus souvent l'expert n'aura à se prononcer que sur les propriétés de la substance employée, à dire si elle est vénéneuse ou non.

Quatrième question. A QUELLE DOSE LA SUBSTANCE EMPLOYÉE EST-ELLE CAPABLE DE DONNER LA MORT ? UNE DOSE SUFFISANTE A-T-ELLE ÉTÉ ADMINISTRÉE ? Cette question dans beaucoup de cas pourrait être considérée comme le corollaire de la précédente. La diffusion du poison dans tout l'organisme, son inégale répartition dans tous les organes, son élimination en partie ou en totalité, en rendent la solution presque toujours difficile et le plus souvent impossible. Aussi Tardieu fait-il remarquer que la solution de la première est et doit rester complètement indépendante de la seconde. Mais il veut, contrairement à Orfila, que le médecin expert s'attache, d'une manière approximative, à déterminer la dose à laquelle la substance administrée devient toxique, et à dire toutes les fois qu'il le peut, *non pas quelle a été la quantité administrée, mais si, d'après la quantité recueillie, la dose a été suffisante pour déterminer la mort.* Telle est, en effet, la ligne de conduite indiquée par la raison, ligne de conduite tellement naturelle qu'Orfila lui-même, après avoir posé en principe absolu que le médecin ne doit dans aucun cas répondre à cette question, est obligé de reconnaître trois cas dans lesquels la question de la dose a dans la pratique médico-légale une réelle importance : 1° lorsque la quantité retrouvée est très considérable et assez importante par elle-même pour dénoncer l'intention homicide ; 2° lorsqu'il y a lieu de distinguer si la substance toxique a été administrée comme médicament ou comme poison ; 3° enfin lorsqu'il s'agit de substances qui entrent naturellement, mais en très petite quantité, dans la structure intime du corps et dont la proportion extraite des organes peut, jusqu'à un certain point, révéler l'origine.

Cinquième question. L'EMPOISONNEMENT PEUT-IL AVOIR EU LIEU ET LE POISON A-T-IL PU DISPARAITRE SANS QU'ON EN RETROUVE LA TRACE ? APRÈS COMBIEN DE TEMPS ? Cette question doit être envisagée à deux points de vue différents, suivant qu'il s'agit du cadavre frais ou du cadavre ancien et ayant déjà subi une décomposition plus ou moins complète.

On sait que les poisons ne séjournent dans nos organes que pendant un temps limité, variable pour chacun d'eux. Leur élimination elle-même n'a qu'un temps limité. Quoique la durée de ce séjour ou de cette élimination soit encore trop imparfaitement connue, il n'en est pas moins vrai que les notions que nous possédons sur quelques-unes des substances toxiques peuvent être d'un grand secours, en nous révélant, principalement dans les urines, le passage du poison.

Lorsque la victime a survécu assez longtemps pour que le poison ait été entièrement éliminé, le médecin expert n'a plus pour se guider dans ses appréciations que l'histoire des symptômes et les lésions anatomiques dont la durée peut être très longue et les traces quelquefois ineffaçables.

Mais le côté le plus important de la question, comme le fait remarquer Tardieu, consiste à savoir ce que devient la substance vénéneuse dans le cadavre, si elle y reste, si elle s'y transforme, si elle s'y détruit, si elle résiste ou si elle obéit aux modifications qui s'opèrent après la mort au sein de la matière organisée et dans le milieu où reposent les restes de l'homme.

« Les différentes substances vénéneuses, ajoute Tardieu, ne se comportent pas de la même façon... la nature inorganique ou organique doit nécessairement influer sur leur manière de réagir. Les substances minérales résistent indéfiniment, mais elles n'échappent pas à des transformations dont les unes ont pour résultat de les fixer dans des combinaisons stables où la chimie saura toujours déceler leur présence, dont les autres, au contraire, en les rendant solubles, les exposent à être entraînées hors des débris du corps en décomposition. L'ammoniaque qui se produit dans la putréfaction est la base de ces combinaisons. Mais la lenteur avec laquelle elles se forment, le temps plus long encore qu'il faudrait pour leur dissolution complète dans les conditions ordinaires d'inhumation des cadavres, laissent assez de marge pour qu'il soit permis de dire que, même après plusieurs années, et tant qu'il reste quelques parties du corps, la chimie peut y retrouver des traces des poisons minéraux. »

Parmi les substances organiques, la plupart de celles qui sont le plus souvent employées comme agents vénéneux, les alcaloïdes, résistent quelquefois avec une fixité vraiment remarquable. Mais les lois et les conditions qui président à cette fixité ou à leur décomposition ne sont pas encore assez connues pour qu'on puisse rien généraliser.

Sixième question. LA SUBSTANCE VÉNÉNEUSE EXTRAITE DU CADAVRE PEUT-ELLE PROVENIR D'UNE SOURCE AUTRE QUE L'EMPOISONNEMENT ? Beaucoup de sources ont été indiquées, et sont *toujours* invoquées par la défense, qui pourraient donner lieu à la pénétration d'une substance vénéneuse dans les organes de la victime, en dehors de tout empoisonnement. Un morceau de papier peint, un débris de boiserie jeté par mégarde dans le cercueil, la peinture d'une table sur laquelle aurait reposé le cadavre, les vases dans lesquels auraient séjourné les restes, un plancher souillé par les opérations d'un photographe, voilà autant de causes d'erreur qui ont été invoquées et qui ne prouvent qu'une chose, c'est l'attention que doit prêter l'expert aux moindres détails de l'autopsie et de l'exhumation, afin d'être toujours en mesure de réfuter des allégations de cette nature.

Mais arrivons à des objections plus sérieuses, sinon au fond, du moins en apparence :

1° Les réactifs n'étaient pas purs. Il suffit, pour parer à cette objection, de s'assurer avec soin de leur pureté.

2° Pendant la maladie, des médicaments ont été employés qui contenaient des substances vénéneuses. Les renseignements recueillis avec soin sur la nature de cette médication, la recherche des formules qui ont été employées, la détermination aussi exacte que possible de la quantité de substance toxique employée, en ayant soin de comparer les effets qu'elle a pu déterminer avec ceux qui ont été constatés chez la victime, la dose qui a été administrée avec la quantité de poison décélé par l'analyse chimique, tels sont les éléments du diagnostic médico-légal. Quant aux substances qui auraient été employées comme médicaments longtemps avant la mort, il ne saurait y avoir d'erreur.

3° L'embaumement pratiqué avec un liquide contenant des substances toxiques étant interdit par la loi ne saurait être invoqué. Il suffirait du reste de la plus simple inspection pour ne pas laisser échapper cette particularité.

4° L'imbibition cadavérique s'opérant de dehors en dedans peut-elle introduire dans le cadavre des substances vénéneuses et faire croire ainsi à un empoisonnement ? La présence dans la terre de certains cimetières de composés arsenicaux a pu porter à croire que ces composés dissous et entraînés par les eaux pluviales pourraient venir infiltrer le cadavre et en imprégner les débris. Sans doute, la chose n'est peut-être pas absolument impossible. Mais il faut que cette espèce d'imprégnation soit bien rare pour que, depuis plus de vingt-cinq ans que l'attention est éveillée sur ce point, rien de pareil n'ait été constaté ; on ne devra cependant pas négliger, pour éviter toute chicane, d'enlever quelques parcelles de la terre qui est en contact avec le cadavre pour en faire l'analyse chimique. Inutile d'ajouter qu'on devra en même temps recueillir de la terre à une certaine distance du cadavre pour l'examiner comparativement, la première pouvant avoir été atteinte par des produits provenant de la décomposition cadavérique ou même par des substances vénéneuses qui en seraient provenues.

5° La *putréfaction cadavérique* peut-elle donner naissance à des composés vénéneux ?

Cette question est, depuis quelques années, définitivement résolue par l'affirmative. Les travaux de Selmi, Brouardel et Boutmy, Gabriel Pouchet, Armand

Gautier, Bouchard, etc., ont démontré péremptoirement que des composés alcaloïdiques, dont la toxicité fort variable est pour certains d'entre eux extrêmement énergique, prennent naissance non seulement sous l'influence des processus de la putréfaction cadavérique, mais encore durant la vie au cours de certaines maladies septiques (variole, fièvre typhoïde, choléra, etc.). Malgré le grand nombre de travaux dont ces composés, appelés *ptomaïnes* (*voy.* ce mot) par Selmi, ont été l'objet, nos connaissances à leur sujet sont encore bien incertaines, mais elles doivent, dans tous les cas, faire apporter relativement aux conclusions des recherches effectuées par la méthode de l'expérimentation physiologique seule les plus expresses réserves. Il faut même reconnaître que, dans ces conditions, l'expérimentation physiologique employée à l'exclusion de toute recherche chimique n'a plus aucune valeur, au moins dans la grande majorité des cas, et nous sommes d'avis que l'on n'est autorisé à conclure *avec certitude* à l'empoisonnement par un alcaloïde que lorsque cette expérimentation physiologique est en complet accord avec les réactions chimiques pour révéler la présence de tel ou tel composé toxique. C'est dans ces conditions seulement que les causes d'erreur provenant de l'existence d'alcaloïdes cadavériques peuvent être écartées. Nous reviendrons d'ailleurs ultérieurement avec plus de détails sur cette question des ptomaïnes.

6° Quant à la présence, à l'état normal et en quantité pondérable nettement et indiscutablement appréciable, dans le corps de l'homme, de certains métaux qui constituent des poisons énergiques, nous n'en dirons que deux mots. Le nombre de ces prétendus *poisons normaux* se réduit en réalité à deux, le cuivre dont la présence est presque absolument constante et le plomb qui ne se rencontre que très rarement ; ils sont intimement combinés avec nos tissus, et, en tenant compte de leur mode de localisation, la chimie n'éprouve pas la moindre difficulté à les distinguer des poisons ingérés et absorbés accidentellement.

Septième question. A quel moment a eu lieu l'ingestion du poison ? Cette question a une grande importance en médecine légale. L'accusation et la défense sont également intéressées à ce qu'elle soit résolue ; l'accusation pourra trouver dans sa solution des éléments qui la mettront sur les traces non seulement du crime, mais encore du coupable ; la défense, de son côté, pourra en profiter pour établir un *alibi* ou de toute autre manière. C'est dire avec quelle prudence le médecin légiste devra se prononcer ; il est bien moins question en pareil cas de préciser les choses que de ne pas compromettre les intérêts de la justice.

Si le poison a été administré en une seule fois, il sera possible de déterminer l'époque de l'administration d'après l'époque d'apparition des symptômes ; mais il faudra tenir compte des conditions variées qui peuvent hâter ou retarder l'absorption des substances vénéneuses, l'état de santé ou de maladie, de plénitude ou de vacuité de l'estomac. Mais, si le poison a été administré à doses successives à plusieurs reprises, la question devient plus difficile. Le peu d'intensité des symptômes, après l'ingestion des premières doses, peut faire passer l'empoisonnement inaperçu, ou même éveiller plutôt l'idée d'une indigestion, d'une indisposition ou d'une maladie quelconque. Mais ce qu'il importe surtout de ne pas oublier, c'est que certains poisons ont une double action sur l'économie, qu'ils agissent d'abord comme irritants et déterminent du côté des voies digestives tous les symptômes de l'empoisonnement par les substances dites irritantes, et que ce n'est que consécutivement, après une rémission passagère plus ou moins longue, qu'éclatent avec plus ou moins d'intensité les accidents consécutifs à l'absorption ; c'est ce qu'on remarque d'une manière plus particulière dans l'empoisonnement par le phosphore ou par l'arsenic. Enfin d'autres poisons, tels que l'opium et la strychnine, quoique n'agissant qu'après absorption, présentent dans leur action des exacerbations et des rémissions toutes spéciales dont il faut être bien prévenu, sous peine de prendre une simple exacerbation pour l'effet de l'administration d'une nouvelle dose de poison.

Huitième question. L'EMPOISONNEMENT EST-IL LE RÉSULTAT D'UN HOMICIDE, D'UN SUICIDE OU D'UN ACCIDENT? Cette question ne saurait être résolue d'une manière générale. Sans doute, la nature de la substance employée, l'état mental de l'individu empoisonné, la ressemblance du poison avec d'autres substances inertes ou alimentaires, peuvent, dans certains cas, faire songer pluôt à un suicide ou à un accident qu'à un crime. Mais, si l'on excepte la manie du suicide bien constatée par des tentatives répétées, il est rare que le médecin légiste trouve des preuves ayant quelque valeur qui lui permettent de se prononcer.

Neuvième question. L'EMPOISONNEMENT PEUT-IL ÊTRE SIMULÉ? Sans doute, mais la ressemblance sera alors bien grossière, à moins que l'imposteur n'ait dépassé le but qu'il s'était proposé. Comme la simulation se fait le plus souvent au moyen de vomitifs ou de purgatifs énergiques, il suffira de soumettre à l'analyse chimique les matières des déjections ou des vomissements pour faire justice de l'imposture. Enfin, les soupçons d'empoisonnement sont quelquefois l'un des symptômes de début de l'aliénation mentale et particulièrement de cette forme de folie connue sous le nom de folie mélancolique. Des accusations sans fondement ont plus d'une fois été portées en pareille circonstance et recueillies par la justice.

Examen des scellés. — La première opération nécessitée par toute recherche toxicologique est l'*examen des scellés*, car c'est la plupart du temps sous cette forme que les matières suspectes sont confiées au toxicologue pour effectuer ses recherches. Toutes les particularités, même les plus insignifiantes, révélées par cet examen, doivent être notées avec soin et exactitude et reproduites fidèlement dans le rapport définitif : constatation de l'intégrité des scellés, description de leur aspect (forme, dimensions, poids, etc.), énumération des organes, fragments d'organes ou tous autres objets qu'ils renferment.

La meilleure manière de procéder à ces déterminations consiste à verser le contenu de chaque scellé dans une cuvette à photographie en porcelaine émaillée. Il est possible de cette façon d'étaler les organes ou les objets à examiner, de manière à pouvoir se servir au besoin de la loupe pour étudier leur surface et recueillir, si cela paraît nécessaire, des parcelles d'une substance suspecte adhérant à la masse ; dans les empoisonnements par le phosphore ou l'acide arsénieux on arrive souvent à découvrir ainsi des grains isolés de phosphore ou d'acide arsénieux, dont l'identification est alors des plus faciles, et sur la présence desquels l'attention est plus spécialement attirée par suite des taches ecchymotiques, parfois même des exulcérations qu'ils déterminent à leur pourtour. On peut encore rencontrer des parcelles à éclat métallique qui font songer à l'arsenic, à l'antimoine, aux sulfures d'antimoine, de plomb, etc. Un examen attentif peut encore permettre de séparer de la masse des débris végétaux ou animaux des plus caractéristiques, tels que : débris de feuilles, tiges, graines, spores et tissu cellulaire de champignons, élytres de cantharides, etc., etc. La découverte de ces poils qui existent sur la surface cornée de la noix vomique peut, par exemple, démontrer que l'intoxication a eu lieu au moyen de la poudre de noix vomique et non par l'emploi de la strychnine pure. On ne saurait pratiquer cet examen avec trop de patience et de persévérance : il peut en effet fournir les renseignements les plus importants relativement à la recherche chimique, et l'opérateur est parfois largement récompensé du temps qu'il a employé à cette délicate et pénible recherche. L'observation méthodique passant graduellement de l'examen à l'œil nu à l'examen à l'aide de la loupe, puis du microscope, en faisant usage de grossissements croissants, est surtout indispensable pour l'estomac et l'intestin, ainsi que pour leur contenu. Cela permet en effet de résoudre deux questions dont l'importance est souvent considérable et qui sont, par cela même, très fréquemment posées aux experts. savoir :

1° Quelle est la nature des aliments ingérés ?

2° A quelle époque de la digestion la mort est-elle survenue ?

C'est ainsi qu'un grand nombre de végétaux et de produits alimentaires peuvent être caractérisés par la forme de leurs débris, notamment des grains de fécule, dont la transformation plus ou moins avancée permet de déterminer, dans une certaine mesure, la période à laquelle la digestion était arrivée.

L'état relatif de conservation ou de putréfaction des organes doit être pris également en sérieuse considération, eu égard au temps qui s'est écoulé depuis la mort. Quelques poisons ont en effet la propriété de s'opposer avec une certaine énergie au développement de la putréfaction, tandis que d'autres déterminent au contraire une putréfaction hâtive. Mais ces caractères perdent la plus grande partie de leur valeur lorsque les matières suspectes sont restées un temps assez long renfermées sous scellés, et surtout si elles ont été maintenues à une température un peu élevée.

L'examen histologique des liquides devra être fait avec les mêmes précautions et la même minutie, mais il faudra se hâter d'en renfermer la presque totalité dans des flacons bien bouchés, pour les soumettre le plus rapidement possible à l'analyse chimique, afin d'éviter soit l'oxydation ou la décomposition de subtances facilement altérables (phosphore, hypochlorites alcalins, etc.), soit la perte de corps facilement volatils (alcools, chloroforme, éther, acide cyanhydrique, huiles essentielles, camphre, alcaloïdes volatils, créosote, etc.). Dans ces derniers cas, les liquides exhalent, soit spontanément, soit sous l'influence d'une légère élévation de température, une odeur caractéristique qui met aussitôt sur la voie de la recherche à entreprendre. L'examen histologique des liquides peut être pratiqué extemporanément et nécessite seulement une très petite quantité de substance qu'il faudra avoir eu soin de bien mélanger au préalable, pour qu'elle représente exactement la moyenne du fluide soumis à l'observation. Lorsque l'examen histologique approfondi d'organes solides sera reconnu nécessaire, on devra détacher de la masse totale des fragments qui seront conservés et durcis, suivant les cas, soit dans de l'alcool absolu, soit dans du liquide de Müller, ou par tout autre procédé usité dans la technique histologique.

La réaction acide ou alcaline de l'estomac, des intestins et des substances qui sont contenues dans ces viscères, doit être notée avec le plus grand soin. Normalement, au bout de quelques jours et par suite de la fermentation ammoniacale, les organes d'un cadavre présentent une réaction manifestement alcaline au papier de tournesol rouge ; l'odeur ammoniacale est, de plus, très nettement perceptible. Mais, si la décoction aqueuse d'une petite portion d'organes possède une réaction alcaline intense, ce qu'il est aisé d'apprécier par un essai alcalimétrique approximatif, et si cette réaction alcaline ne diminue pas sensiblement après une ébullition soutenue, il y a lieu de soupçonner la présence d'alcalis caustiques ou carbonatés, et d'en effectuer la recherche par les méthodes appropriées. Si au contraire la réaction au papier de tournesol du tube digestif et des substances qui y sont contenues est fortement acide, et surtout lorsque cette acidité est constatée un temps assez long après la mort, il y a lieu d'opérer la recherche des divers acides.

La couleur de la muqueuse des organes digestifs ainsi que celle de leur contenu, ou, mieux encore, des matières vomies, peut avoir aussi une très précieuse signification. Une coloration intense en rouge, en violet, en bleu, fait penser aussitôt à une intoxication au moyen de dérivés de l'aniline, de bleu d'indigo, de bleu d'outremer ou même de bleu de Prusse (encre bleue, solution de bleu de Prusse dans l'acide oxalique). Les fruits de certaines plantes, tels que les baies de belladone, de phytolacca, de sureau, de myrtille, etc., etc., sont également susceptibles de déterminer des colorations diverses. L'acide picrique se révélerait par une coloration jaune intense ; il en serait de même de certains dérivés du chrome, de l'acide nitrique, mais alors cette coloration jaune serait accompagnée de lésions plus ou moins considérables, allant parfois jusqu'à l'escharification.

Toutes ces constatations seront bien plus fructueusement et plus facilement faites au moment de l'autopsie, et leur importance devient alors capitale, tandis que la plupart peuvent devenir illusoires ou sans la moindre valeur lorsque les viscères ont été mis sous scellés par des personnes étrangères à ces manipulations aussi minutieuses que délicates].

a) Recherche des poisons inorganiques.

L'examen des débris de poisons inorganiques s'effectue d'après les lois de l'analyse chimique. Nous allons rappeler seulement quelques procédés, autant qu'ils peuvent servir pour aider à la compréhension des réactions décrites en détail dans la partie spéciale où seront traités les poisons en particulier. Les substances inorganiques solides seront dissoutes soit dans l'eau, l'acide chlorhydrique, l'acide azotique, l'eau régale, soit en les fondant avec du carbonate sodico-potassique. Des solutions aqueuses, acides ou neutres de sels métalliques, *l'acide chlorhydrique* précipite l'oxyde d'argent, l'oxyde de mercure et l'oxyde de plomb. *L'hydrogène sulfuré* donne, en solutions acides, des composés sulfurés avec les métaux que voici : *a)* solubles dans le sulfhydrate d'ammoniaque : arsenic, antimoine, zinc, or, platine, molybdène ; *b)* insolubles dans le sulfhydrate d'ammoniaque : cuivre, plomb, mercure, argent, cadmium, bismuth, osmium. La solution primitive acidulée par l'acide chlorhydrique a-t-elle été neutralisée *par l'ammoniaque,* le sulfhydrate d'ammoniaque précipite alors : fer, nickel, cobalt, manganèse, zinc, aluminium, chrome, et en présence de l'acide phosphorique ou de l'acide oxalique : calcium, baryum, strontium, magnésium. *Le carbonate d'ammoniaque, l'ammoniaque et le chlorydrate d'ammoniaque* précipitent de la solution primitive : baryum, calcium, strontium. *Le phosphate de soude et l'ammoniaque* précipitent de la solution primitive : magnésium. La découverte de la base sera suivie de la recherche de l'acide.

S'il s'agit de déceler des substances minérales incluses dans des masses organiques ou dans les secreta et excreta avec lesquels elles entrent, dans la majorité des cas, en connexion intime, il est de toute nécessité de commencer par détruire ces combinaisons. La méthode à choisir dépendra du poison supposé. Ce but est obtenu, entre autres, par les procédés que voici : 1. La masse sera hachée menu et broyée avec de l'eau, après quoi elle sera chauffée avec du chlorate de potasse et·de l'acide chlorhydrique concentré, ou bien traitée par un mélange d'acides chlorique et chlorhydrique et le chlore sera chassé par chauffage et filtration ; 2. En chauffant les masses organiques desséchées avec l'acide chlorhydrique concentré ou l'eau régale ; 3. Par fusion avec l'azotate de potasse et dissolution du produit de la fusion dans l'eau et les acides ; 4. En employant des sels de manganèse comme ferment minéral. Dans un ballon dont le bouchon est traversé par un tube à entonnoir, qui se prolonge jusque près du fond, et par un tube aboutissant dans un vase contenant de l'eau, on introduit les matières avec de l'acide chlorhydrique étendu de deux ou trois volumes d'eau. On ajoute par le tube à entonnoir quelques gouttes d'un sel de manganèse et un peu d'acide azotique que l'on remplace ensuite par petites portions, à mesure qu'il est détruit par l'oxydation des matières. On chauffe le mélange à une température modérée. Les organes, tels que le foie, la rate, etc., sont dissous en quelques minutes (1). Quant aux liquides obtenus après la destruction des masses suspectes, on les soumettra aux procédés analytiques mentionnés plus haut.

[Aux procédés ci-dessus décrits je préfère de beaucoup, pour ma part, la destruction à l'aide d'un mélange d'acides sulfurique et nitrique en présence du sulfate acide de potassium.

Le principe de cette méthode repose sur ce fait, de l'exactitude duquel j'ai eu soin de m'assurer au préalable, qu'il est possible de chauffer, sans les perdre par volatilisation, entre 300 et 400 degrés, en présence de charbon ou de composés organiques en voie de décomposition, des éléments minéraux dissous dans un mélange d'acide sulfurique et de sulfate acide de potassium.

Le mélange dans lequel il s'agit de rechercher les métaux ou métalloïdes fixes est placé dans une capsule de porcelaine assez vaste pour éviter que le boursouflement de la masse détermine des pertes. On l'additionne de 20 pour 100 de son poids de sulfate acide de potassium parfaitement pur, puis de son propre poids d'acide azotique fumant. La réaction, très violente au début, demande ensuite le concours d'une légère élévation de température.

Cette addition de bisulfate de potasse a pour but de prévenir l'inflammation spontanée du mélange au moment de la décomposition brusque des produits nitrés sous l'influence de la chaleur. A cette période de l'opération la masse se boursoufle et noircit sans prendre feu, ce à quoi il est impossible d'arriver

(1) VILLIERS, *Journ. de Pharmacie et de Chimie*, série VI, tom. VI, 1897, p. 58.

pour certaines substances, comme la pulpe cérébrale, par exemple, à moins d'ajouter au préalable une quantité assez grande d'acide sulfurique qui nuit à la rapidité de l'action destructive de l'acide azotique. De plus, le sulfate acide de potassium agit encore très probablement, à mon avis, en déterminant la formation de combinaisons doubles très stables même en présence de matières organiques et à haute température : il en résulte que l'on n'a pas à craindre la perte par volatilisation partielle de composés d'ordinaire facilement réductibles à température élevée en présence du charbon, comme les sels de plomb et de mercure.

Il convient même, pour certaines matières difficiles à détruire, comme les tissus chargés de graisses, d'ajouter encore une ou deux fois de l'acide azotique fumant après que la première portion aura été chassée par la chaleur, et de chauffer de nouveau jusqu'à expulsion totale de l'acide nitrique en excès et des produits de décomposition des dérivés nitrés].

Beaucoup de métaux (mercure, plomb, cuivre, etc.) peuvent être décelés par *électrolyse*. La partie électronégative s'élimine à l'anode, tandis que la partie électropositive se porte vers la cathode. Quant à la *méthode par dialyse* (séparation des substances colloïdes d'avec les cristalloïdes à l'aide d'une membrane humide), elle n'a pas fourni d'avantages bien notables ni pour la recherche toxicologique des substances minérales, ni pour celle des substances organiques.

b) Recherche des poisons organiques.

La découverte des substances organiques, spécialement des matières végétales peut offrir de grandes difficultés. La raison en est dans la facilité avec laquelle un grand nombre de ces substances se décomposent dans l'organisme animal, dans l'absence fréquente de réactions bien nettes et tranchées, dans l'ignorance dans laquelle nous nous trouvons quant à la manière dont se comportent chimiquement beaucoup de produits végétaux que, jusqu'à présent, on n'a pas encore réussi à analyser, et principalement dans l'existence dans le cadavre d'alcaloïdes (ptomaïnes, alcaloïdes cadavériques) dont plusieurs provoquent chez les animaux des phénomènes d'intoxication ressemblant à ceux causés par certains alcaloïdes végétaux.

Les réactions et les méthodes spéciales dont on se sert pour déceler chacun des composés organiques, seront décrites en leur lieu et place. *Mais tous les alcaloïdes se comportent d'une manière analogue envers quelques réactifs* avec lesquels ils donnent des précipités : tannin, iodure de potassium ioduré, acide phospho-molybdique, acide phospho-tungstique, sublimé, iodure double de potassium et de cadmium, iodure double de potassium et de bismuth, iodure double de potassium et de mercure, chlorure de platine, chlorure d'or, et encore beaucoup d'autres.

Les alcaloïdes se comportent aussi, dans une certaine mesure, envers certains dissolvants comme le font quelques autres substances d'origine végétale, qui ne sont pas des alcaloïdes et qui, jusqu'à présent, n'ont pas encore été classées d'une façon rigoureuse. C'est en se fondant sur ce fait que Stas et Otto ont proposé un procédé analytique dont on se sert pour les rechercher dans les organes, les aliments, le contenu stomacal, etc. Voici le principe sur lequel il repose : les alcaloïdes forment avec certains acides, par exemple l'acide tartrique, des sels acides solubles dans l'alcool et l'eau. On commencera donc par extraire par l'acide tartrique en solution acide les objets à examiner transformés en bouillie. Après s'être débarrassé de l'alcool, *la solution aqueuse acide sera agitée avec de l'éther qui ne dissout que la colchicine, la digitaline, des traces de vératrine, d'atropine, de narcotine,* ainsi que de quelques autres substances de nature différente : la *cantharidine, la picrotoxine, la digitaléine* et *quelques ptomaïnes.* La solution aqueuse rendue *alcaline* est-elle agitée avec de l'éther, celui-ci dissout tous les alcaloïdes, à l'exception de la *morphine,* de la *narcéine,* de *la curarine, de la muscarine,* de la *cytisine,* de *l'apomorphine.*

Dans *le procédé de Dragendorff,* on se sert successivement de l'éther de pétrole, du benzol, du chloroforme, de l'alcool amylique, agissant d'abord sur la solution acide, ensuite sur la solution alcaline, pour épuiser les liqueurs obtenues par traitement des matières suspectes au moyen de l'eau acidulée, évaporation de ces liqueurs en présence d'acide sulfurique, addition d'alcool, filtration et nouvelle évaporation du liquide qui est repris, finalement, par de l'eau légèrement alcoolisée : c'est cette dernière solution qui cède aux divers dissolvants précédemment énumérés, les alcaloïdes, glucosides ou produits analogues qu'elle renferme.

On peut aussi déceler les alcaloïdes en précipitant par l'acide phospho-molybdique les extraits aqueux des chlorydrates évaporés, traitant le précipité par l'hydrate de baryum, le soumettant à la distillation pour capter les bases volatiles dans l'eau acidulée, puis décomposant par l'acide carbonique la masse résiduelle contenant de la baryte et en extrayant les alcaloïdes par l'alcool(1). D'après un autre procédé, les produits sont extraits avec l'eau acidulée par l'acide chlorhydrique, on évapore, on reprend par l'alcool, on précipite cette solution par l'acétate de plomb en solution alcoolique, on filtre, on se débarrasse du plomb, on précipite de nouveau par le sublimé en solution alcoolique ; le filtrat et le précipité obtenus de la sorte contiennent des bases que l'on prépare à l'état pur après s'être débarrassé du mercure et de l'alcool(2).

Le procédé de Hilger consiste à traiter les substances concassées par une solution aqueuse diluée d'acide tartrique et à la température de 50 à 60°, à deux reprises différentes et chaque fois pendant une heure. On filtre les extraits acides, on évapore au bain-marie et on ajoute du sulfate de chaux hydraté jusqu'à formation d'une masse de consistance dure. Celle-ci est alors pulvérisée et on l'épuise par le procédé de Stas-Otto.

Tout récemment on a recommandé de traiter les substances à examiner par la glycérine et le tannin (3). On les épuise en les laissant en contact pendant deux jours, à la température de 40°, avec la liqueur glycérinée (10 gr. de tanin et 1 gr. d'acide tartrique pour 100 gr. de glycérine). On emploie de 100 à 150 gr. de cette liqueur pour 100 gr. des substances à examiner. Il se forme des combinaisons glycéro-tanniques solubles dans l'eau, tandis que les matières albuminoïdes restent insolubles. On purifie en épuisant par l'éther de pétrole et, après avoir chassé ce dernier,

(1) SONNENSCHEIN, *Ger. Chemie*, 1869, p. 347.
(2) BRIEGER, *Unters. üb. Ptomaïne*, III, 1886, p. 19.
(3) KIPPENBERGER, *Grundlagen für den Nachweis von Giftstoffen*. (Principes d'analyse des substances toxiques). Berlin, 1897.

on traite le résidu *par le chloroforme* en solution acide puis alcaline. On obtient ainsi :

A. — *Dans la solution acide :* Acétanilide, aconitine, antipyrine, cantharidine, caféine, colchicine, digitaline, geissospermine, jervine, narcotine, papavérine, acide picrique, picrotoxine, pipérine, acide salicylique, sulfonal, santonine.

B. — *Dans la solution alcaline :* Apomorphine, atropine, brucine, quinine, codéine, conicine, émétine, nicotine, pilocarpine, spartéine, strychnine, vératrine.

C. — *Après saturation avec du bicarbonate de soude :* Morphine, narcéine.

D. — *Après addition de chlorure de sodium :* Strophantine.

Certaines substances volatiles, par exemple, acide cyanhydrique, nitrobenzol, etc. peuvent être obtenues immédiatement en soumettant les matières à examiner à la *distillation directe.*

L'identification des alcaloïdes obtenus par n'importe quel procédé peut être réalisée en se servant des dissolvants spéciaux, des réactions colorantes particulières, de l'analyse élémentaire, de l'examen spectroscopique (1).

Il ne faut pas oublier de rappeler en terminant qu'il existe un très grand nombre de poisons végétaux dont l'identification, par les procédés chimiques et même au point de vue botanique, est, dans l'état actuel de nos connaissances, non seulement très difficile, mais même impossible. Cette dernière observation se rapporte à un grand nombre de nos plantes indigènes et à la majeure partie des plantes exotiques.

c) Procédé pour déceler les poisons en les introduisant dans le corps des êtres vivants.

A l'appui de l'examen purement chimique et toutes les fois que celui-ci ne peut être donné aussi complet qu'il serait désirable, le médecin aura à expérimenter le poison isolé sur des êtres vivants sur lesquels il pourra exercer son action spécifique. Nous disposons déjà d'une quantité considérable de don-

(1) GRABE, *Ueber d. Verwendbark. d. Spectrosk.*, Dorpat, 1891.

nées sur l'action expérimentale des poisons sur les animaux et végétaux inférieurs.

Les doses toxiques minimales produisent, par exemple, chez les infusoires (infusion aqueuse de viande et de pain laissée en repos pendant plusieurs jours dans un lieu chaud) : mouvements de rotation, gonflement très accusé de leur vésicule contractile et finalement diffluence de tout leur corps. Les doses employées sont-elles relativement élevées, il survient une abolition soudaine de leur cohésion moléculaire et la désagrégation en un détritus informe. Une solution de strychnine à 1 pour 15000 provoque la dilatation très exagérée et la paralysie de la vésicule contractile, le gonflement du corps ; pour produire cet effet, il suffira d'ajouter $0^{gr},00000006$ de strychnine à une goutte d'eau de 1 milligramme contenant des infusoires. La vératrine agit en dilution à 1 pour $8000 = 0^{gr},00000012$, la quinine en solution à 1 pour $5000 = 0^{gr},0000002$, les acides et les alcalis agissent déjà en solution à 1 pour 400 à 600, tandis que les sels ne sont plus toxiques en solution à 1 pour 200 à 300 (1).

Ces expériences et celles entreprises sur des animaux invertébrés ou sur les organes soumis à la circulation artificielle, tout en étant très importantes au point de vue scientifique, sont dénuées de toute valeur au point de vue de la toxicologie pratique. Le médecin auquel est confié le soin de déterminer, au point de vue du diagnostic, et de vérifier l'action des débris toxiques ou des produits toxiques obtenus par le chimiste, aura à instituer les expériences nécessaires sur les animaux à sang chaud ou à sang froid. Le choix de l'animal sur lequel on expérimentera dépendra de l'action du poison supposé. Voici les considérations générales qui peuvent guider dans ce choix.

a) Influence sur la dilatation pupillaire et l'accommodation, (*chiens ou hommes* après instillation dans l'œil). DILATATION : les tropéines, gelsémine, lobéline, etc. RÉTRÉCISSEMENT : nicotine, physostigmine, etc.

b) Action sur le cœur (animaux à sang froid, après mise à nu du cœur et injection sous-cutanée du poison ; *lapins, pigeons*).

(1) ROSSBACH, *Berl. Klin Wochenschr.*, 1880, p. 509.

Peuvent survenir : ralentissement, accélération, arythmie, mouvements péristaltiques du cœur et son arrêt. L'arrêt du cœur en systole, la grenouille étant restée sans troubles de son habitus normal pendant un certain temps, plaide en faveur d'un poison cardiaque ressemblant à la digitaline. L'atropine peut annihiler le ralentissement du pouls produit par les poisons du groupe digitale, ainsi que l'arrêt du cœur consécutif à l'injection des poisons du groupe muscarine. Les poisons cardiaques ressemblant à la digitale agissent, chez les animaux à sang chaud, précocement sur la respiration (respiration haletante, claquement de la langue).

c) Action sur la respiration (lapins ou cobayes) : diminution, augmentation, irrégularité des mouvements respiratoires, dyspnée, apnée, asphyxie avec exophthalmie.

d) Action sur la motilité (animaux à sang froid ou à sang chaud) : excitabilité réflexe exagérée, convulsions, convulsions réflexes, paralysie.

e) Diminution locale de la sensibilité (à examiner sur l'œil du *lapin*).

f) Altérations du sang (grenouille, ou cobaye, ou pigeon).

VIII. TRAITEMENT DES EMPOISONNEMENTS.

En cas d'empoisonnement aigu toute l'intervention thérapeutique a pour but (1) :

A. — Enlèvement rapide et complet du poison de l'intérieur du corps et de sa surface.

Dans n'importe quelle cavité du corps que se trouve le poison, l'enlèvement peut en être pratiqué à l'aide des moyens mécaniques (pompes, seringues) : a-t-il été introduit dans le tractus gastro-intestinal, on pourra aussi avoir recours aux vomitifs et aux purgatifs.

(1) L. Lewin, *Berl. Klin. Wochenschr.*, 1895, n° 24.

a) **Enlèvement mécanique du poison.**

Les poisons étant, dans la majorité des cas, ingérés par la bouche, la question qui se posera le plus souvent, c'est de débarrasser l'estomac de son contenu toxique. Il existe des empoisonnements, par exemple par le phénol, où l'estomac étant débarrassé complètement de la matière toxique, le rétablissement intégral peut survenir encore dans les cas où l'estomac avait été fortement cautérisé et où étaient déjà survenus des phénomènes généraux graves d'intoxication, à savoir : convulsions, perte de connaissance, etc.

Le résultat utile de cette intervention dépendra, dans chaque cas donné, de la rapidité du lavage de l'estomac et de la nature du poison administré. En cas d'empoisonnement par l'acide cyanhydrique, il sera déjà souvent trop tard s'il est pratiqué après cinq ou dix minutes, tandis qu'il rendra encore des services après une demi-heure à une heure en cas d'intoxication par l'arsenic, le phosphore ou l'acétate de plomb. Même si l'on se trouve en présence de phénomènes d'intoxication très accusés, on ne manquera pas de pratiquer le lavage de l'estomac dans l'espoir de le débarrasser du poison encore absorbable, quelque minime qu'en soit la quantité. *Il sera pratiqué même dans les cas où le poison fut injecté sous la peau ou bien encore par exemple, dans des kystes ou les cavités corporelles.* Ainsi que c'est le cas pour l'iode, la morphine, l'antipyrine et beaucoup d'autres substances, le toxique se transporte de là vers l'estomac où il est éliminé. Le vomissement déjà survenu ne plaide jamais en faveur de la supposition que l'estomac est alors complètement débarrassé de son contenu toxique ; en effet, il existe des poisons, par exemple têtes des allumettes phosphoriques et vert de Schweinfurt, qui, par suite de leur adhésion intime à la muqueuse stomacale, ne peuvent être rejetés avec les masses vomies. Dans des cas pareils il faut absolument avoir recours au lavage de l'estomac. Que le lavage soit fait avec de l'eau pure ou avec de l'eau additionnée de substances pouvant se combiner chimiquement au poison, c'est le seul moyen souverain vraiment capable de s'opposer à son absorption ultérieure.

La pompe stomacale, dont on pourrait se servir dans ce but, est trop lourde, coûte trop cher et suppose l'introduction du cathéter à parois rigides, en état de provoquer des lésions des tissus corrodés ou enflammés. En tirant le piston, on peut emprisonner une portion de la muqueuse stomacale dans l'œil du cathéter, d'où nécrose de la partie aspirée et occlusion de la voie de sortie. Plus à recommander est l'introduction d'une *sonde en gomme élastique longue de 2 1/2 mètres* (lumière : 8 à 10 mm., épaisseur des parois 2 1/2 à 3 mm). On pourra adapter à un des bouts de cette sonde, comme on le fait ordinairement avec les siphons, un appareil aspirateur pour la bouche, à parois souples ou rigides. Cet appareil aspirateur n'est nullement indispensable ; en effet, une fois la sonde introduite dans l'estomac, il est très facile de la remplir en versant de l'eau au moyen d'un entonnoir et de vider l'estomac en abaissant le bout supérieur de la sonde (lois des siphons). Quant à l'occlusion de la sonde par les débris du contenu stomacal, on y remédiera en chassant les corps étrangers par des insufflations. La sonde est-elle mise en communication avec *une poire à soupape foulante et aspiratrice*, le jeu en sera rendu beaucoup plus facile.

Ce même procédé peut aussi servir pour débarrasser de leur contenu délétère d'autres cavités corporelles. *A l'aide d'un irrigateur il sera possible d'administrer des lavements poussés très haut dans l'intestin, dans le but d'enlever à l'intestin les poisons qu'il contient.* Grâce à ce procédé, il est facile d'introduire dans le tractus intestinal non seulement des substances donnant avec les poisons des composés insolubles (sulfate de cuivre contre l'intoxication phosphorée, sel de Glauber contre l'intoxication par le phénol, eau de chaux en cas d'intoxication par le phénol), mais aussi des substances pharmaco-thérapeutiques par exemple, solution de cocaïne (5 à 10 centigrammes pour 500 gr. d'eau) en cas de vomissements incoercibles, eau glacée contre l'inflammation, etc. Les substances corrosives ont-elles provoqué la tuméfaction de la langue et de la muqueuse pharyngée, d'où impossibilité de pénétrer dans l'œsophage, l'œsophagotomie sera pratiquée sans tarder pour frayer un chemin à la sonde à introduire dans l'estomac.

b) Ejection des poisons à l'aide des vomitifs et des purgatifs.

On prendra garde de ne jamais provoquer les vomissements à l'aide de substances huileuses ou grasses ou en faisant boire de l'eau chaude. Beaucoup de poisons insolubles dans l'eau se dissolvent dans l'huile ou dans les graisses et sont absorbés avec plus de facilité quand la muqueuse stomacale possède une température assez élevée. On se servira des trois *vomitifs* que voici : bonne *poudre de moutarde* agitée avec de l'eau (8 à 10 gr. dans un verre d'eau), *sulfate de cuivre* (un gramme), *et chlorhydrate d'apomorphine* (1 à 2 centigrammes en injection sous-cutanée).

L'ouverture rapide du pylore permet aux particules toxiques de pénétrer facilement dans l'intestin. Un grand nombre de substances qui ne se dissolvent que dans l'intestin, par exemple les huiles ou les sucs des euphorbes, de même que toutes les substances qui, pour une cause ou une autre, ont échappé à l'absorption dans l'estomac devront être expulsées de l'organisme soit en excitant au plus haut degré les mouvements péristaltiques de l'intestin, soit, ce qui vaut mieux, en le balayant à l'aide d'un courant d'eau exsudée des vaisseaux sanguins. Les seuls purgatifs appropriés à ces cas, ce sont les *purgatifs salins*, par exemple : *sel de Seignette* (10 à 20 gr. dissous dans l'eau), *sel de Glauber, sulfate de magnésie*.

c) Lavage de l'organisme.

Il va sans dire que tous les prodédés que nous venons de décrire sont complètement impuissants toutes les fois que le poison a déjà pénétré dans la voie sanguine, On ne peut alors obtenir un succès qu'en stimulant le fonctionnement des glandes qui participent à l'élimination naturelle des substances en question. L'activité rénale peut être excitée soit toute seule, soit concurremment avec le lavage de l'estomac ou l'administration des purgatifs. On introduira dans l'estomac des solutions aqueuses d'acétate de potasse (50 gr. pour 500 d'eau) ou de tartrate borico-potassique (25 gr. pour 500 d'eau) ; on peut aussi les administrer tout simplement par la bouche. Ce traitement sera de préférence prescrit en première ligne toutes les fois que les poisons sanguins ont déjà détruit les hématies, d'où rétention du poison dans l'organisme par suite de l'oblitération des canalicules urinifères par les produits de décomposition des globules.

d) Enlèvement du poison de la surface cutanée.

Il arrive assez souvent que, dans les laboratoires de chimie, les poisons solides, liquides ou en dissolution viennent en contact avec la peau sur une étendue plus ou moins grande. Ce sont surtout les poisons dissous dans les véhicules volatils (éther, alcool, etc.) qui sont les plus dangereux. C'est ainsi, par exemple, que le nitrobenzol en injection sous-cutanée produit moins rapidement l'intoxication du sang que ne le fait le nitrobenzol en solution alcoolique mis en contact avec la peau (1). Des poisons semblables ayant pénétré à travers les vêtements sont-ils arrivés en contact avec la peau, on aura soin d'enlever le plus tôt possible les vêtements et de laver la peau au savon et à l'eau aussi froide qu'on peut la supporter. On évitera l'emploi de l'eau chaude qui favorise l'absorption du poison, de même aussi l'usage des dissolvants volatils sus-mentionnés qui activeraient la diffusion du poison au loin. On s'abstiendra, pour la même raison, de frictionner énergiquement la peau. *Les corrosions cutanées* seront traitées par l'application des antidotes chimiques appropriés, par exemple les solutions phéniquées contre les cautérisations par le brome.

On n'oubliera jamais de combattre l'hypertension cutanée en appliquant, immédiatement après l'accident, des remèdes antiphlogistiques (compresses froides) ; et, plus tard, en frictionnant la peau avec des substances huileuses.

B. — Mise en inactivité du poison à l'aide des antidotes chimiques.

Les antidotes chimiques entrant en contact immédiat avec les poisons ont pour but d'agir soit *en les neutralisant* (acides,

(1) L. Lewin, *Arch. f. exp. Path. u. Pharmak.*, 1895, B. 35, H. 6.

alcalis), soit *en les transformant en des composés insolubles* (arsenic et hydrate de fer, argent et sel de cuisine) ou *en des composés inoffensifs* (phénol et acide sulfurique), soit enfin *en les décomposant* (hydrogène sulfuré et chlore).

L'albumine sera prescrite contre les substances avec lesquelles elle donne des précipités ; en cas d'intoxication par les alcaloïdes, le tannin ou la teinture de noix de galle (1 à 2 gr.) seront administrés dans le but d'obtenir leur précipitation, ou bien l'on fera prendre du charbon animal ou de l'albumine qui peuvent retenir plusieurs alcaloïdes, ainsi que les métaux lourds (1). Il n'existe point d'antidotes universels (alexipharmaques, alexitères (2). A les considérer dans leur totalité, les succès obtenus par le traitement antidotique sont de beaucoup inférieurs à ce que l'on pense communément.

Le tissu de l'estomac, détruit par l'acide sulfurique, ne peut plus renaître à la vie et l'antidote dilué n'utilisant presque jamais les mêmes voies que le poison, il est tout à fait impossible de rendre inoffensifs un acide ou un alcali caustique qui, ayant corrodé la paroi stomacale, sera allé cautériser le foie et les anses intestinales adjacentes à l'estomac ou même éloignées de lui. Jusqu'ici, nous ne possédons pas encore de preuve irréfutable en faveur de ce qu'un poison ayant déjà fait irruption dans la voie sanguine, se soit jamais combiné *en totalité* avec l'antidote chimique. Tandis que, par exemple, l'arsenic devient non toxique dès qu'il est mis en contact dans l'estomac avec du sesquioxyde de fer hydraté, il ne peut plus, dès qu'il a pénétré dans le sang, y être saisi par « l'antidote » ou ne l'est qu'en petite quantité.

Outre que la rencontre avec l'antidote n'est pas suffisante pour rendre les poisons inoffensifs, leur réactivité envers les antidotes est encore diminuée par suite des altérations variées qu'ils subissent lors de leur passage à travers l'organisme.

[Des recherches récentes de M. Heymans tendent à combler cette lacune et permettent de penser que, dans certains cas, malheureusement fort rares, l'an-

______

(1) LEWIN, *Zeitschr. f. Biologie*, Bd XIV, 1878.
(2) LEWIN, *Deutsche med. Wochenschr.*, 1888, n° 16.

tidotisme peut encore s'exercer efficacement lorsque la substance toxique a *très récemment* pénétré dans la circulation. Son expérience avec le nitrile malonique et l'hyposulfite de soude est très intéressante à cet égard.

Il me paraîtrait hors de propos de développer ici cette question avec tous les détails nécessaires ; et je renverrai le lecteur que ce point intéresserait à mes *Leçons de Pharmacodynamie et de Matière médicale*, 2ᵉ série, p. 615 (Doin, éditeur), où j'ai traité d'une façon générale, à propos de l'opium et de la belladone, cette question de l'antagonisme et de l'antidotisme].

La sérothérapie spécifique (venins des serpents, diphtérie, etc.) *semble constituer une exception à cette règle.* Toutefois on n'a pas encore prouvé nettement jusqu'à présent qui joue ici le rôle important des influences chimiques ou des influences biologiques. Le même raisonnement s'applique *à l'immunisation contre les toxalbumines infectieuses.* Rien n'est moins fondé que l'hypothèse d'après laquelle, grâce à l'immunisation contre ces toxines ou à l'accoutumance, il se formerait dans les sucs de l'organisme des *antitoxines*, et que l'inoculation de ces sucs à d'autres sujets leur conférerait l'immunité uniquement grâce à ces antitoxines. Aussi longtemps que l'on ne nous aura pas mis sous les yeux ces corps « antitoxiques », nous sommes en droit de nier la mise en inactivité du poison à l'aide des antidotes chimiques. *L'immunité naturelle*, par exemple celle des poules contre le tétanos, ne peut pas non plus s'expliquer par la circulation permanente dans les vaisseaux sanguins d'un antidote préformé qui détruirait le poison ou fournirait avec lui des composés non toxiques : en effet, *l'inoculation du sang ou du sérum de ces animaux à d'autres êtres vivants aurait dû conférer à ces derniers l'immunité contre le tétanos ; or, cela n'est pas* (1).

[De récentes expériences, faites par L. Scofone, sous la direction de Binet, de Genève, confirment cette manière de voir. Vulpian avait, dès 1854, attiré l'attention sur ce fait que certains animaux, le crapaud notamment, étaient réfractaires à l'action toxique exercée par la digitale et la digitaline. On a reconnu depuis que le rat partageait cette propriété ; et cependant, du sang de rat injecté à un cobaye n'atténue en aucune façon l'action exercée sur cet animal par la digitaline.

(1) LEWIN, *Beiträge zur Lehre von natürlichen Immunität.* — *Deutsche Med. Wochenschr.* 1898 et 1899.

Les conclusions des recherches de Binet et Scofone furent les suivantes. La digitaline ne perd pas son pouvoir toxique après macération à l'étuve avec divers tissus organiques appartenant à une espèce insensible à ce poison (rat, couleuvre, crapaud). Le sang et le sérum des animaux insensibles à l'action de la digitaline n'exercent pas de pouvoir antitoxique vis-à-vis de cette substance. Les animaux sensibles à l'action de la digitaline ne sont pas rendus réfractaires à ce poison par l'injection de sérum appartenant à un animal insensible à cette substance].

C. — Traitement des intoxications par des remèdes antagonistes.

Le médecin ne sera que rarement appelé, en cas d'empoisonnement, avant l'apparition de quelques phénomènes d'intoxication. Le traitement symptomatique n'occupera la première place que là où il y a danger de mort imminente, ou quand on a des raisons de supposer que le poison ne se trouve plus au lieu d'introduction. Dans tous les autres cas, on commencera toujours par laver le réservoir contenant le poison et, en cas de nécessité, on fera suivre immédiatement ces lavages de l'administration (bouche, rectum) ou de l'injection du remède symptomatique. Les substances à action antagoniste directe, telles que, par exemple, la pilocarpine vis-à-vis de l'atropine, etc., peuvent rendre de grands services, mais ce qu'il importe par dessus tout, c'est de se débarrasser du poison.

Seront considérés comme des symptômes menaçants :

1° *Faiblesse cardiaque accusée.* En cas d'abaissement marqué de la température caractérisé par le refroidissement du tégument cutané, les remèdes ne seront pas injectés sous la peau où la résorption n'aurait pas lieu, mais dans le rectum. *Solution d'ammoniaque XXX gouttes* pour 2 verres d'eau ; *alcool,* une cuillerée à café de cognac dans un verre d'eau additionnée d'une petite quantité d'une solution de gomme arabique ; *huile camphrée* 1/2 cuillerée à café diluée dans de l'huile d'olive et *infusions de café. En injection sous-cutanée* sera prescrite de préférence *la teinture de musc* (2 à 4 seringues de Pravaz) ou la *caféine.* En outre, des compresses chaudes seront appliquées à la région cardiaque (eau, sable ou bouillie chaude).

2° *Abolition des mouvements respiratoires.* Dans le but de

provoquer l'inspiration, on pourra diriger sur la nuque un jet d'eau froide. Quant au procédé à employer pour faire la *respiration artificielle* (on suppose l'absence de tout obstacle à la pénétration de l'air dans le larynx), on se réglera sur les circonstances dans lesquelles on se trouvera placé. La respiration peut être ramenée par l'un des procédés suivants : changement alternatif de position de l'empoisonné du décubitus dorsal en décubitus abdominal et vice versa, ainsi que compression exercée sur le thorax en pressant sur le dos entre les deux omoplates (procédé de Marshall-Hall); ou le sujet étant couché sur le dos, les bras seront levés au-dessus de la tête, puis ramenés directement en haut et enfin pressés contre le tronc (*méthode de Silvester*).

A-t-on à sa disposition deux ou trois aides, c'est au *procédé de balancement* que l'on pourra avoir recours : la tête de l'empoisonné sera tenue entre les genoux, tandis que les deux aides saisiront les jambes du sujet et exécuteront avec elles et le tronc aussi souvent que possible, des mouvements très étendus d'abaissement et d'élévation. *Les tractions rythmées de la langue*, recommandées par *Laborde*, semblent avoir donné ici des résultats très excellents. L'entrée de l'air dans les poumons est-elle empêchée, en cas d'insuccès de cette manœuvre, on pratiquera la trachéotomie et, s'il le faut, on fera des insufflations d'air à travers la canule. Ces insufflations peuvent sauver la vie (même en l'absence de tout obstacle à l'entrée libre de l'air) à des sujets dont la respiration est arrêtée déjà depuis un temps relativement long. *L'excitation électrique du nerf phrénique* (pôle positif sur le muscle scalène antérieur, pôle négatif à la région épigastrique), n'a que peu de valeur, ainsi que la dilatation forcée du sphincter anal. *En cas de perte de connaissance, quelle qu'en soit la cause, on prendra garde de ne pas faire inhaler au sujet de l'ammoniaque;* en effet sous l'influence de l'ammoniaque la glotte se ferme pendant quelque temps, ce qui met obstacle à la production de quelques inspirations qui, sans cela, auraient pu encore avoir lieu.

3° *Paralysie cérébrale :* causée par les troubles de la respiration, du cœur, parfois aussi primitivement par des poisons cérébraux.

On la combattra par : *irritations cutanées* continues, coups frappés à la surface de la peau (flagellation), en forçant l'empoisonné à marcher par la chambre soutenu sous les bras par deux hommes (*ambulatory treatment*), application de *sinapismes* (plantes du pied, nuque, épigastre), *esprit de sel ammoniac,* (une compresse, imbibée de cet esprit, provoque la formation des bulles); comme *médicaments* on peut recommander : teinture de musc (en injection sous-cutanée), solutions de camphre, vins généreux en petite quantité ou cognac (par la bouche ou le rectum), et café.

4° *Convulsions :* tétaniques ou épileptiformes. Les inhalations d'anesthésiques (éther, chloroforme) seront prescrites. L'anesthésie sera prolongée jusqu'à élimination complète du poison par le vomissement, la diarrhée ou l'urine.

Les lavements avec de grandes quantités d'infusion *de racine de valériane* sont suffisants pour combattre les formes légères des convulsions cloniques. On s'abstiendra du *chloral hydraté* à cause de son action paralysante sur le cœur. Sont à recommander: *paraldéhyde* (en lavement, 3 gr. mélangés avec un jaune d'œuf), *opium, morphine.*

5° *Altérations des globules sanguins rouges et de la matière colorante du sang.* Elles sont la conséquence de l'action d'un grand nombre de poisons. Les poisons hématiques proprement dits transforment l'oxyhémoglobine en des produits qui, jusqu'à un certain point, ne permettent plus le jeu normal de la respiration, d'où troubles fonctionnels multiples. Le sang détérioré sera retiré à l'aide d'une *saignée copieuse.* Grâce à elle, l'activité cardiaque est stimulée pour un certain laps de temps, quoique seulement d'une manière passagère. *La stimulation est due vraisemblablement à ce que, par suite de l'aspiration exercée sur la lymphe par les vaisseaux sanguins moins remplis, celle-ci exsude des gros troncs lymphatiques en raison directe de la quantité de sang enlevé par la saignée.* La saignée sera suivie immédiatement d'une *injection intra-veineuse d'une solution salée* (7 pour 1000 avec ou sans addition de soude, sérum artificiel); la quantité d'eau salée infusée sera double de la quantité de sang retiré. On peut injecter aussi l'eau salée dans le tissu cellulaire lâche de la région sous-claviculaire. La pression sanguine s'élève, d'où élimination de tous les produits de déchet du sang (stroma des globules rouges, matière colorante transformée) qui, ainsi que nous l'ont appris les expériences et les observations cliniques, s'accumulent dans les reins et oblitèrent les canalicules urinifères. De plus, l'injection aide indirectement l'organisme à se débarrasser du poison. En effet, dès que l'élimination du poison par les reins est entravée, l'état du sujet intoxiqué s'aggrave en conséquence. Plus tôt est rétablie la perméabilité rénale (on peut dans ce but prescrire aussi les diurétiques), plus rapide est la cessation des phénomènes d'intoxication grave.

6° *Corrosion des tissus*. L'atténuation des phénomènes inflammatoires provoqués par le poison dans les premières voies digestives, sera obtenue par l'administration des remèdes mucilagineux correctifs. Ceux-ci agissent mécaniquement en préservant les parties de la muqueuse déjà lésées ou encore intactes de l'action ultérieure du poison, en abaissant la tension et, le cas échéant, en arrêtant les petites hémorrhagies. Sont employés dans ce but : gomme en poudre (à prendre dans l'eau, par cuillerée à café) ou mucilage de gomme arabique (50 gr. pour 200 gr. d'eau), mucilage de salep (par cuillerée à soupe, tout seul ou dans l'eau), ou extrait froid de racine de guimauve (20 gr. pour 200 gr. d'eau), empois d'amidon dilué et décoction d'avoine, gomme adragante (3 gr. pour 200 gr. d'eau). *Les inflammations et les vomissements profus* seront améliorés par des morceaux de glace, ou le cas échéant, boissons gazeuses, racine de colombo répartie dans une grande quantité d'eau, ou solution diluée de cocaïne (5 centigrammes pour 500 gr. d'eau). Comme antinévralgiques seront administrés l'opium (5 centigrammes) ou la morphine en injections sous-cutanées (1 centigramme pour 1 gr. d'eau). Des résultats favorables souvent frappants sont aussi obtenus par l'application des sinapismes et d'autres remèdes irritant la peau et, en cas de nécessité, des ventouses et des sangsues aux régions épigastrique et lombaire.

II. POISONS INORGANIQUES

COMPOSÉS DU CARBONE

OXYDE DE CARBONE. — Les empoisonnements par *l'oxyde de carbone* qui est un gaz inodore, peuvent avoir lieu dans les laboratoires. Ce gaz se forme, entre autres conditions, quand le charbon brûle dans un air confiné : $C + O = CO$, de même quand le carbone agit, à la chaleur rouge, sur l'acide carbonique : $C + CO^2 = 2CO$.

L'oxyde de carbone colore le sang vivant et mort en rouge cerise clair. Autant que je sache, c'est Piorry qui, le premier, ait signalé ce fait en 1826. La cause de ce changement dans la coloration du sang est la transformation de l'oxhyhémoglobine en hémoglobine oxycarbonée. Cette dernière se décompose dans la pompe à air ou bien quand on fait passer sur elle, pendant un temps prolongé, d'autres gaz tels que hydrogène, oxygène, oxyde d'azote. Son coefficient de dissociation est environ 33 fois inférieur à celui de l'oxyhémoglobine dans les mêmes conditions (1). Ainsi que le fait le sang normal, le sang oxycarboné (v. la planche spectroscopique) donne deux bandes d'absorption dans le jaune et le vert, entre les lignes D et E de Fraunhofer : la première bande du sang oxycarboné est un peu plus éloignée de la région rouge du spectre (2). Les deux bandes sont déplacées vers le violet. Ce déplacement serait encore appréciable quand l'air agité avec le sang contient seulement 0,056 0/0 d'oxyde de carbone.

(1) Hüfner, *Arch. f. Anat. u. Phys.*, 1895, page 213.
(2) Ce déplacement est difficilement appréciable, surtout quand on travaille avec un spectroscope à faible dispersion. Il devient encore plus difficile de le démontrer en cas d'empoisonnement.

Le sulfhydrate d'ammoniaque dont l'addition transforme les deux bandes d'absorption de l'oxyhémoglobine en une raie unique estompée de l'hémoglobine réduite (v. planche spectroscopique), laisse telles quelles les deux bandes d'absorption de la carboxyhémoglobine. Mais si le sang oxycarboné contient encore de l'oxyhémoglobine, — *ce qui arrive dans la plupart des cas d'empoisonnement où il reste encore le cinquième environ de la quantité initiale de l'oxygène.* — le sulfhydrate d'ammoniaque, tout en laissant intactes les deux bandes d'absorption de la carboxyhémoglobine, fait apparaître dans leur interstice une ombre témoignant de la réduction de l'oxyhémoglobine restante.

1. Le sang oxycarboné défibriné est-il additionné de son volume ou du double de son volume de lessive sodique, il se présente alors sous forme d'une masse rouge presque coagulée (carboxyhématine), tandis que le sang normal traité de la sorte forme une masse gélatineuse d'aspect vitreux (oxyhématine) (1).

2. La solution aqueuse de sang oxycarboné (1 pour 20) est-elle additionnée de son volume de lessive sodique, le mélange prend d'abord une coloration blanchâtre et devient ensuite rouge clair éclatant ; le sang normal se colore en brun sale.

3. Le sang oxycarboné n'est pas altéré par la solution aqueuse d'hydrogène sulfuré, tandis que le sang normal, traité par l'hydrogène sulfuré, prend une coloration verdâtre (sulfohémoglobine (2).

4. Le sang oxycarboné dilué (1 pour 50), additionné d'une très petite quantité de sulfhydrate d'ammoniaque (préparé en ajoutant 2 gr. de soufre à 100 gr. de sulfure jaune d'ammonium) et d'autant d'acide acétique à 30 p. 100, se colore en rouge clair, tandis que le sang normal prend une coloration gris-verdâtre ou gris-vert-rougeâtre (3).

5. Additionnés de 15 cc. de solution de ferrocyanure de potassium à 20 p. 100 et de 2 cc. d'acide acétique (1 volume d'acide acétique glacial pour 2 vol. d'eau) et agités doucement, 10 cc. de sang oxycarboné donnent naissance à un coagulum rouge

(1) JÆDERHOLM, *Die ger.-med. Diagn., d. Kohlenoxydverg.*, Berlin, 1876, p. 52.
(2) E. SALKOWSKI, *Zeitschr. f. physiol. Chemie*, 1883, Bd VII, Heft 2.
(3) KATAYAMA, *Arch. f. path. Anat.*, Bd CIX, p. 53.
     Toxicologie.   7

clair, tandis que le sang normal donne un coagulum noir (1).

6. Si l'on dilue 3 cc. de sang avec 100 cc. d'eau, que l'on alcalinise avec de la lessive potassique, que l'on y ajoute une solution aqueuse de pyrogallol, que l'on agite une fois et que l'on mette de côté le flacon bien bouché rempli jusque sous le bouchon, le sang oxycarboné reste rouge, tandis que le sang normal se décolore peu à peu.

7. Si l'on alcalinise le sang avec de la lessive sodique, que l'on y ajoute une pincée de glycose finement pulvérisé, que l'on agite le tube fermé avec de l'ouate et de la paraffine, le sang oxycarboné prend une coloration rouge-cerise, tandis que le sang normal devient noir-rougeâtre.

8. Les précipités que donnent dans le sang oxycarboné les sels métalliques (par exemple, sulfate de cuivre, acétate de cuivre, acétate basique de plomb), le tannin à 1 p. 100, l'alun, le phénol, etc., sont pour la plupart de couleur rouge-brique, tandis que le sang normal fournit des précipités sombres.

Le sang saturé d'oxyde de carbone se conserve longtemps à l'état frais.

Ce sont les altérations du sang, peut-être concurremment avec les lésions du système nerveux (2) (ces dernières sont, d'après moi, sans importance aucune), et nullement l'atonie de la musculature des vaisseaux qui causent l'empoisonnement.

Dans l'état actuel de nos connaissances chimiques on ne peut pas supposer que l'oxyde de carbone se combine avec un tissu quelconque du corps humain. En tous cas, ça n'est ni le tissu musculaire ni le tissu nerveux pour lesquels on a réussi à démontrer *incontestablement* l'impossibilité de s'allier chimiquement avec CO. Le sang possède seul cette affinité.

Par suite de la substitution de l'oxyde de carbone à l'oxygène dans l'hémoglobine l'asphyxie survient nécessairement. Les quantités d'oxyde de carbone absorbées par le sang d'un mammifère sont proportionnelles à la teneur de l'air inspiré en oxyde de carbone. Un animal qui respire pendant une demi-heure dans une

---

(1) WETZEL, *Verh. d. phys. Ges. z. Würzburg*, Bd. XXIII, n° 3.
(2) GEPPERT, *D. med. Wochenschr.*, 1892, p. 418.

atmosphère contenant de 0,07 à 0,12 p. 100 d'oxyde de carbone, en absorbe assez pour rendre la moitié, ou le quart de ses globules sanguins rouges inaptes à absorber l'oxygène (1). On peut respirer, sans inconvénient aucun, pendant 3 à 4 heures, dans une atmosphère qui contient 0,024 p. 100 d'oxyde de carbone (2). L'intoxication devient grave, si l'on fait respirer à des animaux de l'air contenant 0,07 à 0,08 p. 100 d'oxyde de carbone. La mort survient chez les lapins confinés dans une atmosphère contenant 0,19 p. 100 d'oxyde de carbone (3). La quantité absolue d'oxyde de carbone fatale pour un lapin de 2,5 kg. environ, est de 0 gr. 02 = 22 cc. 45. La mort a lieu quand la capacité respiratoire du sang pour l'oxygène est tombée en moyenne à 30 p. 100 de sa valeur initiale. A partir de ce point, et à plus forte raison, si cette chute va jusqu'à atteindre 50 p. 100, la vie de l'animal est en danger (4) Les insectes sont, eux aussi, immobilisés par l'oxyde de carbone qui finit par les tuer. L'oxyde de carbone ne s'accumule pas dans l'économie. On a prétendu qu'une partie considérable de ce gaz se transforme en acide carbonique dans le corps des animaux.

Action sur l'homme de l'oxyde de carbone pur. — Les sujets tombent comme foudroyés en présentant les symptômes de dyspnée, ou il survient chez eux des nausées, des vomissements, de la céphalée, la perte de connaissance ou des convulsions. Si le gaz pénètre chez les animaux par le poumon, les vaisseaux ou même dans la cavité abdominale, on peut observer chez eux : 1° *paralysies* (vaso-dilatation, surtout visible aux vaisseaux de l'oreille, marche titubante, parésie du train postérieur); 2° *convulsions* (respiration affaiblie et laborieuse, secousses de courte durée); 3° *asphyxie* (inspirations rares, d'abord profondes, ensuite brèves, saccadées, anesthésie, mort en convulsions).

L'empoisonnement lent fait apparaître de la glycosurie; dans les expériences sur les animaux avec l'oxyde de carbone pur,

(1) GRÉHANT, *Gaz. méd.*, 1878, n° 36.
(2) GRUBER, *Sitzungsber. d. Wiener Akad.*, 1881, Heft 2, p. 203.
(3) BIEFEL und POLEK, *Zeitschr. f. Biol.*, Bd XVI, p. 279.
(4) DRESER, *Arch. f. exp. Path.*, Bd XXIX, H. 1 et 2.

on a de même pu constater dans l'urine le sucre qui a pour source l'albumine du corps et des aliments. Si l'on diminue l'albumine du corps en tenant l'animal à jeun pendant deux ou trois jours, l'oxyde de carbone ne provoque plus la glycosurie (1). L'échange des albuminoïdes est considérablement augmenté (2). Le sang présente l'aspect spectroscopique décrit plus haut.

L'oxyde de carbone, ce qui est très important, n'a d'influence nocive ni sur les entophytes, ni sur les plantes phanérogames; et même, au contraire, elles prospèrent mieux encore qu'à l'état normal.

Recherche de l'oxyde de carbone dans l'air. — On l'agite avec du sang normal très dilué ayant juste encore un reflet rouge, mais présentant les deux bandes d'absorption, ou bien on le fait passer à travers ce sang : il se produit de la carboxhyhémoglobine que l'on peut reconnaître par l'examen spectroscopique (3). Cette méthode permet encore de déceler l'oxyde de carbone dans une atmosphère qui n'en contient que 0,25 p. 100. Si le sang est très dilué, il importe de le faire traverser par 10 litres environ d'air suspect. La limite inférieure jusqu'à laquelle on pourrait encore déceler l'oxyde de carbone dans l'air à l'aide de cette méthode, irait même jusqu'à 0,05 p. 100. Une souris respire-t-elle dans cette atmosphère, on peut encore démontrer la présence de l'oxyde de carbone dans le sang, si l'air en contient 0,03 p. 100.

L'oxyde de carbone noircit un *papier imbibé de chlorure de palladium* (4) : si le papier-réactif est laissé exposé à l'air pendant 24 heures, sa sensibilité est évaluée à 0,05 p. 100. Mais ce procédé doit être rejeté, le papier palladié brunissant rapidement à la lumière du soleil et la couleur brune survenant aussi sous l'influence de l'ammoniaque, de l'hydrogène sulfuré, du gaz des marais, de l'éthylène et de l'hydrogène.

Pour démontrer dans l'air des traces d'oxyde de carbone, on

---

(1) Straub, *Archiv f. exper. Pathol. u. Pharmacol.*, Bd XXXVIII, p. 139. — Rosenstein, *eod. loco*, Bd XL.

(2) A. Frænkel, *Arch. f. path. Anat.*, Bd LXVI, p.1.

(3) H. Vogel, *Ber. d. d. chem., Gesellsch*, Bd X, p. 794 ; Bd XI, p 235

(4) J. v. Fodor, *Vierteljahrsschr. f. Gesundheitspfl.*, Bd XIII, p. 377.

lui fera traverser une solution diluée d'azotate d'argent, additionnée d'ammoniaque en quantité juste suffisante pour dissoudre le précipité produit. La présence de l'oxyde de carbone se reconnaît à la coloration brune de la solution, à froid, et à la production d'un précipité noir si elle est chaude. On peut aussi faire passer l'air suspect à travers une *solution de chlorure de cuivre ammoniacal* qui absorbe CO en quantités équivalentes et laisser tomber, goutte à goutte, cette solution dans une solution de chlorure de palladium qui noircira.

On peut également chasser CO du sang en le chauffant longtemps avec de la potasse caustique : le gaz traversera ensuite une solution de chlorure de palladium.

VAPEURS DE CHARBON. — On comprend sous la dénomination de « vapeurs de charbon (ou de braise) » tout *air à respirer auquel sont mélangés les produits de la combustion incomplète des combustibles.* Les vapeurs de charbon ne possèdent pas de composition constante : on comprend aisément qu'elle variera nécessairement suivant l'espèce, la quantité et le mode de combustion des matières employées (bois, tourbe, charbon). Sa composition moyenne est la suivante : 6,75 p. 100 d'acide carbonique ; 0,34 à 0,62 p. 100 d'oxyde de carbone ; 13,19 p. 100 d'oxygène et 79,72 p. 100 d'azote.

Les empoisonnements par les vapeurs de charbon ont été, autant que je sache, rapportés pour la première fois par Aristote, et étudiés expérimentalement en France dès le dernier siècle. Ils ont pour causes des méprises, des tentatives de suicide, très rarement des tentatives d'homicide. Il me semble que le nombre des victimes qui succombent par l'empoisonnement suicide ou accidentel dû à ce gaz va croissant. Sur les 432 intoxications ayant eu lieu à Berlin de 1876 à 1878, il y avait 155 empoisonnements par les vapeurs de charbon avec 77 p. 100 de mortalité. En Prusse, de 1889 à 1891, furent traités seulement dans les hôpitaux 243 hommes empoisonnés par les vapeurs de charbon et le gaz d'éclairage. En 1895, le nombre des cas s'élevait déjà jusqu'à 110.

En France on a noté, de 1861 à 1865, 1753 cas (1). En 1880,

(1) *Statistique de la France*, sér. II, t. XVIII, Strasbourg, 1870.

le chiffre des suicides par les vapeurs de charbon montait à 533;
en 1892, à 829; et en 1894, à 914.

En Suède on constate, en moyenne, 26 cas par année.

L'oxyde de carbone pénètre dans les habitations toutes les fois
que, par suite de la fermeture de la clef, les gaz ne peuvent se
dégager par la cheminée, que le tuyau de poêle est bouché, ou
qu'un vent violent ne permet pas au gaz de s'échapper de la
cheminée. Les empoisonnements peuvent aussi survenir dans
les usines où se préparent le gaz d'éclairage et le coke, pendant
la distillation du goudron(1), dans les usines à fer (gaz des hauts-
fourneaux), les filatures de coton, les fonderies en métal, les
locaux chauffés à l'aide des réchauds non fermés ou des poêles
mobiles à combustion lente, ou dans les voitures chauffées à l'aide
des briquettes préparées (2), ou chez les sujets dormant dans le
voisinage des fours à chaux et des briquetteries, tandis que l'o-
xyde de carbone ne se dégage jamais des poêles en fonte chauffés
au rouge(3). Le gaz peut pénétrer dans les habitations au moyen
d'un feu de cheminée, des poutres embrasées (4), des scories ar-
dentes sous une forge, etc. L'action des vapeurs de charbon se
manifeste ordinairement sur-le-champ.

Cependant, suivant la ventilation et la quantité de gaz, la perte
de connaissance peut ne survenir que 3/4 d'heure après le début
de l'intoxication. Du reste, une *disposition temporaire ou innée*
à être plus ou moins affecté par les vapeurs de charbon, semble
exister en réalité. C'est ainsi que les buveurs et les sujets atteints
d'adipose cardiaque, semblent plus exposés à y succomber.

Symptômes. — Chez les sujets à *intoxication peu accusée* il
survient parfois seulement de la céphalée, du bourdonnement
d'oreilles, du vertige, de la nausée, une sensation de pression à
la région épigastrique, des vomissements et de la faiblesse musculaire. Dans des *cas plus graves*, la face est d'abord rouge,

(1) Greiff, *Vierteljahrsschr. f. ger. Med.*, 1890, Bd LII, p. 359.

(2) Brouardel, *Bullet. de l'Acad. de Méd.*, 1894, p. 76. — Motet, *Ann. d'Hyg.*, 1894,
vol. XXXI, p. 258.

(3) Wolffhügel, *Zeitschr. f. Biol.*, Bd XIV, p. 506 und Gruber, l. c.

(4) Chevalier, *Journ. de chim. méd.*, mai 1870.

ensuite pâle, cyanosée. la peau est anesthésiée; la faiblesse musculaire se transforme en paralysie qui peut aussi atteindre les sphincters, surtout le sphincter vésical. En cas *d'intoxication grave*, l'urine contient jusqu'à 0,96 p. 100 de sucre ; cette glycosurie ne tarde pas à disparaître rapidement ou graduellement. Après la disparition de la glycosurie, on trouve dans l'urine des traces d'albumine (1). Chez les animaux intoxiqués expérimentalement par l'oxyde de carbone, l'urine contiendrait de l'acide lactique. Le pouls devient de plus en plus faible, de temps en temps il fait complètement défaut, le sujet perd connaissance. ne répond pas quand on le secoue ou qu'on l'appelle, et il survient des troubles respiratoires graves. Parfois la respiration peut s'arrêter complètement pour quelques instants : plus tard elle devient convulsive et râlante. Il survient du trismus. Les dents sont si serrées les unes contre les autres qu'il n'y a pas moyen de les desserrer. Les masséters sont fortement contracturés. Quelquefois on est obligé de libérer la langue d'entre les dents serrées. Dans des cas isolés on a observé des contractures des muscles des extrémités et du dos. La mort est, dans la plupart des cas, précédée d'asphyxie et de convulsions, parfois aussi d'élévation de la température. La respiration peut aussi être gênée par l'abaissement de la base de la langue; il suffit de l'attirer en avant pour que la respiration devienne facile. Les vomissements peuvent persister pendant la perte de connaissance, d'où mort par suite de la pénétration des substances alimentaires dans les voies respiratoires ou, plus tard, par suite d'une pneumonie par aspiration. Chez des chiens accidentellement empoisonnés par l'oxyde de carbone, on trouvait la vue troublée, les pupilles dilatées et l'ouïe abolie.

Quant aux *accès épileptiformes*, ils ne surviennent dans la majorité des cas que chez les sujets prédisposés. Le malade, plongé dans le coma, exécute avec les bras des mouvements d'extension et de flexion et les jette de tous les côtés ; on observe aussi de légères secousses musculaires qui se transforment après quelques heures en convulsions violentes persistant

(1) Kahler, *Prager med Wochenschr.*, 1881, n°ˢ 48 et 49.

quelques jours pour s'atténuer graduellement. On a observé en outre la tétanie intermittente des fléchisseurs, des adducteurs et des pronateurs. Le réflexe du genou est resté normal (1).

Le fœtus peut continuer à vivre pendant quelque temps après la mort de la mère asphyxiée par l'oxyde de carbone quoique son sang contienne un peu de CO, mais en général cinq ou six fois moins que le sang maternel. On a observé des avortements (2) à la suite de l'empoisonnement par les vapeurs de charbon et le gaz d'éclairage.

Dans quelques cas d'asphyxie par les vapeurs de charbon les phréniques ont perdu leur excitabilité pour le courant faradique. La guérison peut survenir encore après un à trois jours, même en cas d'intoxication accusée.

Comme *affections consécutives temporaires* ont été signalées : diabète, albuminurie, ainsi que hématurie accompagnant l'hémoptysie, ou, après leur cessation, incontinence d'urine et symptômes d'une pneumonie caséeuse ; parfois pendant longtemps ou même d'une façon persistante : paralysies et anesthésies, avec ou sans abolition de l'excitabilité électrique et réaction de dégénérescence, précédées quelquefois de douleurs lancinantes, pour la plupart des cas dans l'échancrure sciatique (névrite toxique du sciatique), troubles de la déglutition, tremblement accompagnant la paralysie unilatérale ou totale, tremblement se manifestant à l'occasion d'un mouvement intentionnel et hyperesthésie du tronc. On a réussi à établir un rapport de causalité entre l'intoxication par l'oxyde de carbone et le ramollissement cérébral survenant après un temps plus ou moins long (un mois environ) pendant lequel le sujet n'avait présenté aucun trouble psychique, ni nerveux (3).

Ont été observés : hallucinations, délire furieux, tentatives de fuite, amnésie et idiotie, ainsi que des symptômes de sclérose en plaques ; et du côté des yeux : exophtalmie, paralysie du droit

(1) Voss, *Deutsche med. Wochenschr.*, 1892, p. 894.
(2) Lewin und Brenning, *Die Fruchtabtreibung durch Gifte*, 1899, p. 172.
(3) Simon, *Arch. f. Psych.*, I, p. 263. — Huchzermeyer, *Kohlendunstverg.*, Berlin, 1868 ; — Brouardel, Descoust et Ogier, *Ann. d'hyg.*, 1894, t. XXXI, p. 376 et 459.

supérieur et du droit interne (1) s'aggravant malgré l'emploi des verres correcteurs, et exsudat rétinien. La parole est scandée, hésitante ou complètement abolie ; la puissance sexuelle peut être abaissée. Dans quelques cas isolés on voit survenir comme trophonévroses : décubitus avec ou sans exanthème et emphysème sous-cutané. Les exanthèmes herpétiques (herpès labial ou zona) et les éruptions cutanées bulleuses peuvent se montrer soit localisés, soit généralisés, accompagnés quelquefois d'œdème pâteux ou d'infiltration gélatiniforme et de gangrène s'étendant de proche en proche et mettant à nu les os après destruction préalable des parties molles (2). La mort peut encore survenir après huit jours et jusqu'à cinq semaines ; par exemple, à la suite de la fièvre continue, de l'amaigrissement rapide des extrémités inférieures, de la perte de conscience ; soit comme conséquence d'une pneumonie par aspiration ou d'une pneumonie unilatérale, soit enfin comme terminaison brusque d'une tuberculose latente (3).

Intoxication chronique par les vapeurs de charbon. — Les personnes séjournant longtemps et souvent dans des locaux dont l'atmosphère contenait de l'oxyde de carbone (chauffeurs, garçons de café, cuisinières, etc.) peuvent être atteintes de troubles mentaux. Voici quels sont les premiers symptômes observés : céphalée frontale et pariétale, paresthésies dans le domaine du trijumeau, bouffées de chaleur ; plus tard, fourmillements aux jambes, angoisse précordiale, palpitations, vertige, insomnie, paresse mentale, faiblesse générale, ictère léger, affaiblissement progressif de l'activité psychique, faiblesse musculaire et incoordination motrice (aussi incoordination de la parole), parfois accès épileptiformes et apoplectiformes. Dans cet état de choses il n'est rien l'étonnant à ce que l'on pose le diagnostic de paralysie générale progressive, d'autant plus que les pupilles réagissent très paresseusement ou ne répondent pas du tout à la lumière. Les réflexes tendineux sont affaiblis ou presque complètement abolis, les réflexes musculo-cutanés sont presque toujours conservés ; l'ané-

(1) KNAPP, *Arch. f. Augenheilk.*, IX, 2, p. 229.
(2) LITTEN, *Berliner klin. Wochenschr*, 1889, nº 4.
(3) MARTEN, *Archiv für pathol. Anatom.*, 1894, Bd CXXXVI, p. 535.

mic est un phénomène constant. Sur cinq malades semblables,
deux ont guéri, dont l'un après cinq et l'autre après neuf mois;
quant aux trois restants, ils tombèrent graduellement en démence
après la disparition des phénomènes d'intoxication et finirent
par mourir en présentant le tableau clinique type de la démence
paralytique.

Autopsie. — Ce qui attire surtout l'attention dans les cadavres
pour la plupart bien conservés, ce sont des *taches* et des *raies
rouge-clair* correspondant à des vaisseaux très dilatés contenant
du sang oxycarboné de coloration rouge-clair. Les muscles et les
organes internes sont de même colorés en rouge-clair. De temps
en temps on tombe sur des extravasations sanguines méningéen-
nes, des apoplexies capillaires du cerveau, et dans celui-ci on
trouve : foyers de ramollissement, dépôts granuleux dans toutes
les couches de l'écorce, prolifération des capillaires, destruction
des cellules ganglionnaires par atrophie, prolifération névroglique
diffuse dans la substance blanche du cerveau, dégénérescence des
vaisseaux dans les ganglions de la base, la protubérance et la
moelle épinière, foyers de ramollissement médullaires ; ainsi que
pneumonies, œdème pulmonaire, épanchements séreux dans les
cavités pleurales. Dans un cas avec terminaison fatale après cinq
semaines, on a trouvé : pyopneumothorax droit, noyaux caséeux
dans les deux poumons et foyers de ramollissement dans le noyau
lenticulaire. On a observé aussi l'inflammation diphtéroïde du
cœcum et du rectum, des hémorrhagies dans les mêmes régions et
hémorrhagies péritonéales, la thrombose des veines crurales et
iliaques, de la poliomyélite, ainsi que l'œdème et l'hyperhémie
des gaines du nerf sciatique des deux côtés accompagnés de pemphigus (1). On a noté parfois des exsudats diphtéroïdes du voile
du palais et du larynx.

[Les lésions de la muqueuse gastro-intestinale, lésions pouvant aller du

(1) Rokitansky, *Wiener med. Pr.*, 1889, p. 2044. — Musso, *Riv. clin. di Bologna*,
1885, p. 577. — Becker, *Deutsche. med. Wochenschr.*, 1889, p. 26. — Cramer, *Centralbl.
f. allg. Pathol.*, 1891, Bd II, p. 545. — Posselt, *Wiener klin., Wochenschr.*, 1893, p. 377,
399. — Delage, *Des lésions gastro-intestinales dans l'empoisonnement par l'oxyde de
carbone*, Thèse de Paris, 1896.

simple catarrhe jusqu'à l'ulcération, et qui se présentent le plus souvent sous forme de plaques ou de traînées de congestion, s'observent surtout lorsque la mort a été occasionnée par des vapeurs de charbon. Je serais assez disposé à les attribuer à une substance autre que l'oxyde de carbone, et dont l'action irritante viendrait se surajouter à l'action toxique de cet oxyde de carbone.]

Les altérations du sang peuvent faire défaut toutes les fois que la mort, tout en ayant pour cause médiate l'oxyde de carbone, est provoquée immédiatement par l'aspiration dans les voies respiratoires du contenu stomacal rejeté par vomissement, que le sujet éloigné encore vivant de l'atmosphère où étaient dégagées les vapeurs de charbon est mort plus tard, ou que l'agonie a duré plus longtemps que le dégagement des vapeurs de charbon. Chez les animaux ayant respiré 15 minutes à l'air libre, l'existence de l'oxyde de carbone dans le sang peut parfois ne pas être démontrée d'une manière sûre et certaine même en cas d'intoxication grave. La disparition de l'oxyde de carbone du sang est due, en partie, à ce que ce gaz étant dissociable, une petite quantité en est expulsée avec chaque mouvement respiratoire, et, d'autre part, à ce qu'une petite portion d'oxyde de carbone s'oxyde dans le sang en acide carbonique. *Jamais, en cas d'empoisonnement, le sang n'est saturé d'oxyde de carbone,* l'issue fatale survenant avant cette saturation atteinte; aussi, à l'addition du sulfhydrate d'ammoniaque, reconnaît-on de l'hémoglobine réduite à côté de la carboxyhémoglobine (1) (v. la planche spectroscopique). Dans deux cas d'intoxication par l'oxyde de carbone on a constaté que le sang, pris sur le cadavre, contenait des globules sanguins rouges dentelés, mûriformes. Mais cet aspect des globules rouges n'est pas constant.

Durée pendant laquelle on peut encore démontrer la présence de l'oxyde de carbone dans le sang. — On a trouvé inaltérée, après un séjour de 3 ans dans un tube en verre hermétiquement scellé, une solution de carboxyhémoglobine; et une solution de sang oxycarboné, après 10 ans (2). On peut conserver, aussi long-

(1) L'opinion contraire de MASIA (*Virchow's Arch.*, Bd XXXIV, p. 439) est erronée.
(2) HOPPE-SEYLER, *Med.-chem. Unters.*, Bd II, 1876, p. 202.

temps que l'on voudra, une bouteille remplie tout entière de sang oxycarboné pourvu qu'elle soit hermétiquement bouchée : sa teneur en oxyde de carbone ne changera point. Ce gaz pourrait être décelé dans le sang cadavérique, même si la putréfaction est déjà bien avancée. On l'a trouvé après 4 semaines dans le sang d'un homme intoxiqué par les vapeurs de charbon (ce sang fut obtenu par la saignée), mais il fut impossible de l'y reconnaître passé 2 mois (1). Dans un cas on a constaté, après 60 heures, sa présence dans le sang retiré à l'aide d'une ventouse (2). Chez un intoxiqué, l'oxyde de carbone absent du sang fut trouvé dans les muscles. Pour l'examen spectroscopique, outre le sang, c'est aux muscles que l'on aura recours.

Traitement. — Exposition à l'air libre, ainsi que respiration artificielle; ablutions froides, injections sous-cutanées d'éther, frictions; frapper la poitrine avec des compresses mouillées, sinapismes au thorax et aux mollets; lavements excitants, de même que d'autres excitants externes. Quant aux inhalations prolongées d'oxygène, vu les difficultés que l'on éprouve à se procurer ce remède partout, elles sont presque sans valeur aucune au point de vue thérapeutique. Cependant il ne faut pas perdre de vue le fait que, ainsi qu'il résulte des recherches entreprises à ce sujet, le remplacement de l'air atmosphérique par l'oxygène pur quintuple la rapidité avec laquelle l'oxyde de carbone est chassé du sang.

Récemment, Mosso a réussi à sauver chaque fois la vie des animaux mortellement intoxiqués par l'oxyde de carbone en employant l'oxygène comprimé.

Contre l'empoisonnement par le gaz d'éclairage on a employé avec succès des injections de $0^{gr},001$ de nitroglycérine, tandis que l'eau oxygénée, qui se décompose dans l'estomac, a échoué complètement. Dans plusieurs cas, on a sauvé la vie des intoxiqués en leur injectant, dans la veine médiane basilique, 200 cc. de sang défibriné (3). On pourrait dire avec plus de raison qu'on

(1) SAALFELD, *Repert. d. anal. Chemie*, 1883, n° 3.
(2) POUCHET, *Ann. d'hyg. publique*, 1888, p. 365.
(3) UTERHART, *D. Klinik*, 1868, n° 14. — LEYDEN, *Mitteil. aus d. l. med. Klinik*, 1890, p. 248.

a sauvé la vie de ces hommes malgré la transfusion. Il vaut mieux recommander de pratiquer une saignée profuse et d'injecter ensuite une solution physiologique (à 0,6 p. 100) de sel marin. Les *affections consécutives* seront soumises à un traitement symptomatique.

MORT PAR INCINÉRATION. — La présence de *l'oxyde de carbone* fut démontrée dans le contenu friable de l'aorte, de la veine cave ascendante et de la veine porte chez des animaux calcinés (1). De nos recherches personnelles sur des *centaines d'animaux précipités morts dans le four crématoire* il résulte que, à aucun stade de l'incinération, *il ne se trouve d'oxyde de carbone dans le cœur*.

PLAIES PAR ARMES A FEU. — Dans certaines conditions il importe de savoir que, en cas de *coup de feu à bout portant,* le sang extravasé dans le voisinage de la plaie, de même que les muscles, contenaient de la *carboxyhémoglobine,* d'où leur coloration rouge cerise. Ce fait est vrai pour la poudre grossière employée dans l'armée et pour les revolvers, mais nullement quant à la poudre fine employée pour les fusils de chasse (2).

GAZ D'ÉCLAIRAGE. — Le gaz d'éclairage préparé à l'aide de la houille contient : acide carbonique 3,01 p. 100, azote 2,15 p. 100, oxygène 0,65 p. 100, éthylène 2.55 p. 100, propylène 1,21 p. 100, vapeurs de benzine 1,33 p. 100, hydrogène 46,2 p. 100, protocarbure d'hydrogène 34,02 p. 100, oxyde de carbone 8,88 à 4,7 p. 100. Le gaz d'éclairage ayant traversé des couches de terre de grande étendue (par exemple, une épaisseur de 35 mètres de décombres ou de débris de briques) perd complètement son odeur spécifique due à la présence des produits goudronneux. L'odeur du gaz n'apparaît qu'après saturation des couches de terre par les parties constituantes volatiles dérivées du goudron, ou quand le gaz s'écoule rapidement. Si une bougie a continué à brûler sans s'éteindre dans une pièce où a eu lieu un cas d'empoisonne-

(1) HOFMANN, *Wien. med. Pr.*, 1876, n° 8.
(2) PALTAUF, *Wiener klin. Wochenschr.*, 1890, p. 989.

ment par l'oxyde de carbone, on peut éliminer une intoxication
par le gaz d'éclairage et ne songer qu'à une intoxication par les
vapeurs de charbon ; en effet, le mélange d'air et de gaz d'éclairage contenant 0,25 à 0,75 p. 100 d'oxyde de carbone, est déjà
explosif, tandis que le gaz d'éclairage ne provoque la mort
qu'en quantités plus élevées (1).

L'empoisonnement par le gaz d'éclairage est causé, dans la majorité des cas, par le gaz s'échappant des robinets laissés ouverts
ou non hermétiquement joints, ou par des tuyaux crevassés enfon-
cés dans le sol. Les crevasses sont plus fréquentes l'hiver que l'été
et les empoisonnements par le gaz d'éclairage sont aussi plus
fréquents l'hiver, le sol congelé n'étant pas plus imperméable à ce
gaz que le sol non congelé. Le gaz ne se dirige pas vers les rues,
mais plutôt vers les maisons voisines : l'air chauffé des maisons
agissant comme le feraient des ventouses, aspire l'air souterrain
et, par conséquent, le gaz d'éclairage qui y est contenu. Plus est
grande la différence de température entre la chambre chauffée
et l'air souterrain, plus énergique est l'afflux du gaz (2). Le gaz
peut traverser des murs épais, pénétrer dans des maisons même
distantes de 80 mètres (3).

On voit survenir chez les animaux de la faiblesse musculaire
et la paralysie transitoire des extrémités avec léger engourdissement, des convulsions généralisées sans dyspnée de même
qu'une expiration convulsive.

Ont été observés *chez l'homme:* céphalée, vertige, vomissements,
faiblesse musculaire, respiration ralentie et plus superficielle;
pouls filiforme mais fréquent ou intermittent ; cyanose, pupilles
rétrécies et ne réagissant ni à la lumière, ni à l'accommodation
(dans des cas isolés il survient de la mydriase); perte absolue de
la conscience, taches rouge-clair nombreuses, roulement des
globes oculaires; trismus, ainsi que convulsions toniques des
muscles en général ou convulsions généralisées. Parfois le sujet
perçoit encore les excitations cutanées intenses. Dans le stade

(1) WAGNER, *Repert. d. anal. Chemie*, Bd IV, p. 337. — *Ther. Monatsh.*, 1890,
p. 256.
(2) V. PETTENKOFER, *Vorträge*, 1872, p. 111.
(3) BROI, *Bul. de thérapeutique*, 1880, t. XCVIII, p. 507.

asphyxique, la peau se refroidit ; la température du corps peut
être sous-normale ; l'urine et les matières fécales sont expulsées
involontairement ; l'urine peut sentir le gaz d'éclairage et contenir de l'albumine ou du sang. La motilité et la sensibilité sont
abolies, la respiration est ralentie : la mort n'est pas ordinairement précédée de convulsions ; elle peut survenir même après un
coma de huit jours de durée, mais le plus souvent elle a lieu dans
les quatre premiers jours. Le trismus et le tétanos ne disparaissent
habituellement qu'après 48 heures, la conscience et la parole ne
reviennent qu'après cinq jours, et les membres paralysés ne récupèrent leur pouvoir moteur qu'après huit à dix jours.

Quant aux soi-disant symptômes d'intoxication par des ferments, ce fantôme des notions obscures, je n'en ai jamais pu
déceler trace dans aucun cas d'empoisonnement par le gaz d'é-
clairage.

Les *maladies consécutives* concordent avec celles que nous
avons mentionnées en parlant des intoxications par les vapeurs
de charbon : somnolence, rétention d'urine et des matières fécales, douleurs aux extrémités, œdème, coloration jaune-brunâtre
de la peau, tuméfaction et raideur de l'articulation du genou,
décubitus avec gangrène ne guérissant parfois qu'après des mois,
troubles psychiques, affaiblissement de la mémoire et de l'intelligence, troubles visuels (diminution de l'acuité visuelle, de l'é-
tendue de l'accommodation, rétrécissement du champ visuel,
trouble légèrement floconneux aux limites de la papille, et trouble
de la tache jaune). Il existe de l'inappétence ; les urines et les selles sont évacuées involontairement. Cet état peut guérir même
après une durée de plusieurs jours.

Autopsie. — On a observé chez les *animaux* : cerveau, méninges
et foie gorgés de sang oxycarboné ; emphysème pulmonaire,
sous-cutané et interstitiel ; cœur rempli de sang non coagulé.
Chez *l'homme* on trouve ordinairement : de l'écume et des traces
de matières vomies à la bouche ; aux extrémités, les taches
rouges circonscrites décrites plus haut (parfois elles ne siègent
que d'un côté du corps) que l'on retrouve aussi sur les côtés
antéro-internes des lombes, au thorax et à l'abdomen ; la colo-

ration rouge cerise du sang ; plus rarement, des hémorrhagies de la muqueuse duodénale et de l'iléon ; et, de temps en temps, des exsudats séreux ou séro-sanguins sous-arachnoïdiens, ainsi que des hémorrhagies dans le canal médullaire.

Pour la *recherche* du gaz d'éclairage, on procédera comme il a été dit aux empoisonnements par les vapeurs de charbon. Le *traitement* est aussi identique. Dans un but *prophylactique*, on fera attention à ce que, en cas de rupture des tuyaux, non seulement on en effectue la réparation, mais aussi à ce que tous les habitants des maisons avoisinantes soient obligés de laisser pendant assez longtemps les fenêtres ouvertes : en effet, après réparation de la crevasse, le gaz resté dans le sol affluera vers les maisons dès que, par suite de l'abaissement de la température extérieure, elles commenceront à l'aspirer.

GAZ D'EAU. — C'est un mélange gazeux inodore, brûlant avec une flamme non éclairante, que l'on obtient en faisant passer des vapeurs d'eau sur du charbon de bois ou du coke embrasés. Le gaz d'eau ayant traversé de la benzine, devient du *gaz carburé* et brûle avec une flamme éclairante. Le gaz d'eau pur contient 46 à 49 p. 100 d'oxyde de carbone, tandis que le *gaz de Dowson*, qui s'en rapproche, en contient 23 p. 100. Les empoisonnements par ce gaz sont, essentiellement, des intoxications oxycarbonées. Chez un homme ayant respiré moins de deux minutes dans une pièce dont l'atmosphère contient 2,5 p. 100 de gaz d'eau, il survient de l'angoisse, du tremblement, de la perte partielle de la motilité, de la nausée, de la céphalée violente, etc. Après un séjour plus prolongé, ce sont le coma profond et les troubles respiratoires qui occupent la première place. Dans le sang des animaux à sang froid empoisonnés par le gaz d'eau, on remarque le ratatinement du protoplasma des globules rouges, leur émiettement et la diminution de leurs propriétés éosinophiles (1). A New-York il survint en 7 ans (1880-1888) 184 cas d'issue fatale par suite du gaz d'eau, et seulement 9 cas d'empoisonnement par les vapeurs de charbon. Pour ce qui est du *traitement*, outre les remède

(1) Wyss, *Correspondenzbl. f. Schweiz. Aertze*, 1889, p. 22.

décrits plus haut, on a proposé encore l'injection intra-veineuse
de lait (1).

GAZ DES MINES (GRISOU). — En faisant sauter une mine à la
poudre, il se dégage des gaz qui peuvent provoquer des phénomènes d'intoxication chez les sujets se trouvant dans les galeries
ou occupés à des travaux de déblayage. Le grisou est composé
d'oxyde de carbone (4 à 10 p. 100) et d'acide carbonique (50 p. 100
environ), d'azote et d'hydrogène, d'oxygène et de traces d'hydrogène sulfuré. Le mal des mineurs n'est donc point un empoisonnement par l'hydrogène sulfuré, mais une intoxication par
les vapeurs de charbon. Comme c'est le cas avec cette dernière
intoxication, les phénomènes observés dans le mal des mineurs sont dus aussi bien à la présence de l'oxyde de carbone
et de l'acide carbonique, qu'à la diminution de l'oxygène. Le
mal des mineurs s'observe aussi dans les cas où l'on fait sauter
la mine à l'aide du *coton fulminant* : or, ici il ne se dégage point
d'hydrogène sulfuré, mais énormément (20 à 30 p. 100 environ)
d'oxyde de carbone et d'acide carbonique.

Symptômes. — Le gaz n'est-il inhalé qu'en petite quantité, il
survient seulement de la céphalée frontale térébrante, du bat-
tement préauriculaire; la marche devient titubante et le malade
est engourdi. Dans les cas plus graves, l'ouvrier échappé de la
fosse avec les symptômes susmentionnés, tombe brusquement
sans proférer un cri; on constate alors de l'anesthésie, de la
perte de connaissance, du hoquet et des vomissements. Il peut
se rétablir dans une heure ; mais on peut aussi voir survenir
des convulsions cloniques et toniques, la respiration stertoreuse,
l'abolition du réflexe pupillaire, ainsi que des sueurs froides : le
malade ne revient à lui que lentement. On a proposé dans un but
prophylactique, entre autres choses, de faire porter aux mineurs
des respirateurs appropriés remplis de substances absorbant
l'acide carbonique et l'oxyde de carbone, d'amener l'air frais
du dehors et de débarrasser aussitôt que possible les fosses des
gaz délétères.

(1) CLEAVELAND, *Boston med. and. surg. Journ* , 1889.

Toxicologie.   8

[Dans ces dernières années, l'étude de l'intoxication par l'oxyde de carbone a été reprise et très suivie, notamment, par MM. Gréhant et de Saint-Martin ainsi que par les physiologistes italiens. Les recherches exécutées dans le but de se rendre compte des conditions de viabilité du tunnel de Ronco ont entraîné des travaux, d'ordre physiologique pur, qui ont éclairé la question d'un jour inattendu.

D'après les expériences de Benedicenti et Trèves, ce serait exclusivement à l'action asphyxiante de l'oxyde de carbone qu'il faudrait rapporter les troubles causés par ce poison, l'action sur le système nerveux étant, sinon tout à fait négligeable, au moins d'une importance fort secondaire.

L'action sur le système musculaire à laquelle certains auteurs ont voulu attribuer un rôle prépondérant serait elle-même fort au-dessous, comme importance, de l'action exercée par l'oxyde de carbone sur le sang.

« Aux doses où se produisent généralement les empoisonnements par ce gaz, disent les expérimentateurs précédemment cités, l'oxyde de carbone provoque la mort, chez les animaux supérieurs, par un processus d'asphyxie lente, identique à celui que provoque la soustraction graduelle d'oxygène ou la raréfaction de l'air capables de déterminer la mort dans un espace de temps correspondant. Les modifications du pouls, de la pression, de la respiration, considérées soit en elles-mêmes, soit dans leurs rapports chronologiques, sont égales dans les trois cas d'asphyxie. »

Mais, cependant, certains faits, notamment d'empoisonnements subaigus et chroniques, démontrent bien la possibilité d'altérations durables du système neuro-musculaire. Comme des phénomènes semblables n'ont jamais pu être observés dans les nombreuses expériences effectuées sur les animaux, on se trouve réduit à cette hypothèse, un peu insuffisante par son indécision, que les cellules humaines seraient plus sensibles à l'action dénutritive de l'oxyde de carbone.

Quelques expériences font cependant ressortir une sorte d'action élective, exercée dans certaines circonstances et chez certains animaux, sur l'élément musculaire. Tandis que les expériences de M. Wehmeyer l'amènent à cette conclusion que les muscles de l'écrevisse (*Astacus fluviatilis*) se comportent dans l'oxyde de carbone comme dans un milieu quelconque privé d'oxygène : ainsi, de même que cela s'observe dans l'eau bouillie, l'excitation minima nécessaire pour produire un mouvement appréciable dans le muscle est peu diminuée par l'oxyde de carbone ; comme dans l'asphyxie, le muscle empoisonné se contracte et se relâche plus lentement et il s'épuise beaucoup plus rapidement ; l'oxyde de carbone, même à la tension de 5 atmosphères, ne provoque pas la perte de l'excitabilité ; au contraire, les recherches de M. Audenino le conduisent à dire que le gastrocnémien chez la grenouille perd son excitabilité lentement, mais notablement plus vite que dans des gaz indifférents dans les mêmes conditions d'humidité et de température ; que la quantité de travail subit une diminution notablement plus marquée que celle observée pour l'excitabilité ; que l'excitabilité et l'amplitude des contractions diminuent notablement plus vite si le muscle a exécuté auparavant une certaine quantité de travail en séries de contractions rythmiques, ce qui est d'accord avec ce fait constant d'observations que l'action de l'oxyde de carbone se fait sentir davantage après la fatigue.

Les différences constatées par M. Audenino sont faibles, mais elles sont évidentes. En ce qui concerne l'élasticité, la distensibilité augmente et la rétractibilité diminue : on observe bien des modifications analogues dans les gaz inertes, mais seulement après un temps beaucoup plus long.

Lorsque l'oxyde de carbone pénètre par la voie de la circulation et vient agir sur le muscle non détaché du corps, on observe, après deux à trois heures, une augmentation notable de l'excitabilité et une amplitude au moins égale à la normale; puis, une diminution après huit à dix heures. En ce qui regarde la forme de la courbe, sa hauteur est plus grande, sa période latente moindre et on constate souvent une légère contracture; on obtient ensuite la courbe du muscle fatigué; puis la période latente augmente et l'on arrive à une phase prolongée d'énergie décroissante.

Mais l'auteur paraît attacher une telle importance à l'action exercée par l'oxyde de carbone sur le sang qu'il invoque, pour expliquer ces phénomènes, l'intervention probable de l'hémoglobine musculaire pour la part qu'elle peut prendre dans les échanges nutritifs.

Quoi qu'il en soit, l'expérimentation sur les animaux montre une augmentation de 15 à 20 p. 100 du travail musculaire, après respiration momentanée d'air oxycarboné (0,25 à 0,40 p. 100), augmentation très probablement causée par excitation cérébrale. Une expérience de Herlitzka sur les chiens a révélé des mouvements plus intenses par excitation galvanique de la région corticale des circonvolutions qu'avant l'inspiration de l'air oxycarboné, ou bien des contractions musculaires aussi intenses avec des excitations galvaniques plus faibles. Ces phénomènes d'augmentation du travail musculaire ont été vérifiés par Mosso sur l'homme (1).

La fatigue ne commence à s'accuser que sous l'influence de l'intervention du cœur qui prend alors une influence prépondérante; l'insuffisance d'irrigation sanguine et d'hématose devient plus efficace que l'excitation. Fait-on exécuter le moindre travail musculaire à un animal en cours d'intoxication par l'oxyde de carbone, son état s'aggrave immédiatement; l'effet exercé sur le cœur par le travail des muscles dure pendant un temps beaucoup plus long que dans l'état normal. Il en est de même pour les émotions de toute nature : excitation douloureuse, éveil de l'attention, influences psychiques de toute sorte. On sait, d'ailleurs, que le travail des muscles dans un air raréfié rend l'organisme plus sensible aux produits de déchet de la fatigue musculaire ou nerveuse et cette diminution de résistance a été expérimentalement démontrée vis-à-vis de certaines toxines ou bactéries.

(1) Mosso, etc., *Archives italiennes de biologie*, t. XXXIV et XXXV.

De même, un individu qu'un empoisonnement graduel par l'oxyde de carbone met en état de dépression, est disposé à ressentir beaucoup plus gravement l'action, générale sur l'organisme mais spéciale sur le cœur, de l'acide carbonique qui s'accumule en abondance à côté de cet oxyde de carbone dans un grand nombre des circonstances où ce dernier gaz se trouve prendre naissance. Haldane a réalisé des expériences dans lesquelles il a pu arriver à la saturation du tiers des hématies par l'oxyde de carbone sans qu'il y eût apparition de symptômes appréciables, et les phénomènes d'empoisonnement se manifestaient brusquement avec l'intervention d'un exercice musculaire.

L'action exercée par l'oxyde de carbone sur le cœur est très remarquable mais nullement élective : elle reconnaît pour cause l'insuffisance d'oxygénation du sang nécessaire au fonctionnement du muscle cardiaque. La mort peut donc avoir lieu de façon presque foudroyante avec les mêmes symptômes que ceux que l'on observe dans la ligature des vaisseaux allant au cerveau et par un mécanisme identique. A doses élevées ou pur, l'oxyde de carbone peut provoquer la paralysie plus ou moins prompte du cœur, indépendamment de toute action nerveuse directe ou réflexe. Les centres des vagues et les centres respiratoires peuvent être paralysés sans subir d'excitation préalable ; et leur paralysie peu être indépendante. On peut observer l'augmentation de fréquence du cœur même après ralentissement préalable par la digitale ; il doit donc y avoir, dans la moelle allongée, paralysie des cellules nerveuses exerçant une action modératrice sur les contractions cardiaques.

L'oxyde de carbone se montre inactif sur les cils vibratiles des diverses cellules, les infusoires, les spermatozoïdes ; il est donc absolument dépourvu de tout pouvoir anesthésique.

Herlitzka a essayé de déterminer expérimentalement l'action exercée sur les zones motrices corticales. Dans le cas où l'absorption de l'oxyde de carbone est rapide et considérable, il a observé d'abord une augmentation d'excitabilité du bulbe et ensuite la paralysie de l'écorce, de la moelle et du bulbe. Dans le cas où l'absorption de l'oxyde de carbone est lente et faible, il y a d'abord augmentation de l'excitabilité du bulbe et de l'écorce et ensuite paralysie successive de l'écorce et de la moelle et du bulbe. Les deux formes diffèrent seulement en ce que, dans la forme lente de l'intoxication, il y a augmentation, au début, de l'excitabilité corticale.

Les faits suivants montrent bien le peu de part afférent au système nerveux dans les phénomènes d'intoxication. Une grenouille à bulbe complètement détruit ne présente plus d'arrêt du cœur sous l'influence de l'oxyde de carbone parfaitement purifié, cela, bien que le sang ait acquis le maximum de la couleur rouge-laque caractéristique de l'empoisonnement. Sur un chien préalablement curarisé, on pratique la soustraction de plus de la moitié du sang que l'on remplace par la même quantité, ou même une quantité plus grande, de sang saturé d'oxyde de carbone : on n'observe aucune modification, ni dans l'énergie, ni dans la fréquence du pouls ; à part celle due au relèvement graduel de la pression abaissée, au début, de plus des deux tiers de sa valeur normale.

L'étude des variations de la température les montre analogues à celles que peut déterminer une anémie rapide et profonde, telle que celle résultant d'une hémorrhagie copieuse. La dépression des combustions organiques est si rapide et si grave qu'il faut, dans les cas d'empoisonnement suivis de guérison et provoqués par les mélanges avec l'air de 1 à 2 p. 100 et plus d'oxyde de carbone, deux à trois heures d'inhalation d'air pur avant que la période de retour s'accentue et que la température remonte. Au début, on constate une légère élévation de température due à l'irritation produite par l'oxyde de carbone ; elle est bientôt suivie d'une phase marquée d'abaissement de température coïncidant avec la dépression du système nerveux ; enfin, la période de réparation est signalée par une élévation de température plus ou moins considérable et prolongée (fièvre de retour).

De remarquables expériences, dues à Haldane, semblent devoir entraîner la conviction et faire admettre que l'oxyde de carbone se conduit simplement comme un gaz asphyxiant. On peut faire respirer à des rats, sans qu'ils meurent, un mélange à parties égales d'oxyde de carbone et d'oxygène comprimé à deux atmosphères, alors que ces animaux succombent dans un air contenant seulement 0,2 p. 100 d'oxyde de carbone.

Toutefois, la conclusion que CO se conduit alors comme un gaz indifférent (azote, hydrogène), à l'exclusion de son affinité pour l'hémoglobine, me paraît prématurée et excessive, attendu que l'on peut assez vraisemblablement admettre que cette affinité varie dans de semblables conditions expérimentales. De plus, il faut tenir compte aussi des propriétés spéciales de l'hémoglobine unie au stroma globulaire. Lorsqu'elle est séparée de l'hématie, l'hémoglobine est beaucoup moins apte aux échanges gazeux, elle se combine difficilement avec l'oxyde de carbone, et devient même nuisible pour l'organisme qui s'efforce de l'éliminer rapidement. Ce n'est donc pas un simple phénomène physico-mécanique qui règle l'union de l'hémoglobine avec le stroma globulaire ; il existe évidemment un rapport beaucoup plus intime et plus délicat dont la rupture entraîne l'abolition des propriétés fonctionnelles de l'hématie ; et il me paraît difficile d'assimiler, au point de vue de la façon dont cette rupture peut être provoquée, l'action de gaz inertes tels que l'azote ou l'hydrogène à celle de l'oxyde de carbone.

Je reviens aux expériences de Haldane. Dès qu'on diminue la pression et qu'on retire l'animal de l'atmosphère comprimée, il meurt. La mort se produit également lorsqu'on effectue la décompression lente ; on ne peut donc pas supposer que la mort est déterminée par embolie provoquée par de petites bulles gazeuses. A la pression de huit atmosphères, l'air est suffisant pour abolir l'action funeste de l'oxyde de carbone. U. Mosso a pu réaliser la survie de chats, de chiens et de singes placés dans des atmosphères renfermant 4 et 5 p. 100 d'oxyde de carbone, en faisant passer de l'air pur comprimé, pendant une demi-heure, dans l'appareil renfermant au début le mélange toxique sous pression que ces animaux avaient inhalé pendant un quart d'heure. Sans cette sorte de lavage gazeux, la mort des animaux était très rapide après la décompression, presque instantanée.

D'ailleurs, pour certains savants, Boehm par exemple, les faits postérieurs à l'intoxication, tels que dégénérescences, phénomènes nerveux, amnésie, etc., ne sont pas spécifiques de l'oxyde de carbone et s'observeraient aussi bien dans toutes les formes d'anoxyhémie. Dans les deux cas, les fonctions du système nerveux se rétablissent lentement et dans un ordre précisément inverse de celui dans lequel a eu lieu la disparition. Comme cela se produit par la suppression graduelle et complète d'oxygène, les échanges deviennent impossibles et toute fonction liée intimement à un échange matériel s'abolit; d'où résulte : paralysie motrice, anesthésie, perte des fonctions psychiques, disparition des réflexes et de l'excitabilité corticale, comme dans l'anoxyhémie très aiguë, ou dans la période terminale de l'anoxyhémie plus lente. Par la suppression incomplète, ou très lente, de l'oxygène, il peut s'accumuler dans les tissus des produits d'oxydation incomplète (substances réductrices) capables de déterminer des accidents éloignés.

Il est indéniable que, sur un très grand nombre de points, il existe une identité complète entre les phénomènes déterminés par l'asphyxie dans un gaz inerte et ceux que provoque l'oxyde de carbone ; mais il y a, incontestablement, certains points où cette identité ne subsiste plus, et cela est rationnel, l'oxyde de carbone ne pouvant être simplement considéré, vis-à-vis de l'organisme animal, comme un gaz indifférent.

Pour ce qui regarde les mélanges avec l'air, la proportion de 25 à 30 p. 100 provoque une mort presque foudroyante. Avec une proportion variant de 5 à 20 p. 100, la mort arrive dans l'espace de quinze à vingt minutes, trente au plus. On n'observe pas de gradation correspondant à la richesse toxique dans l'intensité des phénomènes et la rapidité de succession des diverses phases. L'air contenant de 1 à 5 p. 100 d'oxyde de carbone peut déterminer la mort dans un temps plus ou moins long, suivant la proportion de gaz toxique. Avec les mélanges moins riches, de 0,5 à 0,3 p. 100, la durée qui s'écoule avant la mort augmente en proportions toujours plus grandes.

Avec les mélanges à 0,2 p. 100 les manifestations toxiques sont assez lentes à se produire. Les mélanges à 0,35 et 0,40 p. 100, respirés pendant une heure seulement, provoquent des phénomènes d'empoisonnement. Lorsque l'individu inhale un air dont la richesse en oxyde de carbone s'accroît graduellement et lentement, avant même que la proportion de CO arrive à atteindre 0,5 p. 100, on observe le passage rapide et brusque des conditions normales à celles dans lesquelles l'empoisonnement aigu se trouve réalisé. Les phénomènes, et les conditions dans lesquelles ils se produisent, sont presque absolument identiques chez l'homme et le chien.

D'après Haldane, ainsi que la plupart des physiologistes, une proportion de 0,05 p. 100 d'oxyde de carbone dans l'air représente la *toxicité minima* capable de faire sentir ses effets sur l'homme, à la condition que cet air soit respiré longtemps. En raison de la lenteur avec laquelle l'oxyde de carbone est éliminé, il doit être envisagé comme un poison à *action cumulative*, mais agissant d'une manière rapide et profonde lorsqu'un certain degré de saturation du sang est atteint.

L'intoxication oxycarbonique intéresse au moins autant l'hygiène que la médecine légale, et ces deux points de vue sont tellement connexes et bien souvent mêlés l'un à l'autre, qu'il est impossible de ne pas envisager la question d'hygiène dans un traité de toxicologie. Les patientes et consciencieuses études de M. Gréhant ont contribué, pour la plus grande part, à fixer nos connaissances à ce sujet. Il a établi très exactement les conditions dans lesquelles se produit, le plus généralement, l'oxyde de carbone et il a imaginé une méthode très élégante et très délicate pour sa recherche et son dosage.

La plus abondante source de production de l'oxyde de carbone est la combustion des produits organiques servant soit pour le chauffage, soit pour l'éclairage. On sait que Sainte-Claire Deville a prouvé le passage de l'oxyde de carbone à travers la fonte portée à la température du rouge ; de son côté Gréhant a montré qu'il peut y avoir réduction de l'acide carbonique ambiant par la surface rouge du carbure de fer. En ce qui regarde l'éclairage c'est la combustion du gaz qui fournit la plus forte proportion d'oxyde de carbone. En analysant les gaz d'une atmosphère dans laquelle avaient brûlé des becs Auer, Gréhant a trouvé la composition suivante pour 100 cc. : oxygène 12 cc. 3 ; acide carbonique 3 cc. 7 ; azote 84 cc. L'oxyde de carbone était contenu dans la proportion de 1 p. 19600 à 1 p. 17700 ; le rapport de l'acide carbonique à l'oxyde de carbone était représenté par 655. La combustion des lampes à pétrole ne fournit que 1/36000 à 1/29000 d'oxyde de carbone ; et le rapport de CO^2 à $CO = 1025$. La combustion des bougies donne une atmosphère encore moins riche, l'oxyde de carbone n'est plus que 1/37500 du volume total, et le rapport CO^2 à $CO = 1610$. Relativement aux divers modes de chauffage, la combustion fournit des mélanges gazeux dans lesquels la proportion de l'oxyde de carbone varie de 0 vol. 01 à 16 vol. pour 100 volumes d'acide carbonique. Dans une très récente étude sur la composition de l'air et des fumées de l'atmosphère de Paris, M. Armand Gautier a calculé, qu'en hiver, le fonctionnement des divers foyers et des appareils à combustion lente dégageait environ 8 litres d'oxyde de carbone par mètre carré de l'atmosphère, et qu'en supposant une diffusion presque instantanée dans une colonne de 300 mètres de hauteur, il en résultait encore une atmosphère d'air respirable contenant 27 cc. d'oxyde de carbone par mètre cube.

En raison de l'affinité remarquable de l'oxyde de carbone pour l'hémoglobine combinée aux hématies, ça n'est pas une proportion négligeable ; et il faut se rappeler ici qu'on a pu observer des accidents assez graves et parfaitement pathognomoniques après un assez long séjour dans une atmosphère contenant seulement 1/3200 d'oxyde de carbone.

Si l'on peut ainsi dire, les individus vivant dans une atmosphère renfermant de petites quantités d'oxyde de carbone sont chargés de l'épurer aux dépens de la fixation de cet oxyde de carbone sur leurs hématies ; et les travaux de Gréhant nous ont appris, par ses expériences effectuées sur les chiens, que le sang fixe, dans l'espace de deux heures, la cinquième partie du volume de l'oxyde de carbone ayant circulé dans les poumons et que, pour les mélanges d'air et d'oxyde de carbone dont la richesse en CO est comprise entre 1/6000 et 1/60000, la valeur du volume d'oxyde de carbone fixé est exactement proportionnelle au temps. La quantité de gaz toxique fixé en un temps donné par le sang est d'autant plus considérable que la richesse de l'air en oxyde de carbone est elle-même plus grande : ainsi, après deux heures, Gréhant a trouvé 10 cc. d'oxyde de carbone pour 100 cc. de sang avec un mélange au 1000ᵉ. ; et 0cc.5 pour 100cc. de sang avec un mélange au 60000ᵉ. Aussi peut-on, à l'état normal, retrouver des traces d'oxyde de carbone dans le sang des animaux vivant dans l'air des grandes villes.

En raison autant de leur importance que de leur application aux recherches médico-légales, je crois utile de décrire ici deux procédés de recherche et de dosage de l'oxyde de carbone, celui de Gréhant à l'aide d'une modification apportée par lui à l'appareil, appelé *grisoumètre*, imaginé par M. Coquillion pour déceler la présence de très petites quantités de formène dans l'air des mines de houille, et celui de Nicloux, à l'aide de l'acide iodique, déjà utilisé par d'autres expérimentateurs. Dans ces deux procédés, on commence par faire respirer à des animaux un volume connu de l'air dans lequel il s'agit d'évaluer la quantité d'oxyde de carbone ; on pratique une prise de sang, de quantité déterminée, et on en extrait les gaz à l'aide de la pompe à mercure : c'est ce dernier mélange gazeux dont on détermine la richesse en CO par le grisoumètre ou par l'acide iodique. Il importe de doser au préalable le petit volume de gaz combustible dans le grisoumètre, ou réduisant l'acide iodique fourni par le sang normal, afin de le retrancher du volume d'oxyde de carbone fixé par le sang après une ou plusieurs heures. Et en effet, si l'on peut reprocher au procédé par l'acide iodique de n'être pas à l'abri de toute cause d'erreur parce que d'autres substances que l'oxyde de carbone peuvent, dans les conditions de l'expérience, réduire l'acide iodique et mettre en liberté de l'iode qui sera transformé par le calcul en oxyde de carbone, de même le grisoumètre donne seulement la mesure de la réduction du volume gazeux primitif, mais non celle de l'acide carbonique, produit par l'oxydation de l'oxyde de carbone ; et on s'expose, par conséquent, à compter comme oxyde de carbone des carbures d'hydrogène ou tout autre gaz capable de fournir par oxydation des produits solubles. Aussi est-ce avec raison que M. de Saint-Martin recommande d'épuiser le sang dans le vide à deux reprises : une première fois pour éliminer tous les gaz autres que l'oxyde de carbone (on sait en effet, que l'oxyde de carbone et une partie de l'acide carbonique ne sont pas séparés par la seule action du vide, surtout s'il n'est pas trop longtemps prolongé ; tandis que la majeure

partie de l'acide carbonique, l'oxygène, la presque totalité de l'azote et les
traces d'hydrogène, de for-
mène ou autres carbures
que le sang peut acciden-
tellement contenir se dégagent dans ces conditions);
et une seconde fois, en présence d'acide tartrique (ou
acétique, ou phosphorique),
pour extraire l'oxyde de carbone mélangé seulement à
une petite quantité d'acide
carbonique et à des traces
d'azote.

**A. GRISOUMÈTRE DE GRÉ-
HANT.** — Il repose sur la
diminution de volume, ou
réduction de gaz dépendant
de la proportion de gaz
combustible (dans l'espèce
CO) contenue dans le mé-
lange.

L'appareil se compose
d'une ampoule cylindrique
(E, fig. 1 et 2) dont l'extrémité inférieure se continue
par un tube vertical long
de 45 centimètres et de
7 millimètres de diamètre
extérieur. Ce tube est divisé,
à partir de la soudure, en
86 parties d'égal volume qui
constituent les divisions du
grisoumètre. Sur les parois
de l'ampoule sont soudés
deux tubes recourbés tra-
versés par un fil de platine
(R, R') qui est enroulé en
spirale dans l'ampoule. Les
deux extrémités de ce fil de
platine, noyées dans du
mercure à leur sortie des
tubes pour réaliser une

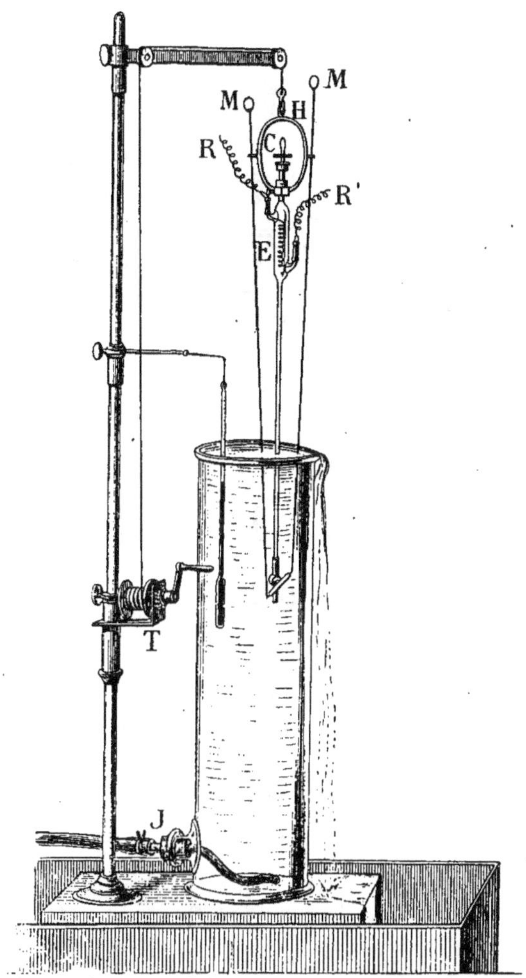

Fig. 1. — Grisoumètre de Gréhant.

E, réservoir dans lequel s'opère la combustion des gaz.

R R', spirale de platine pouvant être portée au
rouge au moyen du courant d'une pile.

C, robinet-pointeau assurant une fermeture hermétique de l'appareil.

H, anneau métallique servant à attacher le grisoumètre à la potence d'un support le long duquel il est mû
au moyen d'un treuil **T**.

M, longues tiges de laiton servant à manœuvrer le
robinet inférieur plongé dans l'eau.

J, tube d'amenée d'eau servant à maintenir constante la température de l'éprouvette dans laquelle est
plongé le grisoumètre. Un thermomètre suspendu à une
tige fixée sur le support à potence permet de connaître
constamment cette température.

fermeture absolument hermétique, sont en rapport avec les pôles d'une pile de 6 à 8 éléments Bunsen destinée à porter la spirale au rouge. A la partie supérieure de l'ampoule, un robinet-pointeau en laiton (C et D fig. 1 et 2) donne pour la fermeture de l'ampoule une sécurité absolue.

Un robinet de laiton ferme la partie inférieure du tube gradué soudé à l'ampoule. Ce robinet peut se manœuvrer au moyen de deux longues tiges de laiton (M, fig. 1) terminées par des anneaux agissant comme bielles sur la clef : le boisseau de ce robinet a été percé de telle manière que, dans la position représentée par la figure 1, l'axe du canal fait un angle de 45° avec l'horizon, de sorte qu'il suffit de lui faire effectuer un quart de tour dans le sens des aiguilles d'une montre pour fermer complètement le robinet (le canal est alors horizontal), ou bien, au contraire, un quart de tour dans le sens inverse des aiguilles d'une montre pour ouvrir le robinet (le canal est alors vertical). Ce dispositif ingénieux, dû à Golaz, le constructeur de l'appareil, supprime le point mort et rend le mouvement des tiges facile et toujours efficace.

L'appareil, suspendu à une potence au moyen d'un anneau métallique H, peut, à volonté, être immergé dans une éprouvette ou retiré de l'eau au moyen de poulies reliées à un treuil commandé par une manivelle : ce treuil est pourvu d'une roue à rochet et

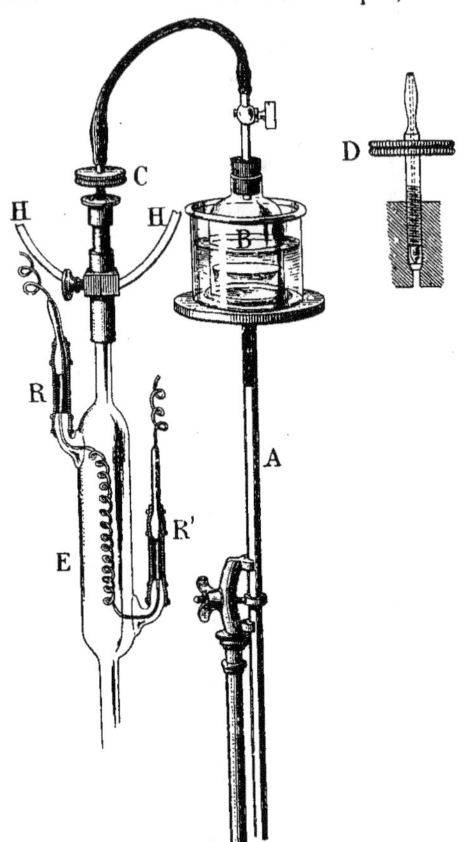

Fig. 2. — Grisoumètre de Gréhant.
Détails de l'appareil.

E, réservoir dans lequel s'opère la combustion des gaz.

R R', spirale de platine pouvant être portée au rouge au moyen du courant d'une pile.

H, anneau métallique servant à attacher le grisoumètre à la potence d'un support le long duquel il est mû au moyen d'un cordeau actionné par un treuil.

C, robinet-pointeau assurant une fermeture hermétique de l'appareil.

D, détail de la construction du robinet-pointeau.

B, cloche renfermant le gaz qui doit être introduit dans le grisoumètre.

A, support à plateau, mobile verticalement, pour permettre la manœuvre de remplissage du grisoumètre.

d'un cliquet. La température est maintenue constante grâce à un écoulement continu d'eau froide pénétrant à la partie inférieure de l'éprouvette par un tube d'amenée (J, fig. 1) et se déversant librement à la partie supérieure.

Le jaugeage du grisoumètre s'effectue facilement en ouvrant les deux robinets et immergeant complètement l'instrument dans l'eau. Lorsque le tube et l'ampoule sont exactement remplis, on ferme les deux robinets, on soulève l'appareil et on l'essuie avec du papier joseph; puis on dévisse un peu le robinet pointeau et on ouvre le robinet inférieur avec précaution au-dessus d'une cloche graduée. Dans l'appareil employé par Gréhant, le volume de l'ampoule était de 28 cc. 52; celui du tube vertical 5 cc. 16; chaque division représentait 0 cc. 06 et 7,4 divisions correspondaient à 1 cc. d'oxyde de carbone. Une détermination préalable fixe la valeur des réductions ou diminutions de volume que l'appareil permet de réaliser quand on emploie des mélanges gazeux, à titre connu, contenant de l'oxyde de carbone, de l'hydrogène ou du formène : c'est, en quelque sorte, la graduation de l'instrument.

Le mélange gazeux est introduit dans le grisoumètre à l'aide d'une cloche tubulée (B, fig. 2) fermée par un robinet, immergée dans un récipient plein d'eau supporté par un plateau que l'on peut fixer à une hauteur variable grâce à un support mobile (A, fig. 2). Un tube de caoutchouc à canal presque capillaire et à parois épaisses, rempli d'eau préalablement, réunit le robinet de la cloche avec le robinet-pointeau du grisoumètre et on fait pénétrer le gaz par aspiration jusqu'à ce qu'il atteigne les premières divisions du tube gradué. Si le volume du gaz est insuffisant pour cela, on laisse rentrer de l'air jusqu'à ce que le mélange gazeux remplisse l'ampoule et un certain nombre de divisions du tube. On visse alors à fond le robinet-pointeau qui ferme parfaitement, et, en maintenant ouvert le robinet inférieur, on immerge le grisoumètre de telle sorte que la surface du disque servant à manier le robinet pointeau affleure le niveau de l'eau, on attend au moins cinq minutes pour assurer l'équilibre de température et on lit à la loupe le volume occupé par le gaz. La spirale de platine est alors portée au rouge par une série de fermetures et d'ouvertures du courant de la pile, obtenues au moyen d'un interrupteur mécanique actionné par un moteur quelconque, attendu qu'il faut un très grand nombre d'intermittences et de passages du courant (de 300 à 400) pour donner des résultats certains.

Ce procédé permet de déceler la présence dans l'air de 1 cent-millième d'oxyde de carbone, à la condition, comme je l'ai dit précédemment, que l'on ait pris toutes les précautions nécessaires pour réduire à néant les diverses causes d'erreur. Le grisoumètre est, en effet, beaucoup plus sensible pour l'hydrogène et pour le formène que pour l'oxyde de carbone, et il est indispensable d'assurer l'éloignement rigoureux de ces gaz. Ainsi, les expériences de Gréhant ont montré que 1 cc. d'oxyde de carbone produisant une réduction de volume de 7,6 divisions de l'appareil, 1 cc. d'hydrogène produisait une réduction de 22,8 divisions et 1 cc. de formène 30,4 divisions.

Perfectionnement du grisoumètre. — L'instrument est fixé invariablement

au milieu d'une cuve métallique munie de deux glaces parallèles et traversée
par un courant d'eau ; en outre, le robinet inférieur qui est mis en mouvement
par deux longues bielles communique par un tube horizontal qui traverse l'une
des parois métalliques et par un tube de caoutchouc, avec une petite allonge
de verre que l'on fait monter ou descendre à l'aide d'un treuil muni d'une roue
à rochet. En fixant sur le robinet-pointeau un manomètre à eau, on obtient
facilement l'horizontalité des deux niveaux et on est sûr que le volume de gaz
est mesuré exactement à la pression atmosphérique.

Dans un de ces appareils, 1cc. d'oxyde de carbone donnait une réduction de
7,4 divisions ; et 1cc. de formène donnait une réduction quatre fois plus grande,
égale à 29,6 divisions. Un mélange d'air et de formène à 1 p. 100 donnait une
réduction de 14 divisions, après quatre cents passages du courant électrique à
travers la spirale de platine.

B. Dosage par l'acide iodique. — On prend trois petits tubes en U à tubu-
lures latérales, semblables à ceux qui servent à l'analyse organique. Dans le
premier, on introduit de la potasse en pastilles, dans le second de la ponce
sulfurique, dans le troisième 25 à 40 gr. d'acide iodique anhydre. On ferme à
la lampe les deux branches de ce dernier pour éviter l'introduction des matières
organiques. A la suite du tube à acide iodique, on place un tube de Will contenant 5 cc. de lessive de soude pure d'une densité de 1,3 que l'on additionne de
5 cc. d'eau distillée. Enfin une aspiration, réglée à raison de 10 cc. par minute,
au maximum, et produite par un vase de Mariotte, pourra faire circuler les gaz
dans le sens du premier tube vers le tube de Will. Le tube en U contenant
l'acide iodique est introduit dans un vase cylindrique en verre de Bohême
rempli d'huile. Le gaz à analyser (1 litre suffira pour le dosage si la quantité
de CO est égale ou supérieure à 1 p. 20000) contenu dans un récipient en
caoutchouc, ou mieux dans un gazomètre jaugé, circule d'abord dans les deux
premiers tubes contenant potasse et ponce sulfurique dans lesquels il se débarrasse de l'acide carbonique, de l'acide sulfureux, de l'hydrogène sulfuré et de
la vapeur d'eau. Ce gaz arrive ensuite au contact de l'acide iodique anhydre
maintenu à 150° dans le bain d'huile. L'oxyde de carbone s'oxyde, donne de
l'acide carbonique et met en liberté de l'iode dont la vapeur, entraînée par le
courant gazeux, est retenue par la solution alcaline du tube de Will, en même
temps que l'acide carbonique formé.

On en chasse les dernières traces de l'appareil en faisant une aspiration d'air
atmosphérique.

Le dosage s'effectue en acidifiant la solution alcaline du tube de Will par de
l'acide sulfurique dilué, on ajoute quelques centigrammes de nitrite de soude
et, en même temps, 5 cc. de chloroforme, ou mieux de sulfure de carbone, et
on agite fortement.

L'iode mis en liberté se dissout en colorant le chloroforme ou le sulfure de
carbone. En comparant cette teinte avec celle obtenue dans les mêmes conditions
avec une solution à titre connu d'iodure de potassium, on peut faire une échelle

colorimétrique permettant d'évaluer la quantité d'iode. Si KI est exprimé en milligrammes, le volume de CO en centimètres cubes à 0° et 760 de pression est donné par la formule $CO = \dfrac{KI}{3}$. Pour chaque centimètre cube de CO, il se produit un égal volume de CO^2 et 2 milligrammes 268 d'iode libre.

Il faut faire marcher l'appareil à blanc durant plusieurs heures à cause des traces de matières organiques qui peuvent avoir été entraînées dans l'acide iodique au moment du montage de l'appareil et qui, par leur oxydation, donnent de l'iode libre. Deux à trois litres d'air atmosphérique (air pris au jardin des Plantes) n'ont pas donné trace d'iode libre : il en a été de même de l'hydrogène et du méthane. En revanche, l'hydrogène sulfuré et d'acide sulfureux décomposent l'acide iodique : c'est pourquoi il est nécessaire de les fixer dans le tube à potasse caustique à l'entrée de l'appareil. Cette méthode permet de doser, avec une précision relativement grande, l'oxyde de carbone contenu dans l'air dans des proportions variant de 1 p. 1000 à 1 p. 50000. Quelques incertitudes résultent de ce que certains hydrocarbures, l'acétylène par exemple, réduisent l'acide iodique ; tandis que certains autres, tels que l'éthylène, jouissent de la propriété d'empêcher, dans ces conditions, l'oxydation de l'oxyde de carbone lorsqu'ils sont mélangés à ce dernier gaz.

ACIDE CARBONIQUE. — La quantité d'acide carbonique acceptable est de 0,7 p. 1000 pour les habitations non éclairées et de 1 p. 1000 pour les pièces éclairées. Les locaux mal ventilés où sont entassés énormément de monde, contiennent parfois jusqu'à 2 p. 100 d'acide carbonique, c'est-à-dire, une quantité suffisante pour donner naissance dans certaines conditions à des phénomènes d'intoxication. L'assertion de Brown-Séquard que l'air expiré contiendrait, en outre, une autre substance toxique n'a pas été confirmée. L'intoxication par l'acide carbonique survient de beaucoup plus facilement, par exemple, dans les usines chimiques (explosion des récipients dans lesquels on fait réagir des acides sur un calcaire), ou dans les brasseries (lieux où l'on fait fermenter la bière), les distilleries (trempe de la drèche), les chaufourneries, les mines, les puits restés longtemps clos ou que l'on vient de nettoyer en y allumant un feu de paille, et dans les caves qui contiennent ce gaz soit grâce à leur communication avec les volcans, soit qu'il y pénètre par les fentes et les crevasses du sol (grotte du Chien, près Naples; grotte aux vapeurs, près Pyrmont). Une pièce contient-elle 3 p. 100 d'acide carbonique ou davantage, une bougie n'y brûle pas à moins qu'il s'y trouve 18 p. 100 d'oxygène.

L'acide carbonique est un gaz relativement inoffensif. L'air peut devenir toxique lorsque sa teneur en acide carbonique atteint de 3 à 5 p 100, — quoique j'aie vu à plusieurs reprises des hommes se portant très bien dans des pièces aussi riches en acide carbonique, — tandis que la mort peut survenir si le taux de l'acide carbonique monte à 20 ou 30 p. 100. L'accoutumance à ce gaz a lieu jusqu'à un certain degré. Ayant soumis des animaux, sous une grande cloche en verre, à l'influence de l'acide carbonique presque pur, je me suis assez souvent assuré que, pour provoquer chez eux, après leur rétablissement, les mêmes phénomènes d'intoxication que la première fois, force m'a été d'introduire sous la cloche une plus grande quantité d'acide carbonique.

Quand on ferme l'entrée d'une ruche, les abeilles commencent à s'agiter, et finissent par être asphyxiées.

L'acide carbonique produit chez l'homme la rougeur et l'anesthésie de la peau, avec sensation de picotement et de brûlure. Dans les bains gazeux généraux il est absorbé par la peau. Sous l'influence directe de l'acide carbonique, il se forme dans le sang de l'hématine acide, d'où sa coloration brun sombre (v. planche spectroscopique). L'excitabilité musculaire et les mouvements vibratiles disparaissent dans l'acide carbonique.

Symptômes chez l'homme. — Après respiration prolongée du gaz en quantité toxique, il survient : céphalée, vertige, oppression respiratoire, rarement vomissements, bourdonnement d'oreilles. somnolence et perte de connaissance précédée de paralysies (cette perte de connaissance ressemble parfois à celle de l'ivresse). Les pulsations et les mouvements respiratoires deviennent plus rares, la respiration présente le caractère dyspnéique, il peut survenir encore du délire, et la mort a lieu dans l'asphyxie (avec cyanose). Les convulsions sont peu accusées ou font complètement défaut. La mort peut aussi survenir en quelques minutes chez les mineurs qui travaillent dans les galeries profondes, lorsqu'ils respirent l'acide carbonique qui s'échappe à flots des crevasses du sol (1).

L'acide carbonique dont on se servait pour insufflations intra-vaginales a donné naissance à des céphalées, du vertige, obnubilation de la vue, nausées et somnolence. On trouve relatée la mort d'une femme enceinte à laquelle l'acide carbonique fut administré dans le but de provoquer l'accouchement prématuré.

Le *mécanisme de ces phénomènes d'intoxication* peut s'expliquer de deux façons : l'acide carbonique amènerait l'asphyxie par suite de son inaptitude à remplacer dans l'organisme l'oxygène, ou bien il agirait lui-même comme poison. L'acide carbonique pouvant empoisonner même si l'oxygène se trouve en excès dans l'air à respirer, il s'ensuit qu'il est un poison *sui generis*. Son action nocive est secondée par la rétention dans le sang de l'acide carbonique qui ne peut s'échapper de l'organisme du moment que la tension partielle de l'acide carbonique est très élevée dans l'atmosphère. Il excite les centres nerveux, entre autres, les centres respiratoires, vaso-moteur et régulateur du cœur (2).

Les sujets morts intoxiqués par l'acide carbonique sont ordinairement trouvés dans la position qu'ils occupaient en cherchant à fuir l'atmosphère empoisonnée. L'*autopsie* ne révèle rien de caractéristique (congestion pulmonaire et cœur gorgé de sang).

Recherche de l'acide carbonique dans l'air. — L'air sera introduit, à l'aide d'un aspirateur, dans un flacon du volume de 5 à 10 litres; on y versera une solution d'hydrate de baryte (50 cc. d'une solution de 21 gr. d'hydrate de baryte dans un litre d'eau) préalablement titrée par l'acide oxalique ($2^{gr}8636$ pour 1 litre d'eau), on agitera pour que l'acide carbonique se combine à la baryte et l'on titrera de nouveau l'hydrate de baryte non combiné à l'acide carbonique. Chaque centimètre cube de la solution d'acide oxalique ci-dessus, se combinant à autant de baryte que 1 mgr. d'acide carbonique, la différence trouvée donne, en poids (1 millig. CO_2 correspond à $0^{cc}5$ à $0°$ et 760 de pression), la teneur

(1) FREDET, *Ann. d'hyg. publ. et de méd. lég.*, 1880, p. 252.
(2) HERMANN, *Lehrbuch der Toxicol.*, 1874, p. 120.

en acide carbonique du volume d'air du flacon moins le volume de la solution de baryte.

Traitement. — Eloigner le malade de l'atmosphère toxique, respiration artificielle longtemps continuée, analeptiques, ablutions froides, excitants de la peau. La rapidité avec laquelle, après l'institution de la respiration artificielle, se rétablissent les animaux, même plongés dans le coma le plus profond et ne réagissant à aucune excitation, est remarquable.

[L'acide carbonique est un gaz toxique par lui-même, quoique faiblement, et dont l'action physiologique est bien définie. Au début de son action et pour des doses faibles, c'est un excitant général du système nerveux; mais, à doses élevées, ou bien si son action se prolonge, il devient un anesthésique et un paralysant. La moelle allongée est particulièrement sensible à son influence; elle réagit en provoquant des convulsions ainsi qu'une augmentation de l'amplitude et de la fréquence de la respiration.

L'acide carbonique manifeste une action paralysante assez énergique sur certains éléments anatomiques, entre autres la cellule musculaire. Ainsi la paralysie cardiaque se produit même après atropinisation ou section des vagues parce qu'il s'agit alors d'une action directe sur le myocarde, sans intermédiaire des voies nerveuses. Cette paralysie du cœur débute par les centres cardiaques automatiques, puis, à une période plus avancée, intervient la paralysie du myocarde.]

COMPOSÉS DU CHLORE

Les intoxications par le *chlore* peuvent se produire, entre autres, dans les usines où l'on fabrique le chlorure de chaux, les établissements pour blanchissage chimique, le blanchissage du papier, l'étamage, et dans les pièces désinfectées par le chlore. La mort est survenue une fois chez un sujet ayant dormi dans le voisinage de caisses de chlorure de chaux éventrées.

Le chlore ratatine les feuilles qui périssent dans une atmosphère en contenant si peu qu'il n'est point ressenti par l'homme.

Suivant la durée de son action *sur la peau*, on voit apparaître : sensation de brûlure, de piqûre, inflammation, coloration jaune et ratatinement, acné, papules, vésicules et même abcès. *Sur les muqueuses* les phénomènes inflammatoires sont accompagnés de larmoiement, de coryza, de bouffissure de la face, de toux, d'angoisse précordiale et de dyspnée. Ces symptômes sont en partie attribuables à la formation de l'acide chlorhydrique. L'albumine est précipitée par le chlore, et la matière colorante du sang se transforme en une masse amorphe indéterminable.

Le sujet *ayant respiré en une seule fois de grandes quantités de chlore* tombe comme foudroyé avec des phénomènes de dyspnée intense ; il survient chez lui de la cyanose, des sueurs froides, le pouls devient petit et la mort peut s'ensuivre, comme le démontrent sept cas rapportés dans la littérature médicale. Dans la plupart des cas, dès que le malade est retiré de l'atmosphère chlorée, les symptômes morbides s'atténuent et il finit par se rétablir (1). Un ouvrier qui, à plusieurs reprises, avait respiré dans une atmosphère de chlore pur sans qu'il en souffrît au delà de quelques heures, finit par succomber à l'influence fatale de ce gaz. Il survint immédiatement chez lui de la toux opiniâtre, des étouffements, des douleurs lancinantes au thorax, plus tard de la dyspnée, des hémorrhagies pulmonaires, de l'agitation, de l'angoisse, de la constipation ; et le lendemain, cyanose, expectoration mousseuse, céphalée atroce, orthopnée et pouls filiforme très fréquent.

Les *ouvriers travaillant pendant des années dans une atmosphère de chlore* perdent leur aspect florissant d'autrefois, leur teint devient d'un pâle verdâtre et ils vieillissent d'une manière précoce. L'empoisonnement rapide s'observe de même chez les animaux ayant séjourné pendant longtemps dans une atmosphère de chlore. 45 à 50 p. 100 des ouvriers travaillant le chlore tombent malades tous les ans, pour la plupart atteints de catarrhe aigu des voies respiratoires, ainsi que de gastralgies avec pyrosis. Le travail s'accomplirait sans inconvénient dans une atmosphère contenant 0,001 à 0,002 p. 1000 de chlore, il est encore possible, mais déjà désagréable quand la teneur en chlore est de 0,002 à 0,003 p. 1000 et tout à fait impossible si le taux en atteint 0,004 p. 1000 (2). Grâce à l'accoutumance, on peut supporter un air

(1) Hirt, *Handb. d. Gesundheitspfl.*, 1874, p. 408.
(2) Matt, *Exp. Beiträge*, Würzburg, 1889, p. 8.

aussi riche (et même davantage) en chlore. Ont été considérés comme causes de la dyspnée le spasme de la glotte, ainsi que l'obstacle que la corrosion et la tuméfaction subséquente de la muqueuse des voies respiratoires mettent à l'échange gazeux. Le spasme glottique fait complètement défaut chez les animaux. Ce n'est pas au spasme de la glotte qu'est due la mort, mais bel et bien à l'arrêt du cœur et de la respiration ; en effet, la glotte ne tarde pas à se rouvrir et les sténoses qui surviennent de temps en temps ne sont pas assez accusées pour provoquer l'issue fatale. Le gaz serait, sous forme d'acide hypochloreux, transporté dans les organes éloignés du poumon, par exemple, le cerveau où on peut déceler sa présence (1).

Autopsie.—On constate, *chez les animaux*, dans les poumons : œdème, hémorrhagies disséminées, hépatisation ; *chez l'homme :* hémorrhagie et catarrhe de l'estomac et de l'intestin grêle (2) ; odeur de chlore exhalée encore par le cerveau deux jours après la mort (3) ; dans les vaisseaux de la muqueuse des voies respiratoires le sang est épaissi, brun sombre et contient de l'hématine. L'hématine peut se former grâce au chlore qui ayant pénétré dans les vaisseaux superficiels s'y transforme en acide chlorhydrique.

Recherche du chlore. — Le chlore colore en bleu un papier amidonné trempé dans une solution d'iodure de potassium (amidon iodé).

Traitement. — Procurer de l'air libre, faire inhaler de l'ammoniaque très diluée (formation de chlorure d'ammonium), ou des vapeurs d'alcool dilué, analeptiques et compresses froides au cou ou à la poitrine (on peut y appliquer aussi des ventouses sèches).

Les *ouvriers travaillant dans le chlore*, dont la santé est très ébranlée par suite de leur occupation, auront à la cesser pour longtemps.

HYPOCHLORITE DE POTASSE. — L'action de *l'eau de javelle* (mélange de chlorure de potassium et d'hypochlorite de

(1) BINZ, *Arch. f. exp Path. u. Pharmak.*, Bd XIII, p. 142.
(2) SURY-BIENZ, *Vierteljahrsschr. f. ger. Med.*, 1888, Bd XLIX, p. 345.
(3) CAMERON, *Dubl. Quart Journ*, février 1870, p. 147.

potassium : KCl+KClO) repose sur la mise en liberté du chlore qui s'opère par l'addition des acides très dilués et même de l'acide carbonique. Chez les *chiens*, l'eau de javelle administrée en grandes quantités provoque de la gastro-entérite ; les mêmes lésions et leurs suites s'observent chez les sujets ayant absorbé de l'eau de javelle par imprudence, ou dans une tentative de suicide ou d'homicide (1). J'ai trouvé dans la littérature médicale onze cas d'empoisonnement par cette substance, dont quatre terminés par la mort. La guérison fut obtenue encore après l'ingestion de 700 gr. environ d'eau de javelle.

Un enfant de quatre mois a ingéré, à l'aide du biberon, 15 gr. environ d'eau de javelle. Les organes examinés trois semaines plus tard ne contenaient plus de chlore libre, tandis que, sur les débris du biberon cassé, on réussit à déceler la présence du carbonate de soude et du chlorure de sodium. Un autre enfant ayant absorbé par mégarde une cuillerée à soupe d'eau de javelle, s'est rétabli complètement. Il survint chez lui de l'asphyxie, il vagissait, se roulait et présenta un pouls petit, à peine comptable. La muqueuse buccale et pharyngée était blanche et se détachait par places. L'air expiré sentait le chlore, la même odeur se dégageait des selles diarrhéiques ; il y eut du ballonnement du ventre et des coliques.

Traitement. — Lavages de l'estomac, vomitifs, boissons huileuses et mucilagineuses, albumine, magnésie calcinée ou chlorhydrate et sulfate d'ammoniaque ou sulfite neutre de soude. On a recommandé, dans le cas où le médecin n'aurait à sa disposition aucun des sels mentionnés, de faire boire de l'urine ; il faut avouer que ce traitement est dégoûtant, mais les hypochlorites décomposent l'urée, en donnant lieu à la formation d'azote et de chlorures.

CHLORURE DE CHAUX. — Il dégage du chlore en présence des acides. Les ouvriers qui se servent du chlorure de chaux pour se nettoyer les mains (par exemple, dans le but d'enlever les

____

(1) Potier, *Bull. de la Soc. anat. de Paris*, 1892, sér. V, t. VI, p. 381.

matières colorantes d'aniline) sont, entre autres accidents, atteints d'hyperidrose.

ACIDE CHLORHYDRIQUE. — L'acide chlorhydrique, très employé dans l'industrie (pour la fabrication de la soude, du verre, du caoutchouc, etc.), n'a provoqué qu'une seule intoxication sur les 617 survenues en France pendant 12 ans ; à Londres, il ne s'en est produit que 3 cas en 16 ans, mais on en a noté 23 dans l'année 1892 ; à Berlin, sur 114 empoisonnements par les acides, on n'en a compté que 8 par l'acide chlorhydrique. Sur 524 cas d'intoxications aiguës traitées dans les hôpitaux de la Prusse, 24 étaient causés par l'acide hydrochlorique. J'ai compulsé 49 cas dans la littérature médicale. On se sert ordinairement de l'acide chlorhydrique brut : c'est un liquide fumant à l'air, qui contient 30 à 40 p. 100 environ d'acide chlorhydrique gazeux.

La dose léthale minima peut être fixée à 15 à 20 gr. pour les adultes, et pour les enfants à 5 gr. d'acide chlorhydrique du commerce. La guérison a été encore observée après l'ingestion de 40 gr. La mort peut survenir déjà après 5 à 24 heures, mais aussi seulement après sept à huit semaines ou après des mois. La mortalité s'élève à 66 p. 100.

Les animaux qui respirent de l'acide chlorhydrique gazeux dans une pièce ventilée, peuvent supporter encore une atmosphère contenant exactement 0,10 à 0,14 p. 1000 de ce gaz. La teneur de l'atmosphère en acide chlorhydrique à 0,30 p. 1000 provoque déjà l'opacité cornéenne dans l'espace de six heures, et très rapidement au taux de 2,67 et de 5,88 p. 1000. Surviennent en outre : catarrhe nasal, gangrène du nez, affections bronchiques et pulmonaires, ecchymoses de la muqueuse gastrique. *L'homme* ne supporterait qu'un séjour d'une minute dans une atmosphère contenant 1 p. 1000 d'acide chlorhydrique. Le taux-limite encore permis dans les usines serait de 0,10 à 0,15 p. 1000 (1).

L'acide chlorhydrique précipite l'albumine et donne naissance dans le sang à de l'hématine. *Mais jamais on ne trouve chez les individus intoxiqués par l'acide chlorhydrique, la bande de l'hé-*

____

(1) LEHMANN, *Arch. f. Hygiene,* Bd V, 1886, p. 1.

matine dans le sang recueilli loin du lieu où a agi le poison. Il y a plus : cette altération du sang ne survient pas même quand on fait agir l'acide à l'état naissant (*inhalations de gaz phosgène*) (1). *Pendant la vie, le sang humain, tout en devenant moins alcalin, ne présente jamais de réaction acide. L'affirmation contraire repose sur une erreur*.

Symptômes. —Vomissements persistant des jours entiers; pendant plusieurs semaines ils peuvent même survenir encore après les repas. Les matières vomies sont ordinairement sanguinolentes et contiennent des lambeaux de la muqueuse stomacale. En cas d'ingestion d'acide chlorhydrique très concentré, des vapeurs de gaz chlorhydrique se dégageraient par la bouche et le nez peu de temps après. Pas d'altération de la peau dans le voisinage de la bouche. Eschares aux lèvres dans quelques cas. Ont été observés en outre : sensation de brûlure, douleurs dans les premières voies digestives; tuméfaction de la langue dont la couleur est d'un gris blanchâtre, de place en place dépourvue de son revêtement épithélial ou transformée superficiellement en une bouillie grise, parfois aussi colorée en gris bleu ; pseudo-membranes gris-blanchâtres dans le pharynx, troubles de la déglutition, ptyalisme, parotidite; douleurs pendant la respiration, sensation d'angoisse, pouls petit et très fréquent, regard hagard et craintif, sueurs froides, frissons et fièvre (2); dysurie ou rétention d'urine, albuminurie, cylindrurie et hématurie (3), ainsi que collapsus grave.

La *mort* survient, souvent alors que le malade a conservé la conscience, au milieu des phénomènes de prostration générale, ordinairement sans convulsions (elles ont été notées chez les animaux); parfois, si le contenu stomacal a été aspiré pendant les vomissements, avec des symptômes du côté du péritoine, des bronches, ou des poumons (4). Dans la majorité des cas elle a lieu dans l'espace de trois à vingt-quatre heures.

(1) L. LEWIN, *Virchow's Arch.*, Bd LXXVIII, 1879.
(2) WUNSCHHEIM, *Prager med. Wochenschr.*, 1891, n° 52.
(3) GEHLE, *Berliner klin. Wochenschr.*, n° 22, 1884, p. 337.
(4) LETULLE et VAQUEZ, *Arch. de phys.*, 1889, janv. et avr.

En cas d'*intoxication chronique* ont été notés : vomissements après les repas ; dysphagie, souvent par suite d'un rétrécissement œsophagien ; anorexie, amaigrissement, constipation, fièvre, albuminurie, rate et foie tuméfiés, et la mort peut finir par arriver à la suite des suppurations et du rétrécissement pylorique avec dilatation de l'estomac, c'est-à-dire, par épuisement. La guérison est possible.

Les *inhalations de vapeurs d'acide chlorhydrique* peuvent provoquer des hémoptysies.

A l'autopsie. — Absence de corrosion de la peau tout autour de la bouche. Les autres corrosions sont plus superficielles que celles provoquées par les acides azotique et sulfurique. *La mort survient-elle dans les premières 18 heures*, on trouve les premières voies digestives enflammées et dénudées d'épithélium, les parois stomacales nécrosées par places, quelquefois de coloration ardoisée. La muqueuse stomacale est en lambeaux ou fortement mamelonnée, bosselée, avec des eschares aux sommets des bosselures, la tunique musculaire est hypertrophiée ; le sang peut, dans les vaisseaux engorgés de l'estomac, se transformer en une masse noire solide, et les vaisseaux se présentent sous forme de bandes raides et dures (1). L'examen histologique de l'estomac d'un homme ayant succombé deux jours après l'accident montrait la muqueuse infiltrée d'éléments embryonnaires et de fibrine, en même temps que les glandes avaient presque entièrement disparu. C'était seulement au niveau des culs-de-sac glandulaires, qui étaient dilatés, que l'on retrouvait des cellules glandulaires ayant, pour la plupart, perdu leurs noyaux et contenant dans leur intérieur une substance hyaline perlée. L'action corrosive de l'acide chlorhydrique peut se manifester encore dans les portions supérieures de l'intestin alors qu'on n'en trouve plus trace dans l'œsophage ou qu'elle y est tout au moins à peine appréciable.

En cas de mort tardive, on constate : eschares à la limite de

____

(1) SCHAD, *Thèse de Munich*, 1885.

la voûte palatine et du voile du palais, eschares semblables, ou même cicatrices d'aspect crustacé sur la paroi postérieure de l'œsophage, corrosions et tuméfactions à l'entrée du larynx, à l'épiglotte et dans son voisinage (cordes vocales, etc.), eschares profondes pénétrant jusqu'à la *muscularis mucosæ* et même au delà (elles sont villeuses, d'un jaune brunâtre ou d'un gris ardoisé), ulcérations de l'œsophage qui se montre friable à la hauteur où il s'entrecroise avec la bronche gauche, ulcérations au cardia, ulcérations en stries (bandes) à la petite courbure, entre le pylore et le cardia, et ulcérations circulaires à la portion pylorique de l'estomac. Il arrive aussi que la muqueuse stomacale est transformée en une masse pulpeuse ou en une vaste eschare, avec destruction de tous les éléments glandulaires. La corrosion peut s'étendre en bas jusqu'au duodénum. De l'œsophage, l'inflammation peut se propager, par exemple, au médiastin postérieur (phlegmons et processus putrides), au diaphragme (abcès), à la plèvre (pleurésie purulente) et même au tissu graisseux périrénal, surtout du côté droit (phlegmons para-néphrétiques), et à la capsule rénale sur laquelle on remarque par places des eschares. Dans des cas très rares, une ou plusieurs perforations stomacales ont été trouvées (1). Si l'acide était très concentré, son action corrosive se propage jusqu'à la face inférieure du foie, à la rate, au coude du côlon ascendant, etc. Les eschares peuvent pénétrer dans le tissu hépatique jusqu'à 3 à 4 mm. de profondeur. On a trouvé aussi le foie, le cœur et les reins surchargés de graisse : cette accumulation de la graisse ne présente pas ici plus de valeur pathognomonique que dans n'importe quel autre cas. Quant à l'acidité du sang observée quelquefois, *c'est un phénomène cadavérique.*

Recherche toxicologique de l'acide chlorhydrique. — L'acide chlorhydrique donne avec l'azotate d'argent un précipité blanc soluble dans l'ammoniaque. L'acide chlorhydrique se trouve-t-il en grande quantité dans *les matières vomies et le contenu stomacal,* on peut en déceler la présence en soumettant ces substances à

(1) BURDET, *Lyon médical,* 1895, p. 199.

la distillation à basse température, ou en soumettant à la distillation fractionnée l'extrait alcoolique des intestins et en cherchant dans les produits de la distillation fractionnée soit l'acide chlorhydrique, soit le chlore. Les viscères seront alors épuisés pendant vingt-quatre heures par une solution faible de soude, la solution concentrée par évaporation sera précipitée par l'alcool, et le précipité, ainsi que le résidu obtenu après évaporation de l'alcool surnageant, seront portés au rouge en présence de la soude : c'est ici que l'on recherchera le chlorure de sodium. Celui-ci se trouve-t-il en quantités considérables, il témoigne en faveur de l'acide chlorhydrique (1).

Traitement. —Évacuez et lavez l'estomac avec des substances neutralisantes (magnésie calcinée diluée dans une grande quantité d'eau ou de mucilage, ou eau savonneuse) et administrez de l'albumine, des excitants, des opiacés et des morceaux de glace. Les rétrécissements seront traités à l'aide des bougies. Le rétrécissement du pylore fut traité avec succès par la gastro-entérostomie.

BROME ET BROMURES

Jusqu'ici on a relaté deux cas de mort par le brome. Dans un de ces cas la mort arriva sept heures et demie après l'ingestion de 30 gr. (2). La dose léthale est de beaucoup inférieure à 30 gr. Les *vapeurs de brome* peuvent provoquer des phénomènes d'intoxication et même la mort chez les ouvriers dans les usines où l'on manie le brome et chez les personnes pénétrant dans des pièces à désinfecter où il s'en trouve beaucoup. L'administration des bromures en grandes quantités donne souvent naissance à des troubles graves de la santé.

On peut, entre autres, démontrer la présence du brome dans les pustules se formant parfois après l'usage du bromure de

(1) Vitali, *L'Orosi*, 1886, nov., p. 364.
(2) Snell, *New-York Journal of Med.*, 1850, v. CLXX, p. 340.

potassium. A l'état liquide ou gazeux, il cautérise les tissus avec lesquels il entre en contact, précipite l'albumine et, probablement, s'y substitue à l'hydrogène. La peau cautérisée par le brome se colore en jaune-brunâtre, bientôt surviennent des vésicules ou bulles accompagnées de douleurs violentes ; on voit même la destruction totale de la peau atteinte. Les hématies sont détruites par le brome.

L'introduction dans l'estomac de X à XV gouttes de brome provoque *chez les animaux :* salivation profuse, larmoiement, écoulement nasal, vomissements, agitation, mydriase et phénomènes de dépression du côté du système nerveux. La mort survient en cinq à six heures, rarement plus tard, sans convulsions.

Chez l'homme, après *l'ingestion de 30 gr. de brome*, on vit apparaître : vomissements, douleurs dans les premières voies digestives, diarrhée ; respiration accélérée, laborieuse ; pouls petit, dur ; ptyalisme ; sueurs froides, vertige, engourdissement, collapsus. *L'inhalation de grandes quantités de brome provoque :* coloration brune de la peau autour de la bouche, conjonctivite, coryza, salivation, suffocation, toux, bronchite, raucité de la voix, asthme bronchial. Après la disparition de ces phénomènes il peut survenir plus tard : troubles de la déglutition, troubles gastriques, exanthèmes prurigineux (1) ou encore grincement des dents, secousses musculaires ; ensuite : dyspnée avec angoisse et palpitations, tressautement des tendons, convulsions généralisées, perte de connaissance et, le cas échéant, la mort. *Dans les usines où l'on manie le brome* les ouvriers s'adonnant à la boisson sont souvent atteints de pneumonie. Les quantités de brome qui peuvent encore être supportées dans les locaux des usines coïncident avec celles qui sont indiquées pour le chlore.

A *l'autopsie des sujets ayant absorbé du brome par la bouche* on trouve les lésions ci-après : surface interne de l'estomac mortifiée et couverte d'une couche à aspect tanné, péritoine et épiploons enflammés et cavité abdominale exhalant l'odeur du brome ; *chez les animaux* on a noté aussi des pseudo-mem-

____

(1) BRUCK, *Berliner med. Gesellsch.*, 1895, 6 nov.

branes tapissant les voies respiratoires. Les bromures manifestent des effets toxiques plus accusés sur les chats que sur les chiens. Au commencement de l'expérience une partie considérable de la substance ingérée est retenue dans l'organisme, tandis que l'élimination du chlorure de sodium augmente; et ce n'est que graduellement qu'un équilibre se rétablit entre l'ingestion et l'élimination.

Les *bromures, principalement le bromure de potassium* provoquent chez certaines personnes des *phénomènes secondaires fâcheux :* dépression nerveuse, somnolence, affaiblissement de l'idéation, céphalée frontale, troubles visuels, douleur au larynx, toux paroxystique, odeur fétide de l'air expiré, amblyopie, diminution de l'appétit sexuel (même chez les animaux) et exanthèmes polymorphes. Si une *nourrice prend pendant un temps prolongé des préparations bromées* on voit apparaître *chez le nourrisson* (1) : perte de l'appétit, amaigrissement, tremblement, affaiblissement de la mémoire, idiotie, troubles de la sensibilité et de la motilité, etc. On a vu souvent, chez les adultes aussi bien que chez les enfants, l'usage immodéré du bromure de potassium provoquer la mort (2). *Chez les animaux* ayant absorbé fréquemment des bromures à hautes doses, on a constaté : paralysies, amaigrissement, diminution du nombre des globules sanguins rouges et hyperleucocytose, diminution de la fibrine du sang, dégénérescence du muscle cardiaque, du foie et des reins, altérations du système nerveux, de la moelle épinière, etc. (3).

Recherche du brome. — (Dans les débris des matières suspectes, la salive, les pustules d'acné survenant après son emploi, le cerveau, le sang). La glande thyroïde des animaux normaux semble contenir de petites quantités de brome en combinaison organique, du moins on a prétendu l'y avoir trouvé au moyen de la réaction de Baubigny. — Le brome et ses sels forment avec l'azotate d'argent un précipité soluble dans une solution chaude de carbonate d'ammoniaque. La solution de brome, additionnée

(1) LOEWY, *Wiener med. Presse*, 1880, p. 1071.
(2) L. LEWIN, *Die Nebenwirkungen der Arzneimittel*, Berlin, 1899, p. 155.
(3) PANDI, *Pester med. chir. Presse*, 1893, p. 780.

de phénol, fournit un précipité blanc de tribromophénol soluble
dans l'alcool; ce précipité finit par devenir cristallin. Pour démontrer la présence du brome dans les solutions de ses sels, il est
nécessaire de le mettre préalablement en liberté en les traitant
par l'eau chlorée d'où il sera enlevé par l'éther.

Voici comment reconnaître le brome dans l'urine : dans un
matras à col étroit, on traite 10 cent. cubes d'urine, acidulée au
moyen d'acide sulfurique, par une solution de permanganate
de potasse jusqu'à production d'une teinte rouge et l'on chauffe
au bain-marie, le col renfermant un papier-réactif constitué par
du papier à filtrer imprégné d'une solution aqueuse de dimé-
thylphénylènediamine à 1 p. 1000. Si l'urine renferme du brome,
celui-ci est mis en liberté et forme un anneau violet au centre
et brun-gris sur les bords (1).

Traitement. — *Brome ingéré par la bouche :* empois d'amidon ou solution d'albumine ; solution de phénol à 0,5 p. 100 (à
la dose de 5 centigrammes). *Contre les vapeurs de brome :* inhalations d'ammoniaque. Les corrosions locales par le brome seront couvertes de compresses imbibées d'eau phéniquée à 2 ou
3 p. 100.

IODE ET IODURES

L'iode, ses vapeurs, sa solution alcoolique, sa solution dans
l'iodure de potassium (liqueur de Lugol), produisent des *empoisonnements aigus.* Ces empoisonnements ont pour causes : soit
des tentatives de suicide, soit des accidents, soit l'emploi des
composés iodés dans l'industrie, soit enfin leur usage dans un
but thérapeutique (injections dans les tumeurs, les kystes ova-
riens). Quant aux *intoxications chroniques* ou aux effets secondaires fâcheux de l'iode (2), ce sont surtout les iodures qui leur
donnent naissance. L'iode et ses sels pénètrent facilement dans
le torrent sanguin à travers les muqueuses, les canaux, les ca-

(1) Jolles, *Zeitschrift f. analyt. Chemie,* 1898, p. 439.
(2) L. Lewin, *Die Nebenwirkungen,* etc., p. 338.

vités naturelles, les plaies ; il traverse aussi facilement la peau. L'iode peut être décelé dans la salive déjà cinq minutes après l'injection de la teinture d'iode. L'élimination se fait par les glandes gastriques et intestinales, l'urine (jusqu'à dix jours), la salive, la sueur, les larmes, le lait, la bile, le mucus nasal ; le cas échéant, par les glandes sébacées de la peau et, comme cela a été récemment reconnu (1), par les cheveux de l'homme. Il se retrouve pendant longtemps dans les testicules. L'iode fournit avec l'albumine un composé peu stable.

[Si la stabilité des composés albuminoïdes iodés artificiels est peu considérable, en revanche, celle de certains composés naturels est remarquable. L'affinité de l'iode pour les composés albuminoïdes est prouvée par quelques réactions démontrant la facilité avec laquelle l'albumine s'empare de l'iode libre. Ainsi, une solution aqueuse d'albumine agitée avec du chloroforme tenant de l'iode en dissolution le décolore en s'emparant du métalloïde : l'amidon ioduré est également décoloré par l'albumine; tandis que l'empois d'amidon ne décolore pas la solution chloroformique d'iode. De plus, la combinaison de l'albumine avec l'iode est favorisée par la chaleur et non détruite par elle. Si, par exemple, on cherche quel est le volume d'une solution d'iode à titre connu dans l'iodure de potassium nécessaire pour produire une coloration donnée, indice de la présence d'un léger excès d'iode libre, dans un même volume d'une solution albumineuse, et si l'on prend pour unité le volume de solution iodo-iodurée nécessaire pour produire cette coloration à froid, on trouve que, pour déterminer la même coloration de la solution albumineuse maintenue à l'ébullition, il faudra cinq fois le volume primitif de solution iodurée, et trois fois seulement ce même volume si la solution albumineuse a été portée à l'ébullition, puis refroidie. (En versant goutte à goutte, et en agitant la solution iodo-iodurée dans le même volume de solution albumineuse).

Des faits qu'il serait trop long d'exposer ici en détail conduisent à admettre que la combinaison des albuminoïdes avec l'iode se fait par simple juxtaposition, comme avec les bases pipéridiques, et sans que l'hydrogène de la molécule soit substitué par l'iode, ce qui donnerait naissance à de l'acide iodhydrique qui devrait alors neutraliser l'alcali de l'albumine. La dialyse suffit, il est vrai, à détruire cette combinaison instable; mais cette destruction s'accompagne d'un changement d'état moléculaire de l'albumine que l'on trouve souvent coagulée et dont la coagulation sous l'influence de la chaleur commence dès la température de 40° au lieu de 57°. Enfin, la présence de l'albumine dans un liquide permet à l'iode de rester à l'état libre dans un milieu franchement alcalin.

(1) BOURCET, *Comptes-rend. de l'Académie des Sciences*, t. CXXVIII, p. 1120.

Ces considérations sont particulièrement importantes au point de vue de l'interprétation de l'action pharmacodynamique des composés iodés et de l'iode en nature, mais elles pourront aussi trouver leur application à propos de l'intoxication iodique chronique et des inconvénients de la médication iodurée, c'est pourquoi je les rapporte ici. Elles ont fait, assez récemment, l'objet d'une très remarquable étude sur l'action pharmacodynamique de l'iode et des iodures (1).

Dans ces dernières années, l'étude des composés albuminoïdes iodés naturels a été reprise par Harnack (2) qui a décrit sous le nom d'*iodospongine* un produit dont la formule serait $C^{56}H^{87}IAz^{10}S^2O^{20}$ et qui renferme en moyenne 8,20 p. 100 d'iode. Ce composé est remarquable par sa stabilité en présence des acides et des alcalis, même à chaud. L'iodospongine administrée à des chiens après extirpation de la glande thyroïde a atténué très nettement les accidents de la cachexie strumiprive.

On n'est pas encore fixé sur le point de savoir si ces dérivés albuminoïdes iodés sont analogues ou identiques à l'*iodothyrine* ou aux combinaisons albuminoïdes iodées qui existent dans le corps thyroïde. On sait seulement que 96 p. 100 de l'iode existe à l'état de combinaison albuminoïde dans la glande thyroïde et que l'iodothyrine ne s'y trouve pas à l'état de liberté. Lorsqu'on soumet les combinaisons albuminoïdes iodées du corps thyroïde à l'action du suc gastrique artificiel ou à l'action du pancréas, il ne se produit pas d'iodothyrine ; les iodalbuminoïdes se transforment en substances nouvelles dans lesquelles l'iode est retenu à l'état de combinaisons stables, comme dans la substance mère. L'iodothyrine ne se forme qu'à la suite de la destruction de la molécule albuminoïde ; et même alors la totalité de l'iode ne se retrouve pas dans l'iodothyrine produite. On doit en conclure que l'iode n'existe pas sous un seul et même état dans les composés albuminoïdes iodés ; une partie se trouve à l'état de composés peptoniques pauvres en iode (3).

D'autre part, l'addition de l'iode par les corps gras semble leur imprimer une labilité plus grande, ce qui expliquerait l'amaigrissement, et, jusqu'à un certain point, la fonte de certains éléments glandulaires. Winternitz a montré qu'on ne peut obtenir l'engraissement d'animaux à l'aide des graisses iodées que si ces composés sont peu riches en iode (0,22 p. 100) (4)].

Sous l'influence directe de l'iode, l'oxyhémoglobine se transforme en hématine. Appliqué sur la surface cutanée, l'iode en provoque l'inflammation et des bulles se forment aux endroits où la peau est très fine. L'action des sels d'iode dans l'organisme dépend de la mise en liberté de l'iode. Comme *doses léthales* on peut

(1) Fr. Henrijean et Gabriel Corin, *Archives de Pharmacodynamie*, t. II, 1896, p. 359.
(2) E. Harnack, *Zeitschr. f. physiol. Chem.*, B. XXIV, p. 412.
(3) R. Tambach, *Zeitschr. f. Biol.*, B. XXXVI, p. 549.
(4) H. Winternitz, *Zeitschr. f. physiol. Chem.*, B. XXVI, p. 425.

admettre *pour l'iode pur* 3 à 4 gr., et 21 à 30 gr. pour la teinture d'iode. La mort serait survenue chez une femme à la suite de l'absorption de $2^{gr},5$ d'*iodure de potassium*. L'issue fatale peut avoir lieu dans un à deux jours, mais aussi plus tard. Les affections rénales rendent plus facile l'intoxication par l'iode.

Donnée à l'intérieur à doses élevées, la teinture d'iode provoque : sensation de constriction à la gorge, sensation de brûlure à la bouche et à la gorge, vomissements (les matières vomies sont colorées en jaune sombre, ou en bleu si l'estomac contient des aliments amylacés), douleurs stomacales lancinantes, petitesse du pouls, bourdonnement d'oreilles, pâleur cadavérique, selles diarrhéiques ou sanguinolentes, anurie, collapsus et mort. Après l'ingestion de 60 gr. de teinture d'iode en huit semaines, une femme maigrissait rapidement et fut ensuite atteinte d'abord de grands furoncles et ulcères entre les omoplates, ensuite de gangrène des orteils et d'une jambe. Elle en mourut. Ordinairement le malade se rétablit.

L'injection de la teinture d'iode ou *de la solution d'iodure de potassium ioduré dans les cavités naturelles*, ou dans les tumeurs (goîtres, spina bifida, etc.) ou *les badigeonnages iodés de la peau* donnent naissance aux phénomènes suivants : exanthèmes polymorphes, pouls fréquent, filiforme ; cyanose, vomissements persistants (*les matières vomies contiennent de l'iode*), soif ardente, gêne de la déglutition, douleurs violentes à l'hypogastre ; coryza, épistaxis, ptyalisme, diarrhée, envies fréquentes d'uriner, dysurie ; bouffissure des paupières, troubles visuels, douleur au larynx et aphonie, pressentiment d'une mort prochaine ; parfois fièvre intense et albuminurie. Un malade est mort par suite d'une pneumonie causée par l'injection d'iode dans un goître. La mort, précédée de dyspnée, peut avoir lieu peu de temps après l'injection, soit au bout de quatorze à trente heures, soit enfin brusquement, après plusieurs jours, dans le collapsus, sans convulsions.

Quant à *l'inhalation de vapeurs iodées*, elle provoque : céphalée, engourdissement transitoire, vertige (ivresse iodique), bourdonnement d'oreilles et éblouissements. Chez les ouvriers qui manient l'iode il survient une *intoxication chronique caractérisée par :* cachexie et nutrition très défectueuse.

Après l'usage interne ou externe des iodures dans un but thérapeutique on peut voir apparaître : inflammation catarrhale de la muqueuse nasale pouvant s'étendre aux canaux nasaux, aux sinus frontaux et à l'antre d'Highmore (coryza iodique), ainsi que celle de la muqueuse des voies respiratoires (asthme iodique), ptyalisme, épistaxis et hémoptysies, œdème de la glotte, aphonie, polyurie ou oligurie, hématurie et albuminurie (1). On observe en outre : amblyopie, tuméfaction des tissus dans diverses régions du corps, et exanthèmes polymorphes. Surviennent parfois des *troubles nerveux* tels que : parésie des extrémités et névralgies paroxystiques. L'iodure de potassium fut à plusieurs reprises employé avec succès pour provoquer un *avortement criminel.*

Donné, même à petites doses, pendant un temps prolongé, l'iode peut provoquer la *cachexie iodique* et *l'iodisme constitutionnel* qui se manifestent par la coloration livide de la peau, l'amaigrissement, la fonte de la graisse et, dans des cas rares, l'atrophie des organes glandulaires (glandes mammaires, testicules); des troubles digestifs, des palpitations, de la faiblesse générale pouvant aller jusqu'à la paralysie des extrémités. On a noté aussi des cas incontestables de mort survenue après l'administration des iodures dans un but thérapeutique (2).

Autopsie. — En cas d'intoxication interne aiguë par l'iode se terminant rapidement par la mort, on a trouvé des pseudo-membranes sur le voile du palais, dans le larynx et l'œsophage, dont la muqueuse était tuméfiée ou atteinte de suppurations diffuses (3). La muqueuse stomacale et intestinale peut être tuméfiée ou ulcérée, même si l'iode était administré par une tout autre voie que la bouche. L'administration de *l'acide iodique* et des *iodates* provoque chez les animaux la dégénérescence graisseuse du foie (4), ou, comme je dis, une accumulation de graisse dans le foie.

Recherche. — L'iode se trouve normalement non seulement dans

(1) Simon et Regnard, *Gaz. méd. de Paris,* 1874, p. 262.
(2) L. Lewin, *l. c.,* p. 342.
(3) Hermann, *Petersb. med. Zeitschr.,* 1869, p. 336.
(4) Binz, *Arch. f. exp. Path. u. Pharmak.,* Bd XIII, p. 121.

la glande thyroïde, mais aussi dans la partie liquide du sang et combiné aux matières protéiques (1). L'iode donne avec le chloroforme ou le sulfure de carbone une solution colorée en violet-rouge et colore en bleu l'empois d'amidon. L'addition d'une petite quantité d'eau chlorée ou d'acide azoteux aux sels d'iode met celui-ci en liberté. L'iode est-il combiné à des substances organiques, on portera celles-ci au rouge après addition préalable de potasse caustique, le produit de la fusion sera épuisé par l'alcool et le résidu, après évaporation, sera dissous dans l'eau et neutralisé par l'acide sulfurique : c'est alors que seront pratiquées les réactions que nous venons de rappeler.

Traitement de l'empoisonnement aigu par l'iode.—Empois d'amidon, albumine et la solution d'*hyposulfite de soude* qui n'est pas toxique même administrée à doses élevées. Il se forme alors de l'iodure de sodium et du tétrathionate de soude : $2Na^2S^2O^3 + 2I = 2NaI + Na^2S^4O^6$. La gastro-entérite sera combattue par : glace, boissons mucilagineuses, opiacés, extrait de belladone, ventouses, sangsues, analeptiques. Les *effets secondaires fâcheux*, survenant après l'emploi thérapeutique de l'iode, disparaissent après la suppression du médicament. En cas de *cachexie*, on s'efforcera de relever la nutrition et de prévenir l'action ultérieure de l'iode. L'*acide sulfanilique* est absolument impuissant contre l'iodisme. Il ne se combine pas non plus avec l'acide azoteux qui se forme dans l'organisme.

FLUOR

On trouve dans la littérature trois cas d'intoxication mortelle par l'*acide fluorhydrique* (FlH). De tous les acides inorganiques, c'est l'acide fluorhydrique qui agit le plus énergiquement sur les tissus animaux; ainsi, par exemple, appliqué *sur les doigts*, il provoque des douleurs persistant des jours entiers, de la fièvre et de l'insomnie, des vésicules laiteuses remplies de pus et indurées, des ulcères dont la cicatrisation est très lente. Une

(1) E. Gley et Bourcet, *Compt. rend. de l'Académie des Sciences*, 1900, 18 juin.

solution à 6 p. 100 environ donne naissance, dans la bouche, à une sensation de picotement et à la mortification de l'épithélium ; l'ingestion de X à XXX gouttes de cette solution provoque : sensation de brûlure et de constriction à la gorge, pesanteur à l'épigastre, renvois et nausées, vomissements et lassitude.

L'acide fluorhydrique concentré est-il introduit dans l'estomac à la dose de 15 gr. environ (1), les vomissements et les autres symptômes morbides des empoisonnements par des substances corrosives ne tardent pas à apparaître, et la mort survient dans l'espace de vingt-trois minutes. Après avoir pris une cuillerée d'acide fluorhydrique dilué avec de l'eau et ne contenant que 9.2 p. 100 FlH, la mort survint chez un ouvrier au bout d'une heure. La respiration continue après l'arrêt du cœur. A *l'autopsie*, on a trouvé la langue, le voile du palais, l'épiglotte et l'œsophage dénudés de leur revêtement épithélial ; et la muqueuse stomacale, ecchymotique et colorée en noir par l'hématine. Je considère comme impossible la réaction acide du sang dans le cœur, à moins qu'il ne s'agisse d'un phénomène cadavérique. Le péricarde présente, lui aussi, des ecchymoses peu étendues.

L'inhalation d'acide fluorhydrique dilué provoque l'irritation de la muqueuse qui entre en contact avec l'acide : sensation de brûlure et de piqûre, écoulement nasal, larmoiement, toux, ainsi que hémorrhagies de la muqueuse. Peuvent s'y joindre : vomissements, symptômes cérébraux, troubles visuels, etc.

Le fluorure de sodium ne coagule pas l'albumine. Néanmoins il exerce une *action locale* très énergique. Mort des nerfs et des muscles de la grenouille séjournant dans une solution de fluorure de sodium. La cornée se trouble lorsqu'elle est soumise à l'action prolongée de cette solution (2). Vomissements chez des chiens ayant ingéré 0^{gr}5 de fluorure de sodium dissous dans 15 gr. d'eau. La mort survient chez les animaux à sang chaud par suite de l'arrêt de la respiration qui commence par être accélérée et plus profonde. Quant à la somnolence et à la faiblesse générale, il faut

<hr>

(1) KING, *Jahresber. f. d. ger. Med.*, 1873, Bd I, p. 359.
(2) TAPPEINER, *Arch. f. exp. Path. u. Pharmak.*, Bd XXVII, p. 108 et *Münchener med. Wochenschr.*, 1892, p. 405.

Toxicologie. 10

les attribuer, principalement, à la paralysie des centres vaso-moteurs. Chez des *sujets ayant pris 0ᵍʳ25 de fluorure de sodium* dissous dans l'eau, il est survenu : gastralgie, nausées, vomissements, diarrhée, salivation de une heure et demie de durée non influencée par l'atropine, et prurit. Chez les animaux auxquels on avait administré le *fluorure de sodium*, la mort était précédée par des convulsions et l'accélération de la respiration. Des chiens ont-ils absorbé longtemps du *fluorure de sodium*, leurs os blanchissent et, sur des coupes polies, présentent un miroitement étincelant. Les canaux de Havers de la substance osseuse compacte et les lacunes de la substance spongieuse contiennent du *fluorure de calcium* en cubes et en octaèdres. C'est ici le cas de rappeler qu'autrefois des animaux avaient été soumis au fluorure de sodium dans le but d'élucider le rapport de cause à effet entre le fluor et le *goître :* on a prétendu que c'est le fluorure de calcium contenu dans l'eau de boisson qui en serait la cause directe. Le problème n'est pas encore résolu. — En définitive, le fluorure de sodium est un poison dont les qualités délétères se prononcent à mesure qu'on l'emploie. On peut en déduire qu'il est absolument nécessaire d'interdire l'usage du *remarcol*, c'est-à-dire du *fluorure de sodium* pour la conservation du vin. — Quant au *fluorure d'argent*, il est caustique et, sous tous les autres rapports, il se comporte comme les fluorures alcalins.

Recherche du fluor. — Le verre est dépoli par l'*acide fluorhydrique*. Les fluorures solubles fournissent avec le chlorure de chaux du fluorure de calcium soluble dans les sels ammoniacaux. Traités par l'acide sulfurique, les fluorures mettent en liberté de l'acide fluorhydrique.

Traitement de l'intoxication par l'acide fluorhydrique.—Albumine, lait, boissons mucilagineuses, morceaux de glace, opiacés, cocaïne (0ᵍʳ05 p. 500 gr. d'eau), éventuellement chlorure de chaux (5 à 10 gr. p. 150 gr. d'eau).

Quant aux *composés organiques du fluor*, par exemple, *fluorure de méthyle* et *fluorure d'éthyle*, ils agissent comme le fluorure de sodium. La mort est survenue chez les cobayes respirant dans une atmosphère contenant 7 p. 100 de *fluorure d'éthyle*, elle est précédée d'agitation, d'accélération de la respiration, de paraplégie. Le cœur continue encore à battre longtemps après la mort.

Le *fluorure d'acétyle* se dédouble au contact des muqueuses en acide fluorhydrique et en acide acétique et provoque du catarrhe bronchique et des hémorrhagies (1).

EAU DISTILLÉE. — Chez le chien et en injection intraveineuse, il faut administrer 170 cent. cubes en moyenne par kilo pour entraîner la mort immédiate qui se produit toujours avec un maximum de 190 cent. cubes. Chez le lapin, la dose mortelle va de 90 à 102 cent. cubes; mais même aux doses faibles de 30 et 20 cent. cubes par kilo, la mort peut survenir rapidement. Les effets toxiques sont sérieux. La respiration et la circulation sont très atteintes. L'examen microscopique du sang indique une véritable destruction des globules (2). Ils deviennent diffluents et se décolorent rapidement, dès que l'eau distillée est au sang dans la proportion de 1/4, et même peut-être de 1/5. Pour obtenir par la voie hypodermique les mêmes effets que par la voie intraveineuse, il faut élever la dose de trois à cinq fois (3).

J'ajoute que l'eau distillée mêlée avec du sang fait apparaître de la méthémoglobine.

L'eau ordinaire n'entraîne la mort qu'à des doses très élevées, mais en outre elle ne possède pas une véritable action toxique (2).

PEROXYDE D'HYDROGÈNE. — L'eau oxygénée (H^2O^2) introduite dans *l'estomac* n'est pas toxique. Les *injections sous-cutanées* de petites quantités de peroxyde d'hydrogène provoquent de la dyspnée; les lapins en ayant reçu de grandes quantités en injections sous-cutanées s'affaissent avec de la dyspnée rapidement croissante, et il survient chez eux des convulsions,

(1) Heusler, *Aromat. Fluor verb* ,Bonn, 1887. —Moissan, *C. R. de l'Acad. des Sciences*, séance du 17 décembre 1888.

(2) Bosc et Vedel, *Compt. rendus de la Société de Biologie*, sér. X, tom. III, 1896, p. 612 et 733.

(3) Maurel, *ibid.*, p. 910 et 912.

de l'exophtalmie et de la mydriase (1). A l'*autopsie*, on trouve des bulles gazeuses dans le sang de la veine cave inférieure et du cœur droit. La *mort* est due à l'asphyxie: l'eau oxygénée se dédouble en eau et en oxygène, d'où embolies pulmonaires produites par celui-ci. Les carnivores seraient immunisés contre les injections sous-cutanées d'eau oxygénée; il ne se formerait que de l'emphysème au lieu d'injection. On a prétendu que le *peroxyde d'hydrogène injecté directement dans les veines* ne s'y décomposerait pas. Je sais péremptoirement que cette affirmation n'est pas exacte. Il importe de rappeler, à ce sujet, l'histoire d'un *malade* dont la fistule fut traitée par l'injection, à sept reprises différentes, d'une solution d'eau oxygénée à 3 p. 100, à la dose de 8 centimètres cubes : il se plaignit de douleur, de faiblesse, le pouls devint imperceptible, il survint de la dyspnée et de la cyanose, et la mort eut lieu dans l'espace de dix minutes. Le remède a vraisemblablement pénétré directement dans le torrent circulatoire.

OZONE. — Des cas d'empoisonnements aigus et chroniques sont rapportés dans la littérature. Mais tant que l'on n'aura pas réussi à éliminer à coup sûr l'action concomitante de l'acide azoteux, ces faits ne sont nullement démonstratifs. L'ozone agirait comme narcotique ; mais, administré à doses plus élevées, il irriterait les voies respiratoires. L'action chronique de l'ozone a donné naissance à : somnolence, tremblement, frissons, appétit sexuel augmenté, etc. *Chez les animaux* on a trouvé la dégénérescence graisseuse des reins et du foie, de la bronchite, des infarctus pulmonaires, des pneumonies, de même que des pleurésies purulentes; et aux yeux, une inflammation purulente (2).

[Les opinions les plus opposées ont été émises relativement à la toxicité et aux propriétés de l'ozone autres que les propriétés antiseptiques et bactéricides. Le défaut de pureté des produits avec lesquels les divers expérimentateurs ont opéré et la confusion des doses semblent être les causes principales de ces divergences. De quelques expériences que j'ai eu l'occasion de faire voici plusieurs

_____

(1) Guttmann, *Arch. f. path. Anat.*, Bd LXXIII, p. 23.
(2) Binz, *Berliner, klin. Wochenschr.*, 1882, n° 1 et suiv. 1884. — Schultz, *Arch. f. exp. path. u. Pharmak.*, Bd XXIX, p. 364.

années déjà, je crois pouvoir conclure que l'ozone est très toxique et que la symptomatologie de cette intoxication se rapproche très étroitement de celle du chlore. La mort est due à une asphyxie ; et l'on observe constamment de l'emphysème aigu et de l'œdème du poumon. Les voies respiratoires sont obstruées par une écume visqueuse, dense, témoignant de l'action violemment irritante exercée par l'ozone sur la muqueuse respiratoire. Chez quelques animaux, la mort a été la conséquence de pneumonies tardives. Le sang est noir comme dans l'asphyxie.

Emphysème, congestion, œdème pulmonaire, sont bien, en effet, les lésions que l'on observe sous l'influence d'inhalations de chlore en quantité un peu considérable. Je ne parle pas ici des conséquences de l'action oxydante générale qui intéressent peu la toxicologie. Quant à l'énergique action antiseptique de l'ozone, elle est bien en concordance avec ses propriétés oxydantes et violemment irritantes, en même temps que l'analogie entre le chlore et l'ozone se retrouve encore ici.

Dans le cas de respiration prolongée d'air ozonisé, ce sont surtout les phénomènes d'irritation bronchique qui prédominent : ils se traduisent principalement par du catarrhe et de la toux].

COMPOSÉS DU SOUFRE

Donné à doses élevées pour provoquer l'avortement, ou pris dans une tentative de suicide, le soufre finement pulvérisé agit comme un poison, quoique dans un cas, peut-être par suite des circonstances individuelles, il ne soit pas survenu de phénomènes d'intoxication même après l'administration de 22 gr. en une fois. Une petite portion du soufre est transformée par les alcalis de l'intestin en sulfures alcalins qui, à leur tour, sous l'influence de l'acide carbonique, se transforment en hydrogène sulfuré éliminé par les poumons, tandis que la partie restante apparaît dans l'urine sous forme de sulfates ou de soufre organique.

L'administration de 10 à 20 gr. de soufre et davantage provoque *chez l'homme* (1) : vomissements, douleurs à la gorge, gêne de la déglutition, fièvre, rougeur de la langue dénudée du revêtement épithélial, les mêmes altérations à l'épiglotte et aux cartilages arythénoïdes, céphalée, vertige, coliques et troubles de la miction. Le soufre est-il administré à grandes doses dans un *but théra-*

(1) DRASCHE, *Ber. d. allg. Krankenhaus.*, Wien, 1883, p. 41.— SMOLLER, *Wiener Medicinhalle*, 1863.

peutique, il survient parfois des selles sanguinolentes et des phénomènes de dépression ou d'excitation cérébrale.

La plupart des travailleurs chargés du soufrage des vignes sont atteints d'une irritation oculaire. Ils ont les yeux rouges, larmoyants, tuméfiés. Ils éprouvent une douleur pongitive et se plaignent de photophobie et d'irradiations douloureuses vers le front. La caroncule lacrymale est enflammée chez quelques-uns, chez d'autres on n'observe qu'une conjonctivite à forme aiguë. Il est très rare qu'elle occasionne des taches kératiques. Une troisième forme d'irritation oculaire s'accompagne d'ecchymoses sous-conjonctivales (1).

Recherche du soufre. — Brûlant à l'air libre, le soufre donne naissance à de l'acide sulfureux. Chauffé sur une monnaie en argent, il produit du sulfure d'argent noir. Si une substance contenant du soufre est mélangée avec de la lessive potassique concentrée et que l'on ajoute à ce mélange quelques gouttes de nitrobenzol et d'alcool, elle prend une coloration rouge (2).

Traitement. — Évacuation du soufre se trouvant encore dans l'estomac et l'intestin, administration de lait et de carbonate de magnésie.

HYDROGÈNE SULFURÉ. — Des cas isolés d'intoxication par l'hydrogène sulfuré (H_2S) ont été observés chez des chimistes (analyses), des pharmaciens (préparation du sel de Schlippe) ou des personnes l'ayant respiré en trop grandes quantités en prenant des bains de barèges, les ouvriers travaillant à la manipulation du soufre et du baryum ou occupés au lutage des chaudières, à la distillation du lignite, les sujets l'absorbant par auto-intoxication de leur propre intestin, les ouvriers nettoyant les fosses à fumier, les égoutiers et les vidangeurs qui respirent les gaz des fosses d'aisance et enfin les ouvriers travaillant dans les tanneries et à la fabrication des cordes à boyaux.

(1) Bouisson, *Compt. rend. de l'Acad. des Sc.*, 1863, 10 août.
(2) Brunner, *Journ. de pharm. et chimie*, juillet 1882.

Nous possédons l'histoire d'un cas de « *suffocatio ex halitû cloacæ* » datant de 1624. Le gaz des fosses d'aisance est composé essentiellement d'acide carbonique, d'ammoniaque, d'hydrogène sulfuré et d'hydrogène protocarboné. Un mètre cube de contenu d'une fosse d'aisance fournit, par 24 heures, entre autres : 619 gr. d'acide carbonique, 113 gr. d'ammoniaque et 2 gr. d'hydrogène sulfuré.

Les effets toxiques de l'hydrogène sulfuré peuvent se manifester dès que l'air inspiré en contient 0,6 p. 1000. L'issue fatale ne survient que si la teneur de l'air est de beaucoup supérieure. Outre la concentration du gaz ou, pour mieux dire, sa tension partielle dans le mélange gazeux, il faut encore prendre en considération la durée de l'inhalation. Un chien ayant inspiré 5 litres d'air mélangé de 2 p. 100 H²S, périt dans l'espace de deux minutes ; un autre ayant inspiré 100 litres d'air mélangé de 0,5 p. 100 H²S, mourut dans l'espace de trois-quarts d'heure. Chez les *lapins*, l'intoxication se montre déjà quand on leur fait inspirer un air contenant 0,037 p. 100 (par volume) de ce gaz (1), et la mort survient en trois heures et demie si sa teneur s'élève à 0,072 p. 100. Les *chats* périssent en dix minutes s'ils séjournent dans une atmosphère contenant 0,32 p. 100 H²S. Chez *l'homme* les phénomènes toxiques peuvent éclater immédiatement après l'inhalation de ce gaz, et la mort s'ensuivre sur-le-champ ou après quelques heures. Les pièces contenant 0,57 p. 1000 H²S sont juste à la limite où il devient dangereux d'y séjourner. Il est tout à fait impossible d'y travailler (2).

Dans quelque partie du corps qu'il se trouve, le gaz finit par pénétrer dans la voie sanguine où il se transforme passagèrement en sulfures alcalins qui ne tardent pas, grâce à l'influence de l'acide carbonique du sang, à mettre en liberté de l'hydrogène sulfuré. Quant à l'élimination, elle s'effectue en partie par les poumons. Le mélange du *sang avec l'eau chargée d'hydrogène sulfuré* se colore en vert-sale passant au brun-sale si le mélange est examiné en couche épaisse. Aux lieu et place des deux

<hr>

(1) Biefel und Polek, *Zeitschr. f. Biologie*, Bd XVI, p. 299.
(2) Kwilecki, *Studien über die Giftigkeit*, etc., Würzburg, 1890.

bandes d'absorption caractérisant l'oxyhémoglobine, on voit apparaître la bande unique de l'hémoglobine réduite, ainsi qu'une raie d'absorption dans le rouge entre les lignes C et D de Fraunhofer (v. planche spectroscopique). Cette bande de sulfohémoglobine qui n'a pu être trouvée par aucun auteur (HOPPE-SEYLER, ROSENTHAL) après l'administration de l'hydrogène sulfuré aux animaux, apparaît, ainsi que je l'ai démontré (1), toutes les fois que l'on obtient ce gaz à l'état naissant en partant du sel de Schlippe, ou des sulfures alcalins. Si $0^{gr},2$ à $0^{gr},4$ de ces sels sont introduits sous la peau des lapins, cette raie pourra être décelée spectroscopiquement déjà *du vivant de l'animal* dans le sang retiré des vaisseaux. *L'assertion contraire est complètement fausse et est due à un examen inexact pratiqué par des auteurs inexpérimentés en la matière.* Cette raie ne disparaît ni après l'introduction de l'oxygène, ni après l'intervention de l'oxyde de carbone. Ce composé d'hydrogène sulfuré, qui existe même quand la bande d'absorption est invisible, se forme aux dépens de l'oxygène du sang. La sulfohémoglobine étant inapte à prendre part à l'échange gazeux, la mort surviendra dès que les globules sanguins rouges, en leur totalité, ne posséderont plus assez d'oxygène pour entretenir l'échange gazeux nécessaire pour les fonctions vitales. Plus est énergique l'influence exercée par le gaz sur le sang, plus violents éclatent les phénomènes d'intoxication et plus tôt s'ensuit la mort.

Ainsi qu'il résulte des recherches instituées dans ce but (2), l'hydrogène sulfuré diminue l'alcalinité du sang. Outre son action comme poison sanguin, l'hydrogène sulfuré, d'après toutes vraisemblances, se manifeste aussi comme un paralysant des centres nerveux. Ce qui, d'après moi, plaide en faveur de cette hypothèse, c'est qu'il fait périr aussi très rapidement les insectes. En cas d'intoxication par les sulfures alcalins, le cœur continue à battre après que la musculature du corps est devenue insensible aux

____

(1) L. LEWIN, *Arch. f. path. Anat.*, Bd LXXIV, 1878, p. 220, et *Monatsber. d. Akad. der Wissensch. z. Berlin*, 27 juin 1878.

(2) POHL, *Arch. f. exp. Path.*, Bd XXII, p. 1.

excitations. L'œdème pulmonaire est d'observation courante (1).

L'inhalation d'hydrogène sulfuré provoque chez l'homme : nausées, vomissements, selles vert-grisâtres, lassitude, céphalée, vertige et marche titubante; ou bien les sujets s'affaissent immédiatement dans le coma en proie à des troubles respiratoires (râles gutturaux, dyspnée) avec cyanose. Parfois, l'haleine sent le gaz sulfuré.

Le rétablissement s'effectue habituellement dès que l'on fait respirer de l'air frais. L'action narcotique du gaz est connue dès l'antiquité. Donné à doses peu élevées, mais toxiques, il provoque l'excitation cérébrale, tandis qu'à hautes doses il produit la perte de connaissance. Une grande partie des oracles antiques, par exemple, Delphes, laissaient dégager par le sol crevassé de l'hydrogène sulfuré à l'état gazeux qui provoquait chez *la pythie* un état d'aliénation mentale.

Les *chimistes qui préparent souvent ce gaz* sont atteints dans un âge avancé de céphalée nerveuse, de blépharite ciliaire, ils sont enclins à la constipation, parfois ils sont sujets à des syncopes et deviennent extrêmement sensibles vis-à-vis de ce corps. Après avoir rempli leurs fonctions pendant un laps de temps plus ou moins long, les pythies prophétisantes finissaient par manifester des signes d'intoxication chronique qui les rendaient, en fin de compte, inaptes à accomplir leur service.

Le *gaz des fosses d'aisance* donne naissance à des effets semblables mais qui dans la plupart des cas sont plus accusés (2). Les sujets tombent sans prononcer un cri dès qu'ils sont descendus dans la fosse, deviennent comateux et expirent rapidement avec des symptômes d'asphyxie; ou bien, après leur séjour dans la fosse pendant plusieurs minutes, ils présentent, quand ils reviennent à l'air libre, d'abord des phénomènes morbides peu graves, tels que par exemple, céphalée, sensation de vertige, nausées, vomissements, plus tard il s'y adjoint de la faiblesse générale et du coma persistant durant une à vingt-quatre heures, de la dyspnée, de la cyanose, la respiration accélérée, stertoreuse,

<hr>

(1) LEHMANN, *Arch. f. Hygiene*, 1892, p. 135.
(2) THIERLING, *Thèse de Breslau*, 1879, p. 32.

le pouls devient fréquent et la fièvre s'allume. L'urine peut contenir de l'albumine et de l'hydrogène sulfuré. Tantôt il survient de la mydriase, tantôt du myosis. Ont été observés en outre : conjonctivite, plus rarement bouffissure des paupières, roséole ou pemphigus (1) et, en cas d'intoxication grave, secousses fibrillaires des muscles et convulsions cloniques des extrémités inférieures et du tronc. Quelques malades dansent, sautent, poussent des cris non articulés (chantent le plomb) et s'affaissent ensuite morts. Les sujets marchent-ils vers la guérison, ils commencent à réagir petit à petit aux excitations extérieures, la dyspnée va en s'atténuant, ils finissent par récupérer la conscience. *En tombant à l'improviste dans une fosse à fumier ou dans une fosse d'aisance*, les ouvriers avalent ou aspirent quelquefois dans les poumons des matières fécales, d'où production d'une gastro-entérite avec fièvre ou d'une pneumonie se terminant éventuellement par la mort.

On connaît quelques *cas isolés d'auto-intoxication par l'hydrogène sulfuré (hydrothionhémie)* dans lesquels l'hydrogène sulfuré était éliminé par les poumons ou par ceux-ci et l'urine ; ces auto-intoxications étaient consécutives à des gastro-entérites avec participation particulière du cœcum (pérityphlite), à des perforations du tractus digestif, au pneumothorax, à la fièvre typhoïde, à la variole, à la tuberculose et aux affections médullaires (2). L'hydrogène sulfuré contenu dans l'urine peut provenir des autres parties du corps par résorption ou par diffusion.

Les enduits verts que l'on peut observer aux dents de quelques sujets sont dus, d'après mes recherches, non à la chlorophylle, mais *vraisemblablement à la sulfohémoglobine*.

Ont été trouvés à *l'autopsie des sujets intoxiqués par le gaz dégagé par les fosses d'aisance* : rigidité cadavérique extrêmement accusée, taches livides colorées en vert noirâtre ; chez les animaux tués par l'hydrogène sulfuré, les muscles thoraciques, par exemple, possèdent une teinte verdâtre correspondant, par sa coloration, à la mousse verdâtre que fournit le sang de ces animaux agité avec

(1) STYLE, *Lancet*, 1889, II, p. 791.
(2) EMINGHAUS, *Berlin. Klin. Wochenschr.*, 1872, p. 477.

une solution aqueuse d'acide sulfhydrique. Le sang est dyschromatique. Jusqu'ici on n'a pas décelé la bande de la sulfohémoglobine. *Mais je ne considère pas ce résultat négatif comme concluant, la constatation de cette raie peu lumineuse demandant une expérience consommée dans l'examen spectroscopique, ce qui malheureusement n'est souvent qu'un pium desiderium.*

[J'avais déjà insisté, à l'occasion d'un rapport médico-légal effectué au sujet d'accidents mortels survenus à deux reprises dans des bassins de décantation des usines de la compagnie Lesage, sur l'importance capitale de cette raie spectrale pour la recherche toxicologique.

Je suis bien aise de voir encore une fois mes observations confirmées par celles de M. Lewin. (Cf. Legrand du Saulle, Berryer et Pouchet, *Traité de médecine légale, de jurisprudence médicale et de toxicologie* (1885), p. 1488.]

Parfois les cavités naturelles sentent l'hydrogène sulfuré, même si les sujets ne sont pas tombés dans les masses fécales. Les animaux empoisonnés par l'hydrogène sulfuré dégagent toujours l'odeur de ce gaz. C'est surtout dans les cadavres frais que le cerveau présente une coloration vert-noirâtre, les substances blanche et grise présentent une teinte bleu-vert allant jusqu'au vert sale. Le cœur est transformé en bouillie. Le contenu des fosses d'aisance a-t-il été aspiré dans les poumons, on y trouve des congestions par stase, de l'œdème ou de la bronchopneumonie, de même que des parties indurées d'un jaune-gris qui, comprimées, laissent suinter du pus et des matières fécales. Il peut y avoir de la néphrite (1).

Recherche de l'hydrogène sulfuré. — A prendre en considération : l'odeur caractéristique, le brunissement ou le noircissement d'un papier plombique et la formation de la sulfohémoglobine dans le sang normal dilué, dans lequel l'addition d'une solution très diluée de nitroprussiate de soude produit une coloration rouge-violette. Enfin, l'objet à examiner est additionné d'un cinquantième de son volume d'acide chlorhydrique fumant, de quelques gouttes d'une solution diluée de perchlorure de fer et d'une très petite quantité de paramidodiméthylaniline : la

(1) Vachell, *Lancet*, 1894, 1, p. 98.

coloration bleue se montre même en dilution à 0gr,0000182 pour 1 litre d'eau. Par suite de la couleur propre de l'*urine*, cette méthode est moins sensible quand on a besoin d'y rechercher l'hydrogène sulfuré. Le réactif préparé d'avance peut être versé sur l'urine en couche surnageante : un anneau bleu se formera au point de contact des deux liquides. Si l'on doit rechercher l'acide sulfhydrique dans l'urine des sujets empoisonnés par auto-intoxication, il vaut mieux déceler ce gaz en dirigeant sur un papier plombique un courant d'air ayant traversé l'urine : le papier noircira (1). Dans un cas d'empoisonnement par le gaz des fosses d'aisance, l'hydrogène sulfuré a fait défaut dans l'urine.

Traitement. — Dans les cas les moins graves : procurer de l'air pur, faire ingérer de l'eau chlorée (5 à 10 gr. pour 150 gr. d'eau) ; dans les cas graves : saignée, peroxyde d'hydrogène (2 gr. pour 100 gr. d'eau, à prendre par cuillerées à café), ablutions froides, bains chauds et injection d'éther. Contre l'*hydrothionhémie* on pourrait de même essayer les excitants cutanés et l'eau chlorée.

SULFURE DE POTASSIUM, SULFURE DE SODIUM, SULFURE DE CALCIUM, SULFURE D'AMMONIUM. — Le mélange des polysulfures avec le sulfate de potasse (*foie de soufre*), ainsi que le *sulfure de sodium* ont souvent provoqué des empoisonnements. L'administration de 12 à 15 gr. est suivie de mort dans l'espace de quinze minutes à deux jours. Si le traitement approprié est institué en temps utile, la guérison peut survenir même après des doses plus élevées (30 gr.). Un chien est tué par 4 gr. de *sulfure de potassium*. Les sulfures alcalins se dédoublent dans l'organisme sous l'influence des acides dilués et même de l'acide carbonique en donnant naissance à l'hydrogène sulfuré dont l'action destructive sur le sang a été élucidée plus haut (L. Lewin). Un papier plombique noircira si on le tient quelques minutes devant le nez et le museau de l'animal empoisonné.

(1) Müller, *Berliner klin. Wochenschr.*, 1887, p. 405.

Une partie du sulfure de potassium se transforme en sulfate de potasse. L'effet caustique des sulfures alcalins sur les tissus est produit par la molécule non décomposée. Les nerfs et les muscles perdent leur excitabilité. Je ne puis m'associer à l'opinion d'après laquelle le sulfure de sodium exercerait, comme tel, une action spécifique sur les centres nerveux (1).

Le sulfure d'ammonium pris par méprise en petite quantité dans une « bombe de verre puante » a produit sur la langue des plaques d'un blanc-grisâtre avec douleurs, vomissements et diarrhée.

Le sulfure de calcium (épilatoire) provoque facilement une dermatite.

L'*ingestion du foie de soufre par la bouche* est suivie immédiatement d'une sensation de brûlure et de douleurs, et il survient : vomissements, vertige, céphalée, coma et finalement la mort s'ensuit. En cas de marche plus lente de l'intoxication, le pouls devient petit, irrégulier, la peau se refroidit, l'œil devient immobile, hagard, les traits se décomposent, le malade est plongé dans un coma profond (les vomissements et la diarrhée persistent toujours). Si le secours arrive vite, la somnolence disparaît et les signes d'une gastro-entérite persistent seuls. Autrement, la mort a lieu dans le coma.

Autopsie. — Les cavités du corps dégagent l'odeur de l'hydrogène sulfuré, du soufre jaune adhère à la paroi stomacale, la muqueuse de l'estomac et des portions supérieures de l'intestin est ridée, de place en place on y trouve des ecchymoses, parfois elle est colorée en vert.

Recherche. — Un papier plombique introduit dans l'estomac ou la cavité abdominale ou mis en contact avec les matières vomies, brunit ou noircit (v. aussi hydrogène sulfuré).

Traitement. — Lavage de l'estomac, injection sous-cutanée d'apomorphine ; eau chlorée (à la dose de 5 gr. dans une décoction d'avoine), excitants, morceaux de glace, compresses chaudes et sangsues à l'épigastre.

(1) Pohl, *Arch. f. exp. Path. u. Pharmak.*, B. XXII, p. 1.

TELLURE. — A la dose de 0^{gr},015 le *bioxyde de tellure* fait que l'air expiré, les sueurs et l'urine sentent l'ail : cette odeur persiste dans l'urine pendant quinze jours environ, dans la sueur pendant dix-neuf, dans les matières fécales pendant trois et dans l'air expiré pendant neuf jours environ. Cette odeur peut être considérée comme réactif physiologique, car elle se manifeste déjà après l'ingestion de 0 gr. 0000005 de tellure. Le sous-nitrate de bismuth adultéré par le bioxyde de tellure, provoque les mêmes effets désagréables. Cette odeur est due à ce que l'organisme animal (surtout les organes glandulaires) fabrique du *tellureméthyle* aux dépens du tellure ou de l'acide tellureux : or, ce composé organique de tellure possède l'odeur de l'ail (1). Après l'administration de l'*acide tellurique*, le tellure a été trouvé dans les noyaux des cellules ganglionnaires, du foie, du pancréas, des canalicules urinifères, du sarcolemme, des cellules de la moelle osseuse, etc. (2). Les organes sont colorés en gris. L'emploi du *tellurate de potasse* a aussi donné naissance à des phénomènes de dyspepsie.

[Le tellurate de soude a été employé depuis quelques années avec succès pour combattre les sueurs profuses des tuberculeux. On l'emploie à la dose de 2 à 3 centigrammes *pro die* et pendant cinq à six jours au plus. Ce serait un agent bactéricide puissant, capable même de modifier l'effet des toxines sécrétées par l'agent infectieux (?). L'haleine des malades possède une odeur alliacée très prononcée ; rarement, aux doses que je viens d'indiquer, on observe des coliques et une diarrhée légère. Ça n'est qu'à partir de 5 à 6 centigrammes que des phénomènes fâcheux se montrent, ou bien lorsque la médication est trop longtemps et intempestivement continuée].

Un cobaye est mort quarante-cinq minutes après l'ingestion d'une quantité de *tartrate double de tellurite et de potassium* (émétique de tellure) qui correspond à 0^{gr},024 d'acide tellureux : il survint de la stupeur et des paralysies musculaires, ainsi que de la diarrhée. Les *chiens* périssent en deux à trois heures après l'administration de 0^{gr},072. Le *tellurite de soude* tue les animaux à sang chaud à la dose de 0^{gr},02 par kilo d'animal. Ce sont les phénomènes paralytiques qui dominent la scène dans l'empoi-

(1) HOFMEISTER, *Arch. f. exp. Path. u Pharmak.*, Bd XXXIII, p. 198.
(2) BEYER, *Arch. f. Anat. u. Phys.*, 1895, p. 225.

sonnement par cette substance, chez les animaux à sang chaud aussi bien que chez ceux à sang froid (1).

SÉLÉNIUM.—L'acide sélénieux et le sélénite de soude agissent comme l'arsenic. Le sélénite de soude tue les chiens en injections sous-cutanées, à la dose de 3 à 4 milligrammes par kilo d'animal. Chez un cheval auquel on a injecté dans la veine jugulaire une solution de séléniate de soude (10 gr.), on a observé rapidement que l'air expiré dégageait une odeur particulière ressemblant à celle du phosphore ou de l'ail, le pouls et la respiration furent accélérés, les selles évacuées sentaient mauvais, les extrémités devinrent parétiques et la mort eut lieu par arrêt de la respiration. Le cœur continua à battre après la cessation de la respiration. On trouva dans l'intestin des ecchymoses et des processus inflammatoires. Les recherches récentes entreprises à ce sujet (2) confirment ces données anciennes, relativement à l'invasion des symptômes de paralysie et d'abolition des fonctions. Les animaux périssent dans le tétanos. L'empoisonnement chronique par l'acide sélénieux provoque surtout un amaigrissement très prononcé, et empêche le développement des os des animaux jeunes. *L'acide sélénique* possède également des propriétés toxiques. *L'hydrogène sélénié* irrite les muqueuses jusqu'à l'inflammation; et de l'inhalation prolongée de ce gaz chez l'homme résulte un empoisonnement de longue durée.

ACIDE SULFURIQUE. — Sur les 432 empoisonnements qui ont été relevés à Berlin en trois ans, 78 cas étaient causés par l'acide sulfurique (mortalité = 47 p. 100), et sur les 524 empoisonnements aigus traités en 1895 dans les hôpitaux, 36 appartenaient à l'acide sulfurique. Les causes en sont : tentatives de suicide et d'homicide (surtout sur des enfants), méprises (on le prend, par exemple, pour l'huile de ricin), emploi pour provoquer l'avor-

(1) CZAPEK und WEIL, *Arch. f. exp. Path. u. Pharmak.*, Bd XXXII, p. 438.
(2) CZAPEK und WEIL, *Arch. f. exp. Path. u. Pharmak.*, Bd XXXII, p. 438.

tement, vengeance (l'acide sulfurique jeté à la figure par une maîtresse délaissée, etc.); dans ce dernier cas il se peut que l'huile de vitriol soit aspirée, d'où œdème mortel de la glotte. Dans la plupart des cas on se sert de l'huile de vitriol contenant 20 à 30 p. 100 d'acide sulfurique. Le plus souvent elle est ingérée par la bouche, très rare est son administration par le rectum ou le vagin. Quant à l'acide de Haller (19 gr.), on ne connaît que quelques cas isolés d'empoisonnement par cette préparation.

La dose *léthale* dépend de la concentration du vitriol employé et de la plénitude de l'estomac. Dans des cas malheureux elle peut être de 5 à 6 gr. pour les adultes et de X à XL gouttes pour les enfants. Malgré l'opinion exprimée dans un rapport médico-légal, une tasse de café additionnée d'une solution d'acide sulfurique à 1 p. 100 n'est pas en état de nuire à la santé. On a observé le rétablissement complet de la santé même après l'ingestion de 50 à 60 gr. d'un acide sulfurique à 75 p. 100. La mort peut survenir dans l'espace de deux à trente-six heures ou seulement après des semaines ou des mois, par suite d'affections secondaires.

L'acide sulfurique déshydrate et altère les albuminoïdes ; son action corrosive est proportionnelle à sa concentration, à sa quantité et à la durée de son influence. *La corrosion par les acides correspond à la notion de la nécrose sèche, tandis que la fonte des tissus est produite par les alcalis caustiques.* Les plaques cutanées sont d'un blanc grisâtre, elles sont très douloureuses et laissent après elles des traces rouges ou des ulcérations. Aux yeux surviennent : opacité de la cornée, ulcérations, etc. Le sang extravasé des vaisseaux corrodés se transforme par le contact direct avec l'acide sulfurique en hématine acide d'un brun noir (v. planche spectroscopique). Cette transformation peut aussi avoir lieu par endroits dans l'intérieur des vaisseaux, par suite de la *pénétration directe de l'acide* à travers leurs parois. Une partie de l'acide ingéré dans l'estomac atteint le sang, s'unit aux alcalins qui y sont contenus et s'élimine sous forme de sulfates alcalins. Jamais le sang ne présente sur le vivant une réaction acide. Quant à l'élimination par les reins de l'acide sulfurique pur, je considère cela comme absolument impossible. L'énergie cardiaque diminue par suite de l'influence délétère de l'acide sulfurique sur les centres régulateurs, d'où possibilité de thromboses.

L'*administration prolongée* de l'acide sulfurique provoque des troubles digestifs et, à ce que l'on prétend, la décalcification des os.

La mort survient soit par affaiblissement de l'énergie cardiaque ou collapsus (l'alcalinité du sang y joue un certain rôle); soit par asphyxie (œdème glottique); soit par perforation de l'estomac et des intestins, d'où péritonite; soit par cachexie, à la suite des affections secondaires (rétrécissements, ulcérations, troubles de la nutrition).

Les *animaux empoisonnés par l'acide sulfurique* produisent moins d'acide carbonique, consomment moins d'oxygène (de 17 à 49 p. 100 environ au-dessous de la normale) et produisent moins de chaleur. On voit donc que, dans cette intoxication, nous avons affaire à l'asphyxie des éléments constitutifs des organes: le protoplasma vivant a perdu l'aptitude à s'emparer de l'oxygène qui lui est apporté par le sang (1).

Symptômes. — Peu de temps après la déglutition de l'acide sulfurique on voit apparaître le hoquet et les vomissements ; les matières vomies sont composées de masses caillebottées, colorées par l'hématine en brun-chocolat ou en brun-noirâtre, et contiennent des lambeaux épithéliaux ou de grands morceaux de la muqueuse œsophagienne et stomacale. Le sujet avait-il ingéré, avant l'empoisonnement, des aliments contenant de *la cellulose*, ils sont colorés en noir (carbonisation). Les tissus vivants ou morts ne sont pas carbonisés. Les commissures des lèvres, les lèvres, parfois le menton sont colorés en brunâtre par l'acide ou sont couverts de lambeaux visqueux bruns. Tuméfaction de la langue et des lèvres. Quelquefois hypertrophie des glandes sous-maxillaires et cervicales. L'épithélium de la muqueuse buccale commence par présenter une coloration gris-blanchâtre comme du papier parchemin gonflé, et finit par devenir plus tard d'un jaune-brunâtre ou d'un brun sombre. Après la chute des eschares, on peut remarquer que les piliers, la luette et l'œsophage suppurent par places. La sécrétion salivaire est exagérée dans la majorité des

(1) Chvostek, *Centralb. f. klin. Med.*, 1893, n° 16.

Toxicologie.   11

cas ; les lèvres sont couvertes de mucosités se détachant avec les
lambeaux de la muqueuse détruite. Dans quelques cas les dents
seraient noircies.

Si le poison a été bu à l'aide d'un flacon à col très long, les corrosions de la bouche peuvent faire exceptionnellement défaut. La
face est parfois bouffie, légèrement cyanosée et exprime l'angoisse. Les douleurs sont intolérables : le malade se tord, change
continuellement de position, crie et pousse des gémissements.
Ce n'est qu'à force d'une volonté hors ligne que le malade peut
parfois supporter sans se plaindre les souffrances qu'il endure.
La déglutition est gênée et douloureuse à cause de la tuméfaction
de l'isthme du gosier, la voix est rauque, la respiration prend le
caractère dyspnéique, devient stridente comme dans le croup
(c'est surtout chez les enfants que l'asphyxie est très accusée), le
pouls est petit, faible, quelquefois accéléré. La température commence toujours par s'abaisser pour remonter parfois au-dessus de
la normale ; les membres sont pâles et couverts de sueur froide, le
sensorium commune est obnubilé. Le malade se plaint d'avoir froid.
Les vomissements peuvent continuer pendant toute cette période.
L'urine évacuée volontairement, ou à l'aide du cathéter (pour cause
de dysurie), contient souvent de l'albumine qui peut s'y trouver
encore vingt jours après l'ingestion du poison. On y constate aussi
la présence de l'hématine, de l'hémoglobine, des globules sanguins
rouges, des cylindres graisseux et, autant que dure l'abstinence,
des substances donnant naissance à l'acétone (1) (coloration rouge
par le perchlorure de fer). La constipation est de règle, plus rarement il y a diarrhée. La mort survient en quelques heures, le
malade étant plongé dans le collapsus (souvent elle est précédée
de hoquet) ou conservant la conscience nette, dans un accès de
convulsions, après que la respiration est devenue laborieuse ou
râlante, que les douleurs d'estomac se sont irradiées partout et que
le corps tout entier est couvert de sueur froide. Si l'acide sulfurique
est entré en contact avec l'épiglotte ou la glotte pendant la déglutition ou dans le cours des vomissements, l'œdème de la glotte
qui surviendra suffit, par lui-même, pour amener l'asphyxie et

____

(1) Hoppe-Seyler, *Zeitschr. f. klin. Med.* 1884.

la mort si la trachéotomie n'est pas pratiquée en toute hâte. Le malade peut encore périr après des mois par suite des suppurations dans l'œsophage et l'estomac, des rétrécissements, etc.: cette terminaison se voit même dans les cas où les symptômes du début ne consistent qu'en douleurs et en vomissements (1). Très rare est la guérison complète.

Autopsie. — La muqueuse des premières voies digestives est ordinairement grise, ardoisée, couverte d'eschares, parfois elle a l'air d'être transformée en bouillie, elle est friable et s'enlève avec facilité. Les tissus sous-jacents sont tuméfiés, d'un rouge sale. L'estomac peut revenir sur lui jusqu'à n'avoir plus que le volume d'un œuf. Là où le contact avec l'acide a été prolongé, il existe des pertes de substance très accusées et des solutions de continuité qui amènent facilement des perforations. La coloration noire qui s'observe de place en place est due à des hémorrhagies: le sang extravasé s'est transformé en hématine. Dans l'intestin grêle on trouve de même, par endroits, souvent seulement là où existent les valvules conniventes, la muqueuse présentant un aspect trouble ou des pertes de substance. Dans un cas où l'intestin grêle ne contenait qu'un liquide bilieux, le gros intestin était rempli d'un liquide noir sanguinolent (2). Par suite de la pénétration de l'acide à travers les parois stomacales, les organes adjacents, foie, rate, anses intestinales, présentent une coloration gris-blanchâtre sur une étendue plus ou moins considérable, ils sont indurés et plus friables et colorent en rouge le papier de tournesol bleu. Le cœur et le foie sont quelquefois intacts. On a trouvé un exsudat purulent adhérent à la capsule splénique. Il existe de la néphrite, et dans quelques cas une nécrose de coagulation très prononcée (3). Les canalicules urinifères sont quelquefois remplis d'hématine. Dans des cas isolés (tentatives d'homicide ou projection au visage d'un acide sulfurique de 40 à 70 p.100) on a observé la cautérisation (avec tuméfaction) et la nécrose (avec coloration brun-noirâtre) de l'épiglotte et des parties plus

(1) ACKERMANN, *Deutsche med. Wochenschr.*, 1895, n° 44.
(2) SCHAD, *thèse de Munich*, 1885.
(3) FRAENKEL und REICHE, *Arch. f. path. Anat.*, Bd CXXXI, Heft 1.

profondes, l'œdème de la glotte, un aspect diphtéroïde par places du larynx, la corrosion partielle des bronches et même une bronchopneumonie lobulaire. Il se peut aussi que, par suite de la corrosion de la paroi stomacale, il survienne une perte de substance à la petite courbure : les bords de cette perte de substance, en adhérant au foie, s'opposent à l'apparition d'une péritonite par perforation. Grâce à l'action corrosive de l'acide, la portion correspondante du foie s'excave parfois en forme d'une pelote creuse; cette coalescence du foie avec l'estomac peut aussi amener la distorsion de celui-ci, d'où rétrécissement pylorique.

Pour ce qui est des *affections consécutives*, les suivantes peuvent être observées : rétrécissements de l'œsophage et de l'estomac, troubles digestifs graves, rétrécissement cicatriciel de l'orifice buccal, torticolis (cautérisation du cou avec cicatrices consécutives), vomissements prolongés, dyspepsie qui est surtout à mettre sur le compte de la destruction d'une partie des glandes gastriques, destruction *qui est définitive et irréparable*, affections rénales, névralgies intercostales, etc.

Recherche. — L'acide sulfurique, traité par le chlorure de baryum, fournit du sulfate de baryum. On peut le déceler dans le cadavre en épuisant par l'alcool absolu les extraits aqueux et en précipitant par le chlorure de baryum le résidu d'évaporation de l'alcool. Porté au rouge en présence du charbon, le sulfate de baryum se transforme en sulfure de baryum qui, traité par l'acide chlorhydrique, dégage de l'hydrogène sulfuré. Les objets (vêtements, etc.) qui portent des taches d'acide sulfurique, seront épuisés par lixiviation : cet extrait sera soumis à l'action du chlorure de baryum. Il peut arriver que, tout en réussissant à démontrer la présence de l'acide sulfurique sur les vêtements d'un sujet intoxiqué, on échoue dans la tentative de le déceler dans le tractus gastro-intestinal, même quand les lésions de ces organes plaident en faveur d'un empoisonnement par cet acide. On ne réussit à trouver de l'acide sulfurique libre que dans les premières voies, mais la teneur des autres organes (rate, reins, sang, cœur, muscles, etc.) en sulfates est beaucoup plus considérable que cela ne s'observe à l'état normal. Les phosphates du sang sont décomposés par l'acide sulfurique en mettant en liberté de l'acide phosphorique : la présence de ce dernier peut donc témoigner aussi en faveur d'un empoisonnement par l'acide sulfurique. Si l'acide sulfurique n'était pas pur, on peut aussi trouver *de l'arsenic dans les viscères.*

Traitement. —Magnésie calcinée (10 gr. p. 100 d'eau), eau de savon, solution de soude caustique (à 1 p. 100), solutions d'albumine (4 à 8 œufs pour 1 à 2 litres d'eau), eau et boissons mucilagineuses en grande quantité pour diluer, et plus tard, des alcalis pour ramener à la normale l'alcalinité du sang abaissée par l'acide sulfurique; frictions, enveloppements chauds, bouteilles chaudes; analeptiques; et contre la gastrite : morceaux de glace, sachets de glace à la région épigastrique, sinapismes, sangsues, etc. Les narcotiques (chlorhydrate de morphine, à la dose de $0^{gr}005$) ne seront administrés qu'avec circonspection. Il serait à recommander de faire prendre, par verres, une solution très diluée de cocaïne ($0^{gr}05$ pour 500 d'eau). Les sondes œsophagiennes sont contre-indiquées. En cas d'œdème de la glotte, on appliquera autour du cou des sachets de glace ou l'on pratiquera la trachéotomie. Le malade sera nourri par le rectum. Quant aux *lésions locales des yeux et de la peau,* on les lavera à grande eau fraîche, la peau sera ensuite enduite d'huile. On s'abstiendra de l'emploi des solutions diluées d'acétate de plomb, les opacités cornéennes provoquées par ces lavages ne se résolvant que lentement en laissant parfois des ulcérations de la cornée. En revanche, on peut avoir recours aux instillations d'acétate de soude ($0^{gr}3$ pour 100 d'eau) ou aux frictions avec l'onguent d'oxyde de mercure ($00^{gr}1$ pour 4 gr. de graisse).

ACIDE SULFUREUX.—Employé dans l'industrie (fabrication des chapeaux de paille; blanchissage de la soie, de la laine, des crins et des cordes à boyaux ; sulfuration du houblon ; grillage de la pyrite et du cuivre ; combustion du charbon et du coke ; fabrication du bleu d'outre-mer et de l'acide sulfurique), l'acide sulfureux (SO^2) provoque des phénomènes d'intoxication aiguë

qui, d'ordinaire, ne tardent pas à disparaître. On ne connaît que
quelques cas isolés d'*intoxication aiguë avec issue fatale* survenus, par exemple, pendant la désinfection d'un vaisseau. On a
prétendu récemment que le linge blanchi par l'acide sulfureux
cause des démangeaisons et de l'eczéma. L'acide sulfureux coagule le sang et le transforme en hématine (coloration brune), il
précipite l'albumine. Après son absorption, l'acide se transforme
en sulfites ou en acide sulfurique aux dépens de l'oxygène du
sang; il est éliminé sous forme de sulfates.

L'acide sulfureux, au même degré de concentration, ne provoque
pas toujours les mêmes effets chez les animaux de différentes
espèces, ni chez les différents individus de la même espèce. Les
grenouilles, les souris, les lapins le supportent mal. Une proportion de 0,05 à 0,07 pour 1000 dans l'air provoque, chez les lapins,
après un séjour de deux heures : dyspnée, hémorrhagies des cordes
vocales, congestions pulmonaires, emphysème, etc., ainsi que
opacité de la cornée. Un séjour de deux heures dans une atmosphère contenant 0,06 p. 100 d'acide sulfureux, tue une souris,
tandis qu'un lapin meurt après un séjour de quatre heures et
demie dans une atmosphère contenant 0,24 p. 100 d'acide sulfureux (1). La mort est due à la paralysie des muscles respiratoires.

Les vins qui contiennent plus de 0^{gr},08 d'acide sulfureux par
litre peuvent devenir nuisibles à la santé s'ils sont employés
pendant un temps prolongé.

L'action aiguë de très grandes quantités d'acide sulfureux
peut provoquer *chez l'homme :* engourdissement, confusion mentale, dyspnée, aphonie, impossibilité d'avaler, parésies et convulsions. Un homme ayant dormi dans une chambre, où l'on avait
fait des fumigations sulfureuses, fut atteint d'asphyxie dont on
ne se rendit maître qu'au prix de soins donnés pendant trois
heures consécutives. L'*administration continue* de grandes quantités amène des phénomènes d'inflammation chronique des voies
respiratoires (raucité, toux, angoisse précordiale, écoulement
profus nasal, hémoptysie) et de l'estomac. On voit apparaître
chez les femmes des troubles de la menstruation.

(1) OGATA, *Arch. f. Hygiene*, 1884, p. 223.

Quant aux *lésions anatomiques*, elles consistent uniquement, *chez les animaux*, en processus inflammatoires des voies respiratoires. On a trouvé, entre autres, des lésions trachéales ressemblant à celles du croup.

Recherche de l'acide sulfureux dans l'air.— Sont à utiliser l'odeur mordante, la coloration en rouge du papier-tournesol bleu, le bleuissage du mélange d'iodate de soude et d'empois d'amidon et la production de la raie de l'hématine dans les solutions diluées de sang. *Dans le cadavre*, il est plutôt douteux que l'on réussisse à déceler l'acide sulfureux comme tel, il est plus vraisemblable de s'attendre à trouver de l'acide sulfurique dans les voies respiratoires et le contenu stomacal. Si les substances alimentaires contiennent de l'acide sulfureux, le zinc et l'acide chlorhydrique mettent alors en liberté de l'hydrogène sulfuré.

Traitement. —Procurer de l'air frais, ou instituer la respiration artificielle, faire inhaler à l'aide d'un pulvérisateur une solution de carbonate de soude à 1 p. 100, ou pratiquer des ingestions avec des solutions alcalines diluées (par exemple, solution de soude caustique à 0,5 ou 1 p. 1000). Les troubles gastriques des ouvriers seront soumis au traitement par les carbonates alcalins. Toute occupation dans les usines sus-énumérées devrait être interdite aux ouvriers dont les poumons ne sont pas complètement intacts.

SULFITES. — D'après mes expériences, les *sulfites* qui sont, entre autres choses employés pour conserver les aliments, par exemple l'asperge, provoquent rapidement la mort avec des convulsions, même donnés à petites doses ($0^{gr},5$ de *sulfite acide d'ammonium* est mortel pour les lapins). Le *sulfite de sodium* ou le *sulfite de potassium* peut, chez l'homme, donner naissance à des troubles stomacaux et intestinaux. Le *sulfite de soude neutre* (1) paralyse le centre vaso-moteur, les vaisseaux périphériques et, en fin de compte, le muscle cardiaque. Il agit aussi comme paralysant le centre respiratoire. $1^{gr}5$ de sulfites par kilo d'animal provoque, en

(1) Pfeiffer, *Arch. f. exp. Path. u. Pharmak.*, 1890, Bd XXVII, p. 261.

injection sous-cutanée, la mort des animaux en expérience. Les sulfites passent, dans la plupart des cas, dans l'urine sous forme de sulfates.

Recherche dans les conserves.—Versez dessus de l'acide phosphorique : il se dégagera alors de l'acide sulfureux. Pour la recherche de l'acide sulfureux en présence des hyposulfites, il faut employer le nitrate ou le chlorure de strontium.

Les émanations d'hyposulfite de calcium se sont montré non-toxiques pour les cobayes. On a trouvé seulement dans les poumons l'hyperplasie des cellules épithéliales et leur dégénérescence graisseuse.

L'hyposulfite de soude est non-toxique à la dose de 1 gr. ou au-dessus par kilo d'animal.

COMPOSÉS DE L'AZOTE

AMMONIAQUE. — Les empoisonnements par *l'ammoniaque* (AzH³), soit à l'état gazeux, soit à l'état liquide (*esprit de sel ammoniac*) sont causés par des accidents, par exemple : inhalation de ce composé employé dans l'industrie (fabrication de l'orseille, industrie du mercure, tanneurs, étameurs, fabrication de la glace, du sucre de betteraves, impression des indiennes, etc.), par l'application des liniments (opodeldoch, liniment volatil), en la faisant respirer en trop grande quantité à des sujets en état de mort apparente, aux épileptiques, etc. L'ammoniaque n'est que rarement employée dans les tentatives d'homicide et de suicide. J'ai trouvé relatés dans la littérature médicale quarante-huit cas d'empoisonnement aigu avec une mortalité de 49,5 p. 100 environ.

Les *doses toxiques* ou *léthales* de l'ammoniaque dissoute dépendent de sa concentration et de la durée de son action. Les chevaux périssent dans l'espace de seize heures après l'administration de 30 gr. et en cinquante minutes, après 90 grammes. Les différents individus de la même espèce animale se comportent diversement vis-à-vis de la même concentration. Si l'air contient 0,5 p. 1000 d'ammoniaque, les animaux y séjournant manifestent des symptômes de légère excitation qui deviennent plus prononcés quand sa teneur s'élève à 1 p. 1000 ; le séjour prolongé devient dangereux quand le taux de l'ammoniaque monte à 2 p. 1000. L'atmosphère qui contient au-dessus de 4 à 5 p. 1000 d'ammoniaque, devient rapidement mortelle ou provoque des pneumonies. A partir de 2 p. 100 l'ammoniaque commence à agir comme un poison fatal. Un *homme* séjourne-t-il vingt à trente minutes dans une pièce avec 0,33 p. 1000 d'ammoniaque, des phénomènes d'intoxication surviendront chez lui. Tout travail devient impossible dès que l'atmosphère en contient de 0,5 à 1,0 p. 1000 (1). 5 à 10 gr. d'une *solution d'ammoniaque caustique* sont toxiques pour un adulte, et 30 gr. provoquent la mort. La mort peut survenir dans l'espace de cinq à dix minutes après l'inhalation du gaz et, après déglutition, en quatre minutes à cinq heures ou seulement dans l'espace de six à douze jours. La guérison est encore survenue après 60 gr.

Chez des chevaux ayant inhalé beaucoup de ce gaz survenaient : sécrétions nasales sanguinolentes, inflammation de la conjonctive, toux douloureuse et fièvre. Un d'eux mourut à la suite d'une gangrène pulmonaire et deux autres furent atteints d'emphysème pulmonaire persistant. L'*absorption* de l'ammoniaque se fait rapidement ; elle pénètre aussi rapidement à travers les tissus ; l'élimination qui peut se faire aussi par les sueurs ne demande pas non plus beaucoup de temps. *Mis en contact direct avec l'ammoniaque, le sang* devient rouge-sombre, prend plus tard la couleur de laque par suite de la destruction des globules rouges et enfin devient rouge-rubis ; en même temps apparaît la bande d'absorption de l'hématine en solution alcaline (v. planche spectroscopique). L'ammoniaque provoque la déliquescence de l'albumine solide et saponifie les graisses. L'ammoniaque se transforme dans le foie en urée. Les tissus vivants sont corrodés ; un exsudat se forme en outre sur les muqueuses.

Symptômes. -- Douleurs depuis la bouche jusqu'à l'estomac ; vomissements parfois constitués par des masses sanguinolentes, alcalines ; selles sanguinolentes, avec ténesme ; gêne de la dé-

(1) Lehmann, *Arch. f. Hyg.*, 1886, Bd V, p. 1.

glutition, tuméfaction, chute de l'épithélium et formation de cloques dans la bouche et aux lèvres, soif et salivation; tuméfaction de la conjonctive, larmoiement, sécrétion nasale exagérée. S'y associent, diversement combinés : aphonie, toux convulsive et dyspnée survenant par accès (il peut devenir nécessaire de pratiquer la trachéotomie) interrompus par des mouvements respiratoires normaux; pendant les accès de dyspnée on entend à l'auscultation des râles sibilants et ronflants. Les crachats peuvent contenir des lambeaux épithéliaux plus ou moins étendus; il peut aussi y avoir hémoptysie. L'urine, alcaline, peut contenir du sang, de l'hématine ou de l'albumine. Comme phénomènes généraux, ont été notés : petitesse et ralentissement du pouls, pâleur et cyanose de la face, refroidissement des membres, frissons, oppression et angoisse précordiale, enfin coma dans lequel peut survenir la mort. Après la disparition du collapsus surviennent parfois des convulsions. Les femmes enceintes accouchent prématurément; du reste, l'avortement a été observé aussi chez les animaux soumis expérimentalement à l'influence de l'ammoniaque. En cas de guérison, les règles peuvent s'établir d'une manière précoce. Les troubles subjectifs s'atténuent au fur et à mesure que s'amendent les altérations organiques des tissus. Longtemps encore peuvent persister la fièvre, la faiblesse musculaire et même la paralysie complète des jambes (1).

Le liquide a-t-il atteint le larynx, la mort s'ensuit brusquement, sans asphyxie, ou plus tard, après la cessation des phénomènes graves, avec les signes des lésions laryngées et pulmonaires. Ces dernières s'expliquent très bien si l'on se rappelle que, déjà en petite quantité, l'ammoniaque provoque dans le larynx une inflammation catarrhale et que, en quantité plus élevée, elle y provoque le gonflement de l'épithélium, avec infiltration de la muqueuse par des cellules rondes, tandis que surviennent dans les poumons des processus inflammatoires intenses ou des hémorrhagies intra-alvéolaires.

L'inhalation de vapeurs ammoniacales donne naissance aux lésions de la bouche et des voies respiratoires que nous venons

(1) PAGE, *Mich. med. News*, 1881, p. 27.

de décrire. Les malades se plaignent de suffocation, d'oppression, d'angoisse précordiale, de vertige, de sensation de brûlureà la gorge, de gastralgie ; il survient de la salivation. La peau est brûlante, sèche ou humide. La sueur sent l'ammoniaque. Les vomissements et l'ischurie peuvent persister des journées entières. Conjonctivite. Dans l'espace de trois à sept jours surviennent la guérison ou la mort dans le coma ou par suite d'épuisement progressif. Dans la plupart des cas, les processus inflammatoires progressifs des voies respiratoires se manifestent, après quelques jours, par des douleurs localisées depuis le larynx jusqu'au-dessous du sternum, et par des troubles respiratoires. Chez les *ouvriers*, surviennent des troubles digestifs dus à la neutralisation du suc gastrique, et des catarrhes bronchiques ; les *vidangeurs* sont atteints d'ophthalmie (ophthalmie des vidangeurs). Les lésions de la conjonctive peuvent s'accompagner de larmoiement ou rester sèches et douloureuses ; on a noté parfois l'inflammation concomitante des sinus frontaux.

Autopsie. — Inflammation de la muqueuse pouvant s'étendre depuis la bouche jusqu'à l'intestin. On trouve à la suite des doses élevées : foyers de ramollissement dans l'œsophage dont la muqueuse peut être transformée en une bouillie visqueuse (chez les animaux l'œsophage est parfois complètement corrodé, d'où pénétration du poison dans les poumons et le cœur); en outre, ramollissement et hémorrhagies dans l'estomac, se propageant parfois aux organes voisins, plus rarement des perforations. Ont été rencontrés souvent dans les voies respiratoires : œdème de la glotte, ramollissement de la muqueuse et oblitération des bronchioles par des cylindres membraneux ressemblant à ceux trouvés dans le croup. Ces membranes tubulaires, épaisses de 1/2 à 1 millimètre, qui s'enlèvent facilement, peuvent aussi s'obtenir expérimentalement chez les animaux, accompagnées ou non de lésions pulmonaires ressemblant à celles de la pneumonie fibrineuse (contenu fibrineux dans les alvéoles). L'injection intra-trachéale de l'eau ammoniacale provoque, chez les animaux, l'apparition des membranes constituées de filaments fibrineux et de cellules épithéliales. Parfois il y a néphrite. On trouve, chez les animaux, le rein et le foie surchargés de graisse.

Recherche. —Odeur d'ammoniaque, bleuissement du papier-tournesol rouge, brunissement du réactif de Nessler (solution d'iodomercurate de potasse dans l'iodure de potassium additionnée de lessive potassique), formation d'un brouillard (chlorhydrate d'ammoniaque) si l'on tient au-dessus des débris des matières suspectes une baguette de verre trempée préalablement dans une solution d'acide chlorhydrique, coloration grise ou noire si cette baguette a été trempée dans une solution d'azotate mercureux. La p-diazonitraniline forme avec des traces d'ammoniaque des nuages d'une couleur rouge-jaunâtre ou rouge. L'addition d'acide sulfurique fait naître de petits cristaux jaunes. Une baguette de verre trempée dans une solution d'hypobromite de soude et mise en contact avec de l'ammoniaque se couvre de bulles d'azote.

Les *parties cadavériques* seront soumises à la distillation (jusqu'à 2/3 de leur volume initial) à une température basse et le distillat alcalin sera examiné comme il vient d'être dit; ou bien l'ammoniaque traversera une solution d'acide chlorhydrique d'où elle sera précipitée par le chlorure de platine. Comme l'ammoniaque apparaît spontanément dans les masses en putréfaction, il devient parfois impossible de conclure de sa présence seule à un empoisonnement. Il ne faut pas non plus oublier que, soumise à l'évaporation, l'urée peut fournir du carbonate d'ammoniaque. Dans les pièces où l'on suspecte la présence de l'ammoniaque, on peut s'en assurer en faisant passer l'air à travers le réactif de Nessler. Le papier hématoxyliné est coloré en bleu par l'ammoniaque; le papier à l'acide rosolique, en pourpre; et le papier à la phénolphtaléine, en rouge.

Traitement. — Lavages de l'estomac (les pratiquer avec très grande circonspection), vinaigre, suc de citron, acide tartrique, lait, albumine, huile, émulsion de pavots, mucilage de gruau, solution de gomme, morceaux de glace, solution de cocaïne (0^{gr}05 à 0^{gr}10 pour 500 gr. d'eau), en cas de nécessité, morphine ou opium et sinapismes ou ventouses. L'empoisonnement par les vapeurs d'ammoniaque sera combattu de préférence par l'inhalation de vapeurs d'eau chaude. A-t-on à traiter des rétrécissements consécutifs à l'empoisonnement par l'ammoniaque, on ne perdra jamais de vue que, à côté des cicatrices, peuvent exister des ulcérations anciennes qui se laissent perforer avec facilité par la sonde.

PAIN EXPELLER (*Chasse-douleur*). — Ce remède secret est composé d'ammoniaque, de teinture de capsicum et d'alcool. Une femme qui l'avait pris pendant longtemps (jusqu'à 50 à 60 gouttes au maximum) ressentit d'abord des douleurs stomacales, du vertige, il survint des vomissements, de la diarrhée sanguinolente et la perte de connaissance ; enfin après l'avoir ingéré à la dose maxima précitée, elle fut atteinte d'asphyxie, de somnolence profonde, de cyanose, le pouls devint incomptable et il survint des hématémèses. S'y associèrent après son entrée à l'hôpital : hémorrhagies intestinales et utérines, œdème du visage, douleurs aux extrémités et coloration brun-livide de la peau. La guérison n'a eu lieu qu'après quarante-trois jours.

ACIDE AZOTHYDRIQUE. AZIMIDE. (Az^3H). — C'est un liquide corrosif. Les injections sous-cutanées provoquent la mort chez les animaux ; elle est précédée de convulsions violentes. Les plantes non plus ne tolèrent pas cette substance (1). Chez l'homme il survient du vertige, de la céphalée et l'inflammation de la muqueuse nasale.

PROTOXYDE D'AZOTE. — *Le protoxyde d'azote* (gaz hilarant, Az^2O) est inhalé, dans un but thérapeutique, soit pur, soit mélangé avec l'oxygène, à la pression normale aussi bien qu'à une pression élevée ; il a donné naissance, à plusieurs reprises, à des empoisonnements mortels. Il ne peut remplacer l'oxygène ni chez les animaux, ni chez les plantes. Il fait périr tout germe. Inspiré à l'état pur, il tue par asphyxie. Il ne provoque pas d'altérations chimiques ni morphologiques dans le sang des animaux où il se dissout ; il en est éliminé suivant les lois purement chi-

(1) LOEW, *Ber. d. chem. Ges.*, 1891, Bd XXIV, p. 2947.

miques. Il peut être mélangé à l'*oxyde d'azote* dont on décèlera la présence par l'analyse spectroscopique ; l'oxyde se combine avec le sang. L'anesthésie serait due à l'effet combiné de son action paralysante sur le cerveau et de l'asphyxie (1). Quelques sujets restent réfractaires même à l'action de 18 litres de gaz hilarant (2).

[Les travaux de Paul Bert ont montré que le protoxyde d'azote ne possédait d'action hypno-anesthésique qu'à la condition de se trouver dans le sang sous la pression d'une atmosphère. De là, sa méthode d'emploi des mélanges de protoxyde d'azote et d'air sous une pression capable de fournir au liquide sanguin : du protoxyde d'azote à 1 atmosphère ; de l'oxygène à une pression suffisante pour entretenir l'hématose. L'emploi du protoxyde d'azote à la pression normale pour déterminer l'hypno-anesthésie doit être poussé jusqu'à une limite très voisine de l'asphyxie et n'est pas exempt de dangers. (Voir à ce sujet : Etude et rapport médico-légal : in LEGRAND DU SAULLE, BERRYER et POUCHET, *Traité de médecine légale, de jurisprudence médicale et de toxicologie,* Paris, 1885 ; — BROUARDEL, *Les Asphyxies par les gaz, les vapeurs, les anesthésiques,* 1896, p. 187 ; — POUCHET, *Leçons de pharmacodynamie et de matière médicale,* 1re série, 1900, p. 372 et *passim*.]

Symptômes. — Surviennent après l'inhalation : bourdonnement d'oreilles, photopsie, faiblesse musculaire, aboulie, pâleur et cyanose de la face, gonflement des veines de la tête et du cou perceptibles à la vue ; tous ces symptômes disparaissent dès que le sujet respire de l'air frais. Ont été observés déjà avant le début de la narcose : étirement convulsif, hallucinations et excitation (parfois de nature érotique), secousses dans les muscles des mains, coma persistant des heures entières (3), miction involontaire, accès épileptiformes et délires, ainsi que céphalée, somnolence et glycosurie. La cyanose est-elle survenue, la respiration s'arrête, dans la majorité des cas, brusquement ou après être devenue préalablement stertoreuse et après mydriase déjà existante. Dans un cas terminé par la mort, — il n'y en a que fort peu — celle-ci était due à l'arrêt simultané du cœur et de la respiration. A l'autopsie on ne trouve aucune altération no-

<hr>

(1) ZUNZ und GOLDSTEIN, *Pflüger's Archiv. für die gesammte Physiologie,* 1878, p. 331.
(2) BLUM, *Aerztl. Intelligbl.,* 1878, p. 324.
(3) BORDIER, *Journ. de thér.,* 1877, p. 855.

table, ou l'on ne rencontre qu'une hyperhémie peu accusée dans divers organes et de la graisse accumulée dans le foie et les reins (1).

Prophylaxie. — On ne pratiquera jamais l'anesthésie par le protoxyde d'azote chez les cardiaques et les congestionnés, les emphysémateux et les sujets atteints d'autres affections pulmonaires (il peut survenir des hémorrhagies). Quant au *traitement*, c'est à la respiration artificielle que l'on aura recours.

OXYDE D'AZOTE. — ACIDE AZOTEUX. — ACIDE HYPOAZOTEUX. — L'*oxyde d'azote* (bioxyde d'azote, AzO) est un gaz incolore, se combinant avec l'oxygène de l'air pour former des vapeurs rouge-orangé d'*acide hypoazoteux* (AzO^2). Deux molécules d'oxyde d'azote se combinent avec une molécule d'oxygène pour fournir de l'*acide azoteux anhydre* (Az^2O^3) qui, en présence de l'eau, se dédouble en oxyde d'azote et en acide azotique. Si l'*oxyde d'azote* agit sur l'*hémoglobine*, il se produit une combinaison chimique de ces deux corps (*hémoglobine oxyazotée*) (2). Agité avec du sang oxycarboné, l'oxyde d'azote chasse l'oxyde de carbone et s'y substitue. Ce gaz ne présente qu'un médiocre intérêt au point de vue toxicologique.

L'*acide azoteux* ainsi que les *azotites* sont des poisons violents du sang et donnant naissance à la formation de méthémoglobine ou d'hématine. En même temps s'observent, chez les animaux et l'homme, la dilatation des vaisseaux et l'abaissement de la pression sanguine. Injecté dans le *tissu cellulaire sous-cutané*, l'*azotite de soude* provoque rapidement, chez les animaux, des douleurs auxquelles succèdent peu de temps après : la coloration bleue des tissus reconnaissable surtout aux oreilles, une dyspnée de courte durée, des convulsions et la mort. Déjà du vivant de l'animal on trouve de la méthémoglobine dans le sang. *Les sujets ayant pris des nitrites médicamenteux* en quantités élevées sont, eux aussi, atteints de méthémoglobinhémie

(1) The Lancet, 1877, I, p. 544. — *Deutsche Monatsschr. f. Zahnheilk.*, 1884, nov.
(2) Hermann, *Arch. f. Anat. u. Phys.*, 1865, p. 469.

(et en conséquence, les tissus, surtout la peau, présentent une coloration bleu-grisâtre) : ils présentent en outre de l'angoisse, le pouls accéléré, des vomissements, de l'adynamie, des exanthèmes, du vertige, du tremblement et de la diarrhée.

Employés dans l'industrie, l'acide azoteux et l'acide hypo-azoteux provoquent divers troubles de la santé. Peuvent en souffrir : chimistes, ouvriers travaillant dans les usines d'acide azotique, de nitrobenzol et d'acide picrique, ainsi que ceux occupés à la fabrication de la tonne au noir (préparation du noir d'aniline), de l'acide oxalique, ou préposés au dérochage des objets fondus en laiton, opération qui consiste à les plonger dans l'acide azotique impur, ce qui donne lieu à une abondante production de vapeurs nitreuses. Une petite partie de l'acide azoteux inhalé pénètre à coup sûr dans le sang sous forme d'azotites. Une partie en est éliminée du corps après avoir atteint les alvéoles, sans s'absorber. Les usines sont-elles bien surveillées, l'air respirable contiendrait rarement plus de 1 p. 100 de vapeurs de ce gaz, probablement même moins. Cependant il peut arriver que, par suite d'un accident, par exemple, des ballons d'acide azotique impur ayant éclaté, il en pénètre davantage dans les voies respiratoires.

La réceptivité individuelle oscille dans des limites étendues. Chez la majorité des sujets, il survient immédiatement des phénomènes d'irritation dans les voies respiratoires et des troubles de l'état général, tandis que certaines personnes peuvent séjourner impunément des heures entières dans une atmosphère pareille. Parfois les symptômes dangereux n'apparaissent qu'après quelques heures. Ont été observés alors : sensation de constriction à la gorge et dyspnée, toux paroxystique, angoisse, étouffements, soif, accès atroces de suffocation, aphasie temporaire, vertige, cyanose des muqueuses et de la peau ou mieux état ressemblant à la cyanose, et extrémités froides. La dyspnée va jusqu'à l'orthopnée ; la face couverte de sueurs est d'un bleu-grisâtre (méthémoglobine), les yeux sortent des orbites. Quelques heures plus tard on note : râles dans les poumons; expectoration d'abord visqueuse, puis rouillée, plus tard rouge-brun liquide, spumeuse, ressemblant à celle des pneumoniques, ave œdème ou infarctus pulmonaires concomitants. On peut aussi assister à l'apparition des nausées, des vomissements et de la diarrhée. *La conscience n'est pas troublée.* L'engourdissement ne survient que quand la dypsnée et la cyanose sont plus accusées. Quelques *cas de mort* consécutive à l'inhalation de vapeurs en grande quantité sont rapportés dans la littérature et il y en a encore un plus grand nombre qui n'a pas été dévoilé. La mort a lieu ordinairement dans les quarante premières heures, précédée d'œdème du poumon et de dyspnée (1).

A *l'autopsie* on a trouvé la muqueuse du pharynx, de l'épiglotte et de l'entrée du larynx congestionnée et tuméfiée. Chez les *ouvriers* qui respirent souvent les *vapeurs d'acide hypoazoteux*, il survient une diminution dans la force de résistance des organes respiratoires envers toutes les autres causes morbigènes, d'où développement plus facile des affections pulmonaires chroniques.

C'est l'empois d'amidon iodé qui servira de *réactif pour l'acide azoteux*. Une solution d'acide azoteux acidulée par l'acide sulfurique bleuit instantanément l'amidon iodé. On peut aussi déceler l'acide azoteux à l'aide de la métaphénylènediamine, ou de la naphtylamine, ainsi que du chlorhydrate de diamidobenzol additionné d'acide sulfurique concentré (coloration jaune) ou bien encore de l'acide pyrogallique (1 pour 20) et de l'acide sulfurique concentré (zone violette à la limite des deux liquides et coloration jaune du liquide surnageant).

Récemment on a recommandé comme réactif une solution de cyanure de fer et de potassium additionnée d'un peu d'acide acétique. Il se forme $K^6Fe^2Cy^{12}$. On peut ainsi déceler encore 0 gr. 000045 d'acide azoteux dans 100 cent. cubes de liquide.

Traitement des phénomènes aigus. — Air frais, ablutions froides, sinapismes sur la poitrine et inhalations de vapeurs d'eau chaude. Dans les usines, l'acide azoteux doit être enlevé par une pompe aspirante ou d'une autre manière. Quant aux

(1) Purcell, *Philad. med. a. surg. Report.*, 1872, p. 313. — Pott, *Deutsche med. Wochenschr.*, 1884, p. 451, 468. — Schmieden, *Centralbl. f. klin. Med.*, 1892.

décapeurs, ils ne devraient travailler que six heures par jour.

HYDROXYLAMINE. — L'*hydroxylamine* [AzH²(OH)] est un violent poison du sang. Ainsi que le démontre l'examen spectroscopique, son action sur le sang consiste en la formation de méthémoglobine et d'une petite quantité d'hématine (1). Les globules sanguins présentent aussi des altérations morphologiques. Dans une goutte de sang enlevé par piqûre du doigt, on voit, après l'addition de l'hydroxylamine, les globules rouges devenir plus granuleux ; la matière colorante s'agglomère par places dans leur intérieur, et plus tard on rencontre de nombreux globules sanguins rouges dépourvus de leur matière colorante. *Les expériences sur les animaux ont fourni le même tableau microscopique et spectroscopique.* La présence dans le sang de la méthémoglobine et de l'hématine peut se démontrer du vivant de l'animal. La cause de l'intoxication doit être attribuée à la formation de l'acide azoteux : $2(AzH^3O) + O^4 = 2(AzO^2H) + 2H^2O$. Toutefois ce dernier n'altérant pas le sang aussi rapidement et aussi énergiquement que le fait l'hydroxylamine, il est à présumer que la différence observée peut être mise sur le compte de ce que, dans le cas de l'hydroxylamine, l'acide azoteux *agit à l'état naissant.*

Symptômes. — L'injection sous-cutanée de $0^{gr},04$ d'hydroxylamine provoqua chez un lapin du poids de 724 gr. les phénomènes que voici : agitation, contractions cloniques, mouvements d'extension tétaniques, nystagmus et respiration accélérée. Chez les animaux à sang-froid, ce sont surtout les troubles moteurs et respiratoires qui prédominent. L'usage externe de l'hydroxylamine a provoqué de l'albuminurie *chez l'homme.*

ACIDE AZOTIQUE. — Sur les 432 empoisonnements notés à Berlin en trois ans, il n'y en a eu que sept par *l'eau-forte* (40

---

(1) L. Lewin, *Arch. f. exp. Path. u. Pharmak.*, 1889, Bd XXV. — Raimondi e Bertoni, *Rendic. del istit. Lombard*, 1882, XV, p. 122. — Binz, *Arch. f. path. Anat.*, Bd CXIII, 1888.

p. 100 environ d'acide azotique, AzO³H) ou *l'eau régale* (acide chlorhydrique et acide azotique). Suicide, accident (ouvriers qui nettoient une « tour de Glower »), emploi répété pour provoquer l'avortement (1), assassinat (dans un cas on l'a versé dans l'oreille d'un ivrogne): voilà les causes connues jusqu'à présent. Les intoxications par *l'acide azotique fumant* sont encore plus rares.

L'action caustique de l'acide azotique concentré correspond essentiellement à celle des autres acides minéraux. Il coagule l'albumine et la colore en jaune (acide xanthoprotéique). *Les doses toxiques* ou *léthales* dépendent des conditions externes et des dispositions individuelles (concentration, plénitude de l'estomac). La dose mortelle minima serait de 8 gr., mais la guérison a encore été obtenue après 15 gr. Donné à la dose de 15 gr., *l'acide azotique fumant* a provoqué une fois la mort dans l'espace de dix-huit heures. La mort survient ordinairement après trente à quarante-huit heures, mais elle peut aussi avoir lieu après quatorze jours, parfois après des mois, par suite des lésions secondaires et après une amélioration apparente.

Symptômes. — Au début coloration blanche, ensuite coloration jaune des muqueuses et de la peau (commissure des lèvres, menton, cou) ; douleurs à la bouche, au pharynx et à l'estomac ; vomituritions, vomissements (les matières venues de l'estomac contiennent des lambeaux de la muqueuse ainsi que de l'hématine) ; dysphagie persistant plusieurs jours, tuméfaction de la langue ; respiration laborieuse, enrouement ; pouls petit et précipité ; refroidissement et pâleur de la peau, température quelquefois élevée ; tympanisme abdominal, constipation, plus rarement diarrhée et anurie. L'urine évacuée peut contenir du sang, de l'albumine, des cylindres et des cellules épithéliales. Cet état ayant persisté pendant douze heures, la mort survient en pleine conscience, dans la prostration, sans convulsions; ou bien les vomissements continuent, la dysphagie devient la cause d'atroces souffrances, il s'y associe de la diarrhée et les malades finissent par succomber à la suite des processus ulcéreux ayant

____

(1) L. Lewin und Brenning, *Die Fruchtabtreibung durch Gifte*, Berlin, 1899, p. 165.

pour siège le tractus gastro-intestinal. *L'acide* a-t-il pénétré *dans les voies respiratoires*, la *mort* peut survenir à brève échéance *par œdème de la glotte*.

L'ingestion de *l'eau régale*, même en petite quantité, semble exercer un effet caustique encore plus énergique que ne le fait l'acide azotique tout seul. Dans un cas semblable, le malade expulsa par vomissement, le neuvième jour, la muqueuse œsophagienne en sa totalité (32 cm.) et la mort survint quatorze jours plus tard.

Les vapeurs d'acide azotique fumant (acide azotique contenant de l'acide hypoazoteux) ont, dans des cas isolés, provoqué la mort en donnant naissance à des phénomènes inflammatoires dans les voies respiratoires. L'autopsie dans un cas semblable a indiqué l'œdème du poumon comme cause de la mort (1).

L'acide versé dans l'oreille d'un sujet ivre a provoqué des douleurs et ensuite des ulcérations aux parties de la face et du cou qui sont entrées en contact avec l'acide azotique. Après six jours, on a vu apparaître des hémorrhagies profuses par l'oreille : elles ont persisté pendant quatre semaines environ. Paralysie du membre supérieur correspondant le septième jour et hémiplégie totale après quatorze jours. Mort après onze semaines environ.

Autopsie. — L'acide azotique à 15 p. 100 provoque l'infiltration hémorrhagique, œdémateuse, cellulaire de la muqueuse stomacale. Les parties de la muqueuse dans lesquelles se sont produites des infiltrations hémorrhagiques peuvent être digérées par l'acide gastrique, d'où pertes de substance. Dans la portion supérieure du tractus intestinal on voit survenir des corrosions de couleur blanc-grisâtre (2). En cas d'intoxication par une solution d'acide azotique à 33 p. 100, les tissus sont colorés en jaune : cette coloration va en diminuant progressivement vers le bas à partir de la bouche ; la portion supérieure de l'intestin peut ne présenter la coloration jaune que dans ses couches superficielles, tandis que les couches profondes sont colorées seulement en gris-sale ; dans les

(1) HERMANN, *Petersb. med. Zeitschr.*, 1872, p. 499.
(2) LESSER, *Virchow's Archiv*, Bd LXXXIII, p. 216.

portions plus inférieures c'est exclusivement cette coloration qui
se présente à l'observation. On trouve dans l'estomac des extravasats sanguins noirs (hématine) et des foyers de ramollissement, rarement des perforations. En cas de perforation, l'adhérence de ses bords à la paroi abdominale ou à la rate peut
s'opposer à la pénétration du contenu stomacal dans la cavité
péritonéale (1). On a rencontré aussi la péritonite localisée et la
néphrite. La mort survient-elle seulement après un temps prolongé, il peut y avoir, entre autres, des rétrécissements de l'œsophage, des rétrécissements du pylore et des ulcérations cicatri-
sées à côté des ulcères de date récente.

Recherche de l'acide azotique.— Une solution de brucine dans
l'acide sulfurique colore en rouge-pourpre l'acide azotique. Lorsqu'une solution d'acide azotique est additionnée d'acide sulfurique concentré et qu'après refroidissement, on verse dessus
en couche surnageante une petite quantité de solution de sulfate
de fer, il se forme une zone brun-rouge (oxyde d'azote et ferri-
sulfate). La solution bleue d'indigo est décolorée par l'acide azotique additionné d'acide sulfurique. L'acide azotique colore en
bleu le mélange de diphénylamine et d'acide sulfurique concentré. La substance à examiner est-elle additionnée d'une très
petite quantité d'acide pyrogallique si l'on verse dessus, en couche surnageante, de l'acide sulfurique concentré, on voit apparaître une zone brune ou jaune. L'acide azotique colore en rouge
une solution de paratoluidine dans l'acide sulfurique. La solution
de chlorhydrate de cinchonamine donne avec l'acide azotique
un précipité blanc.

L'acide azotique sera extrait du *contenu stomacal*, etc. par
l'alcool; l'extrait alcoolique, additionné d'hydrate de potasse
solide, sera soumis à l'ébullition, l'alcool sera chassé et le résidu
dissous dans l'eau : c'est dans cette solution que l'on recherchera
l'acide azotique par les réactions précédentes. Dans le cadavre,
l'acide azotique en nature pourrait être décelé encore après un
an, et on le trouverait encore après dix mois sous forme de sels

(1) Erichsen, *Petersb. med. Zeitschr.*, XII, p. 225.

qui, d'ordinaire, ne se rencontrent point dans le corps ou seulement en très petites quantités.

Traitement. — Le même que pour l'acide sulfurique.

PHOSPHORE

Le nombre des empoisonnements par le phosphore varie d'une année à l'autre. Sur les empoisonnements constatés à Berlin en 1876-1878, ceux par le phosphore constituaient 1 p. 100 environ ; les années précédentes leur taux était plus élevé. Dans les hôpitaux prussiens, on a traité, en 1895, vingt-neuf empoisonnements par le phosphore. A Stockholm où il n'y avait que quinze empoisonnements par le phosphore de 1879 à 1889, on en nota autant dans les deux années 1890 et 1891. Tandis qu'en Suède on n'a enregistré que seize empoisonnements par le phosphore de 1866 à 1870, dans les années 1876-1880 on en compta déjà soixante-six. La mortalité est de 55 p. 100 environ.

Les empoisonnements aigus par le phosphore pris à l'intérieur ont pour causes : assassinat, suicide, avortement, imprudence et très rarement l'absorption par la peau et l'inhalation des vapeurs, par exemple pendant la fabrication des pâtes phosphorées ; tandis que les intoxications chroniques sont dues à l'inhalation de vapeurs de phosphore dégagées pendant la fabrication des allumettes. Les intoxications chroniques par le phosphore pour cause d'homicide sont d'une rareté extrême (1). Le phosphore prescrit comme médicament peut amener une intoxication chronique se terminant même par la mort. On se sert pour l'empoisonnement des têtes des allumettes ($0^{gr}002$ à 0,007 de phosphore par tête) ou des pâtes phosphorées (poison pour détruire les rats et les souris), plus rarement des solutions huileuses de phosphore (2).

La *dose mortelle* de phosphore peut être évaluée à $0^{gr}1$, quoique des doses moins élevées ($0^{gr}05$) aient déjà amené la mort,

(1) Marandon, *Bordeaux méd.*, 1876, n° 11.
(2) Taylor, *Pharm. Journ. and Transact.*, 1880, p. 747.

et que, d'autre part, des doses plus élevées (0ᵍʳ3 et même 0ᵍʳ5) n'aient provoqué que des accidents peu graves. Un pharmacien, dans un but expérimental, absorba le premier jour 0ᵍʳ06 de phosphore, le deuxième jour 0ᵍʳ12, et le troisième jour 0ᵍʳ18 : c'est seulement alors qu'est survenue l'issue fatale. La mort a lieu ordinairement dans les sept jours, seulement dans des cas isolés, après douze à quinze jours ; souvent elle a été observée le deuxième ou le troisième jour, parfois déjà sept à neuf heures et demie après l'empoisonnement (1). C'est surtout chez les enfants que la mort survient de bonne heure, à savoir, dans l'espace de trois à huit heures.

L'absorption du phosphore s'effectue lentement par n'importe quelle muqueuse. Le phosphore ayant pénétré dans les poumons sous forme de vapeurs, est absorbé en nature suivant sa solubilité dans les sucs qui s'y trouvent, tandis que le phosphore tombé sur une plaie ou brûlé sur la peau peut bien donner naissance à des inflammations locales violentes, à des lymphangites, etc., mais ne provoquera jamais de phénomènes d'intoxication générale. Le phosphore n'agit pas comme *acide phosphoreux ou phosphorique ;* en effet, la quantité d'acide formé aux dépens d'une dose mortelle de phosphore, est trop petite pour cela (2). Il n'agit pas non plus comme *hydrogène phosphoré*, quoique, de par son action, ce dernier ressemble au phosphoré (dyspnée, ralentissement du pouls, abaissement de la pression sanguine, vomissements, convulsions ou paralysies et asphyxie), il ne pourrait également se former qu'en très petite quantité (3), et son mode d'action nous est encore inconnu dans son essence.

Il est aussi improbable que l'oxygène du sang, extrêmement ozonisé par le phosphore, active fortement les combustions dans l'organisme et l'on peut considérer comme sûre et certaine l'absence de toute connexion intime entre la saturation vitale par l'oxygène et l'empoisonnement par le phosphore. Il n'a pas été

(1) Tüngel, *Virchow's Arch.*, Bd XXX. — V. Maschka, *Wien. med. Wochenschr.*, 1884, n° 20.
(2) Kobert, *Schmidt's Jahrb.*, Bd CLXXIX, p. 225.
(3) Briliant, *Arch. f. exp. Path. u. Phamark.*, Bd XV, p. 449.

possible jusqu'ici d'élucider d'une manière concluante la question de savoir si en séjournant, dans le sang, le phosphore n'y donne pas naissance à des composés toxiques (ptomaïnes phosphorées). Le phosphore pénètre dans le sang soit sous forme de vapeur ou bien dissous dans l'eau ou la graisse. L'eau dissout le phosphore en quantité suffisante pour que la solution devienne phosphorescente et toxique. Grâce à la phosphorescence, on a réussi à démontrer la présence du phosphore inaltéré dans le foie, le sang (1) et l'air expiré.

Le phosphore finement pulvérisé ou dissous a exercé *une action locale* sur la peau et les muqueuses en y provoquant des processus inflammatoires avec toutes leurs suites. Les ulcères provoqués par le phosphore guérissent difficilement. Rappelons *les effets* suivants dus à *l'absorption* du phosphore : chez l'homme, le nombre de *globules sanguins rouges* augmente d'une manière transitoire, dans la plupart des cas sans élévation concomitante du taux de l'hémoglobine ; cette augmentation des globules rouges est précédée d'une diminution des leucocytes. Dans le sang phosphoré les globules rouges ne s'agglomèreraient pas en piles (en chaînes), mais formeraient des amas, ils ne se coloreraient plus par la solution de violet de méthyle dans le sel marin, et beaucoup d'entre eux tomberaient en détritus. Chez les lapins, les leucocytes sont augmentés, tandis que les globules rouges et leur matière colorante ne sont point altérés. Chez les poules, parallèlement à une destruction énorme des globules rouges, il y a leucocytose (2). L'alcalinité du sang a été trouvée diminuée, et dans le sérum sanguin des chiens soumis à l'intoxication subaiguë par le phosphore en injections sous-cutanées, il n'y aurait point de substance fibrinoplastique, ni ferment de la fibrine, ni fibrinogène (3). La non-coagulation du sang est attribuable aux lésions hépatiques et intestinales concomitantes. Les granulations de pigment sanguin, tout en s'accumulant dans la rate (4),

(1) Husemann und Marmé, *Gotting. Nachr.*, 1866, p. 164.
(2) Fraenkel und Rœhmann, *Zeitschr. f. Physiol. Chem.*, IV, p. 439. — Taussig, *Arch. f. exp. Path. und Pharmak.*, Bd XXX, p. 161.
(3) Corin und Ansiaux, *Vierteljahrs'schr. f. ger. Med.*, 3 *Folge*, Bd VII, p. 1.
(4) Podwyssotsky, *Deutsche Med. Ztng*, 1888, p. 655.

n'en oblitèrent point les vaisseaux. On a prétendu faussement que cette oblitération serait produite chez les animaux par l'ingestion sous-cutanée de 5 à 10 c. c. d'une solution huileuse de phosphore à 1 p. 100.

L'énergie cardiaque et la pression sanguine vont s'abaissant continuellement. L'échange de l'albumine est augmenté, la désassimilation de la graisse est diminuée, tandis que sa production est exagérée; le taux de l'azote total contenu dans l'urine est aussi augmenté. Au contraire, l'urée serait parfois diminuée et dans l'urine des chiens empoisonnés par le phosphore la quantité de l'acide oxyprotéinique s'élève. Les tissus reçoivent moins d'oxygène et exhalent moins d'acide carbonique (1), ou l'oxygène du sang se trouve en quantité presque normale, la diminution ne portant que sur l'acide carbonique (2).

Si tout ce qui précède rend bien vraisemblable que, sous l'influence du phosphore, la désagrégation de l'albumine est activée et l'assimilation de l'oxygène est diminuée, si l'on constate bien l'absence de parallélisme entre la décomposition et la combustion dans l'organisme, l'accumulation de la graisse dans certains organes, dont il sera parlé encore plus bas, ne résulte pas nécessairement, comme on l'admettait autrefois (3), d'une vraie nécrobiose; c'est-à-dire, il n'est encore nullement démontré que la graisse trouvée dans les cellules soit formée aux dépens de l'albumine. Il est beaucoup plus vraisemblable que cette accumulation de la graisse est attribuable non seulement à une dégénérescence graisseuse, mais est aussi le résultat d'une infiltration graisseuse (4). La graisse fluidifiée par le phosphore provient, en plus grande partie, des organes riches en graisse (tissu cellulaire sous-cutané, etc.).

Marche de l'empoisonnement. — On peut distinguer une *forme gastrique, une forme syncopale et une forme cérébrale.* Parfois,

(1) Bauer, *Zeitschr. f. Biol.*, Bd XIV, p 527 et Bd VII, p. 63. — *V. aussi* Thibaut, *Comptes Rendus*, t. XC, n° 20.
(2) H. Meyer, *Arch. f. exp. Path. u Pharmak.*, Bd XIV, p. 343.
(3) A. Fraenkel, *Virchow's Arch.*, Bd XLVII, Kroenig, *id.*, Bd CX.
(4) Lebedeff, *Pflüger's Arch*, Bd XXXI, 1883, p. 11.

seulement plusieurs heures après l'empoisonnement, dans des cas rares, même après un ou deux jours, on voit survenir la soif, une sensation de brûlure à la gorge, des douleurs dans la région épigastrique; les parois abdominales sont sensibles à la pression, il y a quelquefois tympanisme.

Apparaissent ensuite : renvois et nausées et, dès les premières vingt-quatre heures, rarement après les deuxième ou quatrième jours (1), expulsion par vomissement de matières luisant dans l'obscurité. L'haleine sent l'ail. On a vu des vapeurs blanches s'échappant de la bouche d'un enfant qui avait pris $0^{gr}015$ environ de phosphore. La diarrhée survient dans 30 p. 100 environ des cas; les matières fécales peuvent contenir des particules de phosphore, luire dans l'obscurité et être sanguinolentes. La langue est couverte d'enduit; les douleurs épigastriques s'irradient vers le foie qui commence à devenir tuméfié, plus rarement vers la rate, et exceptionnellement vers la région rénale. Parallèlement à la tuméfaction du foie il apparaît ordinairement, du troisième au cinquième jour, de la xanthopsie et une teinte ictérique de la peau. L'huile phosphorée a-t-elle été administrée à des chiens munis de fistules biliaires, on voit au début, par suite de l'irritation du foie, la production et l'élimination de la bile aller en augmentant; dans la suite la bile devient trouble et visqueuse, sa production et la quantité éliminée vont en diminuant, et il survient de l'ictère. Les acides biliaires sont, eux aussi, diminués alors.

Dans un troisième stade, la bile et les acides biliaires reviennent à la normale (2). L'ictère fait parfois défaut. En même temps que lui apparaissent, dans des cas rares, des taches rouge-pâle ne s'évanouissant pas à la pression ou même une rougeur érisypélateuse de la face. Parfois le foie, au lieu d'augmenter de volume, est diminué (3). Cette atrophie serait survenue treize fois sur soixante-quatre cas (20 p. 100). De temps en temps, la tuméfaction de la rate a été observée. *L'urine* est souvent peu abon-

---

(1) Hessler, *Vierteljahrsschr. f. ger. Med.*, N. F., Bd XXXV, p. 248.

(2) Stadelmann, *Arch. f. exp. Path. u. Pharmak.*, 1888, Bd XXIV, p. 270.

(3) Ermann, *Viertljahrss. f. ger. Med.*, 1880, p. 60. — Korach, *Deutsche med. Wochenschr.*, 1883, n° 5.

dante (vers la fin de l'intoxication l'anurie est presque complète) et ne devient luisante à l'obscurité que dans des cas très rares ; elle contient : matières colorantes de la bile, acides biliaires, albumine, hémialbumose ; parfois cylindres hyalins, leucine, plus rarement tyrosine, sucre, ammoniaque ; de grandes quantités d'acide paraoxyphényle-acétique, d'acide hydroparacoumarique, d'acide oxyamygdalique, matière colorante du sang, acide sarcolactique (ce dernier surtout dans les cas graves, quand la dégénération des muscles est très accusée et que l'intoxication a pris une allure lente) ; de plus, graisse, dans des cas isolés, peptone et, à ce que l'on prétend, des ptomaïnes contenant du phosphore. On a trouvé de l'acide sarcolactique dans l'estomac des chiens. Quant à la production de l'acide chlorhydrique et de la pepsine, elle n'est point entravée (1).

Les symptômes peuvent s'amender du deuxième au troisième jour, et la guérison peut survenir. Mais souvent les vomissements ne tardent pas à réapparaître, il s'y associe de la céphalée térébrante, les malades s'affaiblissent et la peau, surtout celle du dos, se couvre de pétéchies ou d'extravasats sanguins plus considérables.

Du deuxième au septième jour on voit s'y joindre : épistaxis, hémorrhagies intestinales ou écoulements sanguins des organes génitaux de la femme, tressautements des muscles ou des tendons, paralysies musculaires (parfois s'étendant aux sphincters), fièvre, bourdonnements d'oreilles, surdité, scintillations devant les yeux, amblyopie, strabisme externe et paresthésies. Parfois les malades ressentent des douleurs atroces aux extrémités, vraisemblablement par suite des hémorrhagies qui se produisent dans le tissu conjonctif intermusculaire. Le pouls devient irrégulier, filiforme, parfois intermittent. Les bruits du cœur sont soufflants, le premier disparaît quelquefois. La respiration type Cheyne-Stokes a été observée. Les malades s'engourdissent, ils deviennent livides, froids au toucher ; il survient des délires, la respiration devient stertoreuse et ils succombent dans le coma. La température reste normale, ou bien il y a hypothermie

(1) CAHN, *Zeitschr. f. phys. Chemie*, 1886, p. 517.

très accusée (31°2) ou bien encore la fièvre éclate vers la fin (41°5) (1).

Tout à fait exceptionnellement, on a constaté un exanthème ressemblant à de l'urticaire et de la gangrène symétrique des pieds. Dans des cas isolés, la stupeur et les convulsions apparaissent quelques heures après l'empoisonnement et l'issue fatale survient dans l'espace de huit à neuf heures. Dans d'autres cas, à côté ou en l'absence de plusieurs des symptômes susénumérés, il existe d'une manière transitoire : excitation psychique et somatique, agitation, insomnie, fourmillements, douleurs irradiées, délire furieux et convulsions qui finissent par céder la place au coma et à la mort. Le malade délirant peut attenter à ses jours.

La mort peut aussi avoir lieu après quelques heures à la suite de symptômes gastro-entériques intenses (surtout coliques), avec les phénomènes que voici : perte de connaissance, cyanose, refroidissement de la peau et convulsions (cloniques alternant aussi avec trismus et opisthotonos); parfois *au cours d'une santé apparente complète*, le cœur s'affaiblit brusquement, il survient du collapsus et la mort arrive sans agonie. Le fœtus peut être intoxiqué avec la mère. Sur vingt-sept cas d'avortement criminel, j'ai compté vingt-trois réussites (2).

Le malade commence-t-il à se rétablir, la diurèse s'élève, le pouls devient plus fort, l'obnubilation psychique disparaît, et la gastro-entérite encore existante finit par s'amender graduellement. Il persiste parfois pendant longtemps de la faiblesse musculaire. Les paralysies observées quelquefois débutent toujours par les membres inférieurs et sont accompagnées de douleurs. L'atrophie est rarement bien notable.

Intoxication chronique par le phosphore. — C'est surtout par les altérations des muscles et des parties osseuses de la bouche qu'elle se manifeste chez les ouvriers occupés à la fabrication du phosphore ou des allumettes phosphorées. Il est inexact d'attribuer la nécrose phosphorique à l'irruption des vapeurs de phosphore dans une dent atteinte de « carie pénétrante ». La nécrose

(1) RIESS, *Real-Encyclopädie d. ges. Med.*, 2 Aufl, Bd XV, p. 556.
(2) L. LEWIN und BRENNING, loc. cit., p. 170.

est causée, en partie, par la propagation de l'inflammation de la gencive au périoste et aux os, elle se réalise sous l'influence des particules ou des vapeurs de phosphore ayant pénétré dans la bouche et, en partie, au moyen du phosphore charrié par le sang. Toujours est-il que c'est le phosphore en nature qui agit constamment. Les sujets à dents cariées ne sont pas atteints plus facilement que ceux dont les dents sont saines, mais il en est tout autrement pour les individus atteints de stomatite. Cette opinion est confirmée par les observations faites en Amérique. Les auteurs qui se sont prononcés pour l'opinion combattue par nous ont tout récemment émis l'avis qu'aucun ouvrier atteint de carie dentaire ne devra être occupé à la fabrication des allumettes.

A n'en pas douter, il existe des différences individuelles énormes dans la force de résistance à l'action chronique du phosphore. Des cas d'intoxication ont été observés même dans les usines où ont été suivies à la lettre les prescriptions édictées par la loi de l'Empire du 13 mai 1884. Il y a encore plus : depuis la publication de cette loi, les cas d'intoxication sont même devenus plus nombreux dans la Thuringe. Sur 250 ouvriers travaillant dans dix-huit usines, vingt-sept cas de nécrose phosphorée ont été observés pendant dix ans dans le canton de Berne. Un de ces ouvriers en mourut ; dans quatre cas la guérison est survenue spontanément, dans les autres cas on fut obligé d'intervenir chirurgicalement. Si j'en crois les données qui m'ont été fournies par les ouvriers de Frutigen cette statistique ne m'a pas l'air d'être bien complète.

Ont été observés : tuméfaction et ulcération des gencives et des joues, salivation, douleurs dans les dents saines, élancements dans la mâchoire correspondante ; les dents deviennent branlantes et tombent, la mâchoire est sensible au toucher et il survient de la périostite ou de la nécrose du maxillaire. L'os est épaissi, les ostéophytes sont eux-mêmes atteints parfois de nécrose, une suppuration profuse s'établit par des fistules nombreuses s'ouvrant en partie à l'extérieur et en partie vers la cavité buccale. De temps en temps, ont été notés au cou des abcès par congestion. Chez les lapins ayant séjourné de cinq à dix semaines dans une atmosphère contenant du phosphore, survient le gonflement de l'os maxillaire attribuable à l'infiltration caséeuse du périoste et des parties molles adjacentes, et aux exostoses qui, partant du bord alvéolaire, s'étendent vers l'extérieur et l'intérieur et peuvent s'accompagner de nécrose (1).

Les sujets exposés à l'action de petites quantités de phosphore possèdent-ils un squelette non complètement développé encore, *l'absorption* du phosphore a pour résultat de remplacer le tissu osseux spongieux à larges mailles par une *couche phosphorée* dense, par suite de la diminution des espaces médullaires normaux et à cause de la diminution et du rétrécissement des vaisseaux. Au contraire, le phosphore absorbé en grandes quantités augmente les espaces médullaires et provoque la formation de nombreux gros vaisseaux (2).

A côté des lésions osseuses, ou sans elles, il peut se développer, chez *les ouvriers manipulant le phosphore, une cachexie phosphorique* se caractérisant par le teint livide de la face, la perte de l'appétit, l'amaigrissement, des diarrhées avec ténesme, faiblesse des extrémités, fièvre hectique et douleurs aux membres. Quelques malades présentent la dégénérescence amyloïde des organes abdominaux et des états méningitiques. Chez un malade (atteint de nécrose phosphorée) on aurait même observé des éructations luisant la nuit. Comme conséquence de *l'emploi abusif*, par un charlatan, *du phosphore continué longtemps dans un but thérapeutique*, on a vu éclater chez un enfant : vomissements, coliques violentes, stupeur avec convulsions, dyspnée extrême et mort. A l'autopsie on a trouvé dans l'œsophage une bande noire longue de 4 cm. comme si, à cet endroit de la muqueuse, avait été appliquée une solution très caustique. Dans deux autres cas, le phosphore, continué chez des enfants pendant une huitaine de jours, a eu pour suite un phlegmon diffus du maxillaire inférieur qui finit par s'ulcérer. Chez un enfant, l'os était dépouillé du périoste. De plus, il y avait des douleurs lancinantes aux épiphyses des os longs. Il survient aussi des troubles du tractus gastro-intestinal et de la sécrétion urinaire.

(1) Wegner, *Virchow's Arch.*, Bd LV, 1872, p. 11.
(2) Kassowitz, *Zeitschr. f. klin. Med.*, Bd VII, p. 36.

L'ostéite multiple récidivante des tourneurs de nacre a été quelquefois prise pour une intoxication par le phosphore. Les ouvriers adolescents ressentent brusquement des douleurs lancinantes dans une partie du squelette (maxillaire inférieur, clavicule, omoplate, humérus), et les parties molles avoisinantes se tuméfient. Même après la disparition de la tuméfaction, les altérations osseuses (entre l'épiphyse et la diaphyse) continuent à persister. Si l'ouvrier atteint une fois ne cesse pas ses occupations, la récidive surviendra à coup sûr. En fin de compte, il peut y avoir nécrose de l'os malade. L'affection n'est pas fréquente. On ne la rencontrerait pas dans la région de Damas où pourtant il existe beaucoup de polisseurs de perles (communication orale). L'étiologie de cette affection est obscure. Outre le carbonate de chaux, les coquilles de *Avicula margaritifera, Haliotis gigantea, Turbo marmoratus,* contiendraient encore de la conchioline, substance dépourvue de soufre et de phosphore (1). Ce serait elle qui, après inhalation, apportée du poumon dans les capillaires de la moelle osseuse, y provoquerait des phénomènes inflammatoires. Cette explication ne supporte pas l'examen. On est allé jusqu'à rendre responsable de cette affection la vase pourrie formée par le mélange des débris des coquilles avec les pierres à adoucir, limon qui atteindrait les ouvriers par éclaboussure.

Autopsie. — *En cas d'empoisonnement aigu par le phosphore,* plus tôt est arrivée la mort, moins accusées sont les lésions que l'on peut s'attendre à trouver. Outre les taches cadavériques et les ecchymoses de la peau, du tissu cellulaire sous-cutané, des membranes séreuses, des conjonctives, etc., on trouve dans la plupart des cas de l'ictère et bien souvent aussi des hémorrhagies dans la peau, le tissu cellulaire sous-cutané, les muqueuses, le parenchyme des organes. Le sang ne reste liquide que dans l'intoxication subaiguë. Le sérum obtenu après précipitation des globules sanguins rouges ne contient pas de fibrinogène, c'est-à-dire ne contient pas de substance coagulable à 57° (2). Les

(1) ENGLISCH, *Wiener med. Wochenschr.*, 1870, n° 43 et suiv.;— GUSSENBAUER, *Langenbeck's Arch.*, 1875, p. 642. — FISCHER, *Zwei Fälle multipl. Knochenentzünd;* Berlin, 1888.
(2) CORIN et ANSIAUX, l. c.

cavités du corps dégagent parfois l'odeur du phosphore. L'inflammation de l'œsophage est rare. L'estomac, vide, contient des masses glaireuses et de l'hématine ; les glandes muqueuses hypertrophiées sont atteintes de tuméfaction trouble : *ces lésions ne sont nullement pathognomoniques*. La muqueuse, gonflée, est jaunâtre ; on y peut constater la présence des hémorrhagies, des érosions sanguinolentes, par endroits (quoique rarement) des ulcères plats ; exceptionnellement, on peut même rencontrer une gastrite gangréneuse. Parfois les couches profondes de la muqueuse sont infiltrées de petites cellules. *La muqueuse intestinale* peut, elle aussi, être tuméfiée et enflammée. Quelquefois la muqueuse intestinale est complètement intacte, à part le côlon où l'on trouve des ecchymoses. L'hypertrophie de la rate est fréquente.

Le foie est friable, jaune, pâteux et disproportionnément beaucoup plus large qu'épais, rarement diminué de volume. C'est ainsi que, par exemple, son poids n'atteignit que 1200 gr. chez un homme corpulent. Les acini sont visibles à l'œil nu, les cellules hépatiques sont gorgées de gouttelettes de graisse (1). Il résulte de recherches instituées sur des grenouilles, que la lécithine participe très largement à l'augmentation de la graisse totale du foie. Le tissu conjonctif interstitiel serait augmenté au moment où ces lésions hépatiques atteindraient leur point culminant. Pour ce qui est du *diagnostic différentiel entre l'atrophie jaune aiguë du foie et celle produite par le phosphore*, il faut prendre en considération que, dans la première, il y a plus de débris de tissus en cours de désagrégation que dans le foie phosphorique ; de plus, c'est seulement dans l'atrophie jaune aiguë que l'on trouve des masses mamelonnées en même temps que de forme aplatie, la lobulation hépatique étant devenue plus ou moins complètement méconnaissable, et les cellules à panier de Klebs. Au contraire, dans le foie phosphoré on trouve, autour des masses désagrégées et tombées en détritus granuleux, du tissu de néoformation avec de nombreuses cellules rondes et des

---

(1) HAUFF, *Wurtt. Correspondenzbl.*, 1860, n° 34. — EHRLE, *Charakteristik der acuten Phosphorvergiftungen des Menschen*, Tübingen, 1861, p. 39.

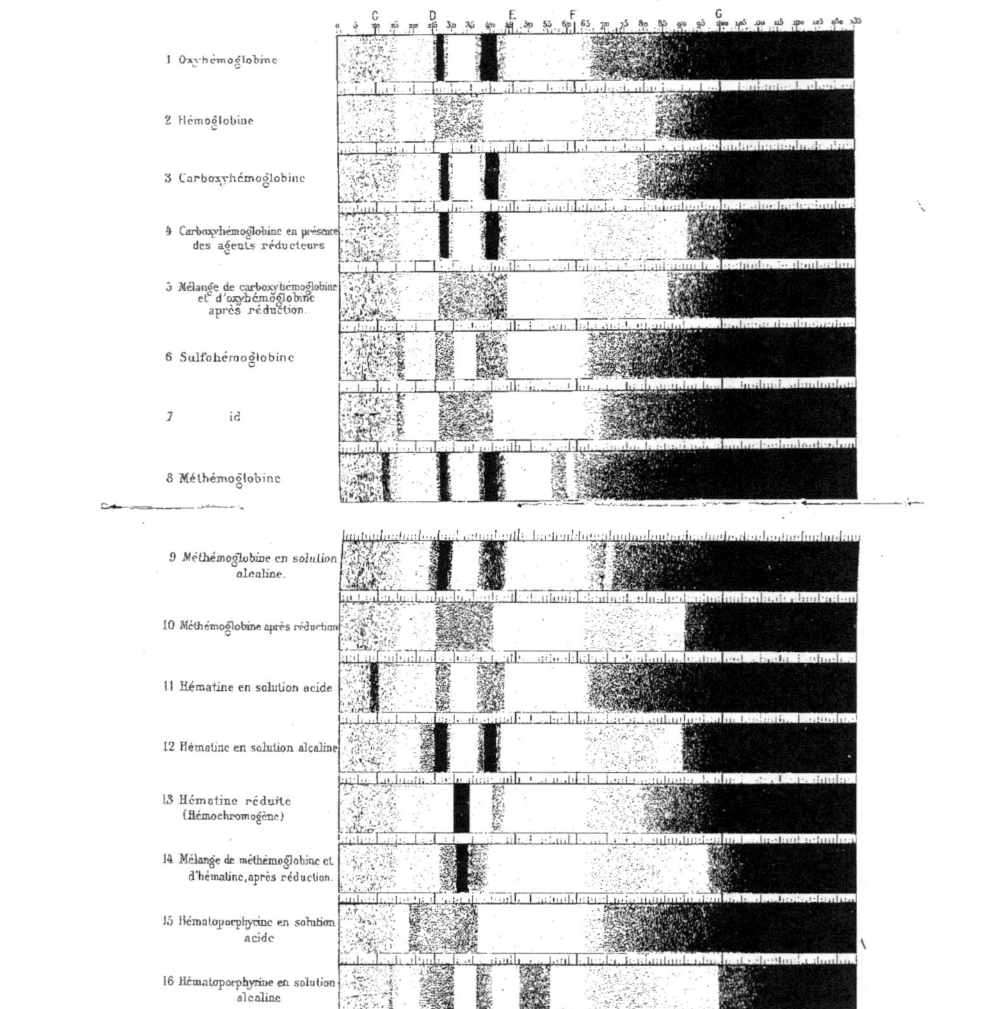
1 Oxyhémoglobine
2 Hémoglobine
3 Carboxyhémoglobine
4 Carboxyhémoglobine en présence des agents réducteurs
5 Mélange de carboxyhémoglobine et d'oxyhémoglobine après réduction.
6 Sulfohémoglobine
7 id
8 Méthémoglobine
9 Méthémoglobine en solution alcaline.
10 Méthémoglobine après réduction
11 Hématine en solution acide
12 Hématine en solution alcaline
13 Hématine réduite (Hémochromogène)
14 Mélange de méthémoglobine et d'hématine, après réduction.
15 Hématoporphyrine en solution acide
16 Hématoporphyrine en solution alcaline

utricules en culs-de-sac qui semblent présider à la régénération
de l'épithélium détruit. La destruction des cellules hépatiques
est suivie de la prolifération des éléments restés intacts, à savoir
du tissu conjonctif et des conduits biliaires (1). En cas d'intoxication chronique par le phosphore, on a trouvé chez les animaux
la nécrose primaire des cellules hépatiques et probablement
aussi des cellules étoilées ; de plus, la dégénérescence hyaline
des vaisseaux et l'hyperplasie du tissu conjonctif. Cette dernière
ne semble pas être constante chez l'homme. *Les reins* sont un peu
augmentés de volume. On trouve de la graisse dans les canalicules
urinifères. La couleur des pyramides est un peu plus sombre que
celle de l'écorce et, dans un cas, elles étaient traversées par de
nombreuses raies d'un jaune-blanchâtre convergeant vers les
papilles. A l'examen microscopique, on les reconnut pour être
des canalicules urinifères gorgés de masses agglomérées fortement
brillantes, anguleuses ou cylindriques, constituées par du triple
phosphate et des gouttelettes de graisse (2). Les sels calcaires ont
été trouvés dans la substance médullaire des reins de l'homme
soit en masses amorphes, soit sous forme de cylindres. On a
observé en outre : surcharge graisseuse du muscle cardiaque
(non constante), des ganglions cardiaques, des poumons (épithélium alvéolaire en dégénérescence graisseuse) et des parois
des petits vaisseaux et des capillaires (cerveau, etc.). Ces lésions
nous permettent de comprendre le mécanisme des hémorrhagies
dans le tissu conjonctif du cœur, des muscles des extrémités, du
cerveau, etc. Les muscles des extrémités sont souvent surchargés
de graisse, la surcharge graisseuse a été trouvée aussi dans quelques glandes, par exemple la glande sous-maxillaire. On a vu
aussi des infiltrations sanguines survenir le long de l'artère pulmonaire. Des pétéchies se rencontrent sur le péricarde, l'endocarde, les plèvres, le péritoine, des hémorrhagies plus étendues
ont été vues entre les feuillets du médiastin et du mésentère,
ainsi que des hémorrhagies intrapéritonéales. Chez les femmes
intoxiquées peu de temps avant l'apparition des règles, survien-

____

(1) Yamané, *Wiener klin. Wochenschr.*, 1891, n° 29.
(2) Paltauf, *Wien. klin. Wochenschr.*, 1888, p. 513.

Toxicologie.   13

nent des hémorrhagies ovariennes avec ou sans perforation consécutive et passage du sang extravasé dans la cavité du bassin ou le rectum ; en outre, on trouve parfois une oophorite parenchymateuse. On trouve aussi chez les animaux (mais d'une manière non constante) des hémorrhagies capillaires dans la moelle épinière. Les lésions de myélite constatées parfois chez les animaux ont été considérées par beaucoup d'auteurs comme produites artificiellement.

Dans les cas se terminant très rapidement (en sept à huit heures) par la mort, les lésions que nous venons de décrire peuvent être très peu accusées ou faire complètement défaut. Dans un cas où furent avalées les têtes de trente-huit paquets d'allumettes (mort après neuf heures), seules les cellules ganglionnaires de l'écorce cérébrale étaient gorgées de gouttelettes graisseuses. Des gouttelettes étaient aussi déposées le long des gaines de myéline dans la substance blanche et dans les autres parties du cerveau. On a réussi néanmoins à démontrer la présence du phosphore dans l'estomac, le foie et le cœur (1).

Chez une jeune fille morte neuf heures après l'empoisonnement on a trouvé seulement un œdème pulmonaire extrêmement prononcé (le liquide était spumeux au plus haut degré), un exsudat péricardique et de la dégénérescence granuleuse dans le muscle cardiaque, les glandes et les muscles (2).

Recherche du phosphore. — Le phosphore luit dans l'obscurité et dégage à l'air des vapeurs blanches. Le phosphore ne luit pas en présence des substances que voici : alcool, éther, pétrole, benzol, chloroforme, hydrogène sulfuré, phénol, calomel, sublimé et tous les sels mercuriques solubles que les chlorures transforment en sublimé, sulfate de cuivre, acides gras, essence de térébenthine et quelques autres huiles essentielles. Les vapeurs de phosphore noircissent l'azotate d'argent. Cette réaction est fournie encore après trois à quatre jours par $0^{gr}0006$ de phosphore. Dans le contenu stomacal et intestinal, le foie, le cœur, le

(1) HAMMER, *Wiener med. Presse*, 1889, p. 153.
(2) PALTAUF, *Wiener klin. Wochenschr.*, 1888, p. 642.

cerveau, les poumons, les reins et le sang, le phosphore peut être décelé encore, en nature, après huit semaines et sous forme d'acide phosphoreux après douze semaines ; après quinze semaines il n'est plus possible d'en démontrer la présence dans le cadavre (1). La possibilité de découvrir la présence du phosphore dépend essentiellement de la nature du sol et de ses échanges gazeux ; aussi le résultat des recherches est-il parfois négatif déjà après quatre semaines, tandis que dans d'autres cas on obtient encore un résultat positif même après quinze semaines. Le phosphore a pu être décelé en nature dans les masses fécales après trois mois ; et, sous forme d'acide phosphoreux, même après six mois. Une partie des intestins a même fourni la réaction spectrale de l'acide phosphoreux après dix mois révolus. Quand on a affaire à des cadavres momifiés, on peut s'attendre à trouver l'acide phosphoreux, dans tous les cas, dans un délai de beaucoup supérieur à trois mois. Cependant, et cela ne doit pas être passé sous silence, on a soutenu l'opinion que, seul, le phosphore en nature dans le cadavre, et non pas ses produits d'oxydation, pourrait prouver un empoisonnement ; car en soumettant quelques matières albuminoïdes à la série de métamorphoses que leur font subir certaines bactéries, on a retrouvé de l'acide phosphorique dans les masses putréfiées.

1. *Procédé de Scherer.* Dans le ballon contenant la substance suspecte, sont suspendus deux papiers, l'un trempé dans une solution d'azotate d'argent et l'autre trempé dans une solution d'acétate de plomb. La présence de phosphore est sûrement démontrée quand le premier seul noircit ; tous les deux brunissent-ils, nous avons affaire à de l'hydrogène sulfuré.

2. *Procédé de Mitscherlich.* Les substances acidulées sont chauffées jusqu'à ébullition dans un ballon A (fig. 3) réuni à un réfrigérant en verre de Liebig B. La présence du phosphore se révèle, dans l'obscurité, par des lueurs annulaires vacillantes, surtout accusées à l'endroit où les vapeurs de phosphore viennent tout d'abord en contact avec la partie refroidie de l'appareil.

On peut aussi chasser par la distillation les vapeurs de phos-

(1) Fischer und Muller, *Vierteljahrsschr. f. ger. Med., N. F.,* Bd XXIV, 1876.

phore dans un petit ballon C qui contient de l'azotate d'argent·
Existe-t-il du phosphore, l'argent noircit (phosphure d'argent)

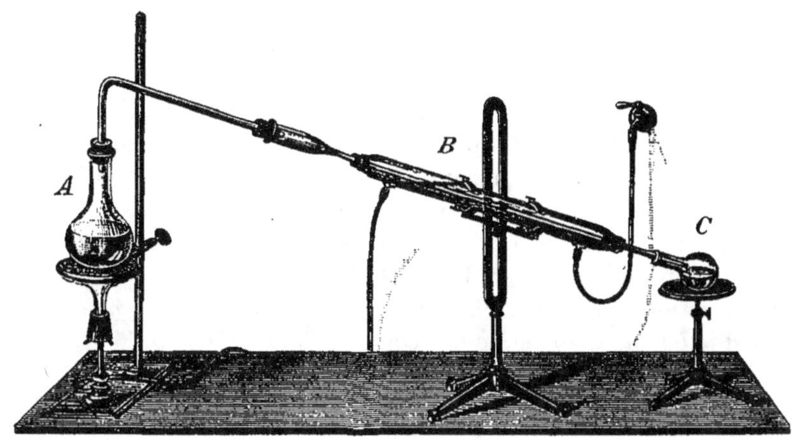

Fig. 3. — Appareil de Mitscherlich pour la recherche du phosphore.

et il se forme de l'acide phosphorique ; on le recherchera par les
procédés ordinaires dans le filtrat obtenu après s'être débarrassé
de l'argent. La phosphorescence peut persister pendant une demi-heure avec une solution de phosphore diluée au 1/100000.
On a pu, par ce procédé, déceler le phosphore dans une pâte phosphorée qui, après avoir servi à un empoisonnement, était restée
pendant quatre ans exposée à l'air.

3. *Méthode de Dusart-Blondlot*. Elle repose sur la propriété
du phosphore de fournir avec l'hydrogène à l'état naissant (zinc
et acide sulfurique) de l'hydrogène phosphoré : ce gaz sera reconnu à ce que, ayant passé sur des fragments de pierre ponce
imprégnés de lessive de soude, il brûlera avec une flamme vert
émeraude.

[On pratiquera aussi l'analyse spectrale de cette flamme colorée pour y déterminer l'existence des raies caractéristiques du phosphore. L'examen spectroscopique fait reconnaître deux raies vertes assez intenses et une raie jaune moins
brillante. L'une des raies vertes est située entre les raies E et b de Fraunhofer ;
la seconde, à droite de la précédente, entre b et F, beaucoup plus près de b ; la
troisième raie, moins facilement visible, est située à gauche des deux précédentes, entre les raies D et E, un peu plus près de D que de E.

Les longueurs d'onde des trois bandes sont : 560,5 pour la bande la plus pâle, dans le jaune ; 526,3 pour la bande verte la plus brillante ; et 510,6 pour la bande verte la plus faible.

En faisant brûler la flamme dans un tube un peu large, ouvert aux deux extrémités, de façon à déterminer un courant d'air un peu vif, la coloration de la flamme est plus intense et le spectre plus net. Il est nécessaire, pour que cette expérience réussisse, que la flamme de l'hydrogène ne soit pas colorée par le sodium, ce à quoi l'on arrive facilement en adaptant au tube de dégagement de l'hydrogène un ajutage de platine de quelques centimètres de longueur, terminé comme un bec de chalumeau et à l'extrémité duquel on enflamme le jet de gaz. Il va sans dire que la flamme de l'hydrogène doit avoir été examinée au spectroscope avant toute introduction de matière suspecte dans l'appareil. (Pour les précautions à prendre et les détails relatifs à l'installation de l'appareil, voir Legrand du Saulle, Berryer et Pouchet, *Traité de médecine légale, de jurisprudence médicale et de toxicologie*, Paris, 1885, p. 1474)].

Traitement. — Lavage de l'estomac, vomitifs (plus spécialement 1 gr. de sulfate de cuivre dans beaucoup d'eau ; à répéter plusieurs fois, s'il en est besoin). On continuera à administrer une solution diluée de ce remède (1 gr. pour 500 gr. d'eau), le cuivre se précipitant, à l'état métallique, sur les particules de phosphore, d'où empêchement absolu à sa diffusion ou dissolution ultérieure. Seront prescrits en outre : glace, boissons froides, mucilage de gomme, empois d'amidon, ainsi que excitants. *Seront proscrits absolument* à cause de la dissolution du phosphore dans ces substances : lait, huiles, aliments gras, de même que l'on s'abstiendra de l'emploi de l'huile de ricin contre la constipation éventuelle. L'essence de térébenthine oxygénée (2 à 10 gr. à de courts intervalles, à l'état pur ou en émulsion) donnerait naissance à l'acide térébenthino-phosphorique non toxique et n'agirait que dans les premières vingt-quatre heures. Ces deux affirmations sont erronées.

On a recommandé aussi d'administrer de la magnésie calcinée, ou un mélange de magnésie calcinée et d'eau chlorée. On a proposé également d'administrer comme antidote du phosphore le permanganate de potasse, qui le change par oxydation en acide orthophosphorique :

$$5\,K\,Mn\,O^4 + 3\,P + 7\,H^2O = 5\,K\,HO + 5\,Mn\,O^2 + 3\,H^3\,PO^4.$$

On administrera au malade, de préférence avec une sonde œsophagienne, 1/2 à 1 litre d'une solution de 0,5 à 1 p. 100, ou 5 à 10 litres d'une solution de 1 à 2 p. 1000. On peut aussi pratiquer la transfusion — mais toutes ces médications sont sans grande valeur contre l'empoisonnement par le phosphore.

La nécrose du maxillaire sera traitée par la résection ; quant à *la cachexie*, on commencera par éloigner le malade des lieux dont l'atmosphère est imprégnée de phosphore, et on tâchera d'améliorer la nutrition. Grâce au pouvoir réparateur extraordinaire du périoste, de nouveaux maxillaires peuvent se former même après la nécrose des deux maxillaires supérieurs ou du maxillaire inférieur dans sa totalité ; ce dernier peut se régénérer même après nécrose des apophyses articulaires. Pourvu que les muscles aient conservé leur contractilité, il se fera alors une nouvelle articulation (1). Mais le nouveau maxillaire sera plus court et le bord alvéolaire fait défaut avec les dents correspondantes : le malade ne pourra donc prendre que des aliments ramollis préalablement.

Prophylaxie de l'intoxication chronique par le phosphore. — On fera attention à ce que les pièces où les ouvriers travaillent soient bien ventilées et soigneusement nettoyées pendant la suspension du travail. Les ouvriers porteront à l'usine des vêtements spéciaux et ne se mettront pas à manger avant d'avoir ôté les vêtements de travail et lavé soigneusement leurs mains. La bouche sera gargarisée fréquemment. La boîte en fer blanc remplie d'essence de térébenthine que l'ouvrier devait porter sur la poitrine nue sera remplacée par un respirateur dans lequel on mettra un morceau d'étoffe trempée de temps à autre dans une solution de sulfate de cuivre. La loi ne devrait permettre de fabriquer les allumettes que dans des usines spécialement aménagées dans ce but.

Phosphore rouge. — *Le phosphore rouge* s'obtient en chauffant le phosphore ordinaire à 260° à l'abri de l'air. Il ne luit pas

(1) KOCHER, *Correspondenzbl. f. Schweiz. Aerzte*, 1893, n° 15.

dans l'obscurité et, suivant les expériences exactes entreprises jusqu'ici, il est absolument non-toxique s'il est ingéré par la bouche. Introduit dans la veine jugulaire du lapin, il le tue dans l'espace de quelques jours ; à l'autopsie on trouve dans le foie des foyers de dégénérescence graisseuse. Son usage en thérapeutique aurait provoqué des vomissements, des secousses musculaires et du collapsus ; les ouvriers travaillant pendant des années avec le phosphore rouge seraient même atteints de nécrose, *ce dont je doute. fort.*

Seraient toxiques pour les animaux : *l'hypophosphite de soude* (Na^2PO^3), le *pyrophosphate de soude* ($Na^4P^2O^7$) et le *métaphosphate de soude* ($NaPO^3$) (1). Quant à *l'acide phosphorique*, il est relativement non-toxique. *L'ioduré de tétréthylphosphonium* produit, comme d'autres *phosphoniums*, des effets toxiques ressemblant à ceux déterminés par le curare, mais non à ceux que provoque le phosphore.

ARSENIC

Le nombre des intoxications intentionnelles ou accidentelles par les composés d'arsenic a diminué considérablement ces trente dernières années. En France on en a noté 110 de 1835 à 1840 ; 179 de 1845 à 1850 ; 36 de 1865 à 1870, et 13 de 1880 à 1885. En Prusse en 1895 on a traité, seulement dans les hôpitaux, 15 cas d'empoisonnements. En Suède il en est survenu 165 de 1866 à 1870, 119 de 1872 à 1875 et 111 de 1876 à 1880. En Angleterre on a noté 21 intoxications par l'arsenic en 1892. Toutefois les empoisonnements *aigus* par l'arsenic sont encore passablement fréquents (homicide, suicide, emploi en thérapeutique), ainsi que les *intoxications chroniques*, comme conséquence des empoisonnements aigus ou par suite de l'exercice d'une profession (ouvriers dans les usines à arsenic, empailleurs), ou par l'emploi des objets (parfois alimentaires) contenant de l'arsenic (2), ou parce

(1) Schulz, *Arch. f. exp. Path. u. Pharmak.*, Bd XVIII, p. 174.
(2) En Angleterre arrivèrent en 1900 des empoisonnements presque épidémiques, résultant de la bière consommée. Pour la fabrication de celle-ci, on avait employé

que l'on habite des chambres tapissées de papiers peints contenant de l'arsenic, malgré la loi interdisant l'emploi de ce poison
pour la fabrication de n'importe quel objet. Ainsi, par exemple,
le pain auquel des apprentis boulangers ont ajouté de l'arsenic
pour tirer vengeance de leur maître, a causé plusieurs fois l'empoisonnement de 100 à 400 personnes. La mortalité des empoisonnements par l'arsenic est de 50 à 75 p. 100.

Sont à considérer, au point de vue toxicologique, les composés
arsenicaux que voici :

L'ACIDE ARSÉNIEUX (As^2O^3), farine d'arsenic, arsenic blanc),
substance cristalline, mais aussi amorphe, vitreuse ou ressemblant à de la porcelaine, et ses sels, surtout l'arsenite de potasse
(liqueur de Fowler). Pris à dose assez élevée, l'acide arsénieux
pulvérulent possède une saveur douceâtre, plus tard brûlante.
Les causes d'empoisonnement sont : homicide, suicide, méprises
(pâte pour la destruction des rats), usages thérapeutiques (absorption excessive par les surfaces des plaies, les dents creuses, etc.),
métiers (ouvriers dans les manufactures à arsenic), ingestion de
la viande et du lait des animaux ainsi que des aliments traités
par l'arsenic. Un cas de mort est rapporté pour avoir versé, par
imprudence, dans l'oreille une pâte liquide composée d'acide
arsénieux et de créosote (issue fatale six semaines après cet
accident).

A plusieurs reprises, l'intoxication chronique par l'arsenic,
avec ou sans névrite, a eu pour cause la présence dans les habitations des animaux empaillés traités par ce poison. C'est aussi
à cette cause que sont dus les phénomènes d'intoxication chronique par l'arsenic survenant assez souvent chez les gardiens
des musées zoologiques.

COULEURS ARSENICALES : *Vert de Scheele* (arsenite de cuivre, vert
minéral, vert émeraude) ($Cu^3 [AsO^3]^2 + 2H^2O$). *Vert de Schweinfurt* (vert de Mitis, vert de Vienne) s'obtient en faisant bouillir
de l'arsenite de cuivre avec du vert-de-gris (sous-acétate de cuivre)
mais il contient le plus souvent de l'acide arsénieux à l'état libre !

du sucre contenant de 0.05 à 0.15 p. 100 d'arsenic et préparé à l'aide d'un acide
sulfurique impur.

Couleurs d'aniline contenant de l'arsenic, fuchsine, etc., de même que d'autres couleurs, par exemple, bleu d'émail, bleu des blanchisseuses, smalt, bleu de cobalt, bleu d'outremer, bleu Thénard, etc. Toutes ces couleurs sont employées pour la fabrication des crayons colorés, pour la coloration des papiers peints, du papier, pour les peintures (on les ajoute aussi à la colle des tentures pour en éloigner des insectes), pour les boîtes à couleur, pour colorer les jouets d'enfants, les ballons en caoutchouc, les étoffes pour vêtements ou d'autres étoffes, les fleurs artificielles, assez souvent aussi les aliments (saucissons, etc.)et les boissons. Elles peuvent provoquer des empoisonnements aigus ou plus souvent chroniques (inhalation des couleurs réduites en poudre). Peuvent aussi devenir dangereuses les bougies colorées par le vert de Scheele : or, il en existe beaucoup dans le commerce et les vapeurs dégagées par elles produisent un empoisonnement aigu grave. Mais, par contre, malgré quelques faits soi-disant concluants (1), je considère généralement comme impossible l'intoxication arsenicale causée par des bas colorés ou la coiffe de chapeaux contenant de l'arsenic.

L'*acide arsénique* (AsO^4H^3) ainsi que l'*arséniate de soude* (liqueur de Pearson) et la liqueur arsenicale d'ammoniaque (*liqueur de Biett*) donnent rarement naissance à des empoisonnements. L'acide arsénique, tout en ne différant pas qualitativement de l'acide arsénieux, agit de beaucoup plus lentement qu'une dose correspondante d'acide arsénieux contenant la même quantité d'arsenic.

Hydrogène arsénié (AsH^3), à odeur rappelant celle de l'ail, obtenu par l'action de l'hydrogène à l'état naissant sur les composés arsenicaux. Causes d'empoisonnement : expériences dans les laboratoires ; très rarement l'extraction industrielle de l'argent au moyen du plomb argentifère ou la préparation de l'hydrogène aux dépens des substances contenant de l'arsenic (zinc et acide chlorhydrique ou sulfurique, acide acétique glacial (2), pour remplir les aérostats, etc.). Sur les douze cas dont j'ai eu connais-

---

(1) Seifert, *Deutsche med. Wochenschr.*, 1894, p. 742.
(2) Ollivier, *Journ. de chim. méd.*, 1863, p. 716. — Waechter, *Vierteljahrsschr. f. ger. Med.*, 1878, p. 251. — Cöster, *Berliner klin. Wochenschr.*, 1884, n° 8 et suiv.

sance, il y avait 70 p. 100 de mort. Une partie de l'action toxique exercée par les papiers peints est attribuable à l'hydrogène arsénié. Il peut se dégager partout où la végétation des moisissures peut faire agir sur des composés arsenicaux l'hydrogène qu'elles mettent en liberté (1). La transformation en hydrogène arsénié que les processus de putréfaction font subir à l'arsenic, fut admise sur la foi des observations faites déjà en 1830.

Le bisulfure d'arsenic (As^2S^2) [*réalgar*, rubis d'arsenic] serait non toxique à l'état pur. La préparation du commerce contient toujours jusqu'à 30 p. 100 d'acide arsénieux. *Le trisulfure d'arsenic* (As^2S^3) (orpiment) se comporte comme le bisulfure.

Mis en contact avec des substances en putréfaction, il s'oxyde partie en acide arsénique, partie en acide arsénieux (2). Chez des chiens ayant ingéré pendant vingt-cinq jours du *trisulfure d'arsenic* pur, on trouva dans l'urine de l'acide arsénique et dans les masses fécales, à côté du trisulfure tel quel, de petites quantités d'acide arsénieux. L'absence de tout phénomène d'intoxication chez cet animal peut s'expliquer seulement par l'accoutumance survenue pendant l'expérience. Causes de l'intoxication par *l'orpiment* : tentatives d'homicide, coloration des aliments et des boissons, usage pour épilatoires (mélangé avec chaux éteinte et eau), pour le traitement du carcinome ; il peut s'en trouver aussi dans la litharge et le *massicot*.

Arsenic métallique (arsenic sublimé, mort aux mouches). La toxicité est due à ce qu'il se transforme en acide arsénieux. Ont été observés des empoisonnements intentionnels (tentatives d'homicide) ou accidentels (enfants). *L'acide cacodylique, l'acide benzarsénique* (3) et les *acides mono* et *diphénylarséniques* (4) agissent encore comme poisons.

Les doses toxique et léthale des composés arsenicaux varient suivant l'état sous lequel le poison a été administré. C'est ainsi que *l'acide arsénieux* en poudre tue plus lentement et seulement

(1) FLECK, *Zeïtschr. f. Biol.*, Bd VIII, p. 444. — SELMI, *Ber. d. deutschen chem. Gesselsch.*, Bd VII, p. 1642. — BISCHOFF, *Vierteljahrsschr. f. ger. Med.*, 1884.
(2) OSSIKOWSKI, *Journ. f. prakt. Chem.*, Bd XXII, p. 323.
(3) SCHROETER, *Thèse d'Erlangen*, 1881.
(4) SCHULZ, *Ber. d. chem. Gesellsch.*, 1882.

à dose plus élevée que ce même acide *dissous*. On serait à même d'en tolérer des doses toxiques si on le prend après les repas et mélangé avec du beurre. La dose toxique de *l'acide arsénieux* varie de 5 à 50 milligrammes, la dose mortelle de 10 à 30 centigrammes ; mais, dans des conditions favorables, la guérison peut être obtenue même après des doses plus élevées. Le rétablissement fut observé encore après 10 grammes de liqueur de Fowler, et même après 15 grammes qui ont séjourné deux heures et demie dans l'estomac sans que les symptômes d'intoxication aient apparu. On a supposé que, grâce à une crampe du pylore, l'absorption ne s'est pas faite. C'est très invraisemblable, l'estomac, d'après mes expériences, absorbant aisément des sels en solution. Quelques personnes, surtout les enfants, supportent de grandes quantités d'arsenic. Il suffit déjà d'inhaler quelques bulles *d'hydrogène arsénié* pour se ressentir de son action toxique. Donné à la dose de 50 gr. dans un cas et de 90 gr. dans un autre, le *vert de Schweinfurt* a amené la mort après cinq heures ; et, récemment, on a observé la mort d'une femme au bout de dix-neuf heures après avoir pris du vert de Schweinfurt à la dose de quatre cuillerées à café. La mort est survenue quatre-vingt-seize heures après l'application, sur une tumeur fongueuse siégeant à la tempe, de 1ᵍʳ80 environ de *pâte du frère Côme*. Les composés arsenicaux ont-ils été pris à jeun et en solution, leurs propriétés toxiques peuvent se manifester très rapidement (une heure), et la mort s'ensuivre au bout de dix heures ; mais elle peut également survenir au bout de vingt minutes, ou bien même ne se produire seulement qu'après seize jours.

L'absorption de *l'acide arsénieux* dissous ou prescrit en frictions mélangé avec de la graisse, se fait par toutes les parties du corps ; en poudre, il n'est pas absorbé par la peau intacte, mais l'est bien par les plaies. L'organisme humain, surtout l'intestin avec les microbes qui y sont contenus, jouit du pouvoir de transformer en composés solubles et absorbables les composés arsenicaux insolubles. Le tissu cellulaire sous-cutané absorbe même l'arsenic métallique. Les plantes absorbent plus facilement l'acide arsénique que l'acide arsénieux. Sur quelques plantes, par exemple *Ranunculus sceleratus,* ce dernier semble n'exercer aucun effet toxique tandis que le premier est éminemment délétère. Par contre on a trouvé que, mis en contact direct avec les semences de *Trifolium pratense*, *Lolium perenne*, *Avena elatior*, etc., l'acide arsénieux est plus nuisible à la germination que l'acide arsénique; mais tous les deux, au lieu d'être nuisibles, activent au contraire la germination si le contact n'est pas intime.

Même appliqué à l'extérieur du corps, l'arsenic absorbé s'élimine en partie par la bouche, l'estomac et l'intestin. Ce sont les reins et le foie qui en contiennent la majeure partie, viennent ensuite les muscles, les os et le cerveau (1). L'arsenic est-il introduit dans l'estomac des chiens vingt-quatre-heures *après la mort*, si l'on vient à les enfouir et que l'on recherche l'arsenic dans les organes après un délai de trois jours à trois mois et demi, le foie, les reins et le cerveau fourniront des résultats positifs.

L'arsenic *s'élimine* par l'urine, la bile, avec le contenu intestinal, les sueurs et il se trouve dans les *cloques produites spontanément* ou artificiellement sur la peau des individus empoisonnés. Il passe aussi dans le lait. On tenta d'empoisonner une femme en lui donnant de l'arsenic; l'enfant allaité par elle fut empoisonné et en mourut (2). On n'a pas trouvé d'arsenic dans les organes d'un fœtus expulsé après qu'était survenue chez la mère une paralysie à la suite d'un empoisonnement arsenical aigu; le même résultat négatif a été fourni par les produits d'une chienne pleine empoisonnée par l'arsenic. A ce qu'il paraît, il n'en passe dans la salive que des traces. On peut en démontrer la présence dans l'urine à partir de deux à huit heures après l'introduction du poison. L'élimination de l'arsenic par l'urine n'était terminée qu'au bout de cinquante-huit jours après l'administration pendant trois jours de 1ᵍʳ62 de liqueur de Fowler, au bout de quatre-vingt-deux jours après l'ingestion de 4ᵍʳ1 de cette liqueur, et seulement au bout de quatre-vingt-treize jours dans un autre cas d'empoisonnement. En cas d'empoisonnement aigu, l'arsenic n'a nullement

<hr>

(1) Roussin, *Semaine médicale*, 1889, p. 248. — Brouardel et Pouchet, id. 1889, p.223.

(2) Paul Brouardel et Gabriel Pouchet, *Empoisonnement arsenical déterminé par l'allaitement. Annales d'hygiène publique et de médecine légale*, 3e série, t. XIV, p. 73 (1885).

disparu de l'organisme tout entier après dix à vingt jours: il persiste durant de longues semaines dans les os plats(1). On peut l'y
déceler alors que tous les autres tissus s'en sont déjà débarrassés.
L'arsenic se substitue au phosphore de l'os. L'acide arsénique formé
aux dépens de l'acide arsénieux se combine à la chaux soit immédiatement après sa production, soit comme produit de dédoublement des lécithines contenant de l'arsenic : c'est cette combinaison
qui s'incorpore aux os. Le foie garde, lui aussi, longtemps l'arsenic (chez les animaux empoisonnés on l'y trouve encore après
quarante jours). En cas d'intoxication *arsenicale chronique* (accidentelle ou arsenic employé comme remède), l'élimination de l'arsenic par l'urine peut continuer encore des mois entiers après la
suppression de la source du poison. Plusieurs chevaux ayant reçu,
par mégarde, chacun 80 gr. d'acide arsénieux, leurs fèces sentaient l'ail. Je ne doute pas que ces animaux ainsi que d'autres ne
puissent former de l'hydrogène arsénié, peut-être aussi des combinaisons cacodyliques, à l'aide des composés arsenicaux ingérés.

Soumis *in vitro* à l'action des composés arsenicaux, le sang ne
s'altère pas ; l'albumine dissoute reste, elle aussi, telle quelle.
Mais les recherches entreprises dans mon laboratoire sur la langue
de la grenouille ainsi que sur la séreuse du gros intestin chez les
lapins soumis à l'action directe de l'acide arsénieux, ont fait voir
que ce dernier exerce une action caustique visible comme seules
sont capables de la provoquer les substances qui coagulent l'albumine.

Après l'érection d'une cheminée très élevée, les bêtes à cornes
dans le voisinage des usines à arsenic de Freyberg tombèrent
malades. Chez quelques animaux il se forma dans la région épigastrique une tumeur à développement lent, à l'ouverture de
laquelle fit suite une fistule stomacale. L'arsenic ingéré avec
les herbes avait provoqué la perforation de la caillette. Une
inflammation adhésive avait causé la soudure de la caillette à la
paroi abdominale. L'ingestion de l'arsenic en poudre peut
donner naissance, chez les brebis, à un phénomène iden-

____

(1) Brouardel et Pouchet, *L'Union médicale*, 1889, p. 393. — Brouardel, *La Semaine
médicale*, 1889, p. 248.

tique. En revanche, l'arsenic en solution ne produit pas cet effet.

Mis en contact direct avec des solutions d'oxyhémoglobine ou des globules sanguins rouges, *l'hydrogène arsénié* réduit la première et dissout les seconds. Le sang devient jaune d'abord, vert-brun ensuite. Chez les animaux soumis à l'intoxication expérimentale par l'arsenic, on trouve les globules rouges détruits et la rate encombrée de débris et de granulations de pigment sanguin. Ces altérations du sang, tout en présentant de l'importance, n'expliquent point le mécanisme de l'empoisonnement, puisque l'arsenic attaque aussi les animaux à sang incolore (infusoires, insectes crustacés, vers, mollusques, poissons).

Les chevaux jouissent d'une grande tolérance envers l'arsenic.

Quelques ferments (levûre de bière, etc.) sont détruits par l'arsenic (1). Certaines bactéries et les moisissures (mucorinées) jouissent d'immunité par rapport à lui. Grâce à l'action de celles-ci (surtout des *mucor mucedo, penicillium brevicaule, aspergillus virescens* et de *l'aspergillus glaucus*), l'acide arsénieux et les matières colorantes arsenicales (verts de Scheele et de Schweinfurt) seraient réduits en hydrogène arsénié. L'acide arsénieux se transforme en grande partie, dans l'organisme, en acide arsénique (2); c'est sous cette forme que s'effectue son élimination par l'urine, mais cette transformation n'édifie en rien sur le mécanisme de la toxicité de l'arsenic. L'acide arsénique se substitue probablement à l'acide phosphorique dans la lécithine. Je pense que cette substitution donne la clef de certains phénomènes d'intoxication du côté du système nerveux central.

Le foie s'appauvrit rapidement en glycogène (3); quelques auteurs, il est vrai, affirment le contraire. L'échange des albuminoïdes est augmenté par l'arsenic donné à doses élevées. Le pouvoir d'accroissement des os est exalté. Chez les intoxiqués par l'arsenic on a observé une augmentation de la graisse dans le foie, les reins, les parois vasculaires, l'épithélium gastrique et intestinal et le muscle cardiaque. L'arsenic, administré souvent à petites doses, a provoqué, chez des sujets bien portants, une

(1) JOHANNSOHN, *Arch. f. exp. Path. u. Pharm.*, Bd II, p. 99.
(2) BINZ und SCHULZ, *Arch. f. exp. Path. u. Pharm.*, Bd IX, p. 200; Bd. XI, p. 345.
(3) ROSENBAUM, *Arch. f. exp. Path. u. Pharmak.*, Bd XV, p. 450.

diminution progressive dans le nombre des globules sanguins rouges.

L'empoisonnement par l'arséniate de soude provoquerait, du vivant des chiens et des lapins, la coagulation du sang dans le cœur droit, l'artère pulmonaire et la veine cave — mais je le conteste. Les injections intraveineuses faites avec de petites quantités de sang défibriné provenant des animaux intoxiqués par l'arsenic, amèneraient la mort des animaux injectés — mais elle n'est pas attribuable à l'arsenic. Le sang contenant de l'arsenic ne tarde pas à présenter des globules rouges dentelés, les leucocytes diminuent de nombre, et l'on y trouve des débris incolores. Le sang altéré amènerait l'oblitération des vaisseaux (1). En admettant même chez l'homme la coagulation du sang pendant la vie, — ce qui est loin d'être démontré, — cette coagulation ne peut constituer l'essence de l'empoisonnement arsenical, puisque l'arsenic tue aussi les animaux à sang blanc ainsi que quelques plantes.

Le *contact prolongé de l'arsenic avec les muqueuses* cause des douleurs cuisantes, leur tuméfaction inflammatoire et peut même aller jusqu'à produire de la suppuration. L'arsenic introduit dans le vagin en provoque l'œdème, l'apparition de pustules, des exsudations fibrineuses et l'inflammation pouvant aller jusqu'à la gangrène. L'inflammation et la gangrène consécutive peuvent se propager aux parties avoisinantes. Chez les sujets porteurs de vêtements collants imprégnés de matières colorantes arsenicales, ou ayant reçu l'arsenic par la bouche, il survient à la peau des éruptions bulleuses, eczémateuses ou pustuleuses. L'ingestion prolongée de l'arsenic provoque la chute des cheveux. Le pli de l'aine excorié d'un enfant âgé de quatre jours fut saupoudré par mégarde avec de l'acide arsénieux : inflammation des parties lésées s'étendant rapidement jusqu'à l'ombilic et se terminant par gangrène. Furent notés en outre : vomissements, diarrhée et météorisme abdominal. Mort après sept jours.

Les doses toxiques d'arsenic provoquent l'affaiblissement de l'énergie cardiaque (paralysie des ganglions cardiaques), l'abais-

____

(1) Silbermann, *Arch. f. path. Anat.*, Bd CXVII, p. 228.

sement de la pression sanguine (la **dilatation des vaisseaux ab-**
dominaux y joue peut-être un rôle), le ralentissement des mouvements respiratoires et la chute de la température.

L'empoisonnement aigu donnerait naissance à une myélite
aiguë, tandis que l'intoxication arsenicale chronique aurait pour
résultat une myélite diffuse. Ces assertions ont été mises en
doute, et les lésions trouvées ont été considérées comme des produits artificiels.

Symptômes. — *Font songer au choléra* les phénomènes que
voici : douleurs dans les voies digestives, vomissements survenant
après dix à vingt minutes, après une heure ou même après deux à
trois heures (particules vertes en cas d'empoisonnement par le *vert
de Scheele* ou le *vert de Schweinfurt*), évacuation de masses sanguinolentes ou riziformes avec ténesme extrêmement douloureux,
parfois aussi météorisme ; prostration, cyanose et bouffissure de
la face, refroidissement de la peau, hypothermie, crampes aux
mains et aux mollets ; pouls fréquent, filiforme ; angoisse précordiale, respiration laborieuse, perte de connaissance, délire, albuminurie, hématurie, cylindrurie, et aussi anurie ; la mort survient
après quelques heures au milieu de convulsions. Parfois la conscience reste intacte. L'application de *l'acide arsénieux en trop
grande quantité sur des plaies* (cancer du sein, etc.) commence
par provoquer des douleurs intenses, après quoi éclatent les
phénomènes morbides sus-énumérés. Quelquefois les symptômes
gastriques font complètement défaut et les *troubles nerveux*
occupent seuls la scène.

L'absorption a-t-elle lieu lentement, on voit apparaître : sensation de brûlure à la gorge, salivation, vomissements persistants
accompagnés de douleurs térébrantes à la région épigastrique ;
gêne de la déglutition, soif ardente, impossibilité de prendre des
aliments et tuméfaction de la langue ; accélération, irrégularités
et faiblesse du pouls ; accélération et divers autres troubles respiratoires ; exanthèmes ; engourdissement et affaiblissement général. La mort survient dans le coma, parfois avec de la dyspnée
et de la cyanose (elle a lieu alors dans trois à quatre jours) ; parfois le malade guérit, ou bien l'intoxication devient chronique.

Intoxication arsenicale chronique. — Elle parcourt assez souvent divers stades. Je décrirai les suivants :

1. *Troubles nutritifs (y compris les troubles trophiques)* : Amaigrissement ; teint terreux, ictérique ou mouchetures de couleur bronzée (mélanose arsénicale) de la face ; lividité et hémorrhagies des gencives ; sensation de pesanteur à la région épigastrique, vomissements survenant après les repas, constipation ou diarrhée (souvent sanguinolente) ; perte des forces ; chute des cheveux et des ongles, sécheresse de la peau, desquamation de l'épiderme, peau diversement colorée ; érythèmes, herpès zoster, zona gangréneux de la poitrine, pétéchies, « *glossy skin* » (cuir poli, lustré), pustules ecthymateuses, etc. (1) et troubles vaso-moteurs (hyperidrose avec rougeur fugace et légère cyanose des extrémités). J'ai trouvé deux fois dans l'urine une substance réduisant l'oxyde de cuivre. Le pouls est fréquemment accéléré, il survient aussi de la fièvre, mais l'oophorite parenchymateuse est plus rare. Les *muqueuses* présentent des états inflammatoires catarrhaux : conjonctivite, blépharo-adénite, œdème des paupières, laryngite et bronchite (toux, coryza, aphonie, râles sibilants, etc.), otite moyenne par suite de la propagation de la pharyngite aux trompes d'Eustache et aux caisses du tympan ; et chez les ouvriers travaillant dans l'arsenic : inflammation et ulcérations dans les fosses nasales et nécrose du vomer.

Troubles de la motilité et de la sensibilité (2). Ils ont été produits aussi expérimentalement chez les animaux. On distingue une névrite arsenicale motrice d'avec une névrite sensitive. Ont été observés les symptômes que voici : *paralysies pour la plupart avec atrophie, troubles de la coordination, contractures.* On peut diviser les *paralysies* en : *transitoires* survenant déjà vingt-quatre heures après l'empoisonnement et disparaissant après deux à trois jours, *persistantes* et *tardives* qui n'apparaissent que quand le malade est déjà depuis quelque temps guéri de l'empoisonnement aigu. Comme symptômes prodromiques et concomitants de l'affection se montrent, dans la majorité des

(1) L. LEWIN, *Die Nebenwirk. d. Arzneimittel*, 1899, p. 358.
(2) KOVACS, *Wiener klin. Wochenschr.*, 1889, p. 649. — MARIK, id., 1891, n° 31-40. — ERLICKI und RYBALKIN, *Arch. f. Psych.*, Bd XXIII, p. 861, avec figures.

Toxicologie.   14

cas, des *douleurs* atroces, lancinantes, fulgurantes, pouvant persister des mois entiers, qui privent le malade du sommeil, existant aussi bien pendant le repos que pendant le mouvement et exaspérées par la pression. L'état du malade s'améliorant, elles peuvent disparaître, par exemple, dans les membres supérieurs, tandis qu'aux membres inférieurs elles vont en s'avançant vers la périphérie et persistent plus longtemps aux orteils.

Les paresthésies (accompagnées souvent de la perte de la notion de position) apparaissent de bonne heure : engourdissement des membres, fourmillements ou sensation de ruissellement dans l'urèthre que le malade prend pour une miction involontaire ; en outre diminution de la sensibilité, hyperalgésie des bouts des doigts et des orteils, troubles du sens musculaire, sensation de froid et œdèmes. Dans la plupart des cas, après huit à quatorze jours et plus tôt, surviennent des *parésies* dans les membres inférieurs et supérieurs suivies bientôt de *paralysies* qui, dans la majorité des cas, sont plus accusées aux extenseurs qu'aux fléchisseurs, attaquent aussi les muscles de la nuque, du tronc, du pharynx et très rarement ceux de la face, ainsi que les sphincters. Les muscles qui travaillent le plus sont aussi le plus fortement atteints. Parfois on observe de la paraplégie ou de l'hémiplégie. La marche devient impossible ; dans la position assise les pieds tombent flasques en formant presque une ligne droite avec la crête du tibia.

L'atrophie apparaît une à deux semaines après le début de la paralysie, elle est parfois plus accusée aux muscles extenseurs, et elle affecte une marche rapidement envahissante ; elle s'étend, par exemple, aux muscles postérieurs de l'avant-bras, aux petits muscles de la main (excavation des espaces interosseux), aux mollets, aux muscles antérieurs de la jambe. *Examen électrique :* diminution ou abolition de l'excitabilité pour les deux courants ainsi que réaction de dégénérescence. La sensibilité électrocutanée peut être abolie, tandis que la sensibilité électromusculaire est augmentée. Les *réflexes tendineux*, y compris le réflexe patellaire, sont d'ordinaire abolis et le restent même après la disparition des troubles moteurs et sensitifs. Les *troubles de coordination* (pseudo-tabes) surviennent dans l'empoisonnement aigu,

mais ils se montrent aussi dans l'intoxication chronique, et plus
particulièrement au cours de la période de convalescence. La
soi-disant ataxie observée dans le cours de la névrite arsenicale
motrice, est niée comme telle et est mise sur le compte d'une
paralysie inégale des muscles synergiques. Les *phénomènes d'excitation motrice* consistent, entre autres, en flexion forcée des
gros orteils ou rétraction spasmodique des extrémités, ainsi
qu'en mouvements athétosiques des doigts ou tremblement. La
paralysie s'amende vers la cinquième ou sixième semaine, le
rétablissement complet s'effectue ordinairement en une à cinq
années, mais souvent elle laisse des reliquats permanents. Dans
des cas rares l'amélioration ne survient point, ou la mort est
amenée par les phénomènes concomitants ou les complications
de l'intoxication. Peuvent aussi faire suite à la paralysie les contractures paralytiques des extrémités (v. fig. 4) qui défient

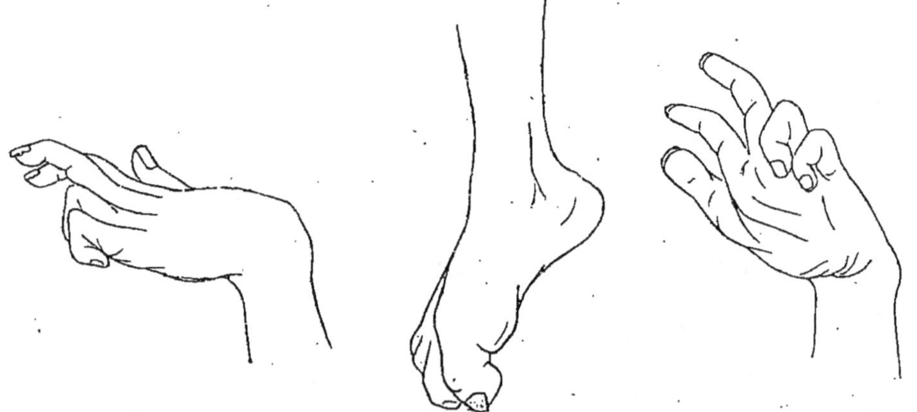

Fig. 4. — Contractures des extrémités, suites de paralysies arsenicales.

presque toujours tout traitement. Quant à l'anaphrodisie ainsi
qu'à la paralysie des cordes vocales, à l'amblyopie et à l'amaurose (névrite optique), elles se rencontrent plus rarement.

Troubles cérébraux. La mémoire est parfois atteinte ; on remarque en outre : vertige, céphalée, insomnie, agitation, inquiétude, humeur mélancolique ; exceptionnellement, états épileptoïdes et coma.

La localisation anatomique des paralysies, etc., dans le système nerveux central est combattue par plusieurs auteurs qui considèrent comme produites artificiellement les lésions correspondantes observées chez les animaux. L'opinion d'après laquelle il s'agirait d'une névrite multiple, semble se rapprocher davantage de la vérité. Ces deux vues extrêmes peuvent se concilier si l'on prend en considération les données récentes ; en effet il y aurait chez l'homme, d'une part, des lésions trophiques dans la moelle épinière, et, d'autre part, une névrite occupant les nerfs des extrémités paralysées. Comme le font les autres cachexies, la mort peut avoir lieu à la suite d'une hydropisie plus ou moins généralisée.

Voilà déjà plus d'un siècle que *l'arsenic est ingéré chroniquement, en guise de condiment, par des sujets bien portants*. C'est ainsi, par exemple, que certaines personnes dans la Styrie et le Tyrol prennent dès l'enfance l'arsenic ou l'orpiment (jusqu'à 0^{gr}4 en une seule fois) comme excitant la puissance génitale. Dans d'autres endroits, femmes, filles et hommes abusent aussi de l'arsenic sous forme d'acide arsénieux, d'eau minérale arsenicale employés soit à titre de cosmétique, soit pour diverses autres raisons. En admettant même comme exacte l'opinion qui déclare inoffensif pour la santé cet abus habituel de l'arsenic, il ne faut pas oublier pourtant que, en fin de compte, le bien-être de ces sujets ne se maintient que grâce à l'usage continu de ce remède ; en effet, la suppression est suivie immédiatement de phénomènes graves d'abstinence.

Besredka a signalé qu'*il était parvenu à immuniser le lapin à l'égard d'une dose mortelle d'arsenic* et que le sérum de l'animal ainsi immunisé renfermait une *antiarsénine*. Ni l'un ni l'autre n'est vrai.

[*Intoxication arsenicale aiguë*. — Elle est caractérisée surtout par des troubles gastro-intestinaux. Comme conséquence, en raison de leur intensité, et sans doute aussi par suite d'une influence directe exercée sur l'appareil circulatoire, on observe des troubles circulatoires qui se manifestent par un pouls petit, fréquent, irrégulier, un abaissement de la température, de la cyanose, de la dyspnée à la production de laquelle ne doit pas être étrangère la congestion pulmonaire que l'on remarque à l'autopsie d'une façon presque constante. L'anurie est presque absolue ; et le sujet est plongé dans un état de prostration profonde (choléra arsenical). Parfois, le tégument est recouvert d'éruptions pétéchiales ou vésiculeuses. La mort a lieu par paralysie du cœur et de l'appareil respiratoire. Elle peut survenir en moins d'une heure dans les empoisonnements suraigus par doses massives ; mais, le plus généralement, elle ne se produit qu'après six à huit jours, quelquefois plus : elle est causée quelquefois par une perforation intestinale provoquant une péritonite suraiguë.

Intoxication arsenicale chronique. — Elle est particulièrement insidieuse et occasionnée par l'accumulation journalière de doses faibles et par la continuité de l'introduction du poison dans l'organisme. Tous les faits d'intoxication chronique peuvent se ranger sous trois chefs : *arsenicisme fortuit, arsenicisme professionnel, arsenicisme domestique.*

Dans le groupe de l'arsenicisme fortuit, je fais rentrer les intoxications telles que celles causées par une erreur, par l'abus d'un médicament. C'est certainement, des trois subdivisions, celle qui fournit le nombre de cas d'intoxication le plus grand et des plus variés. La confusion de l'acide arsénieux en poudre avec du sucre, de la farine, de la craie, du plâtre, voire un sel purgatif a donné naissance à une quantité considérable d'empoisonnements aigus, subaigus et surtout chroniques. Je dis surtout chroniques, parce que, dans ce dernier cas, la dissémination et la persistance de la cause d'intoxication ont permis à un grand nombre d'individus d'en éprouver les effets avant que cette cause pût être reconnue et supprimée. Tels furent les accidents causés par de la farine mélangée d'acide arsénieux à Wurzbourg, où 373 personnes furent empoisonnées ; à Saint-Denis, où le nombre de cas atteignit au moins 150 (le pain fabriqué à l'aide de cette farine contenait 250 à 300 milligrammes d'arsenic par kilogramme) ; ceux déterminés à Hyères par du vin plâtré par mégarde avec de l'acide arsénieux et qui causa un nombre d'intoxications impossible à fixer, ce vin ayant servi à préparer des coupages dont les produits furent disséminés de tous côtés ; les accidents occasionnés par l'usage d'eaux de puits dans lesquels avaient pénétré des eaux résiduaires d'usine chargées d'arsenic ; ceux produits par des aliments sur lesquels étaient tombées des poussières arsenicales provenant d'animaux empaillés ; enfin ceux qui se produisirent à Londres, où 340 écoliers furent atteints à la suite d'une seule ingestion de lait (Taylor, qui rapporte ce fait, estime que chacun d'eux avait absorbé 7 centigrammes d'arsenic) ; telles encore les intoxications provoquées par l'absorption trop longtemps continuée de pilules ou de potions arsenicales, ou par l'application de topiques arsenicaux.

Dans le groupe de l'arsenicisme professionnel, je comprends les accidents présentés par les individus qui manipulent les préparations arsenicales (fabrication ou emploi des feuillages et fleurs, des étoffes, de certaines couleurs d'aniline, ramonage des suies de houille, fabrication des agglomérés et bitumes artificiels, distillation de la houille, traitement des minerais arsenicaux, empaillage et conservation des animaux, extraction de l'arsenic et préparation des divers composés arsenicaux).

L'arsenicisme domestique comprend les manifestations occasionnées par les *ingesta* (confiseries, pâtisseries, épiceries, boissons, comme tout récemment les bières arsenicales en Angleterre) ; les *circumfusa* (tentures, vêtements, objets d'ornement).

Ce sont plus particulièrement ces deux dernières catégories qui donnent naissance aux nombreuses variétés d'intoxication chronique, en raison de la faible quantité de poison introduite journellement dans l'organisme et de la persévérance de cette absorption. Les manifestations symptomatiques de ces empoisonnements sont fort diversifiées, et il n'en peut être autrement lorsqu'on songe aux conditions essentiellement variables dans lesquelles ces intoxications se produisent. Outre que l'idiosyncrasie joue ici un rôle prépondérant, alors qu'il est presque négligeable dans les intoxications aiguës, ce rôle est encore exagéré, si l'on peut ainsi dire, en ce sens que ça n'est pas seulement l'individu considéré dans son ensemble qui présente une susceptibilité variable, mais encore, je dirais même volontiers, mais surtout chaque appareil, chaque organe en particulier. La façon dont la substance toxique est absorbée intervient aussi pour une large part, mais plus particulièrement dans la rapidité avec laquelle se manifestent les symptômes de l'empoisonnement. Cette substance toxique peut, en effet, agir par contact direct ; ou bien être transportée par les mains, les vêtements aux appareils digestif et respiratoire ; ou bien encore pénétrer par une brèche cutanée.

L'action irritante produite par les poussières sur le tégument cutané ne tarde pas à produire l'effraction de l'épiderme et à faciliter ainsi l'absorption. Cette irritation se traduit par des manifestations cutanées plus ou moins intenses que l'on a signalées maintes fois chez les ouvriers maniant l'acide arsénieux, les sulfures d'arsenic, les verts de Schweinfurt et de Scheele ; qu'il s'agisse de la fabrication de ces produits ou de leurs applications (fonçage des papiers ou étoffes ; satinage, séchage, battage, calandrage, découpage, montage des papiers pour fleurs et feuillages artificiels ; purification et blanchiment du verre par l'acide arsénieux ; débourrage des peaux à l'aide du mélange d'orpiment et de chaux ; emploi de l'acide arsénique comme agent d'oxydation), mais que l'on a retrouvées aussi dans d'autres circonstances où l'attention ne pouvait que bien difficilement et presque par hasard être appelée sur un composé arsenical : éruption causée au front par la visière verte d'une casquette ; éruption vésiculeuse sur les avant-bras causée par un bracelet imitant la malachite ; éruption, à deux reprises, de boutons douloureux sur les épaules d'une dame, aux endroits où étaient tombées des feuilles d'une couronne de roses fixée sur les cheveux ; éruption pustulo-croûteuse disséminée sur toute la surface du corps recouverte par une chemise de flanelle teinte avec une couleur arsenicale ; conjonctivites occasionnées par les poussières provenant de papiers de tentures.

Les bonbons, sucreries, pâtisseries, fruits confits, liqueurs colorés artificiellement, ainsi que les enveloppes de papiers colorés, de même que des jouets ont encore pu constituer des sources d'intoxication chronique. Les accidents récemment causés en Angleterre par les bières arsenicales étaient dus à l'emploi d'acide sulfurique fortement arsenical (plus de 1 gr. d'arsenic par litre) pour la préparation du glucose servant à la fabrication de cette boisson : certaines bières renfermaient, en moyenne, 4 milligrammes d'arsenic par litre ; et la proportion de substance toxique a varié de 0 milligramme 13 à 10 et 20 milligrammes.

Les papiers de tenture imprimés avec du vert de Scheele ou de Schweinfurt ou avec des couleurs d'aniline arsenicale ont causé de très nombreux accidents d'intoxication chronique, et la gravité ainsi que la précocité relative des accidents rendent extrêmement probable l'interprétation consistant à admettre la formation d'hydrogène arsénié (encore beaucoup plus énergiquement toxique que les divers composés arsenicaux) sous l'influence de l'humidité et de la putréfaction de la colle ayant servi à fixer les papiers, ou grâce à l'intervention du gaz de l'éclairage, ou bien encore des produits de l'expiration pulmonaire : toujours est-il que Kirchgæsser a démontré expérimentalement que l'intoxication était encore possible, même lorsque la couleur nuisible était recouverte d'un papier ou d'une autre couleur inoffensive (1).

L'étude de nombreux cas publiés jusqu'alors et celle des conditions étiologiques ayant présidé à la genèse des intoxications du Havre, nous ont conduit, le professeur Brouardel et moi, à diviser en quatre périodes l'évolution des accidents de l'intoxication arsenicale chronique (2) : c'est là une division purement schématique et qui fait seulement ressortir le symptôme prédominant de chaque période. 1° Période des troubles digestifs ; 2° Période des éruptions et du catarrhe laryngo-bronchique ; 3° Période des troubles de la sensibilité ; 4° Période des paralysies.

1° *Période des troubles digestifs.* — Ces troubles sont constants au cours des intoxications arsenicales ; ils sont en rapport avec l'élimination de la substance toxique par la muqueuse gastro-intestinale (intestinale surtout), quelle que soit la voie d'introduction du poison. Je ne parle ici que des troubles survenant après un certain temps d'absorption de l'arsenic à très faible dose et non pas de ces phénomènes tels que vomissements et diarrhée qui sont en rapport avec l'action violemment irritante déterminée par l'introduction d'une dose un peu considérable dans le tractus gastro-intestinal. Ces troubles peuvent affecter tous les degrés, depuis le simple embarras gastrique, jusqu'aux manifestations cholériformes.

2° *Période des éruptions et du catarrhe laryngo-bronchique.* — Comme les précédents, ces troubles sont, en quelque sorte, des témoins de l'action irritante causée par l'arsenic sur les éléments anatomiques ; et c'est ici surtout qu'intervient, pour une large part, la réactivité spéciale du sujet. Qu'il s'agisse en effet d'accidents locaux de cause externe, tels que ces érythèmes et même ces ulcéra-

---

(1) *Annales d'hygiène,* t. XXXI, 1869, p. 480.

(2) PAUL BROUARDEL et GABRIEL POUCHET, *Relation médico-légale de l'affaire Pastré-Beaussier,* Baillière et fils, 1889, et *Bulletin de la Société de médecine légale de France,* t. XI, p. 107.

tions résultant du contact direct d'une région déterminée du tégument avec le composé arsenical (organes génitaux, cuir chevelu, mains et avant-bras, face, cou), ou bien qu'il s'agisse d'accidents généraux tels que érythèmes, papules, vésicules, pustules siégeant sur les parties protégées par les vêtements, la recherche chimique permet toujours de déceler la présence de l'arsenic pour lequel le tégument cutané et ses appendices, poils, cheveux, ongles, sont une importante voie d'élimination. Mais l'absorption peut aussi s'effectuer par la peau et il n'est pas douteux que l'action irritante des divers composés arsenicaux n'intervienne dans ce cas pour la faciliter.

Lorsque l'absorption de l'arsenic n'a pas lieu d'une façon assez lente et continue, certaines manifestations cutanées, comme le zona, sont rares ; d'autres, comme la mélanodermie et la kératose, sont tout à fait exceptionnelles. L'introduction répétée et à faibles doses de l'arsenic dans l'organisme favorise, au contraire, l'apparition des œdèmes et d'un érythème avec exfoliation furfuracée précoce, ainsi que de la mélanodermie (pigmentation secondaire des aines, des régions génitales, des creux axillaires, du cou) qui se montre le plus souvent après quelques semaines, et de la kératose qui constitue, en général, une lésion tardive, se montrant seulement après des semaines, des mois, ou même des années. L'érythromélalgie (névralgie rouge et douloureuse des extrémités de Weir-Mitchell) est également un symptôme assez fréquent de cette intoxication par de très petites doses longtemps continuées. Érythème, pigmentation, puis desquamation du tégument cutané altéré dans sa nutrition, telle est, le plus habituellement, la succession des phénomènes.

L'élimination de l'arsenic par les muqueuses rend compte également des troubles qui peuvent affecter la conjonctive ainsi que les muqueuses nasale, buccale, laryngienne, pharyngienne et bronchique. Cette élimination s'effectue principalement par les glandes de l'estomac et des intestins où les échanges organiques sont les plus actifs. Aussi la muqueuse gastro-intestinale est-elle *toujours* une voie d'élimination de l'arsenic. L'épistaxis arsenicale d'Imbert-Gourbeyre fait partie de ces manifestations, ainsi que la gingivite et les ulcérations et éruptions vésiculeuses de la bouche et de la langue. Le catarrhe du larynx, de la trachée, des bronches, peut revêtir une importance telle qu'ils dominent pendant un temps plus ou moins considérable les autres symptômes et qu'ils arrivent même à détourner l'attention et à faire repousser l'hypothèse d'une intoxication arsenicale. Dyspnée, toux fréquente, spasmodique, provoquant même parfois des vomissements ; crachats muqueux, quelquefois sanguinolents ; aphonie de durée plus ou moins considérable ; signes de congestion ou de bronchite à l'auscultation ; voilà autant de manifestations qui ne peuvent faire songer plus particulièrement à une intoxication arsenicale. Mais ces troubles sont passagers ; et bientôt ils cèdent ou s'accompagnent d'autres troubles plus manifestement en rapport avec cette intoxication, tels que ceux présentés par le rein ou le foie, ou, mieux encore, ceux de la période suivante, c'est-à-dire ceux offerts par le système nerveux.

3° *Période des troubles de la sensibilité.* — Elle précède celle des troubles de la motilité, c'est-à-dire de paralysie proprement dite et semble être absolument constante. Ses manifestations consistent en : douleurs et troubles de la sensibilité générale se produisant simultanément ou successivement, mais persistant ensemble. Le plus généralement, ce sont les douleurs qui débutent (céphalalgie, fourmillements, picotements, crampes, sensation de cuisson, douleurs fulgurantes, engourdissement, démangeaisons, douleurs irradiant dans les membres et produisant des sensations de fer rouge, de déchirement, de broiement articulaire, rappelant les symptômes du pseudo-tabes). Les troubles de la sensibilité générale sont moins accentués; il y a généralement une diminution de sensibilité au tact, à la douleur, à la température marquée surtout aux extrémités. Ce qui est plus frappant, c'est le retard dans la perception des phénomènes de sensibilité et l'inexacte localisation. L'anaphrodisie, signalée par certains auteurs, pourrait être rapportée à cette période.

4° *Période des paralysies.* — Les troubles moteurs qui surviennent ensuite débutent lentement et progressivement dans la grande majorité des cas. Ils ont été signalés, d'une façon tout à fait exceptionnelle, dans les premiers jours et après cinq semaines; ils se montrent le plus souvent vers le dixième jour. Quelquefois le sujet, frappé d'un véritable ictus, tombe brusquement sans perdre connaissance et on le relève paralysé.

La paralysie atteint d'abord les membres inférieurs où elle débute par les orteils, puis elle envahit les membres supérieurs où elle débute par les doigts : de plus, elle est symétrique. Aux membres inférieurs, l'extenseur commun des orteils est le premier touché, puis viennent les muscles de la région antéro-externe (jambier antérieur, extenseur propre du gros orteil, long et court péroniers latéraux); les fléchisseurs ne sont intéressés que plus tard. A la cuisse, la partie inférieure du vaste interne et du vaste externe sont les plus touchées; au pied, tous les muscles (pédieux, interosseux, muscles propres de la plante) sont privés de contractilité volontaire.

Quand les membres supérieurs participent à la paralysie, ce sont les extenseurs, et, plus particulièrement, l'extenseur commun des doigts, qui sont frappés. Quelquefois, la paralysie peut gagner les muscles du tronc et même se généraliser complètement. C'est là, je crois, une question de susceptibilité individuelle, chaque individu réagissant à une même sollicitation pharmacodynamique avec la modalité particulière à son système nerveux ou, comme je le dis volontiers, *suivant la qualité de ses cellules nerveuses.* Exceptionnellement, on a signalé l'inversion des formules à l'examen électrique. Dans tous les cas, on note l'abolition de la contractilité faradique et la conservation, ou seulement une légère diminution, de la contractilité galvanique. Les réflexes rotuliens sont abolis, tandis que le réflexe crémastérien est conservé.

Comme troubles trophiques, on a noté une atrophie musculaire, parfois considérable, le plus souvent contemporaine de la paralysie, parfois lui succédant. La chute des cheveux et des poils, les ulcérations de la peau et des muqueuses, les eschares, les éruptions cutanées, la cyanose, la salivation, les troubles urinaires, les sueurs, ont été mis par certains observateurs au nombre des troubles trophiques ; mais ils me paraissent bien plus étroitement en rapport avec une lésion locale provoquée soit par le contact direct du poison, soit par son élimination.

Les troubles de l'intelligence sont tout à fait exceptionnels et dus à des circonstances accessoires ou à des causes surajoutées. Ainsi, dans les empoisonnements par la bière observés au mois de novembre 1900 en Angleterre, on a pu relever un certain nombre de cas de troubles psychiques pour la genèse desquels je serais très disposé à admettre l'intervention concomitante de l'alcool. Je pense que la même interprétation doit être admise pour expliquer les cirrhoses hépatiques signalées également au nombre des accidents assez fréquents imputables à l'ingestion de ces bières.

L'évolution que je viens d'esquisser se réalise le plus souvent au cours de l'absorption de la substance arsenicale ; on l'a vue cependant se développer seulement quelques mois après le début de l'intoxication. Les paralysies appartiennent surtout aux formes subaiguës et chroniques ; elles durent de quelques semaines à quelques mois, parfois plusieurs années. La guérison en est lente ; et l'on observe quelquefois la persistance de contractures ou de rétractions. Lorsque la cause d'intoxication persiste et que la mort survient, elle est causée par des complications rénales ou par une cachexie progressive, une autre lésion organique s'étant développée parallèlement à celles du système nerveux. Sauf ces complications, principalement du côté des reins et du foie, le pronostic de ces paralysies est bénin au point de vue de l'existence de l'individu, mais il est grave au point de vue des conséquences car elles peuvent entraîner une infirmité persistante (1).

Élimination. Localisation. — L'arsenic se dissémine dans tous les organes lorsque la dose administrée a été assez considérable pour déterminer la mort en quelques jours ; mais lorsque les doses ont été réfractées, la localisation s'effectue d'une façon assez caractéristique pour renseigner sur le mode d'intoxication. En dehors du foie dans lequel le poison s'emmagasine surtout dans les intoxications subaiguës, on le retrouve dans certains organes qui jouent un rôle d'élimination, tels que poumons, peau et poils, ongles, muqueuses, reins et tube digestif qui en renferme toujours, quel qu'ait été le mode d'introduction dans l'organisme. Mais, en cas d'intoxication par de faibles doses très longtemps continuées, c'est dans le tissu spongieux des os, et notamment dans les os plats tels que os du crâne, vertèbres, scapulum, etc. que l'on peut retrouver encore l'arsenic alors qu'il a complètement disparu de tous les autres organes. L'hypothèse de la substitution de l'arsenic au phosphore dans le tissu osseux ne me paraît pas admissible ; en effet, on n'y retrouve jamais, quelles que soient les conditions dans lesquelles se produit l'intoxication, qu'une faible proportion

____

(1) Georges Brouardel, *Étude sur l'arsenicisme.* Thèse de Paris, 1897.

d'arsenic, tandis que si cette hypothèse était exacte, on devrait en trouver une proportion relativement considérable, au moins dans certaines formes d'intoxication.

Ce serait plutôt au phosphore des albuminoïdes que cette substitution de l'arsenic semblerait possible, car on a constaté que les plantes croissant dans un terrain arsenical en renfermeraient des traces et que ce sont les parties les plus riches en principes nutritifs phosphorés, comme les semences, qui en contiennent le plus.

L'élimination est lente et dure, d'après mes expériences, au moins 40 jours. Il est, du reste, difficile de donner à cet égard des chiffres absolument exacts, un certain nombre de conditions accessoires (degré de vitalité de l'organisme, régime, état d'activité ou de repos, parmi les plus importantes) faisant assez largement varier cette durée].

L'hydrogène arsénié (96,2 p. 100 d'arsenic) donne naissance à un empoisonnement aigu. Immédiatement après l'inhalation ou dans l'espace d'une demi-heure surviennent les phénomènes suivants diversement combinés : vomissements répétés, céphalée (surtout frontale), cardialgie, diarrhée, haleine fétide, frisson, sensation d'angoisse, hyperesthésie, coliques néphrétiques et hépatiques, hypertrophie de la rate et du foie, extrémités refroidies, coloration ictérique ou bronzée de la peau et des conjonctives, émission d'urine peu abondante dans la majorité des cas, rarement en grande quantité ; cette urine présente parfois une teinte rouge ou noirâtre, elle contient de l'hémoglobine, de la méthémoglobine à côté de l'oxyhémoglobine, quelquefois de l'hématine et des matières colorantes de la bile en petite quantité, mais, dans la plupart des cas, on n'y trouve pas de globules sanguins rouges. Peuvent s'y associer : vertige, délires, tremblement, faiblesse musculaire ou secousses. Les selles noires, évacuées dans un cas, contenaient presque exclusivement de la bile. La quantité de bile produite reste sans changement aucun ; il y a augmentation de la matière colorante, tandis que les acides biliaires sont diminués. Le sang, dans le cas précité, ayant été soumis à l'examen pendant la vie, on constata que les globules rouges y étaient diminués de nombre et qu'il contenait énormément de débris de ces corpuscules. L'anurie peut survenir dans le cours ultérieur de l'empoisonnement.

La mort, quelquefois précédée d'engourdissement, a lieu soit brusquement, soit après deux à six jours avec le pouls ralenti et au milieu de troubles respiratoires. Ce n'est que rarement que l'empoisonnement débute par une syncope : c'est alors quand le malade est déjà revenu à lui qu'apparaissent quelques-uns des phénomènes sus-énumérés. Dans les empoisonnements de moyenne gravité le rétablissement s'observe ordinairement après huit à quatorze jours. Il s'annonce par l'atténuation de la coloration anormale de la peau, la diminution des douleurs ou bien par la décoloration et la limpidité de l'urine qui peut tout de même continuer à contenir de l'albumine. Les *récidives* ont été observées, pour la plupart des cas, entre le septième et le neuvième jour, rarement le troisième jour après amélioration visible. La vésicule et les canaux biliaires des animaux empoisonnés par l'arsenic, souvent aussi l'intestin, sont remplis de bile visqueuse. L'ictère est presque constant (ictère par résorption) (1). A l'autopsie les conjonctives présentaient une coloration ictérique. A la muqueuse intestinale, de coloration ardoisée, adhérait du mucus brun-verdâtre. On peut trouver dans les reins des infarctus d'hémoglobine et le sang contient parfois de la méthémoglobine.

Autopsie. — *A l'autopsie des sujets ayant succombé à un empoisonnement aigu par l'arsenic*, on constate ce qui suit : les cadavres sont bien conservés. Cet état des cadavres n'a aucune valeur pour le diagnostic, et à l'heure qu'il est nous pouvons encore souscrire aux paroles suivantes : « *Elucet nullo jure morti arsenici veneficio inductæ, ullum certum influxum tribui posse in progressum putrefactionis partium organicarum quæ non proxime a veneno contactæ fuerunt.* » La momification des cadavres dépend essentiellement des circonstances extérieures. Soumettez à des conditions identiques, d'une part, des cadavres contenant de l'arsenic et, d'autre part, des cadavres qui en sont dépourvus, et vous verrez les seconds se conserver aussi bien, même se momifier comme les premiers. La momification relativement fréquente des parois abdominale et thoracique, de la peau autour des articulations de la main, du pied et du genou, ainsi que celle de la peau

(1) Stadelmann, *Arch. f. exp. Path. u. Pharmak.*, Bd XVI, h. 3.

recouvrant la main et le pied, peut s'expliquer aisément sans qu'il soit nécessaire d'y faire entrer l'influence de l'arsenic. Il n'existe donc point de momification soi-disant arsenicale, et la momification du cadavre est, en général, sans valeur aucune au point de vue médico-légal et toxicologique. Le contraste existant entre les organes internes bien conservés et les parties externes du corps fortement décomposées, ne peut non plus permettre d'arriver à des résultats concluants comme on l'a fait (1). La peau présente souvent un aspect cyanosé. L'alcalinité du sang est diminuée, mais il ne devient acide qu'après la mort. La bouche et l'œsophage ne sont lésés que rarement, mais en revanche l'estomac et l'intestin le sont dans la majorité des cas, quelle que soit la porte d'entrée du poison. La *muqueuse stomacale* teintée en rouge-sang est tuméfiée, parfois enduite de mucus visqueux à aspect vitreux; la séreuse est ecchymotique, et partout où l'arsenic en poudre a séjourné longtemps, on trouve des ecchymoses, des hémorrhagies punctiformes ou des extravasations sanguines plus étendues. Les ulcères, la gangrène, les perforations ne s'observent que rarement. Chez un homme ayant ingéré 9 gr. d'acide arsénieux, on a trouvé une eschare siégeant à la paroi postérieure de l'estomac. La gastro-adénite parenchymateuse n'a aucune valeur pathognomonique et est due seulement à l'action locale de l'arsenic. La gastrite arsenicale a été décrite comme gastrite peptique (2).

La muqueuse de l'intestin grêle est couverte, chez les animaux, de pseudo-membranes, les capillaires des villosités sont dilatés et dénudés de leur épithélium. Ces membranes de revêtement sont constituées de coagulums entremêlés de cellules épithéliales et adénoïdes (3).

La muqueuse du canal cholédoque, les follicules clos et la rate sont tuméfiés. Le gros intestin peut présenter l'aspect dysentéroïde. On peut observer dans le colon et le cœcum (mais aussi dans d'autres parties du tractus intestinal) des taches se colorant en jaune clair par l'hydrogène sulfuré : ces taches, qui s'enlèvent

(1) Murray, *Lancet*, II, 22 oct. 1892.
(2) Filehne, *Virchow's Arch.*, Bd LXXXIII, p. 1.
(3) Pistorius, *Arch. f. exp. Path. u. Pharmak.*, Bd XVI, 198.

par un lavage simple à l'eau et qui disparaissent dès qu'on laisse tomber sur elles une goutte d'ammoniaque, sont formées par le sulfure d'arsenic.

On a trouvé la dégénérescence graisseuse du *foie hypertrophié, des reins, du cœur* et *des cellules épithéliales des alvéoles pulmonaires.* Dans un cas où la mort est survenue vingt-six heures après l'empoisonnement, le foie qui pesait 2350 gr. était transformé presque en entier en une masse graisseuse. Chez les animaux, on a constaté la dégénérescence graisseuse des cellules hépatiques et des cellules étoilées de Kupffer ; on peut en outre trouver des espèces de foyers de tissu hépatique nécrosé ; cette nécrose, localisée à la périphérie du lobule hépatique, peut être déjà perceptible à l'œil nu ou seulement à l'examen microscopique. Il est impossible de découvrir aucune relation entre les foyers nécrotiques et les figures mitosiques observées dans les cellules hépatiques. On rencontre aussi, dans des cas isolés, des formes atypiques de division nucléaire (1). L'ingestion chronique de l'arsenic a donné naissance, chez les animaux, à l'hypertrophie et à la dégénérescence graisseuse des ganglions mésentériques (surtout à leur périphérie) et à des processus inflammatoires dans les canaux biliaires. On peut aussi rencontrer des ecchymoses sous-pleurales et sous-péricardiques, la dégénérescence graisseuse du cœur, ainsi que des exsudats dans les ventricules cérébraux et des lésions rénales.

Recherche de l'arsenic. — On aurait constaté récemment que l'arsenic se trouve dans quelques tissus normaux des animaux, dans la glande thyroïde, la peau et ses annexes, les ongles, les poils, les cheveux, les cornes, etc. On en trouve aussi dans la glande mammaire, le lait, le thymus et les os, mais on ne constate, au contraire, jamais d'arsenic dans les muscles, le foie, la rate, l'estomac, l'intestin, le pancréas, etc. Le sang normal chez les animaux et l'homme ne contient pas d'arsenic ; il ne contient pas un vingt-millionème de son poids d'arsenic, soit moins de $0^{mg}05$ par kilogramme, mais le sang menstruel en renfermait

(1) Wolkow, *Arch. f. path. Anat.,* Bd CXXVII, p. 477.

0^{mg}28 par kilogramme. Le sang des menstrues anémiques ne contiendrait pas ce métalloïde (1).

[Je crois, en ce qui me concerne, devoir faire d'expresses réserves à ce sujet, n'ayant jamais pu, jusqu'ici, confirmer ces résultats dans un grand nombre de recherches.]

La terre des cimetières ne le contient que rarement. Dans quelques endroits en Allemagne, en Angleterre et en France (Vosges) il se trouve dans le sol sous forme d'arsénite de fer qui, soluble dans l'eau chaude, ne se dissout point dans l'eau froide, même après un contact de trois mois de durée (2). Le sol argileux renfermant des sels de calcium et de fer transforme peu à peu en composés insolubles l'arsenic contenu dans les solutions d'acide arsénieux, d'arsénites ou d'arséniates alcalins, de sorte que déjà à la profondeur de 0^m6 à 0^m9 au-dessous de l'endroit arrosé, on ne trouve pas trace d'arsenic même après qu'il a filtré à travers ce sol pendant quatorze mois consécutifs. On ne trouve pas d'arsenic dans des morceaux de viande ayant séjourné plusieurs années dans un sol auquel avait été mélangé de l'arsenic. La désagrégation dans le sol des pyrites arsenicales ne fait jamais pénétrer l'arsenic dans les cadavres. Un cadavre contenant de l'arsenic entre-t-il en putréfaction, le sulfure d'arsenic qui s'y produit se dissoudra dans le liquide ammoniacal du cadavre, d'où il peut suinter à travers les planches du cercueil jusqu'au sol. Je considère aussi comme possible la transformation, à l'aide des schizophytes ou schizomycètes, des composés arsenicaux insolubles en composés solubles. L'arsenic peut pénétrer accidentellement dans les cadavres grâce à des objets contenant de l'arsenic qui ont été ensevelis avec le mort (vêtements, fleurs artificielles, croix en bois, etc.) (3). Il est hors de doute que l'arsenic puisse, par diffusion, pénétrer de l'estomac dans les autres organes du cadavre. La rapidité et l'étendue de ce transport de l'arsenic dépendent du pouvoir de diffusion de la préparation employée et de la nature de l'organe que l'arsenic doit traverser.

(1) Gautier, *Bullet. de l'Acad. de Médecine*, 1900, 3e série, tom. XLIV, p. 190.

(2) Garnier, *Revue méd. de l'Est*, 1882, n° 22, p. 692. — Schlagdenhauffen et Garnier, *Comptes rendus de l'Ac. des Sciences*, t. C, p. 1388.

(3) Ludwig und Mauthner, *Wiener med. Blätter*, 1884, 3 janv. n° 1.

Il est impossible de différencier l'empoisonnement d'avec l'introduction de l'arsenic après la mort. L'assertion que la présence de l'arsenic dans le rein gauche et son absence (ou seulement des traces) dans le rein droit militerait en faveur de son incorporation après la mort est absolument inexacte.

L'arsenic sera recherché dans l'estomac et l'intestin, le foie, la rate, les reins, les poumons, le cerveau, les muscles, les cheveux, les os, ainsi que dans les organes génitaux en cas d'empoisonnement par le vagin et toujours dans les copeaux provenant des planches inférieures du cercueil. L'arsenic peut être décelé dans le cadavre pendant deux à vingt années, surtout si la terre était sèche.

L'acide arsénieux a-t-il été trouvé à l'état solide ou obtenu par épuisements répétés, on peut le reconnaître à ce que, chauffé avec du charbon ou du cyanure de potassium, il se réduit en arsenic métallique.

Dans *a* (fig. 5) se trouve la substance suspecte, et dans *b* un fragment de charbon. Commence-t-on à chauffer au rouge le charbon et ensuite la pointe du tube, pour que les vapeurs de l'acide arsénieux passent sur le charbon chauffé au rouge, on voit se déposer en *c* un miroir arsénié qui, chauffé isolément après que l'on a retiré le charbon, dépose des octaèdres brillants sur les parties froides du verre.

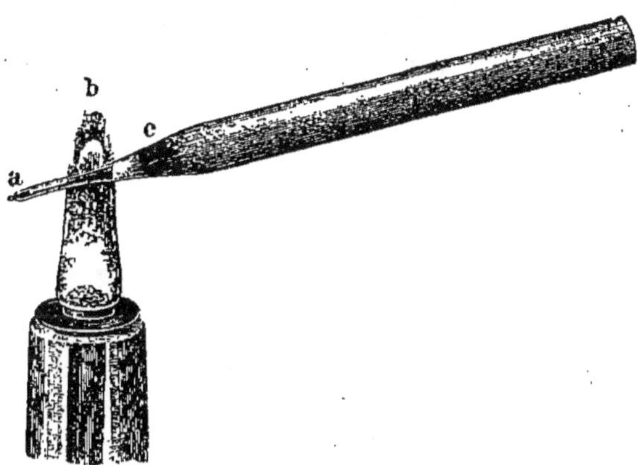

Fig. 5. — Réduction de l'acide arsénieux par la chaleur et le charbon.

Lorsque du cuivre décapé est soumis à l'ébullition avec de l'acide arsénieux en solution, il se couvre d'un enduit d'arsenic métallique (résultat positif, s'il y a 0^{gr}000015 d'acide arsénieux pour 1 cc. d'eau). Si, dans un verre à réactif, on ajoute à 3 cc. d'une solution arsenicale dans l'acide chlorhydrique dilué un fragment d'étain laminé de la grandeur d'une pièce de cinq francs, et que l'on chauffe le tout, le liquide prendra une coloration allant du jaune au brun-jaunâtre. Une solution de chlorure de zinc (du poids spécifique de 1,45) précipite des solutions d'acide arsénieux (l'arsenic sous forme de flocons bruns ou noirs permet encore de déceler 1/1000 de milligramme d'acide arsénieux). L'azotate d'argent donne un précipité rouge-brique avec les arséniates alcalins neutres. L'hydrogène à l'état naissant donne de l'hydrogène arsénié si on le fait agir sur des composés arsenicaux solubles. L'hydrogène arsénié, en traversant un tube de verre chauffé au rouge sur un point, se dédouble en hydrogène et arsenic. Ce dernier forme des taches noires au delà de la partie chauffée du tube. Une soucoupe en porcelaine est-elle maintenue au-dessus de la flamme de l'hydrogène arsénié, on y voit apparaître des taches noires d'arsenic. Ces taches ainsi que celles produites dans les tubes par 1/20 de milligramme d'arsenic, sont aussi considérées comme de l'hydrogène arsénié solide.

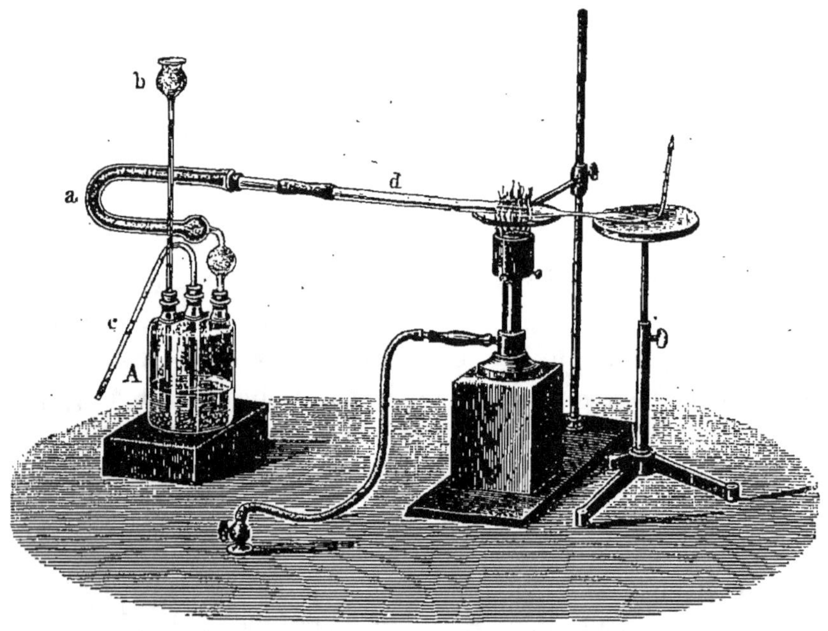

Fig. 6. — Appareil de Marsh.

Ce miroir arsenical se dissout dans l'hypochlorite de soude (ce qui le différencie du miroir stibié), il fournit avec le sulfhydrate d'ammoniaque du sulfure d'arsenic jaune insoluble dans l'acide chlorhydrique (le sulfure d'antimoine se dissout dans l'acide chlorhydrique) ; et, après chauffage avec l'acide azotique et addition de quelques gouttes d'une solution de molybdate d'ammoniaque dans l'acide azotique, la présence de 1/100 mgr. d'arsenic se laisse déjà reconnaître à l'apparition d'un précipité constitué de cristaux microscopiques. L'analyse décrite plus haut se fait à l'aide de l'appareil de Marsh (1) (fig. 6). Du flacon de Woulf *A* où se dégage de l'hydrogène (par l'action de l'acide sulfurique sur le zinc), celui-ci traverse le tube dessiccateur *a* pour arriver dans le tube réducteur *d*.

Pour démontrer la présence de l'arsenic dans les organes des animaux, ceux-ci sont traités, à une température élevée, par du chlorate de potasse et de l'acide chlorhydrique, on filtre, on chasse le chlore libre et l'acide en excès en soumettant le liquide, à plusieurs reprises, à l'évaporation ; on fait passer à travers le liquide un courant d'hydrogène sulfuré, on filtre le sulfure d'arsenic ainsi obtenu et on le dissout dans le sulfure d'ammonium ou dans une solution de sulfure de potassium. Le filtrat de cette solution sera évaporé, chauffé dans un petit creuset avec un mélange de carbonate de soude et d'azotate de soude et le produit de la fusion sera repris par l'eau et filtré. Le filtrat contient de l'arséniate de soude. Après avoir évaporé à plusieurs reprises la solution filtrée et l'avoir additionnée plusieurs fois d'acide sulfurique dilué (pour la débarrasser de l'azotate et de l'azotite de soude), on obtient un résidu qui, dissous dans l'eau, peut être examiné dans l'appareil de Marsh. On peut aussi détruire les masses organiques en les chauffant à un point voisin de l'ébullition avec de l'acide sulfurique et de l'oxyde de cuivre. Le liquide ainsi obtenu sera porté dans l'appareil de Marsh après l'avoir préalablement débarrassé, le cas échéant, de l'acide sulfureux qui s'y trouve mélangé.

[Aux procédés qui viennent d'être décrits, je préfère beaucoup la destruction par le mélange d'acides sulfurique et nitrique en présence du sulfate acide de potassium, et le procédé de M. Armand Gautier. J'ai eu l'occasion de l'utili-

---

(1) Otto, *Ausmittelung der Gifte*, p. 167.

ser un nombre de fois considérable ; et je le regarde comme d'une exactitude parfaite lorsqu'il est rigoureusement suivi. La destruction des matières organiques par le chlorate de potasse et l'acide chlorhydrique est presque aussi longue puisqu'elle exige la transformation complète de ces matières organiques en acide carbonique et en eau ; et, de plus, elle expose à entraîner, à l'état de chlorure d'arsenic, une quantité appréciable du poison que l'on veut déceler.

La technique de ce procédé est, de tous points, applicable à la recherche de l'antimoine, ce qui me dispensera d'y revenir au chapitre suivant.

Les matières suspectes sont divisées et placées dans une capsule de porcelaine assez grande pour éviter toute perte de substance par le boursouflement, souvent considérable, de la masse. On arrose les organes avec de l'acide nitrique concentré (50 grammes d'acide pour chaque fraction de 100 grammes de matière), et l'on chauffe très doucement. Les matières organiques se liquéfient peu à peu : on chauffe un peu plus fort pour évaporer le liquide, et lorsque la masse est devenue visqueuse et tend à s'attacher aux parois, on retire la capsule du feu, sinon une vive attaque aurait lieu bientôt, déterminant une décomposition brusque des produits nitrés, avec déflagration, parfois même explosion et entraînant toujours une perte notable d'arsenic. Nous avons vu, dans la description du procédé que j'adopte toujours (page 79), que cette décomposition brusque pouvait être évitée en ajoutant au mélange nitrique 20 p. 100 du poids des matières en bisulfate de potasse pur. On ajoute alors 10 grammes d'acide sulfurique à 66° parfaitement pur (essayé au préalable à l'appareil de Marsh), et l'on chauffe modérément, jusqu'à ce que la masse brunnoirâtre tende à s'attacher au fond de la capsule. La matière organique, déjà profondément attaquée par l'acide nitrique, subit alors une oxydation très puissante ; les dérivés nitrés sont décomposés pour la majeure partie, mais la destruction se fait sans qu'il y ait jamais déflagration, comme l'avait déjà remarqué Filhol. A ce moment, on projette sur la masse, échauffée jusqu'au point où l'acide sulfurique qui l'imprègne commence à émettre quelques vapeurs, 20 à 25 grammes d'acide azotique fumant que l'on y laisse tomber goutte à goutte en mélangeant avec une baguette de verre. Le mélange se liquéfie de nouveau, d'abondantes vapeurs nitreuses se dégagent, et l'on continue à chauffer jusqu'à ce que la masse commence à se carboniser et émettre des vapeurs denses d'acide sulfurique. On répète plusieurs fois cette affusion d'acide nitrique fumant quand cela est nécessaire ; lorsqu'il s'agit, par exemple, de détruire des substances difficiles à oxyder comme des matières grasses. Il faut alors que toute la masse soit transformée en un magma brun ne se carbonisant presque plus à la température à laquelle l'acide sulfurique émet d'abondantes vapeurs blanches. On laisse alors refroidir, et le résidu charbonneux, friable, est écrasé à l'aide d'un pilon dans la capsule même, puis on l'épuise à l'ébullition par de l'eau fortement acidifiée d'acide chlorhydrique pur. Le magma est filtré bouillant, repris au moins une fois par l'eau distillée bouillante, et, dans la liqueur, on ajoute du bisulfite de soude jusqu'à ce qu'elle dégage une forte odeur d'acide sulfureux, puis on chauffe à l'ébullition jusqu'à disparition complète de toute odeur sulfureuse. Après refroidissement, on dirige dans la liqueur un courant lent d'hydrogène sulfuré prolongé pendant douze heures, on laisse se rassembler pendant douze heures au moins dans un endroit chaud le précipité qui a pris naissance, en ayant soin de boucher hermétiquement la fiole qui renferme la liqueur. Au bout de ce temps, on recueille le précipité sur un filtre de papier Berzélius, on le lave avec un peu d'eau chargée d'hydrogène sulfuré, puis on le met, avec son contenu, en digestion dans une capsule renfermant quelques centimètres cubes d'ammoniaque. Cette opération permet de séparer le sulfure d'arsenic (directement soluble dans l'ammoniaque), et le sulfure d'antimoine (soluble dans l'ammoniaque grâce à la présence d'une petite quantité de soufre réduit), d'une assez grande proportion de matières étrangères (soufre, produits de réduction de dérivés organiques, etc.), dont ils sont toujours accompagnés. La solution ammoniacale est filtrée au bout de quelques heures, le filtre lavé à l'eau ammoniacale, et la liqueur alcaline est évaporée au bain-marie, à siccité, dans une capsule de porcelaine. Le résidu de l'évaporation est repris deux ou trois fois de suite par l'acide nitrique fumant, évaporé chaque fois à siccité au bain-marie, afin d'oxyder l'arsenic ou l'antimoine et de détruire complètement toutes les matières étrangères : la liqueur ammoniacale renferme en effet toujours une certaine proportion de matière organique. Finalement, le résidu est redissous dans l'acide sulfurique pur dilué au cinquième et introduit, par petites fractions successives, dans un appareil de Marsh.

Conduite de l'appareil de Marsh pour son application au dosage de l'arsenic contenu dans les matières organiques (1). — La réduction de l'arsenic dans l'appareil de Marsh doit être conduite avec des soins tout particuliers lorsqu'on se propose de faire servir cet appareil au dosage de la quantité d'arsenic existant dans les matières analysées ; c'est encore aux recherches de M. Armand Gautier que l'on est redevable de ce procédé qui permet de retrouver de 95 à 98 p. 100 de la proportion d'arsenic existant réellement dans les mélanges de matières organiques.

L'appareil de Marsh (Voy. fig. 7) se compose pour cela d'un flacon A de 250 centimètres cubes au plus de capacité, fermé par un bouchon de caoutchouc percé de deux trous, dont l'un donne passage à un tube à entonnoir F servant à introduire le liquide, et le second à un tube abducteur courbé à angle droit et portant, sur la partie horizontale, une boule B soufflée dans le verre. L'extrémité horizontale de ce tube abducteur est reliée, par un bouchon de caoutchouc, à un tube C de 15 millimètres environ de diamètre, contenant de l'ouate, ou mieux de l'amiante légèrement tassée et destinée à retenir le liquide entraîné mécaniquement. A l'autre extrémité du tube à amiante est relié, par un bouchon de caoutchouc, un tube E en verre vert, à parois épaisses, de 3 à 4 millimètres de diamètre intérieur, long de 30 à 40 centimètres, entouré de clinquant

(1) Consulter également : J. OGIER, *Traité de chimie toxicologique*, p. 295 et passim.

sur une longueur de 10 à 12 centimètres dans sa partie médiane, que l'on
porte au rouge à l'aide d'une grille à gaz D spécialement disposée à cet effet :

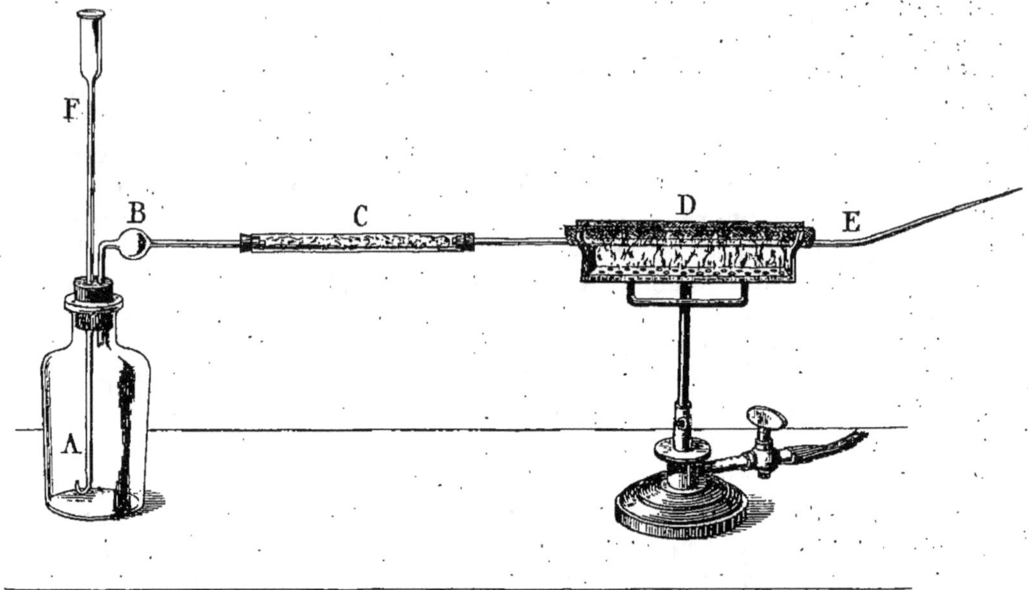

Fig. 7. — Appareil de Marsh.

l'extrémité libre de ce tube de verre vert est effilée à la lampe. Tous les bouchons de caoutchouc servant au montage de l'appareil doivent être préalablement mis à macérer pendant douze heures dans une solution étendue de
soude caustique qui est ensuite chauffée à l'ébullition pendant un quart d'heure ;
les bouchons sont alors retirés et lavés à plusieurs reprises avec de l'eau distillée. Cette précaution, la plupart du temps superflue, a pour but d'enlever
toute trace d'arsenic que la vulcanisation du caoutchouc par le soufre pourrait
avoir apportée à la surface des bouchons. Toutes les pièces en verre de l'appareil doivent avoir été, au préalable, lavées avec de l'acide azotique pur, puis
avec de l'eau distillée et, en ce qui concerne les tubes, séchées avec soin :
l'amiante aura été lavée à l'acide azotique dilué, puis à l'eau distillée, séchée,
et enfin calcinée au rouge.

Le flacon, dans lequel on introduit 30 grammes de zinc pur, absolument
exempt d'arsenic, est plongé dans une terrine pleine d'eau, de façon à éviter
l'élévation de température très nuisible à la transformation totale de l'arsenic
en hydrogène arsénié, et qui peut, de plus, déterminer la formation de petites
quantités d'acides sulfureux ou sulfhydrique par réduction de l'acide sulfurique en présence de l'hydrogène naissant, surtout lorsque la matière organique
a été incomplètement détruite. L'anneau arsenical perd alors en netteté et possède une couleur variant du brun au jaune-rougeâtre au lieu de la couleur noire
miroitante habituelle. Par le tube à entonnoir F dont l'extrémité plongeant dans

l'appareil aura été effilée et recourbée en forme de crochet à convexité inférieure, pour éviter toute perte de gaz, on verse sur le zinc contenu dans le flacon 50 centimètres cubes d'acide sulfurique parfaitement pur étendu de cinq fois son poids d'eau. C'est l'*acide dilué normal* de M. Gautier.

L'acide sulfurique dilué et le zinc parfaitement purs, réagissant difficilement pour donner lieu à un dégagement d'hydrogène, on excite la réaction en versant par le tube à entonnoir quelques gouttes d'une solution de chlorure de platine ; lorsque tout l'air est chassé de l'appareil, ce qui a lieu au bout d'un quart d'heure au plus, on chauffe au rouge la portion D du tube de dégagement entourée de clinquant, et l'on allume le gaz qui se dégage par l'extrémité effilée du même tube. Il est de la plus grande importance, pour la réussite du dosage, que, pendant toute la durée de l'opération, le gaz brûle à l'extrémité effilée du tube de dégagement avec une flamme presque invisible et qui ne doit jamais donner de tache lorsqu'on l'écrase contre un corps froid, une capsule de porcelaine par exemple. On peut alors commencer à introduire dans l'appareil la liqueur obtenue précédemment et dans laquelle il s'agit d'isoler et de doser l'arsenic.

Supposons donc qu'après avoir opéré comme il vient d'être dit dans le paragraphe précédent, nous possédions le résidu d'évaporation finale de l'acide nitrique après son action sur les produits dissous par l'ammoniaque. L'arsenic ou l'antimoine existeront dans ce résidu à l'état d'acides arsénique ou antimonique. On verse dans la capsule, sur ce résidu salin, 5 grammes d'acide sulfurique pur à 66°, on chauffe légèrement pour faciliter la dissolution, et on ajoute 45 grammes de l'acide dilué normal. On laisse refroidir, et on introduit cette solution, par fractions de 2 centimètres cubes au plus, par le tube à entonnoir de l'appareil de Marsh. On recommence une nouvelle addition environ toutes les cinq minutes, de telle sorte que l'introduction de la totalité de la liqueur arsenicale ou antimoniale dure au moins deux heures. Il faut de temps en temps, pendant l'opération, essayer si la flamme du gaz brûlant à l'extrémité effilée du tube de dégagement ne donne pas de trace de tache lorsqu'on l'écrase sur une capsule de porcelaine ; si ce phénomène se produisait, ce qui peut arriver lorsque la proportion d'arsenic ou d'antimoine est considérable, il faudrait attendre un temps plus long entre chaque nouvelle introduction de liqueur. Lorsque la totalité de la liqueur arsenicale ou antimoniale a été ainsi introduite dans l'appareil de Marsh, on lave la capsule avec 25 grammes d'acide dilué normal auquel on ajoute 5 grammes d'acide sulfurique pur à 66°, on verse en trois ou quatre fois cette solution dans l'appareil, puis enfin, on y introduit encore, en une seule fois, 25 grammes d'acide dilué normal additionné de 12 grammes d'acide sulfurique pur à 66°, en ayant soin de ne jamais introduire dans l'appareil que des solutions bien refroidies.

Ainsi conduite, l'opération dure de quatre à cinq heures, et permet d'obtenir sous forme d'anneau dans le tube en verre vert, la totalité de l'arsenic contenu dans les matières analysées. Pour que ce procédé donne les résultats indiqués, il ne faut pas que la quantité d'arsenic dégagé dans une opération (en cinq heures) soit supérieure à 5 milligrammes. Il ne se fait pas trace d'hydrogène arsénié solide, ni d'arsenic précipité, et le dosage est possible même en présence d'une certaine quantité de matière organique, comme l'ont confirmé les recherches et les analyses de MM. Chittenden et Donaldson (*Chemical News*, t. XLIII, p. 24).

A la fin de l'opération, l'arsenic se présente sous forme d'un anneau miroitant plus ou moins long et dense. On coupe le tube de façon à circonscrire l'anneau dans la partie détachée, et l'on a soin de faire des sections nettes sans éclats ni bavures pouvant se détacher ultérieurement; on pèse rapidement et très exactement, au dixième de milligramme, le fragment qui porte l'anneau, puis on le place dans une capsule de porcelaine contenant quelques centimètres cubes d'acide nitrique; on chauffe au bain-marie jusqu'à dissolution complète de l'arsenic, on lave le tube à l'eau distillée, on le sèche et on le pèse de nouveau; la différence de poids donne la proportion de l'arsenic.

Lorsqu'il s'agit d'un anneau d'antimoine, il est préférable d'employer de l'eau régale pour dissoudre l'anneau, afin d'être sûr qu'il ne reste pas d'acide antimonique adhérent au verre. Je dois ajouter que cette méthode, si parfaite dans le cas de l'arsenic, laisse à désirer relativement au dosage de l'antimoine dont on ne peut obtenir que 60 à 80 p. 100 de la quantité réelle, à moins de prolonger pendant dix à douze heures la marche de l'appareil.

Quelques auteurs ont proposé de verser, dans l'appareil de Marsh, une solution de sulfate de cuivre au lieu de chlorure de platine pour exciter le dégagement de l'hydrogène : les recherches et les dosages de M. Armand Gautier ont montré que ce procédé donnait une perte sensible d'arsenic par suite de la formation soit d'hydrure solide, soit d'arsenic même, dans le flacon générateur d'hydrogène, et que, de plus, l'emploi du sulfate de cuivre augmentait beaucoup, surtout avec les liqueurs diluées, le temps nécessaire pour l'apparition de l'anneau.

Il pourrait se faire, dans ces conditions, ajoute M. A. Gautier, que des traces d'arsenic qui se trouveraient dans le zinc ou l'acide sulfurique ne donnassent pas d'anneau, même au bout d'une demi-heure d'essai à blanc, et que l'expert, se croyant suffisamment renseigné, versât alors les matières suspectes, mais non arsenicales, dans l'appareil. Grâce à la très lente formation de l'anneau en présence du cuivre, dans ces liqueurs très étendues, l'arsenic, dont on pourrait alors recueillir des traces, serait attribué aux dernières substances versées dans l'appareil, tandis qu'elles proviendraient en réalité des réactifs.

Dans leur très remarquable mémoire sur la recherche et le dosage toxicologique de l'arsenic, MM. Chittenden et Donaldson proposent d'évaporer simplement à siccité au bain-marie le produit de l'épuisement par l'eau distillée, après vingt-quatre heures de macération, du résidu charbonneux obtenu après action des acides nitrique et sulfurique, et d'introduire directement ce résidu, redissous dans l'acide dilué normal, dans l'appareil de Marsh : on éviterait ainsi des manipulations assez longues, délicates, et pouvant occasionner des erreurs par suite de l'emploi de réactifs impurs. Ils citent des dosages démontrant que la présence d'une quantité même assez considérable de matières organiques ne nuit pas à l'exactitude des résultats, et font observer que l'on peut, d'ailleurs, détruire la majeure partie de ces matières organiques par un ou deux traitements du résidu d'évaporation par l'acide nitrique.

J'adopterais volontiers cette modification dans les circonstances où la proportion de matière organique n'est pas trop considérable, mais j'ai eu bien des fois l'occasion de m'assurer que, dans beaucoup de cas, on a un avantage évident à débarrasser l'arsenic (ou l'antimoine) des substances étrangères qui l'accompagnent toujours dans cette solution aqueuse.

Quant à ce qui regarde la pureté des réactifs employés, ce n'est pas un courant d'hydrogène sulfuré bien lavé, même produit par l'action de l'acide chlorhydrique sur le sulfure de fer du commerce, qui peut être accusé, quelle que soit sa durée, d'introduire de l'arsenic dans les liqueurs. Pour les autres réactifs, j'estime que l'enfance de l'art, pour un toxicologiste, consiste à savoir d'abord préparer, dans un état de pureté parfaite, tous les réactifs dont il doit faire usage.

Voici d'ailleurs comment je crois éviter toute suspicion à ce sujet. Lorsque j'ai à effectuer une recherche d'arsenic, j'introduis dans l'appareil de Marsh 50 grammes de zinc pur, puis je fais marcher l'appareil à blanc pendant au moins deux heures, avant d'y introduire le liquide suspect. C'est seulement lorsqu'il ne s'est pas produit de trace d'anneau dans ces conditions que je commence à verser la liqueur dans laquelle on doit rechercher l'arsenic.

D'autre part, je fais provision d'une certaine quantité de tous les réactifs qui servent dans le cours des opérations que je viens de décrire, je mélange de chacun d'eux une proportion triple au moins de celle qui peut servir à chaque opération, et je fais avec ce mélange une recherche d'arsenic.

Lorsque je suis arrivé à un résultat négatif, je mets soigneusement de côté ces divers réactifs (acides sulfurique, nitrique, chlorhydrique, bisulfate de potasse, bisulfite de soude, ammoniaque, zinc, chrorure de platine) que je peux dès lors employer avec toute confiance. *Il est bien évident qu'avec un procédé de recherche et de dosage aussi délicat et aussi exact, un grand écueil consiste à ne pas introduire accidentellement d'arsenic dans le cours des opérations :* mais, par sa délicatesse même, ce manuel opératoire permet d'acquérir la certitude absolue de la pureté des réactifs employés.

S'il est bien établi par de nombreuses expériences qu'une certaine quantité de matière organique ne peut nuire en rien à la recherche et au dosage de l'arsenic par la méthode ci-dessus, il n'est pas moins prouvé que la présence d'une trace de produits nitrés détermine infailliblement la formation d'hydrure d'arsenic solide et, par suite, la perte d'une proportion plus ou moins considérable d'arsenic. Ce fait a été mis pour la première fois en évidence par les recherches de Blondlot, qui a signalé également la formation d'hydrure solide lorsque la pression augmente notablement dans l'appareil.

Il est donc fort important, dans la pratique, que le gaz se dégage lentement et librement et que l'on ait pris soin de chauffer jusqu'à l'ébullition la solution arsenicale dans l'acide dilué normal, pour chasser tous les composés nitrés avant de l'introduire dans l'appareil de Marsh.

Il me reste maintenant à exposer les caractères à l'aide desquels on peut différencier l'arsenic de l'antimoine. Les caractères basés sur l'aspect extérieur des anneaux ou des taches sont loin d'avoir la valeur qu'on leur attribue généralement. Suivant les conditions dans lesquelles se déposent les anneaux ou les taches, surtout quand la proportion du toxique est très faible, on peut observer un aspect brillant ou terne : nous ne nous arrêterons donc pas à ce caractère.

1. Les anneaux ou les taches sont solubles dans le sulfure d'ammonium dans les deux cas ; mais lorsqu'on évapore la solution, on obtient une tache *jaune-citron* d'orpiment avec l'arsenic et une tache *rouge-orangé* de sulfure avec l'antimoine.

2. Les hypochlorites alcalins (sans excès de chlore) dissolvent instantanément les taches ou les anneaux d'arsenic et n'ont aucune action sur les taches et les anneaux d'antimoine.

3. Le nitro-prussiate de soude en solution dans la soude diluée (solution récente) dissout les taches ou les anneaux d'antimoine et laisse intacts les taches ou les anneaux d'arsenic.

4. L'acide azotique attaque également bien les taches ou les anneaux d'arsenic et d'antimoine : il se forme des acides arsénique ou antimonique.

Lorsqu'on évapore à siccité, *au bain-marie*, la liqueur acide et qu'après l'avoir sursaturée par l'ammoniaque et évaporée de nouveau on reprend le résidu par quelques gouttes d'eau distillée, on obtient une liqueur qui donne, par addition d'azotate d'argent, un précipité *rouge-brique* d'arséniate d'argent dans le cas de l'arsenic, tandis que l'antimoine ne donne rien par suite de l'insolubilité des acides antimonieux et antimonique qui ne forment pas de combinaisons avec l'ammoniaque.

Au sujet de cette réaction, Selmi a fait observer que, par suite de la température peu élevée à laquelle on est obligé d'évaporer pour éviter la perte d'arsenic, ce poison peut être transformé seulement, pour la majeure partie, en acide arsénieux, et la précipitation avec le nitrate d'argent donne alors une teinte incertaine, jaune-rougeâtre, passant assez rapidement au brun par suite de la décomposition de l'arséniate d'argent. Il préfère effectuer, avec l'anneau, la production d'arsénite d'argent, précipité de couleur jaune-clair, passant moins rapidement au brun que l'arséniate.

Voici comment il faut alors opérer : On coupe à la lime la partie du tube où se trouve l'anneau, on le pèse d'abord comme nous l'avons dit plus haut, puis on le porte dans une capsule avec des pinces à bout de platine, en le plaçant verticalement : on fait alors tomber avec une pipette, à l'intérieur du tube, quelques gouttes d'acide nitrique en quantité telle qu'il reste adhérent au verre par capillarité et de façon à ne pas dissoudre la totalité de l'arsenic. Au bout de quelques minutes de contact, on fait tomber le liquide acide dans la capsule, on évapore à sec au bain-marie, on sursature par l'ammoniaque, et, après évaporation, on ajoute une ou deux gouttes d'azotate d'argent ammoniacal : on obtient alors un précipité jaune-clair d'arsénite d'argent.

5. On fait passer à travers le tube portant l'anneau d'arsenic ou d'antimoine un courant d'hydrogène sulfuré et l'on chauffe doucement et graduellement l'anneau : lorsque sa couleur (jaune ou rouge-orangé) ne change plus, on lave l'intérieur du tube avec du sulfure de carbone pour dissoudre le soufre en excès et le sulfure apparaît avec une coloration absolument pure et caractéristique, *jaune-citron* dans le cas de l'arsenic, *rouge-orangé* dans le cas de l'antimoine.

Si l'on avait à effectuer une recherche et un dosage d'antimoine, il faudrait, surtout si la proportion du poison était un peu considérable, opérer comme je viens de l'exposer avec l'appareil de Marsh, mais en prolongeant pendant six heures au moins la durée de l'opération. En outre, il faudrait vérifier que le contenu du flacon à hydrogène ne renferme plus de quantité sensible d'antimoine, ce à quoi on parviendrait de la façon suivante. Le liquide contenu dans l'appareil de Marsh serait filtré sur un filtre de papier Berzélius, et les fragments de zinc, s'il en restait non dissous, lavés un à un pour détacher ce qui pourrait adhérer à leur surface, puis, après avoir lavé et séché le filtre et son contenu, on le mélangerait, dans un creuset de porcelaine, avec du nitrate et du carbonate de potasse purs et l'on chaufferait au rouge. Après refroidissement, la masse saline serait reprise par l'eau et la solution filtrée, acidifiée par l'acide chlorhydrique, serait soumise à l'action d'un courant d'hydrogène sulfuré qui donnerait naissance à un précipité rouge-orangé de sulfure d'antimoine dans le cas où il se serait formé dans l'appareil de l'antimoine réduit : si la proportion du précipité de sulfure était assez considérable, on pourrait le filtrer, le sécher et le transformer en antimoniate d'antimoine (oxyde intermédiaire Sb^2O^4) par calcination au rouge après l'avoir, à plusieurs reprises, humecté avec de l'acide nitrique fumant. Le poids de cette combinaison permettrait de calculer la proportion de l'antimoine. Mais si la quantité de sulfure ainsi obtenu était un peu forte, il serait préférable de doser l'antimoine dans un poids connu de la manière première que l'on détruirait par l'azotate potassique.

Dans les cas d'intoxication aiguë, l'arsenic devra être recherché plus spécialement dans les déjections, le tube digestif et son contenu, les urines, les reins, le sang : le foie n'en contient que d'assez faibles proportions.

Dans les cas d'intoxication lente, on devra examiner particulièrement les déjections (quand il sera possible de se les procurer), le tube digestif et son contenu, le foie, les reins, les urines, les centres nerveux, les os et surtout les os riches en tissu spongieux.

Il faut, dans tous les cas, se souvenir que, à la suite de l'absorption d'un composé arsenical à titre médicamenteux, les urines, le foie, les fèces peuvent encore contenir des traces d'arsenic cinq à sept jours (quinze jours même a-t-on dit) après la cessation du médicament.

En ce qui concerne l'antimoine, les déjections, le tube digestif et son contenu, les urines, les reins et le sang, devront être examinés plus particulièrement dans les cas d'intoxication aiguë.

Dans les cas d'intoxication lente, les recherches devront porter plus spécialement sur les déjections, le tube digestif et son contenu, les muscles, la peau et les poils, les os, le foie, le tissu adipeux, etc.

L'antimoine, surtout ingéré à petites doses répétées, met un temps assez considérable à s'éliminer de l'organisme. On a signalé la présence de traces d'antimoine dans les urines d'individus ayant cessé depuis 25 à 30 jours l'usage de préparations stibiées].

Pour déceler l'arsenic dans les objets d'usage (papiers peints, etc.) l'objet préalablement haché sera mis en digestion, pendant dix-huit à vingt-quatre heures, à la température de 50 à 60°, avec de l'acide sulfurique pur à 25 p. 100; puis, dans le cas où il reste encore de la matière colorante non dissoute on ajoutera 3 à 5 parties d'acide azotique p. 100 parties d'acide sulfurique employé (l'acide azotique sera du poids spécifique de 1,24) et l'on se débarrassera ensuite de l'acide azotique en soumettant le liquide à l'évaporation ; on filtrera, on diluera le filtrat jusqu'à en avoir 200 cc que l'on introduira par fractions de 20 à 30 cc dans l'appareil de Marsh. Autre procédé : l'objet sera réduit en petits morceaux, agité avec de l'acide chlorhydrique à 20-25 p. 100, mélangé avec 20 gr. d'une solution concentrée de perchlorure de fer, le mélange sera porté dans une cornue unie à un réfrigérant de Liebig; puis, avec les précautions voulues pour qu'il en passe 3 cc. environ par minute, on en distillera à peu près le tiers. Les substances trop riches en eau, seront soumises à l'évaporation avant l'acidulation. Le produit de la distillation contenant du chlorure d'arsenic peut être qualifié à l'aide de l'appareil de Marsh et évalué aussi par l'analyse quantitative (oxydation et précipitation par une mixture de magnésie, ou neutralisation par le carbonate de potasse et titrage avec une solution normale d'iode à 1/100).

J'ajouterai encore un « procédé biologique » pour la découverte de l'arsenic basé sur la propriété de quelques schizophytes et schizomycètes, ci-dessus mentionnés, de décomposer les arsenicaux en formant des substances ou une substance sentant l'ail. On procède comme suit : les matières à analyser sont intro-

duites dans un petit matras avec du pain émietté, stérilisées,
puis additionnées d'une culture pure de schizomycètes (mucorinées de préférence) et abandonnées à l'étuve à la température
de 20° à 27°. La présence de l'arsenic est révélée par le dégagement d'un gaz à odeur alliacée. On a pu déceler ainsi des traces
d'acide arsénieux variant de 1 à 10 millièmes de milligramme.
Mais je ne pense pas que cette méthode puisse être applicable à
une recherche médico-légale.

[D'après les recherches de MM. Gosio et Abba, ce sont les hyphomycètes, et
en particulier le *Penicillium brevicaule*, qui possèdent au plus haut point la
propriété de fournir, aux dépens des composés arsenicaux, des produits volatils d'odeur alliacée. Le gaz ainsi obtenu serait une diéthylarsine donnant un
composé organique cristallin qui se sépare lorsqu'on fait barboter les vapeurs
dégagées par ces moisissures, végétant en présence d'un composé arsenical,
dans une solution chlorhydrique de bichlorure de mercure. La combinaison
chloro-mercurique de cette diéthylarsine a pour formule $C^4 H^{11} As. Hg^2 Cl^4$.

La technique recommandée par M. Gosio consiste à effectuer une culture du
Penicillium brevicaule sur pomme de terre et à déposer sur le mycelium jeune
la substance à essayer, en multipliant autant que possible les contacts. Après
un espace de temps variant entre un quart d'heure et vingt-quatre heures, on
pourrait déjà percevoir l'odeur alliacée; et, en plaçant les cultures dans une
étuve chauffée à 37°, la métamorphose du composé arsenical s'effectuerait beaucoup plus rapidement et avec plus d'intensité en raison de la pullulation plus
active des moisissures. La préparation du réactif (culture pure de *Penicillium
brevicaule*) présente, il est vrai, une certaine difficulté; mais, une fois cette
culture pure obtenue, il suffirait, pour la conserver, de renouveler une fois
par an la culture des moisissures sur pomme de terre.

La production de l'arsine est, d'une façon constante et exclusive, le résultat
de l'activité vitale de l'hyphomycète. Pour que la production en soit assurée,
il est nécessaire qu'une fermentation alcoolique concomitante intervienne afin
de fournir le radical alcoolique nécessaire pour sa synthèse. Les hyphomycètes
jouent, en effet, dans certaines conditions déterminées, le rôle de ferment alcoolique. L'intervention de l'amidon et de ses produits de métamorphose est
démontré par la coloration brune que prend la pomme de terre. A la température de 20° à 25°, c'est l'*éthylarsine* qui se forme, et on retrouve en même
temps des produits témoins de la fermentation alcoolique (aldéhyde, acide acétique, acétone); à température plus élevée, 35° et 37°, il y a production d'acide
formique et de *méthylarsine*.]

Traitement.—Vomitifs (à l'exception du tartre stibié), lavages
de l'estomac, entéroclyse, diurétiques; et, le cas échéant, antidotes

de l'arsenic : oxyde de fer hydraté, ou solution d'oxychlorure de fer, ou magnésie calcinée en suspension dans l'eau, ou eau calcaire. Ces remèdes ne peuvent pas rendre insoluble et inoffensif l'arsenic déjà absorbé. Seront prescrits en outre : enveloppements chauds, frictions excitantes (teinture de musc, camphre), lait chaud ; en cas de vomissements opiniâtres, de la cocaïne (0gr.05 pour 500 gr. d'eau). Les *paralysies* ont été souvent combattues efficacement à l'aide du courant constant. Le froid semble les aggraver.

ANTIMOINE

Le *tartre stibié* [C^4H^4K $(SbO)O^6$] ne présente à présent qu'un intérêt purement toxicologique. Au cours du xvııe siècle, le tartre stibié a provoqué un grand nombre d'empoisonnements mortels. Les causes des intoxications sont maintenant : suicide, homicide, méprise et emploi thérapeutique. La mortalité atteint 40 p.100 environ. La pneumonie et les excitations psychiques augmentent la force de résistance contre le remède. C'est pourquoi la dose mortelle oscille entre 6 centigrammes et plusieurs grammes. La mort survint dans l'espace de six heures après l'ingestion de 1 gr. de tartre stibié, et en deux jours environ, après 0 gr. 12. Un malade atteint d'une pneumonie succombait en vingt jours après avoir pris le premier jour 0 gr. 36 et le second jour 0 gr. 72 de tartre stibié. Déjà la dose de 0 gr. 01 peut provoquer des phénomènes d'intoxication. On a vu périr un cheval en quatre jours après une dose de 15 grammes de tartre stibié.

Les composés oxygénés d'antimoine sont plus difficilement absorbables que ceux d'arsenic. Les lapins respirent sans inconvénient aucun dans une atmosphère contenant 1 p. 100 *d'hydrogène antimonié* (SbH^3), c'est cependant un poison. *Le beurre d'antimoine* (trichlorure d'antimoine, $SbCl^3$) s'imbibe d'eau atmosphérique et se dédouble en acide chlorhydrique et en oxychlorure d'antimoine. Il agit comme caustique sur les tissus animaux vivants ; sans doute grâce à l'acide chlorhydrique qui se forme. La dose mortelle est de 30 gr. environ ; une cuillerée à café pro-

voqua une intoxication grave. *Le sel de Schlippe* (sulfo-antimo-
niate de soude, Na^3SbS^4) agit sur l'organisme animal surtout
par suite de l'hydrogène sulfuré (v. page 150) qui se forme à ses
dépens. *Le soufre doré d'antimoine* (pentasulfure d'antimoine,
Sb^2S^5) se dissout dans les alcalis de l'intestin ; administré à doses
élevées, il peut donner naissance à des symptômes ressemblant
à ceux provoqués par *le tartre stibié*. Comme substitutif du
tartre stibié on emploie dans les teintureries une substance qui
peut être considérée comme un *fluorure acide d'antimoine*. Un
garçon mourut en vingt-quatre heures après avoir avalé un fragment de cette substance pesant à peu près 1 gr. 75.

Le *tartre stibié* abolit l'excitabilité musculaire et, en présence
des acides libres, il précipite l'albumine. Il est *absorbé* par
toutes les régions du corps, et, quel que soit le mode d'administration employé, l'*élimination* se fait par l'estomac, l'intestin,
le lait, l'urine et les matières fécales. L'antimoine se retrouve
aussi dans le lait des brebis et des chèvres traitées par le tartre
stibié. L'opinion contraire est fausse et, par conséquent, l'usage
d'un tel lait doit être interdit. La peau est-elle frictionnée avec
du tartre stibié, des pustules varioloïdes apparaissent ; elles
sont accompagnées de douleurs lancinantes avec suppuration
consécutive des follicules sébacés. Parfois survient au lieu de
friction, après la disparition des pustules, un tissu chondroïde.
L'action émétique du tartre stibié est d'origine réflexe. *Le tartrate double d'antimonyle et de sodium* (émétique de soude) provoque la dilatation des vaisseaux, d'où abaissement continu de
la pression sanguine chez les animaux en expérience (1).

Symptomatologie de l'intoxication par le tartre stibié. — Douleurs à la bouche, tuméfaction des lèvres ainsi que vésicules au
voile du palais et au pharynx, gêne de la déglutition ; frissonnements, vomissements, cardialgie ; l'abdomen est douloureux,
météorisé ; diarrhée ; et, comme phénomènes éloignés : convulsions, crampes aux mollets, pouls petit et fréquent, respiration
laborieuse, aphonie, éruptions cutanées, sueurs, peau froide,
collapsus, cyanose, vertige et syncope. La mort peut survenir,

surtout chez les enfants, à la suite de l'administration du tartre stibié dans un but thérapeutique, pour l'usage interne aussi bien que pour l'usage externe; la mort arrive, dans le coma, par arrêt du cœur (elle peut être précédée de convulsions).

Les vapeurs d'antimoine provoquent de l'oppression thoracique, de la toux, des douleurs, la tuméfaction des ganglions cervicaux, des troubles stomacaux et intestinaux, des éruptions pustuleuses surtout au scrotum, de la dysurie et de l'anaphrodisie.

Le *beurre d'antimoine* donne naissance à des symptômes de gastro-entérite grave accompagnée de pâleur du visage, de somnolence, de refroidissement de la peau, etc.

On se sert ordinairement du tartre stibié associé au tannin pour la *fixation des matières colorantes sur les tissus*. Si l'opération n'est pas faite avec soin, des composés solubles d'antimoine peuvent rester sur les fibrilles du tissu en quantité telle (de 1 à 9 centigrammes environ par centimètre carré) que les sujets portant ces étoffes seront atteints d'eczéma.

Lésions trouvées chez l'homme à l'autopsie. — Inflammation, ou bien pustules dans la bouche, l'œsophage et le larynx; et, sur la muqueuse stomacale boursouflée, du mucus visqueux parfois sanguinolent; ecchymoses, vésicules, pustules et eschares. Chez les *chiens* on a trouvé dans l'estomac : cellules principales très ratatinées, dégénérescence muqueuse de l'épithélium superficiel, kystes nombreux, formation de vacuoles dans les cellules de revêtement. Des ulcérations nombreuses, de la grosseur d'une lentille, se trouvent dans les follicules. Le foie peut être hypertrophié et surchargé de graisse. Le scrotum et le pénis étaient, dans un cas, de coloration noire par suite des hémorrhagies survenues dans leur tissu cellulaire.

Recherche. — Traitées par l'hydrogène sulfuré, les solutions acides d'antimoine donnent naissance au sulfure d'antimoine jaune-orangé; l'hydrogène à l'état naissant fournit de l'hydrogène antimonié donnant un miroir d'antimoine insoluble dans l'eau de javelle; enfin, du zinc ajouté à une solution antimoniale contenue dans une capsule de platine se recouvre d'un dépôt noir.

Les tissus animaux seront préalablement détruits par l'acide chlorhydrique et le chlorate de potasse, on fera passer de l'hydrogène sulfuré à travers le liquide, le sulfure d'antimoine produit sera traité par le sulfhydrate d'ammoniaque, le filtrat sera précipité par l'acide chlorhydrique, le précipité sera dissous dans l'acide sulfurique concentré, et cette solution sera portée dans l'appareil de Marsh pour y donner naissance au miroir d'antimoine. Les composés d'antimoine peuvent encore être décelés *dans les cadavres* (foie, reins, os, cerveau, sang, estomac et intestin) après 3 semaines.

Traitement. — Lavages de l'estomac et de l'intestin, administration de médicaments contenant du tannin (tannin 1 à 2 p. 100 : il se forme du tannate d'antimonyle insoluble), morceaux de glace, cocaïne (10 centigrammes pour 500 gr. d'eau), opium, belladone, remèdes mucilagineux, analeptiques, camphre, etc., de même que diurétiques. En cas d'empoisonnement par le *beurre d'antimoine*, on peut, en outre, administrer de l'albumine et de la magnésie calcinée, dans du lait.

[*Dissémination et localisation de l'antimoine dans l'organisme.* — Les débats relatifs à une récente affaire d'empoisonnement m'ont amené à rechercher la façon dont l'antimoine se localise dans l'organisme des animaux. Mes expériences ont porté sur des lapins et sur des chiens. Elles semblent démontrer : 1° que l'action toxique chronique de l'antimoine, ainsi que sa localisation, ne commencent à se montrer qu'à une dose élevée relativement aux doses correspondantes d'arsenic ; 2° que la localisation de l'antimoine est très différente de celle de l'arsenic ; 3° que dans les mélanges d'arsenic et d'antimoine, ce dernier, loin de diminuer le pouvoir toxique de l'arsenic, paraît au contraire le soutenir et même l'accroître.

Dans l'espace de cinquante jours, un lapin du poids de 1095 grammes absorbe, par doses de 5 milligrammes, trente rations d'émétique, soit en totalité 150 milligrammes, représentant 54 milligrammes d'antimoine ; au bout de ce temps, il est sacrifié. La recherche de l'antimoine n'a permis d'en retrouver une proportion appréciable que dans l'appareil digestif ; la peau et les poils (150 grammes) n'ont fourni qu'un indice d'anneau à peine visible.

Un autre lapin, du poids de 1620 grammes, absorbe, dans l'espace de cent seize jours, soixante-dix rations de 5 milligrammes, soit en totalité 350 milligrammes, représentant 126 milligrammes d'antimoine. Les résultats, un peu plus accentués que les précédents, sont les mêmes ; la presque totalité de l'antimoine localisé se retrouve dans le tube digestif, une trace dans la peau et les poils, rien dans les autres organes et notamment les os. Un autre lapin, poids 1200 grammes, absorbe, dans l'espace de cent trente-deux jours, 400 milligrammes d'émétique, soit 144 milligrammes d'antimoine : mêmes résultats.

Trois lapins pesant respectivement 2000, 1960 et 1890 grammes ont été mis en expérience pendant une durée de deux cent quinze jours. Durant ce temps, ils ont absorbé successivement : quatre-vingts rations de 5 milligrammes, vingt-cinq rations de 10 milligrammes, vingt-quatre rations de 50 milligrammes, enfin dix-huit rations de 100 milligrammes d'émétique, soit au total 3 gr. 650, représentant 1 gr. 314 d'antimoine. Les animaux ont augmenté de poids (en moyenne 300 grammes), mais, dans les derniers jours, ils présentent de la parésie du train postérieur, perdent leurs poils qui sont restés cependant très brillants et présentent, disséminées sur la peau, des plaques rouges et excoriées. A l'autopsie, tous les organes sont normaux ; on note seulement une dureté toute particulière des matières contenues dans les intestins ; elles sont fortement concrétionnées et présentent en certains points des arêtes ou des pointes aiguës perforant, sous l'influence du moindre effort, la tunique intestinale dont la solidité normale paraît diminuée. Les organes de même espèce ont été réunis pour la recherche de l'antimoine. Seuls les organes digestifs (1355 gr.) ont révélé la présence d'une assez notable proportion d'antimoine ; les os plats (294 gr.) ont donné un anneau faible ; les os longs (126 gr.), les reins (52 gr.), les foies (124 gr.), les peaux et poils (905 gr.), les muscles (3295 gr.) ont donné un anneau plus faible encore que le précédent ; le cœur et les poumons (51 gr.), le sang (60 gr.) ont fourni un résultat des plus douteux et les cerveaux (30 gr.) un résultat complètement négatif.

Ces mêmes résultats ont été observés chez les chiens. L'addition d'une faible proportion d'arsenic à l'antimoine rend plus précoces les manifestations cutanées et nerveuses (paralysie du train postérieur) et fait apparaître des accidents gastro-intestinaux. La localisation et la répartition de l'antimoine ne sont pas modifiées. Le cerveau et la moelle, les muscles, le foie renferment de l'arsenic et pas d'antimoine. Les os renferment de l'arsenic et une trace d'antimoine ; la peau et les poils contiennent une proportion assez notable d'arsenic et une quantité d'antimoine plus considérable que la précédente ; le tube digestif renferme un peu d'arsenic et la plus forte proportion d'antimoine.

L'administration simultanée d'une autre substance médicamenteuse active, dans l'espèce le bromure de potassium, paraît modifier d'une façon très notable et la symptomatologie de l'intoxication et la localisation des substances toxiques.]

BISMUTH

Employé comme médicament externe ou interne, *le sous-nitrate de bismuth* (BiAzO⁴) a souvent provoqué des phénomènes d'intoxication et, à la dose de 8 gr., amené la mort, quoique, de temps en temps, on ait rapporté des cas où 4 à 5 gr. de ce médicament avaient été administrés sans inconvénient. Son action toxique n'a rien à faire avec sa teneur en plomb, ni en arsenic (jusqu'à 0,02 p. 100).

Chez les chiens ayant reçu par la bouche 3 à 5 gr. de *sous-nitrate de bismuth*, surviennent des vomissements, des paralysies, et à l'autopsie on trouve la muqueuse stomacale congestionnée, ecchymosée. Les cellules épithéliales des canalicules urinifères, des anses de Henle, des glomérules et des capsules de Bowman sont nécrosées : à ces lésions fait suite la dégénérescence calcaire qui peut s'étendre très loin. La mort survient brusquement après 15 grammes : l'animal se met à aboyer et à pousser des cris plaintifs, les vomissements et la diarrhée s'exacerbent, les inflammations et les hémorrhagies gastro-intestinales sont très étendues.

Donné aux lapins à la dose de 8 milligrammes, *le citrate de bismuth ammoniacal* provoque : tremblements, trismus, accélération du pouls et de la respiration, dyspnée, hypothermie, diarrhée, hémorrhagies, affaiblissement des réflexes, crampes, ralentissement de la respiration et la mort. Administré à la dose de 3 à 20 milligrammes souvent répétée, il donne naissance aux symptômes morbides que voici : lassitude, impossibilité de se tenir debout, albuminurie et glycosurie. On voit aussi survenir une stomatite : les gencives et la muqueuse de la lèvre supérieure se recouvrent, dans la majorité des cas, d'eschares verdâtres diphtéroïdes, sans inflammation ni tuméfaction des tissus environnants. Après la chute des eschares apparaissent des ulcères superficiels qui guérissent mal et qui se recouvrent de nouveau d'une membrane diphtéroïde dès que l'on reprend l'administration de la substance toxique. La kératite bilatérale peut s'y associer. A *l'autopsie,* on note : atrophie et dégénérescence graisseuse du foie, rate diminuée de volume, pigmentation noire de l'estomac, reins ulcérés et ayant subi la dégénérescence graisseuse. Le gros intestin offre, vingt-quatre heures après l'intoxication, une coloration noire de ses parois, résultant d'une imprégnation par le sulfure de bismuth. Les préparations sulfurées, administrées simultanément, provoquent les mêmes lésions dans l'estomac et l'intestin grêle. La nécrose est due à l'oblitération des vaisseaux par le sulfure de bismuth (1).

Après l'injection sous-cutanée d'une solution de *citrate de bismuth ammoniacal* aux animaux on a vu survenir une stomatite bismuthique avec des plaques diphtéroïdes, verdâtres, sans que leur apparition eût été précédée de rougeur ou de tuméfaction de la muqueuse buccale. Une chienne ne montrait pas seulement une stomato-gingivite avec fétidité de l'haleine, ulcération du bord alvéolaire, ébranlement des dents, mais, de plus, une opacité blanchâtre des deux cornées. On attribua un certain rôle à la débilitation causée par la maladie des chiens dans la pathogénie de cette opacité cornéenne (2).

Symptômes chez l'homme. — 8 gr. *de sous-nitrate de bismuth* ayant été ingérés par méprise avec de la crème de tartre, il est survenu : sensation de brûlure au pharynx, vomissements opiniâtres, soif et diarrhée. Après onze heures de vomissements ininterrompus, le pouls devint petit, intermittent, le corps devint froid, cyanosé, les convulsions éclatèrent ; le pharynx était enflammé et très douloureux. Deux jours plus tard la pharyngite s'aggrava, la respiration devint laborieuse, il survint de l'engourdissement, des troubles visuels et de l'anurie. Après quatre jours, on vit apparaître des coliques, de la salivation, le délire survint après cinq jours, le météorisme après six jours; l'émission involontaire de l'urine eut lieu après sept jours, le huitième jour les renvois à odeur cadavérique augmentèrent de nombre, le malade perdit connaissance et le neuvième jour après

(1) ORFILA, *Lehrb. d. Toxik* (trad. allem.), Bd II, p. 9 ; — MAYER, *Hufel, Journ.*, 1834, Bd LXXIII, p. 68 ; — STEINFELD, *Arch. f. exp. Path. u. Pharmak.*, Bd XX, p. 40 — FEDER-MEYER, thèse de Würzburg, 1879 ; — DALCHÉ, *Ann. d'hyg.*, 1886, Bd II, p. 358.
(2) BALZER, *Compt. rend. de la Soc. de Biologie*, Sér. IX, 1889, p. 537.

l'empoisonnement il s'éteignit, en proie à la dyspnée et au délire.

L'usage thérapeutique du sous-nitrate de bismuth (1), même pour le traitement des plaies, a provoqué : salivation, gingivite, liseré bleu-noirâtre, excoriations, ulcères, parfois aussi lésions croupeuses ou crouposo-diphtéroïdes de la bouche, ébranlement des dents; vomissements, douleurs ressemblant à des coliques, quelquefois diarrhée (les masses évacuées sont gris-noirâtre), plus rarement constipation, albuminurie; en outre, sensation de chaleur, fièvre, céphalée, vertige et fatigue générale. L'emploi simultané des acides aggrave tous ces symptômes. L'odeur d'ail qui se perçoit après l'ingestion du sous-nitrate de bismuth (haleine bismuthée) est due à ce qu'il contient toujours des traces de tellure : 0gr.0000005 suffit en effet pour donner naissance à cette odeur. Le bismuth passe aussi dans le lait des nourrices.

À *l'autopsie* du sujet dont l'histoire est rapportée plus haut, on aurait trouvé des lésions d'apparence gangréneuse dans toute l'étendue de l'appareil digestif, à partir du voile du palais jusqu'au rectum. Je pense que la coloration noire qui a donné lieu à ce diagnostic n'était en majeure partie rien autre chose qu'une imprégnation avec le sulfure de bismuth qui est noir. Il ne faut cependant pas oublier que, ainsi qu'il résulte d'une observation récente (gangrène de la luette) et de ce que l'on réussit à produire expérimentalement chez les animaux, quelques ulcères gangréneux pourraient tout de même se montrer.

[Un fait extrêmement remarquable domine toute la toxicologie du bismuth de même que celle de certains autres métaux tels que le cuivre ; c'est la violente toxicité des solutions alcalines de ces substances, alors que leurs solutions neutres ou acides sont plus ou moins inoffensives.

On a signalé de graves accidents d'intoxication, survenus après l'emploi de sous-nitrate de bismuth comme topique absorbant et desséchant sur des plaies dont la réaction était assez fortement alcaline; et l'injection sous-cutanée ou intra-veineuse de solutions alcalines très diluées de sels de bismuth produit chez les animaux des désordres graves rappelant, à la fois, ceux de l'intoxication chronique, ou même subaiguë, par le mercure et par l'arsenic.

Je serais assez disposé à attribuer ce résultat à ce que les sels neutres ou acides de bismuth se décomposent au contact de l'eau et déterminent la forma-

---

(1) L. Lewin, *Die Nebenwirk. d. Arzneim.*, 3 *Aufl.* 1899, p. 664.

tion d'un sous-sel insoluble, par là même inoffensif, tandis que les solutions alcalines peuvent circuler dans l'économie et aller impressionner les éléments anatomiques.

Dans tous les cas, le fait est absolument certain et évident. Le sous-nitrate de bismuth le plus parfaitement pur, complètement inoffensif tant qu'il se trouve dans l'organisme en milieu neutre ou faiblement acide, peut devenir plus ou moins énergiquement toxique lorsque ce milieu devient alcalin et qu'il peut se former des combinaisons alcalines solubles de bismuth].

Recherche. — Les solutions acides d'azotate de bismuth donnent un précipité blanc avec les carbonates alcalins; et, additionnées d'eau, elles déposent un sel basique, d'où trouble laiteux. L'hydrogène sulfuré donne naissance au sulfure de bismuth (de coloration brun-noirâtre); le chromate de potasse fournit un précipité jaune soluble, comme le sulfure, dans l'acide azotique; une solution aqueuse d'un sel de cinchonine et une solution d'iodure de potassium ajoutées à un sel de bismuth, donnent un précipité rouge-orangé avec les sels de bismuth qui ne contiennent pas trace d'acide chlorhydrique.

Pour déceler le bismuth dans les tissus ou les organes (glandes salivaires, reins, os, foie, estomac) ainsi que dans les masses fécales et l'urine, on commencera par les détruire à l'aide de l'acide chlorhydrique et du chlorate de potasse, on précipitera par l'hydrogène sulfuré et, après avoir dissous le sulfure de bismuth dans l'acide azotique, on procédera comme il vient d'être dit.

Traitement. — Se débarrasser du poison (apomorphine, lavages de l'estomac, ainsi que purgatifs salins et diurétiques); alcalis végétaux, le cas échéant, carbonate de fer pour se combiner dans l'intestin à l'hydrogène sulfuré, substances huileuses et mucilagineuses.

VANADIUM. — L'ingestion *du vanadate de soude* provoque chez les mammifères : paralysies motrices, abolition de l'excitabilité réflexe, convulsions, engourdissement, irritation du tractus intestinal allant jusqu'à l'inflammation, hypothermie, ralentissement de la respiration et affaiblissement de l'énergie cardiaque. L'action du vanadate de soude s'étend aux centres vaso-moteurs et respiratoires, ainsi qu'aux ganglions intracardiaques, d'où abaissement de la pression sanguine, faiblesse, irrégularité et intermittence du pouls et ralentissement; et même intermittence des mouvements respiratoires accélérés au début (1). Pour le chien la dose mortelle de *l'acide vanadique* en injection sous-cutanée serait à 0 gr. 008 par kilogramme (2). Chez l'homme on a administré le *vanadate de soude* à l'intérieur, dans un but thérapeutique, à la dose de 0 gr. 001 à 0 gr. 005 par jour (3).

ACIDE BORIQUE. — BORAX. — On rencontre des cas d'empoisonnement par *l'acide borique* (H^3BoO^3) et le borax ($Na^2Bo^4O^7$) employés dans un but thérapeutique ou pour provoquer l'avortement. 4 gr. *d'acide borique* tuent des *lapins* en dix-sept heures avec accélération du pouls et de la respiration, gastro-entérite et lassitude générale(4), tandis que chez *les chiens* on observe la paralysie des systèmes nerveux et musculaire. Donné avec les aliments, à la dose quotidienne de 0 gr. 5, il provoque la mort des cobayes après onze à quatorze jours. On trouve sur les animaux morts par l'acide borique bien des signes pathologiques surtout du côté des intestins, des reins et du cœur (5).

L'acide borique est éliminé par la salive et l'urine.

On peut considérer comme nuisible son adjonction aux aliments : en effet, il entrave la résorption des matières alimentaires et, à ce qu'il paraît, il active en outre la chute de l'épithélium intestinal (6). En Allemagne, il est interdit d'employer l'acide borique ou le borax pour la conservation des aliments (lait, etc.). Cette interdiction sera maintenue malgré les efforts que font les fabricants de margarine et les autres intéressés pour la faire rapporter.

L'administration de 2 à 4 gr. d'acide borique a provoqué, *chez l'homme*, des envies fréquentes d'uriner, tandis que, à la suite

(1) John Priestley Platt, *The Lancet*, 15 janvier 1876.
(2) Laran, *Presse médicale*, 1899, n° 32.
(3) Lyonnet, Martz et Martin, *Presse médic.*, 1899.
(4) Neumann, *Arch. f. exp. Path. et Pharmak.*, Bd XIV, p. 149.
(5) Santesson, *Skandinav. Archiv f. Physiol.*, Bd X, 1899, p. 191.
(6) Forster und Schlenker, *Arch. f. Hyg.*, Bd II, p. 75.

de 8 gr., sont survenus : nausée, expulsion par vomissements de matières brunissant le papier de curcuma, et douleurs lombaires. On connaît même des cas mortels (1). Immédiatement après lavage, avec une solution boriquée à 5 p. 100, de la cavité thoracique ou d'un abcès fessier par congestion, on a observé : vomissements et affaiblissement du pouls, érythème très étendu et mort le deuxième ou troisième jour. Les malades ne perdirent pas connaissance. La mort était précédée d'un hoquet violent. Dans d'autres cas (emploi de lavements à l'acide borique (2), etc.) terminés par la mort ou par la guérison, on a vu survenir : ptyalisme, cardialgie, sensations de froid et de chaleur, hématurie, spasme vésical ; de même que céphalée, insomnie, délire, hallucinations, troubles de la vue et du langage, collapsus et éruptions cutanées (érythème, urticaire, papules, pétéchies). A l'*autopsie* d'un sujet mort à la suite du saupoudrement d'une plaie avec de l'acide borique, on a trouvé le foie et la rate tuméfiés et des érosions dans l'estomac (3) ; dans d'autres cas, au contraire, les résultats nécroscopiques furent négatifs.

Un *chien* ayant ingéré pendant quelques jours 30 gr. de *borax*, fut atteint de vomissements, devint inquiet, aboyait sans cesse et refusa toute nourriture. L'ayant sacrifié on trouva chez lui une entérite. *Chez l'homme*, le borax, à la dose de 2 à 6 gr., provoque de la nausée et des vomissements, l'évacuation de selles pultacées et des exanthèmes opiniâtres. Il se peut bien que, à la dose de 20 gr. et davantage (dose à laquelle il est administré pour provoquer l'avortement), le borax cause une entérite qui, par propagation, gagne l'utérus d'où métrite et expulsion du fruit. L'élimination du borax se fait par la salive, le lait, l'urine et avec les selles. Administré à la dose de 4 gr., il peut être décelé dans l'urine pendant deux heures consécutives.

Sa recherche, ainsi que celle de l'acide borique, y est encore possible après un temps prolongé. Dans ce but l'urine est évaporée,

(1) MOLODENKOW, *Petersb. med. Wochenschr.*, 1881, n° 42.
(2) BRUZELIUS, *Schmidt's Jahrb.*, 1883, n° 1, p. 17.
(3) BROSE, *Correspondenzbl. f. Schweiz. Aerzte*, 1884.

additionnée ensuite d'acide sulfurique, puis extraite par l'alcool : cet alcool allumé brûle avec une flamme verte. A-t-on affaire à du lait, on commencera par l'évaporer, on y ajoutera de l'acide chlorhydrique fumant et l'on promènera la flamme d'un bec de Bunsen horizontalement sur le creuset : la flamme se colorera en vert. On peut se passer de l'acide sulfurique, si c'est l'acide borique qui est recherché. Les solutions de borates alcalins donnent avec le sulfate manganeux un précipité soluble dans une solution de chlorhydrate d'ammoniaque.

[L'action nuisible du borax n'est guère à envisager que relativement aux petites doses assez longtemps répétées ; c'est-à-dire relativement à son emploi comme antiseptique pour la conservation des substances alimentaires.

En plus de l'action fort énergique exercée par le borax sur le protoplasma et de l'intensité exagérée de la désassimilation des albuminoïdes, on a observé chez l'homme des éruptions polymorphes et des accidents gastro-intestinaux.

L'addition journalière à la nourriture de jeunes chiens de petites quantités de borax, variant de 0 gr. 5 à 3 grammes, a déterminé leur mort dans l'espace de une à trois semaines. Le foie et les voies biliaires semblent particulièrement intéressés.

Le pouvoir digestif des émulsions de pancréas et de muqueuse gastrique est fortement abaissé par l'addition de petites quantités de borax (1)].

SILICIUM. — L'injection intra-veineuse de 1 gr. de *silicate de soude* tuerait les chiens en vingt-quatre à trente heures (2), tandis que administré par la bouche à la dose de 0 gr. 5, il empoisonnerait les lapins chez lesquels surviendrait de la diarrhée, de l'anorexie et l'accélération du pouls ainsi que de la respiration. A *l'autopsie*, on aurait trouvé une gastro-entérite et l'aspect crénelé des globules sanguins rouges. Les recherches de contrôle voulaient démontrer que ce composé n'est point toxique (3), mais ensuite on a soutenu la toxicité du *silicate de potasse* qui peut tuer les lapins à des doses de 1 à 2 grammes (4).

Le fluorure de silicium (Si Fl⁴) dégage à l'air des nuages blancs

(1) G. Pouchet, *Recueil des travaux du Comité consultatif d'hygiène publique de France*, t. XV, p. 398 ; t. XIX, p. 640 ; et t. XXI, p. 699.

(2) Picot, *Comptes rend.* ; t. LXXVI, p. 99.

(3) Kobert, *Lehrb. d. Intoxicat.*, 1893, p. 304.

(4) Laguardia, *L'Orosi*, 1894, p. 249.

et fournit avec l'eau de l'*acide silicique gélatineux* (H^4SiO^4) et de
l'acide *hydrofluosilicique* (H^2SiFl^6). C'est un gaz irritant, il cause
des picotements au nez et de la toux ; chez les animaux, il provoque, outre le dépôt de l'acide silicique, l'irritation, la rougeur et
des excoriations de la muqueuse nasale.

ETAIN

Les empoisonnements par l'étain, observés jusqu'ici chez
l'homme, ont été, en majeure partie, produits par des sels chlorés,
par exemple, le *proto-chlorure d'étain* (sel d'étain, $SnCl^2$), le
bichlorure d'étain ($SnCl^4$) et le *muriate d'étain ammoniacal*
($SnCl^4 + 2AzH^4Cl$). Cependant, ainsi qu'il résulte d'observations déjà anciennes, ils peuvent aussi être causés par les *sels
végétaux d'étain* (fruits sûrs, asperges, choucroute, tomates)
et d'autres sels, surtout s'ils pénètrent dans les substances alimentaires et les boissons salées et grasses (la viande de conserves
peut contenir jusqu'à 0,125 p. 100 d'étain) (1).

On ne connaît pas de mort imputable à ces sels.

L'acétate d'étain triéthylé et *le tartrate stanno-sodique* provoquent chez les animaux des phénomènes d'intoxication du
côté de l'appareil digestif, de la moelle épinière et du cerveau.
On observe chez les chiens : vomissements, diarrhée, parésies,
hypo-excitabilité réflexe, paralysies, contractions idio-musculaires, secousses ; la mort survient par asphyxie. Les phénomènes toxiques peuvent récidiver après rémission survenue (2).

Les chiens auxquels on a administré, par la bouche, 4 à 6 gr. de
protochlorure d'étain, meurent à la suite d'une gastrite (3), tandis
qu'après une injection intraveineuse, ils périssent en proie à
des convulsions, à de la dyspnée et paralysés.

L'injection intra-veineuse de 5 centigrammes de *bichlorure d'é-
tain* tue les chiens avec la respiration type Cheyne-Stokes, du

(1) Schutzenberger et Boutmy, *Ann. d'hyg. publ.*, sér. IV, n° 27, 1881.
(2) White, *Arch. f. exp. Path. und Pharmak.*, Bd XIII, p. 53.
(3) Orfila, *Traité de toxicol.* (trad. allem.), Bd II, p. 1.

tremblement et tétanos. Pris par la bouche à la dose de 0 gr. 4, il est sans effet aucun; tandis que 0 gr. 9 provoque des vomissements (1). L'injection sous-cutanée de bichlorure est suivie de gangrène. *L'administration chronique des préparations d'étain*, outre les troubles gastro-intestinaux et l'amaigrissement, provoque encore, chez les animaux, des troubles de la motilité (ataxie, etc.) (2).

L'empoisonnement par le protochlorure se manifeste *chez l'homme* par : goût métallique dans la bouche, sensation de constriction à la gorge, vomissements, douleurs à la région épigastrique, diarrhée et coliques persistant des journées entières. Chez une personne ayant mangé du pain avec du sel humide servi sur une assiette en étain on a vu survenir : frissonnements accompagnés de sensation de chaleur, céphalée frontale, douleurs à la région épigastrique qui était en outre météorisée et sensible à la pression, langue sale, salivation (la salive exhalait une odeur fétide), coloration grise des gencives avec de petites ulcérations au bord de la langue (3). Les sujets qui avaient mangé des cerises, de la sauce aux cerises et de la viande conservée dans des vases en étain hermétiquement bouchés, ne tardèrent pas à présenter des symptômes très accusés de gastro-entérite auxquels s'associèrent bientôt : albuminurie, battements cardiaques irréguliers, collapsus et cyanose. Des quantités notables *de malate stannique* (environ 7 grammes par litre), furent décelées dans la sauce. Dans ces cas, je ne crois pas que l'on puisse éliminer complètement l'action concomitante des produits de décomposition de la viande.

D'après ce qu'on a soutenu récemment, le contact direct de vêtements, comme des bas de soie, contenant du bichlorure d'étain, pourrait produire des symptômes généraux d'une intoxication chronique : amaigrissement, anémie, albuminurie, etc.

Autopsie. — Chez les animaux ayant succombé à un empoisonnement aigu par les sels d'étain introduits dans l'estomac,

(1) Patenko, *Arch. de Physiol.*, 1886, n° 1.
(2) Ungar und Bodlænder, *Zeitschr. f. Hyg.*, Bd II, p. 241.
(3) Meinel, *Deutsche Klinik.*, 1851, n° 41.

la paroi interne de celui-ci est enflammée et parfois ulcérée. Des hémorrhagies sous-muqueuses peuvent également s'y rencontrer. L'intoxication chronique produit la gastrite, la tuméfaction des follicules et la coloration gris-brunâtre de la muqueuse cœcale.

Recherche. — Une solution de protochlorure d'étain traitée par l'acide chlorhydrique et du sublimé en excès, fournit un précipité de calomel ; le chlorure d'or donne avec elle un précipité rouge-violet (pourpre de Cassius) ; les alcalis précipitent de l'hydrate stanneux, soluble dans un excès d'alcali. Ajoutez 1 cc. d'acide azotique à 0 gr. 1 de brucine et, après dissolution survenue, additionnez de 50 gr. d'eau, chauffez jusqu'à l'ébullition et laissez refroidir : une goutte de cette solution colore en pourpre le protochlorure d'étain. Pour rechercher l'étain dans les *organes* et les tissus (cerveau, moelle épinière, foie, reins, muscles), on commencera par les détruire à l'aide du chlorate de potasse et de l'acide chlorhydrique, on y fera passer un courant d'hydrogène sulfuré, puis le précipité sera dissous dans du sulfhydrate d'ammoniaque et précipité de nouveau par l'acide chlorhydrique. Le sulfure d'étain ainsi obtenu sera réduit en étain métallique que l'on reconnaîtra au chalumeau.

Traitement. — Emétiques ; lait, guimauve, mucilage de gruau, morceaux de glace et, le cas échéant, opiacés.

Les bains chauds et les diurétiques activent l'élimination de l'étain de l'économie.

[Les accidents subaigus et chroniques d'intoxication par l'étain sont à prendre en considération depuis que certains industriels ont imaginé d'ajouter à la pâte servant à la fabrication du pain d'épices une certaine quantité de protochlorure d'étain, ce qui permet d'employer des farines de qualité plus que médiocre et donne à la pâte un grain plus fin et de meilleure apparence. J'ai analysé des échantillons de pain d'épices qui renfermaient jusqu'à 1 p. 100 de sel d'étain(1).]

THORIUM. — *Le sulfate de thorium* s'est montré sans action sur les plantes et les animaux inférieurs.

(1) G. Pouchet, *Recueil des travaux du Comité consultatif d'hygiène publique de France,* t. XXII, p. 46.

COMPOSÉS ALCALINS ET ALCALINO-TERREUX

CHLORURE DE SODIUM. — Administré par la bouche à la dose de 10 gr., *le sel de cuisine* (NaCl) provoque chez les chiens de la salivation, des vomissements et de la diarrhée même sanguinolente. Chez les vaches ou les cochons recevant le chlorure de sodium ou d'autres produits salins en très grandes quantités on voit survenir : amaigrissement, tremblements, polyurie, diarrhée, titubation, amaurose et la mort, l'animal étant en proie à des convulsions. Les injections hypodermiques de sel de cuisine déterminent parfois des abcès. *En injection intra-veineuse*, il faut, par kilo d'animal, 4 à 5 gr. d'une solution à 7 p. 100 pour tuer immédiatement un lapin et 3 à 4 gr. de la même solution pour tuer immédiatement un chien. La mort se produit avec ralentissement de la respiration et accélération du pouls. *A l'autopsie*, on trouve des hémorrhagies dans la dure-mère et dans la pie-mère.

Chez *l'homme*, après l'ingestion de 15 à 60 gr. de sel de cuisine considéré, en médecine populaire, comme remède contre les hémorrhagies, on a noté : sensation de sécheresse à la gorge, vomissements et diarrhée. Les doses de 250 à 300 gr. ont amené la mort (elle était précédée de paralysies multiples). A *l'autopsie* on trouve une gastro-entérite très intense. L'abus chronique du sel marin produirait une dyscrasie ressemblant au scorbut.

CHLORURE DE POTASSIUM. — L'injection sous-cutanée de 1 gr. de *chlorure de potassium* (KCl) provoque chez les *lapins* : affaiblissement de l'énergie cardiaque, dyspnée, convulsions et la mort. Pris par la bouche à doses plus élevées, il donne naissance à des contractions spasmodiques du diaphragme, au ralentissement du pouls, à la dyspnée et à la mort. Le chlorure de potassium abolit l'excitabilité réflexe. Son usage thérapeutique est suivi chez quelques personnes de : engourdissement, somnolence, douleurs, parésies, troubles de la parole, diminution de l'appétit et ralentissement du pouls (1).

(1) STARK, *Zeitschr. f. Psych.*, Bd XXXII, p. 159.

La *différence qui existe entre les sels neutres de sodium et de potassium en général*, se manifeste nettement entre les deux composés que nous venons de décrire (1). Les *sels de potassium* paralysent le muscle cardiaque, diminuent les échanges gazeux, abaissent la température du corps, provoquent des convulsions et abolissent l'excitabilité des muscles striés et des nerfs. Ce n'est pas à l'action du sel en totalité que nous avons ici affaire, mais bel et bien à *l'action* indépendante *des ions* ; pour ce qui est, au contraire, de l'action des *composés sodiques* pouvant, eux aussi, nuire à la santé, leurs *propriétés physico-chimiques* jouent le rôle le plus important.

SULFATE DE SOUDE. — Donné à doses élevées, *le sel de Glauber* (Na^2SO^4) agirait comme toxique. L'action nocive de ce sel, surtout s'il est employé souvent, pourrait s'expliquer aisément si l'on songe à l'influence puissante qu'il exerce sur la répartition de l'eau dans l'économie.

SULFATE DE POTASSE. — *Le sulfate neutre de potasse* (K^2SO^4) est employé souvent pour provoquer l'avortement criminel.

La guérison est encore survenue après l'ingestion de 22 gr. 5, ainsi qu'après 40 gr. donnés en trois fois dans le cours de deux heures, tandis que 60 gr. ont provoqué la mort des femmes enceintes (2). Voici les *symptômes* observés : sensation de brûlure douloureuse à la gorge, diarrhée (les femmes sont allées à la garde-robe douze fois en deux heures et demie), soif, vomissements souvent répétés, faiblesse des membres inférieurs ressemblant à des paralysies, petitesse du pouls, refroidissement des extrémités ; plus tard, collapsus, convulsions de peu de durée qui étaient accompagnées de perte de connaissance. C'est seulement après dix jours que les femmes récupérèrent la motilité complète de leurs membres inférieurs.

Recherche du sulfate de potasse. — Les matières suspectes

(1) AUBERT und DEHN, *Pflüger's Arch.*, 1874, Bd IX, p. 115 ; — BERNARDET et GRANDEAU, *Journ. de l'Anat.*, 1864, t. I, p. 378.

(2) BONNASSIES, *Journ. de pharm. et de chim.*, janvier 1843 ; — FRICKHINGER, *Arch. d. Pharm.*, Bd CCXXI, 1883, p. 754.

seront évaporées, on fera cristalliser le résidu après l'avoir redissous, et l'on pratiquera l'examen des cristaux ainsi obtenus au point de vue de leur teneur en acide sulfurique (chlorure de baryum, acétate de plomb) et en potassium.

PERSULFATE DE SOUDE. ($NaSO^4$). — Les doses mortelles de ce sel sont de 0 gr. 25 centigr. par kilogr. par la voie sous-cutanée, et par la voie gastrique de 0 gr. 30 centigr. par kilogr. chez le cobaye (1).

AZOTATE DE SOUDE. — *L'azotate de soude* (nitre cubique, $NaAzO^3$) provoque des vomissements, à doses élevées (6 gr. pour le chien); la marche devient titubante, il survient des contractions musculaires spasmodiques, il y a hypo-excitabilité réflexe et la mort ne tarde pas à arriver. Le cœur et la respiration sont peu affectés. Comme signes de l'empoisonnement des bœufs par l'azotate de soude on a noté : salivation, diarrhée, tremblements musculaires, parfois convulsions; respiration irrégulière et gémissante. Une solution pas trop diluée se trouve-t-elle en *contact prolongé avec une plaie*, l'irritation directe de la plaie par ce sel et la diffusion énorme qu'il cause ont pour suites l'inflammation des tissus lésés et un exsudat. Dans l'organisme animal, surtout dans les muscles, l'azotate de soude est en partie réduit en *azotite de soude* (v. p. 175). Celui-ci provoque : vomissements, dépression générale, secousses musculaires, diarrhée, coloration brune du sang (méthémoglobine) et la mort. On note l'abolition du pouvoir respiratoire de l'hémoglobine. Quelques auteurs rendent responsable de la toxicité de ce sel — mais sans en donner des preuves — l'oxygène actif qui se formerait dans ces conditions (2). L'azotite de soude donne naissance à la méthémoglobine même dans le sang mort.

L'administration répétée de *grandes quantités d'azotate de soude* provoque *chez l'homme* de la polyurie accompagnée parfois de ténesme vésical ; la face maigrit et prend un teint blafard.

<hr>

(1) NICOLAS, *Société de Biologie*, séance du 28 avril 1900.

(2) BINZ, *Arch. f. exp. Path. et Pharm.*, Bd XIII, p. 133 ; — BARTH, *Toxik. Unters. über Chilisalp. Bonn*, 1879 ; — L. LEWIN, *Arch. f. exp. Path. u. Pharmak.*, 1889, Bd XXV.

Il va sans dire que la viande salée insuffisamment dessalée peut donner naissance à un empoisonnement.

AZOTATE DE POTASSE. — Les causes d'empoisonnement par *l'azotate de potasse* (nitre prismatique, $KAzO^3$) ont été jusqu'à présent les suivantes : administration, dans un but thérapeutique, à doses par trop élevées, même en lavements, et parce qu'on l'a pris pour le sel de Sedlitz.

La dose toxique est de 5 gr., la dose léthale de 8 gr. environ, mais dans la majorité des cas de 15 à 30 gr.; la mort survient dans l'espace de une à deux heures. Cependant la guérison fut encore obtenue après 30 à 60 gr. La mortalité s'élève à 56 p.100 environ. Le sel s'élimine, entre autres, par l'urine, la sueur, le lait.

Symptômes. — Coliques et cardialgie térébrantes, nausées, vomissements (contenu stomacal et sang) (1), selles assez souvent dysentériformes (les masses fécales sont parfois teintées de sang même après une semaine), abdomen douloureux à la pression, météorisme extrême apparaissant quelquefois peu de temps après l'ingestion du poison (les autres parties du corps peuvent aussi se tuméfier). Ont été notés en outre : pouls petit, ralenti et irrégulier, peau froide, syncope, respiration laborieuse, secousses dans les muscles des extrémités, délire ; la mort est causée par l'arrêt du cœur. Les symptômes graves peuvent persister encore durant dix à quatorze jours. L'avortement est assez rare si la grossesse ne date que de quelques mois, mais vers la fin de la gravidité l'avortement a lieu presque à coup sûr. La guérison demande quelquefois de un à trois mois.

Restent comme conséquences : états ressemblant à des paralysies, ainsi que des hémiplégies vraies installées à demeure, cécité, mutisme et surdité transitoires, ou seulement troubles digestifs et cardialgie. A l'autopsie, on trouve ordinairement les lésions de la gastro-entérite ; dans des cas isolés, le décollement localisé de la muqueuse stomacale, des hémorrhagies avec imbibi-

(1) Husemann, *Journ. f. Pharmakodyn.*, 1860, p. 178.

tion, tandis que les perforations siégeant à la grosse tubérosité (1) ne semblent pas avoir pour cause l'administration de ce sel.

Recherche. — A l'aide des réactions indiquées pour la recherche de l'acide azotique (v. p. 181) on peut reconnaître directement l'azotate de potasse dans le filtrat obtenu de la bouillie alimentaire. On peut aussi extraire les masses alimentaires par l'eau, soumettre les extraits à l'ébullition, filtrer, concentrer le filtrat et le soumettre à la distillation en présence de l'acide sulfurique; c'est dans le distillat que sera recherché l'acide azotique.

Traitement. — Lavages de l'estomac, apomorphine en injection sous-cutanée, solutions d'albumine, mucilage d'avoine additionné d'une petite quantité d'opium, injections de morphine (pour calmer les douleurs), morceaux de glace, sinapismes à la région épigastrique, injections d'éther et de camphre ; mais il importe surtout d'activer la diurèse.

CARBONATE DE SOUDE. — Les *ouvriers travaillant dans les manufactures de* soude présentent souvent des excoriations à la peau du cou, des pieds, etc. Un garçon de quatre ans ayant avalé par méprise assez de carbonate de soude en conservait un rétrécissement cicatriciel, juste au-dessus du cardia. Gastrostomie; dilatation successive du rétrécissement par sondes; guérison après un an et demi.

BICARBONATE DE SOUDE ($NaHCO^3$). Chez des chiens qui, dans le cours de trois semaines, ont absorbé en tout 150 gr. de bicarbonate de soude mélangé aux aliments, on a vu survenir : diarrhée, amaigrissement, tuméfaction des gencives qui saignent facilement, urine de réaction alcaline contenant de l'albumine, et enfin la mort par épuisement. Hypertrophie des follicules intestinaux par suite de l'hyperplasie de leurs éléments morphologiques, tuméfaction de la muqueuse; les reins sont augmentés de volume ; l'épithélium des canalicules urinifères est tuméfié jusqu'à oblitérer complètement leur lumière, les corpuscules de Malpighi de la rate sont hypertrophiés, le foie ne contient point

____

(1) SOUVILLE, *Journ. de méd.*, t. LXXIII, nº 1.

de sucre ou ne le contient qu'en petite quantité (1). Chez les personnes qui ont l'habitude de prendre souvent du *sel de Bullrich*, la digestion est entravée, par suite de la neutralisation répétée du suc gastrique; d'où anorexie, amaigrissement et faiblesse générale. Le dégagement répété de l'acide carbonique dans l'estomac peut en amener la dilatation notable. Ce serait le cas pour les eaux minérales gazeuses (2). Un état pathologique spécial peut seul rendre tolérables de si grandes quantités que celles que l'on a vu prendre par une femme atteinte d'hyperchlorhydrie. Elle débuta par des doses de 12 à 15 gr. de bicarbonate de soude et n'en éprouvant pas le moindre soulagement elle parvint à en absorber chaque jour 60 à 70 gr. sans éprouver aucun trouble (3).

CARBONATE DE POTASSE. — L'empoisonnement par la potasse (K^2CO^3) a ordinairement pour cause un accident malheureux. J'en ai trouvé douze cas dans la littérature, dont onze se sont terminés par la mort. Administré à la dose de 15 gr., le carbonate de potasse tue rarement dans l'espace de trois heures, quelquefois au bout de douze heures, mais le plus souvent seulement en deux à quatre mois par suite des lésions secondaires provoquées par lui. La potasse cautérise les tissus (nécrose par fonte) et l'intensité de son action dépend de la concentration et de la durée de son contact avec les tissus. Les solutions concentrées commencent par produire sur les muqueuses des opacités blanchâtres (les parties lésées présentent une consistance plus ferme que le reste de la muqueuse restée intacte) (4) et par transformer l'oxyhémoglobine en hématine alcaline. Plus tard les opacités disparaissent, la fonte du tissu se produit jusqu'à une profondeur variable, et les parties lésées prennent une coloration rouge-rubis. Outre son action locale, la potasse manifeste aussi ses propriétés générales d'alcali.

Symptômes. — Douleurs cuisantes depuis la gorge jusqu'à l'es-

(1) Lomikowsky, *Berlin. klin. Wochenschr.*, 6 oct. 1873, p. 475.
(2) Durand-Fardel, *Rev. hebd. de thér. gén. et therm.*, 1882, p. 193.
(3) Fourier, *Soc. de Médec. de Lyon*, mai 1896.
(4) Lesser, *Virchow's Arch.*, Bd LXXXIII, p. 226.

Toxicologie.   17

-tomac, tuméfaction des lèvres, de la langue et du pharynx, abdomen sensible à la pression, expulsion par vomissement de masses alcalines teintées de sang ou contenant des lambeaux de la muqueuse stomacale. La déglutition est gênée ou devenue impossible, la face est amaigrie, la peau recouverte de sueurs visqueuses; la respiration est devenue laborieuse, on entend des râles dans la trachée, le pouls est petit et fréquent, et la mort survient soit en collapsus, soit par asphyxie (des convulsions surviennent alors), soit, ce qui est le cas le plus fréquent, après des mois à la suite des affections consécutives (rétrécissements, suppurations, perforations de l'œsophage, cachexie ou péritonite, etc.). La guérison est rare.

Autopsie. — Le poison était-il de concentration modérée, les parties superficielles de la muqueuse sont nécrosées, pâles, tandis que dans les tissus plus profondément situés on trouve une infiltration hémorrhagique, cellulaire ou séreuse. Les solutions concentrées donnent naissance à une nécrose se propageant dans la profondeur des tissus. La potasse est-elle venue en contact avec l'épiglotte, la mort est causée alors par l'asphyxie (œdème de la glotte). Dans le *cas où la mort ne survient qu'après des mois*, on trouve l'œsophage épaissi, rétréci (surtout au point où il croise la bronche gauche), en même temps que des cicatrices et des ulcères dans l'estomac.

Recherche. — Les solutions de carbonate de potasse fournissent un précipité gélatineux avec l'acide hydrofluosilicique, et un précipité blanc avec le sulfate de magnésie. Les masses organiques seront soumises à la distillation jusqu'à ce qu'il n'en reste que le tiers de leur volume initial, le résidu évaporé jusqu'à siccité sera extrait par l'alcool et porté au rouge : le produit de la fusion peut être exposé à la flamme d'un bec de Bunsen (coloration violette) ou soumis à l'analyse spectroscopique pour déceler les raies du potassium.

Traitement. — Acide acétique, acide citrique, morceaux de glace, lait, boissons mucilagineuses, opium, solutions de cocaïne (5 centigrammes pour 500 gr. d'eau, à prendre par verre).

LESSIVE DE SOUDE — LESSIVE DE POTASSE. — Les lessives (lessives caustiques, lessives des savonniers), étant très accessibles à tout le monde, peuvent être ingérées par imprudence, méprise (1) ou dans une tentative de suicide. A Berlin il y eut, en trois ans, huit empoisonnements, par la lessive potassique, à Vienne en deux ans, dix-sept, et dans l'hospice des enfants malades à Mariahilf il y en eut quarante-six de 1857 à 1862. J'ai trouvé décrits dans la littérature quatre-vingt-neuf empoisonnements par les lessives, avec une mortalité de 60 p.100 environ. Le temps écoulé depuis l'ingestion du poison jusqu'à la mort était de quinze heures au minimum, dans les autres cas il oscillait entre douze jours et trois à vingt-sept mois. La dose léthale est de 20 gr. environ pour la *lessive potassique*.

L'action de la soude ou de la potasse caustique dépend de la concentration des solutions employées. Lorsqu'elle agit sur le sang, la lessive sodique donne naissance à un magma brun-chocolat, verdâtre en couche mince, qui, dilué dans l'eau, fournit un liquide fluorescent à reflet verdâtre s'il est examiné en couche mince, et à reflet rouge-grenat en couche épaisse. L'analyse spectroscopique permet de reconnaître les bandes de l'hématine en solution alcaline (v. planche spectroscopique). La lessive en solution concentrée fait gonfler les tissus et les rend transparents. L'action de la lessive continuant, les tissus (le plus rapidement l'épithélium) se ramollissent (colliquation) ou finissent par se résoudre en masse filamenteuse jaune-brun, ou rouge-brun si le sang participe à ces processus.

Le savon vert, que l'on prend dans le but de provoquer l'avortement, agit grâce à sa teneur en carbonate de potasse et en lessive libre. L'injection intravasculaire *de savons solides* (oléate de soude ou mélanges d'oléate et de palmitate de soude) affaiblit l'énergie cardiaque jusqu'à abolition complète. Chez les animaux à sang froid, les globules sanguins rouges subissent dans ce cas des altérations morphologiques. Une vache périssait après neuf heures à la suite de l'ingestion de 250 gr. de savon vert.

(1) *Zeitschr. f. Med.-Beamte*, 1894, p. 379. Mort en 15 minutes après injection sous-cutanée de 220 gr. de lessive de potasse.

Symptômes.—Douleurs atroces à la gorge et dans l'œsophage, expulsion par vomissement du contenu stomacal alcalin, ou seulement nausées, gêne ou impossibilité absolue de la déglutition, salivation; abdomen sensible à la pression et diarrhée. L'urine, devenue alcaline, contient des triphosphates. Cet état ayant persisté pendant des heures ou des jours entiers, les phénomènes suivants s'y associent: petitesse ou irrégularité du pouls, refroidissement de la peau, prostration générale et hoquet; la mort survient dans le coma ou précédée de convulsions.

D'autres fois l'empoisonnement se transforme peu à peu en *cachexie chronique* due aux ulcérations corrosives de l'œsophage, de l'estomac et de l'intestin. Le tissu nécrosé, séparé souvent du tissu vivant par suite d'une inflammation disséquante, est expulsé en très grands lambeaux soit par vomissement, soit avec les selles. Les ulcères, siégeant aux endroits exfoliés, ne guérissent que difficilement ou seulement en laissant après eux des cicatrices amenant, dans l'œsophage, des rétrécissements et, dans l'estomac, la diminution de son volume. Les glandes gastriques détruites ne se régénèrent pas, d'où abolition presque complète de la digestion stomacale pour les substances azotées, tandis que les hydrates de carbone continuent à être assimilés. Ceci, joint à la digestion diminuée des aliments, par suite des rétrécissements œsophagiens, finit par amener une cachexie mortelle.

La guérison ne survient que rarement. Sur quarante-six enfants empoisonnés par la lessive, il survint des rétrécissements de l'œsophage chez trente-cinq (76 p. 100) d'entre eux. De ces trente-cinq, vingt-trois guérirent, trois furent améliorés, cinq moururent (pas de renseignements sur les quatre restants). La mort était causée dans quatre cas par épuisement et dans le cinquième cas par une gangrène pulmonaire secondaire. Les malades peuvent aussi être atteints de pleurésie, de gastrite phlegmoneuse, d'empyème (rupture d'un abcès péri-œsophagien dans la plèvre). *La péritonite aiguë* peut avoir amené la mort dans les cas où, à la suite de tentative de passage d'une sonde à travers un rétrécissement, l'œsophage ulcéré aura été perforé dans la région du cardia.

Autopsie. — *La mort est-elle survenue dans les premières quarante-huit heures* (1), on trouve la langue parfois corrodée ; le voile du palais, la gorge et le voisinage de l'orifice du larynx sont tuméfiés (la tuméfaction est due à l'infiltration œdémateuse du tissu cellulaire sous-muqueux) ; l'œsophage, épaissi, est recouvert d'un épithélium trouble. Les parties congestionnées et enflammées sont teintées en rouge-rubis dans l'estomac et l'intestin.

Les perforations stomacales ne se rencontrent chez l'homme que rarement. Chez les animaux que j'avais empoisonnés par la lessive sodique, j'en ai trouvé siégeant dans le voisinage du pylore. En cas de *mort survenue seulement après des semaines ou des mois*, on peut trouver des ulcérations aux lèvres, dans la bouche, le pharynx et l'œsophage ; les gencives et le voile du palais sont d'un blanc mat ; et l'on constate, dans l'œsophage, la présence des coarctations et des rétrécissements *(isthme de l'œsophage, entrecroisement de l'œsophage avec la bronche gauche, cardia)* ; il peut y avoir aussi rétrécissement du pylore. La paroi est épaissie au niveau du rétrécissement, la partie située en amont de l'obstacle est dilatée. L'inflammation purulente peut amener le ramollissement en bouillie de la paroi dans toute son épaisseur. Le tissu péri-œsophagien peut s'enflammer à son tour. Dans l'estomac, souvent très ratatiné, outre les cicatrices d'ancienne date et les extravasations sanguines, on trouve encore des ulcères entourés d'une aréole inflammatoire ; ces ulcères peuvent pénétrer en profondeur même au delà de la sous-muqueuse. La muqueuse intestinale, elle aussi, peut être enflammée et tuméfiée. L'action corrosive de la lessive peut continuer à s'étendre aux organes voisins (foie, pancréas, etc.) *après la mort*, en partie par diffusion (pénétration), en partie après perforation de l'estomac. La mort est-elle survenue rapidement, il est impossible de tracer une limite exacte entre l'effet corrosif s'étant manifesté du vivant du sujet et celui n'ayant eu lieu qu'après la mort. Le malade n'a-t-il succombé que tardivement, toutes les corrosions existantes peuvent être considérées comme étant survenues pendant la vie. Les voies respiratoires présentent des lésions identiques, si la

(1) LESSER, *Vrt. d. ger. Med.*, 1883, p. 10 et 25.

lessive y a pénétré. Parfois le larynx est tapissé d'une pseudo-membrane. Chez une vache on trouvait, entr'autres lésions, des hémorrhagies dans le péricarde et le myocarde.

Recherche. — Le contenu stomacal sera évaporé, le résidu extrait par l'alcool chaud, l'alcool chassé et le résidu porté au rouge. Le carbonate soit de potasse, soit de soude ainsi obtenu sera soumis aux procédés analytiques décrits ci-dessus.

Traitement. — Acide acétique, acide tartrique, acide citrique et lavages répétés de l'estomac avec de l'eau acidulée (la sonde sera introduite avec circonspection et l'eau ne sera pas poussée avec trop de force) ; lait, huile, morceaux de glace, solutions de cocaïne (5 centigrammes pour 500 gr. d'eau), camphre, éther, teinture de musc, enveloppements chauds, sinapismes à la région épigastrique, injections sous-cutanées de morphine. L'alimentation (lait, etc.) peut se faire à l'aide d'une sonde de Nélaton ou d'un cathéter introduit dans l'œsophage, s'il est nécessaire à travers le nez, mais il vaut mieux prescrire des lavements alimentaires.

CHLORATE DE POTASSE. — Le chlorate de potasse ($KClO^3$) est un poison. On prescrivait autrefois des doses quotidiennes (10 à 46 gr.) que l'on considère à présent comme pouvant provoquer la mort [1].

La tolérance du sujet envers ce sel dépend peut-être du degré de plénitude de l'estomac [2]. En effet, son impression toxique est surtout accusée s'il est pris à jeun [3]. Mais ce qui, d'après moi, importe davantage, c'est l'état des reins dans chaque cas donné : s'ils ne fonctionnent pas normalement, le poison pourra manifester une action cumulative. On s'est servi très souvent du chlorate de potasse dans *des tentatives de suicide* [4] ou dans le

(1) HERPIN, *Du chlorate de potasse*, Paris, 1856, p. 27 ; — ISAMBERT, *Etude chimique et physique sur le chlorate de potasse* , Paris, 1853, p. 21.
(2) TACKE, *Das chlorsäure Kali*, thèse de Bonn, 1878, p. 65.
(3) v MERING, *Das chlors. Kali*, Berlin, 1885.
(4) L. LEWIN, *Centralbl. f. med. Wissensch.*, 1887, n° 20 ; — SCHUCHARDT, *Deutsche med. Wochenschr.*, 1888, n° 41.

but de provoquer un avortement criminel. J'ai trouvé relatés dans la littérature soixante-neuf cas d'empoisonnement avec 68, 5 p. 100 de mortalité. Les doses de 10 gr. sont toxiques, et celles de 15 à 30 gr. mortelles pour les adultes. La mort est survenue après sept jours chez un homme qui en absorba, à intervalles rapprochés, six cuillerées à café. Les chiens ne meurent qu'après absorption de 50 gr. tandis que les vaches supportent bien 100 gr. Donné à doses élevées, le chlorate de potasse agit immédiatement chez l'homme, tandis que pris à petites doses, il ne manifeste son action toxique que dans l'espace de trois à six heures ; quant à la mort, elle survient soit en six à huit heures, soit dans un délai de sept jours.

Le chlorate de potasse est rapidement absorbé par l'estomac et s'élimine : par l'urine (déjà après dix minutes), la salive (après cinq minutes), le lait, les larmes, la sécrétion nasale. Cette élimination s'effectue dans l'espace de trente-six heures et le sel est presque tout entier non décomposé — il ne se forme de chlorure de potassium qu'en très faible quantité. — Il circule tel quel dans le sang et peut y provoquer des altérations très sérieuses. Il colore en brun les solutions de sang ou d'hémoglobine : cette coloration est due à la formation de méthémoglobine (1).

Le début et l'intensité des altérations dépendent de la quantité du sel ajouté aux solutions. S'élève-t-elle à 4 p. 100, le sang prend un aspect gélatiniforme particulier et devient insoluble dans l'eau.

Le liquide surnageant en petite quantité la masse gélatineuse contient de l'hématine. Les mêmes altérations du sang ont lieu dans l'organisme animal. Le chlorate de potasse dissout les globules sanguins avec lesquels il entre en contact. Plus est élevée la température du corps, plus active est la formation de l'hématine (2). La décomposition du sang est activée par sa richesse en acide carbonique et en phosphates, ainsi que par son alcalinité diminuée. Jusqu'ici on n'a pas encore démontré nettement *le mécanisme de l'action du chlorate de potasse*. Le sel n'aban-

(1) MARCHAND, *Virchow's Arch.*, Bd LXXVII, p. 455 ; — JAEDERHOLM, *Zeitsch. f. Biol.*. Bd XII, 1877, p. 227 ; — STOKVIS. *Arch. f. exp. Path. u. Pharmak.*, Bd XXI, p. 169.
(2) L. LEWIN, l. c. et L. LEWIN, *Die Nebenwirk. d. Arzneimittel*, 3e édit , p. 589.

donne dans l'organisme qu'une très petite portion de l'oxygène qu'il contient. L'accumulation du chlorate de potasse en trop grande quantité dans la voie sanguine peut détruire l'équilibre entre le sérum et les globules sanguins, d'où désagrégation de ces derniers, formation de la méthémoglobine et par suite troubles nutritifs locaux dans des organes importants. Il ne faut pas non plus perdre de vue l'action du potassium sur le cœur. Quant à ramener l'action toxique du chlorate de potasse à la coagulation du sang pendant la vie, j'hésite fort à le faire, malgré les thromboses trouvées dans les diverses parties de l'appareil circulatoire des animaux auxquels on avait administré du *chlorate de soude*.

Symptômes. — Administré à doses moyennes, le chlorate de potasse ne donne pas lieu à des phénomènes toxiques bien graves; on n'observe alors que : salivation, sécheresse à la gorge, diurèse plus abondante et nausées légères. L'ingestion des doses élevées, 10 à 20 gr. et davantage, peut provoquer après une courte durée : soif incessante, nausées, vomissements persistants (parfois bilieux), cardialgie, ténesme et coloration ictérique de la peau. Les muqueuses et la peau sous-unguéale (aux doigts et aux orteils) ont pris un teint gris-bleuâtre; la face ainsi que le reste de la peau sont blafards, d'un gris-blanchâtre, d'abord sèches, ensuite couvertes de sueurs visqueuses. Simultanément ou un peu plus tard surviennent : douleurs lombaires, envies fréquentes d'uriner, dans la majorité des cas diminution de la diurèse ou même anurie complète pouvant persister pendant trois jours, très rarement polyurie, souvent albuminurie, cylindrurie, hématinurie, hémoglobinurie, cholurie et urine contenant des globules sanguins rouges. Dans le sang vivant le quart des hématies avaient leur stroma décoloré dans sa partie principale, et les résidus de leur contenu étaient disséminés dans le sérum et entre les globules rouges sous forme de petites masses rondes colorées par l'hémoglobine. On rencontre aussi des globules sanguins décolorés (fantômes), ainsi que des globules nucléés. Le nombre des globules blancs est décuplé(1). Dans le cas examiné par moi, le sang

____

(1) Riess, *Berlin. klin. Wochenschr.*, 1882, p. 786.

contenait de la méthémoglobine et, ce qui importe plus, il y avait de l'hématine dans l'urine. Peuvent en outre survenir : épistaxis, météorisme, évacuations involontaires des masses fécales ; insomnie, sensation de poids et de chaleur sans qu'il y ait de fièvre appréciable, pouls petit, fréquent ; hoquet, respiration râlante, écume à la bouche, cyanose, perte de connaissance, mydriase et délire. La conscience peut aussi rester complètement intacte jusqu'à peu de temps avant la mort qui arrivera brusquement, précédée d'opisthotonos et de convulsions cloniques (1).

Dans d'autres cas le malade est plongé, jusqu'à la mort survenue, dans un sommeil profond interrompu de temps en temps par des frissons. Le foie et la rate sont quelquefois tuméfiés. L'avortement n'est pas de rigueur, même dans les cas se terminant par la mort de la mère. Quelquefois on voit apparaître des éruptions cutanées : taches d'un rouge cuivré qui peuvent confluer ensuite, érythème exsudatif, purpura hémorrhagique.

Dans les manufactures d'allumettes au *chlorate de potasse, les ouvriers* inhalent ce sel réduit en poudre, d'où troubles de la nutrition, dyspepsie, symptômes bronchiques, etc.

Autopsie. — La peau est d'une pâleur tirant sur le gris, elle est couverte de taches cadavériques gris-violettes ; le sang, dans les sinus du cerveau et le cœur, ressemble à du marc de café. La muqueuse stomacale et duodénale, le conduit excréteur de la bile et les plaques de Peyer sont tuméfiés ; la muqueuse stomacale est, en outre, ecchymotique et présente une coloration bleu-grise. La coupe des reins est d'un brun-grisâtre ou d'un brun-rougeâtre, cette coloration est le plus accusée dans les pyramides de la substance médullaire. Le bassinet peut contenir du sang noir, friable. A l'examen microscopique, on trouve les canalicules urinifères remplis de cylindres rouge-brun constitués de détritus des globules rouges sanguins. Ces altérations sont surtout prononcées dans la partie centrale des pyramides. L'épithélium des tubes

(1) ZILLNER, *Wiener med. Wochenschr.*, 1882, nᵒ 45.

contournés, à ce qu'il paraît, est dépourvu de noyaux. *La moelle osseuse* est colorée en brun dans la partie supérieure de la cuisse et est normale dans sa partie inférieure, mais l'os lui-même est parfois luride. Dans quelques cas, le sang retiré du cadavre aurait présenté une réaction acide, *ce que je considère partout comme un état cadavérique.*

Recherche. — Le liquide contenant du chlorate de potasse, préalablement acidulé par l'acide sulfurique, est-il additionné d'indigo jusqu'à production d'une couleur bleue et ensuite de sulfite de potasse, on voit apparaître une coloration jaune ou verte.

Dans le contenu stomacal, etc., le chlorate de potasse peut être décelé à l'aide de la dialyse : le liquide ayant diffusé sera examiné au point de vue de sa teneur en chlorate, on se servira dans ce but de l'indigo.

On peut aussi procéder comme suit : une portion d'urine sera traitée, à froid, par une solution d'azotate d'argent et l'acide azotique, le précipité obtenu sera fondu et pesé ensuite, ce qui permettra d'évaluer les chlorures contenus dans cette urine ; une autre portion d'urine sera, préalablement à cet examen, diluée de 4 à 5 fois son volume d'eau et chauffée pendant une heure avec du zinc en poudre et de l'acide sulfurique. La différence existant dans la teneur en chlore de l'urine non soumise à l'action du zinc en poudre et de celle qui y fut soumise, permettra de calculer la richesse de l'urine en chlorate. Le résidu *de l'urine* évaporée est-il porté au rouge, il survient une explosion.

Traitement. — Lavages énergiques de l'estomac, entéroclysmes élevés, cocaïne (5 centigrammes pour 500 gr. d'eau), poudre de racine de colombo en suspension dans une grande quantité d'eau et morceaux de glace contre les vomissements, sinapismes ou ventouses à la région épigastrique ou à la région lombaire, excitants (teinture de musc en injections sous-cutanées.) *Il importe surtout de combattre l'anurie* causée par l'oblitération des canalicules urinifères et d'activer l'élimination du sel en prescrivant la solution d'acétate de potasse (20 gr. pour 200 gr. d'eau) et la

crême de tartre soluble (5 gr.). J'ai recommandé la pilocarpine
(en injections sous-cutanées, 1 à 3 centigrammes) pour stimuler
la salivation. Une saignée profuse débarrassera l'organisme du
sang impropre à la respiration : immédiatement après, on fera
une injection d'une solution physiologique de sel de cuisine (à
7 p. 1000.) L'administration du carbonate de soude ou de la soude
caustique pourrait ralentir notablement la décomposition du
sang. Sont aussi à recommander les bains chauds prolongés.

Prophylaxie. — Le chlorate ne devrait être administré à doses
élevées ni à jeun, ni dans le cours d'une fièvre; de plus, on devrait interdire sa vente en détail dans les drogueries. Le chlorate
de potasse passant dans le lait, les nourrices qui le prennent ne
devraient pas allaiter.

MAGNÉSIUM. — Introduits par l'estomac, les sels de magnésie ne
sont pas toxiques pour les animaux. En injections sous-cutanées
ou intra-veineuses, ils amènent la mort en affaiblissant l'énergie
cardiaque et en arrêtant la respiration. Le cœur s'arrête en diastole. Paralysie des plaques motrices, mais néanmoins les muscles
respiratoires restent intacts plus longtemps que chez les animaux
empoisonnés par le curare. *Le sulfate de magnésie*, en injection
intra-veineuse, provoque la mort d'un chien à la dose de 0 gr. 3
à 0 gr. 5 par kilo d'animal. A l'autopsie, on trouve des ecchymoses
sous-pleurales (1).

On trouve dans la littérature plusieurs cas d'empoisonnement par le sel d'Epsom *donné à l'adulte* à la dose de 120 gr. et
même déjà de 30 gr. Cependant, je ne puis m'empêcher d'exprimer le doute à cet égard, et je crois plus probable d'admettre
qu'il s'agissait de sel d'oseille ou de salpêtre que l'on avait pris
pour du sulfate de magnésie. Ce qui plaide en faveur de cette supposition, c'est que dans le cas le plus récent il n'y avait pas de
diarrhée. Il s'agit d'une femme qui se plaignait de douleurs cuisantes à l'estomac et à l'intestin, de dyspnée, de faiblesse générale; il survint du collapsus, de la mydriase, des paralysies multiples et la mort eut lieu après soixante-quinze minutes. Dans un

(1) RECKE, *Thèse de Göttingue*, p. 29, 1881.

autre cas, 30 gr. de sulfate de magnésie auraient provoqué : vomissements, cyanose, roséole, écoulement involontaire de l'urine, etc. L'administration *du sulfate de magnésie pendant un temps prolongé* provoquerait de l'anémie, de la dépression psychique; en même temps la face prendrait un teint blafard.

Kaïnite. — C'est un sel double constitué par du sulfate de magnésium et du chlorure de potassium. Des chevreuils et des vaches qui en avaient abondamment léché succombèrent avec fièvre, sialorrhée, tarissement de la sécrétion lactée, diarrhée et difficulté de la locomotion. *A l'autopsie*, on trouva des hémorrhagies dans l'intestin. Des pigeons périrent également à la suite de l'ingestion de cette substance.

LITHIUM. — Les sels de lithium sont doués des mêmes propriétés toxiques pour les *grenouilles* que les composés potassiques correspondants. La mort arrive par arrêt du cœur en diastole. L'arrêt définitif du cœur est précédé de suspensions diastoliques passagères; celles-ci ne s'observent point après la section du pneumogastrique et l'atropine remet le cœur en mouvement pour un certain temps. Les sels de lithium diminuent aussi l'excitabilité des nerfs, des centres nerveux, et des muscles. *Chez les animaux à sang chaud* ils abaissent notablement la température.

RUBIDIUM. — Le chlorure de rubidium commence par exciter les muscles striés de la grenouille (secousses fibrillaires) pour les paralyser ensuite; la courbe musculaire ressemble à celle observée après l'administration de la vératrine et, à la dose de 0 gr. 02, il excite tout d'abord le cœur presque jusqu'à produire l'arrêt en systole (1); la pression sanguine s'élève, le pouls devient plus rare. Ces phénomènes seraient dus à l'excitation centrale du pneumogastrique et des centres d'arrêt périphériques, ainsi qu'à l'influence exercée par le chlorure de rubidium sur le système vasculaire périphérique. *Le bromure de rubidium ammoniacal irrite les muqueuses.* On peut trouver des lésions de gastrite, ainsi que des érosions, des hémorrhagies. L'excitation

(1) Harnack und Dietrich, *Arch. f. exp. Path. et Pharmak.*, Bd XIX, p. 153.

transitoire fait rapidement place à l'anesthésie et à la paralysie. Les réflexes médullaires, d'abord plus énergiques, sont abolis ensuite. *La dose léthale minima étant, pour 1 kilo d'animal, de 0 gr.1 pour le lithium et de 0 gr.5 pour le potassium, sera de 1 gr. pour le rubidium.*

CÉSIUM. — *L'action du chlorure de césium* sur le cœur et les muscles est moins énergique que celle du chlorure de rubidium. Peuvent être rangés en ligne descendante quant à leur action paralysante sur les muscles : potassium, rubidium, césium, sodium.

CHLORHYDRATE D'AMMONIAQUE. — Introduit dans l'estomac à la dose de 2 à 5 gr., *le chlorure d'ammonium* (AzH^4Cl) tue les animaux en provoquant chez eux de l'agitation, l'accélération de la respiration, de la dyspnée, des convulsions. La muqueuse stomacale est enflammée (1) ; l'usage prolongé du sel ammoniac dans un but thérapeutique donne naissance à des troubles digestifs et à des vomissements ; donné plusieurs fois à doses élevées, il provoque : lassitude, anorexie, diurèse augmentée, accès fébriles (2), lésions de la bouche ressemblant à celles du scorbut, et coliques.

CARBONATE D'AMMONIAQUE. — *Le sel de corne de cerf* ($AzH^4{}^2CO^3$) *de même que le sous-carbonate d'ammoniaque empyreumatique* ne provoquent que rarement des empoisonnements.

Les symptômes sont analogues à ceux que donne l'ammoniaque. Les malades se rétablissent, ou meurent après avoir maigri considérablement et dépéri. A l'*autopsie* on a trouvé une fois une cicatrice siégeant à la paroi postérieure de l'estomac.

Les phénomènes morbides survenant chez les ouvriers occupés à obtenir le carbonate d'ammoniaque au moyen de l'eau des gazomètres des usines à gaz d'éclairage, sont identiques à ceux que provoque l'inhalation d'ammoniaque. Chez les personnes travaillant *à la sublimation du carbonate d'ammoniaque*, on voit apparaître des crevasses et des gerçures de la peau, ainsi que des

(1) MITSCHERLICH, *Zeit. d. Ver. f. Heilk*, 1844, p. 214.
(2) GUMPERT, *Medicin. Zeit.*, 1838, p. 179.

opacités cornéennes. Les lavages au vinaigre remédient à l'affection cutanée, tandis que les opacités de la cornée ne disparaissent que si le malade ne s'expose plus aux vapeurs délétères dégagées pendant la sublimation.

Les injections intra-veineuses de carbonate d'ammoniaque provoquent chez les animaux : convulsions, vomissements, évacuation involontaire des selles et de l'urine; coma (1).

L'ammonihémie est provoquée chez l'homme par la transformation de l'urée en carbonate d'ammoniaque.

ARGENT. — *Les empoisonnements par l'azotate d'argent* ($AgAzO^3$) ont été causés soit parce que des solutions ont été absorbées par mégarde, soit qu'en cautérisant la bouche avec la pierre infernale celle-ci s'échappant du porte caustique avait pénétré dans l'estomac ou les voies respiratoires, soit enfin par suicide. L'action toxique de l'azotate d'argent avalé se manifeste après une à deux heures; la mort n'est qu'exceptionnelle; cependant on l'a observée trois jours après la déglutition de trois morceaux de pierre infernale, en pleine pneumonie que l'empoisonnement avait peut-être occasionnée. *La dose léthale* surpasse 10 gr. Les lapins périssent dans l'espace de cinquante-trois heures après l'ingestion de 4 gr. environ. A plusieurs reprises, malgré la non administration d'aucun antidote, 2 gr. à 2 gr. 5 de pierre infernale avalée n'ont provoqué aucun phénomène toxique (2). Dans un cas où le sujet avait avalé 32 gr. environ de pierre infernale, la guérison est survenue après cinq jours. Un certain nombre d'empoisonnements se sont montrés chez des personnes qui s'étaient servi pendant des années d'une solution de pierre infernale pour teindre en noir leurs cheveux; ils s'expliquent par l'absorption cutanée.

L'azotate d'argent se transforme dans l'estomac en albuminate d'argent soluble dans le chlorure de sodium; c'est sous cette forme ou sous forme de chlorure d'argent qu'il est absorbé. L'élimination se fait par les reins et les intestins ; et, en cas d'injection

---

(1) FRERICHS, *Die Bright'sche Nierenkrankh.*, 1851, p. 282.
(2) J. HOPPE, *Memorabilien*, Bd XX, 1875, p. 385.

sous-cutanée ou parenchymateuse, l'estomac y prend part aussi. Mais une partie de l'argent se dépose dans l'organisme (chez les animaux, même en cas d'empoisonnement aigu) sous forme d'argent métallique (1).

Appliqué sur les muqueuses et les plaies, l'azotate d'argent provoque, outre le rétrécissement des vaisseaux, la formation d'une eschare pénétrante, d'un blanc-bleuâtre se détachant après quelques jours; appliqué sur la peau intacte, il colore en blanc l'épiderme. Grâce à l'action de la lumière, les parties atteintes finissent par présenter une coloration gris-noirâtre (argent métallique ou protoxyde d'argent ou produit de réduction du chlorure d'argent sous l'influence de la lumière). Par suite de la combinaison avec l'albumine et le chlore que forme la pierre infernale dans l'estomac, elle y déploie moins énergiquement ses propriétés caustiques. L'absorption de l'azotate d'argent se manifeste, chez les animaux à sang chaud, par des paralysies (sans convulsions) et des troubles respiratoires; chez les animaux à sang froid, il survient de l'hyperesthésie, des convulsions et des paralysies (2).

Symptômes. — Ont été observés *chez l'homme* après cautérisation ou absorption : expulsion par vomissements de masses caséeuses devenant plus sombres après l'exposition à l'air, diarrhée, douleurs le long de tout l'appareil digestif, affaiblissement de l'énergie cardiaque, vertiges et convulsions. Dans un cas (32 gr. environ) sont survenus rapidement : perte de connaissance, anesthésie et spasmes cloniques des muscles des extrémités supérieures et de la face, pupilles dilatées ne réagissant pas à la lumière. La sensibilité et la conscience ne reparurent que après onze heures. Bientôt le malade fut plongé pendant deux heures dans le coma; ces accès se répétèrent à plusieurs reprises les jours suivants; guérison après cinq jours. Mais dix-sept jours plus tard survinrent des vomissements : les masses vomies tachaient le linge en noir.

(1) Samojloff, *Arbeit. d. Dorp. Inst.*, Bd IX, p. 17.
(2) Curci, *Lo sperimentale*, 1875, p. 636.

Empoisonnement chronique par l'argent. — L'argyrie peut survenir après l'emploi prolongé de l'azotate d'argent (jusqu'à 15 ou 30 gr. en tout) à l'intérieur et à l'extérieur et chez certains ouvriers, par exemple les argenteurs qui, remplissant par aspiration de la solution argentique les objets à recouvrir intérieurement d'une couche de métal, se mouillent de temps en temps les lèvres et les parois buccales avec cette solution. Les parties atteintes sont colorées en gris ardoisé ou gris acier ou bleu-noirâtre, ou ressemblent aux mines des crayons. La matière colorante ne siégeant pas dans l'épiderme ni dans l'épithélium, l'application des vésicatoires reste sans effet aucun. Le pigment se dissout dans le cyanure de potassium ou l'acide azotique concentré. Cette coloration se montre de préférence dans les parties exposées à la lumière, mais elle peut aussi exister dans d'autres parties du corps. Ainsi, par exemple, ont été trouvés colorés en noir : face, mains, plus rarement ongles et cheveux, lèvres, gencives, langue, voile du palais, sclérotique, conjonctive, cavité naso-pharyngienne, larynx, membranes du tympan, muqueuse des petites lèvres et entrée du vagin, glandes, foie, intestin, mésentère, reins, etc. La pierre infernale employée (en solutions, pommades, etc.) pour cautériser les parties du corps accessibles à la main armée du porte-caustique (langue, pharynx, larynx) ou pour teindre les cheveux, peut provoquer la coloration argyrique non seulement des points attouchés, mais aussi de points éloignés (face, cou, partie supérieure de la paroi abdominale) et même une argyrie généralisée (1).

Quelques auteurs émettent la supposition que c'est déjà dans l'intestin que la pierre infernale est réduite en argent métallique qui ira se déposer dans les parties atteintes (2) ; d'autres admettent (ce qui est plus exact) que le sang ne contient que de l'albuminate d'argent, dont la réduction en argent métallique ne se fait que dans la peau, les glandes et les autres points du corps où il se dépose (3). Ainsi qu'il résulte des recherches faites à ce

<hr>

(1) Duguet, *Gaz. méd. de Paris*, 1874, n° 28 ; — Onody, *Pest. med. chir. Presse*, 1889 ; — L. Lewin, *Die Nebenwirk. der Arzneimittel*, 1899, p. 656.

(2) Riemer, *Arch. f. Heilk.*, Bd XVII, p. 296 ; Bd XVIII, p. 330.

(3) Frommann, *Arch. f. path. Anat.*, Bd XVII, p. 135.

sujet, ni les vaisseaux afférents ni les vaisseaux efférents du
glomérule ne contiennent d'argent réduit ; il faut donc supposer
que l'argent y pénètre sous forme d'un composé soluble et que la
réduction n'a lieu que dans les cellules épithéliales du rein. L'argyrie survient peu à peu ; et les sujets atteints peuvent arriver
jusqu'à la vieillesse extrême sans avoir présenté aucun symptôme
morbide. Quelquefois surviennent néanmoins : stomatite sans
ptyalisme, gingivite argentique (1), gastrite, albuminurie, abattement, engourdissement, affaiblissement de la mémoire, bourdonnements d'oreilles, dureté de l'ouïe, amblyopie et spasmes
des muscles oculaires.

Chez les animaux, on peut produire l'argyrie de quelques organes internes, mais jamais on ne voit la peau en être atteinte.
L'administration de l'azotate d'argent provoque chez eux, principalement, des troubles de la nutrition, l'irrégularité du pouls et
de la respiration. A l'autopsie on trouve, entre autres, le foie et
les reins atteints de dégénération graisseuse, les lésions de l'entérite et des stases veineuses (exsudats dans les cavités séreuses).

Quant aux *taches* sombres observées sur les mains (surtout sur
la main gauche) *des ouvriers travaillant l'argent*, on a ici affaire
à une argyrie locale produite par l'argent ayant pénétré sur
place. Ces taches ne sont nullement caractéristiques ; en effet,
des taches absolument semblables produites, par exemple, chez
les ramoneurs par la suie ayant pénétré à travers l'épiderme,
peuvent persister même pendant deux ans après la cessation du
métier (2).

Autopsie. — Cautérisation (en raies, ou en taches) des parties
des voies digestives entrées en contact avec l'argent ; eschares
corrosives gris-blanchâtres ou gris-bleuâtres dans la bouche,
l'œsophage, le larynx, si le poison l'a atteint, et dans l'estomac
(dans celui-ci on peut trouver aussi des ulcères), tuméfaction de
la langue, etc. Chez les *sujets atteints d'argyrie*, l'argent fut
trouvé dans le derme, dans la paroi externe des follicules pileux
et des glandes sébacées, ainsi que dans les parois des glandes

(1) Guipon, *Bull. de thér.*, t. LXXI, p. 86 ; — Magitot, *Gaz. des hôpit.*, 1879, p 165.
(2) Schilling, *Münch. med. Wochenschr.*, 1887, p. 77.

sudoripares; on l'a vu aussi sous forme de corpuscules noirs, entre autres, dans le duodénum et le jéjunum, les villosités intestinales, les glomérules de Malpighi et la substance interstitielle des canaux médullaires, la moelle osseuse, les testicules et le foie.

Recherche. — L'azotate d'argent fournit avec une solution de chlorure de sodium ou avec l'acide chlorhydrique du chlorure d'argent soluble dans l'ammoniaque; avec le cyanure de potassium, du cyanure d'argent soluble dans l'ammoniaque; avec le chromate de potasse, du chromate d'argent rouge-brun. On peut encore déceler l'argent dans le foie cinq mois après sa suppression, mais on échoue si l'examen se fait après sept mois (1). La peau, le foie, l'intestin, le sang de la veine porte, etc. seront desséchés et calcinés en présence d'azotate de potasse et de carbonate de soude : le résidu de la fusion survenue après les avoir portés de nouveau au rouge sera repris par l'acide azotique qui se combinera à l'argent. On procédera ensuite comme il vient d'être dit.

Traitement de l'empoisonnement aigu par l'argent. — Émétiques, lavage de l'estomac, sel de cuisine pour provoquer la formation du chlorure d'argent et antiphlogistiques. L'argyrie ne cède à aucun traitement. Au point de vue *prophylactique*, il faut prendre garde de ne pas administrer trop longtemps l'argent dans un but thérapeutique; dans le cas contraire, les malades pourraient intenter au médecin un procès en dommages-intérêts.

SELS DE CHAUX. — Chez un garçon ayant avalé de la chaux vive, il survint de la fièvre, de la soif et des douleurs au pharynx et au ventre, il mourut le neuvième jour (2). Un autre sujet guérit en huit jours après avoir présenté des vomissements, de la fièvre, des douleurs intestinales, de la diarrhée sanguinolente, et des phlyctènes dans la bouche. Outre les symptômes précités, on a vu apparaître des convulsions chez les personnes ayant mangé des

(1) TAYLOR, *Die Gifte.*, Bd I, p. 103.
(2) AMATUS LUSITANUS, *Curat. med.*, *Lip.* 1567, Cent. V. Curat 94.

pommes rôties dans la chaux caustique (1). J'ai eu connaissance d'une tentative d'homicide sur un nourrisson à l'aide d'environ 150 grammes de lait de chaux et de bleu d'outremer. J'admets l'existence d'une gastro-entérite intense causée par l'alcali libre de la préparation. Quelques milliers de Croisés moururent après avoir mangé de la farine à laquelle l'empereur Emmanuel Comène avait ajouté de la chaux vive. La chaux caustique provoque chez les chevaux du ptyalisme, des corrosions et la tuméfaction de la muqueuse buccale (2). Donnée à la dose de 12 gr.,elle provoque chez les chiens des convulsions et des vomissements, et la mort ne tarde pas à survenir. Les premières voies digestives sont ordinairement enflammées.

La chaux fraîchement éteinte peut, elle aussi, provoquer des inflammations locales. C'est à ses propriétés déshydratantes que la chaux vive est redevable de son action caustique.

La cautérisation de la cornée avec la chaux calcinée a donné, dans un cas, naissance à une vésicule. Celle-ci enlevée, la cornée s'est montrée polie et brillante ; déjà après vingt-quatre heures, l'épithélium n'était qu'un peu trouble. La cautérisation de la conjonctive prend quelquefois une toute autre marche ; on voit survenir des eschares dont la chute est suivie d'ulcérations, de trichiasis, d'entropion, de symblépharon. La cornée et la conjonctive se comportent de la même façon envers les *acides* et *les lessives*.

L'injection intraveineuse de *chlorure de calcium* (jusqu'à 1 gr. 5) provoque chez les chiens : vomissements, démarche hyénoïde, ralentissement du cœur, ou même arrêt du cœur en diastole (3). Chez l'homme, on voit apparaître : diarrhée, vertiges, tremblement des membres, pouls petit et prostration.

L'inhalation de poussière calcaire provoque assez souvent chez les chaufourniers, les maçons, etc. une pneumoconiose calcaire. Parmi les maçons et les charpentiers on a trouvé 34 p.100 de sujets atteints d'affections pulmonaires (4). La *poussière de la faune fossile,* constituée par des carapaces entières de diato-

<hr>

(1) WAGNER, *Ephem. Acad.,*Dec. III, ann. 2, obs. 162.
(2) HERTWIG, *Pract. Arzneimittellehre,* 1833, p. 696.
(3) RABUTEAU et DUCOUDRAY, *Comptes rendus,* 10 févr. 1873.
(4) HIRT, *Handb. d. Gewerbekr.,* 1874, p. 532.

mées, est considérée comme la plus nocive. *Les ouvriers occupés dans les manufactures de dynamite* l'inhalent presque constamment.

Traitement. — Lavages de l'estomac, huiles grasses, vinaigre, acide tartrique, acide citrique en grandes quantités avec sirop de sucre (formation du saccharate de chaux). Le sucre en solution ou le sirop simple sont aussi à recommander contre les *cautérisations de l'œil par la chaux.* L'instillation des remèdes mucilagineux et huileux et le renversement répété de la paupière peuvent prévenir l'apparition des synéchies, pourvu que le repli de passage de la conjonctive soit resté intact.

Recherche. — Les composés calcaires solubles donnent, avec les oxalates, de l'oxalate de chaux insoluble dans l'acide acétique et soluble dans l'acide chlorhydrique; l'acide sulfurique précipite du sulfate de chaux (parfois seulement après addition préalable d'alcool). Les parties du cadavre seront traitées par l'acide azotique, le filtrat sera évaporé, le résidu sera repris par l'alcool : c'est après avoir chassé l'alcool, que l'on y recherchera le calcium.

BARYUM. — Des empoisonnements ont été causés par le *chlorure de baryum, l'azotate de baryum, le sulfate de baryum, l'acétate de baryum et le sulfure de baryum.* A la dose de 10 gr. le *chlorure de baryum* amenait la mort chez l'homme en trois jours ; et en deux heures, à la dose de 16 gr. Le *carbonate de baryum* faisait périr des chiens à la dose de 1 gr. 5, tandis que l'on connaît un cas de guérison chez une personne en ayant pris 30 gr. (1). Toutefois il ne faut pas oublier que la dose léthale est de beaucoup inférieure à 30 gr. La mort est survenue dans l'espace d'une heure chez un homme ayant ingéré 32 gr. *d'azotate de baryum*, tandis qu'il suffit d'en administrer 0 gr. 6 à un lapin pour que la mort s'ensuive en moins d'une heure. J'ai compulsé dans la littérature trente et un empoisonnements par le baryum dont dix ayant présenté une issue fatale. La susceptibilité envers

(1) HUSEMANN, *Zeitschr. f. prakt. Heilk.*, 1866, p. 532.

le baryum administré à dose thérapeutique serait plus accusée dans le climat austral que dans le climat boréal.

Le *carbonate de baryum* agit plus lentement que le *chlorure de baryum*. Plus lente encore est la transformation dans l'intestin du *sulfate de baryum* (barytine) en composés solubles. Injecté dans la veine à la dose de 0 gr. 5, le *sulfate de baryum* est sans inconvénient pour le lapin ; mais le foie, les reins, la rate et la moelle osseuse deviennent très riches en baryum. L'ingestion du *chlorure de baryum* fut suivie de la localisation du baryum surtout dans les os, les reins et le cerveau. Chez des lapins qui recevaient avec leurs aliments jusqu'à *30 gr. de carbonate de baryum*, c'étaient les os qui étaient les plus riches en baryum ; (les cendres des vertèbres en contenaient jusqu'à 0,56 p. 100), mais on l'a trouvé aussi dans les muscles, le cœur, le foie, les reins (1).

La majeure partie s'élimine de l'organisme par l'urine, la salive et les fèces (2). Le poison contenu dans les os peut devenir soluble pour une cause ou une autre. Outre l'irritation de l'intestin et de son appareil moteur, les sels de baryte solubles provoquent encore l'arrêt du cœur (influence sur le pneumogastrique et le muscle cardiaque) et des paraplégies précédées de convulsions (excitation des centres convulsivants de la moelle épinière et du bulbe). La *mort causée par les sels de baryum* a été, par erreur, attribuée à l'oblitération des capillaires pulmonaires par le précipité de sulfate de baryum qui se forme aux dépens de l'acide sulfurique du sang (3).

Symptômes chez l'homme. — Nausées, vomissements, gastralgie, diarrhée, frissons, vertiges, froid, secousses aux extrémités, contractures des muscles de la face, ralentissement du pouls, palpitations, élévation de la pression sanguine, surdité et *autres phénomènes analogues à ceux fournis par la digitale*, sensation d'angoisse, troubles de la vue, plus rarement paralysies (4). La mort est précédée par l'exacerbation des vomituritions infructueuses et des secousses musculaires. En cas de marche vers la

(1) Felletar, *Pester. med.-chir. Presse*, 1892, n° 45, p. 1073.
(2) Linossier, *Comptes rendus de la Société de Biol.*, 1887, p. 122.
(3) Onsum, *Virchow's Arch.*, Bd XXVIII, p. 233.
(4) Reincke, *Vierteljahrsschr. f. ger. Med.*, Bd XXVIII, p. 248.

guérison, le malade ressent encore longtemps de la faiblesse musculaire ; il souffre de troubles gastro-entériques, et les organes où avaient eu lieu des extravasations sanguines ne reprennent que lentement leur fonctionnement normal. L'administration du *chlorure de baryum*, dans un but thérapeutique, a eu pour conséquences : fièvre, stomatite, salivation, tuméfaction des glandes salivaires, haleine fétide, conjonctivite, néphrite, exanthèmes, outre un grand nombre d'autres symptômes déjà décrits en parlant de l'empoisonnement aigu.

Autopsie. — Estomac et intestin ecchymotiques (1), (le cas échéant, saupoudrés de sels de baryte insolubles), œdème de la muqueuse intestinale et dégénérescence graisseuse du foie, rarement des inflammations plus accusées ; on prétendrait même avoir aussi trouvé des perforations (?) (2).

Recherche. — A-t-on affaire à du carbonate ou à du sulfate de baryum, il faut commencer par les rendre solubles, le premier en le traitant par l'acide chlorhydrique dilué, le second en le soumettant à l'ébullition en présence du carbonate de potasse. Les solutions des sels de baryte traitées par l'acide sulfurique fournissent un précipité blanc de sulfate de baryum, et un précipité jaune de chromate de baryum quand on fait agir le chromate de potasse. Portés au rouge, les sels de baryum laissent reconnaître à l'examen spectroscopique trois raies vertes situées dans le voisinage de E.

Les parties cadavériques seront extraites par l'eau et les sels de baryte ainsi obtenus seront examinés comme il vient d'être spécifié. Pour déceler les sels de baryum insolubles fournis par les phosphates et les sulfates du corps animal, on commencera par détruire les masses organiques en les portant à la chaleur rouge, le résidu insoluble dans l'eau sera fondu avec du carbonate de soude ou soumis à l'ébullition avec une solution de carbonate de soude. Le résidu ainsi obtenu sera dissous dans l'acide chlorhydrique ; c'est dans cette dernière solution que sera recherché le baryum.

(1) Seidel, *Vierteljahrsschr. f. ger. Med.*, Bd XXVII, p. 213.
(2) Wach, *Zeitschr. f. Staatsarzneik.*, Bd XXX, Heft 3, p. 1.

Traitement. — Evacuation de l'estomac, administration du sulfate de soude (20 à 50 gr. pour 1 litre d'eau), émollients, eau glacée, et petites quantités d'atropine (1/2 milligramme) en injection sous-cutanée.

STRONTIUM. — Pour leur action toxique, les composés de strontium le cèdent considérablement à ceux de baryum. Donné par la bouche à la dose de 7 gr., le *chlorure de stontium* n'a provoqué chez une chienne qu'un seul accès de vomissements (1), la dose de 15 gr. fut suivie chez les lapins de paralysies des membres et de mort ; *l'azotate de strontium*, à la dose de 7 gr., a amené chez les lapins l'accélération des battements cardiaques et de la diarrhée, et, à *l'autopsie*, on a trouvé des ecchymoses dans l'estomac.

Les sels de strontium administrés à des animaux n'ayant pas encore achevé leur croissance provoquent des altérations osseuses particulières (2). D'après l'intensité de leur action toxique (en injections intra-veineuses), les éléments suivants peuvent être rangés dans l'ordre décroissant que voici : *baryum, potassium, magnésium, calcium, strontium, sodium*. Le *bromure de strontium* peut s'accumuler dans l'organisme. Néanmoins, on l'a administré sans inconvénient à la dose de 3 à 4 gr. répétée plusieurs fois par jour ; tout au plus a-t-on observé chez l'homme les phénomènes du bromisme. Le strontium employé dans l'industrie n'aurait provoqué des phénomènes d'intoxication que s'il était adultéré par du baryum. L'Académie de médecine de Paris s'est prononcée contre son emploi dans le désulfatage du vin.

Recherche. — Les sels de strontium colorent en cramoisi la flamme du chalumeau.

[Pour établir les bases d'un rapport relatif à l'emploi de la strontiane et des sels de strontium au point de vue de l'hygiène, à propos de la raffinerie du sucre et du déplâtrage des vins, j'ai été amené à faire, relativement à la toxicité des sels de strontium, des expériences que j'ai reproduites en détail dans ce rapport (3).

(1) Gmelin, *Ueb. d. Wirk. d. Baryts, Strontium, etc.*, Tubingue, 1826.

(2) Heidenreich, *Centrabl. f. Chir.*, 1884, p. 422.

(3) G. Pouchet. Strontiane ; emploi dans la raffinerie du sucre, *Recueil des travaux du Comité consultatif d'hygiène publique de France*, 1891, t. XXI, p. 668.

J'ai été conduit à conclure que l'action des quantités massives de chlorure de strontium en injections intra-veineuses, se traduit par une irritation purement locale, ayant entraîné dans un cas des désordres graves (phlegmon de la cuisse), mais tels que toute substance irritante en aurait produits. La toxicité paraît absolument nulle, car la trace d'albumine qu'il est possible de déceler dans l'urine, le lendemain et le surlendemain de l'injection, peut aussi bien être attribuée soit à l'irritation, soit plutôt à l'action osmotique d'une solution saline assez dense brusquement introduite dans le torrent circulatoire. L'accroissement de l'excrétion de l'urée, accroissement qui semble cesser en même temps que l'élimination du strontium par l'urine, doit, au contraire, être attribué à l'action propre de ce métal; ce fait avait déjà été observé par Vulpian qui employait l'azotate de strontium, à la dose de 15 à 20 grammes par vingt-quatre heures, dans le traitement du rhumatisme articulaire chronique, et il paraît justifier son opinion que la strontiane agirait alors en activant les combustions organiques, ce que semble démontrer encore la disparition des urates dans l'urine.

Le strontium disparaît complètement de l'urine du quatrième au sixième jour qui suit l'injection intra-veineuse, et la répercussion de son élimination sur celle du calcium normal tendrait à faire essayer l'emploi des sels de strontium chez les rachitiques].

ZINC

Les empoisonnements aigus ont pour causes : méprises (sulfate de zinc pris pour sulfate de magnésie ou pour azotate de potasse), homicide ou suicide, substances alimentaires conservées dans des boîtes galvanisées. Ces empoisonnements aigus sont produits par les composés que voici : *sulfate de zinc, chlorure de zinc*, soit comme sel ou sous forme de « Soldering fluid » ou comme « Disinfecting fluid » de Crew et Burnett (22 gr. 1 chlorure de zinc pour 30 gr. d'eau), *oxyde de zinc*, ainsi que *acétate zincique* (aliments ou boissons contenant des acétates ou des citrates et conservés dans des vases en zinc).

L'*intoxication chronique* s'observe chez les ouvriers exposés aux vapeurs de zinc, plus rarement chez les personnes qui prennent trop longtemps du zinc par la bouche, et aussi avec des conserves et l'eau potable. Le zinc est plus facilement soluble dans l'eau de pluie que dans l'eau dure. L'eau séjournant dans des réservoirs en tôle zinquée ou dans des tubes soi-disant galvanisés, tient du zinc en dissolution. Le gouvernement français avait parfaitement raison en interdisant dans la marine l'usage des réservoirs en tôle zinquée. L'eau de source après un parcours de 182 mètres environ dans des tubes galvanisés, contient 0 gr. 06 de carbonate de zinc par litre d'eau, et 0 gr. 09 après un parcours de 800 mètres. Ces quantités de zinc, même celles de moitié moindres, sont, d'après moi, nuisibles à la santé du moment qu'elles sont ingérées pendant un temps prolongé. Les plantes, par exemple *Viola lutea*, implantées dans un sol riche en zinc, en contiennent aussi. J'ai trouvé relatés dans la littérature vingt-six cas d'empoisonnement aigu par le sulfate de zinc et vingt-quatre par le chlorure de zinc, les derniers avec une mortalité de 50 p. 100 environ.

La *dose mortelle* semble osciller, pour *le sulfate de zinc*, entre 5 à 10 gr ; quoique l'on ait vu la guérison survenir après 30 gr. et que, d'autre part, la mort soit survenue dans l'espace de trois jours et plus rarement dans un délai plus éloigné, après l'administration de 0 gr.5 seulement. Le chlorure de zinc à la dose de 3 à 5 gr. peut provoquer des phénomènes toxiques ou même amener la mort, qui survient après quelques heures ou dans l'espace de trois à douze semaines.

Les sels de zinc solubles précipitent l'albumine. Les albuminates de zinc se dissolvent dans les acides dilués, les alcalis et dans le sel soluble de zinc en excès. On aurait vu la mort survenir chez les personnes s'étant servies du sulfate de zinc pour l'usage externe. L'élimination se fait par l'urine, les matières fécales, le lait, la muqueuse gastro-intestinale et peut-être aussi par la sueur. Les os et les muscles emmagasinent du zinc. Les solutions de sels zinciques concentrés, surtout celles de *chlorure de zinc*, cautérisent les tissus vivants et produisent une eschare corrosive molle. Absorbés, les composés de zinc commencement par exciter les centres nerveux, plus tard ils provoquent l'hypo-excitabilité réflexe et la paralysie des muscles. La désagrégation des globules sanguins rouges s'effectue plus rapidement ; et l'urine contiendrait de l'hémoglobine, de l'albumine et du sucre.

Symptômes de l'empoisonnement par le sulfate et le chlorure

de zinc. — Sensation de constriction et de brûlure au pharynx, cardialgie, vomissements et diarrhée (les matières évacuées peuvent contenir des lambeaux de la muqueuse ou des masses sanguinolentes), albuminurie, larmoiement, toux, faiblesse, pouls petit, sueurs froides, dyspnée, coma, convulsions, collapsus ou convulsions généralisées épileptiformes avec dyspnée. La mort a lieu, dans la majorité des cas, sans être précédée de troubles de la conscience. L'application d'une *pâte au chlorure de zinc* sur un cancroïde de la lèvre (le malade en a sans doute avalé une petite quantité) fut suivie de frissons, de surdité, de crampes aux mollets, et la mort survint dans le coma. L'empoisonnement, ce qui est souvent le cas avec le *chlorure de zinc*, passe-t-il à l'*état chronique*, les douleurs à l'épigastre, les nausées et le goût âpre persistent toujours; parfois apparaissent après quelques jours des crampes aux muscles des extrémités, il peut même arriver que des convulsions éclatent après quatre semaines. Une amélioration apparente de quelques jours peut être suivie de mort survenant au milieu d'hématémèses, d'évacuation de selles sanguinolentes, de météorisme et de collapsus; elle a parfois lieu seulement après dix à quatorze semaines par épuisement progressif; dans ce cas, elle est précédée de douleurs localisées à une région déterminée de l'estomac (1) et de pétéchies (2).

Un malade atteint d'un eczéma de la main l'ayant saupoudré d'oxyde de zinc vit survenir un empoisonnement aigu. Il est certain que l'absorption de zinc peut s'exécuter par une semblable surface.

Empoisonnement aigu par les vapeurs de zinc pures ou mélangées. — (Usines à zinc, fondeurs en laiton et fondeurs en bronze etc.). Les douleurs, surtout accusées dans la région dorsale, sont suivies de frissonnement, ensuite de frissons durant une ou plusieurs heures (fièvre des fondeurs), d'accélération du pouls, avec

(1) Tuckwell, *Brit. med. Journ.*, 1874, p. 297.
(2) Honsell, *Berlin. klinische Wochenschr.*, 1866, p. 191; — Jalland, *Brit. med. Journ.*, 1887, I, p. 1387.

toux obsédante et sensations d'écorchure au thorax ; plus tard, expectoration, diarrhée suivie de douleurs intestinales, céphalée frontale, rarement secousses musculaires, ptyalisme (1) et vertige. Y font suite les sueurs et le sommeil (2). Quiconque aura été atteint une fois de la fièvre des fondeurs l'aura de nouveau, sinon même à chaque coulée. Mais je connais des fondeurs qui, tout en travaillant tous les jours au coulage des métaux, jouissent d'immunité envers cette affection. *Il existerait en outre une intoxication chronique par les vapeurs de zinc* qui se manifeste, entre autres choses, par : vomissements après les repas, coliques, ataxie, secousses musculaires, liseré gris aux gencives et paralysies (3). Je considère quelques-uns de ces symptômes comme étant attribuables à l'action du plomb.

L'intoxication chronique par le zinc constitue un trouble général de la nutrition. L'existence de cet état est hors doute. Voici un fait qui en donnera une bonne idée. Un épileptique a absorbé pendant cinq mois 194 gr. environ d'*oxyde de zinc*. Il pâlit, maigrit, les traits se décomposèrent, ses facultés psychiques s'engourdirent. Perte de l'appétit et des forces, ballonnement du ventre, œdème des extrémités inférieures remontant jusqu'aux genoux, aspect parcheminé de la peau. Dans ce cas on réussit à obtenir la guérison. Les vomissements souvent répétés peuvent également s'observer. Chez les chiens soumis à l'*intoxication chronique par l'oxyde de zinc* (à la dose quotidienne de 0 gr. 5), on a vu apparaître : vomissements, faiblesse, amaigrissement, anesthésie partielle, albuminurie (jusqu'à 0,9 p. 100) et glycosurie (jusqu'à 1,7 p. 100), destruction des globules sanguins rouges et augmentation du nombre des leucocytes.

Autopsie. — L'estomac des animaux intoxiqués par le *sulfate de zinc*, introduit directement dans l'estomac ou appliqué sur des plaies, était enflammé et parsemé d'extravasations et d'ulcères ; chez l'homme, outre ces lésions on trouva encore les parois stomacales épaissies. En cas d'*intoxication grave par le chlorure de zinc*, la muqueuse des premières voies digestives est tuméfiée,

(1) Elfes, *Rust's Mag.*, Bd XI, p. 563.
(2) Hirt, *Handb. d. Gewerbekrank.*, 1874, p. 449.
(3) Popoff, *Berlin. klin. Wochenschr.*, 1873, p. 49.

détruite en partie et elle se détache des tissus sous-jacents par grands lambeaux; les tuniques de l'estomac sont parfois épaissies et coriaces. Dans les intoxications à marche chronique, on peut trouver des ulcères superficiels de l'œsophage, la muqueuse stomacale boursouflée, d'un gris ardoisé, ulcérée ; parfois même on tombe sur des cicatrices et des perforations stomacales. Dans un cas l'issue fatale est survenue après trois mois. La désorganisation de l'estomac était si avancée qu'il fut impossible de l'isoler : il était remplacé par une masse enflammée en forme de boudin ayant contracté des adhérences avec le péritoine. *L'intoxication chronique par l'oxyde de zinc* provoqua après dix à quinze jours chez les chiens : anémie cérébrale et médullaire, cellules ganglionnaires des cornes antérieures atrophiées et granuleuses. L'intoxication chronique par les sels solubles de zinc a donné naissance à de la néphrite parenchymateuse (1).

Recherche. — Le sulfhydrate d'ammoniaque donne un précipité blanc de sulfure de zinc; la soude caustique et l'ammoniaque, de l'hydrate de zinc blanc, soluble dans un excès du réactif; le carbonate de soude fournit un précipité de carbonate de zinc basique. Les matières vomies, l'urine, les matières fécales, les muscles, le foie, la rate seront détruits (acide chlorhydrique et chlorate de potasse), le chlore et l'acide libres seront chassés par chauffage et le résidu sera traité par l'ammoniaque et le sulfhydrate d'ammoniaque : on obtiendra de la sorte du sulfure de zinc.

Traitement de l'empoisonnement aigu par le zinc. — Lavages de l'estomac, — le cas échéant, émétique — lait chaud, solutions d'albumine (albuminate de zinc), solutions diluées de carbonate de soude ou de potasse (carbonate de zinc), médicaments contenant du tannin, par exemple alcoolé tannique (tannate de zinc). Dans les premiers jours on prescrira de préférence des aliments liquides. La *fièvre des fondeurs* n'exige pas de traitement particulier. Les ouvriers, dont l'état général décline à cause du métier, auront à se garantir autant que possible de l'influence nocive des vapeurs de zinc en se munissant de respirateurs contenant des substances alcalines. Au point de vue *prophylactique*, on tiendra la main à

1) HELPUP, *Deutsche med. Wochenschr.*, 1889, n° 38, p. 782.

ce que l'eau ne soit pas conservée dans des tubes galvanisés, ni dans des réservoirs en tôle zinquée.

CADMIUM. — Les composés de cadmium solubles dans l'organisme (1), tels que, par exemple, le *chlorure de cadmium* et le *bromure*, le *chlorure double de sodium et de cadmium*, le *sulfate*, l'*azotate*, le *carbonate* et l'*acétate de cadmium*, sont doués de propriétés toxiques; on peut les déceler dans le sang, le foie, le cœur, le cerveau et, très rapidement, dans l'urine. Les sels de cadmium se transforment en albuminate de cadmium soluble dans l'albumine en excès et dans les chlorures alcalins. Les chiens sont tués par l'injection intraveineuse de 0 gr. 03 ou l'ingestion de 0 gr. 3 à 0 gr. 6, et les lapins périssent après l'ingestion de 0 gr. 5 environ.

Les sels de cadmium sont phlogogènes. Quel que soit le mode d'administration, ils provoquent toujours une gastro-entérite d'intensité variable (à commencer par l'état catarrhal en allant jusqu'à la gastro-entérite ulcérée). L'absorption de ces sels provoque *chez les animaux :* vertige, vomissements, diarrhée, ralentissement du pouls et de la respiration, débilité, perte de connaissance, convulsions et la mort. C'est le cœur qui meurt le dernier. L'*ingestion des sels de cadmium donne naissance à une intoxication chronique* se manifestant par des troubles digestifs et l'amaigrissement progressif de l'animal en expérience. *A l'autopsie,* on trouve une gastro-entérite, parfois des hémorrhagies sous-pleurales et des infarctus pulmonaires, le cœur et le foie surchargés de graisse, et une néphrite diffuse.

Ont été observés *chez l'homme* à la suite de l'administration de 0 gr. 03 de *sulfate de cadmium* : salivation, vomituritions, vomissements opiniâtres, douleurs aux régions épigastrique et ombilicale, diarrhée et ténesme. En plus de la petitesse du pouls et de la prostration, le *bromure de cadmium* a déterminé un tableau clinique tout à fait semblable. A n'en pas douter, le cadmium participe aux troubles de l'échange des matières observés chez les *ouvriers occupés dans les zinqueries* (la *poussière* contient jusqu'à 5 p. 100 de cadmium que l'on peut obtenir par

(1) Marmé, *Zeitschr. f. rat. Med.*, Bd XXIX, 1867, p. 113.

distillation). Les carbonates alcalins et les solutions d'albumine sont les meilleurs antidotes à employer contre les empoisonne-ments aigus.

Recherche. — L'hydrogène sulfuré précipite du sulfure jaune de cadmium. L'urine et le sang ont-ils été détruits par l'action de l'acide chlorhydrique et du chlorate de potasse, on peut y déceler de petites quantités de cadmium en les soumettant à l'électrolyse pendant huit à dix heures. La dialyse permet de le découvrir dans le contenu stomacal et intestinal.

MERCURE

L'empoisonnement aigu par le mercure a pour causes : homicides (calomel ou subliné, — très difficile à reconnaître chez les petits enfants à cause de sa ressemblance avec le choléra infantile), suicides, méprises, emploi abusif (par ignorance ou d'après la prescription des charlatans) *et administration thérapeutique du mercure à doses trop élevées ou non appropriées au cas en question* (1). L'intoxication mercurielle chronique peut survenir : dans les mines de mercure, chez les étameurs de glaces, les doreurs, les ouvriers occupés à la fabrication des baromètres et des thermomètres, les ouvriers et les ouvrières qui produisent le vide dans les lampes à incandescence à l'aide des pompes à mercure, les ouvriers des capsuleries (filtration et expression du *mercure fulminant* et son mélange avec le chlorate de potasse), les individus faisant usage de teintures pour cheveux à base d'azotate de mercure, dans la fabrication des chapeaux de feutre où ce sont les feutrières qui en sont atteintes, chez les photographes et les préparateurs d'anatomie qui se servent du mercure dans certaines circonstances (injection des lymphatiques par exemple), chez le personnel des salles de tir qui est forcé d'inspirer les vapeurs dégagées par des cartouches contenant du mercure, chez les personnes qui sont exposées à inhaler des vapeurs mercurielles dégagées dans leurs logements, par exemple par

(1) L. LEWIS, *Die Nebenwirkung. d. Arzneim.*, Berlin, 1899, pag. 266 à 328.

les miroirs mal confectionnés, ou qui portent sur soi du mercure
métallique pour se garer prophylactiquement contre les insectes,
ou bien encore chez les personnes qui ont été traitées trop longtemps par des préparations mercurielles. Un de mes élèves me
communique que les Lithuaniens près Tilsit, ainsi que les Russes
au-delà de la frontière, achètent tous les samedis soir dans les
pharmacies du mercure métallique qui est conservé dans ce but
dans des plumes d'oie : ils avalent ce mercure qui leur est administré dès l'enfance. Les doses sont progressivement de plus en
plus élevées (1).

Donné à l'intérieur par doses allant jusqu'à 500 gr., le *mercure
métallique* est éliminé avec les matières fécales ; parfois il provoque de la diarrhée et une stomatite, exceptionnellement il peut
amener des symptômes plus graves et même la mort. Dans l'ancienne littérature on trouve l'histoire de femmes qui en ont pris,
sans inconvénients aucuns, *par livres* dans le but de provoquer
l'avortement. Tourmenté par la soif, le margrave Georges de Bran-
denbourg absorba par mégarde une bouteille pleine de mercure
sans qu'il s'en ressentît. Le mercure introduit dans les canaux
médullaires des os ou dans les vaisseaux peut s'encapsuler dans
les organes éloignés, les poumons par exemple (2).

Vapeurs mercurielles. On a rapporté la mort d'une femme
ayant respiré des vapeurs dégagées par 2 gr. 4 de mercure versé
sur du fer chauffé au rouge (3). Des réservoirs de mercure trans-
portés sur un bateau s'étant brisés, deux cents matelots environ
respirèrent les vapeurs dégagées et tombèrent malades. Tous
les animaux se trouvant sur ce bateau moururent.

L'intoxication peut aussi avoir pour cause les frictions ou les
injections sous-cutanées de *mercure trituré avec de la graisse*
(onguent gris) ou les injections sous-cutanées d'huile grise (4) ;
les phénomènes toxiques apparaissent parfois à la suite des frictions faites avec 10 à 15 gr. d'onguent gris. Les animaux : brebis, vaches, etc., peuvent aussi succomber aux frictions mer-

(1) L. Lewin, *Berlin. klin. Wochenschr.*, 1899, n° 13.
(2) Claude Bernard, *Journal de phys. et de chim.*, 1849, p. 140.
(3) *Jahresber. über d. ges. Med.*, 1877, I, p. 401.
(4) Klien, *Deutsche med. Wochenschr.*, 1893, p. 745.

curielles. Un chien guérit après avoir avalé 170 gr. d'onguent gris, seulement il perdait ses poils.

La mort survient chez les enfants après une dose de 0 gr. 4 de *chlorure mercureux* (protochlorure, chlorure doux, calomel, Hg^2Cl^2) et chez les adultes après 2 à 3 gr. Le séjour du calomel, par exemple dans le cœcum, peut donner naissance à des ulcérations. Chez une femme enceinte, 0 gr. 5 environ ont provoqué : avortement, tuméfaction de la langue, bouffissure de la face, ulcérations linguales et plus tard cicatrices.

L'oxyde de mercure (HgO) cause des phénomènes toxiques à la dose de 0 gr. 5 à 0 gr. 8 et amène la mort à la dose de 1 gr. à 1 gr. 5 ; dans un cas l'issue fatale a eu lieu après quarante-huit heures à la suite de 30 gr. et après dix-sept heures à la suite de 2 gr. La guérison fut obtenue encore après 1 gr. 8, dans un autre cas après 10 gr. d'oxyde jaune de mercure, et après 3 gr. 5 d'oxyde rouge de mercure avalé avec du lait. Les vomissements apparurent au bout de trois minutes et la diarrhée après quinze minutes (1).

L'amidochlorure de mercure (précipité blanc AzH^2HgCl), à la dose de 8 gr., amena la mort d'un adulte dans l'espace de sept jours. Rétablissement observé après 1 gr. 2, 2 gr. 4, et 6 gr.

L'azotate mercurique [$Hg(AzO^3)^2$], à la dose de 1 gr. 5, provoqua la mort dans l'espace de onze jours (2).

Donné à la dose de 3 gr. 6, *le sulfate mercurique* ($HgSO^4$) amena la mort dans l'espace d'une semaine.

L'empoisonnement peut aussi être produit par les vapeurs qui se dégagent quand on brûle *le serpent de Pharaon* (sulfocyanure de mercure) (3). On connaît aussi un cas d'empoisonnement par cette substance ingérée par mégarde à la dose de 0 gr. 4 : ce cas s'est terminé par la guérison.

Le *cyanure de mercure* [$Hg(CAz)^2$] provoque, à la dose de 0 gr. 12, une intoxication grave et donne la mort à la dose de 0 gr. 6 à 1 gr. 2 (4). A la dose de 5 gr. la mort n'est survenue

(1) LEE, *British med. journ.*, 1889, II, p. 719.
(2) PREVOST, *Revue méd. de la Suisse rom.*, 1882, p. 553 et 605, et 1883, n° 1.
(3) EULENBERG, *Berlin. klinische Wochenschr.*, 13 nov. 1865.
(4) MOOS. *Virchow's Arch.*, Bd XXXI, 1864.

que très tard et fut précédée de cyanose et de crampes dans un bras.

Le sulfure de mercure (cinabre, vermillon) n'est pas toxique à l'état pur.

Le *bichlorure de mercure* (sublimé $HgCl^2$) administré à l'intérieur à la dose de 0 gr.18 à 0 gr.6 peut amener la mort chez les enfants dans l'espace de trois à onze heures, soit dans quelques jours (jusqu'à vingt) et chez les adultes à la suite de 0 gr. 8, dans l'espace de neuf jours (1). *La dose léthale moyenne* peut être évaluée à 0 gr.5. Dans un cas, l'administration du sublimé à la dose de 8 à 12 gr. n'a amené la mort que le dix-neuvième jour; on a observé la guérison après l'ingestion de 2 gr. de sublimé en poudre (2) ou de 2 gr.5 en solution. Les mangeurs d'opium seraient en état d'ingérer sans inconvénient jusqu'à 1 gr.8 de sublimé par jour (3). Le sublimé peut aussi causer la mort lorsqu'il est prescrit pour l'*usage externe* (contre la gale, la teigne tondante, etc.). Deux femmes auxquelles on avait fait des frictions à la cuisse avec de la pommade au sublimé (contre la gale) en moururent, l'une quatre jours et demi, l'autre six jours après la friction ; on a aussi noté des cas de mort chez des adultes et des enfants auxquels on prescrivit des frictions à la tête avec le même onguent (7 à 10 gr. pour 30 gr. de graisse). Mort, après cinq jours, d'un enfant atteint de teigne tondante et badigeonné avec une solution alcoolique de sublimé (4); chez un autre enfant dont la cuisse lésée fut saupoudrée, par mégarde, avec du sublimé aux lieu et place d'un diapasme, la mort est survenue après quinze jours, malgré que tout le poison perceptible fût immédiatement enlevé de la plaie. Une intoxication grave, terminée par la guérison, a été notée à la suite de l'irrigation d'une plaie avec une solution de sublimé à 0 gr.5 pour 1000 gr. d'eau (5). Les solutions de sublimé à 1 pour 3000 et même à

---

(1) BARTHÉLEMY, *An. d'hyg. publ. et de méd. légale*, 1880, p. 337.

(2) ILLINGWORTH, *London med. gazette*, 1843.

(3) RIGLER, *Die Türkei und deren Bewohner*, Bd I, 1852.

(4) MEERES, *Lancet*, 16 sept. 1871.

(5) DEMME, *Centralbl. f. d. ges. Therapie*, 1886, p. 330.

Toxicologie.   19

1 pour 5000 employées en chirurgie et en obstétrique, ont, elles aussi, causé des malheurs et quelquefois amené la mort.

Le mercure-méthyle a provoqué la mort chez deux chimistes travaillant à sa préparation : elle est survenue après dix jours chez l'un et après une année chez l'autre. Ont été observés chez eux : amaurose, surdité, stomatite, salivation, anesthésie, délire, coma, ainsi que amaigrissement et démence. Chez des chiens demeurés dans une atmosphère imprégnée *de mercure-éthyle* ou ayant reçu ce composé en injection sous-cutanée (à 0 gr. 1), la mort est survenue par arrêt du cœur et de la respiration. Entre autres lésions, on trouva à l'*autopsie* la substance corticale des reins ayant subi la dégénérescence graisseuse, et la substance médullaire la dégénérescence granuleuse.

L'action du mercure à l'état de composé soluble se manifeste très peu de temps après son introduction, tandis que la mort a lieu après trente minutes, après des heures, soit même après des semaines. L'absorption des composés solubles et insolubles se fait par les muqueuses, les plaies et, autant qu'ils cautérisent, aussi par la peau. Appliqué sous forme d'onguent gris, le mercure peut s'introduire dans les follicules pileux à l'état de sel d'acide gras ou en nature, ou, comme *vapeurs mercurielles*, dans les poumons où elles se condensent (mercure métallique dans les poumons à la suite de frictions trop énergiques) en donnant naissance à un composé absorbable. *Quant au calomel*, il commence par se transformer en sublimé ou en albuminate mercurique, après quoi il *est absorbé par l'estomac* et le tissu cellulaire sous-cutané (1). Tous les composés de mercure finissent par se transformer dans l'organisme animal en un albuminate de mercure et c'est sous cette forme qu'ils circulent dans le sang, dissous grâce à la présence dans le sang des chlorures alcalins. La *localisation* et la *répartition du mercure* s'effectuent, par ordre décroissant, dans les organes et les tissus suivants : reins, foie, rate, gros intestin, intestin grêle, muscles du cœur et du squelette, poumons, cerveau, glandes salivaires, bile, os. Malgré l'opinion contraire (2), *l'élimination du mercure* se fait irrégu-

(1) Oettingen, *De rat. qua Calomelas mutet in tractu intest.*, Dorpat, 1848.
(2) Balzer et Klumpke, *Revue de méd.*, 1888, t. VIII, p. 303.

lièrement(1) par l'urine ; elle commence déjà après deux heures (2).
Après l'administration de 1 centigr. de sublimé, le mercure se
retrouve dans l'urine pendant vingt-quatre heures consécutives.
Il est encore éliminé par l'estomac, la bile, les glandes intestinales, la salive (déjà quatre heures après une injection sous-
cutanée de sublimé), le lait, la sueur, très rarement par la peau
sous forme de mercure métallique (3). C'est une pure fable que
le mercure métallique apparaissant dans l'urine. Un composé
non étudié encore se trouve dans les dents des personnes auxquelles le mercure fut administré pendant un laps de temps
assez long.

[J'ai eu l'occasion d'attirer l'attention sur la présence d'une quantité notable
d'albumine dans la salive, chez les individus affectés de stomatite mercurielle ;
et je pense qu'il s'agit, dans ce cas, d'une altération de l'épithélium des glandes
salivaires comparable à celle de l'épithélium des tubuli rénaux dans la néphrite albumineuse. Dans les deux cas, la lésion semble avoir pour cause
l'élimination du mercure par les reins et les glandes salivaires (4)].

L'action caustique des composés solubles (sublimé, etc.) et insolubles (oxyde et iodure) est due en partie à la précipitation de
l'albumine, en partie à une propriété spécifique inhérente à tous
les composés mercuriels. L'albuminate de mercure détruit peu à
peu les globules sanguins rouges hors de l'organisme. Ils deviennent granuleux dans le sang de la grenouille et, chez l'homme,
leur nombre diminuerait sous l'influence de l'albuminate de
mercure (5) (du reste, ce fait est contesté). Les animaux bien
nourris ont le nombre des globules rouges augmenté malgré
l'ingestion des composés mercuriels prolongée même pendant
une année entière (6). Cependant on a vu tout récemment l'administration du sublimé (en solution à 0 gr. 1 pour 1000 gr. d'eau)
produire chez les animaux un état de faiblesse générale ou la

(1) L. LEWIN, *Die Nebenwirk. d. Arzneimittel.*, *l. c.*
(2) BYASSON, *Journ. de l'anat. et de la Phys.*, 1872, p. 410.
(3) SALMÉRON et MALDORE, *Bull. de thér.*, t. LXXI, p. 44.
(4) G. POUCHET, *Annales de dermatologie et de syphiligraphie*, Août 1882.
(5) WILBOUCHEVITCH, *Arch. de phys. norm.*, 1874, p. 509.
(6) SCHLESINGER, *Arch. f. exp. Path. u. Pharmak.*, Bd XIII, p. 317.

destruction des leucocytes et la dissolution des érythrocytes (1).
Donné à doses plus élevées, il abaisse la pression sanguine et
ralentit les battements cardiaques. Quant aux phénomènes nerveux, ils ne peuvent être attribués qu'à *l'action chimique du
mercure sur le cerveau*. L'empoisonnement mercuriel aigu a
donné naissance, chez les animaux, à un diabète persistant plusieurs jours (2). La mort est causée par l'arrêt du cœur.

Je considère comme *tout à fait arbitraire le parallèle établi
entre l'intoxication par les ferments et celle par le sublimé;* cette
analogie serait inexacte en admettant même comme constant le
fait que, en cas d'intoxication aiguë par le mercure, les vaisseaux
des poumons, du foie et des reins sont au plus haut degré gorgés
de globules rouges et que l'on trouve ces organes imbibés de sang,
qu'on y rencontre la dégénérescence granuleuse, etc. L'empoisonnement par le sublimé donnerait naissance à la formation des
thrombus rouges dans le sang en circulation.

Symptômes de l'empoisonnement mercuriel aigu. —Sensation
de constriction au pharynx, tuméfaction des lèvres, langue gris-
blanchâtre (sublimé), douleurs le long de l'œsophage, cardialgie,
vomissements (les matières vomies sont constituées par des masses
muco-sanguinolentes en lambeaux), coliques, évacuation avec
douleurs et ténesme de selles sanguinolentes contenant des
lambeaux de la muqueuse, gêne de la déglutition par suite de la
tuméfaction des organes contenus dans la bouche et à l'entrée du
larynx, soif ardente, oligurie ou anurie pouvant persister pendant
sept jours (après l'ingestion de *l'amidochlorure de mercure)* ou
albuminurie, cylindrurie, hématurie, glycosurie. Tourmentés
par l'insomnie, les malades restent au lit pelotonnés sur eux-mêmes, en proie au ténesme et aux vomissements, le pouls est petit,
la peau est froide, cyanosée, couverte de sueurs.

Ce qui aggrave encore leur état, ce sont les troubles respiratoires causés souvent par l'œdème de la glotte; les malades
s'affaiblissent progressivement, parfois il survient du hoquet, de
l'anesthésie, rarement des paralysies des membres inférieurs, et

(1) MAUREL, *Bull. gén. de thérap.*, t. CXXIV, 1893, p. 193.
(2) SAJKOWSKI, *Virchow's Arch.*, Bd XXXVI, p. 346.

la mort a quelquefois lieu au milieu de convulsions. Après le premier ou le second jour éclatent parfois : bronchite avec expectoration sanguinolente, ictère et, du côté de la bouche, divers phénomènes inflammatoires accompagnés d'un état fébrile : gencives couvertes d'une masse visqueuse, fétide, salivation, ulcérations à bords dentelés et à fond bourbeux. La périostite et la nécrose du maxillaire observées quelquefois ont été attribuées à tort à la stomatite, car c'est le mercure en nature qui la provoque (1).

Le tissu osseux peut être gravement atteint par la nécrose qui cause parfois le décollement épiphysaire et même des fractures spontanées. L'abus du calomel et des autres composés mercuriels a provoqué, à plusieurs reprises, des lésions analogues dans la bouche : gangrène de la langue, des joues, etc. et adhérences cicatricielles consécutives s'opposant à l'ouverture de la bouche. Chez les femmes enceintes l'avortement est presque de règle. Les symptômes sus-énumérés peuvent aussi survenir *à la suite de l'emploi abusif des composés mercuriels, surtout du sublimé, en applications externes*, à ces différences près que leur marche est plus lente, que les troubles gastriques font parfois complètement défaut et que subsistent seules les altérations du côté de la bouche ou qu'éclatent des symptômes cérébraux graves. Plus tôt sont survenus les vomissements et plus ils sont profus, plus bénin est *le pronostic de l'empoisonnement aigu par le mercure pris à l'intérieur.*

L'usage thérapeutique des préparations mercurielles donne souvent naissance à des phénomènes morbides coïncidant avec ceux que nous venons de rappeler, mais on rencontre en plus des symptômes de toute autre nature (2).

Outre la stomatite à tous les degrés d'intensité et l'hydrargyrie du pharynx, outre les troubles plus ou moins accusés de la nutrition et de l'état général (pâleur et amaigrissement de la face, faiblesse, débilité, anémie, sommeil inquiet, angoisses, anorexie, température sub-normale ou fièvre), on voit encore apparaître :

(1) Gwalter, *Fall von Quecksilbervergiftung*, Zürich, 1877, p. 60.
(2) L. Lewin, *Die Nebenwirkungen der Arzneimittel*, l. c.

éruptions cutanées (érythème, eczéma, dermatite érysipélatoïde,
urticaire, purpura, abcès, infiltrations et tumeurs, par exemple
à la suite de l'injection d'huile grise), diarrhée avec météorisme,
coliques, ténesme, diurèse augmentée d'abord, diminuée ensuite,
albuminurie, glycosurie, troubles de la menstruation, avortement
et troubles fonctionnels du côté du système nerveux central.

INTOXICATION MERCURIELLE CHRONIQUE (1). — Elle survient
aussi chez les animaux auxquels on administre de l'oxyde de
mercure dissous dans le glycocolle (2). Malheureusement nous
sommes, jusqu'à présent, hors d'état de prévenir l'hydrargyrisme
professionnel qui impressionne si douloureusement tout homme
susceptible. A Idria plus de 11 p. 100 des ouvriers occupés sont
atteints de stomatite et de mercurialisme constitutionnel, non
compris ceux qui présentent des troubles du côté de l'estomac
et de l'intestin.

Sur les 160 étameurs de Fürth, 100 (soit 60,6 p. 100) ont présenté en 1885 des signes d'hydrargyrisme très accusé; la durée de
la maladie était de 54,6 jours par tête et par année. Mais en réalité
le pourcentage est encore plus élevé, la bronchite, par exemple,
quoique attribuable à l'action délétère du mercure n'ayant pas été
comptée parmi les symptômes morbides de l'hydrargyrisme. Grâce
à des mesures prophylactiques, le taux de la morbidité fut considérablement abaissé dans la suite (3).

Le mercurialisme chronique, qui n'épargne aucun organe, peut
survenir chez les ouvriers sus-énumérés après quelques mois ou
après plusieurs (10 à 27) années. Y sont surtout exposés les
femmes et les sujets débiles atteints d'une affection constitu-
tionnelle. C'est surtout durant la deuxième à la sixième année
après le début du travail que s'observe le taux de morbidité le
plus élevé. Les ouvriers maniant le mercure sont très prédisposés à la tuberculose. Quelques-uns d'entre eux s'accoutume-
raient jusqu'à un certain degré à l'influence nocive du mercure
(mercurialisme habituel). Quelques-uns des symptômes mor-

(1) Kussmaul, *Unters. über den constit. Mercurialismus,* Würzburg, 1861.
(2) v. Mering, *Arch. f. exp. Path. u. Pharmak.,* Bd XIII, p. 86.
(3) Wollner, *Münchener med. Wochenschr.,* 1891, n° 15.

bides ci-dessous peuvent survenir à l'état isolé, disparaître et réapparaître même plusieurs mois après la cessation du travail (composés mercuriels insolubles solubilisés dans l'organisme).

1. La fièvre accompagne ordinairement l'apparition *sur la peau* des taches, des nodules, des pustules, etc. Voici l'ordre dans lequel éclatent les symptômes aux mines d'Idria (1) : stomatite, ulcérations buccales et pharyngées, affections gastro-intestinales, éréthisme, tremblement, cachexie.

2. Les *affections des voies digestives* se manifestent par : angine, ramollissement, inflammation et endolorissement des gencives, ébranlement et chute des dents. Les gencives sont, dans la majorité des cas, détachées du périoste ; elles présentent dans l'interstice des dents des épaississements en forme de massues et sont parfois découpées en franges ; elles sont bordées d'un liseré pulpeux d'un gris-jaunâtre sale constitué de masses purulentes. Le mercure prescrit comme médicament peut, si son usage est trop prolongé, colorer les dents en noir. *L'examen de ces dents m'a permis d'y découvrir du mercure. La stomatite ulcéreuse* peut persister une à trois semaines. Les ulcérations sont plates, superficielles, déchiquetées, en forme de couronne ajourée. La salive, augmentée de quantité, est souvent teintée par le sang ; les ganglions cervicaux et les glandes salivaires sont tuméfiés. La stomatite ulcéreuse peut se transformer en une *stomatite gangréneuse*. La langue, extrêmement tuméfiée, est gangrenée par places, on y constate aussi des lésions diphtéroïdes.

Dans quelques cas, on a noté la nécrose de diverses parties des maxillaires et, plus tard, des adhérences cicatricielles ; par exemple, de la langue au plancher buccal, des joues aux maxillaires ; et la pseudo-ankylose des articulations temporo-maxillaires, d'où impossibilité presque totale d'ouvrir la bouche et nécessité de prendre seulement des aliments liquides. Ont été observés en outre : sensation de pesanteur et douleurs à la région épigastrique, nausées, vomissements, météorisme, diarrhée et coliques.

(1) Baaz, *Wiener med. Presse*, 1886, n° 22 et suiv.

Les joues se creusent et on voit apparaître : **agitation générale,** faiblesse, débilité, syncopes survenant à tout propos, sommeil inquiet et parfois fièvre chronique. L'anémie serait accompagnée d'altérations des globules sanguins rouges (désagrégation, micro- et mégalocytes).

3. *Troubles de la sensibilité (éréthisme mercuriel).* Les sujets sont agités, embarrassés, maussades, peureux, coléreux ; on peut souvent remarquer chez eux diverses phobies. S'y associent quelquefois : hallucinations, anesthésie ou hyperesthésie irrégulièrement distribuée, exagération des réflexes tendineux et musculaires, arthralgies et paralysies réflexes, troubles de la parole (psellisme mercuriel), pour la plupart sous forme de bégaiement émotionnel ; en outre, pleurs spasmodiques, respiration laborieuse rappelant celle d'un asthmatique, oppression et sensation de piqûres à la poitrine, affaiblissement de l'énergie cardiaque, palpitations, néphrite interstitielle, albuminurie et très rarement glycosurie. Chez les femmes le mercure cause des troubles de la menstruation. Que les femmes manient, elles-mêmes, le mercure ou qu'elles ne soient que mariées à des ouvriers travaillant dans le mercure, elles font très souvent des fausses-couches, ou bien les enfants sont mort-nés ou viennent au monde faibles, débiles ou sont plus tard atteints de convulsions, de rachitisme, de scrofulose et de tuberculose (1). On a vu également des vaches avorter après l'usage thérapeutique des composés mercuriels. Chez l'homme, on observe l'affaiblissement de l'appétit sexuel ou la frigidité complète.

4. *Troubles moteurs.* Les muscles volontaires aussi bien que ceux non soumis à la volonté sont atteints de *tremblements :* secousses autour de la bouche, aux paupières, aux mains, mouvements spasmodiques de l'appareil vocal (bégaiement), plus tard le tremblement et les spasmes s'emparent de groupes musculaires tout entiers, isolés ou associés, d'une manière permanente ou par paroxysmes jusqu'à gêner ou entraver absolument l'usage des membres, souvent aussi des muscles de la déglutition, etc. Ainsi, par exemple, les muscles de la face ne

(1) Lizé, *Journ. de chim. méd.*, 1862, p. 482.

font que grimacer, les sourcils sont froncés, les commissures
des lèvres fortement élevées et tirées en dehors ; la tête vacille
de tous les côtés, la langue tremblante n'obéit que difficilement
aux commandements de la volonté, le malade marche les
jambes écartées et en se dandinant, en butte à des mouvements
involontaires et irrésistibles de propulsion, et, dès qu'il est
assis, ses pieds sont animés de mouvements alternatifs de flexion
et d'extension, ils exécutent au début des mouvements de pendule qui petit à petit, en s'exagérant, dégénèrent en mouvements désordonnés de sautillement et de bondissement. Les
mains se comportent d'une manière analogue : un verre, par
exemple, au lieu d'être porté à la bouche, l'est vers le front
ou l'oreille. Certains de ces malades restent quelque temps
sans présenter de mouvements spasmodiques, mais ceux-ci
ne tardent pas à éclater dès que le malade ressent un courant
d'air froid, ou bien dès qu'une personne étrangère entre dans
la chambre où couche le malade. Dans les cas les plus graves,
les mouvements spasmodiques sont si excessifs que le malade
ne peut rester ou reposer au lit et que pour l'y maintenir couché
il faut l'attacher. S'y associent parfois le vertige, la céphalée,
l'insomnie et, dans le cours ultérieur de l'affection, des troubles passagers ou définitifs de la vue et de l'ouïe ; la mémoire et
l'intelligence diminuent de plus en plus et le malade meurt en
démence et paralysé. A vrai dire, *il n'existe pas d'hystérie
mercurielle* proprement dite. Néanmoins on l'a décrite, et l'on
prétend avoir guéri par la suggestion hypnotique et le magné-
tisme des sujets chez lesquels l'excitation mécanique de certaines régions du corps avait provoqué des convulsions étendues. Mais, vraisemblablement, il s'agissait dans ces cas de
personnes chez lesquelles le mercurialisme acquis n'a joué que
le rôle d'une cause occasionnelle qui a fait éclater l'hystérie
restée jusqu'alors à l'état latent. *Les paralysies mercurielles*
véritables sont rares, plus fréquentes sont les paraplégies et
les hémianesthésies. Les paralysies sont, pour la plupart, limitées ; les muscles atteints, tout en étant flasques, ne sont pas
atrophiés.

Les symptômes d'hydrargie peuvent persister pendant des se-

maines et même des années entières. Fréquemment, quelques-uns
d'entre eux, tels que, par exemple : anémie, tremblement léger
des extrémités, vertige, etc., sont conservés et traités pendant
toute la vie des malades. Le tremblement n'est que rarement la
cause directe de l'issue fatale, mais on ne peut pas en dire autant
du stade d'éréthisme qui peut tuer par épuisement. Le tremblement
peut amener la mort lorsqu'il vient s'y joindre du délire, de la
diarrhée, etc.

*A l'autopsie des sujets morts à la suite d'empoisonnement aigu
par les sels mercuriels solubles*, on a constaté les lésions suivantes : coloration gris-cendré des lèvres, de la langue, de la muqueuse du pharynx et de l'œsophage ; décollement de la muqueuse, tuméfaction de la glotte ; inflammation, tuméfaction,
ulcération et piqueté hémorrhagique de la muqueuse stomacale. Dans un cas d'*empoisonnement par le cyanure de mercure* (ne précipitant pas l'albumine) qui s'est terminé par la
mort après huit jours, on a trouvé les parties supérieures de
l'appareil digestif intactes, sauf ci et là de la rougeur et de la
tuméfaction. L'iléon et le cœcum se montrent souvent altérés, de sorte que les parties saines alternent avec les parties
lésées ; du reste, cette alternance se rencontre aussi dans les
autres portions du tractus gastro-intestinal. L'inflammation et
les eschares peuvent pénétrer jusqu'à la séreuse (1). On rencontre : tuméfaction et décollement de la muqueuse, œdème,
hémorrhagies, ulcères diphtéroïdes et, parfois même, des perforations. On trouve dans les parois des vaisseaux intestinaux,
chez les animaux, des précipités formés de granulations sombres
qui sont, à n'en pas douter, dus au sulfure de mercure, et nullement à l'albuminate mercurique.

Les *reins* sont atteints d'inflammation interstitielle. Dans
les tubes de l'écorce sont accumulés des précipités de sels de
chaux ; ces précipités sont très nets à l'examen microscopique,
quoique les reins ainsi altérés ne paraissent souvent, à l'œil
nu, que tuméfiés et troubles. Les sels calcaires commencent
habituellement par se précipiter seulement dans les tubes droits,

____

(1) MASCHKA, *Prag. med. Wochenschr.*, 1884, nᵒˢ 5 et 6.

et ce n'est que plus tard qu'ils atteignent les canalicules contournés. L'accumulation des sels calcaires est parfois si énorme chez le lapin, que le couteau crie en coupant le rein. Chez les chiens on n'observe que la dégénération graisseuse de l'épithélium rénal. Plus les reins sont riches en sels de chaux, plus les os sont décalcifiés. Quelques auteurs s'appuient pour contester ce fait sur ce que l'on n'a pas trouvé l'acide phosphorique ni le calcium augmentés chez les lapins ayant succombé à l'empoisonnement mercuriel aigu (1). Mais je réplique à cela que des fragments d'os plongés dans des solutions de sublimé ou d'albuminate mercurique s'appauvrissent en éléments calcaires. La calcification de l'épithélium semble primaire et nullement secondaire. Les foyers nécrosés qui se rencontrent par places dans l'épithélium rénal, ne sont pas causés par la thrombose capillaire, mais bel et bien par le sublimé s'éliminant par les reins. On note également l'hyperhémie de la moelle osseuse (2). Peuvent aussi survenir chez les animaux : dégénérescence graisseuse du foie, ecchymoses dans le péricarde, et même parfois péritonite. Chez des vaches empoisonnées par de l'onguent gris, on put constater déjà pendant la vie des hémorrhagies de toutes les muqueuses *ainsi que dans l'orbite*, d'où propulsion en avant des globes oculaires, et après l'abattage, des hémorrhagies dans l'endocarde, les muscles, etc. On a également observé, *chez l'homme*, des hémorrhagies oculaires à la suite d'injections mercurielles hypodermiques (3). Dans quelques cas isolés, on a observé, à la suite d'intoxication aiguë par le sublimé (3 gr., mort au cinquième jour), outre la gangrène de la bouche et du gros intestin, de la gangrène du vagin.

Les lésions trouvées dans le cadavre des *sujets morts d'hydrargyrisme chronique* ne sont point pathognomoniques. *A l'examen microscopique des nerfs d'animaux* auxquels on avait fait longtemps des injections de mercure dans le voisinage de ces nerfs ou qui avaient inhalé des vapeurs de mercure, on s'assura que la myéline est détruite et que le cylindre-axe nu flotte libre-

(1) BINET, *Rev. méd. de la Suisse rom.*, 1891, n° 3, p. 165.
(2) HEILBRONN, *Arch. f. exp. Path. u. Pharmak.*, Bd VIII, p. 367.
(3) GUIBERT, *Société française d'ophtalmologie*, 9 mai 1895.

ment dans la gaine de Schwann. Peut-être est-ce à cette lésion qu'il faut attribuer le tremblement ?

Recherche. — Sur le vivant le mercure peut être *décelé* pendant six mois. Chez les sujets traités par les frictions mercurielles, le métal séjournerait dans l'organisme durant des années (1). On l'a trouvé dans l'urine après huit mois, et dans le foie après une année.

Au cours des xvi⁰ et xvii⁰ siècles, on prétendait avoir retrouvé du mercure métallique dans les veines ou dans les poumons, ou dans les os après un long usage des mercuriaux.

Les composés mercuriques donnent avec la lessive de potasse un précipité d'oxyde jaune; l'iodure de potassium fournit de l'iodure mercurique rouge soluble dans un excès du réactif; l'hydrogène sulfuré précipite du sulfure de mercure noir. En présence du cuivre métallique, de la tournure de laiton, de la poussière de zinc, de l'or, tous les sels de mercure sont réduits en mercure métallique qui précipite sur les métaux sus-énumérés et peut s'obtenir après dessiccation (dans ce but on le chauffe dans un tube en verre) sous forme d'un enduit gris.

L'urine chauffée à 60⁰ environ, les masses fécales agitées avec de l'eau seront additionnées de 0 gr. 5 environ de tournure de laiton détortillée, ou de poussière de zinc (2) qu'on y laissera séjourner pendant dix à vingt minutes en agitant de temps en temps; la tournure de laiton sera lavée à l'eau, à l'alcool et à l'éther, la masse desséchée sera portée dans un petit tube en verre à pointe effilée et on chauffera le tube. Si après avoir enlevé la tournure de laiton, on introduit dans le tube refroidi de l'iode métallique en petite quantité, que l'on chauffe et que l'on fasse passer la vapeur d'iode à travers la pointe brisée, on verra apparaître de l'iodure mercurique jaune ou rouge partout où les vapeurs d'iode rencontreront du mercure dans le tube.

Les parties cadavériques seront détruites à l'aide de l'acide chlorhydrique et du chlorate de potasse : c'est dans la solution filtrée, débarrassée du chlore et de l'acide chlorhydrique en

(1) Vajda und Paschkis, *Ueber d. Einfluss d. Quecksilbers auf. Syph.*, Wien, 1880.
(2) Ludwig, *Wiener med. Iahrbücher*, 1877, p. 19.

excès, que sera recherché le mercure, soit par les procédés que nous venons d'énumérer, soit par électrolyse (trois à quatre éléments de Bunsen : anode, platine laminé ; cathode, lame en or). L'amalgame d'or sera traité comme la tournure de laiton. Quant à *l'analyse quantitative* du mercure, on fera passer un courant d'hydrogène sulfuré à travers la solution filtrée obtenue par la destruction des substances organiques, et l'on pèsera le sulfure de mercure produit. Pour démontrer la présence des *vapeurs de mercure dans une pièce*, on y suspendra une lame en or qui fournira de l'amalgame.

Traitement de l'empoisonnement mercuriel aigu. — Lavage de la cavité du corps qui contient du mercure ; albumine ou lait. Comme antidotes : charbon, limaille de fer, sulfure de fer fraîchement précipité. Dans les expériences sur les animaux, le succès ne fut obtenu que si le fer était administré simultanément avec ou immédiatement après l'ingestion du poison. Huile de ricin, entéroclysmes pénétrant le plus haut possible dans le tube intestinal (recommandable aussi contre le ténesme et les hémorrhagies), camphre en injection sous-cutanée, teinture de musc, sangsues à l'épigastre et aux lombes, morphine et opiacés, morceaux de glace. Contre la stomatite : gargarismes au chlorate de potasse (8 gr. pour 180 gr. d'eau).

Traitement du mercurialisme chronique. — *Prophylaxie:* Les fabricants devront être forcés par la loi de prendre les mesures hygiéniques (v. plomb) ; cessation du travail dès l'apparition des premiers symptômes morbides. *Traitement curatif* : bains chauds, bains sulfureux, bains hydroélectriques, bains d'air chaud, soufre (0 gr. 2, à 0 gr. 15), iodure de potassium (2 gr. pour 150 gr. d'eau), bromure de potassium. Les lésions du maxillaire demandent à être traitées chirurgicalement. Quant au tremblement et aux autres symptômes morbides qui l'accompagnent habituellement, l'électricité, une bonne nourriture et le séjour à l'air pur les amendent parfois.

[A. **Recherche du mercure.** — L'action nocive intense exercée par les vapeurs du mercure sur tous les êtres vivants, animaux et végétaux, placés dans son voisinage, même relativement éloigné, était un phénomène trop certain et trop fréquemment observé pour n'avoir pas suscité des recherches tendant à infirmer les conclusions de Faraday. Ce savant avait assuré, à la suite de recherches effectuées à l'aide de méthodes d'une sensibilité fort insuffisante, que les vapeurs du mercure ne formaient, au-dessus de la surface du métal générateur, qu'une couche d'épaisseur toujours très faible, tant que la température variait seulement dans des limites s'écartant peu de la moyenne de 15°. Le phénomène de l'accaparement des vapeurs de mercure par une lame d'or est bien d'une grande sensibilité en ce qui concerne la fixation rapide et complète de ces vapeurs et leur soustraction à l'atmosphère ambiante, mais si l'on se borne à l'objectivité du phénomène pour conclure à la présence ou à l'absence des vapeurs de mercure, c'est-à-dire à la simple apparence du blanchissement ou de l'intégrité de l'aspect de la lame d'or, ce caractère ne présente plus qu'un degré de sensibilité assez grossier et tout à fait insuffisant.

Les divers expérimentateurs se mirent alors à la recherche de procédés plus délicats. Parmi tous ceux qui ont été proposés, deux surtout méritent d'être retenus ; ils consistent : 1° dans l'emploi de sels solubles de certains métaux qui sont réduits sous l'influence des vapeurs de mercure ; 2° dans l'emploi de l'iode qui donne avec les vapeurs de mercure de l'iodure mercurique coloré en rouge.

La sensibilité de chacun de ces procédés est considérable, à condition, toutefois, que les opérations soient exécutées suivant certaines conditions délicates et desquelles dépendent toute la certitude et la réussite des opérations d'analyse.

1. De tous les sels des métaux précieux, l'*azotate d'argent ammonical* est celui qui présente, de beaucoup, la sensibilité la plus grande. On pourrait même dire que son extrême facilité à se réduire sous des influences diverses et qu'il faut savoir éliminer, ou tout au moins apprécier, est la plus grave objection à son emploi. A côté de lui, les nitrates d'argent et de palladium, les chlorures simples ou doubles d'or, de platine, de palladium, d'iridium, constituent autant de sels à l'aide desquels on peut préparer des papiers-réactifs d'une sensibilité encore très délicate.

Merget (1) a très nettement et exactement spécifié les conditions dans lesquelles doit être employé l'azotate d'argent ammoniacal. On ajoute de l'ammoniaque à une solution concentrée d'azotate d'argent jusqu'à redissolution complète du précipité qui prend d'abord naissance ; on dilue ensuite avec de l'eau distillée et on trace, à l'aide d'une plume d'oie et sur un papier rugueux, non collé, des lignes qui font ressortir encore plus nettement la réduction du sel argentique et la coloration foncée des traits impressionnés par les vapeurs de mercure. Ce papier-réactif se colore plus au moins non seulement sous l'influence de la lumière, mais encore dans l'obscurité, et sous la seule influence de l'action réductrice exercée par la cellulose sur le sel argentique ammoniacal. Mais,

____

(1) MERGET, *Mercure, action physiologique, toxique et thérapeutique*. Bordeaux, 1894.

tandis que quelques secondes suffisent pour déterminer une teinte brune très accentuée dans le cas où le papier-réactif est soumis à l'influence de vapeurs mercurielles, la production d'une teinte un peu marquée exige plusieurs heures à la lumière diffuse et un temps encore bien plus considérable dans l'obscurité. Lorsqu'il s'agit d'essais dont la durée ne dépasse pas deux ou trois heures, l'altération spontanée du papier-réactif est tout à fait négligeable et il est d'ailleurs très facile de l'apprécier dans tous les cas en recourant à l'artifice suivant. On prépare, au moment du besoin, des bandes de papier sur lesquelles on trace des raies transversales espacées de quelques millimètres (5 à 8), on les coupe dans le sens de la longueur et on utilise l'une des moitiés pour l'expérience, tandis que l'autre est soustraite aux vapeurs de mercure mais placée d'autre part dans les mêmes conditions et joue le rôle de témoin. Dans les expériences de courte durée et bien conduites, le témoin reste intact, ce qui donne toute certitude aux résultats. Dans le cas d'expérience prolongée, le témoin peut se teinter, mais il existe alors, avec l'autre moitié de la bande de papier-réactif, une différence tellement tranchée qu'il ne peut y avoir à se méprendre sur l'intervention des vapeurs mercurielles.

La coloration spontanée du papier-réactif à l'azotate d'argent ammoniacal, plus rapide sous l'influence de la lumière, consiste en une teinte rougeâtre *uniforme* qui met plusieurs jours à se foncer en passant au brun. Bien que l'aspect soit très modifié, la sensibilité aux vapeurs mercurielles persiste toujours et l'on peut obtenir sur ce papier, en apparence altéré, des empreintes de tous points semblables à celles que l'on réalise à l'aide de papier-réactif fraîchement préparé et qui possèdent la même valeur spécifiquement caractéristique. Dans tous les cas, cette coloration rougeâtre *uniforme*, j'insiste à dessein sur ce qualificatif, ne ressemble absolument en rien à la teinte brune plus ou moins foncée produite par les vapeurs de mercure et qui reste localisée au point où la vapeur du métal a pu réagir sur le papier-réactif. Ce fait donne au procédé du fil que je vais décrire tout à l'heure, un degré de certitude aussi absolue que possible.

Les chlorures de platine et de palladium ne subissent pas de réduction sensible de la part de la lumière ou de la cellulose et ils devront, en conséquence, être choisis lorsqu'il s'agira d'expériences d'une durée exceptionnellement longue. Le chlorure de palladium additionné d'un peu de chlorure de calcium dans le but de le rendre hygrométrique, constitue la solution de choix pour la préparation du *papier-réactif*. Il importe de faire remarquer ici que si les papiers réactifs aux chlorures de platine ou de palladium se teintent dans une atmosphère renfermant de petites quantités d'hydrogène sulfuré gazeux, il n'y a pas à tenir compte de cette cause d'altération, les vapeurs mercurielles ne pouvant coexister avec l'hydrogène sulfuré dans une même atmosphère parce qu'il se formerait du sulfure de mercure qui précipiterait immédiatement. La présence de l'hydrogène sulfuré est, de plus, facile à caractériser à l'aide des sels de plomb (v. p. 155).

2. — L'emploi de la vapeur d'iode pour caractériser le mercure a été proposé pour la première fois par Davy en 1846. Il a été l'objet de perfectionnements successifs qui ont abouti à la méthode proposée en 1860 par Schneider et qui consiste à séparer le mercure en nature de ses dissolutions pour le soumettre ensuite à l'action de la vapeur d'iode lorsqu'il n'est pas directement reconnaissable. Le mercure est précipité des dissolutions qui le renferment au moyen d'un métal tel que le cuivre ou le zinc, ou bien par voie d'électrolyse en employant comme anode une lame ou un fil de platine et comme cathode une lame ou un fil d'or. On le met en liberté en chauffant l'amalgame dans un tube effilé à son extrémité ouverte, et l'on fait agir la vapeur d'iode sur le sublimé condensé dans la partie froide et effilée du tube.

Il importe de signaler ici une cause d'erreur qui a été mise en évidence pour la première fois par Lefort en 1880, et confirmée depuis par d'autres expérimentateurs. L'arsenic est, comme le mercure, réductible dans les mêmes conditions et sous l'influence des mêmes agents. Comme le mercure, il donne par volatilisation des anneaux miroitants que la vapeur d'iode colore sinon d'une manière identique, au moins de façon à permettre une erreur. C'est ainsi que l'on a prétendu déceler la présence du mercure dans l'eau minérale de Saint-Nectaire, alors qu'elle est simplement arsenicale. Cette cause d'erreur est d'autant plus importante à prendre en considération lorsqu'il s'agit de la recherche de quantités infinitésimales de mercure que l'on emploie fréquemment la tournure de laiton (ce produit connu en Allemagne sous le nom de *bourre de laiton* ou *lamette*) pour séparer le mercure de ses dissolutions salines. Or ce laiton préparé à l'aide du zinc du commerce est presque toujours arsenical.

3. — Merget a réussi à éviter toutes ces causes d'erreur en adoptant le manuel opératoire suivant. Les matières dans lesquelles il s'agit de rechercher la présence du mercure sont réduites en pulpe s'il s'agit de substances solides et on les fait bouillir pendant un quart d'heure avec de l'eau fortement aiguisée d'acide nitrique (1 pour 10). Merget s'est assuré par des essais comparatifs que ce traitement suffisait à solubiliser complètement le mercure contenu dans des fragments de viscères tels que foie, reins, poumons, etc., et que l'on obtenait les mêmes résultats, pour le dosage du mercure, qu'après destruction complète des matières organiques. Dans la solution acide ainsi obtenue, le mercure est précipité au moyen d'un fil de cuivre pur, fortement recuit et bien décapé. Le degré d'acidité de la solution doit être tel que le cuivre ne se recouvre pas de bulles gazeuses au cours de son attaque, ce à quoi l'on arrive en la saturant, au besoin, partiellement, par l'addition d'une certaine quantité de carbonate alcalin (de préférence carbonate d'ammoniaque). La solution aqueuse filtrée et réduite à un volume aussi petit que possible est alors introduite dans une éprouvette étroite qu'elle doit remplir presque complètement. On la ferme imparfaitement à l'aide d'un bouchon dans lequel on implante un ou plusieurs fils de cuivre de 1 millimètre environ de diamètre dont on fait plonger un centimètre et demi au plus dans la solution saline. Un décapage mécanique serait

insuffisant et pourrait laisser subsister à la surface du fil une atmosphère qui l'isolerait plus ou moins complètement du liquide ambiant et atténuerait ainsi son pouvoir réducteur. Un décapage à l'acide nitrique suivi d'un lavage à grande eau et d'une immersion immédiate dans la solution mercurielle réalise les meilleures conditions. Merget recommande même d'aplatir légèrement les fils au marteau afin de leur enlever leur forme trop régulièrement circulaire. Ce sont là tout autant de détails de technique opératoire qui peuvent paraître futiles au premier abord, mais de l'exécution desquels dépend, pour une bonne part, le succès de l'opération. L'immersion doit être plus ou moins prolongée, suivant que l'on opère sur des solutions plus ou moins riches en mercure. Il est, dans tous les cas, inutile de lui faire dépasser une durée de trente-six heures.

Lorsqu'on juge que la précipitation du mercure est complète, on retire le fil de cuivre, on le lave à plusieurs reprises avec de l'eau distillée, puis avec de l'alcool et enfin de l'éther pour le sécher complètement en l'agitant à l'air, on le décape mécaniquement dans la portion située au-dessus de la partie immergée et on le fait agir sur du papier à l'azotate d'argent ammoniacal. Ce *papier-réactif* doit avoir été préparé par étendage uniforme au pinceau ou au tampon de la solution d'azotate d'argent ammoniacal et desséché dans l'obscurité. On le découpe en bandes de deux à trois centimètres de largeur sur cinq à six de longueur que l'on replie la surface sensibilisée en dedans. On introduit dans cette bande de papier replié le fil de cuivre amalgamé sur une partie de sa longueur, en ayant soin de l'isoler du contact direct avec le papier-réactif par interposition de plusieurs épaisseurs de papier de soie, de façon à éviter la réduction du réactif par le contact direct du cuivre. On intercale ensuite le tout entre les feuillets d'un livre ou entre des cahiers de papier à filtrer spécialement préparés à cet effet et que l'on maintient sous une faible pression. En ouvrant de temps en temps les plis et sans déranger les fils, on peut, très nettement et très facilement, suivre les progrès croissants de la réaction produite par les vapeurs mercurielles qui traversent le papier de soie autour de la portion du fil qui a été immergée et qui viennent provoquer la réduction de l'azotate d'argent ammoniacal. Cette réaction, presque instantanée quand l'amalgamation a été tant soit peu considérable, ne se manifeste qu'après quelques minutes lorsqu'elle a été faible. Elle se traduit, sur chacun des deux feuillets du pli du papier-réactif, par l'apparition d'une tache, de plus en plus accentuée comme teinte, et qui se montre exactement en regard de la portion amalgamée (c'est-à-dire immergée) du fil de cuivre, en produisant une empreinte à contours estompés. L'expérience se trouve contrôlée par ce fait même que la portion du fil de cuivre qui n'a pas été plongée dans la solution mercurielle ne détermine la formation d'aucune tache ou coloration. D'autre part, la localisation même de la teinte reproduisant l'empreinte du fil ne peut laisser admettre l'altération spontanée du papier-réactif qui devrait, dans ce cas, se colorer uniformément sur toute sa surface. Dans les conditions rigoureuses où l'essai a dû être pratiqué, les empreintes sont dues à l'action d'un corps volatil provenant de la portion immergée du fil, et ce corps ne peut être que du mercure, car l'arsenic, *avec lequel seul la confusion serait possible*, n'émet pas de vapeurs en quantité sensible à la température ambiante, ou bien, en admettant même qu'il pût se vaporiser en proportions infinitésimales, ses vapeurs sont absolument dépourvues de la propriété d'impressionner le papier-réactif à l'azotate d'argent ammoniacal.

Le mode de développement des empreintes formées sous l'influence du mercure sur le papier-réactif à l'azotate d'argent ammoniacal, la régularité qu'elles affectent dans la succession de leurs teintes, l'invariabilité de leur type les rendent absolument spécifiques et leur donnent un caractère de parfaite certitude, à la seule condition qu'elles aient été obtennes en observant rigoureusement les prescriptions précédemment décrites. Ces empreintes peuvent, en outre, être fixées, comme une épreuve photographique, à l'aide de l'hyposulfite de soude et renforcées par virage à l'or, au platine et au palladium ; de sorte que l'on peut conserver les résultats tangibles des expériences et les comparer constamment entre eux et avec des types.

Des longues et patientes recherches de Merget, il résulte que ce procédé est le plus sensible de tous pour déceler, et doser même au besoin, la présence de très faibles quantités de mercure. Il donne encore des résultats positifs avec 0 mgr. 01 (un centième de milligramme) de mercure dissous dans 100 cc. de liquide, alors que les procédés de Schneider et de Mayer ne permettent pas de reconnaître sa présence au-dessous de 0 mgr. 075 dans les mêmes conditions de dilution. A ce titre, il est vrai, les empreintes sont très faiblement marquées, mais elles deviennent absolument nettes et indiscutables, avec 0 mgr. 02 de mercure en dissolution dans ce même volume de 100 cc. ; c'est-à-dire, en d'autres termes, que le mercure est aisément et nettement décelable dans une solution au cinq-millionième. Si, au lieu de soumettre simplement la liqueur mercurielle à l'action réductrice du fil de cuivre, on l'électrolyse, en se servant d'une lame de platine comme anode et d'une lame d'or comme cathode, puis que l'on fasse agir ensuite la lame d'or sur le papier réactif à l'azotate d'argent ammoniacal, il n'y a pour ainsi dire pas de trace de mercure, si infinitésimale qu'elle puisse être, que l'on ne parvienne à révéler et, dans ce cas, les empreintes sont encore très apparentes avec une dilution au dix-millionième. On peut également utiliser la méthode de Flandin (écoulement, goutte à goutte, de la solution mercurielle le long du fil) pour amener plus efficacement et plus rapidement toutes les molécules de la solution mercurielle en contact avec le fil de cuivre réducteur.

B. **Action des vapeurs de mercure.** — L'action nocive des vapeurs de mercure était connue dès la plus haute antiquité. Dioscoride, parlant de l'exploitation des mines de mercure en Espagne, rapporte que les ouvriers se recouvraient le visage d'un masque fait avec une vessie pour se préserver des vapeurs suffocantes dégagées pendant les opérations. Cette influence nocive des vapeurs fut étendue jusqu'au mercure lui-même que Dioscoride accuse de tuer lorsqu'on le prend à l'intérieur parce qu'il déchire les viscères en raison de son poids, et que

Galien place au premier rang des substances ennemies du corps humain et ne devant jamais figurer dans aucun médicament, en aussi faibles proportions que ce soit. Il fallut arriver jusqu'au xe siècle pour que les travaux des médecins arabes missent fin à ces préventions en montrant l'innocuité du mercure coulant. Rhazès la démontra en expérimentant sur un singe auquel il fit ingérer, sans inconvénient, d'assez fortes doses de ce métal. Une épigramme d'Ausone avait cependant déjà mentionné une tentative d'empoisonnement effectuée sans succès par ingestion de mercure, mais ce fait avait échappé à l'attention des médecins grecs et romains. Je rappelle à ce propos que c'est à Rhazès et à Mesué que l'on doit les premières formules d'onguents mercuriels.

Desbois, de Rochefort, cite la mode, adoptée au commencement du xviiie siècle à Londres et à Edimbourg, d'ingérer tous les matins 5 à 10 gr. de mercure métallique pour prévenir la goutte, la pierre, la gravelle. Sa vogue, prolongée pendant plusieurs années, est bien de nature à prouver sa complète innocuité. Une autre preuve de l'indifférence absolue du mercure métallique lorsqu'il n'est pas à l'état de vapeurs résulte de cette observation, bien des fois répétée : lorsque les ouvriers des mines de mercure veulent soustraire impunément ce métal, ils en avalent de très fortes proportions et le récupèrent parmi les produits d'évacuation des selles, sans que cette pratique, très fréquemment renouvelée par quelques-uns, ait jamais entraîné pour eux le moindre inconvénient.

Pour que le mercure puisse être absorbé et subir les métamorphoses qui, le transformant en sels solubles, le rendront violemment offensif, il faut, comme cela résulte des expériences de Rindfleisch (1) que la muqueuse soit le siège d'une inflammation plus ou moins intense, ou d'ulcérations. Ce savant administrait à des chiens du mercure métallique sous forme de pilules de mercure divisé, et il put constater la présence du métal dans les leucocytes des glandes mésentériques seulement quand la muqueuse intestinale était exulcérée. Et, point fort important, quand il put observer ces ulcérations, elles se présentaient avec un type bien défini, présentant tous les caractères de celles résultant de l'action du chlorure mercurique ; d'où il faut conclure que c'est précisément cette formation partielle de sublimé qui ouvre la voie à l'absorption du mercure métallique. Un certain nombre d'agents chimiques favorisent d'ailleurs l'attaque du mercure extrêmement divisé, et les conditions voulues pour la formation de chlorure mercurique sont aisément réalisées dans tous les points de l'organisme animal, grâce à la présence du chlorure de sodium. Je reviendrai tout à l'heure sur ce point.

Avec Avicenne apparaissent, en même temps que les premières notions thérapeutiques sur l'emploi des vapeurs de mercure, les premières indications précises relativement à leur action toxique : paralysies, tremblements, mouvements convulsifs, fétidité de l'haleine sont autant de symptômes signalés nettement par cet observateur. Constantin l'Africain signale et observe très exacte-

(1) Rindfleisch, *Arch. für path. Anat.*, 1860, t, XXII.

ment les effets des vapeurs mercurielles isolées et introduit le premier en Europe, en 1087, l'usage du mercure et des médicaments empruntés à ce métal. L'abus des frictions et surtout des fumigations mercurielles, remarquable principalement à la fin du xve et au début du xvie siècles, lors de l'extension à allure épidémique de la syphilis, contribua à mettre hors de toute contestation l'influence nocive des vapeurs de mercure, mais, en même temps, compliqua la question par l'intervention de causes adjuvantes telles que : existence d'autres produits volatils, rancidité des produits mis au contact de l'épiderme et déterminant son effraction, condensation partielle du mercure sous forme de vésicules d'une ténuité extrême et à un état de division facilitant son absorption et la formation de sels solubles, toutes conditions qui n'ont pas été nettement et exactement séparées de l'action *exclusive* des vapeurs de mercure avant les remarquables et persévérantes recherches de Merget. Cette action des vapeurs mercurielles fut étudiée surtout, à partir du milieu du xvie siècle, chez les ouvriers des mines de mercure, les doreurs et les autres artisans que leur profession exposait à l'inhalation ou au contact du mercure et de ses composés. Mais, ici encore, les faits se compliquaient de l'inhalation de fines poussières; et il faut arriver jusqu'au fait si démonstratif arrivé sur le vaisseau anglais le *Triumph*, pour voir des accidents plus ou moins graves, quelques-uns même mortels, provoqués exclusivement par des vapeurs de mercure et dans des conditions telles que la sursaturation et la condensation partielles fussent impossibles.

Dans ce cas, en effet, ces accidents étaient dus, *exclusivement*, à l'action du mercure volatilisé à la température ordinaire et introduit sous cette forme de vapeurs dans des organismes dont la température, supérieure à celle de l'atmosphère ambiante, ne permettait pas la condensation.

Cette observation a été le point de départ de recherches entreprises en 1821 par Gaspard, sur des œufs, des germes et des fœtus à diverses phases de leur évolution. Ses expériences aboutirent à la démonstration certaine de l'influence toxique exercée par les seules vapeurs du mercure.

Les travaux de Mialhe, de Voït, de Blomberg et d'Overbeck, pour ne citer que les principaux, tout en apportant de précieux éléments nouveaux d'interprétation relativement à l'action toxique exercée par les mercuriaux introduits dans l'organisme, vinrent en quelque sorte embrouiller de nouveau cette question des vapeurs mercurielles en confondant, comme on l'avait fait déjà, l'action due à l'influence des sels de mercure avec celle des vapeurs de ce métal. On engloba sous la dénomination de MERCURIALISME ces deux ordres d'effets dont Merget s'efforça, au contraire, de faire ressortir les différences. De très précis et utiles éléments d'appréciation résultaient cependant de travaux publiés par différents observateurs, tels que le mémoire de Mérat (1) et ceux dus aux savants

____

(1) MERAT, *Mémoire sur le tremblement auquel sont sujettes les personnes qui emploient le mercure. Journal de médecine*, 1804, et article *Tremblement mercuriel* (Dict. des Sc. méd., t. IV, 1821).

allemands qui pouvaient observer de nombreux cas de mercurialisme professionnel dans les services hospitaliers de centres industriels importants comme
les mines d'Idria et les grandes fabriques de glaces de Furth, d'Erlangen, de
Prague et du Bomerwald. Ces derniers travaux ont été utilisés par Küssmaul
dans son traité du *mercurialisme constitutionnel* (1).

Il est cependant indispensable de tenir compte du mécanisme par l'intermédiaire duquel le mercure pénètre dans l'organisme, et ce mécanisme peut être
réduit à deux modes produisant des effets toxiques très différents. Le métal
peut être introduit à l'état de sel, soit directement, soit par suite de la transformation de particules métalliques dans un état de division extrême en sels
solubles sous l'influence des composés chimiques contenus dans les sécrétions
ou les divers tissus ; ou bien le métal peut être introduit à l'état de vapeurs
conservant cette constitution physique de fluide élastique. L'absorption du
mercure et de ses composés par les voies digestives, l'inhalation des poussières,
celle des vapeurs métalliques émises à température élevée et subissant par ce
fait une condensation au moins partielle en arrivant à la température de l'organisme rentrent dans le premier cas. L'inhalation des vapeurs métalliques
émises à la température ordinaire et au-dessous réalise seule les conditions
permettant au mercure de se maintenir à l'état gazeux, l'échauffement qu'elles
subissent en pénétrant dans les organismes sur lesquels elles vont agir s'opposant à leur condensation.

La vaporisation du mercure est un phénomène continu qui n'est même pas
interrompu par la solidification du métal. Les vapeurs émises ont un pouvoir
de diffusion considérable dont la valeur, sans être exactement mesurable, paraît
cependant ne pas trop s'écarter de l'ordre de grandeur que lui assignent, *à
priori*, les déductions de la théorie dynamique des gaz. Des faits extrêmement
probants concordent avec ces considérations. Dans des locaux très vastes et très
élevés, on peut déceler la présence des vapeurs de mercure uniformément disséminées depuis le plancher jusqu'au plafond ; et cela, même avec des surfaces
évaporatoires de faible étendue. Merget rapporte avoir très nettement démontré
leur existence dans l'atmosphère d'un grand amphithéâtre de cours publics d'une
capacité de 2500 mètres cubes et contenant une cuve à mercure : cette cuve étant
restée découverte pendant trois jours, la présence des vapeurs de mercure fut
constatée dans tous les points de la salle. Le même expérimentateur put en démontrer également la présence dans toutes les pièces d'un bâtiment qui renfermait
un atelier d'étamage de glaces. Le pouvoir diffusif des vapeurs mercurielles
est tellement considérable, en raison de la vitesse avec laquelle se meuvent leurs
molécules, que des obstacles d'apparence insurmontables, tels que du bois (dans
le sens des fibres), de la pierre, du plâtre, des briques, des étoffes, du papier
n'arrêtent pas cette diffusion qui est à peine retardée par eux. On a rapporté
d'assez nombreux exemples d'intoxications provoquées par des vapeurs de

(1) Küssmaul, *Untersuch. über die constit. Mercur.*, Wurzburg, 1861.

mercure chez des individus habitant des pièces contiguës ou voisines d'ateliers
où s'employait ce métal. Bien plus, certains corps poreux exercent sur les vapeurs mercurielles une action condensante tout à fait identique à celle qu'ils
exercent sur les autres fluides élastiques et sont capables de les restituer ensuite
au milieu ambiant, soit lorsqu'on les place dans une atmosphère non saturée,
soit lorsqu'on les chauffe : ils peuvent, dans ces conditions, devenir la cause
d'accidents dont l'origine est parfois bien difficile à soupçonner.

Il est d'ailleurs plutôt rare de trouver, dans la pratique, des accidents dus
exclusivement à l'action des vapeurs mercurielles; il y a bien plus souvent
confusion des accidents provoqués par l'influence des poussières ou de l'ingestion des mercuriaux avec ceux déterminés par les vapeurs seules. Lorsque le
mercure est introduit dans l'organisme par le fait de son maniement habituel
ou qu'il est inhalé sous forme de fines poussières, il n'y pénètre qu'à l'état de
combinaisons; et nous verrons plus tard quelle est la succession des phénomènes qui caractérise ce mode d'introduction. Il est, dans tous les cas, certaines
manifestations qu'il faut se garder de confondre avec les accidents toxiques
provoqués par le mercure, qu'il agisse à l'état de vapeurs ou à l'état de combinaisons salines, ce sont les phénomènes inflammatoires, dont le retentissement peut s'étendre au reste de l'économie et provoquer ainsi des troubles
généraux assez graves pour déterminer la mort à échéance plus ou moins
prochaine. Les vapeurs mercurielles condensées en très fines particules, ou bien
les fines poussières jouant le rôle de corps étrangers, dans la production de
ces phénomènes inflammatoires, n'entrent pour rien, en tant que mercure, dans
ces manifestations de nature purement traumatique; et les conséquences qui
en découlent ne sauraient être imputables aux vapeurs ou aux autres composés
mercuriels. Au contraire, certains phénomènes sont, avec toute certitude, imputables à l'absorption des mercuriaux mais non plus à l'état exclusif de vapeurs
métalliques : tels sont la stomatite et la salivation provoquées par l'inhalation
des poussières, les troubles gastro-intestinaux provoqués par l'ingestion.

Il eût été impossible, sans l'intervention des résultats de l'expérimentation
physiologique, de faire la part qui revient à chacune de ces causes dans les
manifestations, parfois extrêmement complexes, qui caractérisent l'intoxication mercurielle subaiguë et chronique. Il y a, la plupart du temps, une véritable
confusion entre les phénomènes déterminés par l'absorption des vapeurs métalliques et ceux qui relèvent de l'introduction dans l'économie de composés
mercuriels solubles, sans compter les phénomènes accessoires de traumatisme
que je viens de rappeler. Une expérimentation sagace et rigoureusement conduite pouvait seule dissocier ces phénomènes et déterminer leur influence particulière. La technique expérimentale employée par Merget lui a permis de
réaliser les conditions dans lesquelles pouvait s'exercer *exclusivement* l'influence des vapeurs métalliques en utilisant les vapeurs émises par des toiles
imprégnées de mercure réduit très divisé ou, mieux encore, par des lames de
cuivre amalgamées. Ces vapeurs, intimement mélangées à l'air ambiant, parti-

cipent alors aux échanges gazeux de l'appareil pulmonaire et leur mode de pénétration dans le sang ne diffère en aucune façon de celui des gaz qu'elles accompagnent. Merget a démontré la présence de vapeurs mercurielles dans le sang des animaux en le faisant chauffer avec de l'acide nitrique et en suivant la méthode précédemment décrite. Ce fait que la présence du mercure ne peut être démontrée dans le sang s'il n'a pas été préalablement traité, à l'ébullition, par l'acide nitrique montre bien qu'il s'agit de mercure à l'état de vapeur et non pas d'un sel ou n'importe quel autre composé soluble qui aurait pris naissance par attaque du mercure sous l'influence des divers agents chimiques avec lesquels il s'est trouvé en contact. Si on laisse séjourner du sang défibriné ou du sérum sur du mercure parfaitement purifié, qu'on décante ensuite ces liquides avec soin et qu'on les traite par les réactifs les plus sensibles des sels mercuriels, les résultats obtenus sont constamment négatifs. Mais il n'en est plus de même si le liquide soumis à l'analyse est préalablement traité par l'acide nitrique bouillant ou par le chlorate de potasse et l'acide chlorhydrique ; il donne alors très nettement la réaction caractéristique du mercure par le procédé du fil de cuivre et du papier à l'azotate d'argent ammoniacal. Le sang et le sérum ayant séjourné seulement 24 heures sur du mercure en contiennent des proportions facilement appréciables et qui vont en augmentant, comme on peut en juger par la teinte de plus en plus foncée des empreintes, à mesure que la durée du séjour se prolonge. Cette augmentation atteint promptement sa limite, d'ailleurs peu élevée, par agitation du mélange.

Il en est de même pour l'*eau mercurielle* ou *décoction mercurielle* qui ne donne rien lorsqu'on l'essaye directement par les réactifs propres à déceler la présence des sels mercuriels, tandis qu'elle est très nettement sensible à ces mêmes réactifs lorsqu'elle a été préalablement traitée par l'acide nitrique ou par le chlore et le chlorure d'ammonium, ce qui permet la métamorphose du métal en composés solubles.

Dans ces cas, qu'il s'agisse du sang des animaux, du sérum ou de l'eau, le mercure existe en mélange à l'état de *vapeurs diffusées*, comme l'ont prouvé les expériences de Merget sur le sang et celles de plusieurs observateurs, notamment de Royer qui a pu démontrer que les vapeurs mercurielles se diffusent dans les liquides comme dans les gaz (1).

A la condition que la respiration de ces vapeurs s'opère d'une manière continue, elles manifestent toujours une action mortelle sur les animaux; et leur toxicité est d'autant plus considérable que leur abondance est plus grande. La toxicité des vapeurs mercurielles émises à saturation à des températures plus basses que celles des organismes dans lesquels elles pénètrent se manifeste par des accidents d'autant plus intenses et plus hâtifs que les animaux sont de plus petite taille (les cobayes et les petits oiseaux se montrent particulièrement

(1) ROYER, *Mémoires de la Société des sciences physiques et naturelles de Bordeaux*, t. IV, 2e série.

susceptibles) et, en ce qui concerne les animaux d'une même espèce, la résistance à l'action toxique est d'autant moindre que les animaux sont plus jeunes.

Les symptômes déterminés par cette forme d'intoxication sont les suivants : 1° amaigrissement rapide, d'autant plus prononcé que la respiration est plus active, et se produisant malgré la persistance de l'appétit : on constate en même temps une déperdition plus considérable d'azote par la sécrétion urinaire dont la quantité est également augmentée, ce qui prouve une suractivité dans les combustions et les échanges intimes des tissus ; 2° tremblements, agitation et convulsions sans rythme bien caractérisé, atteignant tous les membres, mais d'abord et à un degré très marqué les membres postérieurs, et qui sont d'autant plus prononcés que la mort est plus prochaine ; 3° paralysie précédée d'ataxie. Jamais on n'observe, *même au plus faible degré*, ni stomatite, ni salivation, ni manifestations gastro-intestinales telles que vomissements ou diarrhée. D'ailleurs la nécropsie aboutit à des constatations absolument négatives ; tous les organes : poumons, foie, reins, intestins, rate, cerveau, moelle, nerfs se montrent dans un état d'intégrité parfaite aussi bien à l'œil nu qu'à l'examen microscopique. Les globules sanguins conservent leur forme et leur couleur, leur nombre ne varie pas sensiblement, le sang n'est nullement altéré. Cette absence de lésions paraît être une particularité symptomatiquement caractéristique de l'intoxication par les vapeurs mercurielles émises à basse température et agissant exclusivement à l'état de fluide gazeux, sans mélange possible de gouttelettes liquides provenant de leur condensation. Ces vapeurs mercurielles réalisent essentiellement un poison du système nerveux, mais on ne sait pas encore par quel mécanisme le système nerveux se trouve si profondément troublé dans l'exercice de ses propriétés fonctionnelles. Elles agissent lentement sur les animaux de grande taille et les accidents nerveux, à leur début, cèdent assez facilement et d'une façon rapide quand les animaux sont replacés dans l'air pur. La respiration intermittente de ces vapeurs semble à peu près inoffensive ; et elles cessent même d'être toxiques, quoique respirées avec continuité, lorsqu'elles sont émises en proportions suffisamment faibles.

Ces faits expérimentaux, ont permis d'interpréter des observations, en apparence paradoxales, de *Mercurialisme constitutionnel* ou *professionnel* dans lesquelles on voyait des sujets, affectés de tremblements à plusieurs reprises, n'avoir jamais présenté de stomatite, de salivation, de troubles gastro-intestinaux et d'autres se montrer comme des individus bien portants, après trente ans et plus de travail au contact de vapeurs de mercure, ainsi que Roussel, confirmant d'ailleurs une observation déjà faite autrefois par A. de Jussieu (1), l'a rapporté au sujet d'un certain nombre des mineurs d'Almaden. Rappelons encore à ce sujet qu'Antonio de Ulloa, parlant des mineurs de l'Amérique du Sud, rapporte que ces ouvriers quittent la mine dès qu'ils sont pris de tremble-

<hr>

(1) A. DE JUSSIEU, *Hist. de l'Acad. roy. des Sciences pour l'année* 1719, p. 359, 1721 ;— ROUSSEL, *Lettres médicales sur l'Espagne*, in *Union médicale*, 1848.

ment et vont travailler la terre dans une vallée dont la température élevée provoque chez eux une sudation abondante, ce qui leur permet de se remettre promptement et de revenir à leur travail primitif.

Au contraire, l'action du mercure métallique introduit dans la circulation à l'état de division extrême, de façon à ne pas provoquer d'embolies avec toutes les conséquences qui en découlent, est nulle ou du moins sans effets immédiats, comme le prouvent constamment les injections veineuses ou artérielles de mercure à l'état de division convenable. On peut constater l'accumulation du métal dans certains organes, ainsi que son élimination par les diverses sécrétions glandulaires, sans qu'il en résulte le moindre trouble fonctionnel. Seule, l'administration de mercure longtemps continuée par ce procédé finit par déterminer une action toxique sur le système nerveux et l'apparition du tremblement symptomatique. Ce cas rentre alors dans celui de l'absorption exclusive des vapeurs mercurielles, la saturation toxique s'étant produite sous l'influence de la continuité de la vaporisation du mercure disséminé dans l'organisme.

Les vapeurs de mercure ne peuvent pénétrer à travers la peau intacte, comme le prouve l'expérience suivante de Merget, confirmant et perfectionnant une expérience antérieure de Fleischer d'Erlangen ; il introduisit dans des flacons à col étroit du mercure très finement divisé ou réduit par réaction chimique à la surface de corps poreux, capable, par conséquent, d'émettre d'abondantes vapeurs à la température ordinaire ; ces flacons étaient hermétiquement bouchés à l'aide de fragments de peau de lapin, et des papiers-réactifs au chlorure de palladium et à l'azotate d'argent ammoniacal, placés au-dessus de ces obturateurs, ne donnaient absolument aucun indice de réaction. Lorsque les vapeurs de mercure peuvent subir une condensation partielle, par exemple, lorsqu'elles ont été émises à haute température et que les téguments jouent, par rapport à elles, le rôle de corps froid, on a pensé (et telle était l'opinion de Gubler) que les gouttelettes, à l'état d'extrême division, condensées sur les parois des cavités et des conduits des glandes cutanées à l'intérieur desquelles les vapeurs s'étaient introduites par diffusion, se transformaient en sels solubles sous l'influence des agents chimiques contenus dans les sécrétions fournies par les organes glanduleux de la peau ; mais Merget estime que cette attaque, cette solubilisation du mercure est au moins contestable, et que, si elle se produit, elle est toujours assez faible et assez lente pour rendre à peu près nul le danger d'absorption qui en résulterait. Les expériences de Fürbringer ont démontré que, contrairement à l'opinion soutenue par Gubler, les vapeurs mercurielles même émises à haute température, c'est-à-dire avec un excès de tension accroissant considérablement leur puissance de diffusibilité, sont incapables de pénétrer dans les cavités glandulaires de la peau (1). L'avant-bras, préalablement desséché avec soin, d'un individu qui voulut bien se prêter à cette expérience, fut exposé,

---

(1) Fürbringer, *Resorpt. und Wirk. des reg. Quecks, der graue Salbe, Virchov's Archiv.*, Bd LXXXII, p. 494.

pendant un temps assez long aux vapeurs de mercure chauffé. La peau se recouvrit d'un dépôt gris-clair, au milieu duquel on distinguait à la loupe, principalement au fond des sillons épidermiques, de petits globules miroitants ; cette sorte de voile gris, examiné au microscope, se montra composé d'une quantité considérable de fines gouttelettes mercurielles. Après un nettoyage aussi parfait que possible de la surface cutanée, un petit lambeau de peau fut excisé, plongé immédiatement dans de l'alcool absolu, et les coupes pratiquées sur ce lambeau, rendues transparentes par immersion dans la glycérine additionnée d'acide acétique ou dans une solution de potasse, furent soumises à l'examen microscopique. Fürbringer trouva des globules de mercure isolés, adhérents à la surface externe de l'épiderme et qui étaient des restes du dépôt primitif, mais il ne put en découvrir ni entre les cellules de la couche cornée, ni dans le réseau de Malpighi, ni dans les canaux excréteurs des glandes cutanées, ni dans les follicules pileux. Ces vapeurs se condensent donc exclusivement sur la surface épidermique, et Merget assure que les gouttelettes provenant de cette condensation ne sont absorbées ni mécaniquement, ni chimiquement. Pour que l'absorption puisse se produire, il est indispensable que le tégument cutané soit plus ou moins énergiquement lésé ; et une irritation, même assez faible, de la peau, suffit pour déterminer un commencement d'absorption. J'ai déjà exposé les résultats des observations, très probantes, faites à ce sujet par Rindfleisch sur la muqueuse de l'intestin chez les chiens.

C'est par la muqueuse pulmonaire que se fait l'absorption des vapeurs mercurielles, les autres muqueuses jouant un rôle, sinon absolument nul, du moins tout à fait négligeable. Mais tandis que certains savants, avec Mialhe, Overbeck, Gubler, estiment que ces vapeurs, introduites dans le sang grâce aux échanges gazeux respiratoires y trouvent des conditions les rendant attaquables et susceptibles de fournir des composés solubles se transformant finalement en chloralbuminates, d'autres, avec Lewald, Michaelis, Hermann, Kirchgasser, Fürbringer, nient toute possibilité d'échanges gazeux entre les fluides élastiques du sang et les vapeurs mercurielles par suite de la faible tension de ces dernières, et ils en reviennent à l'hypothèse d'une condensation en gouttelettes très fines sur la muqueuse pulmonaire, gouttelettes qui seraient alors solubilisées par les agents chimiques contenus dans les sécrétions glandulaires, aidés des conditions physico-chimiques permettant leur oxydation. Nothnagel et Rossbach, adoptant une opinion mixte, pensent que le mercure introduit dans le sang par inhalation des vapeurs se transforme pour une part en albuminates solubles, tandis que l'autre partie reste à l'état métallique susceptible de reparaître tel dans les sécrétions et les excrétions. Les expériences de Merget ont nettement démontré qu'il ne pouvait y avoir condensation que lorsque l'élément anatomique avec lequel la vapeur de mercure venait en contact jouait le rôle d'un corps froid ; aucune muqueuse ne possède un pouvoir condensant spécifique, et à cet égard, les essais pratiqués à l'aide de diverses membranes, animales ou végétales, de tranches de poumons frais de chiens,

de lapins, d'oiseaux ont fourni des résultats tout à fait probants. Le même savant fait remarquer que, relativement à la diffusion des gaz, ça n'est pas la
tension qui joue le rôle prépondérant, mais la vitesse de translation des molécules, et que cette vitesse atteignant 180 mètres par seconde pour les vapeurs
mercurielles est d'un ordre de grandeur qui la rend comparable à celle des
autres gaz : on ne peut donc établir de différence entre les gaz du sang et les
vapeurs mercurielles en ce qui regarde la production des phénomènes d'échange
par voie de diffusion réciproque et il n'y a pas de raison qui puisse faire refuser d'admettre qu'elles participent, comme l'air inspiré, aux échanges gazeux
respiratoires. Merget a d'ailleurs démontré expérimentalement que l'épithélium
pulmonaire est directement perméable aux vapeurs mercurielles comme il l'est
aux gaz contenus dans l'atmosphère.

Pour cet observateur, le mercure en vapeur circulerait à cet état dans l'organisme où il ne subirait aucune modification, comme le prouve notamment la
différence des plus tranchées entre l'absence des phénomènes toxiques ou seulement offensifs immédiats après l'introduction dans l'économie du mercure
parfaitement pur, soit à l'état de métal, soit à l'état de vapeur, et les manifestations toxiques toujours très graves succédant rapidement à l'introduction des
composés mercuriels susceptibles de se solubiliser. Le sang n'est altéré ni dans
sa constitution chimique ni dans sa constitution histologique par le mercure
liquide ou à l'état de vapeur, et, quand le sang est saturé de vapeurs mercurielles, ce qui arrive rapidement, le mercure en excès tend à se fixer dans la
trame des tissus auxquels ce sang le cède par diffusion d'autant plus marquée
que le point de saturation est plus proche. En d'autres termes, les vapeurs
mercurielles pénètrent, par la voie de la circulation sanguine, dans tous les territoires de l'économie et il semble que l'élimination se fasse à ce même état de
vapeurs par les différents émonctoires, pourvu que le point de sursaturation ne
soit pas dépassé. Les reins, le foie et les poumons des animaux intoxiqués par
le mercure à l'état de vapeurs ne contiennent pas la moindre trace de *sels solubles* de ce métal qui reste intimement fixé dans les éléments cellulaires d'où il
ne peut être retiré que par l'attaque au moyen de l'acide nitrique bouillant ou
du mélange d'acide chlorhydrique et de chlorate de potassium. Merget pense
que le mercure se trouve fixé dans les organes à l'état de métal et il rappelle,
à l'appui de cette opinion, les faits rapportés par un certain nombre d'observateurs (Lacarterie, Beigel, Frerichs) qui ont reconnu la présence de mercure
métallique dans des calculs biliaires de syphilitiques traités par la méthode des
frictions.

L'action physiologique du mercure, débarrassée de toute action concomitante déterminant une influence énergique et altérante sur les éléments anatomiques et exercée par les sels solubles, serait donc une action purement dynamique, et ce serait en se fixant en nature sur les éléments anatomiques qu'il se
comporterait comme un modificateur plus ou moins actif de leur vitalité. Les
organes de structure relativement grossière tels que le foie, les reins, les pou

mons, le cœur n'éprouveraient pas de troubles profonds et accentués dans l'exercice de leurs propriétés fonctionnelles, tandis que les organes de structure particulièrement délicate, comme le système nerveux, seraient l'objet de modifications provoquant les désordres tels que les tremblements, les convulsions, les paralysies. Les progrès réalisés au cours de ces dernières années dans la technique pour l'étude histologique du système nerveux permettront peut-être de donner à cette interprétation une sanction expérimentale analogue à celle obtenue pour élucider le mécanisme de l'action de certains hypnotiques (chloroforme, éthers, chloral, morphine) ou celle de la production de l'amaurose déterminée par la quinine (1).

C. **Action des composés mercuriels**. — Jusqu'à 1843, époque à laquelle Mialbe fit ses premières recherches (2), aucun observateur ne s'était préoccupé de savoir comment et sous quelle forme le mercure circulait dans l'organisme. Seul Hunter, dans son *Traité des maladies vénériennes* publié en 1786, avait émis l'hypothèse que ce métal devait se trouver sous une forme unique et toujours la même dans la circulation générale, mais il ne chercha pas à déterminer exactement la nature de cette forme ultime dont l'intervention constituait pour lui la condition *sine quâ non* de l'efficacité de toute médication mercurielle. En 1857 les travaux de Voït et de Blomberg, en 1861 ceux d'Overbeck parurent élucider et résoudre définitivement la question. Repoussant tout à fait l'opinion émise avant eux par nombre d'observateurs de la pénétration du mercure en nature dans l'économie, ces savants crurent avoir démontré d'une façon péremptoire que tous les modes d'administration, soit du mercure, soit des mercuriaux, revenaient en définitive à la pénétration dans l'appareil circulatoire de sels solubles résultant de la combinaison du chlorure mercurique avec les albuminoïdes et les chlorures alcalins (chloralbuminates de Mialhe, Voït et Overbeck) ou de l'oxyde mercurique avec ces mêmes composés (oxychloralbuminates de Blomberg). Cette théorie, modifiée seulement en quelques points d'importance tout à fait secondaire, fut à peu près généralement adoptée, jusqu'à ce que les recherches très précises de Merget vinssent en montrer la complète inexactitude. Ce savant prouva, en effet, que les combinaisons solubles du mercure avec les peptones ou les albuminoïdes, en présence ou en l'absence des chlorures et autres sels alcalins de l'organisme, sont immédiatement précipitées dès qu'elles se trouvent en présence d'une solution d'hémoglobine. Ce précipité renferme la presque totalité du mercure contenu dans la combinaison, et ce mercure s'y trouve en partie combiné et pour la plus grande partie à l'état libre : on trouve également du mercure à l'état de liberté dans le sang qui n'a pas participé à la réaction. Le sang veineux, ou l'hémoglobine réduite, précipitent plus rapide-

---

(1) Voir à ce sujet : G. Pouchet, *Leçons de pharmacodynamie et de matière médicale*, 1re série, p. 115 ; 2e série, p. 586 et 3e série, p. 215.

(2) Mialhe, *Chimie appliquée à la physiologie et à la thérapeutique*, 1856.

ment et le précipité obtenu est de coloration plus foncée. Avec le sang frais, à
hématies normales, la précipitation n'est pas immédiate et n'apparaît qu'après
vingt-quatre heures environ, lorsque l'hémoglobine a abandonné le stroma globulaire. L'observation directe des hématies montre que, sous l'influence des
albuminates et peptonates de mercure en solution dans des liqueurs contenant
un excès d'albumine et de chlorures alcalins, elles deviennent sphériques et se
détruisent promptement, surtout à la température de 37°-38°. Dans tous les cas,
on ne peut jamais démontrer l'existence d'une trace d'un sel mercuriel en dissolution si la quantité d'hémoglobine est en léger excès par rapport à la proportion
des composés mercuriques ; la totalité du mercure est précipitée par l'hémoglobine, soit sous forme de mercure réduit, soit sous forme de mercure combiné.

Exceptionnellement, certains sels, comme le cyanure mercurique, l'iodure
double de potassium et de mercure, le chlorure double de sodium et de mercure
ne précipitent ni le sérum, ni l'hémoglobine ; et les solutions d'hémoglobine
conservent, en présence de ces composés, leurs propriétés optiques. Le lactate
mercurique acide ne précipite pas non plus l'hémoglobine ; mais on observe au
spectroscope le spectre de l'hématine acide. Toutefois, les mélanges de sérums
ou de solutions d'hémoglobine avec les composés ci-dessus précipitent du mercure réduit, instantanément à la température de l'ébullition, plus ou moins rapidement suivant le degré d'élévation relative de la température, avec l'intervention de quantités même extrêmement minimes d'alcalins. L'action d'un alcali
minéral, même énergique, le carbonate sodique par exemple, n'étant pas suffisante, dans certains cas, pour produire la décomposition de la combinaison
mercurielle, il faut en conclure que les produits ulmiques provenant de la
réaction des matières organiques en présence des alcalis, jouent dans cette
précipitation et dans cette réduction un rôle prépondérant. Les milieux de l'organisme possédant, pour la plupart, une réaction plus ou moins énergiquement
alcaline, on peut trouver dans ce fait, joint à la présence de matières organiques facilement réductrices et à l'élévation de la température, et sans même
parler des influences ressortissant à l'évolution des phénomènes physico-chimiques dont la résultante constitue la vie, tous les éléments nécessaires pour se
convaincre que cette apparente exception rentre dans le cadre des réactions que
je viens d'exposer précédemment.

Un point très intéressant relativement à la toxicologie des composés mercuriels, réside dans ce fait que les lésions anatomiques, et par conséquent les
manifestations les plus intenses de l'action toxique, sont justiciables du contact
des éléments anatomiques avec le chlorure mercurique. Les observations de
Rindfleisch, que j'ai déjà eu l'occasion de citer, viennent à l'appui de cette assertion ; celles de Merget, de Blarez et d'autres expérimentateurs ont démontré que
le mercure, à l'état d'extrême division, était facilement transformé au contact de
l'air en sels solubles sous l'influence d'une infinité de substances, en apparence
indifférentes, telles que gomme, sucre, amidon, extraits végétaux, solutions de
sel marin, etc. En dehors de la pénétration dans l'économie du mercure à l'état

de vapeurs émises à une température inférieure à 37°, pénétration qui ne donne
lieu qu'à des accidents nerveux tardifs et s'il y a absorption continue, l'absorption intermittente permettant l'élimination par les diverses glandes qui n'é-
prouvent alors aucune modification apparente dans leur fonctionnement physiologique normal, le mercure métallique et tous ses composés doivent subir soit
une attaque, soit une métamorphose par voie de double décomposition qui
amène, en fin de compte, à la formation de chlorure mercurique puis de chloralbuminate. Or, c'est précisément pendant cette série de métamorphoses, de
doubles décompositions, de formation de sels doubles, etc., que les composés
mercuriels exercent leur action néfaste sur les éléments anatomiques ; et l'agent
principal, sinon même exclusif, de cette altération est le chlorure mercurique.

Les expériences de Merget l'ont prouvé avec toute l'évidence nécessaire : lorsque du mercure, en vapeurs émises à une température inférieure à celle de
l'organisme, pénètre dans l'économie d'une façon *non continue*, de manière
que cet organisme ait le moyen et le temps de l'éliminer, il n'en subit absolument aucun dommage. L'effet nuisible ne commence à se produire que lorsque l'entrée est supérieure à la sortie, si je puis ainsi dire ; mais dans tous les
cas, les symptômes manifestant l'entrée en jeu de l'action toxique sont très différents de ceux qui caractérisent l'intervention des composés mercuriels solubles. Les effets déterminés par les *seules vapeurs* de mercure sont éminemment
et rapidement curables, tandis que les atteintes portées à l'intégrité des éléments
anatomiques par le contact des composés mercuriels solubles sont irrémédia-
bles. Pour ne citer à l'appui que ce seul exemple, dans toutes les intoxications
mercurielles, tant accidentelles qu'expérimentales, il est très facile de reconnaître *toujours* les lésions inflammatoires et ulcéreuses que détermine le sublimé
corrosif, et cela, quel que soit le composé mercuriel ayant provoqué l'intoxication.

La composition des divers milieux de l'organisme humain est telle que,
quelle que soit la forme sous laquelle le composé mercuriel lui sera présenté,
les réactions chimiques aboutiront toujours à la formation de chlorures mercureux et mercurique. L'étude des métamorphoses subies par ces deux sels suffit
donc à révéler l'odyssée des composés mercuriels dans l'organisme. Très stable
dans un assez grand nombre de circonstances, et notamment, contrairement
aux assertions de Mialhe, en présence des solutions de chlorures alcalins, le
calomel est altéré par l'eau distillée à la condition que l'on fasse intervenir
l'action de l'air et une certaine élévation de température : le calomel attaqué
dans ces conditions se transforme en chlorure mercurique avec formation correspondante de mercure métal ; et la proportion de sublimé produite varie avec
la quantité d'eau entrant en réaction, la durée du contact, l'agitation et l'élévation de la température. L'eau ordinaire exerce une action décomposante plus
intense par l'intermédiaire des bicarbonates alcalino-terreux. Cette action décomposante est portée au maximum par les carbonates alcalins. Les albuminoïdes facilitent également l'action décomposante de l'eau, mais dans une
proportion beaucoup moindre que les bicarbonates alcalins. En présence égale-

ment des albuminoïdes, les chlorures alcalins exercent une action décomposante appréciable, due sans doute à la tendance à la production de chloralbuminates aux dépens du chlorure mercurique formé, car ces mêmes chlorures alcalins entravent au contraire l'action décomposante des carbonates alcalins.

Il va sans dire que la réunion de ces différentes causes : eau, agitation, intervention de l'oxygène de l'air, température relativement élevée, albuminoïdes, chlorures et bicarbonates alcalins, active très manifestement la décomposition du calomel. Quant au chlorure mercurique, abstraction faite de son action locale irritante, caustique, les tissus vivants tant animaux que végétaux, réduisent le sublimé à l'état de calomel et on observe l'acidification, conséquence de l'acide chlorhydrique produit simultanément. L'action irritante de cet acide chlorhydrique qui favorise l'absorption et provoque l'hypersécrétion glandulaire vient s'ajouter à celle produite, au premier contact, par le chlorure mercurique. En présence des alcalins, le calomel qui a pris naissance se dédouble en chlorure mercurique et en mercure métallique à l'état d'extrême division qui, grâce à l'action irritante déterminée dans la phase précédente, pénètre dans les capillaires sanguins dénudés et se trouve ainsi introduit dans la circulation générale où il va pouvoir se vaporiser et imprégner l'organisme. D'autre part, une certaine quantité de chlorure mercurique pourra, grâce aux albuminoïdes et aux chlorures alcalins avec lesquels ce sel se trouve en contact, fournir un chloralbuminate immédiatement résorbé par les capillaires sanguins et sur lequel l'hémoglobine viendra exercer son action réductrice. Dans tous les cas, on aboutit toujours à la production de mercure métallique infiniment divisé, ce qui favorise sa dissémination à l'état de vapeurs.

Si l'action agressive déterminée sur le système nerveux et caractérisée par le *tremblement mercuriel* peut être considérée jusqu'à un certain point, comme caractéristique de l'influence exercée par le mercure, il n'en est plus de même de la plupart des autres manifestations. L'altération du sang provoquée par les chloralbuminates peut fort bien être considérée, ainsi que le pensait Gubler, comme la cause prochaine de désordres fonctionnels tels que : phlogoses, hyperémies, congestions sanguines, troubles nutritifs. D'autre part, l'injection veineuse de ces mêmes chloralbuminates reproduit identiquement, quant à ses manifestations toxiques, l'action générale du chlorure mercurique ; mais ces lésions ne se rattachent pas exclusivement à la présence du mercure, car on les retrouve, absolument identiques, avec les composés solubles du platine, de l'or, de l'arsenic, et même avec le bismuth et le cuivre lorsqu'ils sont introduits dans l'organisme à l'état de solutions alcalines. Aucune de ces lésions, ni par conséquent des modifications fonctionnelles qu'elles entraînent, n'est donc pathognomonique de l'intoxication mercurielle ; et, comme je le disais précédemment, ces phénomènes viennent se surajouter à ceux ressortissant à la seule influence des vapeurs du mercure.

En définitive, quelle que soit la forme sous laquelle du mercure divisé ou bien un composé mercuriel, soluble ou insoluble, pénètrent dans l'économie, les manifestations consécutives à cette absorption seront justiciables de deux ordres de causes : 1° action spécifique du mercure agissant à l'état de vapeurs, forme à laquelle doit toujours aboutir l'introduction d'un composé mercuriel quel qu'il soit ; 2° modifications plus ou moins marquées des éléments anatomiques au cours des métamorphoses subies par les composés mercuriels, ou en raison d'une simple action traumatique ; ce dernier ordre de causes l'emportant, la plupart du temps, de beaucoup sur le premier par l'importance et l'éclat de ses manifestations.]

CUIVRE

Les empoisonnements aigus par le cuivre ont pour cause, dans des cas isolés, les tentatives de suicide et d'homicide ou, exceptionnellement, des accidents malheureux, par exemple l'ingestion d'aliments gras ou acides ayant donné naissance dans les marmites en cuivre à du vert-de-gris ou à un sel de cuivre à acide gras qu'ils se sont ensuite incorporés, ou, à ce que l'on prétend, — je le conteste absolument, — l'ingestion des cornichons, des *mixed-pickles* ou des légumes de conserve colorés en vert par le sulfate de cuivre (reverdissage, phyllocyanate de cuivre) (1). Aussi a-t-on proposé de soumettre à une amende les fabricants vendant des conserves contenant plus de 0,004 p. 100 de cuivre (2). En Autriche, en 1900, le ministère a décrété qu'il ne serait pas permis désormais d'ajouter aux conserves plus de 55 milligrammes de cuivre par kilo, et cela seulement si la fabrique consent à se laisser surveiller par le gouvernement. Parfois, on ajoute aussi à la farine jusqu'à 0 gr. 5 de cuivre par kilogramme, pour en augmenter la teneur en eau, et la rendre plus apte à faire de bon pain. *Mais, à n'en pas douter, on exagère trop le danger que présentent les substances alimentaires contenant du cuivre.* Il n'existe aucun métal qui soit absolument inoffensif, surtout si, comme c'est le cas pour les sels de cuivre solubles, il précipite l'albumine et altère, par suite, l'albumine nutritive et, le cas échéant, la muqueuse stomacale. Mais les quantités de

(1) Tschirsch, *Das Kupfer*, Stuttgart, 1893.
(2) Brouardel et Galippe, *An. d'hyg. publ.*, 1880, p. 193 et 531.

cuivre contenues dans les substances alimentaires et boissons sus-énumérées, ne peuvent devenir nuisibles à l'organisme, d'autant plus que le cuivre s'élimine en majeure partie sous forme de sulfure de cuivre. Il y a plus : l'albuminate de cuivre, ingéré avec les aliments ou formé dans l'estomac, ne peut, lui non plus, provoquer des intoxications aiguës ou chroniques bien graves. Un grand nombre des prétendus empoisonnements aigus par le cuivre s'évanouissent dès qu'on les examine attentivement et, *ainsi que je l'ai démontré il y a déjà des années pour la glace à la vanille*, se dévoilent comme des intoxications par des substances alimentaires corrompues. Ainsi, par exemple, l'ingestion de haricots verts ayant provoqué, dans un cas, des vomissements, des coliques, de la diarrhée, etc., on a prétendu faussement que ces phénomènes d'intoxication étaient dus à ce que ces haricots, ayant été plantés au milieu de la vigne, auraient été arrosés comme celle-ci avec un mélange de sulfate de cuivre et de lait de chaux. Le vin mis en contact avec le cuivre pourrait devenir toxique par suite de la formation du tartrate cupro-potassique (1). Je conteste ce fait.

On ne trouve point chez l'homme d'intoxication chronique par le cuivre pouvant être mise en parallèle avec l'intoxication plombique correspondante.

Introduit dans l'estomac, le *cuivre métallique* n'exerce aucune action sur l'économie. Les enfants ayant avalé des monnaies de cuivre qu'ils gardent pendant un temps prolongé ne tombent jamais malades. On ne connaît qu'un seul cas où une monnaie de cuivre avalée aurait provoqué, cinq mois durant, des vomissements, de la cardialgie, et de la céphalée ayant persisté même après l'évacuation de la monnaie avec les selles (2). J'ai retiré une monnaie de cuivre absolument incrustée dans l'estomac d'une chèvre qui l'avait gardée pendant des années sans inconvénient aucun. L'administration par la bouche, à la dose de 0 gr. 6, de cuivre finement pulvérisé aurait tué des lapins dans l'espace de huit à vingt-quatre heures ; l'issue fatale serait arrivée dans le même

____

(1) Filehne, *Deutsche med. Wochenschr.*, 1895, n° 19.
(2) Senfft, *Würzburger med. Zeitschr.*, 1865, VI, p. 135.

Toxicologie.   21

laps de temps, à la suite de l'injection sous-cutanée de 0 gr.04 à 0 gr. 08 de cuivre en suspension dans l'huile (1). Les chiens sont peu affectés, même s'ils en prennent très longtemps. *L'oxyde de cuivre* et le *sulfure de cuivre* ne sont pas toxiques, à moins qu'ils ne soient ingérés avec des acides. Le *chlorure de cuivre* peut provoquer des vomissements. Les vomissements survinrent chez un chien après l'administration de 1 gramme, tandis que continué à la dose de 0gr. 1 à 2 gr., il n'altéra en rien l'état de santé de ce même animal. *L'oléate et le butyrate de cuivre* ont pu être administrés aux animaux sans donner naissance à aucun phénomène toxique (2). Le *stéarate de cuivre* ne provoque jamais, chez les chats ni chez les chiens, une intoxication aiguë amenant la mort. Donné d'une manière continue, il cause la dégénérescence du foie et des reins (3), mais seulement à longue échéance. Sur 120 cochons de lait qui avaient bu du *petit-lait aigre cuit dans un chaudron de cuivre*, 85 moururent après avoir souffert de vomissements, de convulsions, etc. On a mis ces morts sur le compte du *lactate de cuivre*, mais moi je les considère comme la conséquence d'une intoxication alimentaire, ou du moins d'un empoisonnement par un excès d'acide libre.

Le mélange d'*acétate neutre et basique de cuivre* (vert-de-gris allemand), ainsi que l'*acétate basique de cuivre* (vert-de-gris de Montpellier), administrés à la dose de 15 à 20 gr., tuent un adulte dans l'espace de soixante heures ; des doses plus petites (3 à 10 gr.) sont suffisantes pour provoquer des symptômes du côté du tractus gastro-intestinal. Une fille ayant introduit un tube de laiton dans un tonneau de vin, fut atteinte de gastralgie et perdit connaissance après avoir dégusté six cuillerées environ de vin trouble s'échappant du tube : on considère ce fait comme un cas d'empoisonnement par le vert-de-gris (4); à mon avis ce n'est nullement une intoxication par le tartrate cupropotassique, mais plutôt un cas d'alcoolisme aigu. L'injection sous-cutanée de *sulfate de cuivre* tuerait les lapins à la dose de 0gr. 4, et les chiens

(1) Moor, *An. de la Soc. de méd. de Gand*, 1893, p. 287.
(2) Meyerhardt, *Studien über d. hyg., Bedeut. d. Kupfers*, Würzburg, 1890, p. 68.
(3) Filehne; *Deutsche med. Wochensch.*, 1896, p. 147.
(4) Dauscher, *Wiener med. Presse*, 1889, p. 780.

à la dose de 0 gr. 08. On a prétendu que deux chevaux devinrent malades après ingestion de froment mélangé avec du sulfate de cuivre. Ils éprouvèrent une forte fièvre, de la constipation, des coliques, de la contracture musculaire, etc. L'un mourut, l'autre resta contracturé pendant plusieurs semaines. Ces symptômes ne plaident pas en faveur de l'action du cuivre. De petites quantités de *feuillage de vigne* traitée avec le mélange très répandu de chaux et de sulfate de cuivre (bouillie bordelaise) ne causèrent aucun dommage à des chèvres et à des bœufs; il en faut de grandes quantités pour provoquer l'intoxication.

Pour l'homme, *la dose mortelle* serait de 10 grammes, quoiqu'on ait encore observé la guérison survenir après l'administration de 16 gr. (enfant de 4 ans 1/2), de 32 gr. et de 150 gr. (adulte) de vitriol bleu. Les phénomènes d'intoxication apparaissent dix à trente minutes après l'administration du sulfate de cuivre. La mort a lieu dans l'espace de cinq à dix heures ou après huit jours (1). Ayant inhalé du chlorhydrate d'ammoniaque à travers un inhalateur de Siegle, dont le tube en cuivre était mal nickelé, une dame fut atteinte de cholérine et de collapsus, et de la fièvre s'alluma : elle avait inhalé de l'*oxyde de cuivre ammoniacal*.

Les sels de cuivre qui altèrent l'épithélium stomacal et intestinal sont très rapidement *absorbés* par la muqueuse de ces organes. Appliqué sur les plaies des chiens, le *sulfate de cuivre* est si bien absorbé qu'ils en meurent; on trouve l'estomac enflammé. *Le vert-de-gris n'est pas absorbé dans ces conditions.* *L'élimination* du cuivre se fait par la bile, les glandes gastro-intestinales, les reins, les glandes salivaires et, à ce que l'on prétend, aussi par les glandes cutanées. Le cuivre est partiellement emmagasiné pour des années entières dans le foie, le pancréas, les reins, le système nerveux et les muscles (2). Moindre est la dose administrée, plus est grande la proportion localisée. C'est grâce à ce dépôt, ainsi qu'à la transformation des sels solubles du cuivre en sels insolubles, transformation qui

(1) Maschka, *Wiener med. Wochenschr.*, 1871, n° 26, p. 627.
(2) Ellenberger et Hofmeister, *Arch. f. Thierheilk.*, Bd IX, Heft 4 et 5.

se fait dans l'estomac, grâce à l'albumine, et dans l'intestin, grâce à l'hydrogène, qu'est due la non-toxicité relative de ce métal. Les sels de cuivre solubles donnent avec l'albumine de l'albuminate de cuivre soluble dans les acides et les alcalis dilués. C'est ce qui explique l'action corrosive de ces sels de cuivre qui attaquent l'albumine de la muqueuse gastro-intestinale, etc. *L'action éloignée du cuivre* apparaît le plus nettement quand on administre aux animaux, en injection sous-cutanée, des sels de cuivre dépourvus de toute action locale, par exemple, *tartrate oxycuprosodique* ou *albuminate cuivrique dissous*. On voit survenir des secousses fibrillaires et la paralysie des muscles striés (1). L'énergie du cœur va en diminuant, et on observe bientôt l'arrêt du cœur et de la respiration. Les vomissements ne font jamais suite à l'injection sous-cutanée de sulfate de cuivre ; les injections sous-cutanées d'*acétate de cuivre* donnent naissance à de la néphrite, à des troubles respiratoires et à la paralysie du cœur.

Symptômes aigus consécutifs au sulfate de cuivre ou à l'acétate basique de cuivre. — Goût métallique, nauséabond ; masses verdâtres ou bleues expulsées par vomissements, coloration verte des commissures des lèvres et de la langue ; bouffissure de la face et des paupières, soif ardente, douleurs à la région épigastrique, plus tard au ventre tout entier (il est parfois ballonné) et céphalée. Le pouls devient petit, les extrémités se refroidissent. Ténesme et évacuation de selles aqueuses, quelquefois sanguinolentes. Oligurie (l'urine est parfois sanguinolente). L'ictère s'y associe rarement du deuxième au septième jour, il survient de l'engourdissement, du vertige, des convulsions, du tremblement et des paralysies, et la mort s'ensuit. Si, ce qui est le cas le plus fréquent, le malade guérit, la cachexie n'apparaît jamais.

D'après mes recherches personnelles (2) continuées depuis plusieurs années et effectuées sur plusieurs centaines de travailleurs dans les plus grandes forges à cuivre, usines à laiton et

---

(1) HARNACK et HAFEMANN, *Arch. f. exp. Path. u. Pharmak.*, Bd XVII, p. 145.
(2) L. LEWIN, *Deutsche med. Wochenschrift*, 1900, n° 43.

fonderies de cuivre, de laiton et de bronze qui se trouvent à Berlin et dans ses environs, *il n'existe pas d'intoxication chronique par le cuivre chez l'homme.* La coloration verte des cheveux et des poils (tête, barbe et corps) contenant du cuivre, la coloration en pourpre des gencives et la coloration des dents, plus ou moins tachetée en vert ou bordée d'un liseré vert-noirâtre plus ou moins large, qui présentent un aspect presque patiné et *dans lesquelles j'ai démontré à plusieurs reprises la présence du cuivre,* sont, à n'en pas douter, dues à l'action locale du cuivre, peut-être à son absorption sur place. Quant aux autres prétendus phénomènes d'intoxication par le cuivre, tels que, par exemple, coliques, tremblement des extrémités, faiblesse, paralysie des extenseurs, etc., ils sont causés par le plomb et les autres métaux mélangés au cuivre. Je ne crois pas non plus que le cuivre introduit dans l'économie soit en relation avec la mortalité tuberculeuse extrême observée chez les horlogers, surtout chez les apprentis qui sont préposés, dans quelques manufactures, au polissage du cuivre (?) (cette mortalité était attribuée à la poussière de cuivre inhalée), ni avec les symptômes morbides ci-dessous survenant, d'une manière constante, chez ces ouvriers, à savoir : ralentissement du pouls, chaleur à la peau, sensation de sécheresse à la gorge, céphalée, douleurs épigastriques et lombaires, entérite, diarrhée, etc. Je suis plutôt enclin à considérer comme attribuables *au plomb ou au zinc* les symptômes sus-énumérés, de même que les phénomènes cachectiques, plus graves, qui s'accompagnent de coliques violentes, de fièvre, de constipation opiniâtre, etc. Les prétendues intoxications par le cuivre, décrites comme survenant chez les ouvriers aux usines de Freyberg, sont également des intoxications saturnines. Toussaint (1) prenait tous les jours, pendant plus de six mois consécutifs, des préparations de cuivre sans que sa santé s'en fût ressentie; et d'autres auteurs (2) ont démontré que l'inhalation permanente de l'air imprégné de poussière de cuivre ne nuit nullement à la santé des ouvriers. Quant à la communication

---

(1) Toussaint, *Vierteljahrsschr. f. ger. Med.*, 1887, Bd XII, p. 228.
(2) Houlès et de Pietra Santa, *Journ. de phys. et de chim.*, série V, t. IX, p. 303.

qu'un *électrotechnicien* qui portait souvent à la bouche les extrémités des électrodes pour s'assurer de l'intensité du courant, aurait été atteint d'une maladie alvéolaire par suite de l'intoxication par le cuivre, c'est tout bonnement un conte à dormir debout.

L'administration quotidienne de 0 gr. 5 à 3 gr. de *sulfate de cuivre* à des moutons a provoqué chez eux un état morbide qui, suivant moi, ne présente absolument rien de caractéristique relativement à l'action du cuivre. Ont été observés : albuminurie, ictère (chez les lapins même glycosurie), hémoglobinurie, hématurie, faiblesse musculaire, lassitude, nutrition insuffisante, diminution du poids du corps et constipation. D'autre part, des lapins ayant reçu pendant longtemps tous les jours jusqu'à 0 gr. 8 de *sulfate de cuivre* sont restés aussi bien portants qu'avant; et l'administration quotidienne de 2 gr. d'*acétate de cuivre* non seulement ne leur porta pas préjudice, mais encore leur poids doubla même après six mois de ce traitement.

Autopsie. — On a trouvé chez les personnes tuées par le *sulfate de cuivre* et le *vert-de-gris* : ictère, tuméfaction, plus rarement ulcération des organes situés dans la cavité buccale; et tuméfaction, corrosions, eschares, voire ulcères de l'estomac et de l'intestin jusqu'au rectum. On n'a pas rencontré de perforation. *Le vert-de-gris* est, dans la majorité des cas, reconnaissable aux particules vertes trouvées dans l'estomac et l'intestin. Dégénérescence graisseuse du foie, néphrite. Le sang ne présente jamais d'altérations reconnaissables par l'analyse spectroscopique. Chez les moutons ayant succombé à *l'intoxication chronique par le sulfate de cuivre*, on trouve : néphrite parenchymateuse hémorrhagique, dégénérescence graisseuse du foie, dégénérescence granuleuse du muscle cardiaque ainsi que d'autres muscles, entérite catarrhale, tuméfaction de la rate; et presque toutes les cavités du corps contiennent des matières colorantes de la bile. Les *tartrates doubles* et les *stéarates de cuivre* donnent, eux aussi, naissance à des altérations rénales.

Recherche. — Les solutions de cuivre sont colorées en bleu foncé par l'ammoniaque; elles fournissent un précipité rouge-brun avec le ferrocyanure de potassium et un précipité noir avec l'hydrogène sulfuré ; un morceau de fer poli, trempé dans une solution de cuivre acidulée, se recouvre d'un enduit rouge-clair de *cuivre métallique*. *A l'autopsie*, il faut faire autant que possible le *dosage quantitatif* du cuivre, presque tout cadavre contenant des traces de cuivre provenant des substances alimentaires (farine, pain, etc.). On en trouve, par exemple, dans les légumes frais et dans différentes sortes de fruits de 0 milligr. 15 jusqu'à 1 milligr. 5 par kilo (1). On le recherchera dans le foie avec la vésicule biliaire, le pancréas, le contenu stomacal et intestinal, et l'urine. Le cuivre passe dans le lait des chiennes allaitant et dans le fœtus. Si le cuivre se trouve, par exemple, en solution dans le contenu stomacal, il suffira de plonger dans la masse acidulée un morceau de fer poli, ou une aiguille à tricoter entourée d'un fil de platine, pour voir le cuivre se déposer sur le fer. On peut aussi incinérer la masse ou la détruire à l'aide de l'acide chlorhydrique et du chlorate de potasse, le liquide débarrassé du chlore sera traité par l'hydrogène sulfuré qui précipitera du sulfure de cuivre, on filtrera, on portera au rouge, on dissoudra dans l'acide azotique et c'est dans cette solution que l'on recherchera le cuivre.

Traitement. — Lavage de l'estomac, blanc d'œuf, lait et magnésie calcinée, solutions alcalines chaudes de sucre de raisin ou de sucre de lait (pour produire le protoxyde de cuivre), limaille de fer (pour précipiter le cuivre métallique), solution de ferrocyanure de potassium (ferrocyanure de cuivre) et charbon animal (à la dose de 10 gr. répartis dans l'eau).

[La toxicité du cuivre qui était regardée autrefois comme un fait indiscutable est actuellement niée d'une façon à peu près unanime. Sauf dans des conditions tout à fait exceptionnelles et qui paraissent devoir se réaliser bien rarement, l'ingestion massive des divers composés de cuivre n'est jamais suivie d'accidents graves, et l'on n'a pu, jusqu'ici et malgré que l'attention fût tout spécialement attirée sur ce point, mettre en évidence le moindre syndrome nettement déterminé caractéristique d'une intoxication chronique.

Ça n'est pas que l'on ne puisse arriver à déterminer la mort d'animaux en

(1) S. VAN DE BERCHE, *Journ. de pharm. et de chim.*, juillet 1882.

expérience soumis à l'action de certains sels de cuivre, et les expériences de Harnack, de Feltz et Ritter, de Rabuteau, de Filomusi-Guelfi, etc., sont tout à fait convaincantes à cet égard. Mais il est nécessaire, pour que l'action toxique du cuivre puisse s'exercer à coup sûr, que ce métal circule dans le sang afin de pouvoir aller, par son intermédiaire, impressionner les éléments anatomiques sur lesquels il est capable d'exercer son action élective. Or, cette condition n'est que très difficilement et rarement réalisée.

Dans la plupart des cas, l'action violemment irritante du sel de cuivre détermine très rapidement soit son rejet, soit la mort de l'élément anatomique au contact duquel il se trouve et, par suite, empêche l'absorption ultérieure. Cette action irritante peut même devenir parfois assez intense pour déterminer des altérations profondes et provoquer la mort qu'il serait alors inexact d'attribuer à l'action toxique du cuivre. Dans d'autres circonstances, l'action réductrice exercée sur les sels de cuivre par certains tissus ou par des composés chimiques bien déterminés tels que beaucoup de sucres, peut soustraire l'organisme à l'action du composé toxique et c'est, bien certainement, un mécanisme des plus importants à prendre en considération. Enfin, le foie joue ici, à titre d'antitoxique, un rôle tout particulièrement remarquable en raison de l'électivité de localisation du cuivre dans le foie et d'élimination par la bile. Toutes ces conditions réunies expliquent comment les faits certains d'intoxication *exclusivement cuprique* sont d'une rareté telle que l'on est en droit de se demander, après les avoir attentivement étudiés et discutés, s'il en existe un seul bien et incontestablement avéré.

Il existe cependant des conditions dans lesquelles le cuivre se montre comme une substance toxique extrêmement active ; mais ces conditions sont tellement artificielles, si je puis ainsi dire, qu'il n'y a pas à compter avec elles au point de vue de la pratique de la toxicologie. Lorsqu'on fait pénétrer le cuivre par voie d'injection veineuse et sous forme d'albuminate dissous dans une liqueur faiblement alcaline, il manifeste alors des propriétés violemment toxiques qui se traduisent, *grosso modo*, par de la paralysie musculaire et une asphyxie déterminant la mort. Le sel de cuivre peut alors se diffuser librement dans l'organisme et exercer son action nocive sur les éléments anatomiques. J'ai déjà appelé l'attention à propos du bismuth (voir p. 244) sur cet artifice permettant d'introduire et de faire circuler la substance toxique dans l'économie, d'en imprégner l'organisme. Ce sont les phénomènes de paralysie motrice qui constituent les symptômes les plus marqués de l'intoxication cuprique ainsi provoquée, la sensibilité paraît seulement atténuée. Après une période très passagère d'hyperexcitabilité musculaire, il survient d'abord de la parésie et bientôt une véritable paralysie qui suit une marche progressive ascendante. Les membres postérieurs sont affectés en premier lieu, puis les membres antérieurs, enfin les muscles du thorax et l'on voit alors s'établir la dyspnée à laquelle succombe bientôt l'animal en expérience. Les contractions cardiaques persistent quelque temps après l'arrêt de la respiration. Quant aux troubles nerveux, il doit certainement en exister, mais ils manquent de netteté et de caractère spécifique.

La toxicologie du cuivre est donc, en définitive, une question presque absolument théorique ; et les nombreuses discussions auxquelles a donné lieu, dans ces dernières années, le reverdissage des conserves de légumes au moyen des sels de cuivre, n'ont pas été inutiles pour fixer définitivement cette question de la toxicité (1). Sous l'empire de faits que l'on peut qualifier de légendaires, non pas tant à cause de l'époque à laquelle ils remontent que par cette raison que personne ne s'était donné la peine de les vérifier et d'en étudier le déterminisme, on admettait comme une sorte de dogme toxicologique la vénénosité du cuivre en nature, aussi bien que de ses composés, et les hygiénistes admettaient même l'existence de maladies professionnelles imputables au cuivre seul. Il était cependant bien simple et bien facile d'observer les faits sans parti pris et l'on aurait vu alors que bien des ouvriers en cuivre, comme cela a été constaté chez ceux de Durfort (Tarn) et de Villedieu-les-Poêles (Normandie) absorbent peu à peu une telle quantité de cuivre que leurs cheveux, leur peau et même leurs os prennent une coloration bleuâtre ou verdâtre et que leur urine contient assez de métal pour colorer en vert les murs ou le sol qui la reçoivent journellement. On a cependant signalé chez ces ouvriers des coliques, de la sécheresse de la gorge, une saveur styptique, des crachotements, de la soif, de la chaleur à la peau, voire de la fièvre, de l'abattement et une sorte de cachexie que l'on a cru devoir attribuer à l'action répétée du cuivre. Mais ces phénomènes, cependant assez bénins pour la plupart, ne peuvent pas, sans la moindre hésitation, être mis sur le compte *exclusif* de l'action exercée par le cuivre. Tant de causes étrangères peuvent intervenir et compliquer les modes de manifestation d'une seule et même cause de nuisance dans une industrie qu'il est au moins prudent de ne pas se prononcer sans une certitude complète qui fait précisément défaut en ce qui regarde le cuivre.

Bien que, pour ma part, je considère comme absolument inoffensives, au sens étroit du mot, les quantités de cuivre pouvant être contenues dans les conserves de légumes reverdies, je suis pourtant l'adversaire irréductible de ce procédé, mais pour des raisons très différentes de celles invoquées le plus généralement, je veux dire de l'action nocive du cuivre. En admettant même, comme je le fais, une innocuité complète de ces petites quantités de cuivre, il n'est pas moins certain que ce cuivre joue, dans la conserve de légumes, un rôle antiseptique facile à constater et qu'il s'oppose, par conséquent, dans une certaine mesure, aux modifications que cette conserve doit subir ultérieurement de la part des sucs digestifs. J'ai eu, à maintes reprises, l'occasion d'insister sur ces faits, à propos de l'application à la conservation des aliments d'antiseptiques

(1) Voir notamment à ce sujet : GALLARD, *Rapports sur le reverdissage des conserves de légumes; Recueil des travaux du comité consultatif d'hygiène publique*, t. XI, 1881, p. 362 et t. XII, 1882, p. 270 ; — DU MOULIN, *La Toxicologie du cuivre* (tirage à part de la discussion soulevée devant l'Académie de médecine de Belgique), 1886.

variés : l'instabilité de la substance organique est une des conditions essentielles des échanges nutritifs, et toutes les substances, comme toutes les pratiques qui auront pour résultat de rendre cette matière organique plus difficilement métamorphosable dans l'appareil digestif ne devront pas être tolérées, la répétition de ces phénomènes, si bénins qu'ils puissent paraître au premier abord, ne pouvant manquer de finir par entraîner une perversion plus ou moins grave des actes fonctionnels de la digestion. Lorsqu'une fonction est troublée, d'une façon légère et passagère mais répétée d'une façon sinon constante, au moins très fréquente, on trouve réunies les meilleures conditions pour aboutir à une lésion définitive. C'est la raison pour laquelle, bien que n'admettant pas l'influence toxique du cuivre, je réprouve absolument son addition aux substances alimentaires.]

PLOMB

Les préparations de plomb agissent sur l'organisme animal en y provoquant des troubles locaux et généraux. Le trouble local est dû, presque exclusivement, à l'empoisonnement *aigu* par les composés de plomb qui précipitent l'albumine; quant aux troubles de l'état général, ou ils sont consécutifs aux altérations locales, ou ils sont primaires et produits par l'administration chronique du plomb en petites quantités. Parmi les autres composés, les suivants peuvent produire des intoxications aiguës et chroniques : *acétate neutre de plomb* (sucre de saturne) [$(C^2H^3O^2)^2$ Pb + $3H^2O$], *sous-acétate de plomb liquide* [Pb $(C^2H^3O^2)^2$ + nPbO], les *carbonates basiques de plomb* (céruse), les *oxydes de plomb* (litharge, massicot, PbO), le *minium* (Pb^3O^4), le *plomb métallique, le chromate de plomb.* Par suite de l'action prolongée ou de l'administration en grande quantité, ces composés plombiques, ou d'autres non énumérés ici, provoquent chez l'homme des intoxications dont l'intensité n'est pas en rapport direct avec la quantité de métal administré. On ne connaît pas d'immunité véritable, ni d'accoutumance à ce poison. Mais grâce aux différences individuelles des hommes et même des animaux, le saturnisme éclate chez les divers sujets à des époques très variables depuis le début de l'intoxication et ces manifestations diffèrent d'un cas à l'autre.

Les causes des *empoisonnements aigus* sont : homicide, suicide, emploi dans le but de provoquer l'avortement (emplâtre de litharge dans quelques régions de l'Angleterre), emploi thérapeutique (emplâtre diachylon mal appliqué sur des surfaces par trop étendues) (1), méprises ou par mégarde (petits enfants). Sur 1089 empoisonnements enregistrés en 1894 en Angleterre, il y en eut 139 par le plomb.

L'intoxication chronique prend ses victimes depuis les mines d'où est extrait le minéral brut, jusqu'à la fonderie et de là dans les ateliers, les maisons et les cuisines. On connaît à présent cent onze professions qui exposent aux dangers de l'intoxication saturnine. Les personnes exposées à l'action du plomb peuvent se diviser en : 1° celles qui, par leurs occupations, sont forcées de manier le plomb métallique ou ses composés, et 2° celles chez lesquelles le plomb est incorporé à l'aide des aliments et des boissons, des substances médicamenteuses ou cosmétiques et par des objets contenant du plomb qui viennent en contact avec le corps.

Appartiennent au premier groupe : les mineurs et les ouvriers des plomberies qui absorbent le plomb en le touchant ou en inhalant ses vapeurs, les ouvriers travaillant dans les chambres de plomb (fabrication de l'acide sulfurique), les *cérusiers* (2), ceux qui préparent le minium, les poseurs des conduites à eau ou à gaz, les tailleurs de limes (les limes sont battues sur des plaques en plomb), les ouvriers travaillant l'ambre (qui nettoient l'ambre sur des blocs en plomb), les fondeurs de caractères d'imprimerie, les stéréotypeurs, les ouvriers qui préparent le plomb de chasse, les lapidaires (qui taillent les pierres sur des roues en plomb et inhalent la poussière plombique) (3), les compositeurs (qui touchent sans cesse les caractères d'imprimerie), les ouvriers préposés au nettoyage des types, les ferblantiers (soudure), les ouvriers qui fabriquent les instruments à vent (dans lesquels on coule du plomb pour la décentration), les chapeliers et les fourreurs qui teignent les peaux avec du plomb, les ouvriers qui préparent les couleurs pour teindre la corne (ils se servent de l'oxyde de plomb dans la lessive sodique), les teinturiers sur

(1) Pæssler, *München med. Wochenschr.*, 1894, 30 juin.
(2) *British med. journal*, 1887, II, p. 196.
(3) Fiessinger, *Bullet. de l'Académie de Médec.*, 1900, n° 40, p. 446.

soie et les ouvriers dans les manufactures de crins (les crins contenant du soufre sont teints en noir par les sels plombiques), les tisserands (la poussière de plomb se détachant des poids en plomb suspendus aux chaînes), les blanchisseuses de gants (emploient de la *céruse* pour rafraîchir les gants), les potiers, les faïenciers (on se sert pour les vernis de la *litharge*, du *minium* et du *sulfure de plomb en poudre*; dans un arrondissement allemand, sur seize potiers semblables, sept ont déjà été atteints de saturnisme), les émailleurs, les ouvriers des manufactures de papiers glacés et colorés, les verriers, les broyeurs, les ouvriers travaillant au chinage et les dévideurs (chromate de plomb), les peintres en bâtiments et sur porcelaine, les vernisseurs et les ouvriers travaillant dans les usines de braise chimique (charbon contenant du plomb). Les cérusiers qui mâchent du tabac, en seraient moins affectés.

Les produits des industries sus-énumérées contenant du plomb, leur usage provoque l'intoxication des *personnes appartenant au second groupe*. Ainsi des intoxications ont été causées par : les aliments contenant du vinaigre qui ont été bouillis et conservés dans des vases d'argile mal vernis; les conserves de viande (0,008 à 0,15 pour 100 de plomb) (1), les conserves de poisson, les tomates, etc. qui se trouvent dans des boîtes soudées au plomb, ou les aliments que l'on sert sur des assiettes en étain contenant du plomb; un sopha rembourré de crin contenant du plomb dont on se servait aux lieu et place d'un lit; du vin conservé dans une bouteille où étaient restés quelques grains de plomb ayant servi pour la nettoyer. Une vache, qui avait avalé trois cents grains de plomb environ, mourut intoxiquée. Une balle en plomb ayant pénétré dans un os, où elle était restée pendant dix-huit ans, a pu encore provoquer après ce délai des phénomènes appréciables d'intoxication par le plomb (2). Un homme qui avait avalé vingt-quatre balles en plomb dans le but avoué d'atténuer la gastralgie qui le tourmentait, fut atteint d'intoxication saturnine grave; il devint anesthésique, paralysé

---

(1) Schutzenberger et Boutmy, *An. d'hyg. publ.*, 1882, série IV, n° 17, mars.
(2) Kuster und L. Lewin, *Langenbeck's Arch.*, Bd XLIII.

et muet, et la mort s'ensuivit. Les intoxications auraient parfois pour cause la pulvérisation dans la chambre d'un enduit plombifère ancien (jauni dans la plupart des cas), ainsi que le séjour prolongé dans une pièce récemment peinte à la céruse. Deux enfants ayant séjourné dans une chambre, huit jours environ après qu'elle était peinte à la céruse, tombèrent malades : il survint chez eux des coliques, le liseré des gencives et la paralysie des extenseurs (1). Les tailleurs, les couturières, etc. qui travaillent avec des étoffes contenant du plomb, peuvent tomber malades à cause du métal qui leur adhère. Se trouvent dans le même cas les trieurs des timbres-poste : les timbres jaunes surtout ont été trouvés à plusieurs reprises contenant du *chromate de plomb*. Plus nombreux encore sont les cas d'intoxication provoquée par l'usage prolongé des objets et des aliments contenant du plomb, par exemple : poudre, fard (les nourrissons peuvent présenter de l'intoxication saturnine si les nourrices se servent des fards au plomb), substances pour teindre les cheveux (2), peignes en plomb, ondulateur (un bâton en plomb recouvert de cuir), amadou contenant du *chromate de plomb* (3) (pour allumer les pipes), pâtisseries et bonbons (colorés par le chromate de plomb). *Les intoxications saturnines sont aussi causées par les aliments et les boissons* enfermés dans des enveloppes contenant du plomb (papier d'étain mal préparé, papier-parchemin avec parfois 0,27 p. 100 de plomb, etc.), par exemple : le tabac à priser (4), le fromage, le thé ; le vin additionné de *litharge* (pour émousser les acides libres) ou de *sucre de saturne* (pour la clarification), pratique contre laquelle des prescriptions ont été édictées dès 1497 ; la farine qui emprunte le plomb à la meule garnie de plomb, et les eaux minérales qui l'empruntent au revêtement en plomb des siphons. Conservées dans des bouteilles en grès munies de couvercles en étain, les boissons alcooliques peuvent devenir nuisibles à la santé : l'alcool évaporé se condensera sur le couvercle et, s'étant transformé en acide acétique, produira de

(1) Thomas, *Brit. med. Journal*, 1887, II, p. 349.
(2) Augier, *Journal des sciences médicales de Lille*, t. IV, p. 665.
(3) Schuchardt und Wehling, *Corresp. Blätter*, 1893, p. 144.
(4) Meyer, *Virchow's Archiv*, 1857, Bd XI, p. 1.

l'acétate de plomb. On a vu des intoxications causées par du sucre cassé sur des plaques en plomb. Des particules de plomb se détacheraient du vernis pour planchers contenant du plomb : ces particules pourraient pénétrer dans les voies respiratoires. L'intoxication chronique peut aussi être provoquée par l'usage médicamenteux du plomb.

L'eau coulant à travers des conduites en plomb peut devenir nuisible à la santé dans certaines circonstances. Dans la plupart des cas, elle sera considérée comme inoffensive. L'eau contenant de l'oxygène n'attaque le plomb que modérément, beaucoup plus énergiquement quand elle contient de l'acide carbonique, et surtout quand sa teneur en cet acide est le double de sa teneur en oxygène. L'oxyde de plomb ainsi produit se transforme en carbonate et lentement en bicarbonate. L'oxyde de plomb continue-t-il à se former, il enlève au bicarbonate de plomb, en l'absence de l'acide carbonique libre, l'acide carbonique à demi enchaîné, d'où précipitation de tout le carbonate de plomb sous forme d'une couche protectrice de revêtement insoluble. Tous les bicarbonates alcalins et terreux protègent cette couche de revêtement, tandis que les acétates, les sulfates et les sels ammoniacaux la dissoudraient. Grâce à l'action de ces sels, l'eau peut dissoudre du plomb, cette eau donnera alors naissance soit à un empoisonnement aigu, soit, par la consommation de petites quantités, à une intoxication chronique. A ce que l'on affirme, l'eau commencerait à devenir nuisible à la santé quand sa teneur en plomb oscille entre 0,35 à 0,75 milligrammes par litre d'eau. L'eau provenant d'un réservoir en plomb contient, il va sans dire, plus de plomb : aussi cause-t-elle assez souvent des intoxications. On a vu aussi survenir une intoxication saturnine par l'eau d'une pompe avec tuyau en plomb (1). Les tuyaux au voisinage d'une source de chaleur abandonnent à l'eau plus de plomb.

L'organisme (estomac, muqueuse des voies respiratoires, etc.) jouit de la propriété de transformer les composés plombiques insolubles (litharge, minium) en composés solubles et de les absorber. La *céruse* semble se dissoudre grâce à l'acide carbo-

____
(1) LEMAISTRE, *Bullet. de l'Acad. de Médec.*, 1900, n° 25, p. 648.

nique des tissus. Même le *sulfate de plomb* peut provoquer
l'empoisonnement pourvu qu'il soit porté dans les bronches à
l'état pulvérulent. Les sels de plomb peuvent aussi être *absorbés par la peau*, mais à la condition expresse que les solutions
ou les onguents plombiques soient concentrés et que les frictions
soient continuées longtemps avec des brosses (1). D'après les recherches faites sur les animaux (2), le plomb se répartit, suivant
un ordre descendant, dans les organes et les tissus que voici :
foie, os, rein, moelle épinière, intestin, cerveau et muscles. Quant
aux autres organes, ainsi qu'au sang et à l'urine, on n'y en trouve
que des traces. Les sécrétions nasales, buccales et bronchiques
sont, elles aussi, ordinairement dépourvues de plomb. *L'élimination* du plomb se fait le plus énergiquement par les masses
fécales, l'urine, la salive (on l'y a trouvé chez les sujets atteints
de paralysie saturnine) (3) et la peau (4). Même nettoyée soigneusement pour la débarrasser du plomb qui lui adhérait, la peau
fut tout de même trouvée contenant du plomb. Le fait suivant
démontre, à n'en pas douter, que le plomb peut aussi s'éliminer
avec le lait : la vache qui avait avalé des grains de plomb fut
intoxiquée par ce métal et, ainsi que nous l'avons dit plus haut,
en mourut ; or, le veau, nourri avec le lait de cette vache, ne
tarda pas à mourir à son tour en présentant le tableau de l'intoxication saturnine. Mais, à tout considérer, le plomb déposé
dans les organes y est si bien fixé qu'il est encore possible de le
trouver chez des personnes qui, après leur première attaque de
colique saturnine, ont été soustraites à l'influence du plomb pendant des années.

Rien ne s'oppose à la supposition que n'importe quel composé
plombique, après être absorbé dans l'organisme, se transforme
toujours dans un composé identique auquel serait due l'action
toxique du plomb. Les sels plombiques dissous fournissent
avec les solutions d'albumine des albuminates de plomb solubles dans les acides, les alcalis et l'albumine en excès. Grâce

(1) L. Lewin, *Deutsch. Medicin. Zeitung*, 1883, n° 12.
(2) Heubel, *Pathol. u. Symptom. d. chron. Bleiverg.*, Berlin, 1874.
(3) Pouchet, *Gaz. hebdom. de méd.*, 1879, p. 502.
(4) Du Moulin, *Ann. et Bull. de la Soc. de Gand*, 1884, p. 172.

à ces propriétés des albuminates plombiques, le plomb pénètre
facilement dans la circulation. Quant au *plomb triéthylé*, c'est
vraisemblablement après sa décomposition qu'il provoque chez
les animaux une intoxication saturnine chronique (colique et
action sur le système nerveux central) (1).

Les empoisonnements aigus sont, dans la plupart des cas, causés par l'*acétate* et le *sous-acétate de plomb*. La mort n'est pas
survenue même après l'administration de 25 à 50 gr. de *sucre
de saturne*. La guérison fut obtenue dans l'espace de quatre à
cinq jours après l'ingestion de 30 gr. Il est inadmissible qu'un
phtisique ait été intoxiqué mortellement par 4 gr. de ce sel ingéré dans le cours de dix-huit jours (2), des hémorrhagies eus-
sent-elles même été trouvées dans l'estomac et l'intestin. On a
observé la guérison survenir chez des adultes ayant pris 15 gr.
d'*acétate de plomb* et même davantage (3). Mort d'un nourrisson ayant ingéré deux cuillerées à café (4). Donnée à la dose
de 20 à 25 gr., la *céruse* provoque chez les adultes des phénomènes d'intoxication générale grave. Dans un cas, il suffit
de la dose de 1 gr. 5, prise en plusieurs fois pour donner naissance à des ulcérations buccales ; les doses plus élevées amènent
la mort chez les enfants. Un garçon de trois ans et demi ingéra
un morceau de céruse de la grosseur d'une noix : guérison.

Les empoisonnements aigus *chez les animaux*, surtout par la
céruse ou par le minium, sont nombreux. Le pouls peut être
normal, augmenté ou diminué (5). S'y associent : ptyalisme,
constipation avec coliques, refus du lait, vertiges, crampes des
muscles (par exemple des masséters), mydriase, perte de la vue,
convulsions, manie périodique ou paralysie. Une vache ayant
reçu 48 gr. d'acétate de plomb en trois jours, et une autre 52 gr.
tombaient malades après sept ou huit jours en présentant des
symptômes convulsifs ou paralytiques.

Les *phénomènes d'intoxication chez l'homme* éclatent seule-

(1) HARNACK, *Arch. f. exp. Path. u. Pharmak.*, Bd IX, p. 152.
(2) ISRAEL, *Berliner klin. Wochenschr.*, 1895, p. 575.
(3) GASCO, *El siglo med.*, 1881, 4 sept.
(4) AIGRE et V. PLANCHON, *Ann. d'hyg.*, 1890, t. XXIV, p. 444.
(5) L. LEWIN, *Deutsche Medic. Wochenschr.*, 1897, n° 12.

ment après quelques heures, même s'il s'agit de l'acétate de
plomb. Ont été observés : goût métallique répugnant, sensation
de brûlure ou douleurs au pharynx, à l'œsophage et dans l'estomac, nausées et vomissements, selles sanguinolentes, le ventre
pour la plupart rétracté, sensible à la pression, crampes stomacales et, l'absorption du poison continuant, paralysie de la musculature intestinale et constipation consécutive. Le corps est couvert de sueur, l'haleine est fétide, la respiration est laborieuse,
les malades se plaignent de douleurs aux extrémités et de fourmillements, et les battements cardiaques deviennent moins fréquents et moins énergiques. S'y associent parfois, entre autres :
vertiges, lassitude, céphalée, anesthésie et phénomènes paralytiques. Dans des cas rares les malades meurent en convulsions et
après avoir perdu connaissance. Les mouvements spasmodiques
des membres supérieurs, ainsi que les convulsions généralisées,
à part l'insomnie, l'haleine fétide et la constipation, peuvent
constituer, à eux seuls, tout le tableau symptomatique de l'intoxication. Ils furent observés chez un enfant auquel on avait
donné le sein dont le mamelon gercé était badigeonné avec de la
céruse. A titre exceptionnel, dans un autre cas, apparurent, dès
le troisième jour après l'administration de 1gr.50 de *céruse* à
doses réfractées, un liseré saturnin bien accusé et une stomatite
avec ulcérations étendues (1). Dans la majorité des cas l'amélioration survient au bout de trois jours. Cependant une intoxication
chronique peut se développer déjà après treize jours. *L'usage
thérapeutique des sels plombiques* (acétate de plomb à l'intérieur,
compresses d'eau blanche, onguent de Saturne) a provoqué parfois
des phénomènes d'intoxication aiguë ou chronique. Ces accidents
ne surviennent que chez des sujets prédisposés. Outre les exanthèmes, la cardialgie, les coliques, la néphrite, les troubles visuels,
le collapsus et la dyspnée, la respiration de Cheyne-Stokes ou seulement des *accès d'asthme*, on a encore noté : raideur du cou, parésie, paralysie, convulsions et fièvre. La guérison survient dans la
majorité des cas après un certain laps de temps ; plus rares sont les
paralysies qui persistent pour quelque temps ou pour toujours.

(1) Schmidt, *Centrabl. f. klin. Med.*, 1894, n° 28.

Toxicologie.   22

Autopsie. — Dans les cas plus légers, on a trouvé la muqueuse gastro-intestinale recouverte d'un enduit gris-blanchâtre sous lequel peuvent exister des ulcérations. Le poison a-t-il agi plus longtemps, les muqueuses sont recouvertes d'une couche gris-cendré, l'inflammation gagne aussi les couches profondes qui sont ratatinées, parfois ecchymosées et ulcérées. Exsudat séreux dans les méninges cérébrales et spinales, infiltration inflammatoire dans les reins et les poumons.

INTOXICATION SATURNINE CHRONIQUE. — A. Troubles de l'état général et des échanges. — Même lorsque le poison n'a pas été ingéré directement par la bouche, les troubles digestifs, ainsi que l'amaigrissement consécutif, doivent toujours être mis sur le compte de l'action directe du plomb sur l'estomac. Diminution du nombre des globules sanguins rouges et de l'hémoglobine. Coïncident avec la perte des forces : tension vasculaire plus élevée, aspect cachectique, gris-plombé ou légèrement ictérique, tremblements des mains, sécheresse de la peau, haleine fétide (haleine plombique), parfois dégoût pour les aliments, nausées, vomissement et ralentissement ou accélération du pouls. Dans un cas, les symptômes du saturnisme consistaient exclusivement en : respiration laborieuse (asthme saturnin), sensation de constriction à la poitrine, toux et sueurs. Après la cessation des troubles visuels et psychiques on a vu survenir chez un homme : toux, matité au sommet, râles crépitants, haleine fétide, hémoptysies ; mort par gangrène pulmonaire. L'*asthme saturnin* est surtout fréquent à la suite des inhalations de plomb finement pulvérisé (céruse, ou nettoyage des casses à l'aide d'un soufflet). Il débute par de légers troubles respiratoires auxquels font suite : agitation, palpitations, sensation de picotement au diaphragme dans l'inspiration profonde, toux ; et, six heures environ plus tard, éclate un accès d'asthme type avec expectoration visqueuse. Je ne crois pas pouvoir attribuer à ces accès, qui peuvent aussi être consécutifs à l'emploi thérapeutique du plomb, une origine centrale. Ainsi, par exemple, les troubles respiratoires causés par lésions centrales dans la région du pneumogastrique, consistent seulement en accélération du pouls et de la respiration. Le satur-

nisme chronique peut aussi donner naissance à des lésions val-
vulaires (rétrécissement mitral). Il y a déjà longtemps que l'insuffisance aortique précédée de dyspnée, de toux et d'hémoptysies qui était survenue chez une femme occupée à nettoyer les
caractères d'imprimerie, fut considérée comme étant d'origine
saturnine. L'albuminurie n'est pas une rareté, mais on n'est cependant pas autorisé à attribuer quelques symptômes d'origine
cérébrale ou d'une autre provenance à l'intervention de l'urémie.
Dans l'anémie saturnine, le fer s'élimine par la peau.

Le premier symptôme pathognomonique consiste souvent en
un liseré sombre des gencives ramollies, ratatinées dans la plupart
des cas; du reste, *il peut faire défaut*. Tantôt il se dessine sous
forme d'un trait à peine perceptible sur une ou plusieurs dents
incisives et surtout aux canines de la mâchoire inférieure, tantôt
c'est une large bande occupant toutes les dents. On ne le trouve
pas ordinairement chez les sujets ayant perdu les dents ou aux
espaces interdentaires. Très rarement on voit l'empreinte du liseré
saturnin sur la muqueuse buccale. *J'ai démontré la présence du
plomb dans des dents semblables*. Le liseré est formé par du sulfure
de plomb qui peut se produire grâce à l'hydrogène sulfuré contenu dans la bouche. Il faut faire attention à ce que l'on ne
prenne pas pour un liseré saturnin le liseré noir dû à l'emploi
des poudres dentifrices contenant du charbon. L'examen micro-
chimique (que l'on peut entreprendre sur les tissus vivants) permet de trancher facilement la question : le sulfure de plomb est
soluble dans l'acide azotique, tandis que les particules charbon-
neuses ne s'y dissolvent pas. La pointe de la langue est parfois
noire, ainsi qu'en témoigne le nourrisson qu'allaitait pendant
huit jours environ une femme dont le mamelon était badigeonné
avec *un onguent à la céruse*. La parotidite saturnine chronique,
unilatérale ou double, parfois douloureuse, se rencontre fréquemment et peut être accompagnée d'une stomatite très marquée (1).
Le plomb s'éliminant par la peau, peut être décelé comme sul-

(1) Thielemans, *Contribution à l'étude de manifestations parotid.*, thèse de Paris, 1895.
— Croutes, *Gaz. hebd. de Médec.*, 1897, n° 11. — Achard, *La France médic.*, 1896,
p. 832.

fure de plomb en enduisant la peau d'une solution de sulfure
de sodium à 5 pour 100. La puissance sexuelle serait abaissée
chez l'homme (dès l'antiquité le plomb passait pour amener la
frigidité) et, dans des cas très rares, il amène l'atrophie du testicule. Des vaches qui se désaltéraient à un petit ruisseau contenant du plomb provenant d'une plomberie voisine, ont présenté
des troubles sexuels (conception anormale, avortement, etc.).
Soumises à la même cause morbigène, les oies et les canes four-
nissaient souvent des œufs nains. Chez les femmes on a observé :
diminution ou même cessation complète de la sécrétion lactée,
aménorrhée (1), règles précoces ou retour des règles après la
ménopause, dans un cas vaginisme, *souvent avortement*, enfants morts-nés. Les fœtus et les nouveau-nés ont la tête augmentée de volume et de forme toute particulière (2) caractérisée
par des tubérosités frontales et pariétales très saillantes : cette
tête presque quadrangulaire rend très difficile l'issue hors des
organes maternels. Les enfants sont parfois atteints de cachexie
saturnine. Dans un village hessois presque tous les habitants
s'adonnent au vernissage de la poterie et, par conséquent, sont
plus ou moins saturnins ; or, la mortalité des enfants y est de
50 pour 100 dans les cinq à six premières années de leur vie. Les
survivants sont atteints d'hydrocéphalie et de mégalocéphalie.
Une compositrice, ayant souffert pendant douze ans d'accidents
saturnins, s'est mariée à un compositeur saturnin lui aussi : sur
cinq grossesses, il y eut quatre avortements, et le dernier enfant
mourut de convulsions à l'âge de sept mois ; à la sixième grossesse, il y eut accouchement prématuré et mort de l'enfant le
quinzième jour. A l'autopsie : cirrhose hépatique ; le foie, du
poids de 45 gr., contenait 16 p. 100 environ de plomb. Dégénérescence de l'épithelium rénal, prolifération du tissu interstitiel, endartérite dans un grand nombre d'organes.

[L'influence du saturnisme sur la grossesse et le produit de la conception a été
l'objet, de la part du docteur Balland, d'un travail fait en 1896 sous la direction

(1) Strecht Dowse, *Med. Times and Gazette*, 1867, p. 387.
(2) Paul, *Gazette des hôpitaux*, 1861, n° 35.

de mon collègue et ami le professeur Pinard pour la partie clinique, et sous la mienne en ce qui regarde la toxicologie(1). Les recherches de Féré avaient déjà démontré l'influence néfaste des poisons sur l'œuf, soit avant, soit au cours de l'incubation ; mais, en ce qui concerne le plomb, tout au moins, il n'avait pas été fait de recherches expérimentales tendant à démontrer le passage de la substance toxique de la mère au fœtus et essayant d'évaluer la proportion de poison. Le chiffre élevé de fausses-couches chez les femmes exposées aux causes avérées d'intoxication saturnine, celui de la morti-natalité et la grande mortalité chez les enfants des ouvriers maniant le plomb et ses dérivés avaient depuis longtemps attiré l'attention ; et il n'était pas sans intérêt de chercher à fixer expérimentalement le mécanisme au moyen duquel se réalisait cette intoxication. Après les expériences de Mayer, en 1817, qui retrouva dans l'urine des nouveau-nés le ferrocyanure de potassium administré à la mère au moment de l'accouchement et surtout après les expériences encore plus décisives de Flourens avec la garance, il devint évident que les substances toxiques et médicamenteuses se transmettaient de la mère au fœtus par la voie de la circulation placentaire. J'ai pu, en effet, constater avec toute certitude la présence de quantités de plomb, très faibles mais parfaitement appréciables dans le placenta, dosables dans le lait, chez des femmes saturnines et des femelles d'animaux intoxiquées expérimentalement.

Les résultats des statistiques rapportées par M. Balland sont des plus démonstratifs. Sur 138 grossesses on trouve 56 enfants vivants et 82 morts se décomposant ainsi : 36 avortements, 9 mort-nés et 37 enfants morts. Il y eut 57 accouchements prématurés et 45 accouchements à terme. Je ne puis que renvoyer le lecteur que ces détails intéresseraient à la lecture des tableaux dressés par M. Balland et d'où il résulte que, pour les femmes, la profession donnant lieu au plus grand nombre d'intoxiquées est celle de typographe (21 accouchées et 11 intoxiquées). La conséquence immédiate de l'intoxication est de provoquer un nombre d'accouchements prématurés et d'avortements équivalant aux deux tiers du nombre total. Quant aux résultats des grossesses, l'intoxication est responsable d'une mortalité d'environ 50 p. 100. Les femmes qui accouchent à terme ne donnent le jour qu'à des enfants faibles, d'un poids très inférieur à la normale, et qui meurent dans les premiers mois ou les premières années. Pour la presque totalité des accouchements prématurés, les enfants ne sont pas viables.

Les résultats des expériences effectuées sur les animaux concordent en tous points avec les faits cliniques : débilité de la mère, intoxication du produit de la conception qui se trouve directement touché par l'intoxication maternelle. Les conséquences du saturnisme sur le fœtus et sur la mère sont en rapport direct avec le degré de l'intoxication ; ce qui permet de comprendre que chez une

(1) J. BALLAND, *Influence du saturnisme sur la marche de la grossesse, le produit de la conception et l'allaitement. Recherches cliniques, expérimentales et toxicologiques.* **Thèse de Paris, 1896.**

même femme il se produise tantôt des avortements, tantôt des accouchements prématurés, tantôt des accouchements normaux avec des enfants naissant plus ou moins viables. La susceptibilité et l'impressionnabilité individuelles s'observent chez les femelles d'animaux comme chez la femme, les unes résistant alors que les autres présentent des accidents graves pour des doses égales absorbées. Le passage du plomb dans le lait, et l'intoxication consécutive des petits par le lait de la mère, ont pu être démontrés dans une série d'expériences exécutées dans des conditions de certitude parfaite.]

Un nouveau facteur, jusqu'ici inconnu, est sans doute nécessaire pour que survienne la *goutte saturnine*, c'est-à-dire, pour que les urates se déposent dans les reins, ainsi qu'on l'admettait jusqu'à présent, ou pour qu'il y ait surproduction d'acide urique se trouvant dans le sang. La goutte saturnine, tout à fait semblable à la goutte ordinaire, s'étend rapidement à un grand nombre d'articulations et amène facilement la formation des tophus et diverses déformations. Cette maladie se rencontre le plus souvent chez les saturnins âgés de trente à cinquante ans et qui ont longtemps travaillé le plomb (1). Un peintre ayant eu déjà des coliques de plomb fut atteint subitement *d'arthrite urique* (tuméfaction des jointures, douleurs dans un gros orteil) contre laquelle l'acide salicylique s'est montré impuissant; bientôt survint l'*uréthrite urique* (blennorrhagie goutteuse). Il était possible d'exclure à coup sûr la blennorrhagie et les affections prostatiques (2).

Les troubles dans l'échange des matières, survenant dans le cours du saturnisme et pendant les exacerbations, sont confirmés aussi par l'examen chimique. Ont été observés : augmentation surprenante de l'urée et des chlorures, élimination de l'azote augmentée pendant l'accès aigu, tandis que la quantité d'acide urique est, dans l'accès de goutte et des coliques, à la limite inférieure de la normale et, en cas d'intoxication chronique, oscille dans les limites de la normale. Dans plusieurs cas on a trouvé une hématoporphyrinurie. Les troubles dans l'échange des matériaux des os se manifestent comme carie et nécrose (os de l'avant-

---

(1) Nobécourt, *La Semaine médic.*, 1897, n°7.
(2) Schrader, *Deutsche med. Wochenschr.*, 1892, p. 181.

bras, de la cuisse, les côtes, le sternum, mais surtout maxillaire supérieur); chez les animaux on a trouvé des dépôts de phosphate de chaux dans les reins.

A l'autopsie des saturnins on a constaté : dégénération graisseuse et atrophie des *glandes stomacales,* hypertrophie de la *sous-muqueuse gastro-intestinale* par suite de la prolifération du tissu conjonctif et de l'épaississement de la gaine adventice des vaisseaux, atrophie de la muqueuse du jéjunum, de l'iléon et du colon ascendant et dégénérescence graisseuse des tuniques musculaires de l'intestin (1). A trois reprises, on a trouvé, dans le duodénum des saturnins, des ulcères arrondis. Chez les lapins intoxiqués par l'*acétate de plomb,* l'inflammation de la muqueuse intestinale s'étend jusqu'à la tunique musculaire. L'épithélium des glandes de Lieberkuhn présente des figures de karyokinèse ; l'endothélium des petits vaisseaux sanguins était, çà et là, en voie de division nucléaire. Le plomb s'éliminant par le rein peut provoquer une *néphrite chronique atrophique.* On a noté dans une partie de la substance corticale : diminution, voire disparition des canalicules urinifères, prolifération du tissu conjonctif interstitiel, oblitération ou dégénérescence hyaline des glomérules de Malpighi et de leurs vaisseaux. L'*inhalation d'acétate de plomb* provoque, elle aussi, des altérations rénales (2). La néphrite chronique atrophique peut amener l'hypertrophie cardiaque, l'ascite, etc. Chez les sujets ayant eu des accès de coliques saturnines, l'*atrophie du foie* est très fréquente. Le protoplasma du foie a subi chez les animaux une dégénérescence : il est nécrosé et tombé en détritus granuleux. Périangiocholite, d'abord purement exsudative, allant progressivemeut jusqu'à néoformation du tissu conjonctif : en d'autres termes, nous avons affaire à *une périangiocholite chronique hyperplastique* très accusée (3).

De tout ce qui précède il résulte que le plomb provoque la dégénérescence des éléments spécifiques des organes, qu'il agit sur les vaisseaux sanguins, qu'il diminue l'élasticité des parois arté-

(1) Kussmaul, *Arch. f. klin. Med..* Bd IX, p. 285.
(2) Stieglitz, *Arch. f. Psychiatrie,* Bd XXIV, 4, 1.
(3) Coen und d'Ajutolo, *Ziegler's Beitr.,* Bd III, Heft 5.

rielles et qu'il donne naissance à des foyers inflammatoires et à la néoformation du tissu conjonctif.

B. Troubles de la sensibilité. — Ils comprennent :

1. *Coliques de plomb* (coliques saturnines). Elles ont été observées quatre cent vingt-sept fois en sept années dans une seule et même zinguerie.

Un sujet ayant présenté depuis longtemps divers troubles digestifs ressent, surtout après les repas, de la pesanteur à l'épigastre ou des douleurs lancinantes à la région ombilicale ou aux hypochondres, et immédiatement après éclate un accès de colique persistant presque sans rémission aucune durant quelques jours, et parfois se prolongeant pendant quelques semaines avec des intermittences plus ou moins considérables. Le malade garde le lit à cause des douleurs térébrantes survenant par accès et s'exacerbant surtout la nuit ; ces douleurs sont ordinairement localisées à la région ombilicale, mais avec des irradiations possibles vers le testicule, par exemple, ou le vagin ; elles s'atténuent par la pression. Pendant l'accès, tous les muscles abdominaux sont contracturés et le ventre est creusé en gouttière. L'accès douloureux est toujours apyrétique. Quand les douleurs sont à leur apogée, on peut observer : ténesme, strangurie, ischurie avec oligurie, rarement albuminurie, urobilinurie et soif. Le pouls est ordinairement ralenti (1), quelquefois élevé et dur (comme un fil de fer fortement tendu). La respiration n'est accélérée que quand les douleurs sont au point culminant (asthme saturnin). Le malade ne va à la garde-robe qu'au bout de quelques jours ou même après une semaine. La diarrhée ne s'observe que rarement ; au contraire, dans les intervalles des accès, le malade est souvent tourmenté de nausées et de vomissements. Chez certains malades l'insomnie alterne avec des réveils en sursaut fréquents. Après la cessation de l'accès, les douleurs lancinantes et les crampes qui existaient quelquefois auparavant peuvent réapparaître exacerbées. Quelques ouvriers ont des coliques à deux et jusqu'à dix reprises différentes ; *les récidives peuvent*

(1) L. LEWIN, l. c.

apparaître à des intervalles éloignés sans que le malade se soit exposé de nouveau à l'action nocive du plomb. La mort ne survient que dans 1 pour 100 environ de tous les cas de colique. Elles éclatent le plus souvent au cours des mois d'été, quand la transpiration cutanée est activée aux dépens de l'excrétion urinaire ; ou bien à la suite des affections rénales, même les plus légères, qui diminuent l'élimination du plomb par le rein (1). La cause directe de la colique saturnine, c'est l'irritation des nerfs vaso-moteurs ou des ganglions intestinaux.

2. *L'arthralgie saturnine.* Peuvent être considérés comme précurseurs la faiblesse musculaire, l'engourdissement des membres et la lassitude. L'arthralgie se caractérise par une douleur rémittente ressentie principalement aux muscles fléchisseurs des membres inférieurs, plus rarement aux fléchisseurs des membres supérieurs, mais aussi à d'autres muscles, os, articulations. La fièvre n'est pas constante. Ces douleurs rendent toujours les membres atteints impotents et s'accompagnent souvent de secousses et de raideur. L'accès se termine dans l'espace de cinq à huit jours, rarement après avoir persisté pendant des semaines. La paralysie consécutive est absolument exceptionnelle. On a observé souvent la tuméfaction des jointures et des névralgies (nerfs frontal, sous et sus-orbitaire, etc.). Le point de départ de l'arthralgie a été cherché, entre autres, dans les muscles ou les appareils moteurs centraux.

3. *Trophonévroses saturnines.* Chez un homme ayant eu la colique de plomb, on a vu apparaître aux mains, aux orteils des taches rouge-bleuâtres et des phlyctènes avec un contenu noirâtre. L'éruption était douloureuse. Les bains d'oxygène ont fait disparaître tous ces symptômes. Dans d'autres cas (aliments servis sur une assiette en étain contenant du plomb) il se fit, sur diverses parties du corps, une éruption constituée par des taches presque noires et des papules ; disparition dans l'espace de six à huit semaines. Dans des cas isolés on a noté, chez les saturnins, la formation de bulles dans la bouche, sur le voile du palais, le pharynx et le larynx.

(1) L. LEWIN, *Real-Encyclop. d. ges. Heilk.*, Bd III, article plomb.

4. *L'anesthésie saturnine* consiste en insensibilité de la peau (parfois aussi des parties molles) à n'importe quelle irritation. Cette insensibilité dure de huit à quatorze jours, elle est locale, mais change continuellement de place. Des *hyperesthésies* peuvent accompagner les troubles cérébraux.

5. L'*amaurose* et l'*amblyopie saturnines* surviennent ordinairement quelques heures après cessation de la colique de plomb, parfois d'une manière indépendante (elles sont alors souvent précédées d'un accès de vertige), ou simultanément ou après divers processus encéphalopathiques, par exemple, coma, ou après une arthralgie. Elles sont toujours bilatérales, mais pas toujours de la même intensité. Les pupilles sont dilatées, ne réagissant plus à la lumière directe ; rarement elles sont rétrécies ou normales. L'amaurose dure des heures, des jours entiers et quelquefois même jusqu'à la mort. On peut distinguer : *a) Troubles visuels, l'examen ophthalmoscopique ne découvrant rien*

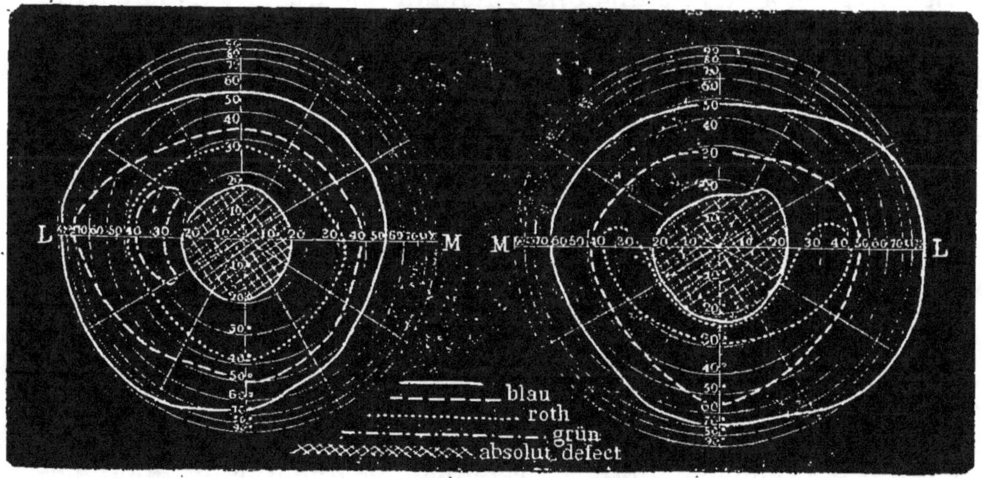

Fig. 8. — Troubles visuels chez un saturnin.

Limites des champs visuels :
——————— lumière blanche.
— — — — — lumière bleue.
········ lumière rouge.
—·—·—·—· lumière verte.
××××××× cécité absolue.

d'anormal ou presque rien; b) Amblyopie chronique avec des symptômes de névrite. L'examen ophthalmoscopique plaide en faveur d'une névrite, accessible à la thérapeutique, du moins autant qu'il s'agit encore d'inflammation aiguë et qu'il n'existe pas encore de dégénération atrophique. *c). Troubles visuels avec papillite très accusée* (hémorrhagie au bord du renflement du nerf optique et rétrécissement des artères de la rétine). Ils peuvent éclater d'une manière aiguë (cécité brusque) ou progresser lentement jusqu'à se terminer par l'amaurose et l'atrophie du nerf optique. Ils sont, dans la majorité des cas, accompagnés de symptômes cérébraux et d'autres symptômes généraux. Dans un cas semblable, on a trouvé atrophiés les vaisseaux du nerf optique, de la rétine et de la choroïde. Cette forme correspond au pronostic le plus grave ; toutefois, on a observé quelques cas de guérison relative. *d) Troubles visuels avec rétinite albuminurique. Peuvent y être associés :* Paralysie des muscles externes de l'œil (ophthalmoplégie externe), diplopie, asthénopie, diminution du pouvoir accommodateur, diminution de l'acuité visuelle. On a vu l'hémianopsie homonyme guérir, mais parfois elle est incurable (1).

6. *Surdité saturnine, anosmie saturnine* uni ou bi-latérale, ainsi que *ageustie saturnine*. Le malade peut, par exemple, n'avoir perdu que la sensation de l'acide, mais dans d'autres cas on note l'absence de toute sensation gustative.

C. Troubles cérébraux (Encéphalopathie saturnine). — Ils surviennent seuls ou en compagnie d'autres troubles saturnins, parfois déjà six mois après le début du travail et peut-être de préférence chez les alcooliques. Ils se présentent sous quatre aspects différents : *a) forme délirante* ne persistant, dans la majorité des cas, que pendant quelques jours, parfois précédée par un stade mélancolique et accompagnée quelquefois d'hallucinations et d'illusions. Ce délire fait rarement place à un état physique ressemblant à la paralysie générale. *b) Forme mélan-*

___

(1) Bergmeister, *Wiener med. Blätter*, 1886, p. 169 ; — Uhthoff, *Arch. für Ophalm.*, Bd XXXIII, p. 271. Les champs visuels représentés dans la figure ci-dessus (fig. 8) ont été fournis par un peintre dont les troubles visuels dataient de neuf mois : atrophie partielle du nerf optique, décoloration atrophique des moitiés externes des papilles, acuité visuelle diminuée, perte absolue de la vision centrale avec intégrité du champ visuel périphérique.

colique avec conceptions délirantes (hallucinatoires). *c) Forme comateuse* persistant un à deux jours (jactitation, gémissements, grincement de dents), dont le pronostic est le plus grave et *d) forme convulsive.* Les convulsions surviennent quelquefois isolément, présentent parfois une durée allant jusqu'à trente minutes et portent l'empreinte de l'*épilepsie* ou de l'*éclampsie saturnine.*

Il serait sans utilité aucune de vouloir délimiter exactement les diverses formes de l'encéphalopathie saturnine, beaucoup d'autres symptômes cérébraux intervenant sans qu'il soit possible d'assigner la période de l'affection à laquelle ils apparaissent habituellement. S'y rapportent les symptômes morbides que voici : céphalée et douleurs persistantes aux membres avec ou sans anémie, mouvements choréiques, vertige, tremblement des extrémités et marche titubante, insomnie, hyposthénie généralisée, hémianesthésie, hémiplégie, troubles de la parole, aphasie souvent associée à l'hémianopsie, accélération du pouls et de la respiration sans affections cardiaques ni pulmonaires concomitantes (troubles cérébraux dans le domaine du pneumogastrique), troubles dans les domaines du facial, de l'acoustique et du glossopharyngien, très rarement dans celui de l'hypoglosse. L'affection peut aussi persister pendant deux mois en présentant le tableau clinique de la fièvre typhoïde. La mémoire, l'intelligence et la volonté sont touchées. Quelques malades deviennent irritables, maussades ou présentent des accès d'angoisse (neurasthénie saturnine). Certains cas caractérisés par l'amaurose, l'hémianesthésie, l'ageustie, l'anosmie, sont considérés par Charcot comme attribuables à l'hystérie, qui, restée jusqu'ici latente, est devenue active grâce à l'influence du plomb comme agent provocateur.

La mortalité des sujets atteints d'encéphalopathie saturnine est de 23 p. 100 environ. Quelques symptômes d'origine centrale, tels que, par exemple, paralysie faciale, gêne de la déglutition, hémianopsie, hémianesthésie, peuvent disparaître après quelques jours, mais parfois ils persistent pendant des années. La cause de cette affection doit être cherchée dans l'action du plomb sur le cerveau. On a démontré à plusieurs reprises la présence du plomb dans le cerveau, parfois même sous forme de *chromate de plomb*. Chez un sujet ayant succombé à l'*épilepsie saturnine*, on a retiré du cerveau environ 1gr.17 p. 1000 de *sulfate de plomb*. Quant au coma, etc., on en a rendu responsable l'anémie cérébrale par suite de l'irritation des muscles lisses des vaisseaux cérébraux ou l'œdème du cerveau. Peut-être les processus artéritiques, décrits plus haut, jouent-ils ici un certain rôle (1). La néphrite saturnine peut, à son tour, provoquer des phénomènes encéphalopathiques urémiques. Chez les chiens intoxiqués chroniquement par le plomb, on a vu, pour la plupart des cas vers la quatrième et la cinquième semaine, éclater brusquement des accès d'éclampsie qui peuvent être mis en parallèle avec ceux observés chez l'homme.

D. Troubles moteurs. — La paralysie saturnine (elle fut observée aussi chez les animaux auxquels fut administrée une eau contenant du plomb) est rarement générale; dans la plupart des cas elle est partielle et attaque ordinairement les deux, rarement un seul côté des extrémités supérieures (chez les gauchers de préférence le bras gauche, en cas d'affection unilatérale). Aux membres supérieurs, ce sont le plus souvent les extenseurs de l'avant-bras qui sont atteints, les malades ressentent préalablement, dans les membres qui seront pris, de la faiblesse, du tremblement ou de l'engourdissement. Un cocher qui ramassa avec une de ses mains de la *céruse* tombée d'un tonneau crevé, ressentit le soir même des fourmillements dans les doigts de la main dont il s'était servi pour ramasser la céruse : il fut paralysé sur-le-champ sans qu'il survînt aucun autre phénomène d'intoxication saturnine. La force motrice des muscles ne diminue pas proportionnellement à la diminution de l'excitabilité électrique.

Ordinairement c'est l'extenseur commun des doigts qui est atteint le premier, viennent ensuite dans l'ordre de succession : l'extenseur propre de l'index et l'extenseur propre du petit doigt, le long extenseur du pouce, le cubital postérieur et le long radial, le court extenseur du pouce et le long abducteur du pouce. Si la paralysie se montre aux extrémités inférieures — ce qui est rare

(1) Westphal, *Ueber Encephalop. saturn.*, Berlin, 1888.

— ce sont, pour la plupart des cas, les adducteurs et les abducteurs qui sont attaqués. Les longs supinateurs ne sont atteints qu'exceptionnellement (1). L'éminence thénar peut participer à la paralysie sans que sa musculature soit sujette à du surmenage professionnel, malgré ce que l'on a affirmé au sujet des tailleurs de limes. Le deltoïde, le biceps, et le brachial ne présentent que rarement des anomalies dans leur réaction électrique. Mais en cas d'épilepsie saturnine, de délire et de somnolence, on a observé aussi la paralysie de toutes les extrémités. Les malades sont parfois hors d'état de marcher ni de se tenir debout, ils ne peuvent pas fléchir le pied sur la jambe, la pointe du pied regarde en avant et en bas, la plante du pied est concave. Si la jambe et la cuisse sont paralysées à leur tour, la jambe est en demi-flexion, elle ne peut pas s'étendre sur la cuisse et le pied ainsi que les orteils sont en flexion vers la plante. Le réflexe patellaire, souvent aboli complètement, est quelquefois exagéré.

On a observé aussi la paralysie de l'appareil vocal. C'étaient, dans un cas, les muscles thyréo-aryténoïdiens internes et, dans un autre cas, les adducteurs des cordes vocales qui étaient paralysés; dans ce dernier cas il y avait, en outre, de la paralysie du releveur du voile du palais. Chez les chevaux employés dans les manufactures de plomb, il survient parfois de la paralysie des cordes vocales par suite de la paralysie du nerf récurrent; aussi, pour prévenir l'asphyxie, est-on obligé de pratiquer la trachéotomie. Il survient des contractures et les muscles s'atrophient. La contractilité faradique disparaît plus rapidement que la contractilité galvanique qui est passagèrement exaltée. La réaction de dégénérescence a été parfois rencontrée même dans des muscles non paralysés. Dans des cas isolés on a noté des troubles de la coordination (ataxie). La paralysie saturnine peut guérir même après avoir persisté longtemps.

Les lésions circonscrites des cornes antérieures ont été considérées comme étant la cause des paralysies saturnines (2). Les lésions rencontrées quelquefois dans la moelle épinière (polio-

(1) DREISCH, *Zwei seltene Fälle von Bleivergiftung*, 1890.
(2) REMAK, *Arch. f. Psych.*, 1875, Bd VI, p. 1.

myélite avec dégénération et atrophie de quelques cellules ganglionnaires, îlots de sclérose dans les racines du renflement cervical), n'ont pas été trouvées dans d'autres cas. Cependant, on
a réussi à démontrer chez les animaux qui inhalaient longtemps
l'*acétate de plomb* que, en cas de paralysie, il y a des processus
inflammatoires dans la substance grise de la moelle épinière et, de
plus, des lésions de dégénération dans les grosses cellules ganglionnaires des cornes antérieures (vacuolisation), ainsi que dans
les racines, etc., les nerfs périphériques étant demeurés absolu-
ments intacts. Quant aux muscles atteints, les fibrilles musculaires ont été trouvées amincies, les noyaux du sarcolemme en
prolifération, et la substance contractile ayant en partie subi la
dégénérescence granulo-graisseuse (1). Dans les branches motrices
des nerfs se distribuant aux muscles paralysés, la gaine de
myéline est parfois fissurée, le cylindre axe fait en partie défaut
et les noyaux du névrilemme ont proliféré. Quelques auteurs
contestent cette vue que la paralysie saturnine serait une névrite
tropho-motrice ou une myo-névrite. Il existe aussi des partisans de l'opinion d'après laquelle, dans la paralysie saturnine,
concurremment, ou consécutivement aux lésions périphériques
primaires, il y aurait, en outre, une affection poliomyélitique.
Dans un cas, outre l'atrophie dégénérative du radial, il y avait
encore un épaississement considérable des parois des artérioles
de l'épinèvre, du périnèvre et de l'endonèvre (2).

Traitement de l'empoisonnement aigu par le plomb. — Sulfate
de soude, ou sulfate de magnésie, solution d'albumine, lavages
de l'estomac ; ensuite, purgatifs, diurétiques et diaphorétiques.

**Thérapeutique prophylactique de l'intoxication saturnine
chronique.** — Les cas considérés comme dus à l'immunité individuelle ne doivent être regardés que comme des intoxications
différées plus longtemps que d'ordinaire, et concernent des per-

(1) FRIEDLÆNDER, *Arch. für pathol. Anat.*, Bd LXXV, p. 24, et EISENLOHR, *Deutsches Archiv. f. klin. med.*, Bd XXVI.
(2) EICHHORST, *Arch. f. path. Anat.*, Bd CXX, p. 217.

sonnes qui ont manié le plomb dans des conditions hygiéniques favorables ou qui, sciemment ou inconsciemment, se sont défendues contre l'intoxication. Ceci permet de supposer qu'il existe des mesures sanitaires qui mettent à l'abri pour un temps plus long, et peut-être garantissent complètement contre l'intoxication. C'est ainsi que les propriétaires des usines dans lesquelles les préparations de plomb sont fabriquées très finement pulvérisées ou dans lesquelles se dégagent des vapeurs de plomb, devraient non seulement être obligés de pourvoir à une *ventilation suffisante*, mais encore d'établir des chambres pour poussière (dans une usine de minium on recueillait, bon an mal an, plusieurs milliers de kilogrammes de cette poussière), des *puits de dégorgement*, ainsi que de nombreux *lavabos* appropriés, approvisionnés d'eau chaude en quantité suffisante et répartis dans tous les ateliers (les *lavabos* laissent beaucoup à désirer dans certaines grandes imprimeries), mais aussi de protéger la santé des ouvriers en leur fournissant des respirateurs, etc. Il importe également de mettre les ouvriers en garde contre le danger qui les menace. On leur indiquera qu'ils ne devront rien manger dans les ateliers, n'y pas fumer, mais qu'ils mangeront et fumeront dans des pièces à l'abri du plomb et après avoir nettoyé soigneusement les mains et la face de toutes les particules de plomb qui y adhéraient. Ils porteront à l'usine des *vêtements de travail* qu'ils quitteront en cessant ce travail, et ils prendront des bains fréquents. Il vaudrait encore mieux que *dans chaque grande usine il y eût un établissement de douches chaudes bien aménagées où chacun pourrait prendre des douches trois à quatre fois par semaine.* Je considère comme très important que *l'État contrôle* soigneusement l'emploi des matières colorantes contenant du plomb dont on se sert pour peindre les objets de la vie courante, et entre autres, *interdise absolument l'emploi du chromate de plomb dans l'industrie* (industrie textile, fabrication des papiers peints, coloration des aliments, des boissons, des joujoux). L'enduit de laque et de vernis qui recouvre ces objets ne fournit pas de garantie suffisante pour la santé publique.

Quant aux *mesures techniques de sûreté contre les conduites d'eau en plomb* (la surface interne des tubes enduite d'une couche de sulfure de plomb, le tube en plomb contenant à son intérieur un autre tube en étain, ou tubes émaillés), je les tiens pour superflues. Les tubes en plomb peuvent être admis toutes les fois qu'il s'agit de conduites fermées, surtout de canalisation sous pression, mais ils seront interdits pour les canaux à ciel ouvert. C'est le charbon animal qui est le meilleur épurateur de l'eau contenant du plomb (1). L'eau ayant passé sur des morceaux de quartz perdrait ses propriétés dissolvantes vis-à-vis du plomb.

Dès l'année 1543 la *teneur* permise *de l'étain en plomb* était réglée à Anvers par une loi (2,5 p. 100). D'après la loi de l'empire allemand les vaisselles et les ustensiles de cuisine en métal ne devront pas contenir plus de 10 p. 100 de plomb ; la vaisselle vernissée ou émaillée soumise pendant une demi-heure à l'ébullition avec du vinaigre dilué (4 p. 100 d'acide acétique) ne doit pas lui céder du plomb. Le *caoutchouc* dont on se sert pour conserver les substances alimentaires ou pour la fabrication des joujoux, *ne contiendra pas de plomb*. Les couronnes en caoutchouc destinées à servir d'obturateurs contiennent dans la majorité des cas jusqu'à 60 p. 100 de *litharge. Les feuilles de métal pour emballer* le tabac à priser et à mâcher, le fromage, ne devront pas contenir plus de 1 p. 100 de plomb et les *masses pour soudures ou pour étamages* n'en contiendront pas plus de 10 p. 100.

Traitement curatif. — *a) Coliques de plomb* : purgatifs (huiles de ricin, calomel, huile d'olive à doses élevées), calmants (eau chloroformée saturée et eau $\overline{aa}$, morphine, inhalation de nitrite d'amyle ou atropine en injections sous-cutanées), antidotes (soufre avec miel, sulfates, tous les deux tout à fait inutiles) ; tout récemment, on a chaudement recommandé le sulfure de sodium en pilules, à la dose quotidienne de 0 gr. 3 à 0 gr. 4, et, pour activer l'élimination, l'iodure de potassium. — *b) Arthralgie saturnine* : bains sulfureux (50 à 100 gr. de sulfure de potassium pour un bain). — *c) Paralysie saturnine* : bains de vapeur et traitement électrique, injections de strychnine (0 gr. 005, à doses progressivement croissantes) ; guérison par l'iodure de potas-

---

(1) Peyrou, *Annales de la Policlinique de Paris*, 1894, p. 131.

Toxicologie.   23

sium et le soufre dans un cas de paralysie faciale gauche, d'hémianopsie et de paralysie motrice et sensitive (1). — *d) Encéphalopathie saturnine* : éviter les saignées, l'abaissement notable de la température et les drastiques; mais, en revanche, employer bains tièdes, stimulants du cœur, iodure de potassium, une saignée suivie d'une infusion de chlorate de soude.

Recherche. — Les organes seront bouillis avec de la *lessive sodique* : s'ils contiennent du plomb, le sulfure de plomb qui se forme colorera le liquide en brun allant jusqu'au noir (le sulfure provient de l'albumine). L'acide azotique permet d'enlever le plomb aux métaux, aux os, etc., la solution ainsi obtenue sera chauffée après addition de l'albumine et de la lessive sodique : on obtiendra de la sorte du sulfure de plomb. L'urine sera additionnée d'albumine et de lessive de soude et chauffée (2). D'après le procédé analytique ordinaire, on commencera par détruire les organes à l'aide de l'acide chlorhydrique et du chlorate de potasse, on fera passer un courant de H^2S dans le liquide débarrassé du chlore, le précipité sera dissous dans l'acide azotique et additionné d'acide sulfurique. Si on recherche le plomb par l'électrolyse, le métal se déposera sur l'électrode négative. On peut aussi joindre les deux méthodes. On détruit les organes par la méthode Pouchet (bisulfate de potasse et acide azotique fumant, acide sulfurique et nitrate de potasse), le résidu sera neutralisé presque complètement par la soude puis dissous dans l'eau chaude et soumis à l'action d'un courant d'hydrogène sulfuré. Le précipité de sulfure, recueilli et lavé, sera dissous dans l'acide nitrique; on filtre, on évapore et on reprend par l'eau additionnée d'acide azotique. Cette liqueur filtrée est introduite dans l'appareil Riche et électrolysée. On pèse enfin le dépôt de peroxyde formé au pôle positif (3).

[A la suite de recherches poursuivies avec persévérance dans le service de Vulpian à l'hôpital de la Charité, j'ai montré, en 1879 (4), l'influence remar-

(1) HERTEL, *Charité-Annalen*, 1890, p. 220.
(2) L. LEWIN, *Deutsche Medicinal-Zeitung*, 1883, n° 12.
(3) HUGOUNENQ, *Journ. de Pharm. et de Chimie*, 1898, p. 529.
(4) G. POUCHET. *Archives de physiologie*, 2e série, t. VII, 1880, p. 74. Action de l'iodure de potassium sur l'élimination du plomb par l'urine chez les saturnins.

quable et constante exercée par l'iodure de potassium sur l'élimination du plomb. Les résultats obtenus par ce mode de traitement sont surtout remarquables lorsqu'on administre l'iodure de potassium à la dose de 2 à 6 gr. pendant huit jours, suspendant durant une dizaine de jours et reprenant dans les mêmes conditions. Le plomb apparaît dans les urines sous forme de combinaison protéique, solubilisée sans doute par le chlorure de sodium. Les quantités de plomb que l'on peut parvenir à éliminer ainsi sont relativement considérables et peuvent atteindre plusieurs milligrammes par litre d'urine. J'ai également constaté l'élimination du plomb par la salive dont la sécrétion avait été exaltée par une injection de nitrate de pilocarpine (1)].

BÉRYLLIUM (GLUCINIUM). — Outre l'action caustique sur l'intestin et les reins et les symptômes subjectifs correspondants, les sels de béryllium, en injections sous-cutanées, provoquent des convulsions, des troubles de la motilité et de la sensibilité (2).

OR. — Les composés d'or solubles qui précipitent l'albumine cautérisent les tissus en les colorant en jaune, ou en violet. Les tissus cautérisés absorbent les composés d'or. L'élimination se fait par les reins. Il se forme dans l'estomac des albuminates d'or solubles dans le suc gastrique et le chlorure de sodium. Les sujets ressentent alors de la pesanteur et des douleurs à la région épi- et hypogastrique, il survient de la salivation, des vomissements et de la diarrhée. L'usage prolongé du *chlorure d'or* donne naissance à : éruptions cutanées, fièvre, albuminurie, polyurie, céphalée, insomnie et raideur de la langue (3). Injecté sous la peau à doses trop élevées, *le chlorure double d'or et de magnésium* provoque : dyspnée, toux, hémoptysie et sensation de froid. L'*aurobromure de potassium*, en injections sous-cutanées, donne naissance à des infiltrations, à des frissons et à une sensation de piqûre à la région précordiale. Chez un chien empoisonné par 0 gr. 6 de chlorure d'or pris par la bouche, on a trouvé à l'*autopsie* les lésions stomacales décrites plus haut.

(1) G. Pouchet, *Compt. rend. de l'Acad. des Sciences*, 1879, II, p. 244. Recherches des substances médicamenteuses et toxiques dans la salive.

(2) Siem, *Ueb. d. Wirk. d. Alum. u. Berylls*, Dorpat, 1886.

(3) Stevenson, *Guy's Hosp. Rep. London*, 1894, v. I, p. 127. Empoisonnement par le trichlorure d'or.

Recherche. — Chauffer avec de l'eau régale. Les *solutions de chlorure d'or* traitées par l'hydrogène sulfuré laissent précipiter du sulfure d'or soluble dans le sulfhydrate d'ammoniaque; le chlorure d'étain donne un précipité brun (sa coloration peut aller jusqu'au rouge-pourpre).

Traitement. — Morceaux de glace, boissons émollientes, solution d'albumine et, en cas de besoin, morphine contre les douleurs.

THALLIUM. — L'estomac et l'intestin absorbent même les sels de thallium difficilement solubles (1); le métal se trouve dans les muscles (2). L'élimination a lieu par l'urine et par toutes les autres sécrétions. Après injection sous la peau d'une chèvre, à la dose de 0 gr. 05, il a été retrouvé dix-sept heures plus tard dans le lait. L'action toxique du *thallium métallique* administré par l'estomac ou l'intestin ne se manifeste qu'après cinq à sept jours, et seulement s'il est donné à doses élevées. Les préparations plus solubles introduites dans l'estomac tuent les lapins à la dose de 0 gr. 5 et les chiens, à la dose de 0 gr. 5 à 1 gr. L'injection sous-cutanée d'*azotate de thallium* provoque chez les grenouilles et les lapins l'irrégularité ou bien le ralentissement des battements cardiaques (influence sur les centres cardiaques). Donné *à petites doses souvent répétées*, il cause : troubles de la nutrition, vomissements, ptyalisme, amaigrissement, douleur dans le tractus intestinal, selles diarrhéiques et sanguinolentes, respiration laborieuse, tremblements et mouvements incoordonnés. Des hommes ayant pris journellement 0 gr. 1 à 0 gr. 2 d'*acétate de thallium* pendant quatre jours, se plaignaient d'une chute rapide des cheveux (3). À l'autopsie, on trouve des hémorrhagies et la tuméfaction de la muqueuse stomacale. Hémorrhagies dans les poumons et le péricarde.

Recherche. — Extrayez avec de l'eau acidulée, débarrassez la solution concentrée des matières colorantes et des parties cons-

---

(1) Marmé, *Nachricht. d. Gesellsch. d. Wissensch. zu Göttingen*, 1867, p. 397.
(2) Luck, *Beitr. z. Wirk. d. Thalliums*, Dorpat, 1894.
(3) Combemale, *Presse méd.*, 1898, n° 17, p. 82.

tituantes organiques et soumettez-la à l'électrolyse. L'anode et la cathode seront soumises à l'analyse spectroscopique. Qu'il existe à des doses aussi minimes que l'on voudra, on le reconnaîtra à une ligne d'un vert intense près E'.

[On a proposé récemment l'emploi de l'acétate de thallium pour lutter contre les sueurs pathologiques vis-à-vis desquelles ce métal exerce une action suspensive très remarquable ; mais on a dû y renoncer en raison de la facilité et de la rapidité avec lesquelles se produisent l'alopécie et la chute des poils.]

ALUMINIUM. — L'injection excessive de l'alun provoque chez le cheval des troubles de la nutrition. L'empoisonnement aigu est causé par *l'alun potassique* et *l'alun calciné* administrés à doses élevées, soit dans un but thérapeutique, soit par méprise. *La solution d'acétate d'aluminium* peut, elle aussi, provoquer des phénomènes d'intoxication. Donnés à petites doses, les composés d'aluminium solubles, sont-ils absorbés par l'estomac? Il est permis d'en douter. Au contraire, les doses élevées qui attaquent les muqueuses pénètrent facilement dans le courant sanguin et se déposent dans le foie et la rate ; l'urine n'en élimine que des traces. L'alun précipitant l'albumine, peut exercer une action corrosive sur les muqueuses. *L'alun calciné* cautérise par déshydratation. L'administration intra-stomacale de 8 gr. *d'alun* dissous tue les lapins dans l'espace de deux heures en déterminant des convulsions. L'alun est-il administré à la dose quotidienne de 4 gr., la mort survient dans l'espace de deux à quatre jours. Les doses élevées d'alun provoquent chez les chiens des vomissements, mais ils supportent encore 30 gr. et au-dessus. Le *lactate d'aluminium* en injection sous-cutanée provoque chez les animaux : troubles accusés dans l'échange des matières, anorexie, vomissements, insensibilité, stupeur, abaissement de la température et la mort survient au milieu des troubles respiratoires (1).

On connaît quelques cas d'intoxication mortelle par *l'alun calciné*. Chez l'homme, l'alun à la dose de 2 gr. et davantage provoque : sensation de pesanteur et douleur à la région épigas-

(1) Siem, *Ueb. d. Wirk. d. Aluminiums*, Dorpat, 1886.

trique, coliques, nausées et vomissements. L'*avortement* est survenu chez une femme enceinte qui avait absorbé de l'*alun* aux lieu et place du sucre. L'administration de 30 gr. d'alun (on l'a pris pour le sulfate de magnésie) a amené la mort dans l'espace de huit heures. Outre les symptômes que nous venons d'énumérer, on a observé encore dans ces cas : hématémèses, sensation d'angoisse, pouls petit, irrégulier, fréquent, respiration extrêmement accélérée (1), secousses musculaires et mouvements convulsifs.

L'ingestion répétée d'une solution d'*acétate d'aluminium* à 7 à 8 p. 100 (l'auteur a expérimenté sur lui-même) provoque, à la dose de XXX à XL gouttes seulement, de la pesanteur à la région épigastrique, et à la dose de LX gouttes, en outre de cette pesanteur, du vertige et de l'engourdissement. Les doses plus petites (jusqu'à XV gouttes par jour) n'ont donné lieu à aucun phénomène toxique appréciable. Deux personnes absorbèrent durant à peu près une année entière *des aliments et des boissons exclusivement préparés dans des ustensiles en aluminium*. Or, leur état général demeura excellent, quoique les vases en aluminium fussent attaqués par la plupart des aliments et des boissons. Chaque personne n'aurait absorbé dans ce cas que quelques milligrammes d'aluminium par jour (2). Quant à l'*alun* ingéré chroniquement, employé quelquefois pour la cuisson du pain ou dans un autre but, il peut, à n'en pas douter, devenir nuisible, *ne fût-ce qu'au point de vue de l'assimilation incomplète des aliments* et de l'apparition d'une affection intestinale sans symptômes appréciables.

A l'autopsie des animaux empoisonnés par l'alun on a trouvé : cautérisation de la muqueuse stomacale, qui est gris-blanchâtre, parfois ecchymosée et s'émiettant. L'épithélium intestinal, à partir de l'intestin grêle jusqu'au cœcum, est transformé souvent en une masse gris-blanchâtre.

Recherche. — L'ammoniaque et la lessive potassique produisent dans les solutions d'alun un précipité blanc d'hydrate d'aluminium se dissolvant dans l'excès de la lessive potassique,

---

(1) Riquet, *Journ. de pharm. et de chim.*, 1873, t. XVIII, p. 333.

(2) Plugge, *Deutsche militärästliche Zeitschr.*, 1892, p. 329. — Schmitz, *Untersuch. über d. Giftigkeit. d. Alum.*, Bonn, 1893.

tandis que le phosphate de soude donne naissance au phosphate d'aluminium blanc. Les matières organiques seront incinérées et l'alun peut être décelé dans la cendre extraite par l'acide chlorhydrique. Le pain contenant de l'alun est-il humecté avec une solution de bois de campêche (bois 1, alcool méthylique 20 ; — 10 cc. de cette solution seront mélangés avec 150 cc. d'eau et 10 cc. d'une solution saturée de carbonate d'ammoniaque), il bleuit à l'air, tandis que le pain normal devient jaune brunâtre.

Traitement de l'empoisonnement aigu par l'alun : Emétique, carbonate d'ammoniaque, substances huileuses, émulsions et morceaux de glace.

FER. — Les composés de fer peuvent, dans certaines conditions, provoquer une intoxication, ou tuer quel que soit le mode d'administration, par exemple, le *vitriol martial*, dont on se sert dans les tentatives d'homicide ou d'avortement, et le *perchlorure de fer* qui fut donné à doses par trop élevées, soit sous forme d'injection dans les cavités du corps (utérus), soit à l'intérieur, par mégarde ou pour provoquer l'avortement. La dose mortelle minima semble être, pour la solution de perchlorure de fer, de 45 gr. ; la guérison a été encore observée à la suite de 90 gr. Quant à la dose léthale du *sulfate de fer*, il est impossible de la déterminer exactement. Une fille en avala 30 gr. : elle eut la vie sauvée. Les chiens tombent malades déjà après 2 gr., ils meurent à la suite de 8 à 16 gr. ; les chevaux sont tués en dix-huit à vingt-quatre heures par 250 gr. de *vitriol vert* pris par la bouche (1). Le *perchlorure de fer* en injection intraveineuse amène la mort à la dose de 1 gr. Le *bleu de Prusse*, le *bleu de Turnbull*, l'ocre, la *terre de Sienne*, et la *terre d'ombre* ne sont pas toxiques (2).

Les sels de fer solubles sont *absorbés* très facilement par le tissu cellulaire sous-cutané et les surfaces des plaies ; quant à la muqueuse stomacale intacte, on conteste qu'elle puisse absorber ces sels, on ne l'admet que pour la muqueuse malade ou rendue

(1) ORFILA, *Traité de tox.* (trad. allem. par V. KNUPP), Bd II, p 39.
(2) RABUTEAU, *L'Union médicale*, 1874, nº 52.

malade par le sel de fer. *L'élimination* se fait par la bile et l'intestin, le lait (après quarante-huit heures), l'urine et, à doses minimes, aussi par la peau. Une partie du fer est emmagasinée dans le foie et la rate. *L'albuminate de fer* produit par les sels ferriques solubles, se dissout dans les acides dilués. *Le perchlorure de fer* cautérise les muqueuses et les plaies, provoque la coagulation du sang et, en outre, la formation de l'hématine. *L'action éloignée du fer* peut s'étudier sur les sels de fer qui ne précipitent pas l'albumine, par exemple, le *tartrate ferrico-sodique* (1). Elle consiste en : paralysie du système nerveux central, des nerfs vasculaires et assombrissement du sang appauvri en acide carbonique. L'emploi du fer a provoqué, chez l'homme aussi bien que chez les animaux, l'élévation de la température du corps et l'accélération du pouls.

Symptômes de l'empoisonnement par le vitriol martial (sulfate ferreux) chez l'homme : vomissements et diarrhée (les masses vomies et évacuées sont noires : sulfure de fer), douleurs abdominales, prostration et somnolence. Un enfant, atteint de favus, dont la tête fut lavée avec une solution concentrée de sulfate de fer, mourut au milieu des vomissements et des convulsions. Des phénomènes analogues se montrent chez des chiens empoisonnés par le *sulfate de fer* ou le *tartrate ferrico-sodique*.

Le perchlorure de fer est-il injecté, à doses trop élevées ou en solution par trop concentrée, dans l'utérus ou dans les vaisseaux (anévrysmes, varices, télangiectasies), les malades se lèvent en sursaut, deviennent pâles ou cyanosés, la respiration devient stertoreuse et la mort arrive dans le collapsus, soit dans le cours de l'injection ou quelques minutes plus tard, soit par embolie (formation d'albuminate de fer) ou par péritonite (pénétration dans la cavité abdominale par l'intermédiaire d'un oviducte) (2). Dans le voisinage du lieu où l'injection de la *solution de perchlorure de fer* a été faite, on voit parfois apparaître l'inflammation phlegmoneuse de la peau, quelquefois des lymphan-

---

(1) MEYER, und WILLIAMS, *Arch. f. exp. Path. u. Pharmak.*, Bd XIII, p. 70.

(2) R. CORY, *Transact. of the obstetr. soc. of.*, London, 1880, vol. XXI. — HERMAN and GORDON, *Obstetr. Journ.*, VII, p. 633. — CEDERSCHÖLD, *Hygien.*, 1878, p. 162 et L. LEWIN, *Nebenwirk. d. Arzneimittel*, 1899, 3 Aufl., p. 374.

gites et même de la gangrène ; les mêmes phénomènes inflammatoires surviennent aussi sur les muqueuses, par exemple, celle
du vagin.

Si *le perchlorure de fer* est *avalé en grandes quantités*, il survient : toux, troubles de la déglutition, vomissements (les matières vomies sont sanguinolentes), tuméfaction de la langue,
petitesse du pouls, refroidissement de la peau, dyspnée et
dysurie, ou hématurie. Les *injections sous-cutanées répétées de
sels de fer* peuvent causer une *intoxication chronique par le fer*.
Outre les vomissements et la diarrhée, apparaissent *chez les
chiens* : chlorurie, néphrite et calcification des canalicules urinifères et dégénérescence graisseuse du foie (1). L'injection sous-
cutanée de *citrate de fer* a provoqué chez l'homme des troubles
de l'état général, des vomissements et de la lassitude.

Autopsie. — A la suite de l'intoxication par le *perchlorure de
fer* terminée par la mort, l'estomac a été trouvé enflammé et, *chez
les animaux*, on y constata la présence d'hémorrhagies sous-
muqueuses. Chez les animaux intoxiqués par les sels ferreux, la
muqueuse stomacale et le contenu du duodénum sont colorés par
l'oxyde de fer en jaune-brun allant jusqu'au rouge-brun ; et,
chez ceux qui ont été tués par l'injection intra-veineuse d'un sel
de fer double, la muqueuse de l'estomac et de l'intestin grêle est
tuméfiée et congestionnée et les vaisseaux mésentériques sont
dilatés.

Recherche. — Les sels ferreux donnent avec le ferrocyanure de
potassium un précipité bleu-clair, les sels ferriques, un précipité
bleu-foncé. Le sulfocyanure de potassium laisse tels quels les
sels ferreux, tandis que les sels ferriques sont colorés en rouge-
cerise. Le sulfure d'ammonium donne avec les solutions des
deux sels du sulfure de fer noir. Pour démontrer la présence du
fer dans les tissus animaux, on commencera par les détruire (acide
chlorhydrique et chlorate de potasse) et l'on procédera ensuite
comme il a déjà été dit à plusieurs reprises. *Le perchlorure de*

(1) Kobert, *Arch. f. exp. Path. u. Pharmak.*, Bd XVI, p. 385.

fer peut être extrait par l'alcool ou par l'éther. Quant au dosage quantitatif, il est indispensable.

Traitement. — Emétiques, purgatifs, lait et albumine. La gastro-entérite et la néphrite seront soumises à un traitement symptomatique (morceaux de glace, boissons mucilagineuses, sinapismes et, le cas échéant, sangsues).

CHROME. — *Les empoisonnements par le chromate de potasse* (K^2CrO^4) *et le bichromate de potasse* ($K^2Cr^2O^7$), plus énergique, ont pour causes : méprises, imprudence dans les industries (teinturerie), tentatives de suicide ou crime (avortement criminel) (1) ; quant à l'*acide chromique*, on s'en est servi pour tentatives de suicides et, d'autre part, son emploi thérapeutique, surtout en gynécologie, n'a pas manqué de provoquer des intoxications. D'autres composés de chrome employés dans l'industrie peuvent aussi devenir nuisibles, par exemple, *alun chromé* et *chromate de plomb* (v. plomb). Le *vert de Guignet* (oxhydrate de chrome) et le *chromate ferrique* seraient non toxiques de par leur indissolubilité, à moins que le premier ne contienne de l'acide picrique. *L'intoxication chronique* peut survenir par suite de l'emploi médicamenteux des composés de chrome, ainsi que dans l'industrie. J'ai été à même de déceler l'albuminurie chez les personnes qui se servent de l'acide chromique contre la sueur des pieds : ce traitement doit être absolument abandonné. Le *bichromate de potasse* tue à la dose de 8 gr. Mais la dose léthale est inférieure à 8 gr., quoique l'on ait vu la guérison survenir après 8 gr. (2), plus de 10 gr. (3), et, dans deux cas, même après 15 gr. Avalé à dose de 15 gr., le bichromate a provoqué la mort dans l'espace de cinquante minutes et dans l'espace de quarante minutes, après 30 gr. L'injection sous-cutanée de 0 gr. 2 à 0 gr. 18 de bichromate de potasse tue les jeunes chiens en vingt et une heures. Donné à la dose de 6 gr. environ, l'*acide chromique* provoqua chez un homme une intoxication mortelle. La mort sur-

(1) Schrader und Horn, *Vierteljahr. f. ger. Med. N. F.*, Bd V, p. 143.
(2) Macniven, *The Lancet*, 1883, p. 496.
(3) Glaeser, *Deutsche med. Wochenschr.*, 1886, p. 292.

vient dans l'espace de cinq à cinquante-quatre heures. Les composés solubles de chrome sont *absorbés* par la peau, les plaies et les muqueuses. Un garçon s'enfonça dans la narine un morceau de bichromate de potasse : des phénomènes d'intoxication grave éclatèrent après une demi-heure (1). La mort est survenue chez une femme après une seule et unique cautérisation (condylomes de l'appareil génital) avec 15 gr. d'une solution aqueuse d'acide chromique à 20 pour 100.

L'*élimination* des chromates se fait par le rein et les glandes intestinales, et peut-être, chez les animaux, encore par les glandes des voies respiratoires qui ont été trouvées enflammées. Le chrome s'emmagasine en partie dans le foie. Les *chromates de potasse* précipitent les solutions acidulées d'albumine, détruisent les globules sanguins rouges, mais n'altèrent pas la matière colorante du sang. L'*acide chromique* coagule les solutions albumineuses et fait naître de l'hématine aux dépens de l'oxyhémoglobine.

[J'ai constaté que les cyanures doubles de chrome et de potassium (chromo- et chromi-cyanures) étaient dénués de propriétés toxiques].

Symptômes. — L'administration à l'intérieur des chromates ou de l'acide chromique provoque les phénomènes ci-dessous diversement combinés : par suite de l'inflammation et de la tuméfaction, douleurs à la bouche et au pharynx, gêne de la déglutition, assez souvent vomissements (les matières vomies contiennent des lambeaux de la muqueuse et des masses sanguinolentes ou jaune-bleuâtre, ou vertes), diarrhée (ressemblant généralement à celle du choléra, parfois sanguinolente), coliques violentes, angoisse précordiale, pouls petit et intermittent, refroidissement des extrémités, tremblements, parfois anurie absolue, douleurs lombaires, albuminurie, aussi hématurie, très rarement exanthème maculeux, de même que élimination de cylindres hyalins et granuleux, coloration jaune de la sclérotique, mydriase, vertige, respiration dyspnéique, parfois fièvre, perte de connaissance et crampes aux mollets. La mort survient dans des cas isolés au

(1) Groth, *Jahresber. üb. d. Fortschr. d. Pharmakognosie*, XV, 1880.

milieu de convulsions générales, mais aussi sans convulsions, par arrêt de la respiration : dans ces cas, dès le début de l'empoisonnement, le malade était plongé dans le coma, il y avait des vomissements et de la diarrhée, et la respiration était entrecoupée par de très longues pauses. Les battements cardiaques peuvent survivre deux minutes environ à la respiration. La guérison peut demander beaucoup de temps.

La mort est aussi survenue après l'*usage externe de l'acide chromique* (cautérisations du vagin, des amygdales, des gencives, etc.). Dans un cas, par exemple, la mort a eu lieu dans l'espace de cinquante-sept heures après l'application de 3 gr. Les symptômes observés dans ces cas ressemblent à ceux que nous venons de décrire. On a vu survenir de la tuméfaction et des ulcères profonds et douloureux chez des chevaux traités à l'aide d'un onguent de *bichromate de potasse* (2 gr. bichromate pour 90 d'excipient).

Chez 50 p. 100 environ des teinturiers et des ouvriers travaillant dans les usines de chrome, chez les couturières qui manient les objets colorés par les chromates et même chez les personnes qui portent des vêtements, par exemple gants, mal teints par les chromates, on voit survenir, ainsi que c'était déjà connu il y a soixante-dix ans, des nodules, plus tard des pustules et des ulcères opiniâtres sur toutes les parties du corps qui viennent en contact avec la poussière inhalée, ou avec les solutions des chromates (aux mains, aux yeux, etc.) soit directement, soit par transmission aux parties du corps les plus éloignées (organes génitaux, chez l'homme). Les ongles peuvent tomber. Chez les teinturiers on voit parfois les ulcères perforer les mains ou les bras. Les parties non ulcérées sont atteintes d'éruptions (eczéma, furoncles, etc.). La bronchite, parfois la tympanite purulente, l'otorrhée, la perforation de la membrane du tympan aussi bien que les conjonctivites malignes apparaissent à la suite du contact réitéré de ces parties du corps avec les chromates, en même temps que les maux de tête et les maladies des reins, comme symptômes d'absorption généralisée. L'inhalation continue de la poussière des chromates donne naissance, chez les ouvriers, à une forme spéciale de rhinite : le coryza avec épistaxis ayant continué pendant quelques jours, la cloison du nez s'enflamme et s'ulcère, le cartilage se perfore et se détruit, de sorte qu'il n'en reste qu'une toute petite portion en bas (1). Les ulcérations sur le gosier ressemblent à des ulcères syphilitiques (2).

Autopsie. — Chez les sujets ayant avalé des chromates, on a trouvé la muqueuse des lèvres enflammée, les gencives d'une coloration gris-bleuâtre et un exsudat hémorrhagique dans la cavité abdominale et les ventricules cérébraux. Il existe une gastro-entérite hémorrhagique : la *muqueuse stomacale* est d'un rouge allant jusqu'au brun-noirâtre, on rencontre parfois des ulcères et l'épithélium est décollé par places. Dans l'intestin : tuméfaction, inflammation et suffusions sanguines de la muqueuse avec perte de substance, tuméfaction des follicules clos et agminés (plaques de Peyer), stases dans le domaine du foie et des reins. Dégénérescence graisseuse du foie et du cœur. *Dans les reins* : inflammation parenchymateuse et interstitielle ou petit rein granuleux, la substance corticale et les pyramides ont subi la dégénérescence lardacée. L'ingestion du *chromate de potasse neutre* provoque dans les reins des lapins des infarctus hémorrhagiques (3). Les anses de Henle et les tubes contournés peuvent être remplis d'un exsudat fibrineux ; les cellules épithéliales de ces derniers ont un aspect trouble et sont érodées. La capsule glomérulaire est remplie d'un exsudat et parfois est tuméfiée ; infiltration par des cellules rondes dans les canalicules urinifères. Chez les lapins on trouve la substance médullaire calcifiée (4). Inflammation et suppuration de la muqueuse vésicale.

[Il n'est pas inutile de faire remarquer ici que l'empoisonnement par les composés du chrome est un de ceux qui, par leurs lésions rénales, peuvent suggérer l'hypothèse d'une intoxication par le sublimé. La présence de cristaux d'oxalate de chaux, dans les tubes droits d'abord, puis dans les tubes contournés (ainsi que la décalcification des os), est très fréquente, on pourrait presque dire constante, dans l'intoxication expérimentale avec l'acide chromique ou le chromate acide de potassium ; et cette lésion se rencontre également d'une fa-

(1) MACKENZIE, *Lond. med. Rec.*, 1885, p. 118.
(2) DELPECH et HILLAIRET, *Ann. d'hyg. publ.*, 1876, p. 5 et 193.
(3) GERGENS, *Arch. f. exp. Path. u. Pharmak.*, Bd VI, p. 148.
(4) NEUBERGER, *Arch. f. exp. Path. u. Pharmak.*, Bd XXVII, p. 45.

çon presque constante, dans les empoisonnements mortels provoqués par le sublimé, les solutions alcalines de bismuth, le phosphore, l'aloès.]

Recherche. — Les chromates donnent avec l'azotate d'argent un précipité rouge de chromate d'argent (en présence du sel de cuisine il est nécessaire d'avoir l'azotate d'argent en excès); avec l'acétate de plomb, du chromate de plomb jaune; l'eau oxygénée colore, d'une manière transitoire, en bleu les solutions acidulées de chromate (acide perchromique). Les matières vomies, le liquide péritonéal, le contenu gastro-intestinal, l'estomac, l'intestin, la vessie, les reins et l'urine seront détruits par l'acide chlorhydrique et le chlorate de potasse. Traitée par le sulfydrate d'ammoniaque, la solution neutralisée par l'ammoniaque fournit un précipité vert-sale qui sera fondu avec de la soude et de l'azotate de potasse. C'est dans le produit de la fusion dissous dans l'eau que l'on recherchera les réactions que nous venons de spécifier. On peut aussi brûler les masses organiques desséchées avec de l'azotate de potasse et rechercher ensuite les mêmes réactions dans l'extrait aqueux du produit de la fusion.

Traitement. — Lavages de l'estomac avec énormément d'eau, additionnée, en cas de besoin, de carbonate de magnésie (10 gr. pour 300 gr. d'eau), de bicarbonate de soude, d'acétate de plomb (0 gr. 1 pour 300 gr. d'eau), boissons mucilagineuses et émollientes, morceaux de glace et diurétiques en grandes quantités (tartrate borico-potassique). Pour ce qui est des *usines*, on se reportera aux mesures hygiéniques et prophylactiques, indiquées en parlant du phosphore et du plomb.

MANGANÈSE. — Une tentative de suicide à l'aide de 15 à 20 gr. de *permanganate de potasse*, s'est terminée par la mort dans l'espace de six heures (1). Une buveuse mourut trente-cinq minutes après avoir absorbé une poignée de permanganate de potasse dissous dans de la bière. Donné par la bouche, le sulfate de manganèse tue les lapins à la dose de 4 gr.

La mort survient au bout de deux jours chez les chiens à la

_____

(1) THOMSON, *Petersb. med. Wochenschr.*, 1895, no 38.

suite de l'injection sous-cutanée de 6 à 8 milligr. de *protoxyde de manganèse* par kilo d'animal, et dans l'espace de vingt-quatre heures, après 13 à 24 milligr. (1). Les sels de manganèse solubles sont très peu *absorbés* par l'estomac et l'intestin sains; ils le sont au contraire très bien par ces mêmes organes lorsque leur épithélium est altéré, et surtout par le tissu cellulaire sous-cutané. Les sels de manganèse, administrés en injections sous-cutanées, s'éliminent principalement par la muqueuse gastro-intestinale, et pas par les reins (2).

Dans l'empoisonnement mortel par 15 à 20 gr. de permanganate de potasse que nous avons rappelé, la face était pâle; la langue, la lèvre inférieure et l'arrière-gorge étaient tuméfiées et il y avait de la dyspnée: on fut obligé de pratiquer la trachéotomie. Dans le second cas, la mort survint par arrêt de la respiration, le cœur battant encore pendant quelque temps. La langue et la bouche, tuméfiées, étaient colorées en noir; la glotte, œdémateuse. Introduit dans l'estomac, le sulfate de manganèse provoque chez les chiens des vomissements et, chez les lapins, la paralysie des extrémités; injecté dans la veine, il cause: vomissements, anorexie, convulsions tétaniques, exophthalmie; la mort est due à l'arrêt du cœur. Des solutions concentrées, injectées *dans l'urèthre*, provoquent des douleurs, puis un écoulement purulent et sanguinolent.

L'*hémicitrate manganoso-sodique*, outre des phénomènes analogues à ceux que nous venons de décrire, donne encore naissance à: paralysie du centre vaso-moteur, ictère, parésie, hypéresthésie et somnolence. A côté du manganèse, l'urine contient de l'albumine, des matières colorantes, de la bile, des cylindres hyalins, des leucocytes. Ingéré longtemps par des lapins, le carbonate manganeux n'a exercé sur eux aucun effet toxique.

Les paralysies des muscles du bras, de la jambe et des organes de la parole survenues chez les *ouvriers qui broient les pyrolusites*, demeurent sans changement pendant toute la vie ou ne disparaissent qu'après des années. L'injection du *permanganate de*

<hr>

(1) KOBERT; *Arch. f. exp. Path. u. Pharmak.*, Bd XVI, p. 370.
(2) HARNACK, *Arch. f. exper. Pathol. u. Pharmak.*, Bd XLVI, 1901, p. 372.

potasse dans un but thérapeutique a provoqué quelquefois des douleurs rétro-sternales s'irradiant vers l'estomac, du collapsus, des vomissements, des fausses couches. Mise en contact avec une muqueuse, une solution à 4 p. 1000 suffit parfois pour causer de l'inflammation, des hémorrhagies, des suppurations, des douleurs, etc.

A *l'autopsie* des animaux tués par des doses élevées de *sulfate manganeux* on trouve : gastrite, entérite (localisée à l'intestin grêle), hépatite, splénite. Les *injections sous-cutanées de manganèse*, continuées pendant plusieurs jours, provoquent chez les animaux une néphrite qui finit par devenir chronique, d'où rétraction et atrophie de quelques parties des reins atteints. Le métal se trouve à profusion dans les tubes contournés.

[La toxicité des divers composés du manganèse est très variable, et son interprétation relève de conditions fort différentes. En effet, certains de ces composés manifestent seulement une influence irritante, caustique même, tandis que d'autres, comme les manganates et permanganates, joignent à cette action irritante celle résultant de propriétés oxydantes intenses et qui doivent même jouer un rôle prépondérant dans les phénomènes déterminés ; enfin d'autres composés, tels que les sels manganeux en général, sont capables de provoquer, lorsqu'on les introduit à très faible dose dans l'organisme, une suractivité des échanges, en même temps que tous les phénomènes d'oxydation, réduction, hydratation, dédoublements, etc., qui en sont les témoins.

On a rapproché, à juste titre, les sels manganeux des *oxydases ;* et le mécanisme de l'action toxique qu'ils exercent est particulièrement intéressant à comparer avec les manifestations résultant de l'exagération des actes fonctionnels normaux de l'organisme.]

Recherche. — Destruction des masses organiques. La solution dans l'acide azotique, neutralisée par l'ammoniaque, sera traitée par le sulfhydrate d'ammoniaque : le manganèse précipitera sous forme d'une masse couleur de chair. Mais on ne perdra pas de vue que le manganèse se trouve normalement dans les cendres des cadavres humains ; en effet, les aliments et les boissons en contiennent. Dans l'estomac de la femme qui mourut à la suite de l'ingestion d'une poignée de permanganate de potasse, on trouva une poudre insoluble constituée par de l'hydroxyde de manganèse.

Traitement. — Enlever le poison de l'estomac, de l'intestin et des reins à l'aide des émétiques, des purgatifs et des diurétiques ; excitants cardiaques.

NICKEL. — Le vinaigre et le chlorure de sodium conservés dans un vase nickelé dissolvent du nickel (1 gr. environ en une heure) déjà à froid et encore davantage à l'ébullition ; et si l'on soumet à l'ébullition des aigriettes dans un vase nickelé, les parois de celui-ci se couvrent d'un sel basique de nickel. L'acide lactique, l'acide butyrique et l'acide citrique dissolvent, eux aussi, le nickel. Administré par la bouche à la dose de 0gr.6 le *sulfate de nickel* provoque des vomissements chez le chien, mais l'animal ne meurt pas, même après l'ingestion de 1 à 3 gr., tandis que 0gr.6 tue un lapin dans l'espace de dix-sept heures (la mort survient aussi au milieu de convulsions) (1). L'injection intraveineuse de 0gr.6 provoque chez les chiens des vomissements d'origine centrale, de la diarrhée et des troubles de la motilité ; la mort est causée par 1gr.2. Les rongeurs présentent des convulsions et sont en état de rigidité tétanique. Ainsi qu'on peut le voir sur la courbe kymographique, chaque injection de 0gr.25 d'un sel de nickel est suivie de l'abaissement de la pression sanguine et de l'affaiblissement de l'énergie cardiaque. Ingéré par des chiens à la dose quotidienne de 0gr.5, l'*acétate nickeleux* serait bien supporté par eux, tandis qu'il suffirait d'une seule dose en injection sous-cutanée pour amener la mort de l'animal (2). Cependant la tolérance envers les sels de nickel introduits par l'estomac ne semble pas être bien considérable, puisque l'ingestion de 2 à 3 gr. de *sulfate de nickel* a été suivie de vomissements, de diarrhée et d'abaissement de la température. Le nickel s'élimine, en partie, par l'urine et par les fèces (3).

Le carboxyde nickeleux (Ni CO⁴), qui est liquide, est toxique chez les animaux, en injections sous-cutanées. Il se dédouble en ses deux parties constituantes ; et le nickel aussi bien que

(1) Laborde et Riche, *Comptes rendus de la Soc. de biol.*, 1888, p. 168.
(2) Schulz, *Deutsche med. Wochenschr.*, 1882, n° 52.
(3) Stuart, *Arch. f. exp. Path. et Pharmak.*, Bd XVIII, p. 151.
 Toxicologie.

l'oxyde de carbone passent dans le sang, où ce dernier forme de la carboxyhémoglobine. La température s'abaisse, l'hémoglobine n'étant plus en état d'approvisionner les tissus avec l'oxygène qui leur est nécessaire (1).

Autopsie. — Inflammation de la muqueuse gastro-intestinale qui est ecchymotique. Chez les *animaux intoxiqués d'une manière chronique par les sels de nickel* en injections sous-cutanées, on a trouvé des néphrites et une diminution du nombre des globules sanguins rouges.

Recherche. — La lessive potassique précipite du protoxyde de nickel hydraté ; le cyanure de potassium, du cyanure de nickel jaune, soluble dans un excès de cyanure de potassium. Le sulfocarbonate de potasse colore en rouge les solutions de sels de nickel. Le foie, les reins et les nerfs seront détruits pour y chercher le nickel. Peut-être pourrait-on soumettre à l'électrolyse les liquides, par exemple, l'urine?

COBALT. — Un lapin peut être tué par 1gr.8 de *sulfate de cobalt*, tandis que l'injection de 0gr.6 de *chlorure de cobalt* ne provoque chez le chien que des vomissements. Quel que soit le mode d'administration, il y a toujours gastro-entérite. On a trouvé des ecchymoses chez les lapins. On a démontré la présence d'altérations inflammatoires du rein dans tous les cas d'intoxication chronique par les sels de cobalt en injections sous-cutanées. L'urine des animaux ayant reçu du cobalt prend une coloration brune pouvant aller jusqu'au noir d'encre : cette coloration est due à un composé de cobalt. On pourra se servir, entre autres, des réactions ci-dessous pour *déceler les sels de cobalt*. L'ammoniaque précipite des solutions aqueuses l'hydrate de cobalt rouge-rosé ; le phosphate de soude fournit un précipité bleu-clair.

PLATINE. — Appliqué sur la peau, le *chlorure de platine* en solution concentrée provoque *chez l'homme :* démangeaisons, rou-

_____
(1) Mc. KENDRICK and SNODGRASS, *British. med. Journ.*, 1891, I, p. 1915.

geur et bulles (1); et, *administré à l'intérieur :* sensation de brûlure dans la bouche, ptyalisme, nausées, vomissements, coliques, ictère léger, céphalée et selles sanguinolentes (2). Donné par la bouche à la dose de 0gr.7 à 1 gr., il paralyse les chiens et les lapins. L'injection sous-cutanée ou intra-veineuse de *chlorure double de platine et de sodium* paralyse les vaso-moteurs (3). *A l'autopsie*, on trouve les reins, la vessie, ainsi que l'intestin à partir du pylore jusqu'à la fin de l'iléon enflammés, ecchymosés et couverts de mucus sanguinolent. Ces lésions rappellent celles causées par l'arsenic. Un garçon âgé de sept mois, ayant reçu par mégarde 0gr.5 de chlorure double de platine et de sodium, fut pris de douleurs, de vomissements, de diarrhée, de collapsus et mourut cinq heures après. A l'autopsie, on trouvait une tache brun-jaunâtre sur la paroi postérieure de l'estomac, congestion des reins et tuméfaction de la rate.

Les bases platinées (4) exercent leur action sur les centres nerveux (cerveau et moelle épinière comme organes commandant les mouvements spontanés) et les nerfs périphériques (à la manière du curare). *L'augmentation du nombre des groupes ammoniacaux contenus dans la molécule de la base platinée a pour effet l'accentuation de ces propriétés curarisantes.* La base platinée agit dans l'organisme par sa molécule toute entière.

Recherche des sels de platine. — Ils sont précipités par l'hydrogène sulfuré. L'ammoniaque donne un précipité vert avec les sels de protoxyde de platine et un précipité jaune-brun avec les sels de peroxyde de platine.

OSMIUM. — Les injections d'*oxyde d'osmium* provoquent chez les animaux des vomissements, des troubles de la respiration et la paralysie des membres (5). Cependant on a contesté la toxicité de ce composé. En revanche, l'*acide osmique* est un poison

---

(1) Hœfer, *Observ. et recherches expérim. sur le platine*, Paris, 1841.
(2) Cullerier, *Ueb d. Lustseuche. Mainz*, 1822, p. 356.
(3) Kebler, *Arch. f. exp. Path. u. Pharmak.*, Bd IX, p. 137.
(4) Gmelin, *l. c.*
(5) Hofmeister, *Arch. f. exp. Path. u. Pharmak.*, Bd XVI, p. 393.

non douteux. Un ouvrier est mort en préparant cette substance. Voici les symptômes morbides observés : d'abord conjonctivite, diarrhée sanguinolente et une dermatose squameuse à la face et au cou. L'ouvrier ayant continué son travail pendant plusieurs mois, de nouveaux troubles apparurent : céphalée, insomnie, nausées, dyspnée, frissonnements et enfin il survint une pneumonie qui emporta le malade. L'urine contenait de l'albumine. A l'autopsie on rencontra une néphrite bilatérale (1). Les muqueuses peuvent aussi être irritées par l'acide osmique employé dans la *technique microscopique*. Outre la névrite et la myosite, ainsi que les douleurs et la coloration noire localisées au point d'injection, *les injections sous-cutanées d'acide osmique ou d'osmiate de potasse* ont provoqué *chez l'homme :* dermatite persistant plusieurs semaines, œdème, gangrène sèche et bulles remplies de sang (sur la peau).

TUNGSTÈNE (WOLFRAM). — Donné à la dose de 4 gr., le *tungstate d'ammoniaque* est sans effet sur le chien. L'injection de 2 gr. environ de *tungstate de soude* provoque chez lui des vomissements. Peut-être, à la suite de l'injection de tungstate de soude, la majeure partie de ce sel, sous l'influence de l'acide chlorhydrique de l'estomac, se transforme-t-elle en *bitungstate de soude* qui est difficilement soluble et pas résorbable. L'*injection sous-cutanée* a provoqué, entre autres, *chez les animaux :* vomissements, diarrhée sanguinolente, dyspnée, convulsions. Le tungstène ne paraît pas être absorbé par la muqueuse gastro-intestinale saine, mais bien par cette muqueuse malade et surtout par le tissu cellulaire sous-cutané, d'où il passe dans le sang ; il est en partie éliminé par les reins et la muqueuse intestinale. Il s'accumule dans le foie, les reins, les os, etc. (2).

Recherche. — Une solution de tungstate alcalin est-elle mélangée avec du chlorure de zinc, il se produit un précipité jaune, bleuissant par addition d'acide chlorhydrique.

(1) VULPIAN et RAYMOND, *Gaz. hebd. de Paris*, 1874, n° 28.
(2) BERNSTEIN-KOHAN, *Dorp. Arb* , 1890, Bd V, p. 42.

MOLYBDÈNE. — Le *molybdate d'ammoniaque* et l'*hydrogène molybdénié* irritent les muqueuses. Les molybdates alcalins ne précipitent pas l'albumine. Administré à la dose de 1gr.6 aux *lapins*, le molybdate d'ammoniaque les tue par affaiblissement de l'énergie cardiaque. La mort est précédée de convulsions. Introduit dans l'estomac des *chiens*, à la dose de 1gr.6 à 3gr.2, il ne provoque que des vomissements et de la diarrhée; chez les *chats*, vomissements et diarrhée sanguinolente et, en outre, convulsions. Chez ces animaux, ainsi que chez les lapins, la mort, qui est due à l'arrêt du cœur, arrive pendant que l'animal est en proie à la dyspnée. *L'hydrogène molybdénié* prend naissance dans les teintureries sur laine, quand l'étoffe, après impression à l'aide du molybdate de potasse, est passée à travers un bain légèrement acidulé par l'acide chlorhydrique. Chez les animaux ayant inhalé ce gaz, on trouve la muqueuse buccale irritée.

Réactions du molybdène : les solutions de molybdate de soude sont colorées en bleu par le zinc et l'acide chlorhydrique. L'acide tannique donne un précipité dont la couleur varie du brun jusqu'au rouge-brun et qui se dissout dans l'acide chlorhydrique en excès.

CÉRIUM. — Les composés de cérium provoquent chez les animaux la paralysie des ganglions et du muscle cardiaques, et il survient une gastro-entérite et une néphrite. Le sulfate de cérium, par son action toxique sur les animaux inférieurs et les plantes, agit comme les sels de plomb, mais moins énergiquement qu'eux. L'*oxalate de cérium*, employé en thérapeutique, manifeste parfois, comme effet secondaire fâcheux, son action irritante sur les organes que nous venons d'énumérer.

URANE. — L'*acétate d'urane* en solution à 0,0001 p. 100 entrave l'action saccharifiante de la salive sur l'amidon; à 0,008 p. 100, il l'abolit complètement. L'influence protéolytique de la trypsine est, elle aussi, annihilée par une solution d'acétate d'urane à 0,5 p. 100 (1). Donné par la bouche à la dose de 0gr.3 à 0gr.9,

(1) CHITTENDEN and HUTCHINSON, *Studies from the labor. of New-Haven*, II, p. 55.

le *sulfate d'urane* n'exerce aucune action sur les chiens. L'*azotate d'urane*, à la dose de 3gr.2 par la bouche, provoqua des vomissements fréquents et parfois amena la mort des chiens déjà à la dose de 0gr.5 à 1 gr. (1). *L'oxyde d'urane* en injections sous-cutanées s'est montré fatal à la dose de 5 milligrammes par kilo d'animal (2). L'absorption se fait dans l'estomac, l'élimination a lieu par les reins et les glandes intestinales. Les sels uraniques précipitent l'albumine et cautérisent les muqueuses vivantes. L'injection sous-cutanée provoqua de l'albuminurie et la glycosurie (3). La diurèse diminue et les troubles respiratoires éclatent. Peuvent aussi survenir d'autres symptômes morbides par résorption, qui tous indiquent que les processus d'oxydation s'accomplissent mal dans l'organisme.

Autopsie. — Gastro-entérite hémorrhagique grave, néphrite hémorrhagique, parfois hépatite et épanchements séreux dans les cavités du corps.

Recherche. — Le sulfhydrate d'ammoniaque donne avec les sels uraneux un précipité noir, et un précipité brun avec les sels uraniques ; le ferrocyanure de potassium fournit un précipité brun-clair avec les sels uraneux et un précipité rouge-brun avec les sels uraniques.

(1) LECONTE, *Gaz. méd. de Paris*, 1854, p. 196.
(2) WOROSCHILSKY, *Dorp. Arb.*, Heft 5, p. 1.
(3) CARTIER, *Therapeutic gaz.*, 1891, p. 776.

III. COMPOSÉS DU CARBONE

DÉRIVÉS DE L'HYDRURE DE MÉTHYLE

GRISOU. — *L'hydrure de méthyle* (*méthane*, *gaz des marais*, *formène*, CH^4) se trouve dans les houillères et l'estomac des herbivores. On prétend que son inhalation, par exemple dans les mines, est toxique. Mais les expériences sur les animaux et sur des hommes (on en a inhalé jusqu'à un litre) ont démontré sa non-toxicité. Son inhalation en très grande quantité arrête la respiration, mais il suffit d'instituer la respiration artificielle pour qu'elle s'effectue de nouveau (1). A ce que l'on prétend, inhalé en grande quantité il provoquerait chez les animaux et l'homme un sommeil fugace, soit un léger engourdissement.

[Les expériences de Regnauld et Villejean ont parfaitement démontré l'innocuité absolue du formène, à la seule condition que ce gaz fût mélangé avec une quantité d'oxygène suffisante pour entretenir l'hématose (2). Seule, la différence de solubilité de ce gaz dans le plasma sanguin, plus considérable que celle de l'azote, est capable d'amener dans les échanges gazeux de légers troubles se traduisant par une accélération respiratoire.]

ALCOOL MÉTHYLIQUE. — *L'esprit de bois* [$CH^3(OH)$] est plus toxique que l'alcool éthylique. Son action diffère de celle de l'alcool éthylique en ce que la narcose, qui survient la première, est suivie d'un stade comateux persistant souvent des journées entières. Tandis que l'ingestion des autres alcools (*alcools éthy-*

(1) Richardson, *Med. Times and Gaz.*, 1871.

(2) Voir au sujet de ce corps et de ses dérivés : G. Pouchet, *Leçons de pharmacodynamie et de matière médicale*, 1re série, p. 274 et suiv.

lique, isobutylique et même amylique), provoque l'accoutumance des animaux qui restent en vie pendant des mois, il n'est possible de conserver vivants que pendant quelques semaines les animaux auxquels on administre l'alcool méthylique, et ils succombent même si l'on en supprime l'administration. L'alcool méthylique se transforme dans l'organisme en acide formique, dont l'élimination n'atteint son maximum qu'après trois à quatre jours (1). Ses vapeurs irritent les muqueuses accessibles et, inhalées en grandes quantités, elles agissent comme un narcotique. L'alcool méthylique peut empoisonner par ingestion ou par inhalation de ses vapeurs, ou par absorption par la peau. Ont été observés comme symptômes : nausées, vomissements, sueurs profuses, débilité musculaire, prostration et délire. Souvent s'y associent, vingt-quatre heures après l'intoxication : état brouillé de la vue, obnubilation jusqu'à l'amaurose complète, les pupilles étant dilatées, sans réaction à la lumière, et les bulbes oculaires douloureux à la pression ou aux mouvements. On constata un rétrécissement du champ visuel, un scotome central et une névrite optique. Il est possible qu'après un laps de temps assez long le malade recouvre la vue.

Dans les intoxications que l'on a observées en Amérique par le « Ginger », c'est-à-dire par une *essence de gingembre*, l'alcool méthylique semble jouer un rôle.

CHLORURE DE MÉTHYLE. — Le *chlorure de méthyle* (CH^3Cl) est doué de propriétés anesthésiques. Chez les pigeons qui l'inhalent, il survient, dans l'espace de quelques minutes : mydriase, titubation, chute et dyspnée notable qui disparaît à l'arrivée de l'air libre (2). La dose narcotique pour les lapins est à 4 p. 100 de l'air inspiré. Employé comme anesthésique local, il peut provoquer la formation de bulles et d'eschares.

IODURE DE MÉTHYLE. — (CH^3I). Si son évaporation est entravée, il provoque sur la peau la formation de bulles. Absorbé, il

---

(1) Pohl, *Arch. f. exp. Path. u. Pharmak*. Bd XXXI, p. 281.
(2) Eulenberg, *Handb. der Gewerbehygiene*, 1876.

donne naissance à des symptômes narcotiques et à de l'iodisme.

CHLORURE DE MÉTHYLÈNE. — On a enregistré en Angleterre, dans le cours de onze ans (1870-1880) dix cas de mort imputables au *chlorure de méthylène* ou *chlorure de méthyle chloré* (CH^2Cl^2) (1). On a vu la mort survenir peu de minutes après l'inhalation de 4 à 12 gr. (2) de « *bichloride of methylene* » anglais, composé d'un mélange de chloroforme, d'alcool et d'alcool méthylique (3). Le bichlorure de méthylène provoquerait dans le sang des animaux la formation de la méthémoglobine (4) et donnerait naissance aux symptômes que voici : abolition des réflexes (les réflexes cérébraux disparaissant plus tôt que les réflexes spinaux) et la mort se produirait concurremment avec une diminution rapide de l'énergie cardiaque et au milieu d'accès épileptiformes (5). J'ai vu des secousses cloniques des muscles du tronc et des extrémités, ainsi que des troubles respiratoires, survenir à la suite de l'administration de préparations absolument pures. *Chez l'homme*, après un stade d'excitation, la face devient livide, les membres se refroidissent, le pouls devient petit et moins fréquent, la respiration est superficielle et stertoreuse, les pupilles se rétrécissent. La mort par arrêt de la respiration peut survenir au milieu de convulsions, de secousses fibrillaires, de mouvements convulsifs des muscles extenseurs, ainsi que du trismus et de l'opisthotonos (dans des cas rares, ce dernier apparaît déjà dans le stade d'excitation). *Surviennent comme phénomènes secondaires moins graves* (6) : vomissements, rougeur diffuse ou en taches de la face et du cou, mydriase, strabisme, accélération du pouls devenu onduleux et de la respiration, secousses fibrillaires et contractions musculaires. Une petite quantité de ce médicament pénètre-t-il jusqu'à la glotte (masque de Junker), il peut survenir de l'aphonie persistant longtemps.

(1) *British med. Journal*, 1880, II, p. 1000.
(2) CHAMBERLAYNE, *The Lancet*, 1891, 29 août.
(3) TRAUB, *Pharm. Centralhalle*, 1882, p. 401.
(4) PANNHOF, *Arch. f. Anat. u. Physiol.*, 1881, p. 419.
(5) REGNAULD et VILLEJEAN, *Journ. de pharm. et chimie*, t. IX, série V, p. 384.
(6) DROZDA, *Deutsches Arch. f. klin. Med.*, Bd XXVII, p. 359.

Les *lésions trouvées à l'autopsie* sont sans valeur aucune (congestions cérébrale et pulmonaire, ecchymoses sur les bronches, cœur dilaté et friable).

Recherche. — L'obtenir à l'état pur. Point d'ébullition à 40°.

Traitement. — Air frais, respiration artificielle (v. p. 93), tractions rythmées de la langue.

MÉTHYLCHLOROFORME. — (Une partie d'alcool méthylique, quatre parties de chloroforme) peut provoquer l'asphyxie comme le fait le bichlorure de méthylène.

BIIODURE DE MÉTHYLÈNE (CH^2I^2). — Inhalé ou administré par n'importe quel autre procédé, il provoque la mort des oiseaux et des lapins. Suivant le volume de l'animal, la dose léthale oscille entre 0gr.5 et 2 gr.

CHLOROFORME

L'empoisonnement par le *chloroforme* ($CHCl^3$) a pour causes : narcose (1), plus rarement ingestion (tentatives d'homicide ou de suicide), méprises ou emploi comme boisson enivrante. Les statistiques concernant les morts causées par l'inhalation de chloroforme sont sans valeur aucune, surtout en Allemagne où l'on ne publie pas tous les cas mortels, parfois pas même ceux qui parlent en public des cas mortels par le chloroforme survenus dans la pratique d'autres médecins. En Angleterre il y a cent vingt cas publiés seulement en onze ans (1870-1880) (2), tandis qu'en 1892 on en compta quarante-neuf. La *dose léthale* oscille entre moins de 1 gr. et 60 gr. (dans un cas, on en supporta même 200 gr. sans que la narcose survînt). Les *chevaux* sont narcotisés par 0gr.27 à 0gr.35 par kilo, et sont intoxiqués par 0gr.84 par kilo. On a vu survenir la mort chez un cheval après l'admi-

(1) L. LEWIN, *Die Nebenwirkungen der Arzneimittel*, 3. Aufl. 1899, p. 35-58. — G. POUCHET, *Leçons de pharmacodynamie et de matière médicale*, 1re série, p. 165.

(2) *Brit. med. Journ.*, 1880, II, p. 998.

nistration de 60 gr. ; après 25 à 30 gr. chez deux *chèvres* sur
neuf ; et après XVIII à CV gouttes de chloroforme chez les *poules*.

Chez les hommes, la mort a lieu dans l'espace de une à soixante minutes. Sur deux cent vingt-trois cas de mort, elle est
survenue cent-douze fois avant l'apparition de l'anesthésie, et
cent onze fois pendant la narcose (1).

Le chloroforme est absorbé par la peau et les muqueuses ; les
deux tiers du chloroforme administré se décomposeraient dans
l'économie. Augmentation du chlore dans l'urine. Parfois il s'y
trouve sous forme d'un composé organique de nature inconnue.
A ce qu'il paraît, nous n'avons pas alors affaire à l'acide trichlo-
rométhyl-, ou trichloroéthylglycuronique. On prétendait avoir
trouvé que le sang des animaux anesthésiés par le chloroforme
contenait jusqu'à cinq centimètres cubes, par litre, d'oxyde de
carbone provenant de la décomposition du chloroforme par les
liquides alcalins du corps (2). Mais il y a des traces d'oxyde de
carbone dans le sang normal d'animaux chloroformés et non
chloroformés (3). Il est nécessaire qu'on vérifie cette assertion
que, dans le sang des animaux chloroformés, l'oxyde de carbone
se trouve jusqu'à la dose de 7 centim. cubes, et seulement à la
dose de 1,45 à 1,88 centim. cubes par litre dans le sang normal (4).
Mais même si nous l'admettons comme juste, l'oxyde de carbone
n'aurait rien à faire avec le pouvoir narcotisant du chloroforme.
Une partie du chloroforme est éliminée par les poumons, des traces par la peau, et très peu par l'urine (il ne s'y trouve en plus
grande quantité qu'en cas d'intoxication par le chloroforme pris
par la bouche). Il n'altère pas visiblement l'albumine, les globules rouges ne sont dissous que s'il entre avec eux en contact direct, jamais lorsqu'il est inhalé pour provoquer la narcose : une
partie du chloroforme se combine avec les globules (5). Les globules sanguins rouges s'incorporent quatre fois autant de chlo-

(1) Voir relativement à la discussion des statistiques de mort par les anesthésiques,
G. POUCHET, *Leçons de pharmacodynamie et de matière médicale*, 1re série, p. 203 et 313.
(2) DESGREZ et NICLOUX, *Compt.-rend. de l'Acad. des Sciences*, 1898.
(3) DE SAINT-MARTIN, *ibid.*, 1898.
(4) DESGREZ et NICLOUX, *ibid.*
(5) SCHMIEDEBERG, *Arch. d. Heilk.*, Bd VIII, p. 273.

roforme que le sérum. La substance nerveuse du cerveau se combine avec une grande portion du chloroforme administré. La myéline de la substance blanche du cerveau est dissoute par le chloroforme et ensuite charriée au loin par le courant sanguin. Mis en contact avec les muqueuses, les plaies et la peau, le chloroforme en provoque l'inflammation.

Sont considérés comme *causes de l'intoxication médicale par le chloroforme* :

1. *La mauvaise qualité du chloroforme.* A n'en pas douter, le chloroforme de mauvaise qualité, c'est-à-dire celui dont le point d'ébullition diffère de 60°-61° ou qui renferme des impuretés telles que : *alcool amylique, chlorure d'éthyle, bichlorure d'éthylidène, tétrachlorure d'éthylène, composés chlorés d'alcools propylique et butylique,* etc., peut devenir beaucoup plus nocif que le chloroforme pur. Pour les enfants, ce sont surtout les composés méthyliques qui semblent donner naissance à des effets secondaires fâcheux. Mais, en règle générale, il faut ne jamais perdre de vue que la pureté, même absolue, du chloroforme ne met nullement à l'abri de tout accident, attendu que le chloroforme est toxique par lui-même et que ses propriétés toxiques peuvent devenir actives sous l'influence d'une des conditions ci-dessous. Je pense que les impuretés sont essentiellement nuisibles parce que, vu les points d'ébullition particuliers, leur action sur le cerveau précède ou suit celle du chloroforme, d'où accroissement de l'effet (parfois toxique) de ce dernier, variant d'un cas à l'autre qu'il est impossible d'évaluer à l'avance. Pour la même raison, je crois défectueuse la narcose produite par deux substances associées ; je suis aussi opposé à l'administration préalable de la morphine, etc. Le mélange de chloroforme, d'éther de pétrole et d'éther éthylique, recommandé dernièrement avec beaucoup d'assurance, a tué un homme après trente heures.

2. La majeure partie des accidents sont dus à *l'administration impropre du chloroforme,* surtout à l'inhalation de vapeurs de chloroforme par trop concentrées. La narcose est déjà produite par 5 gr. de chloroforme mélangés à 100 litres d'air ; néanmoins, grâce à des méthodes défectueuses, on se sert de mélanges plus concentrés qui, entre autres choses, peuvent provoquer l'arrêt

réflexe du cœur (irritation des terminaisons du pneumogastrique dans les muqueuses du nez et de l'arrière-gorge) (1). Ces vapeurs concentrées se condensent peut-être dans les poumons où elles donnent naissance à des troubles respiratoires. Le gaz d'éclairage allumé décompose le chloroforme en oxychlorure de carbone, (gaz phosgène, acide chloroxycarbonique), en acide chlorhydrique gazeux et en chlore libre, d'où irritation possible des voies respiratoires et même la mort.

3. *L'état des malades.* Les conditions suivantes sont considérées comme dangereuses : l'idiosyncrasie pour le chloroforme (rare), la dépression ou l'excitation psychiques du malade, la faiblesse générale par suite de pertes sanguines ou de cachexie chronique, les affections cardiaques, l'emphysème, l'artériosclérose et l'alcoolisme. Les altérations organiques du cerveau provoquées *par l'alcoolisme* sont causes des phénomènes anormaux survenant pendant la narcose chloroformique. Toute cause excitante ou paralysante provoque ici nécessairement des symptômes différant de ceux survenant en cas de cerveau normal, dans la même mesure que son état chimique diffère d'avec celui d'un cerveau anormal. La mort est survenue chez les alcooliques même si le chloroforme ne leur était administré qu'après préparation méthodique. Les cas mortels s'élèvent chez eux au taux de 10 à 13 p. 100.

Symptômes consécutifs à l'inhalation de trop grandes quantités de chloroforme. — A peine certains malades ont-ils exécuté quelques mouvements respiratoires, qu'ils se mettent à pâlir, le pouls disparaît avec une rapidité foudroyante, les pupilles se dilatent, les yeux perdent leur éclat, la cornée devient opaque et la respiration s'arrête une à deux minutes plus tard. A cette mort par *syncope*, on peut opposer celle par *asphyxie* qui est souvent précédée de : vomissements (vapeurs de chloroforme avalées), cyanose, refroidissement des extrémités couvertes de sueur, respiration intermittente, haletante ou ronflante, rigidité musculaire, arrêt de l'hémorrhagie (en cas de plaies), chute du maxillaire inférieur, aspect cadavérique de la face. Surviennent ensuite :

(1) HOLMGREN, *Upsala Läk. Sällsk. Handl.* Lv. II, p. 134.

arrêt brusque de la respiration, mydriase et convulsions. Le cœur continue encore à battre pendant un certain temps. Chez les animaux, les mouvements péristaltiques du cœur durent parfois une à deux heures, d'après mes expériences.

Grâce à l'institution de la respiration artificielle, les malades exécutent quelquefois plusieurs mouvements respiratoires, mais la mort ne tarde pas à survenir. Chez certains malades ayant bien supporté le chloroforme pendant toute la durée de l'opération, la mort par syncope ou par asphyxie peut avoir lieu si on leur réadministre le chloroforme, par exemple, pour appliquer quelques nouvelles sutures. La mort par le chloroforme est-elle due exclusivement à l'asphyxie ou à la syncope? La réponse à cette question importe beaucoup, suivant moi, même au point de vue prophylactique. Il ne peut être mis en doute que la mort par asphyxie ne soit pas la plus fréquente, donc la prophylaxie ainsi que le traitement curatif ne sont pas identiques dans les deux cas. Tandis que l'asphyxie peut être combattue par des moyens puissants, il n'y a que peu de chose à faire vis-à-vis d'une syncope. Le pouls veineux (veines jugulaires externe et interne) devient perceptible chez un grand nombre de sujets soumis à la narcose chloroformique. L'asphyxie peut aussi provenir du spasme tonique des muscles masticateurs et des muscles postérieurs de la langue, ou être causée par la paralysie de la langue. Les vomissements ont-ils lieu pendant que le malade est plongé dans le coma, le contenu stomacal peut pénétrer dans les voies respiratoires. Si l'on a affaire à des sujets au nez pointu, aux cartilages des ailes du nez minces et avec une membrane mince s'étendant entre l'aile du nez et le cartilage triangulaire du nez, la mort par asphyxie peut avoir lieu chez eux si, le trismus survenu, les parois latérales du nez sont pressées contre le septum. Une longue luette peut de même provoquer une asphyxie.

Peuvent encore apparaître : sensation de brûlure, douleurs, inflammation et suppuration de la peau ou de la muqueuse longtemps irritée par le chloroforme, exanthèmes médicamenteux (purpura, bulles, érythème), ictère, albuminurie, cylindrurie, hématurie ou hémoglobinurie, glycosurie (même persistante) et

élimination d'une substance lévogyre non identique à l'albumine.
Le chloroforme passe de la mère au fœtus. L'inhalation de chloroforme par les femmes enceintes ou parturientes peut léser
l'enfant ; par exemple, il peut venir au monde somnolent ou en
état de mort apparente.

L'inhalation de chloroforme peut être *suivie* de stupeur anesthésique, c'est-à-dire que les sujets ne reviennent pas complètement à eux après la suspension du chloroforme. Cet état de semi-
conscience peut se terminer par la mort. La mort par collapsus
peut survenir dans l'espace de un à deux jours chez des personnes ayant récupéré la conscience complète. La même terminaison a parfois lieu à la suite de la dyspnée et des convulsions.
Le stade d'excitation se manifeste parfois par du délire accompagné ou non de convulsions. A ce que l'on prétend, un état
rappelant celui de la paralysie générale aurait été observé chez
les femmes en couches ayant inhalé pendant longtemps du chloroforme.

La *déglutition du chloroforme* peut provoquer soit des symptômes peu accusés (5 gr. dans une tisane), soit des phénomènes
d'intoxication se terminant par la guérison (70 ou 90 gr.) ou la
mort dans l'espace de une à soixante heures (1). Dans la majorité
des cas, immédiatement après l'ingestion du liquide surviennent : vomissements, parfois sanguinolents, et évacuation involontaire des selles. Le sujet perd connaissance. L'absorption
de l'*huile chloroformée* a eu pour suite : somnolence après
deux heures et demie seulement et perte de connaissance après
six heures. Un homme ayant avalé 80 gr. de chloroforme ne
fut atteint de coma qu'après s'être préalablement promené une
heure entière. Chez d'autres, les douleurs stomacales sont si
atroces qu'ils se roulent dans le lit en poussant des gémissements, la peau est cyanosée et froide, le pouls est petit ou
imperceptible et la respiration laborieuse, stertoreuse ou intermittente ; l'air expiré peut sentir le chloroforme ; les pupilles
sont dilatées et ne réagissent ni à la lumière, ni à l'accommo-

(1) Brasch, *D. Medizinals.*, 1890, p. 348. — Burkart, *Vierteljahrsschr. f. ger. Med.*,
1876, p. 97.

dation ; chez quelques-uns on a noté un érythème à la face et à la poitrine (1) ou même des ecchymoses sur tout le corps. Parfois élévation de la température (40°6) et accélération du pouls (jusqu'à 168 par minute), mais celui-ci est quelquefois ralenti pendant des heures ; les convulsions éclatent et la mort survient dans le coma. Après la disparition de la narcose, le pouls devient plus fréquent (parfois même au-dessus de la normale), la respiration devient normale, les malades ne se plaignent que de gastralgies, de soif, de chaleur, et quelquefois les vomissements ne surviennent qu'à ce moment. L'ictère peut apparaître dans l'espace de un à trois jours, et la guérison a lieu quelque temps après. On a vu encore la mort par œdème pulmonaire et affaiblissement graduel de l'énergie cardiaque survenir après une amélioration apparente notée dans les premières vingt-quatre heures ou plus tard : cette terminaison fatale a eu lieu même dans les cas où le malade, revenu presque complètement à lui, ne présentait que des selles sanguinolentes, des coliques, du ténesme, de l'hématurie, ou la tuméfaction du foie, des douleurs hépatiques et de la strangurie.

L'abus chronique du chloroforme mentionné il y a déjà plus de quarante ans, est devenu plus fréquent aujourd'hui. On en absorbe, en inhalations et pris par la bouche, des quantités variant de 40 à 360 gr. par vingt-quatre heures. Un morphinomane observé par moi, versait toutes les demi-heures du chloroforme sur son mouchoir : les inhalations incessantes de chloroforme ont provoqué chez lui des troubles digestifs, de l'agitation nerveuse et de l'affaiblissement de la mémoire. Ces individus présentent pour la plupart un sens moral obtus. Plusieurs sont atteints d'hallucinations ou de délires temporaires, dorment mal, sont torturés par des névralgies ou se plaignent de gastralgies, vomissements, hématémèses, ictère, tuméfaction du foie, œdèmes, impuissance et tremblements. La rhinite se rencontre chez presque tous les sujets qui inhalent le chloroforme. Pris en excès (tentative de suicide), le chloroforme peut amener

---

(1) Drasche, *Bericht d. allgem. Krankenh.*, Wien, 1883, p. 41.

la mort même des personnes accoutumées à l'absorber soit en inhalations, soit par la bouche.

Autopsie. — Les lésions trouvées après l'inhalation sont, dans la majorité des cas, sans valeur aucune. Les bulles gazeuses (azote) observées par v. LANGENBECK et produites expérimentalement dans les troncs veineux, et dans le cœur, sont dues à la décomposition du sang survenant après la mort. Parfois les cavités naturelles dégagent l'odeur du chloroforme. La *surcharge graisseuse* se rencontre aussi chez les animaux dans divers organes, elle est surtout fréquente dans le cœur. Je suis d'avis que nous avons ici affaire non pas tant à la dégénérescence graisseuse qu'à l'infiltration des organes par la graisse et les substances médullaires et myéliniques extraites par le chloroforme, au moins pour la majeure partie. Chez une primipare soumise pendant deux heures à la narcose chloroformique, des symptômes de thrombose d'une des veines du bassin éclatèrent après une semaine et la mort eut lieu après trois semaines. On découvrit des thrombus de l'artère pulmonaire et, de plus, on trouva de la graisse dans l'épithélium de l'écorce rénale, dans les muscles droits de l'abdomen et dans l'aorte ascendante. Chez les animaux ayant succombé au chloroforme, le sang, ainsi que les cellules de divers tissus présentèrent une réaction légèrement acide (1). C'est un phénomène cadavérique. Chez un alcoolique ayant reçu à l'occasion d'une herniotomie 80 gr. de chloroforme, on constatait déjà de son vivant une atrophie graisseuse aiguë du foie; et les caractères en furent encore plus évidents à l'autopsie. Chez les *sujets ayant bu du chloroforme*, on trouve : taches rouges dans le pharynx et l'œsophage, quelquefois aussi ramollissement; sur l'épiglotte et dans le larynx, ecchymoses ponctiformes; sur la muqueuse stomacale, sugillations, inflammation et, parfois même, eschares. La tuméfaction et les extravasations sanguines peuvent atteindre jusqu'au gros intestin.

Recherche. — Chauffé avec l'aniline et la lessive potas-

______
(1) PETRUSCHKY, *D. med. Wochenschr.*, 1891, n° 20.

Toxicologie.   25

sique en solution alcoolique, le chloroforme fournit l'*isocyan-benzol* (isonitrile) toxique qui dégage une odeur fétide :
$$CHCl^3 + C^6H^5AzH^2 + 3KHO = C^6H^5AzC + 3KCl + 3H^2O.$$ Chauffé avec de la lessive sodique et du naphtol, le chloroforme se colore en bleu (1).

A-t-on affaire à des matériaux frais (estomac, poumons, cerveau, sang, etc.), on obtiendra le chloroforme en les soumettant à la distillation et on se servira du chlorure de calcium pour l'avoir à l'état pur. On peut aussi diriger dans de l'empois d'amidon à l'iodure de potassium les vapeurs se dégageant par chauffage du distillat et ayant traversé ou ayant été aspirées dans un tube porté au rouge incandescent : le chlore qui se forme alors met en liberté de l'iode, d'où coloration en bleu de l'amidon.

On peut aussi obtenir du chloroforme en soumettant le sang des animaux à la distillation dans le vide, et en agitant les gaz sanguins avec de l'eau (2). Si l'on dirige un courant d'hydrogène contenant du chloroforme dans un mélange de potasse caustique et de thymol, on voit apparaître une coloration violette *(Vitali)*. On a décelé le chloroforme dans les organes humains même vingt jours après la mort.

Traitement. — Respiration artificielle (v. p. 93) et tractions rythmées de la langue. Quiconque aura vu le cœur des animaux tués par le chloroforme continuant à battre pendant des heures, ne comprendra pas l'utilité de la percussion cardiaque (coups portés à la région précordiale) si souvent employée à présent. Est complètement à rejeter l'acupuncture, ou l'électropuncture du cœur. On aurait obtenu des résultats favorables en dilatant à l'aide d'un doigt le sphincter anal et en exerçant une pression dans la direction du coccyx, de même qu'en mettant le sujet en état de mort apparente la tête en bas. Sont encore à employer : ablutions froides à la nuque, protraction de la langue, etc. Les vomissements seraient avantageusement combattus en faisant respirer du vinaigre (3). Au point de vue *prophylactique* il faut faire attention à

(1) Lustgarten, *Monatshefte für Chem.*, Bd III, p. 715.
(2) Gréhant et Quinquaud, *Comptes rendus de l'Acad. des sciences*, t. XCVII, p. 753.
(3) Warholm, *Hygiea*, 1893, p. 321.

ce que le chloroforme soit pur et surtout à ce qu'il soit administré d'une façon convenable : dilution suffisante avec l'air, administration goutte à goutte, considérer la chloroformisation comme la partie de l'opération la plus importante, etc. (1). L'injection sous-cutanée préalable d'oxyspartéine (0gr.05) préviendrait l'apparition des troubles cardiaques (2). Ni cela, ni la teinture de strophantus ne sont réellement capables d'influencer l'issue d'une narcose. Pour éviter les vomissements provenant d'une irritation de la muqueuse stomacale, j'ai recommandé l'usage préalable des substances colloïdes (gomme arabique, mucilages) en grandes quantités (3). Si le *chloroforme a été dégluti*, seront pratiqués : lavages profus de l'estomac, respiration artificielle, ainsi que inhalation de nitrite d'amyle (III-V gouttes), injections sous-cutanées d'azotate de strychnine (0gr.1 pour 10 gr. d'eau), excitants pour faire cesser le coma ; et plus tard sera institué le traitement de la gastrite.

CHLORODYNE. — Ce mélange de chloroforme, de morphine, d'acide cyanhydrique, etc., a souvent provoqué des intoxications et même amené la mort (4). La guérison est encore survenue après l'ingestion de 30 gr. Ont été observés : vomissements, stupeur, cyanose et respiration stertoreuse. Les ablutions froides ont été utiles. Les symptômes peuvent persister au delà de quatre jours.

Le **BROMOFORME** ($CHBr^3$) irrite les muqueuses accessibles. Surviennent : larmoiement, ptyalisme, sensation de raclement dans le gosier, toux, cyanose et quelquefois mouvements convulsifs (5). Sur quinze intoxications par le bromoforme, il y en eut une qui amena la mort. Chez des enfants depuis trois mois jusqu'à cinq

(1) Consulter au sujet des modes d'administration, de l'emploi des mélanges titrés, de la purification, de la conservation, etc., G. POUCHET, *Leçons de pharmacodynamie et de matière médicale*, 1re série, p. 173 à 270.

(2) LANGLOIS et MAURANGE, *C. R. de l'Ac. des sciences*, 1895.

(3) LEWIN, *Deutsche med. Wochenschr.*, 1901, n° 2.

(4) *British. med. Journ.*, 1887, I, p. 305.

(5) DEAN, *Lancet*, 1893, I, p. 1062 ; — BOMMEL, *Deutsche med. Wochenschrift*, 1896, n° 3.

ans et demi en ayant pris 5 gr. en trois jours ou l'ayant ingéré à la dose de XV à L gouttes, il survint : narcose durant depuis dix minutes jusqu'à quinze heures, arrêt de la respiration, pupilles légèrement dilatées et immobiles, contraction des masséters, abolition des réflexes, affaiblissement de l'énergie cardiaque et collapsus ; dans un cas, pneumonie. Chez un enfant la mort fut précédée de : stupeur, cyanose, râles trachéaux, ainsi que troubles respiratoires et circulatoires. La respiration artificielle devra être pratiquée sans tarder.

Très rarement on observe un bromisme cutané : efflorescences papuleuses ou pustuleuses, ulcères superficiels, ulcères saillants, et tumeurs papillomateuses.

Le **FLUOROFORME** ($CHFl^3$) agit comme le chloroforme.

IODOFORME. — L'*iodoforme* (CHI^3) a provoqué jusqu'ici un grand nombre d'intoxications à la suite de son administration, à l'intérieur ou à l'extérieur, à doses trop élevées (en pilules, en paquets, en vapeurs, en suppositoires, etc.) (1) ; par exemple, la mort est survenue après l'administration à l'intérieur de 40 gr. en quatre-vingts jours ou de 5 gr. en sept jours (2). La guérison est encore survenue après déglutition de 8 gr. L'intensité de l'action toxique dépend en partie de l'état des sujets. Les personnes âgées et celles atteintes de myocardite, ou d'affections rénales, ou d'ictère, ou qui ont une hérédité nerveuse surchargée ou des altérations du sang succombent plus facilement à l'action toxique de l'iodoforme. L'empoisonnement survient sur le champ ou dans l'espace de quelques jours, persiste des semaines entières et peut se terminer par la mort, ou donner naissance à une maladie mentale incurable. L'iodoforme est absorbé lentement en nature (sous forme de vapeurs, ou à la suite de sa dissolution dans la graisse des tissus) et en partie dédoublé grâce à l'albumine des organes ; il s'élimine lentement par l'urine et la salive. Introduit dans la cavité abdominale, on peut en déceler la présence dans l'urine pendant une période de six mois. L'iode, mis

(1) L. LEWIN, *Die Nebenwirk. d. Arzneimittel*, 1899, p. 548.
(2) OBERLANDER, *Deutsche Zeitschr. f. prakt. Med.*, 1878, nº 37.

en liberté par lui, se combine partiellement avec les alcalis, une autre partie donne des composés organiques. L'iodoforme pris à l'intérieur est éliminé en petite quantité avec les matières fécales, la majeure partie est transformée en un composé ne se volatilisant pas avec les vapeurs d'eau (1). Les chiens et les chats intoxiqués par l'iodoforme deviennent somnolents, leur température s'abaisse et ils périssent rapidement sans convulsions, ou après un laps de temps assez long, par suite du marasme progressif (2). L'hypoglobulie s'observe chez l'homme et les animaux (3).

Symptômes. — Dans les *cas légers* on voit apparaître parfois : exanthèmes (érythème, eczéma, purpura, dermatite érysipélatoïde, pemphigus, impétigo, urticaire au lieu d'application ou dans le voisinage), céphalée, lassitude, dégoût du travail, anorexie, quelquefois aussi nausées, vomissements, rarement hématémèses ou épistaxis. Chez quelques personnes surviennent : disposition d'esprit la plupart du temps triste (tendance à la mélancolie), insomnie, ainsi que agitation générale, diarrhée, pouls accéléré, petit et facilement dépressible, vertige, plus rarement dyspnée et diplopie. L'application d'un pansement iodoformé ou l'ingestion de ce médicament provoqua plusieurs fois une amblyopie ou même une amaurose d'une durée variable, avec scotomes centraux, vision diminuée et décoloration atrophique des papilles (4). L'urine peut contenir de l'albumine, des cylindres et du sang. Ces symptômes disparaissent dans la majorité des cas après la suppression du médicament.

En cas d'*empoisonnement grave*, débutant souvent par des anomalies du sentiment de la personnalité ou de l'humeur ou une paraphasie, l'accélération du pouls est compliquée de fièvre et la mort a lieu même après la cessation du remède. Quelquefois surviennent des troubles cérébraux caractérisés par un état d'excitation (permanent ou par accès) avec coma consécutif (divaga-

(1) ZELLER, *Zeitschr. f. phys. Chem.*, Bd VIII, p. 70.
(2) FALKSON, *Arch. f. Chir.*, Bd XXVIII, Heft 1.
(3) v. HOFFER, *Wiener med. Wochenschr.*, 1882, n° 24.
(4) RUSSEL, *The Lancet*, 11 june 1893 ; — TERSON, *Annales d'Oculistique*, CXVIII, p. 387.

tion, confusion mentale, secousses dans les muscles de la face et du tronc, pupilles dilatées ou rétrécies ne réagissant ni à la lumière ni à l'accommodation, strabisme, cyanose et somnolence persistant pendant des journées) ou avec mélancolie (refus de prendre des aliments, hallucinations, illusions, visions, angoisses [phobies], manie de persécution) : ils sont rapidement suivis de mort ou deviennent chroniques. Dans des cas rares, la guérison a lieu au bout de quelques jours. On a observé aussi des manifestations morbides se présentant sous forme de marasme extrême, ou de méningite aiguë (pouls accéléré, vomissements, coma, contractures musculaires, convulsions cloniques ou toniques), soit enfin avec fièvre, pouls très fréquent et collapsus; elles peuvent amener la mort.

[Les formes graves de l'intoxication iodoformique diffèrent, d'une façon très remarquable, de l'intoxication iodique. Ce sont les accidents cérébraux qui dominent la scène. Les troubles nerveux éclatent brusquement, en général pendant la nuit, et, dans certains cas, ils aboutissent d'emblée au délire maniaque le plus accentué. L'état de surexcitation du sujet est intense, et les accès de violence sont particulièrement remarquables. Un abattement profond lui succède après un temps variable, et le malade est alors en proie à une tristesse profonde avec crises de larmes, crainte de la mort et un état accentué d'obnubilation intellectuelle. Une céphalalgie opiniâtre, des troubles de la mémoire, de la difficulté de la parole, des troubles gastro-intestinaux, de l'accélération du pouls caractérisent encore cette phase de rémission. Ces phénomènes alternatifs d'excitation et de dépression se succèdent pendant des jours, parfois des semaines, avec les mêmes caractères et la même intensité, puis décroissent ou s'aggravent jusqu'à la mort. La mémoire ne revient que progressivement et lentement, les idées mélancoliques persistent tout en s'atténuant; et un amaigrissement excessif révèle une exagération dans la désassimilation des matériaux azotés de l'organisme. L'analyse des urines montre, en effet, une exagération remarquable dans l'élimination du soufre, du phosphore et surtout de l'azote; et il n'est pas sans intérêt de rapprocher cette constatation de l'existence dans l'urine de dérivés albuminés et iodés (iodalbuminates) dont on a voulu invoquer l'existence pour prouver que le mécanisme de cette intoxication n'est pas différent de celui déterminé par les iodures.

La symptomatologie des accidents provoqués par l'iodoforme se rapproche étroitement, sur la plupart des points, de celle des accidents déterminés par le phénol; et, pour ma part, je serais très disposé à leur attribuer une origine commune consistant dans leur action sur les albuminoïdes des tissus.

Les accidents d'iodoformisme se montreraient lorsque l'iodoforme donnerait naissance à des combinaisons organiques avec les albuminoïdes ne subissant pas une destruction suffisante ou assez rapide. Une absorption rapide de l'iodoforme (et l'observation montre que les conditions qui peuvent la réaliser sont assez nombreuses et variées), une accumulation lente, un arrêt dans l'élimination sont autant de causes capables de réaliser l'intoxication. La tolérance de chaque organisme pour ces combinaisons albuminoïdes de l'iodoforme est, d'ailleurs, très variable; et ces composés paraissent se détruire assez difficilement dans l'économie, ce qui permet d'expliquer l'intensité de leur action nocive. L'élimination par l'urine d'iode (certains disent même d'iodoforme en nature) en combinaison avec des albuminoïdes, au cours de l'usage thérapeutique de l'iodoforme, ne peut plus être contestée actuellement; mais ce fait ne saurait autoriser, entre l'intoxication iodique et l'intoxication iodoformique, un rapprochement que l'étude clinique aussi bien que la symptomatologie démontrent absolument inexact.

On est encore peu fixé actuellement sur les circonstances qui peuvent favoriser l'absorption de l'iodoforme; on sait seulement que cette absorption s'exerce plus efficacement lorsque le produit est dans un plus grand état de division et en contact avec des tissus riches en matières grasses, ce qu'explique la solubilité de l'iodoforme dans les graisses. Les plaies récentes semblent aussi absorber plus facilement. Ce que l'on pourrait appeler le *coefficient de vitalité, de résistance de l'individu* joue également un rôle considérable; peut-être seulement pour la plus grande part, en raison de ce fait que l'élimination urinaire est plus facilement troublée chez les individus affaiblis : les accidents néphritiques sont, en effet, parmi les plus constants et les plus marqués, aussi bien dans les cas d'intoxication fortuite chez l'homme que dans ceux d'intoxication expérimentale chez les animaux. On a prétendu aussi que l'état cérébral antérieur des malades exerçait une notable influence. Quoi qu'il en soit, si l'on peut dire que le nombre des cas d'intoxication accidentelle par l'iodoforme est très peu considérable relativement à la fréquence de son emploi, il n'en est pas moins vrai que la gravité de ces intoxications est remarquable puisque, sur 100 cas, on en compte 85 d'intoxication grave dont presque la moitié (au moins 40 p. 100) est suivie de mort. Un autre point qui rapproche l'intoxication iodoformique de l'intoxication phénolique, c'est que, dans l'une et l'autre, l'activité réparatrice des tissus semble favoriser, dans une large mesure, l'absorption, et par suite l'intoxication, et que les conditions dans lesquelles on a observé le plus d'accidents graves à la suite de l'emploi de ces substances à titre d'antiseptiques, sont très sensiblement les mêmes : contact avec de larges surfaces saignantes, séjour dans certaines cavités douées d'un pouvoir absorbant considérable, notamment cavités articulaires et espaces médullaires des os.]

Lésions trouvées à l'autopsie. — Surcharge graisseuse du cœur, du foie et de l'épithélium rénal, œdème et inflammation des méninges cérébrales. La gastrite observée chez les animaux est rare chez l'homme.

Recherche. — Ingéré en grandes quantités par la bouche, l'iodoforme se trouve en nature dans le contenu gastro-intestinal, tandis qu'administré de n'importe quelle autre façon, on ne peut que déceler l'iode dans l'urine. L'iode peut parfois être démontré dans l'urine additionnée d'eau chlorée parce que le sulfure de carbone qu'on y ajoute est coloré en violet. Dans les autres cas l'urine, le sang, etc., seront évaporés et portés au rouge en présence de soude caustique, le résidu sera extrait par l'alcool, l'alcool sera chassé et le nouveau résidu, dissous dans un peu d'eau, sera additionné d'eau chlorée et agité avec du sulfure de carbone.

Traitement. — Enlever l'iodoforme des plaies et des cavités naturelles ; l'infusion d'eau salée et l'administration des alcalins auraient rendu des services dans les cas graves. Au point de vue *prophylactique*, on tiendra la main à ce que l'*iodoforme* soit administré *en quantités bien dosées* (1), que les cavités des plaies fraîches ne soient pas bourrées par lui et qu'il ne soit jamais appliqué sur des plaies traitées auparavant par le phénol (2) ou par d'autres substances provoquant des lésions rénales.

SULFONAL. — Les empoisonnements par le *sulfonal* (diéthyl-sulfonediméthylméthane $[(CH^3)^2.C.(SO^2.C^2H^5)^2]$ sont fréquents (3). Son peu de solubilité, et par conséquent, son absorption et son élimination lentes sont causes de son accumulation dans l'économie, d'autant plus que le sulfonal ne se décompose pas facilement. Une partie en est transformée dans l'organisme en acide éthylsulfonique, une autre partie passe dans l'urine sans changement aucun. Ont provoqué la mort, par exemple, chez les aliénés : deux doses de 0gr.9 administrées à un quart d'heure d'intervalle, ou soixante-quinze doses de 1 gr. à 1gr.5 données le

(1) Lewin, *Berliner klin. Wochenschr.*, 1882, n° 42.
(2) Mosetig-Moorhof, *Centralbl. f. Chir.*, 1882, n° 11.
(3) L. Lewin, *Die Nebenwirk. d. Arzneimittel*, 1899, p. 115.

soir pendant trois mois (en tout 86 à 90 gr.) (1), ou bien l'administration de 172 gr. en trois mois, ou bien encore des doses quotidiennes de 0gr.5 à 1gr.5 continuées pendant quatre à cinq semaines. La mort est survenue déjà, d'une manière brusque, après 5 gr., ou à la suite de 30 gr. absorbés dans l'espace de trois jours (2), ou à la suite de 50 gr. ingérés en soixante-dix heures. Exceptionnellement, on rencontre quelques sujets présentant une tolérance remarquable envers le sulfonal. C'est ainsi, par exemple, qu'une femme absorbait, sans inconvénient aucun, du sulfonal pendant huit jours à la dose quotidienne de 4gr.5; chez un homme ayant ingéré 100 gr. de sulfonal, il est survenu un sommeil de vingt heures de durée, mais le neuvième jour il était complètement rétabli. La mort a lieu déjà au bout de trois jours, parfois seulement après des mois, quelquefois aussitôt après la suppression du médicament. Mis longtemps en contact avec du sang à 40°, le sulfonal y fait apparaître la raie de la méthémoglobine en solution alcaline. C'est une erreur que de prétendre qu'on puisse faire naître dans le sang des lapins ou dans le sang hors du corps l'hématoporphyrine à l'aide du sulfonal.

Symptômes. — Stupeur, insensibilité, abolition des réflexes, paralysie des extrémités, impossibilité d'avaler. Plus rarement on ne rencontre que de l'excitation et des convulsions. Peuvent exister ou faire défaut : respiration stertoreuse et cyanose (dans un cas celle-ci a persisté jusqu'à la mort malgré la respiration artificielle). En cas d'intoxication peu grave, la respiration est seulement ralentie ou irrégulière; dans les cas graves, on entend partout dans les poumons des râles et un son mat. L'air expiré peut sentir le mercaptan. Chez des sujets cyanosés le pouls est à peine perceptible et ralenti, il est, au contraire, élevé et dépasse 100 battements après l'ingestion de doses excessives; dans les cas à marche fatale la température du corps s'élevait parfois à 40°5. Dans les intoxications aiguës l'hématoporphyrinurie manque, on ne peut constater que l'albuminurie et l'uro-

(1) REINFUSS, *Wiener med. Blatter*, 1892, n° 1.
(2) KNAGGE, *British med. Journal*, 1890, II, 25 oct.

bilinurie. L'anurie peut persister des jours entiers et la mort survenir brusquement par arrêt de la respiration. Dans les *empoisonnements se développant lentement*, on observe en outre : vomissements, gastralgies, et aussi, d'une manière presque constante, constipation opiniâtre. Le pronostic devient surtout grave en cas de coloration rouge vineux de l'urine qui contient de l'hématoporphyrine, souvent aussi de la méthémoglobine, de l'albumine, des cylindres, plus rarement les matières colorantes de la bile. La parole devient incohérente, balbutiante, les pupilles sont dilatées, inégales et réagissent paresseusement. Mais c'est surtout le système nerveux central qui souffre davantage : vertiges, angoisse, hallucinations, délire, convulsions ou léthargie avec ou sans collapsus, abattement, tremblement et ataxie des extrémités supérieures et inférieures, paralysies, anesthésies, réflexes tendineux affaiblis, ptosis, etc. Quelquefois surviennent des éruptions cutanées (taches, papules et vésicules à contenu séreux ou sanguinolent). Quelques-uns des symptômes que nous venons d'énumérer peuvent se manifester comme effets secondaires fâcheux après l'administration du sulfonal à dose thérapeutique.

Autopsie. — On trouva après l'ingestion de 50 gr. : infiltration naissante du poumon, thromboses dans quelques vaisseaux pulmonaires, ecchymoses sur les plèvres, emphysème du poumon, et nécrose des épithéliums rénaux.

Pour *déceler* le sulfonal, les matières à examiner (contenu gastro-intestinal, cerveau, urine) seront extraites par le double de leur poids d'alcool à 90 p. 100, l'extrait alcoolique sera additionné de lessive potassique et repris trois fois par l'éther dont on se débarrassera par évaporation : chauffé avec du cyanure de potassium ou du charbon pulvérisé, le résidu dégage l'odeur caractéristique du mercaptan. Soumise à l'analyse spectrale, l'urine fournit souvent les raies de l'hématoporphyrine (v. planche spectroscopique). *Traitement :* diurétiques (infusion de persil, acétate de potasse), purgatifs (tartrate borico-potassique, ou teinture de coloquinte), sangsues aux apophyses mastoïdes.

Le **TRIONAL** (diéthylsulfonemethyléthylméthane : [$CH^3.C^2H^5.C$

$(SO^2.C^2H^5)^2$]) et le **TÉTRONAL** (diéthylsulfonediéthylméthane : [$(C^2H^5)^2.C.(SO^2.C^2H^5)^2$], surtout le premier, provoquent aussi de la lassitude, de l'abattement et il arrive que l'action paralysante de ces médicaments persiste plus longtemps que l'effet hypnotique. Ont été observés : vertige, engourdissement, titubation, signe de Romberg, nausées, anorexie, vomissements, diarrhée, bourdonnements d'oreilles et, après le *trional :* ataxie, respiration stertoreuse et hématoporphyrinurie. Avalé à la dose de 8 gr. dans une tentative de suicide le *trional* provoquait en outre : maux de ventre, besoin d'uriner sans le pouvoir et rétention d'urine. Le malade guérit. Quant à l'*intoxication chronique* je cite le cas d'un malade qui, après avoir pris chaque soir 1 gr. de trional, succomba quatorze jours plus tard (troubles moteurs, hématoporphyrinurie, etc.). Une malade à qui on avait donné pendant cinq mois 127 gr. de trional fut atteinte de troubles moteurs, de maux de tête, diarrhées sanguinolentes, coliques, vomissements, douleurs vésicales et uréthrales et d'hématoporphyrinurie (1).

L'ÉTHYLIDÈNEDIÉTHYLSULFONE, le **PROPYLIDÈNEDIMÉTHYLSULFONE**, le **PROPYLIDÈNEDIÉTHYLSULFONE**, le **DIMÉTHYLSULFONÉTHYLMÉTHYLMÉTHANE**, le **DIMÉTHYLSULFONEDIÉTHYLMÉTHANE**, agissent comme le sulfonal. Donné à la dose de 2 gr., l'*éthylidènediéthylsulfone* provoqua chez l'homme : sensation d'oppression, palpitations et éruptions cutanées. Jusqu'ici se sont montrés inefficaces chez le chien : *diéthylsulfone, méthylènediméthylsulfone, éthylènediéthylsulfone, éthylidènediméthylsulfone, diméthylsulfonediméthylméthane, éther acétique de diéthylsulfone* et *éther acétique de diéthylsulfonéthyle* (2).

CHLORURE DE CARBONE (*Tétrachlorométhane*, CCl^4). L'inhalation des vapeurs dégagées par LX gouttes fait périr les chats en six à dix minutes, les doses moindres tuent les cobayes et les lapins ;

(1) Vogel, *Berl. Klin. Wochenschr.*, 1899, n° 40. — Consulter également, relativement au sulfonal et au trional, G. Pouchet, *Leçons de pharmacodynamie et de matière médicale*, 2e série, p. 33 à 119.

(2) Baumann und Kast, *Zeitschr. f. physiol. Chem*, Bd XIV, p. 52.

la mort est précédée chez eux de : convulsions, tremblements, battements cardiaques accélérés et irréguliers, abaissement de la pression sanguine et respiration convulsive. La dose narcotique des vapeurs du chlorure de carbone est de 2gr.04 p. 100 vol.. A 2gr.6 p. 100 vol., les reflexes sont déjà abolis. Le chlorure de carbone provoque *chez l'homme :* envie de tousser, parfois vomissements, de même que petitesse et irrégularité du pouls, cyanose et mydriase. Après la disparition de la narcose qui persiste jusqu'à une demi-heure, peuvent survenir : vomissements, céphalée et engourdissement.

ACIDE-ÉTHER DIMÉTHYLSULFURIQUE. — L'éther diméthylsulfurique $(CH^3)^2SO^4$, liquide incolore, est aujourd'hui très employé dans l'industrie chimique et a déjà fait plusieurs victimes humaines, à la suite de l'inhalation des vapeurs qu'il développe par la chaleur. Son action dépend de la molécule intégrale de la combinaison et non de ses éléments de dissociation : l'acide sulfurique et l'alcool méthylique (1).

Les premiers *symptômes* s'observent au niveau des muqueuses accessibles à la vue. Les yeux sont douloureux et larmoyants, les paupières deviennent œdémateuses, la conjonctive palpébrale se cyanose et parfois devient le siège de petites eschares pouvant dépasser le volume d'une tête d'épingle. Il peut encore y avoir photophobie. Lorsque la substance s'est trouvée quelque temps en contact *avec la peau*, il en résulte des corrosions ou brûlures du premier jusqu'au troisième degré. Du côté des *voies respiratoires* on observe : une coloration blanche de la paroi postérieure du pharynx, une sensation douloureuse de brûlure de la gorge et de la poitrine, de la toux, de la trachéite, de la bronchite, de l'expectoration de crachats muco-purulents, des vomissements muqueux, de l'albuminurie, de la cylindrurie, de l'ictère, et une pneumonie qui, dans deux cas, a déterminé la mort : une fois après quarante-huit heures, une autre fois au bout de quatre jours. Dans un troisième cas, la guérison ne fut obtenue qu'après neuf semaines.

(1) WEBER, *Arch. f. expérim. Path. u. Pharmak.*, Bd XLVII, 1901, p. 113.

Autopsie. — La muqueuse des voies respiratoires, jusqu'aux bronches, était brunâtre et détruite, le poumon hépatisé ; il y avait des ecchymoses partout, même dans les bassinets.

Chez les animaux les effets se produisent à la dose de 0gr.05 à 0gr.075 par kilo, soit par la voie hypodermique, soit par la voie gastrique. Dans les deux cas, on observe de l'irritation au lieu d'introduction, irritation pouvant aller jusqu'à l'inflammation phlegmoneuse et à la destruction complète des tissus. Les muqueuses corrodées présentent une réaction alcaline. Les *symptômes d'absorption*, que le poison ait été introduit par la bouche ou par la voie sous-cutanée, consistent en convulsions suivies de coma ou de paralysie.

FORMALDÉHYDE. — *L'aldéhyde méthylique*, CH^2O est douée de propriétés antiseptiques. La *formaline* est la formaldéhyde à 40 p. 100. La dose léthale pour 1 kgr. de cobaye est de 0gr.8 en injection sous-cutanée. Injecté dans la veine, elle tue déjà 1 kgr. de chien à la dose de 0gr.07 et 1 kgr. de lapin à la dose de 0gr.09 (1). Les vapeurs inhalées ne seraient pas nuisibles. Cette assertion ne peut être exacte, la formaldéhyde précipitant l'albumine et nécrosant les tissus vivants. La formaldéhyde modifie les albumoses sous l'influence de la chaleur (2). Chez l'homme on a vu se produire, par l'action de ce gaz, des ophthalmies et des inflammations cutanées. J'ai observé un urticaire étendu. Les doigts mis fréquemment en contact avec la formaline deviennent durs, se desquament, s'enflamment et deviennent douloureux. Une solution forte, à 40 p. 100, employée une seule fois dans le traitement du cancroïde, est excessivement douloureuse.

Les *animaux*, qui sont exposés pendant une à deux heures au gaz formaldéhyde, présentent de la dyspnée, toussent, ont la conjonctive injectée, deviennent apathiques et peuvent périr par asphyxie.

Les empoisonnements accidentels chez l'*homme* ne sont pas rares. Un individu, qui avait ingéré par méprise environ 15 gr.

____

(1) Berlioz et Trillat, *C. R. de l'Ac. des Sc.*, t. CXV, n° 5.
(2) Lepierre, *Compt. rend. de l'Acad. des sciences*, t. CXXVIII, p. 739.

de formaline, présenta les symptômes suivants : nausées et vomissements, respiration accélérée, petitesse et accélération du pouls, vertige, irritation des reins et entérite sérieuse ; il se rétablit cependant. Dans un autre cas, au contraire, l'ingestion d'environ 60 centim. cubes d'une solution de formaline à 4 p. 100 détermina de la gastralgie et des vomissements ; il y eut, malgré l'administration d'albumine, une aggravation des symptômes au bout de seize heures, un affaiblissement du pouls, puis la mort après vingt-neuf heures. *A l'autopsie*, la muqueuse gastrique présentait l'aspect du vieux cuir.

Traitement. — Lavages de l'estomac, solutions albumineuses, tartrate borico-potassique, solution d'acétate d'ammoniaque (esprit de Mindererus) (1). L'acétate d'ammoniaque réagissant sur le formol, trois molécules d'acide acétique sont mises en liberté pour une combinée à l'hexaméthylénamine.

$$6\,CH^2O + 4\,C^2H^3O^2.AzH^4 = C^6H^{13}Az^4.C^2H^3O^2 + 3\,C^2H^4O^2 + 6\,H^2O.$$

Recherche. — 1° Un liquide ne contenant que un cent-millième de formaldéhyde, traité par une solution de phénylhydrazine, donne lieu à la formation d'une substance laiteuse, soluble dans l'alcool, qui jaunit graduellement et, par la chaleur, passe au jaune-rougeâtre.

2° On fait dissoudre 1 gr. de chlorhydrate de phénylhydrazine et 1gr.5 d'acétate de sodium dans 100ᶜᵐᶜ d'eau et l'on ajoute quelques gouttes de ce réactif à la liqueur à essayer, préalablement acidulée par l'acide sulfurique : on obtient une coloration verte.

3° Le chlorhydrate de phénylhydrazine, associé à une lessive de soude, donne avec la formaldéhyde une coloration rose pouvant passer au rouge.

4° Une solution à 1 p. 1000 de phloroglucine, mêlée avec agitation à une solution de formaldéhyde et traitée par une lessive de potasse étendue, produit une coloration rouge.

5° Une solution de fuchsine à 1 p. 1000, une solution de bisul-

(1) ANDRÉ, *Journ. de pharm. et de chim.*, X, p. 10.

fite de sodium à 30° B. et 10ᵉᵐᵉ d'acide chlorhydrique concentré donnent avec l'aldéhyde formique une coloration bleue.

L'oxyméthylsulfonate de soude, à la dose de 1 gr. par kilo de lapin, amène la mort au milieu de troubles respiratoires.

Méthylal $[CH^2(OCH^3)^2]$. — Donné à l'intérieur, il abaisse la pression sanguine, parfois aussi il diminue l'amplitude de la respiration et du pouls. Survient en outre la polyurie et, à la suite d'une injection sous-cutanée, on voit apparaître des douleurs et de la tuméfaction.

Le **Méthylmercaptan** $(CH^3.SH)$ se forme dans la putréfaction de l'albumine (il est contenu dans le gros intestin). Inhalé, il provoque d'abord l'excitation du centre respiratoire qu'il finit par paralyser. Pas d'altérations sanguines (1).

Acide formique. — L'*acide formique* (CH^2O^2) se rencontre plus particulièrement dans les fourmis, les abeilles, les orties. La cautérisation de la peau et des muqueuses est proportionnelle à la durée de son action; il provoque également l'inflammation ainsi que des bulles sur les points éloignés. L'érosion des tissus vivants *par les fourmis* et la pénétration de l'acide formique dans ces parties rongées, peut, par exemple à la face et au cou, donner naissance à des taches sombres qui ont été déjà confondues avec celles dues à la corrosion par l'acide sulfurique (2). Chez les lapins tués par 30 gr. d'une solution d'acide formique à 7 p. 100, j'ai trouvé l'estomac et l'intestin corrodés par places et les reins enflammés. La mort survient après l'administration de 1 gr. de *formiate de soude* par kilo d'animal. La température du corps s'abaisse, la respiration est accélérée, l'amplitude respiratoire est diminuée; le cœur se comporte de la même manière. Les lapins peuvent aussi périr à la suite des frictions de la paroi abdominale avec de l'acide formique. Les anses

(1) Rekowski, *Arch. des sc. biologiques*, Saint-Pétersbourg, I et II, 1893, p. 205.
(2) Maschka, *Vierteljahrsschr. f. ger. Med.*, Bd XXXIV, Heft 2.

intestinales adjacentes au lieu de friction sont colorées en gris-brunâtre, la surface des intestins possède une réaction acide. On trouve du sang dans l'urine (1).

ÉTHERS MÉTHYLIQUE ET ÉTHYLIQUE DE L'ACIDE FORMIQUE. — Leurs vapeurs produisent la narcose, ensuite la dyspnée, des spasmes convulsifs et du tétanos. Mort dans le coma.

OXYCHLORURE DE CARBONE $(COCl^2)$. J'ai fait inhaler aux animaux le *phosgène gazeux* qui, en présence de l'eau, se transforme en acide chlorhydrique et en acide carbonique (2). Tous périrent au milieu de convulsions, de dyspnée et en présentant des phénomènes d'irritation du côté des muqueuses ; — mais dans le sang je n'ai jamais trouvé de phénomènes spectroscopiques attribuables à l'action de l'acide.

L'OXYSULFURE DE CARBONE (COS) se trouve dans quelques sources sulfurées. L'eau et les bases le dédoublent en acide carbonique et en hydrogène sulfuré. La *dose léthale* est de 1 à 9 cc. pour les lapins. J'ai vu les cobayes et les oiseaux périr rapidement, en proie à la dyspnée et paralysés. Le sang, non altéré immédiatement après la mort, a été trouvé par moi présentant vingt-quatre heures plus tard la bande d'absorption de la sulfo-hémoglobine. Administré chroniquement par n'importe quelle voie, il provoquerait de la fièvre intermittente et, à l'autopsie, les lésions trouvées seraient identiques à celles de la malaria.

SULFURE DE CARBONE. — Les empoisonnements par le *sulfure de carbone* (CS^2) peuvent être aigus (sulfure de carbone avalé dans une tentative de suicide) (3) ou chroniques à la suite de l'inhalation de ses vapeurs employées dans l'industrie. A ce que l'on prétend, une toile caoutchoutée mal préparée pourrait aussi provoquer des phénomènes d'intoxication par le sulfure de car-

---

(1) L. Schulz, *Arch. f. exp. Path. u. Pharmak.*, Bd XVI, p. 305.
(2) L. Lewin, *Arch., f. pathol. Anat.* Bd LXXVI, 1879.
(3) Davidson, *Medical Times and Gazette*, 1878, p. 350 ; — Foreman, *The Lancet*, 1886, Bd II, p. 118.

bonc. La guérison est survenue encore après 60 gr., mais en revanche la mort eut lieu deux heures après l'ingestion de 15 gr. de sulfure de carbone. L'injection sous-cutanée de 2 à 4 gr. tue les lapins en deux heures (1), la respiration dans une atmosphère contenant 5 p. 100 de sulfure de carbone les fait périr en dix minutes. Le sulfure de carbone, facilement absorbé par les poumons, est aussi en majeure partie éliminé par eux. Il est éliminé en très petite quantité par la peau (2), l'urine et les matières fécales. L'absorption s'effectue aussi par la peau si les ouvriers trempent la gomme avec leurs doigts dans le mélange de sulfure de carbone et de chlorure de soufre. Chez les lapins, on a provoqué par ce mode d'absorption une vraie névrite (3).

Lorsque le sulfure de carbone agit directement sur le sang, les globules sanguins ne tardent pas à se dissoudre (4), tandis que dans le sang vivant il ne donne naissance à aucune altération reconnaissable à l'examen spectroscopique. Mais quand il est formé dans l'économie aux dépens de *l'acide xanthogénique*, il fait apparaître dans le sang, outre les bandes d'absorption normales, une raie pathologique dans la partie rouge du spectre (5). Les animaux meurent par asphyxie (paralysie du centre respiratoire). Chez les lapins la température du corps peut tomber à 23°8. L'action toxique du sulfure de carbone s'explique aisément si l'on prend en considération son pouvoir dissolvant des substances lipoïdes du système nerveux.

Symptômes observés chez l'homme après la déglutition du sulfure de carbone. — Vertige, céphalée, sensation de brûlure à la gorge, perte de connaissance survenant après 15 à 30 minutes, le malade ne répond à aucune excitation, cyanose, affaiblissement de l'énergie cardiaque, pouls accéléré (150 à 160 pulsations par minute), respiration lente, stertoreuse, abaissement de la température du corps et convulsions.

(1) L. LEWIN, *Arch. f. path. Anat.*, Bd LXXVIII, 1879.
(2) DUJARDIN-BEAUMETZ, *Rap. sur les accid.*, etc., Paris, 1885.
(3) KÖSTER, *Archiv. f. Psychiatrie*, Bd XXXIII, Heft 3.
(4) HERMANN, *Arch. f. Anat. u. Physiol.*, 1886, p. 34.
(5) L. LEWIN, l. c. *Le dédoublement de l'acide xanthogénique* a lieu d'après la formule que voici : $C^3H^6S^2O = C^2H^6O + CS^2$.

Intoxication chronique par le sulfure de carbone. — Les *intoxications par inhalation* (1) ont surtout lieu dans les manufactures de caoutchouc et de graisse. Parfois les ouvriers tombent malades déjà quelques jours après leur entrée à l'usine, plus souvent seulement après des mois ; un petit nombre ne sont jamais affectés. Il est prouvé que 2 milligr. 6 de sulfure de carbone par litre d'air provoquent chez les animaux des troubles de la motilité après quelques heures, tandis que les hommes supportent encore 0 milligr. 5 à 0 milligr. 8 de sulfure de carbone par litre d'air, mais présentent des phénomènes d'intoxication (irritation des voies respiratoires, fourmillement aux mains, céphalée, etc.) en respirant dans une atmosphère contenant 3 à 6 mgr. CS^2 par litre d'air, quoique, à la rigueur, on y puisse encore travailler (2).

La symptomatologie diffère considérablement d'un cas à l'autre. Dans la majorité des cas il existe des *troubles de la nutrition.* Surviennent en outre : eczéma, érythème de la face, conjonctivite, œdème des paupières, angine, pharyngite, bronchite fébrile tenace, gastrite, entérite, vomissements, troubles des fonctions intestinales, coliques, strangurie, troubles de la menstruation, diminution ou abolition de l'appétit sexuel précédée de son exagération, pollutions, impuissance. C'est le *système nerveux* qui est le plus atteint. Quelques ouvriers présentent des symptômes d'*excitation psychique et motrice*, ils chantent, font des sottises, sont violents ou délirent, sont atteints de céphalée, de vertige, de palpitations, parfois de fièvre, de chromatopsie, ils ont des rêves effrayants et ils sont tourmentés d'insomnie. Des ouvrières occupées à plonger les masses à vulcaniser dans un mélange de *sulfure de carbone* et de *chlorure de soufre*, sont devenues maniaques, et on fut obligé de les interner dans un asile où, du reste, elles se rétablirent complètement. L'excitation peut être remplacée ou suivie par : dépression psychique, mutisme, etc.

(1) Delpech, *Mém. sur les accid., etc.*, Paris, 1856 ; — Marche, *De l'intoxic. par le sulfure de carbone*, Paris, 1876, p. 21 ; — Laudenheimer, *Die Schwefelkohlenstoff-Vergiftung der Gummiarbeiter*, Leipzig, 1899.

(2) K. B. Lehmann, *Ber. d. Bayr. Akad.*, 1888, p. 151.

Ont été observés les *troubles sensitifs* que voici : sensation de froid et de picotement à la peau, douleurs fulgurantes, ovaralgie, hémianesthésie, affaiblissement ou abolition des réflexes plantaire, patellaire, crémastérien et pharyngé — ce dernier peut aussi persister ; — sensations anomales dans les testicules qui sont connues des ouvriers comme prémonitoires d'une affection grave, et surtout anesthésie et analgésie très accusée des extrémités, des muqueuses et de la cornée.

Comme *troubles moteurs* on voit apparaître : faiblesse et raideur des membres, tremblements, troubles de la coordination (tabes sulfocarboné), troubles du langage ; hémiparésie, hémiplégie, paraplégie, monoplégie, parfois localisées comme dans l'hystérie traumatique, mais aussi paralysie des membres inférieurs avec altération de la réaction électrique, réaction de dégénérescence et tous les phénomènes de la névrite périphérique. La paralysie peut, d'une manière transitoire ou permanente, être localisée aux doigts ou à la main avec lesquels l'ouvrier trempe le caoutchouc dans le sulfure de carbone ou dans le mélange de sulfure de carbone et de chlorure de soufre. On voit ainsi survenir une paralysie du nerf médian, tandis que la plupart des autres symptômes font défaut. Comme *phénomènes spasmodiques* ont été notés : hémispasme glosso-labié, contractures des muscles de la langue, des paupières supérieures, etc. et tremblement se manifestant à l'occasion d'un mouvement intentionnel. Quelques doigts sont parfois en extension forcée.

Dans les cas graves, on trouve *du côté des organes des sens et de la vie psychique* : affaiblissement ou perte de la mémoire et, plus tard, démence comme chez les paralytiques généraux. L'*odorat*, le *goût* et l'*ouïe* peuvent être affaiblis d'un côté.

La *vision* est souvent troublée. On observe une amblyopie d'origine centrale précédée de troubles de l'accommodation. Le champ visuel périphérique n'est pas altéré. On a noté dans un cas le rétrécissement concentrique du champ visuel. Le sens des couleurs est extrêmement lésé, il ne demeure normal qu'à titre d'exception, tandis que le sens de l'espace est relativement moins atteint. Les éléments rétiniens sensibles au rouge et au vert sont

plus atteints que ceux percevant le bleu et le jaune (1). Le
scotome pour le bleu et le jaune est entouré d'une zone annu-
laire de largeur variable dans laquelle la cécité existe seulement
pour le rouge et le vert, tandis que le jaune et le bleu sont
perçus. L'examen ophthalmoscopique a démontré chez un malade, dans l'image directe de la tache jaune, la présence d'un
roupe d'élevures blanches ténues réfléchissant la lumière et
d'aspect à peu près mûriforme. Le scotome central a fait défaut
chez plusieurs intoxiqués, mais la papille était comme atrophiée,
les vaisseaux de la rétine étant restés non altérés. On a observé

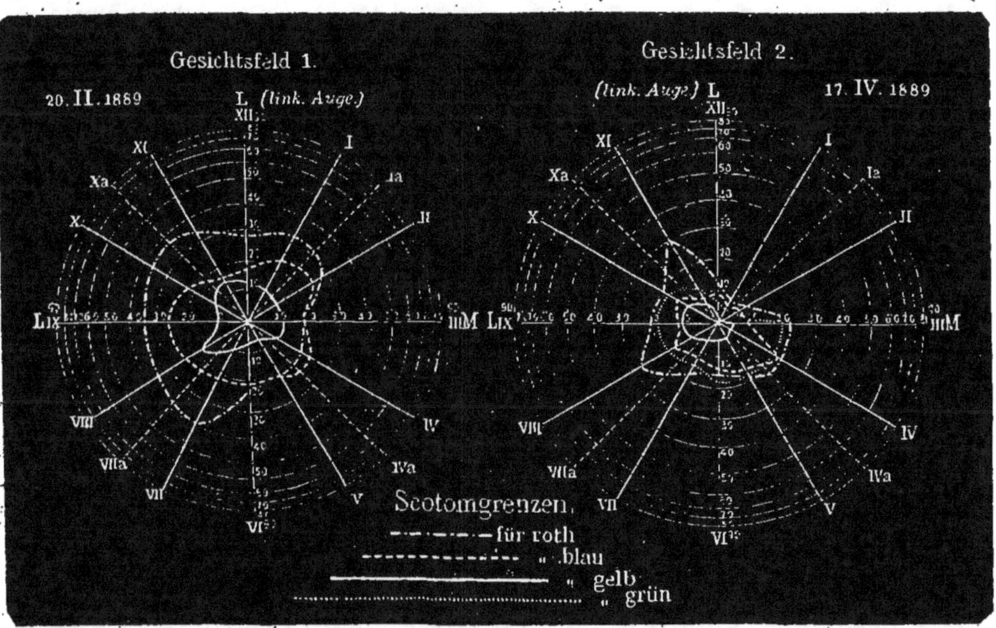

Fig. 9. — Altérations du champ visuel au cours de l'intoxication par le sulfure de carbone.
Champ visuel 1   Champ visuel 2

Œil gauche.

Limite des scotomes :
— · — · — · — pour le rouge.
— — — — — pour le bleu.
——————— pour le jaune.
··············· pour le vert.

aussi du myosis avec remarquable immobilité pupillaire pour le
réflexe lumineux alors que la mobilité est bien conservée pour la

(1) BECKER, *Centralbl. f. Augenheilk.*, 1889, p. 138.

convergence, ainsi que des scotomes centraux absolus plus étendus entourés d'une large zone où la vision était indistincte. Outre le rétrécissement du champ visuel, on peut rencontrer encore de la polyopie, de la macropsie, etc.

Autopsie. — *Lésions trouvées après déglutition de 15 gr. CS^2* : hémorrhagies stomacales, surface cérébrale congestionnée, le contenu de la vessie sentant le sulfure de carbone. Chez les *animaux soumis à l'intoxication chronique* par CS^2 on aurait trouvé dans le sang du pigment noir ou jaune et, dans quelques vaisseaux cérébraux, un liquide non miscible au sang. Cette dernière trouvaille est contestée. Les cavités naturelles dégagent l'odeur du sulfure de carbone.

Recherche. — Peuvent être utilisées dans ce but l'odeur caractéristique et la coloration en violet survenant après addition d'iodure de potassium et d'eau chlorée. Additionné d'une solution alcoolique de lessive potassique à 80 p. 100 et soumis à l'évaporation dans le vide, le sulfure de carbone fournit du xanthogénate de potasse se colorant en rouge par le molybdate d'ammoniaque et l'acide sulfurique. On peut encore procéder autrement, traiter par une lessive alcoolique de potasse le liquide où l'on recherche CS^2 ; dans ces conditions il se forme du xanthogénate de potassium ; on ajoute alors quelques gouttes d'iodure d'éthyle et l'on fait bouillir. Après refroidissement on additionne de 2 c.c. d'ammoniaque étendue d'eau et l'on soumet à une nouvelle ébullition. Si on laisse ensuite refroidir et qu'on neutralise par de l'acide chlorhydrique l'excès possible d'ammoniaque, il se forme de l'éthylmercaptan d'odeur nauséabonde. Je l'ai décelé dans l'air expiré par les animaux : pour cela j'ai fait passer l'air à travers de la *triéthylphosphine* incolore qui prenait alors une coloration rouge $[P(C^2H^5)^3CS^2]$.

Traitement. — Éloigner le malade de l'atmosphère délétère, bains chauds, azotate de strychnine (à la dose quotidienne de 0gr.01 à 0gr.02), ainsi que traitement électrique contre les paralysies. Delpech prescrivait le phosphore à la dose quotidienne de 0gr.001. Quant aux troubles visuels, tantôt ils demeurèrent incurables, tantôt ils furent améliorés ou guéris (iodure de potassium, sudation, etc.). **Prophylaxie** : on veillera à ce que les vapeurs de sulfure de carbone soient enlevées des ateliers à l'aide de tubes de ventilation et que les ouvriers sortent, pendant les pauses, aussi souvent que possible à l'air libre. On interdira de tremper les doigts dans le sulfure de carbone.

ACIDE TRISULFOCARBONIQUE. — L'acide carbonique décompose déjà les trisulfocarbonates alcalins en carbonate alcalin, hydrogène sulfuré et en sulfure de carbone. Le sulfocarbonate de potasse (K^2CS^3), à la dose de 0gr.5 en injection sous-cutanée et de 6 gr. par la bouche, tue les lapins au milieu de convulsions et par asphyxie. On trouve dans le sang la raie de la sulfohémoglobine (1) (v. planche spectroscopique).

TRIMÉTHYLAMINE (C^3H^9Az). — Se trouve dans la saumure de harengs, le chénopodium, les cultures du bacille-virgule, etc. Les lapins meurent dans l'espace de une à quatre heures après l'absorption de 1gr. à 1gr.5. Chez les chiens et les chats la triméthylamine provoque : vomissements, salivation, albuminurie. L'action de la triméthylamine commence par se manifester sur le cœur, la respiration et la température, plus tard surviennent le coma et la mort (2). La mort des animaux à sang chaud a lieu par arrêt de la respiration. Mise directement en contact avec les muscles et les nerfs, la triméthylamine commence par les exciter transitoirement et finit rapidement par en abolir complètement l'excitabilité. Elle détruit les globules sanguins rouges (3). L'administration de 0gr.3 à 0gr.6 de triméthylamine a provoqué chez l'homme : gastralgie, vomissements, diarrhée, larmoiement, parfois aussi coloration grise de la peau et excitation. Les animaux (porcs, etc.) qui ont ingéré de la saumure de harengs en grande quantité ont été atteints de mydriase, nystagmus, fièvre, accélération du pouls et dysphagie.

---

(1) LEWIN, *Arch. f. pathol. Anat.*, Bd LXXVI, 1879.

(2) HUSEMANN, *Arch. f. exp. Path. u. Pharmak.*, Bd VI, p. 55; — COMBEMALE et BRUNELLE, *Comptes-rendus de la Soc. de biologie*, 1891, p. 175.

(3) AÏSSA-HAMDY, *Gaz. des hôpitaux*, 1873, p. 865.

La toxicité des *méthylamines* est en raison inverse de leur teneur en méthyle.

Le *chlorhydrate d'éthylamine* agit sur les jeunes chats comme narcotique et abaisse leur température. La base libre ($C^2H^5.AzH^2$) irrite les muqueuses comme le fait l'ammoniaque.

VINYLAMINE ($CH^2.CH.AzH^2$). — Le chlorhydrate de vinylamine tue les cobayes en dix heures quand il est administré à la dose de 0gr.03 par kilo d'animal.

BASES AMMONIACALES. — A part le **CHLORURE D'HEXYLTRIMÉTHYLAMMONIUM**. toutes les autres bases ammoniacales, telles que, par exemple, le **CHLORURE D'ISOAMYLTRIMÉTHYLAMMONIUM** et le **CHLORURE DE VALÉRYLTRIMÉTHYLAMMONIUM** agissent, chez les grenouilles, comme la muscarine : 1 mgr. provoque l'arrêt du cœur en diastole; à doses plus élevées, toutes agissent comme le curare. Ce dernier effet occupe presque à lui seul toute la scène quand on a affaire au **CHLORURE D'ALLYLTRIMÉTHYLAMMONIUM**. Agissent encore comme la muscarine et le curare : **CHLORURE DE TÉTRAMÉTHYLAMMONIUM, ACÉTALTRIMÉTHYLAMMONIUM, ALDÉHYDETRIMÉTHYLAMMONIUM** et beaucoup d'autres. Le **CHLORURE** et **L'IODURE DE TÉTRAÉTHYLAMMONIUM** sont doués de propriétés curarisantes. Ils attaquent aussi la substance musculaire. Il suffit d'un milligramme du chlorure de tétraméthylammonium pour paralyser les terminaisons des nerfs moteurs d'une grenouille. Il semble s'agir d'une paralysie descendante. La même dose peut diminuer les pulsations cardiaques jusqu'à les abolir.

L'OXYHYDRATE DE TRIMÉTHYLVINYLAMMONIUM ou la **NÉVRINE** se forme, entre autres, pendant la putréfaction de la viande des animaux et de l'homme, on la trouve aussi dans les champignons gâtés. Administrée aux *grenouilles* à la dose 1 à 5 mgr., elle provoque chez elles des paralysies, la dilatation des pupilles et amène la mort par arrêt du cœur en diastole (excitation de l'appareil inhibitoire du cœur). Les chats réagissent plus énergiquement que les lapins et les souris, et tous le font plus énergiquement que les cobayes. La névrine tue les lapins à 0gr.04 par kilo d'animal. Surviennent chez eux et chez les chiens : ptyalisme, sécrétion abondante du mucus nasal et de la sueur, diarrhée, incertitude des mouvements; et à doses mortelles : paralysie des extrémités, ptosis, affaiblissement et irrégularité de la respiration, dyspnée, abaissement de la pression sanguine et arrêt du cœur après la cessation de la respiration. Les convulsions peuvent être prévenues en partie grâce à l'institution de la respiration artificielle. L'atropine agit comme antidote.

L'**OXYHYDRATE DE TRIMÉTHYLOXÉTHYLAMMONIUM** ou la **CHOLINE** (*amanitine*, $C^5H^{15}AzO^2$) se trouve dans les champignons, les faînes, dans un grand nombre de semences, dans le seigle ergoté, les organes de l'homme, etc. Soumise à la putréfaction dans une infusion de foin, elle donne naissance, entre autres, à la triméthylamine et à la névrine. Elle agit comme la muscarine. Administrée à la dose de 25 à 100 milligr., elle provoque chez la grenouille une paralysie généralisée; et, chez les animaux à sang chaud, encore du ptyalisme et d'autres symptômes d'intoxication par la névrine, mais affaiblis. De par son action toxique, 0gr.1 de chlorhydrate de choline correspond à peu près à 5 milligr. de chlorhydrate de névrine par kilo de lapin (1).

L'**IODURE DE MÉTHYLTRIÉTHYLANTIMOINAMMONIUM**, en injection sous-cutanée, tue les cobayes à la dose de 0gr.15; la mort a lieu en quinze minutes, par asphyxie précédée de paralysie des nerfs moteurs. L'action curarisante de cette substance est encore plus accusée chez les grenouilles.

La **CHLORURE DE COPRINE** ($C^6H^{16}AzOCl$) (produit de la réaction de la triméthylamine sur l'acétone monochlorée) agit comme le curare.

Le **SULFURE DE TRIMÉTHYLAMMONIUM** se forme pendant la purification du triméthylammonium. Inhalé pendant un moment, il provoqua la perte de connaissance, des convulsions et la chute du sujet qui finit par se rétablir.

---

(1) Brieger, *Ueb. Ptomaine*, 1885, p. 26; — Cervello, *Arch. ital. d. Biol.*, 1884, p. 199.

ACIDE CYANHYDRIQUE. — Malgré de nombreuses recherches, l'intoxication par l'acide cyanhydrique appartient en réalité aux intoxications les plus énigmatiques. Sur trente-sept intoxications survenues à Vienne en 1870, il y en a eu dix-sept par l'acide cyanhydrique et le cyanure de potassium, et sur quatre cent trente-deux à Berlin en 1876-1878, quarante par ces poisons avec une mortalité de 95 p. 100 (1). Sur cinq cent vingt-quatre intoxications, traitées en 1895 dans les hôpitaux de Prusse, il y en eut sept par le cyanure de potassium, mais, en réalité, beaucoup plus. Les cyanures sont très accessibles par suite de leur emploi dans l'industrie (photographie, galvanoplastie, etc.), et leur action se manifeste très rapidement; aussi s'en sert-on volontiers dans les tentatives d'homicide et de suicide. Mais les intoxications sont aussi causées par des erreurs se glissant dans les prescriptions concernant *l'eau distillée d'amandes amères*, par le cyanure de potassium s'insinuant dans les plaies des doigts, et par l'ingestion des amandes amères, des noyaux d'abricots, de cerises, de pommes, des feuilles de laurier-cerise, ainsi que des boissons alcooliques *contenant de l'acide cyanhydrique* (kirsch, persicot, marasquin; etc.).

Toutes les parties végétales que nous venons d'énumérer contiennent soit le glucoside *amygdaline*, soit la *laurocérasine*, ou la *linamarine* de la graine du lin, ainsi que l'*émulsine*. En s'hydratant, l'amygdaline, en présence de l'émulsine, se dédouble en sucre, en huiles d'amandes amères et en acide cyanhydrique :

$$C^{20}H^{27}AzO^{11} + 2H^2O = 2C^6H^{12}O^6 + C^7H^6O + CAzH.$$

Donnent encore de l'acide cyanhydrique : les feuilles et l'écorce de *Prunus Padus* (L.), les fleurs de *Prunus spinosa* (L.), l'écorce de *Prunus virgin.*, les noyaux de *Prunus avium* (L.), de *Prunus armenica* (L.), les feuilles, les fleurs, les noyaux et le bois de *Amygdalus persica* (L.), dont les feuilles ont fait périr des chèvres et des vaches, les boutons à feuilles non développés et les fruits de *Sorbus aucuparia* (L.), de *Lasia heterophylla* (Schott.), les semences de *Lucuma Bonplandia* (H. B. et K.), de *L. mammosa* (Gaertn.), de lin *Linum usitatissimum* (L.),

(1) Lesser, *Arch. f. path. Anat.*, Bd LXXXIII, 1881.

de *Crataegus oxyacantha* (L.) (aubépine) et *C. coccinea* (L.), d'*Eryobotrya japonica* (néflier du Japon), les fleurs de *Ribes aureum* (PURSH.), *Aquilegia vulgaris* (L.), la racine fraîche de *Jatropha Manihot* (L.), les fèves de *Phaseolus lunatus* (L.), *Pangium edule* (REIN.), *Pygeum parviflorum* (T. et B.) et *P. latifolium* (MIQ.), *Cyrtosperma* (GRIFF.), *Gymnema latifolium* (WALL.), *Hydnocarpus inebrians* (VAHL.), *Echinocarpus* (BL.), *Schleichera trijuga* (WILLD.) (huile de Macassar) et *Agaricus oreades*. Quant au *règne animal*, quelques *myriapodes* posséderaient dans leurs glandes une substance fournissant de l'acide cyanhydrique.

Les organismes pyogènes mettent, eux aussi, en liberté de l'acide cyanhydrique aux dépens de l'amygdaline. L'intestin contenant ces microorganismes, ce processus peut également y prendre naissance.

L'intoxication peut aussi être causée par suite de *l'emploi des onguents et des pommades* contenant de l'huile d'amandes amères (cette dernière contient de l'acide cyanhydrique).

L'*acide cyanhydrique anhydre*, liquide incolore, tue les cobayes à la dose de un millième de milligramme environ. La *dose léthale* est *pour l'homme* de 0gr.05, mais dans des cas rares la guérison est encore survenue après 0gr.1, même après 1 gr. Un pharmacien ayant aspiré l'odeur d'une bouteille d'acide cyanhydrique bouchée depuis trois mois, perdit immédiatement connaissance pendant une demi-heure entière. Le *cyanure de potassium* (KCAz) contient souvent des quantités considérables de carbonate de potasse, l'acide carbonique de l'air mettant en liberté de l'acide cyanhydrique. Le cyanure de potassium du commerce ne contient en réalité que de 60 à 95 p. 100 de ce sel. Les solutions de cyanure de potassium se dédoublent en formiate de potasse et en ammoniaque. La dose léthale est de 0gr.2 à 0gr.3, mais la guérison a eu lieu, dans des cas isolés, après 2 à 3 gr. (1) et même après 8 gr. Un poulain ne succombait que six heures après l'injection intrathoracique d'une solution de 25 gr. de cyanure de potassium. L'*amygdaline* en mélange approprié tue

____

(1) MÜLLER-WARNECK, *Berliner klin. Wochenschr.*, 1878, p. 57 ; — GILLIBRAND, *Lancet*, 1868, août, p. 223.

un chien de 7kgr.3 à la dose 0gr.136. La dose léthale s'élèverait pour l'homme à 1 gr. environ. *L'huile d'amandes amères brute* contient 5 à 12 p. 100 d'acide cyanhydrique anhydre et amène la mort à la dose de 1gr.5 en moyenne (après 7 gr. elle est survenue dans l'espace de deux heures et demie). Les *amandes amères* tuent surtout les oiseaux en peu de temps ; les chiens périssent après 20 gr. Dix amandes amères donnèrent naissance chez des enfants à des phénomènes d'intoxication grave, et chez les adultes la mort survint après l'ingestion de 45 à 70 gr. *L'eau distillée d'amandes amères et l'eau distillée de laurier-cerise* contiennent 0,1 p. 100 d'acide cyanhydrique*. La dose léthale est de 50 gr. environ. Un homme mourut dans l'espace d'une heure après en avoir absorbé 60 gr. Chez un enfant de sept ans ayant ingéré vingt *noyaux d'abricots* on a vu survenir : céphalée, fourmillement aux jambes, syncope, etc. On a vu périr rapidement des cochons ayant mangé des *amandes de prune*. Leur estomac exhalait l'odeur de l'acide cyanhydrique, leur sang était rouge-cerise et la muqueuse stomacale tuméfiée.

Les *sulfocyanures* de potassium ($CAzSK$), de sodium, de baryum, de magnésium, de calcium, de fer sont peu toxiques, ou ne le sont point du tout. L'élimination par l'urine est terminée après quatre à cinq jours. On a soutenu que 30 gr. d'une solution saturée de *sulfocyanure de potassium* amènent la mort des lapins en seize à dix-huit heures; elle est précédée de convulsions et de paralysie généralisée (1). L'excitabilité réflexe et la pression sanguine sont exagérées (2). *Le sulfocyanure d'éthyle* à la dose de V gouttes tue les lapins de 2 kil. au milieu de dyspnée et de convulsions. Le *sulfocyanure de phényle* (C^6H^5SCAz) est toxique. Chez les sujets préparant le *sulfocyanure d'ortho-toluyle* (c'est une huile jaune), des démangeaisons surviennent aux mains, surtout aux plis de flexion qui sont rougis. Les

*[L'eau distillée de laurier-cerise de la pharmacopée française est titrée à 0gr.05 p. 100 : on connaît au moins un cas de mort à la suite de l'ingestion de 60 gr.]

(1) Dubreuil et Legros, *Comptes-rendus de l'Ac. des Sc.*, t. LXIV, p. 1256.
(2) Paschkis, *Wiener med. Blätter*, 1885, p. 331.

démangeaisons persistèrent encore huit jours après la cessation du métier. Les animaux respirant dans une atmosphère contenant 0,25 p. 100 (en volume) d'*acide sulfocyanhydrique* ($CAzSH$), meurent par asphyxie, en proie à des convulsions (1). L'*aspergillus niger* produit cet acide.

Le *cyanogène gazeux*, le *dicyanogène* (C^2Az^2) qui se forme dans la galvanoplastie, possède une odeur piquante; dissous dans l'eau, il se transforme en oxalate d'ammonium, fait prendre au sang défibriné une coloration sombre (formation de méthémoglobine), il déforme les globules sanguins rouges (formes étoilées) et finit par les détruire. Ajouté aux solutions d'albumine, il fournit de la cyanalbumine (2). Chez les animaux à sang chaud il provoque l'irritation et l'inflammation des muqueuses et amène : convulsions, dyspnée, cyanose et paralysies généralisées. Il est moins toxique que l'acide cyanhydrique. Le *cyanure d'éthyle* ($C^2H^5.CAz$) tue les chiens et les lapins à la dose de 0gr.05 par kilo d'animal. Son action se manifeste lentement (3). La *cyanamide* ($CAzH^2$) tue les grenouilles à la dose de 0gr.02, les lapins à la dose de 0gr.5 (par la bouche); la mort par arrêt du cœur a lieu au milieu de convulsions cloniques. Les animaux ayant respiré dans une atmosphère contenant 0,3 p. 100 (en volume) de *chlorure de cyanogène* ($CAzCl$), sont atteints d'asphyxie et meurent dans l'espace de trois minutes en proie à des convulsions. On a décelé dans le sang la présence du cyanogène. L'*iodure de cyanogène* dissout les globules sanguins rouges. Les animaux à sang froid deviennent paralysés; chez les animaux à sang chaud surviennent : respiration irrégulière, salivation, vomissements, et la mort a lieu par paralysie respiratoire. Le *ferrocyanure de potassium* ($K^4FeC^6Az^6$) est-il administré simultanément avec un acide, ou rencontrant beaucoup d'acide chlorhydrique dans l'estomac, devient toxique à cause de l'acide cyanhydrique qui se dégage alors, et peut amener rapidement la mort. Mis en contact avec le sang, le *ferricyanure de potas-*

---

(1) EULENBERG, *Die schädlichen Gase*, Berlin, 1865, p. 474.

(2) LŒW, *Journal f. pr. Chemie*, N. F., Bd XVI, p. 60.

(3) LAPICQUE, *Compte-rendu de la Soc. de biol.*, t. XLI, p. 251.

sium ($K^6Fe^2C^{12}Az^{12}$) y produit de la méthémoglobine. Donné par la bouche jusqu'à la dose de 3 gr., le *cyanate de potasse* ($COAzK$) est non toxique pour les chiens (1); l'*acide isocyanique* et l'acide *cyanurique* seraient, eux aussi, non toxiques; le *cyanure de cobalt* et le *cyanure double de cobalt et de potassium* ne sont certainement pas toxiques.

Tous les phénomènes d'intoxication par *l'acide cyanhydrique* ou le *cyanure de potassium*, jusques et y compris la mort, peuvent se développer en quelques secondes ou minutes, ou seulement après des heures. Si les vomissements surviennent rapidement, parce que l'estomac était rempli d'aliments ou que la préparation d'acide cyanhydrique était déjà décomposée en partie, la guérison peut avoir lieu. Les solutions d'acide cyanhydrique sont rapidement absorbées et dissociées par n'importe quelle partie du corps (même le conduit auditif). Une partie en est décomposée, une autre partie *s'élimine* par les poumons et peut-être aussi par la peau. L'urine contient de *l'acide thiocyanique*. L'élimination de *l'amygdaline* s'effectue en si peu de temps que l'ingestion de l'émulsine trois heures après son administration n'est suivie d'aucun phénomène d'intoxication. Dans l'estomac vide, l'acide cyanhydrique se forme rapidement aux dépens de l'amygdaline et de l'émulsine. L'acide chlorhydrique s'oppose à la formation de cet acide.

La solution aqueuse d'acide cyanhydrique précipite l'albumine. Le sang additionné d'acide cyanhydrique devient presque complètement inapte à décomposer l'eau oxygénée (2). Les bandes d'absorption de l'oxyhémoglobine disparaissent et le sang brunit. L'acide cyanhydrique réduit les globules sanguins rouges en granulations et finit par les détruire complètement (3). L'hémoglobine, soumise à l'influence de cet acide, ne subit point d'altérations reconnaissables au spectroscope. Je peux l'affirmer, en m'appuyant sur un grand nombre d'examens, aussi bien quant au sang vivant qu'au sang mort. Il n'existe point de « cyanméthémoglobine », ni de « cyanhématine » reconnaissables spec-

(1) Rabuteau et Massul, *Comptes-rendus de l'Ac. des Sc.*, t. LXXIV, p. 57.
(2) Schönbein, *Zeitschr. f. Biol.*, Bd III, 1867, Heft 3.
(3) Geinitz, *Pflüger's Arch.*, Bd III, p. 46.

troscopiquement. Cela n'exclut pas l'existence d'une « cyanhé-moglobine », c'est-à-dire une hémoglobine qui contient pour chaque molécule une molécule de cyanogène combinée (1). Le sang contenant de l'acide cyanhydrique s'incorpore difficilement de l'oxygène et ne l'abandonne que difficilement au milieu ambiant. Le cyanure de potassium impur donne naissance dans le sang à de l'hématine se transformant en hémochromogène (v. planche spectroscopique) sous l'influence du sulfhydrate d'ammoniaque. Les muqueuses sont irritées par l'acide cyanhydrique, tandis que le cyanure de potassium les cautérise.

[Ce phénomène est dû à l'action caustique du carbonate alcalin toujours mélangé au cyanure.]

La muqueuse se gonfle et les couches superficielles sont imbibées par la matière colorante du sang altéré.

Tous les animaux sont intoxiqués par l'acide cyanhydrique. Les coléoptères, les insectes, les chenilles périssent dans une atmosphère en contenant 0gr.1 par mètre cube d'air. Le hérisson sur lequel on a prétendu que l'acide cyanhydrique n'exerçait aucune action toxique, y succombe en réalité comme tous les autres animaux. L'intoxication se manifeste plus lentement chez les animaux à sang froid que chez ceux à sang chaud; elle est moins prononcée chez les amphibies que chez les poissons. Elle ne dépend pas de l'altération du sang. Peut-être les obstacles opposés aux processus respiratoires des tissus — l' « asphyxie intérieure » — y jouent-ils un certain rôle. Quant à l'hypothèse de SCHŒNBEIN d'après laquelle, sous l'influence de l'acide cyanhydrique, le sang serait dépossédé de son pouvoir catalytique envers le peroxyde d'hydrogène en même temps que de ses propriétés qui importent pour la respiration, elle est sans valeur aucune, *puisque, ainsi que je peux l'affirmer catégoriquement, le sang des animaux intoxiqués par l'acide cyanhydrique continue toujours à décomposer l'eau oxygénée*. Grâce à l'acide cyanhydrique, la consommation de l'oxygène et la formation de l'acide carbonique sont diminuées. Les tissus perdent l'aptitude à s'emparer et à uti-

(1) W. PREYER, *Die Blutkrystalle*, 1871, p. 151 et 163.

liser même l'oxygène en excès (1). Mais nous ignorons absolument comment l'acide cyanhydrique provoque cette manière d'agir pathologique des tissus, ce qui rend obscure l'essence même de son action. Chez les animaux à sang chaud, l'acide cyanhydrique finit par paralyser les centres respiratoire, vasomoteur, le centre pour les ganglions moteurs du cœur et le centre convulsivant dont l'excitation provoque les convulsions qui ne font jamais défaut dans cette intoxication. Le cœur continue à battre quelque temps après l'arrêt de la respiration (2). L'excitabilité des muscles est conservée. L'alcalinité du sang diminue par suite de la formation d'acide lactique (3). L'urine des sujets ayant absorbé de l'acide cyanhydrique contient des composés sulfo-cyanés (*acide thiocyanique*). La sulfuration est due au soufre de l'albumine.

Symptômes. — Dans la *forme apoplectique*, le sujet intoxiqué tombe peu de temps après l'ingestion du poison, souvent en poussant un cri perçant (*death scream*) et sa respiration devient convulsive (inspiration saccadée). Il survient du trismus et parfois même du tétanos ; une salive spumo-sanguinolente s'écoule de la bouche et la mort survient dans l'espace de deux à cinq minutes. En cas d'*empoisonnement plus lent* (ce qui est plus fréquent), on peut distinguer : — 1. *Stade dyspnéique* avec sensation de constriction à la gorge, angoisse, étouffements, marche titubante ; nausées ou vomissements, céphalée, vertiges, pouls petit et respiration haletante ne survenant quelquefois qu'à une minute d'intervalle : les inspirations courtes sont suivies d'expirations prolongées ou même de pauses respiratoires. — 2. *Stade convulsif* : les malades tombent, la peau devient froide et couverte de sueur, les pupilles sont dilatées, les globes oculaires sortent des orbites, le pouls est accéléré, il survient des convulsions, de l'opisthotonos, du trismus et l'urine est évacuée involontairement. — 3. *Stade asphyxique* : la respiration est suspendue de temps en temps, le cœur bat lentement, irrégulière-

(1) Geppert, *Zeitschr. f. klin. Med.*, 1889, Bd XV.
(2) Gréhant, *Semaine méd.*, 1889, p. 367.
(3) Zillessen, *Zeitschr. f. phys. Chemie*, Bd XV, p. 387.

ment, la face est cyanosée, la température du corps s'abaisse, le malade est plongé dans le coma, de la bouche s'écoule une salive spumeuse ou sanguinolente. Quant à la terminaison, elle consiste soit en la mort par arrêt de la respiration, soit en ce que les malades, revenus à eux après quelques heures, finissent ordinairement par se rétablir complètement après quelques jours. Très rarement persistent pendant longtemps : tremblement des jambes, marche titubante, céphalée et gêne de la parole. Chez une femme qui s'était servie d'une solution aqueuse d'acide cyanhydrique pour le nettoyage de dentelle d'or, il n'est survenu qu'une *amblyopie* de quatre à cinq heures de durée.

L'usage des composés cyanogénés dans l'industrie peut provoquer une *intoxication chronique* se manifestant par : céphalée, vertiges, pâleur de la face, anorexie, nausées et odeur fétide de la bouche. Chez les ouvriers des ateliers de galvanoplastie, le gaz cyanogène participe, lui aussi, à la production de l'intoxication. On a rapporté plusieurs cas où l'inhalation d'acide cyanhydrique à une ou deux reprises, non seulement a provoqué immédiatement des phénomènes d'empoisonnement aigu, mais était encore suivie, après des mois, d'affections secondaires (faiblesse, énergie cardiaque diminuée, pâleur du visage, insomnie, etc.) (1). L'empoisonnement aigu par l'acide cyanhydrique fut suivi dans un cas d'hystéro-épilepsie persistante.

Autopsie. — Les cadavres sont parfois couverts de taches cadavériques d'un rouge clair contenant du sang rouge-cerise. Un mucus très spumeux s'écoule quelquefois de la bouche. L'odeur de l'acide cyanhydrique, qui peut faire défaut dans les cavités naturelles, s'exhale parfois du cerveau, même après quarante-huit heures. Elle persiste beaucoup plus longtemps en cas d'*intoxication par l'huile d'amandes amères*. Dans l'*intoxication par le cyanure de potassium*, la muqueuse de l'estomac boursouflé, du duodénum, de la bouche, de l'arrière-gorge, et quelquefois aussi des voies respiratoires, est gonflée et imbibée de matière

(1) Martin, *Friedreich's Blätter*, Jahrg. XXXIX, II. 1; — Mittenzweig, *Zeitschr. f. Medicinalbeamte*, 1888, 1er avr.

colorante du sang de couleur rouge-clair, plus rarement on y trouve des ecchymoses et des extravasats sanguins. On rencontre des ecchymoses sous-péricardiques, la dégénération graisseuse du foie et des exsudats séreux dans les ventricules cérébraux et entre la pie-mère et l'arachnoïde. L'urine contient des substances réductrices, quelquefois même du sang. L'intoxication par l'huile d'amandes peut provoquer, elle aussi, une cautérisation avec plaies de la bouche jusqu'à l'intestin grêle et des hémorrhagies punctiformes des muqueuses.

Le temps pendant lequel il est possible de démontrer la présence de l'acide cyanhydrique dans le corps (estomac, intestin, poumons, foie, cerveau que l'on aura soin de plonger dans l'alcool immédiatement après leur extraction du corps) dépend du degré de la putréfaction et de la quantité du poison. On réussit en moyenne à le déceler après neuf à dix jours (1), et même quatorze (poumons) et quinze jours (intestin) après l'empoisonnement. La putréfaction est-elle très avancée, l'acide cyanhydrique disparaît rapidement. On a pu déceler l'acide cyanhydrique après dix-huit mois dans un mélange de viande, d'eau et de 2gr.3 de cyanure de potassium (2); après trois mois et demi dans un cadavre bien conservé (3) et, chez les animaux, après quatre semaines en hiver (4). La distribution de l'acide cyanhydrique dans les diverses parties du corps n'est pas égale dans tous les cas. Tantôt le cœur, le sang du cœur, le cerveau, le foie ou les intestins en contiennent beaucoup, tantôt peu. Aussi la quantité relative entre ces divers organes diffère beaucoup.

Recherche. — 1. La solution d'acide cyanhydrique ou de cyanure de potassium alcalinisée par la lessive sodique est-elle additionnée d'une solution d'oxyde ferroso-ferrique, l'acide chlorhydrique ajouté en excès fournit du *bleu de Berlin*. — 2. Si la solution d'acide cyanhydrique est additionnée de sulfure d'ammonium jaune, qu'on la soumette à l'ébullition jusqu'à ce qu'elle devienne

(1) Buchner, *Sitz. d. math.-phys. Classe d. bayr. Akad.*, 7 déc. 1877.
(2) Struve, *Zeitschr. f. anal. Chem.*, 1873, Bd XII, p. 14.
(3) Zillner, *Vierteljahrsschr. f. ger. Med.*, Bd XXXV, Heft 2.
(4) Brame, *Compt. rend. de l'Acad. des Sc.*, t. XCII, p. 426.

incolore, qu'après refroidissement on y ajoute de l'acide chlorhydrique et du perchlorure de fer, la solution se colore en rouge-sang (*sulfocyanure de fer*). — 3. Les vapeurs d'acide cyanhydrique suffisent déjà pour colorer en bleu la teinture de gaïac diluée additionnée d'une petite quantité de sulfate de cuivre en solution. (Le nitrobenzol, entre autres, fournit aussi cette réaction !). — 4. Une solution légèrement jaune d'acide picrique se colore en rouge lorsqu'on la chauffe avec une goutte d'une solution diluée de cyanure de potassium (isopurpurate de potasse). — 5. La substance à examiner sera additionnée d'une solution d'azotite de potasse puis de perchlorure de fer, acidulée par l'acide sulfurique dilué et chauffée jusqu'à ébullition ; après avoir précipité le fer par l'ammoniaque et filtré, on peut, en se servant du sulfure d'ammonium incolore, démontrer dans le filtrat la présence du nitroprussiate de potasse.

Les *parties cadavériques* acidulées par l'acide tartrique seront soumises à la distillation lente ; c'est avec le distillat que seront faites les réactions sus-énumérées. Mais il faut préalablement se débarrasser du ferrocyanure de potassium (1) et d'autres cyanures doubles du même type. Ceux-ci existent-ils, les objets à examiner seront alcalinisés par le carbonate de soude et seront soumis à la distillation dans un courant d'acide carbonique ; c'est dans le distillat que sera recherché l'acide cyanhydrique. Les objets à examiner peuvent aussi être acidulés par l'acide tartrique, puis extraits par l'éther, les extraits seront additionnés de lessive potassique en solution alcoolique, l'éther et l'alcool chassés par la distillation, le résidu, repris par l'eau, sera acidulé par l'acide tartrique et soumis à la distillation : l'acide cyanhydrique sera recherché dans ce distillat. Le cyanure de mercure est aussi décomposé lorsqu'il est soumis à la distillation en présence des acides, surtout de l'acide chlorhydrique (2). L'*analyse quantitative* sera faite en précipitant par l'azotate d'argent le distillat acidulé par l'acide azotique.

<hr>

(1) Ludwig und Mauthner, *Wiener med. Blätter*, 1880, n° 44.
(2) Plugge, *Zeitschr. f. an. Chem.*, LXXIX, p. 408 ; — Gorter, *Pharm. Zeit.*, 1896, p. 245.

Traitement. — Évacuation rapide du poison, injection sous-cutanée d'apomorphine, lavage de l'estomac, teinture de musc en injection sous-cutanée, ablutions froides (de un à deux pieds de haut) sur la nuque et le dos avec frictions ultérieures. La trachéotomie, l'insufflation d'air dans les poumons, l'excitation électrique du phrénique et les autres procédés de respiration artificielle se sont montrés utiles (1). L'atropine en injection sous-cutanée prônée comme antidote n'a pas donné de bien brillants résultats chez l'homme. L'*hyposulfite de soude* possède la propriété de rendre non-toxique, chez les animaux, une dose d'acide cyanhydrique de une et demie à quatre fois supérieure à la dose absolument mortelle (2). On pourrait l'administrer en injections sous-cutanées, mais on ne peut pas espérer un résultat important dans une intoxication humaine, à cause de la rapidité de sa marche. L'*azotate cobalteux* se comporte d'une manière identique. Le permanganate de potasse et le peroxyde d'hydrogène sont sans valeur aucune.

A-t-on affaire à une intoxication par des *amandes amères* ou d'autres substances se comportant comme elles, on prescrira l'acide chlorhydrique ou l'acide lactique pour empêcher la formation de l'acide cyanhydrique aux dépens de l'amygdaline et de l'émulsine.

NITRILES. ISONITRILES. — Les composés de cyanogène avec les radicaux des hydrocarbures sont toxiques. Les symptômes consistent en : vomissements, céphalée, mydriase, convulsions, paralysies musculaires, dyspnée, arrêt de la respiration. — **CYANURE DE MÉTHYLE** (*acétonitrile*, C^2H^3Az). Ingéré par la bouche à dose un peu supérieure à 5 cc., il provoque des vomissements chez les chiens ; les doses de beaucoup plus élevées donnent naissance à des phénomènes plus graves. En injection sous-cutanée, il exerce une action anesthésique même sur les animaux à sang froid. A ne considérer que les doses à employer, il peut être regardé comme relativement non-toxique. Le **CYANURE D'ÉTHYLE**

(1) Quintin, *Berlin. Klin. Wochenschr.*, 1885, p. 124.
(2) Lang, *Arch. f. exp. Path. u. Pharmak.*, Bd XXXVI, 1895, p. 75.

(*propionitrile*, C^3H^5Az), à la dose de 3 à 5 gr. par la bouche ou de $0^{cc}2$ à $0^{cc}4$ en injection sous-cutanée, tue les chiens; la mort est précédée de vomissements, de dyspnée, de convulsions. Les nitriles **OXALIQUE** $(CAz)^2$, **MALONIQUE** $[CH^2(CAz)^2]$, **SUCCINIQUE** $[CAz(CH^2)^2CAz]$ et **PYROTARTRIQUE** $[CAz(CH^2)^3CAz]$ possèdent un caractère familial dans leur pouvoir intoxiquant qui ressemble à l'intoxication par l'acide cyanhydrique. On a mieux réussi en employant l'hyposulfite de soude comme antidote chez les animaux empoisonnés par ces nitriles que dans l'intoxication par l'acide cyanhydrique (1). Le **BUTYRONITRILE**, à la dose de $0^{cc}2$ en injection sous-cutanée, tue les lapins, en proie à la dyspnée et à des convulsions tétaniques. Le **CAPRONITRILE**, à la dose de 0gr.2, provoque chez les lapins : tétanos et opisthotonos extrêmement accusés, plus tard mouvements forcés, impulsion invincible à exécuter des mouvements, et amène la mort. L'acide thiocyanique et l'acide formique se formant aux dépens des nitriles sont éliminés par l'urine (2). Le **BENZONITRILE** (*cyanobenzol*, $C^6H^5.CAz$) provoque chez l'homme des phénomènes paralytiques et gastriques. La susceptibilité individuelle envers cette substance varie d'un cas à l'autre. Les inhalations semblent être inoffensives. Chez les animaux il survient des convulsions. L'intoxication chronique donne naissance à des tremblements spasmodiques. L'urine contient de l'acide salicylique et de l'acide para-oxybenzoïque (3). Le **PHÉNYLACÉTONITRILE** $(C^6H^5.CH^2.CAz)$ agit comme le benzonitrile, mais c'est la somnolence qui est la plus prononcée.

Les *isonitriles* sont, eux aussi, toxiques comme le sont les nitriles.

La **MÉTHYLCARBYLAMINE** $(CAzCH^3)$ qui agirait encore plus énergiquement que l'acide cyanhydrique anhydre et dont l'inhalation tuerait les lapins en quelques secondes, se trouve, comme on l'a prétendu, dans le venin des *crapauds*. L'**ACIDE ÉTHYL-CARBYLAMINECARBONIQUE** *acide α-isocyanopropionique*) serait

(1) HEYMANS et MASOIN, *Arch. de Pharmacodynamie*, vol. III, p. 77.
(2) LANG, *Arch. f. exp. Path. u. Phamark.*, Bd XXXIV, p. 247.
(3) GIACOSA, *Ann. di Chim. med. e farm.*, 1885, févr., p. 205, avr., p. 274.

contenu dans le venin de *triton cristatus*, tandis que l'**AMYL-CARBYLAMINE** se trouverait dans le venin des scorpions et celui de *salamandra maculata* (1).

[Il n'est pas sans intérêt de faire remarquer ici que toutes ces substances constituent, comme l'acide cyanhydrique, des poisons très énergiques du cœur. Les travaux de Vulpian et ceux de Pélikan avaient déjà depuis longtemps attiré l'attention sur l'action élective des venins de crapaud, de triton et de salamandre comme poisons cardiaques. Le mécanisme de cette action est encore fort obscur ; néanmoins, je crois intéressant de signaler l'opinion de Brown-Séquard, applicable au moins à l'acide cyanhydrique, attribuant à la sensation douloureuse excessive provoquée la production d'un réflexe inhibitoire du cœur et des autres grandes fonctions, notamment la respiration].

Le **DITHIOCYANATE DE POTASSE** ($K^2C^2Az^2S^2$) et le **DITHIOCYA-NATE D'ÉTHYLE** $[(C^2H^5)^2C^2Az^2S^2]$ sont toxiques. Administré en injection intra-veineuse, le premier donne naissance chez les animaux aux symptômes que provoquent les sels potassiques (respiration laborieuse, anesthésie, immobilité, arrêt du cœur). Le second provoque, en injection sous-cutanée, chez les lapins, l'œdème du poumon précédé de tremblement de la tête et du tronc (2).

NITROPRUSSIATE DE SOUDE $[Na^2FeC^5Az^5(AzO)]$. Administré aux pigeons à la dose de 0gr.012, il les tue en une heure en provoquant chez eux des symptômes d'intoxication par l'acide cyanhydrique. Ils se manifestent très lentement et s'associent aux vomissements (excitation du centre vomitif). Cette substance donne naissance dans l'économie à du *cyanure de sodium* (3).

MÉTHYLCYANÉTHINE ($C^{10}H^{17}Az^3$). — Donnée à la dose de 0gr.03 (lapins) ou à celle de 0gr.25 (chiens) elle provoque : agitation, accélération de la respiration, élévation de la pression sanguine et convulsions (les muscles masticateurs y participent). A la suite des doses mortelles (0gr.175) le pouls et la respiration dimi-

(1) Calmels, *Comptes-rendus de l'Acad. des Sciences*, t. XCVIII, p. 536.
(2) Högyes, *Arch. f. exp. Path. u. Pharmak.*, Bd IX, p. 127.
(3) Cromme, *Beitr. z. Kenntniss d. Nitroprussidnatr.*, Kiel, 1891.

nuent jusqu'à extinction complète. Chez les grenouilles, c'est son action paralytique qui prédomine (1).

DIAZOMÉTHANE ($CH^2.Az.Az$). — C'est un gaz qui provoque : dyspnée, douleurs à la poitrine, dépression et une sensation de surdité (2).

ÉTHYLÈNE. — Le *gaz oléfiant, élayle* (C^2H^4), provoque la narcose chez les lapins respirant dans une atmosphère en contenant 30 p. 100, et chez les chiens et les chats quand sa teneur atteint 70 à 80 p. 100 (3). Les troubles respiratoires et les convulsions pourraient déjà survenir quand sa teneur est seulement de 6 à 10 p. 100. La respiration dans une atmosphère contenant deux parties d'air pour trois parties d'éthylène provoqua chez l'*homme* : vertiges, céphalée, sensation d'oppression et perte de connaissance. Il est aussi doué de propriétés légèrement enivrantes.

ACÉTYLÈNE. — Les animaux à sang chaud respirant dans une atmosphère contenant 5 à 10 p. 100 d'*acétylène* (C^2H^2) pur, sont narcotisés ; l'air contient-il l'acétylène à doses élevées (15 à 40 p. 100), on voit éclater des troubles respiratoires. L'énergie cardiaque s'affaiblit, les pupilles sont dilatées. La mort d'un chien survient même quand l'air atmosphérique ne contient qu'un cinquième d'acétylène. Le rétablissement peut se produire dès que l'on amène de l'air frais au moyen de la respiration artificielle, mais bien souvent on échoue. Bien plus, il est aussi possible qu'un animal empoisonné meure même quelques heures après qu'on l'a soustrait à l'action du gaz. L'acétylène est un vrai poison malgré les expériences de quelques observateurs, et beaucoup plus toxique qu'on ne l'admet communément aujourd'hui. L'acétylène n'altère pas le sang d'une manière appréciable quoique celui-ci puisse en dissoudre plus des trois quarts de son

(1) WALTON, *Arch. f. exp. Path. u. Pharmak.*, Bd XV, p. 419.
(2) PECHMANN, *Chem. Ber.*, Bd XXVII, p. 1888 ; — BAMBERGER, *id.*, Bd XXVIII, p. 1685.
(3) LÜSSEM, *Exp. Stud. über Kohlenoxyd*, etc., Bonn, 1885.

volume. L'acétylène impur est plus toxique que l'acétylène pur (1).

DIIODACÉTYLÈNE. — Provoque chez les lapins, à la dose de 0gr.2 à 0gr.3 par voie d'injection hypodermique, de l'œdème en des points éloignés du lieu de la piqûre et un abcès au point d'injection, en même temps que tous les symptômes généraux d'empoisonnement par l'iode. Chez les chiens, on voit apparaître de la salivation et des vomissements.

CHLORURE D'ÉTHYLE. — Chez les sujets soumis à la narcose par *l'éther chlorhydrique de l'alcool ordinaire* (C^2H^5Cl) on a vu survenir : secousses musculaires, déviation des yeux, tremblement, ainsi que pouls petit, accéléré. Pas de troubles respiratoires, ni affections secondaires. *Chez les animaux* il survient des troubles respiratoires, des convulsions, et les muqueuses sont irritées. C'est donc un peu inconsidéré que de prétendre que le chlorure d'éthyle pour l'anesthésie générale soit *absolument* inoffensif. Il y a déjà assez d'issues mortelles de telles narcoses. On a même observé la mort d'une jeune fille qui succombait seize heures après l'administration de deux grammes de cette substance pour une anesthésie locale (extraction d'une dent).

BROMURE D'ÉTHYLE. — Le *bromure d'éthyle* (C^2H^5Br) se décompose sous l'influence de l'air et de la lumière en mettant en liberté du brome. Il est rapidement absorbé et s'élimine en majeure partie par les poumons. Une partie est retenue dans l'économie (2) où il est peut-être décomposé en formant des produits plus toxiques, tandis que le brome, ainsi que je l'avais supposé pour les narcoses de longue durée (3), apparaît dans l'urine (2). Il

(1) BROCINER, *Sur la toxicité de l'acétylène*, Paris, 1887 ; — GRÉHANT, *Compt. rend. de l'Ac. des Sciences*, 1895, p. 564 ; — MOSSO et OTTOLENGHI, *Arch. it. de Biol.*, t. XXVI, 1896, p. 325 et mes propres expériences (LEWIN), datant de 1883.
(2) DRESER, *Arch. f. exp. Path. u. Pharmak.*, Bd XXXVI, 1895, p. 285.
(3) L. LEWIN, *Die Nebenwirk. d. Arzneimittel*, 1899, p. 70.

passe au fœtus en cas de narcose de la mère. Dix à quinze grammes suffisent pour provoquer chez l'homme la perte de connaissance et l'analgésie. Des accidents mortels sont survenus à plusieurs reprises (1). A part cinq cas, tous les autres sont dus aux fautes commises. Des dentistes inexpérimentés, des charlatans, quelquefois même des médecins administraient, outre le bromure d'éthyle, encore du chloroforme, ou faisaient inhaler le bromure d'éthyle à doses par trop élevées, ou enfin se servaient de bromure d'éthylène fourni par mégarde, ce qui déterminait la mort. Elle peut avoir lieu dans n'importe quel stade de l'intoxication : soit peu de temps après le début, pendant l'opération et après sa terminaison ou, comme effet secondaire, dans l'espace de vingt à trente heures, accompagnée de cyanose (par arrêt du cœur et de la respiration), parfois de convulsions, opisthotonos ; soit après que se sont associés à la narcose : malaise général, vomissements, lassitude, céphalée. Dans un rapport médico-légal j'ai insisté sur ce que l'administration simultanée ou successive du bromure d'éthyle et du chloroforme constitue une faute contre l'art : encore à l'heure qu'il est je maintiens mon dire. Malheureusement l'étude de la littérature nous démontre d'une manière irréfutable que certains dentistes et médecins sont dépourvus des notions élémentaires concernant des substances semblables ; par exemple, ils ignorent leur dosage.

Ont été observés encore les symptômes que voici : raideur des membres disparaissant rapidement, ou congestion de la face, mydriase, peau cyanosée, accélération du pouls, rarement vomissements (2), strangurie, ainsi que miction involontaire. Le tremblement des membres survient fréquemment (3).

On a noté les *effets consécutifs* suivants : vomissements, diarrhée, épistaxis, vertiges, léthargie, anesthésie et, en cas de doses pouvant donner lieu à des poursuites (80 à 100 gr.), aussi

(1) Sims, *New-York med. Rec.*, 1880, 17 avril ; — Roberts, *Phil. med. Times*, 1880, p. 330 ; — Gleich, *Wiener klin. Wochenschr.*, 1892, n° 11 ; — *Zahnärztl. Wochenbl.*, 1893 ; — Rabuteau, *Comptes-rendus de l'Ac. des Sciences*, t. LXXXIII, p. 1294 ; — G. Pouchet, *Leçons de pharmacodynamie et de matière médicale*, 1re série, p. 313 et 343.

(2) Terrillon, *L'Union méd.*, 1880, n° 62 et n° 92.

(3) Bourneville et d'Olier, *Progrès méd.*, 1881, n° 13.

selles sanguinolentes, irritation pulmonaire, etc. Les *lésions trouvées à l'autopsie* dans les cas mortels rapportés dans la littérature sont sans valeur aucune. On a trouvé de la graisse dans le cœur : comparable en cela au chloroforme, le bromure d'éthyle détermine son immigration.

IODURE D'ÉTHYLE. — Les vapeurs d'*iodure d'éthyle* (C^2H^5I) provoquent chez les pigeons des convulsions et la mort par arrêt du cœur. La mort est précédée de titubation, de parésie des membres inférieurs et d'anesthésie.

SULFATE D'ÉTHYLE. — Ce composé $[(C^2H^5)^2SO^4]$ ne possède pas de propriétés corrosives comme l'acide-éther méthylsulfurique, mais il provoque également des convulsions et de la paralysie.

NITRITE D'ÉTHYLE. — L'*éther éthylique de l'acide azoteux* ($C^2H^5.AzO^2$) provoqua chez les animaux à sang chaud de l'excitation, des convulsions et l'arrêt de la respiration, tandis que chez les grenouilles les réflexes furent abolis (1). Le sang contient de la méthémoglobine. En cas d'intoxication par la « *liqueur anodine nitreuse* » (*éther nitreux alcoolisé*) qui est une solution d'éther azoteux contenant de l'alcool et des aldéhydes et possédant une saveur cuisante, la céphalée, l'accélération du pouls et la cyanose peuvent survenir *chez l'homme* déjà après l'inhalation de petites doses.

A la suite de l'ingestion de 90 à 120 gr. un enfant fut atteint de vomissements, il perdit connaissance, le pouls devint presque imperceptible, les pupilles étaient dilatées, la respiration affaiblie (2). L'application de bouteilles chaudes provoqua la sudation et le pouls s'améliora. Néanmoins les vomissements et la diarrhée se répétèrent, la respiration devint stertoreuse et la mort survint douze heures après le début de l'intoxication. A *l'autopsie* les cavités naturelles dégageaient l'odeur de la subs-

(1) Mac Kendrick, Coats, Newman, *Brit. med. Journ.*, 1880, II, p. 958.
(2) Hill, *Lancet*, 1878, II, p. 766.

tance ingérée, la muqueuse stomacale était enflammée et les intestins présentaient de place en place des ecchymoses.

NITROÉTHANE ($C^2H^5.AzO^2$). — Cet isomère de l'éther azoteux agit sur l'homme d'une manière à peine appréciable (1). Inhalé ou injecté sous la peau des grenouilles, il les anesthésie et, à doses plus élevées, provoque la paralysie du système nerveux central; du reste, les animaux peuvent se rétablir (2).

AZOTATE D'ÉTHYLE ($C^2H^5.AzO^3$). — L'inhalation d'éther azotique provoque la narcose; il survient en même temps de la céphalée, des vomissements et de la raideur musculaire.

CHLORURE D'ÉTHYLÈNE. — La *liqueur des Hollandais*, le *chlorure d'élayle* ($C^2H^4Cl^2$) inhalé, provoque une sensation de brûlure dans les voies respiratoires, l'envie de tousser et des vomissements. Quelque temps après la narcose, on a trouvé, chez les animaux, la cornée opalescente par suite de la destruction de l'endothélium et épaississement consécutif des lamelles cornéennes (3). *Restitutio ad integrum* au bout de quatorze jours environ (4).

BROMURE D'ÉTHYLÈNE ($C^2H^4Br^2$). — Inhalé pendant un quart d'heure par des chiens, il provoque chez eux la paralysie des extrémités et la mort par arrêt du cœur. L'inhalation de cette substance donne naissance chez l'homme à : ralentissement du pouls et de la respiration, conjonctivite, irritation laryngée, de même que bourdonnements d'oreilles. Mort, après vingt-quatre heures, d'un homme chez lequel l'administration du bromure d'éthylène fut suivie de celle du chloroforme.

IODURE D'ÉTHYLÈNE ($C^2H^4I^2$). — Ce dérivé influence la respi-

---

(1) Schadow, *Arch. f. exp. Path. u. Pharmak.*, Bd VI, p. 194.
(2) Filehne, *Centralbl. f. m. Wissensch.*, 1876, p. 868.
(3) Dubois, Panas, *Bul. de l'Acad. de méd.*, 1888, 3 sept. et 3 déc.
(4) Voir au sujet de la toxicité comparée des isomères chlorés du formène, G. Pouchet, *Leçons de pharmacodynamie et de matière médicale*, 1re série, p. 291.

ration plus énergiquement que le bromure et provoque l'épilepsie corticale.

CHLORURE D'ÉTHYLIDÈNE ($C^2H^4Cl^2$). — Inhalé dans un but thérapeutique, ce composé a provoqué chez l'*homme* : excitation, intermittence du pouls et asphyxie. Après réveil de la narcose, les sujets étaient encore atteints de vomissements et d'engourdissement. Deux cas de mort ont été rapportés (1).

L'ÉTHYLÈNEDIAMINE $[C^2H^4.(AzH^2)^2]$ trouvée dans le contenu stomacal d'un sujet atteint de cancer et de dilatation de l'estomac, provoque des convulsions chez les animaux.

L'ÉTHYLIDÈNEDIAMINE $[CH^3.CH.(AzH^2)^2]$, isomère de la précédente et trouvée pendant la putréfaction des poissons, provoque, chez les grenouilles : léthargie, mydriase et mort; chez les cobayes et les souris : salivation, larmoiement, exophthalmie, dyspnée; et chez les lapins, seulement de la salivation, mais parfois la mort brusque après douze à vingt-quatre heures.

La **TRIMÉTHYLÈNEDIAMINE** ($C^3H^8Az^2$) extraite des cultures du bacille-virgule, provoque des convulsions ; la **TÉTRAMÉTHYLÈNEDIAMINE** ($[AzH^2(CH^2)^4AzH^2]$, *putrescine*), provoque de l'inflammation. La **PENTAMÉTHYLÈNEDIAMINE** ($[(CH^2)^5(AzH^2)^2]$, *cadavérine*) se forme par la putréfaction de l'albumine animale. A l'état de base libre, elle agit comme caustique, mais à l'état de sel elle est dépourvue de toute action corrosive et ne provoque pas non plus de troubles de l'état général.

ALCOOL

L'empoisonnement aigu par *l'alcool* (C^2H^6O) a pour causes : assassinat, rarement suicide, ordinairement absorption immodérée des boissons (défis à qui boira le mieux, enfant prenant le

(1) CLOVER, *British. med. Journal*, 1880, II, p. 797; — STEINER, *Arch. f. med. Chir.*, Bd XII, p. 789.

sein d'une nourrice alcoolique, etc.). L'*intoxication chronique* est causée par la mauvaise habitude de prendre de temps en temps l'alcool en grandes quantités. Mais peuvent aussi être atteints d'alcoolisme chronique les courtiers-gourmets-piqueurs, les distillateurs (inhalation de vapeurs d'alcool), de même que les personnes se lavant continuellement à l'*eau de Cologne*.

Il résulte des statistiques sur l'*alcoolisme chronique* que, en *Angleterre*, treize mille deux cent trois personnes ont succombé au délire alcoolique en vingt-huit ans (1847-1874) et mille trois cent cinquante-six en 1888. Dans une période de cinq ans (1876 à 1880), il y eut trente-huit morts causées directement par l'alcool, sur un million d'habitants ; pour la période de 1891 à 1895, cette proportion s'éleva déjà à soixante-huit, ce qui fait un accroissement de 80 p. 100. Chez les hommes, la proportion de cet accroissement n'a été que de 42 p. 100 ; chez les femmes, elle a dépassé 100 p. 100. En 1896, il mourut directement par l'alcool : sur un million d'hommes, quatre-vingt-onze ; et sur un million de femmes, cinquante-deux. Ne sont pas comprises dans cette statistique les maladies du foie dont la mortalité, en Angleterre, dans l'espace de trente ans, a triplé pour les hommes et quadruplé pour les femmes. A Berlin, l'alcool a occasionné la mort de deux cent six individus, de 1871 à 1876 et, à l'Allgemeines Krankenhaus de *Vienne*, de cent quatre-vingt-quinze personnes de 1870 à 1876. Il y avait dans les asiles de Vienne comme aliénés alcooliques : cent soixante-trois hommes et quatorze femmes en 1871, et deux cent vingt-huit hommes et vingt et une femmes en 1882 (1). Le nombre des aliénés alcooliques en *France* s'éleva : pour 1861 à 1865 à 9,6 p. 100; pour 1866 à 1870 à 11,97 p. 100 ; pour 1871 à 1875 à 14,8 p. 100 et pour 1885 à 22,2 p. 100 de tous les sujets atteints de maladies mentales. Le nombre de suicides par alcoolisme qui était de cent trente-sept en 1836 monta en France à huit cent soixante-huit en 1885. Dans les *asiles anglais pour ivrognes* (avec sortie facultative) on trouve sans cesse un nombre d'internés de plus en plus élevé. Dans les hôpitaux *allemands* il y avait, en 1877, quatre mille deux cent

____

(1) Tilkowsky, *Wiener Klinik*, Bd IX, p. 277.

soixante-douze buveurs, c'est-à-dire sujets atteints de délire alcoolique; en 1884 il y en avait huit mille deux cent soixante-dix-huit et, en 1885, dix mille trois cent soixante-huit, dont six cent soixante-treize femmes.

La *consommation de l'eau-de-vie par tête et par an* s'élève à : 2 l. en Italie, 3 l. 81 en Norvège, 6 l. en Angleterre, 8 l. 4 en France, 8 l. 7 en Suède, 9 l. 1 en Allemagne, 9 l. 3 en Russie, 12 l. 8 en Danemark et à 12 l. en Belgique (1). Les dépenses pour l'alcool furent évaluées à 1 555 757 267 francs pour la France seule (2). On consomma en France, seulement sous forme d'*absinthe*, 57 732 hectolitres en 1885 et 129 670 hectolitres en 1892. Dans l'Amérique du Nord il aurait été consommé (par tête) : 2,23 gallons en 1850, et en 1892 seulement 1,5 gallon — c'est ce que je ne crois pas.

Sont consommées dans la majorité des cas des boissons riches en alcool, surtout l'eau-de-vie (alcool dilué contenant des huiles éthérées, des huiles empyreumatiques, des extraits), l'eau de Cologne, les vins, etc. Le *taux de l'alcool (pour 100 en volume)* est : *eau-de-vie* 40 à 50, *cognac* 65 environ, *rhum* 51, *absinthe* 60 environ, *bénédictine* 52, *whisky* 50.3, *wodka* 50, *genièvre* 49, *punch suédois* 26.3, *vin de* Porto 16 à 19, *marsala* 20 environ, *vin du Rhin* 8 environ et *bières* 3 à 6.

La *dose toxique*, soit *léthale*, dépend des circonstances individuelles et de la boisson absorbée. Les chiens périssent quand le sang contient de l'alcool dans la proportion de 1 p. 100. Un enfant de six mois peut succomber après l'administration de deux cuillerées à soupe d'eau-de-vie, tandis que chez un adulte la mort survient à la suite de 500 gr. Une femme s'est donnée la mort en avalant trois quarts de litre de cognac ; et une autre, étant enceinte, en avala 900 c.c. : elle accoucha de deux fœtus morts, resta trente heures sans connaissance, et mourut. Les chevaux et les chiens sont très susceptibles à l'alcool; par contre, j'ai vu que le hérisson en tolérait de très grandes quantités. La toxicité

(1) Voir au sujet de la consommation des boissons alcooliques en France, G. Pouchet, *Leçons de pharmacodynamie et de matière médicale*, 2ᵉ série, p. 274.
(2) Rochard, *Hygiène sociale*, Paris, 1888.

de l'*alcool éthylique* est augmentée quand on l'additionne d'autres alcools ou d'huiles éthérées, soit d'absinthe (voir chapitre suivant). C'est ainsi que, ingérés dans l'estomac (1), les divers alcools tuent 1 kilogr. de chien à la dose que voici : l'*alcool éthylique* à 5-6 gr. ; l'*alcool propylique*, 3 gr. ; l'*alcool butylique*, 1gr.7 et l'*alcool amylique*, 1gr.5. A l'exception de l'alcool méthylique plus toxique que l'alcool éthylique (2), la toxicité des alcools saturés, même envers les champignons inférieurs, augmente avec le nombre d'atomes de carbone contenus dans leur molécule. *Les alcools isomères ne sont point doués d'un pouvoir toxique identique.* L'*alcool isopropylique* est plus toxique que l'*alcool propylique*. L'*alcool allylique* et les autres alcools non saturés l'emportent de beaucoup, de par leur toxicité, sur les alcools saturés (3). L'action tératogénique de l'alcool sur les fœtus est soumise à la même loi. Tandis que, sous l'influence de l'alcool éthylique, sur un nombre donné d'œufs il y avait 34,9 p. 100 de monstres, l'alcool méthylique en produisit 65 p. 100 et l'alcool propylique 87,5 p. 100.

L'action de l'alcool absorbé rapidement, même par les plaies, se manifeste dans l'espace d'un quart d'heure à une heure ou peu de temps après l'administration : la mort survient ou sur-le-champ ou dans les vingt-quatre heures, rarement seulement après plusieurs jours (le malade est alors plongé dans un coma profond). L'alcool arrive dans les divers organes sans avoir subi de changement, le cerveau et les testicules en reçoivent une quantité notable. L'alcool est en majeure partie brûlé dans l'économie ; et cela en proportion d'autant plus considérable que la quantité ingérée est faible. Quant à la formation de l'aldéhyde comme produit intermédiaire, elle est devenue douteuse (4). Si l'alcool est absorbé en grande quantité, une petite partie en est éliminée par l'urine, les poumons, la peau et le lait. Dans le

---

(1) Dujardin-Beaumetz et Audigé, *Comptes-rendus de l'Ac. des Sciences*, t. LXXXI, p. 19.

(2) L'opinion inverse qu'on a soutenue nouvellement (Baer, *Beitrag zur Kenntniss der acuten Vergiftung mit verschiedenen Alkoholen*, Berlin, 1898) n'est pas exacte.

(3) *Comp. plus bas les données spéciales.*

(4) Albertoni, *Sur la transformation de l'alcool*, Bruxelles, 1887.

lait de vaches qui avaient mangé des résidus de distillerie, on en trouvait 0gr.96 p. 100; et 0gr.50 dans le lait de chèvres à qui on avait fait ingérer 100 à 200 c.c. d'alcool. L'odeur exhalée par l'haleine du buveur est due, ainsi que l'ont établi des expériences entreprises il y a déjà soixante ans, soit à l'alcool se trouvant encore dans la bouche ou l'estomac, soit aux parties constituantes volatiles éliminées par les poumons.

L'alcool précipite en la désydratant l'albumine dissoute, ratatine les tissus, surtout les muqueuses, et détruit les globules sanguins rouges. L'alcool concentré cautérise les muqueuses ou y produit des eschares (ces processus sont accompagnés de douleurs), et en cas où l'évaporation est empêchée, il peut provoquer l'inflammation de la peau ou la formation de bulles. Pris à l'intérieur, l'alcool influence les centres vasomoteurs, psychiques, sensitifs et moteurs, ainsi que toutes les sécrétions glandulaires en les stimulant au début et finissant par les paralyser.

Symptômes de l'empoisonnement alcoolique aigu. — *Dans l'ivresse* la face est rouge, il existe de l'hyperexcitabilité : la fantaisie et les sensations sont plus vives, d'où renversement des barrières que les coutumes sociales opposent à la conduite de chacun de nous. Dans l'*ébriété*, l'exaltation de l'ivresse peut continuer à battre son plein, ou bien elle débute par une dépression psychique très accusée. Les mouvements deviennent désordonnés, impossibles, la parole est bégayante, la face pâlit, le malade perd connaissance, le pouvoir de discernement est aboli, ce qui peut l'entraîner à des accès de fureur ou à commettre des crimes; les vomissements, la somnolence et le sommeil profond complètent le tableau de ce deuxième stade. L'*ivresse complète*, survenant ordinairement sans prodromes, est caractérisée par : perte complète de connaissance, relâchement de toute la musculature, pâleur livide de la face, abaissement de la mâchoire inférieure et des lèvres, exophthalmie, irrégularité et affaiblissement de l'énergie cardiaque et de la respiration, abaissement de la température, cyanose, mydriase, coma, sanglotement, trismus et convulsions. Les selles diarrhéiques des enfants contiennent du sang, du

mucus et des lambeaux de la muqueuse (1). On a noté aussi de
l'albuminurie et de la glycosurie. La mort est causée par l'arrêt
du cœur et, plus souvent, par la paralysie du centre respiratoire.
L'ictère survient avant la mort, surtout dans les cas à marche
lente.

Chez un garçon rendu ivre-mort par l'absorption d'eau-de-vie
de pommes de terre on a observé, après une perte de connaissance de six heures de durée, un état ressemblant au délire alcoolique : les accès, survenant à un quart, une demi-heure d'intervalle, étaient caractérisés par des hallucinations, des images
terrifiantes, des mouvements incoordonnés. Les nourrissons
prenant le sein de femmes alcooliques peuvent être atteints
de convulsions. Même après le retour de la conscience, l'adynamie peut encore persister des jours entiers. Les récidives survenant pendant la guérison apparente peuvent se manifester par
des apoplexies, la pneumonie, etc.

ALCOOLISME CHRONIQUE. — Il se présente sous forme d'une
affection du système nerveux avec des troubles psychiques et
somatiques, ou bien il survient de temps en temps des exacerbations revêtant la forme du délire alcoolique aigu (*delirium
tremens*). L'*accoutumance* à l'alcool survient dans des limites
très étendues et, avec le cours du temps, les doses absorbées
sont de plus en plus élevées. La durée de l'alcoolisme varie considérablement d'un cas à l'autre. Quelques buveurs ne supportent
l'alcool que peu d'années sans qu'il survienne des troubles de la
santé, tandis que d'autres le tolèrent pendant un temps très
prolongé. La résistance aux maladies, par exemple le choléra,
est diminuée chez les alcooliques. Le nombre des alcooliques
entrés dans les hôpitaux de Paris, Saint-Pétersbourg, Berlin, etc.,
est plus grand pendant la saison chaude que durant les autres
mois.

Les *symptômes* sont variés : catarrhe gastrique, vomissements
matinaux (pituite), catarrhe du pharynx et des voies respiratoires
(la tuberculose trouverait plus facilement chez les buveurs un

____

(1) Leudet, *Arch. gén. de méd.*, janv. 1867, p. 5.

terrain favorable à son développement), raucité de la voix, prédisposition à la pneumonie, éruptions cutanées et vaso-dilatations (acné rosacée, furonculose). *Chez les buveurs de vin*, on voit apparaître à la face des nodules colorés, pour la plupart, en rouge éclatant ; *chez les buveurs de bière*, ce sont des tubercules de coloration bleuâtre ; la peau du nez est, *chez* la plupart *des buveurs d'eau-de-vie*, lisse et d'un bleu foncé. En cas de névrite multiple, la gangrène partielle (décubitus aux malléoles) se rencontre très rarement. Les taches rouges douloureuses observées sur le corps des alcooliques sont désignées sous le nom d'*érythromélalgie*. Surviennent en outre : tremblement des mains et de la langue, diarrhée, polyurie, albuminurie, très rarement hématurie, de temps en temps incontinence d'urine, impuissance, peut-être aussi stérilité et accouchements prématurés, abcès du foie (surtout sous les tropiques) et cirrhose hépatique. Le cœur fonctionne souvent irrégulièrement.

Les *troubles visuels, uni ou bi-latéraux*, consistent en : xérosis, myosis ou mydriase, pupilles ne réagissant dans tous les cas ni à la lumière ni à l'accommodation, nystagmus, ptosis, parésie de l'oculomoteur externe, nyctalopie et diminution de l'acuité visuelle.

Le *scotome central* (péri et para-central) *pour les couleurs* n'est pas constant. Il existe pour le rouge et le vert, pour le bleu et, très rarement, pour le jaune. La perception des couleurs est complètement abolie dans le domaine du scotome, ou bien les couleurs y sont aperçues d'une manière incorrecte. On rencontre parfois des lacunes absolues dans le champ visuel central, ainsi que la réduction du champ visuel périphérique pour les couleurs ou des rétrécissements concentriques pour le noir et le blanc. L'examen ophthalmoscopique montre souvent la papille troublée ou partiellement anémiée. Les moitiés temporales des papilles, rarement les moitiés nasales, sont pâles ou troubles. Quant à l'hyperhémie de la papille ou aux hémorrhagies rétiniennes, elles ne sont observées que très rarement. La cause de ces troubles est la névrite rétrobulbaire. La guérison peut survenir, mais aussi l'atrophie de la papille (1).

(1) L. Lewin, *Die Nebenwirk. d. Arzneimittel*, 3 Aufl. 1899, p. 239.

Toxicologie. 28

L'*ouïe*, l'*odorat*, et le *goût* sont parfois affaiblis ou complètement abolis.

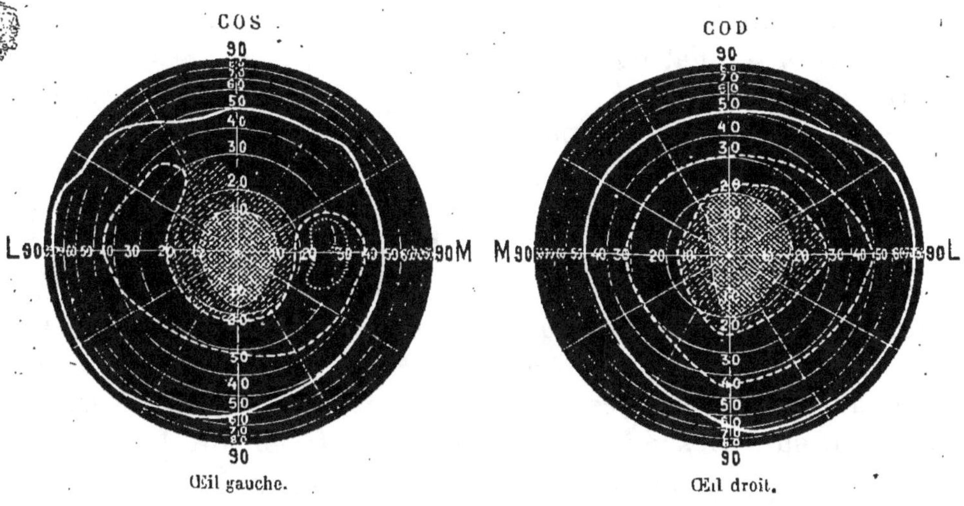

Fig. 10. — Troubles visuels sous l'influence de l'alcoolisme chronique.

Limite des champs visuels :
——————————— lumière blanche.
— — — — — — — lumière bleue.
.... lumière rouge.
×× ×× ×× ×× ×× ×× cécité absolue.
//////////////////// scotome pour le bleu.

De chaque côté : 7/200. Grandes opacités centrales absolues avec, autour, une assez large zone de manque de sensibilité (obscurité) pour le bleu. Le vert n'est pas perçu. Le rouge n'est perçu que dans deux petits îlots excentriques.

Les *lésions du système nerveux* se manifestent par des *phénomènes de dépression* et *d'excitation*. La volonté et le discernement sont atteints chez les alcooliques. Quelques-uns présentent le tableau de l'*hystérie alcoolique*, c'est-à-dire, on observe chez eux diversement combinés : hémi-anesthésie, vertiges, apoplexie, attaques hystéro-épileptiques, possibilité de provoquer ces attaques en pressant sur les zones hystérogènes (muscle sterno-cléido-mastoïdien, par exemple); et, consécutivement, confusion mentale, hallucinations, hémichorée, contractures et mutisme.

L'*épilepsie alcoolique* apparaît, dans la majorité des cas, alors qu'existent déjà d'autres symptômes d'alcoolisme (tremblement, mémoire affaiblie, etc.), soit après un excès, soit à jeun, surtout chez les héréditaires ou à la suite des lésions à la tête. L'épilepsie survenue à la suite de l'ivresse, ainsi que les phénomènes morbides qui l'accompagnent (paralysie des membres, tremblement se produisant à l'occasion d'un mouvement intentionnel, déchéance mentale) peuvent parfois réapparaître même après la suppression de l'alcool.

La *névrite alcoolique* (*neuro-tabes périphérique, pseudo-tabes alcoolique*) présente toujours une marche plus rapide que celle du tabes dorsalis; elle ne survient que chez les sujets abusant régulièrement de l'alcool et peut s'accompagner d'œdèmes, de tuméfaction des jointures, de délirium tremens, de troubles mentaux, d'amnésie, etc. L'affection débute par : lassitude, faiblesse des membres, douleurs aux mollets et tremblements ; les paralysies flasques localisées surtout aux membres inférieurs, mais aussi aux membres supérieurs (fléchisseurs et extenseurs), leur font suite, les muscles s'atrophient, deviennent douloureux d'abord à la pression et ensuite spontanément. Mais parfois il n'existe pas de douleurs malgré la présence de la névrite démontrée par l'examen microscopique. L'ataxie éclate alors en présentant le tableau clinique du tabes (douleurs lancinantes, steppage, etc.). La réaction de dégénérescence est souvent trouvée, par exemple, dans les domaines du nerf péronier et du tibial postérieur. Les réflexes tendineux et cutanés sont affaiblis, rarement exagérés. De place en place on tombe sur de l'analgésie, de l'hyperalgésie, de l'anesthésie et des troubles de la sensation tactile. On rencontre aussi des troubles fonctionnels du côté de la vessie et du rectum. Le manque de ces derniers symptômes n'indique donc pas l'alcoolisme, et leur présence, le tabes. La tuberculose constitue une des complications les plus fréquentes de la polynévrite alcoolique.

Outre les symptômes déjà mentionnés, la *psychose alcoolique* comprend encore : amnésie, confusion mentale, illusions, démence (démence paralytique), manie ou mélancolie (paranoïa). Le *délire alcoolique* peut être considéré comme une exacerbation aiguë survenant dans le cours de l'alcoolisme chronique. Il éclate à la suite de la suppression de l'alcool, après excitation psychique, lésions de la tête, fractures, pneumonie, etc., s'accompagne ou non d'élévation de la température et est essentiellement constitué par des hallucinations : angoisse, manie de persécution, hallucinations tactiles, zoopsie (rats, souris, insectes), manie destructive, insomnie persistante. Le tremblement du muscle de *Brücke* jouerait un rôle dans la genèse des hallucinations visuelles. A la suite d'un délire semblable ou tout à fait indépendamment peut survenir le *somnambulisme alcoolique* (« *trance state* ») durant lequel le sujet, la plupart du temps un épileptique alcoolique, commet des actes dont il n'a pas la moindre notion. Contrairement à ce qui se passe dans le délire alcoolique où l'amnésie n'est que partielle, ici elle est totale. Le délire alcoolique se termine, dans la plupart des cas, par la guérison ; c'est-à-dire que le malade retourne à son état antérieur d'alcoolisme chronique. Mais parfois il est suivi de démence ou d'une autre maladie mentale. La *dipsomanie* (*alcoolisme intermittent*) est considérée comme une mélancolie périodique. Dans un grand nombre de cas, l'alcoolisme finit par amener la mort par marasme en provoquant des troubles fonctionnels de plus en plus graves et de l'hydropisie généralisée.

Peuvent être considérés comme *conséquences de l'abus de l'alcool* (1) : augmentation du nombre des aliénés, des criminels, des suicides, élévation de la mortalité ; déchéance physique, mentale et morale des descendants, qui dans la suite de plusieurs générations deviendront à leur tour des alcooliques, des aliénés ou souvent des criminels. Sur quatre-vingt-trois épileptiques, soixante avaient pour parents des alcooliques. La taille a diminué dans quelques régions vinicoles de la France depuis que l'eau-de-vie y est absorbée en grande quantité (2).

Autopsie. — *Lésions trouvées à l'autopsie des sujets morts d'alcoolisme aigu :* on trouve rarement des taches cutanées rouges et des extravasats sanguins dans les muscles sous-jacents, ainsi que de l'œdème et des bulles. Les cavités naturelles, surtout la cavité crânienne et le cerveau, sentent l'alcool. On l'a retiré en nature de ce viscère à plusieurs reprises. Sous l'in-

(1) Lewis D. Mason, *Quart. Journ. of inebr.*, 1888, vol. X, p. 304 ; — Sollier, *Du rôle de l'hérédité dans l'alcoolisme*, Paris, 1889.

(2) Lancereaux, *Bullet. méd.*, 1891, p. 504 ; — *Bullet. de l'Acad. de Médec.*, 3e sér., t. XXXVI, 1896, p. 367.

fluence de l'alcool concentré, la muqueuse stomacale et intestinale devient friable, ecchymosée, se décolle avec facilité. Les ventricules cérébraux contiennent souvent du liquide en abondance, et les poumons sont congestionnés, quelquefois œdématiés.

L'*alcoolisme chronique* provoque : sur les *méninges cérébrales*, altérations inflammatoires récentes ou de date ancienne avec troubles, épaississements, exsudat fibrineux (pachyméningite hémorrhagique) (1) et adhérences, par exemple de la dure-mère avec le crâne et la pie-mère et de cette dernière avec le cerveau, granulations de Pacchioni très développées et nombreuses, des hémorrhagies dans la substance grise, de même que des lésions en foyer par suite de la dégénérescence graisseuse des parois des vaisseaux ; des lésions catarrhales dans l'estomac et l'intestin, les glandes à pepsine sont surchargées de graisse, la tunique musculaire de l'estomac est hypertrophiée. Le foie présente une surcharge graisseuse et de la cirrhose dans deux tiers de tous les cas étudiés (*gin drinkers liver*). Cette dernière fut constatée aussi chez des enfants qui prenaient l'alcool à la dose quotidienne de 80 gr. environ. Chez les animaux soumis à l'alcoolisme chronique, on a trouvé aussi de la graisse dans les cellules hépatiques ainsi que dans les cellules étoilées de KUPFFER, quelquefois des foyers nécrotiques (2). Quant à la cirrhose, on ne l'a reproduite que rarement chez les animaux.

Le *cœur* contient souvent, au dehors et dans ses cellules, de la graisse, le ventricule gauche est ordinairement hypertrophié, les gros vaisseaux sont athéromateux. Le *rein des alcooliques* est cyanosé, dur ou mou, ou œdémateux. En cas de rein cyanosé, cet organe, augmenté de longueur et d'épaisseur, est diminué de largeur. La congestion est répartie uniformément par toute la substance rénale, ce qui la différencie de celle du rein cardiaque où elle est surtout prononcée aux pyramides de la substance médullaire. L'hydropisie est causée par les altérations cirrhotiques du foie et du rein.

La *névrite alcoolique* se caractérise essentiellement par l'atro-

____

(1) L. LEWIN, *Centralbl. f. med. Wissensch.*. 1874, p. 593.
(2) AFANASSÏEF und KAHLDEN, *Ziegler's Beitr.*, 1890, p. 443.

phie dégénérative des nerfs périphériques moteurs avec prolifération nucléaire dans le tissu conjonctif interstitiel. Les cylindraxes se désagrègent, la myéline se pelotonne et tombe en grumeaux, un grand nombre de fibres ont disparu. La myosite peut coexister avec la dégénérescence nerveuse (prolifération interstitielle, gaines de sarcolemme vides, atrophie ou hypertrophie des fibres musculaires). La moelle épinière ne présente pas d'altérations dans la majorité des cas. Quelquefois on a trouvé : dégénération des faisceaux de Goll et des parties latérales des faisceaux postérieurs dans la région dorsale inférieure, ou atrophie des cellules des cornes antérieures; dans des cas isolés, dégénérescence du noyau du pneumogastrique et hémorrhagies dans le voisinage du noyau de l'oculo-moteur commun. On voit donc qu'une seule et unique cause peut donner naissance à des lésions centrales et périphériques.

Recherche. — Le contenu stomacal, le cerveau, l'urine et les poumons seront alcalinisés légèrement et soumis à la distillation : le distillat laissé en contact pendant un certain temps avec de la chaux calcinée, sera de nouveau distillé. De la sorte, on a réussi à obtenir d'un cerveau 3cc.4 d'alcool bouillant à 78°5 (1). Chauffé avec de l'acide sulfurique et du bichromate de potasse, le distillat prend une coloration verte (oxyde de chrome) et il se dégage l'odeur de l'aldéhyde. Si le distillat est additionné d'iode métallique et de lessive potassique jusqu'à décoloration du liquide, il se produit de l'iodoforme. Cette *réaction de* Lieben est aussi fournie par l'aldéhyde, l'acétone et beaucoup d'autres corps. Le sulfure de carbone et la lessive potassique donnent avec l'alcool de l'acide xanthogénique.

Traitement de l'empoisonnement alcoolique aigu. — Évacuation et lavages de l'estomac, excitation de la peau, infusions concentrées de café, réchauffement des malades, sinapismes aux mollets; ablutions froides, les malades se trouvant dans un bain chaud, et injections sous-cutanées d'une solution diluée d'ammo-

(1) Kuijper, *Zeitschr. f. analyt. Chemie*, Bd XXII, p. 347.

niaque caustique (?). Les lavements au sel de cuisine (une cuillerée à soupe de sel pour deux tasses d'eau) peuvent rendre de signalés services. La saignée sera pratiquée (200 à 400 cc. de sang) chaque fois que le pouls et la respiration sont très atteints et qu'il y a cyanose et mydriase.

On ne réussit que rarement à *guérir radicalement* l'ALCOOLISME CHRONIQUE, c'est-à-dire à déshabituer le buveur de sa passion pour l'alcool. La plupart des remèdes secrets vantés sont composés de substances indifférentes ou de vomitifs. L'*azotate de strychnine* (0gr.005, deux fois par jour en injections sous-cutanées ou par la bouche) ou l'*extrait de strychnos* (0gr.01 par jour) auraient donné de bons résultats. A ce que l'on prétend, en Russie, depuis 1887, la strychnine toute seule aurait guéri plusieurs centaines d'alcooliques. Il est impossible d'élucider si la *suggestion* y joue un certain rôle. En tout cas, dans la littérature médicale il y a des communications sur la guérison de l'alcoolisme par la suggestion hypnotique. Je n'y crois pas, non plus qu'au sérum anti-alcoolique avec lequel on a prétendu avoir guéri un grand nombre d'alcooliques. Cela rentre dans le domaine de la suggestion. Les sels d'or sont, eux aussi, employés comme antidote. La strychnine administrée dans le stade asthénique du *délire alcoolique*, agirait comme calmant des centres corticaux. Dans la plupart des cas, on est obligé d'interner les buveurs dans un asile où l'on combat l'action toxique de l'alcool en restreignant son absorption (1). Le *délire alcoolique* sera traité par l'opium à doses élevées (0gr.1 à 0gr.2!). Le chloral hydraté influençant défavorablement le cœur, d'où possibilité de mort subite, on a raison de mettre depuis longtemps en garde contre son emploi. De plus, il existe des cas où, même donné à la dose de 4 à 6 gr., le chloral hydraté n'exerce aucune influence. On aura recours à la paraldéhyde (3 gr.) ou au bromhydrate de scopolamine (0gr.0005 à 0gr.001). L'alcool, à petites doses, est indiqué en cas de collapsus imminent, mais parfois aussi en son absence. La digitale est également prescrite (infusion de 1 gr. pour 150 gr. d'eau, à prendre en vingt-quatre heures). La

(1) MAGNAN, *Bullet. de l'Académ. de médec.*, 3ᵉ sér., t. XXXIV, 1895, p. 117.

cirrhose, même compliquée d'ascite, a été guérie à plusieurs reprises par le calomel.

Plus importantes et plus intéressantes pour l'humanité sont les *mesures prophylactiques prises pour combattre l'alcoolisme* (1), à savoir l'établissement (privés ou par l'état) des asiles pour les buveurs, la diminution du nombre des cabarets en les imposant d'une patente très élevée, soit, comme c'est le cas en Norvège, en laissant voter tous les hommes et toutes les femmes sur l'opportunité d'ouvrir un cabaret, mais surtout le contrôle sévère des boissons vendues au point de vue de leur qualité (n'admettre tout au plus que l'eau-de-vie contenant jusqu'à 0,1 p. 100 d'alcool amylique et la rejeter absolument dès qu'elle contient même des traces d'alcool méthylique!), la prohibition des essences et bouquets, la rectification obligatoire réalisée par le monopole d'État, par les mains duquel devra passer tout alcool pour être soumis à un contrôle tutélaire avant d'être livré à la vente, l'internement des ivrognes avérés dans des asiles pour les alcooliques, l'encouragement des sociétés de tempérance et la fondation des établissements où l'on ne vend que du café et du thé, pourvu que ces boissons soient en effet de bonne qualité et qu'on ne fournisse pas de produits équivalents à des boissons alcooliques. Quant à la *loi interdisant*, dans quelques états de l'Amérique du Nord, *la fabrication et la vente des boissons alcooliques à moins d'être prescrites par le médecin*, elle est à rejeter puisqu'elle n'a pour résultat que le développement excessif de l'imposture et de l'hypocrisie. Les *teatotalers* n'ont aucune raison de se considérer comme supérieurs à tout le reste de l'humanité, vu qu'ils absorbent souvent à l'excès de la caféine qui n'est autre chose qu'un stimulant.

Je ne regarde pas comme bien efficaces l'emploi des mesures de réglementation et de répression contre l'alcoolisme (2). Ainsi on rapporte de Christiania que jamais on n'avait puni tant de cas d'ivresse dans les rues et d'autres lieux publics que depuis l'édiction des prescriptions plus sévères contre la vente de l'eau-

---

(1) LABORDE, *Bull. de l'Acad. de Méd.*, t. XXXIV, 1895, p. 130 ; — MOTET, *ibid.*, p. 52, etc.
(2) L. LEWIN, *Berlin. klin. Wochenschr.*, 1891, nº 51.

de-vie et de la bière (3616 personnes pendant les quatre premiers mois de l'année 1896).

Boissons alcooliques. — J'ai déjà attiré l'attention sur la mauvaise qualité des boissons alcooliques comme étant la seule cause de toxicité ou en augmentant la gravité. *Je suis persuadé de la défectuosté de n'importe quelle mesure contre l'alcoolisme, du moment que l'on permet de vendre de l'alcool éthylique additionné en grandes quantités de parties constituantes étrangères.* Sous ce rapport il faut surveiller non seulement les boissons absorbées dans l'intérieur du pays, mais aussi celles expédiées dans les colonies. Les produits de tête et de queue de la distillation de l'alcool éthylique ne conviennent en aucune façon à l'organisme de l'homme. Les substances ci-dessous, qui seront encore traitées en détail dans des paragraphes spéciaux, se trouvent dans les boissons alcooliques (1).

1. **Alcools étrangers** (différents de l'alcool ordinaire ou éthylique) : *méthylique, propylique, allylique, butylique, amylique.*

2. **Aldéhydes** : *éthylique, méthylique, furfurol* (2) (aldéhyde de l'acide pyromucique), *salicylique* et *benzoïque* (huile naturelle d'amandes amères). Cette dernière, conjointement avec le *benzonitrile*, serait employée pour la préparation de la « liqueur de noix (brou de noix) » et, donnée à doses élevées, elle provoque des convulsions (3). Une impureté nouvelle des alcools industriels est l'*acroléine* (4) ou *aldéhyde acrylique*, que l'on a rencontrée exceptionnellement dans le whisky et dans des eaux-de-vie du Midi et d'Algérie.

3. **Éthers, éthers composés** (*pour les vins artificiels*) : par exemple, éthers des acides caprique, caproïque et caprylique des alcools de la série grasse, éther méthylique de l'acide salicylique (essence de winter-green), éther de l'acide butyrique, éther œnanthique (huile de marc de raisin, huile de vin), c'est-à-

---

(1) Pour la recherche de ces substances v. Möhler, *Ann. de chim. et de phys.*, 1894, p. 121.

(2) Daremberg, *Bullet. de l'Ac. de Méd.*, t. XXXIII, p. 528 et 646 et t. XXXIX ; ibid., Magnan et Laborde.

(3) *Revue scientifique*, 1887, p. 318.

(4) L. Lewin, *Archiv. f. exper. Path. u. Pharmak.*, Bd XLIII, 1900.

dire, un mélange de caprate éthylique et de caprylate éthylique. Ce dernier est employé pour la fabrication du cognac, du vin de Bordeaux et des essences de fruits ; il irrite les muqueuses et les centres vaso-moteurs et, surtout ingéré avec les huiles empyreumatiques, il peut devenir nuisible à la santé.

4. **Acides** : par exemple, acides acétique, tartrique, butyrique, caproïque, caprylique, caprique.

5. **Huiles éthérées** : L'eau-de-vie est additionnée d'un grand nombre d'essences dont une partie n'est pas encore étudiée au point de vue de leur action. Ainsi que nous l'exposerons encore en détail plus bas, leur mode d'action est très variable. Quoi qu'il en soit, l'action résultant des essences jointe à celle de l'alcool est toujours fâcheuse (1), qu'il s'agisse d'essences convulsivantes ou d'essences paralysantes. Rappelons quelques-uns de ces mélanges : *Eau de Cologne* (on la boit en Russie, en Angleterre, etc.), qui contient beaucoup d'huiles éthérées, telles que : essences de romarin, de fleurs d'oranger, de bergamotte et de citron. On se sert dans le même but en France du *vulnéraire* ou de l'*eau d'arquebuse* qui, outre l'alcool, contient encore dix-neuf huiles éthérées, par exemple : les *essences de sauge, de fenouil, d'hysope, de romarin, d'absinthe, de mélisse et d'origan*. Le vulnéraire provoque une excitabilité morbide, ce qui peut avoir comme suites des crises hystériques, ou éclamptiques, soit enfin des accès épileptiques (2).

6. **Corps azotés** : par exemple, alcaloïdes volatils, comme la *pyridine*, la *collidine* et la *base de Morin* qui sont plus toxiques que l'alcool ; des *amides* et, malheureusement, le *nitrobenzol* (essence de mirbane).

7. **Amers** : par exemple, *lupulin* et *absinthine*, dont l'usage chronique devient nuisible (3).

(1) Lanceraux, *Bull. de l'Ac. de Méd.*, 1895, p. 219 ; — L. Lewin, *Deutsche med. Wochenschrift*, 1895, n° 47.

(2) Cadéac et Meunier, *C. R. de la Société de biologie*, 1891, t. III, p. 214, 261, 455 et suiv.

(3) Consulter également, au sujet des alcools, éthers et des boissons alcooliques, G. Pouchet, *Leçons de pharmacodynamie et de matière médicale*, 2ᵉ série, p. 123 à 380, notamment *Absinthisme*, p. 309.

ÉTHER. — Les *empoisonnements aigus* par l'*éther sulfurique* ($C^4H^{10}O$) sont produits par son usage thérapeutique, ainsi que, dans certains cas isolés, dans les tentatives de suicide ; les *intoxications chroniques* sont provoquées par son emploi comme boisson. L'*empoisonnement aigu* peut amener la mort ou la mort apparente. De 1868 à 1878 on a enregistré, en Angleterre et en Amérique, cent cinquante et un cas de mort (1). Un seul cas de mort ne surviendrait que sur 24 000 narcoses par l'éther. La statistique est naturellement encore aggravée par les cas où l'éther fut administré, par exemple, après le bromure d'éthyle : or, on ne devrait jamais agir ainsi. La dose léthale est, pour l'éther en inhalation, de 8 à 500 gr. qui amènent la mort dans l'espace de quatre minutes à deux heures ; pris à l'intérieur, il tuerait à la dose de 30 à 50 gr. Les causes provoquant la mort par le chloroforme ou y prédisposant (alcoolisme, affections cardiaques, bronchiques et rénales, emploi des vapeurs d'éther par trop concentrées dont 4,5 p. 100, en volume, suffisent déjà pour produire la narcose), peuvent aussi devenir dangereuses quand on se sert de l'éther. Rarement on trouve des personnes qui ne puissent pas être éthérisées. On peut donner à des chevaux jusqu'à 720 gr. d'éther sulfurique sans amener la narcose ; les chiens présentent également une grande tolérance pour cet hypnoanesthésique. Par contre, les brebis succombent très facilement.

Symptômes de l'intoxication par l'éther inhalé. — Vomissements (surtout chez les enfants), pâleur livide de la face, abaissement de la température du corps, refroidissement des membres, irrégularité de la respiration qui devient superficielle et qui finit par s'arrêter brusquement ; cet arrêt de la respiration est ordinairement précédé de petitesse du pouls et de mydriase. Si la mort survient de la sorte, c'est-à-dire, par arrêt du cœur et accumulation de l'acide carbonique dans le sang, le cœur meurt ordinairement le dernier, tandis que, dans des cas isolés, c'est le cœur qui s'arrête le premier (2). De temps en temps, le pouls devient accéléré, petit et irrégulier, la pression sanguine s'abaisse,

<hr>

(1) Dawson, *Brit. med. Journ.*, 1878, p. 289.
(2) Comte, *De l'emploi de l'éther sulfurique*, Genève, 1882, p. 158.

il survient du collapsus, le malade présente le faciès hippocratique, etc. Mais la mort peut encore survenir quelques jours après le rétablissement comme effet consécutif de l'éther, par exemple, par suite d'une pneumonie, accident que l'on a regardé également comme attribuable à une auto-intoxication (aspiration des bactéries buccales).

Chez une *femme ayant avalé 30 gr. d'éther* dans l'ivresse consécutive à l'administration de l'opium, on a observé : refroidissement du corps, tympanisme, hallucinations, illusions, angoisse, manie de persécution, douleurs à l'épigastre, petitesse du pouls, troubles de la respiration. Après plusieurs heures il est survenu : prostration, respiration stertoreuse, râles trachéaux et la mort.

Rappelons encore les *accidents* ci-dessous, moins graves, pouvant survenir pendant et après l'inhalation d'éther : troubles de la respiration par suite de l'abaissement de la base de la langue et de la paralysie des muscles laryngés, sécrétion exagérée des larmes et de la salive, vomissements, accès de toux, irritation catarrhale de la muqueuse des voies respiratoires (bronchite aiguë et broncho-pneumonie, œdème du poumon), rire ou pleurs hystériques, délires, manie, convulsions cloniques ou toniques, opisthotonos, oligurie, albuminurie, glycosurie, diarrhée, ainsi qu'ictère (action irritante des vapeurs d'éther dégluties sur la muqueuse intestinale). L'injection sous-cutanée d'éther peut être suivie de paralysie, de tuméfaction, de suppuration, soit de contracture musculaire. Surviennent encore, entre autres, comme *effets consécutifs de la narcose par l'éther :* expiration pendant quelques jours d'air exhalant l'odeur de l'éther, vomissements, salivation, sueurs profuses, éternûment, toux, broncho-pneumonie, dépression psychique ou excitation psychique, et même, dans certaines conditions particulières, apoplexie (pour la plupart hémiplégie gauche) qui peut emporter le malade après quelques jours (1).

L'*intoxication chronique par l'éther* (ingéré ou sous forme de vapeurs inhalées) ne survient à l'état endémique que dans le

____

(1) Quervain, *Centralbl. f. Chir.*, 1895, XXII, p. 410.

nord de l'Irlande, tandis que dans tout le reste de la terre on ne la rencontre que chez des sujets isolés. *L'ingestion de l'éther ou des gouttes d'Hoffmann* semble être plus fréquente que l'inhalation de ses vapeurs. Chez une femme qui avait pris en tout 180 gr. d'éther, il survint après un mois et demi : tremblement des mains, douleurs à la poitrine et entre les omoplates, vomissements, céphalée, palpitations et crampes aux mollets. Tous ces symptômes auraient disparu huit jours après la suppression de l'éther (1). *L'inhalation d'éther* provoque des troubles comparables à ceux consécutifs à l'inhalation du chloroforme : lassitude générale, faiblesse, anorexie, secousses musculaires et odeur désagréable dégagée par la peau. Un garçon arriva, en neuf ans, à prendre par jour 1 litre d'éther, partie par la bouche, partie sous forme d'inhalations (2).

Autopsie. — On a trouvé entre autres lésions : emphysème pulmonaire, surcharge graisseuse du cœur, contenu stomacal ayant pénétré dans les voies respiratoires, thrombose de l'artère pulmonaire et extravasats sanguins dans le cerveau. Dans d'autres cas, l'autopsie n'a révélé aucune lésion pouvant expliquer la cause de la mort. Toutefois les cavités naturelles dégagent l'odeur de l'éther. Chez les animaux tués par l'éther on trouve une néphrite diffuse hémorrhagique, surtout une glomérulonéphrite qui présente de la tendance à guérir. La *recherche* de l'éther se fait en soumettant à la distillation les masses qui le contiennent et en déterminant son point d'ébullition (34 à 35°). Il est impossible de le déceler longtemps après l'intoxication.

Le *traitement* de l'intoxication par l'éther est analogue à celui de l'intoxication par le chloroforme. C'est la respiration artificielle qui prime tout le reste.

Quant au traitement de *l'intoxication chronique*, on commencera par supprimer le médicament. Mais il y a peu de chance que le malade y renonce définitivement et qu'on arrive à l'en guérir complètement.

(1) Martin, *Gaz. des hôp.*, 1870, p. 213.
(2) Sédan, *Gaz. des hôpitaux*, 1883, p. 844 ; — L. Lewin, *Die Nebenwirk. d. Arzneimittel*, 1899, p. 67.

ALDÉHYDE ÉTHYLIQUE. — L'aldéhyde liquide (C^2H^4O) qui est aussi absorbée par la muqueuse pulmonaire et s'élimine telle quelle par les poumons et l'urine, agit comme anesthésique chez l'homme (1) et les animaux (2); elle tue les chiens à la dose de 0gr.7 par kilo d'animal et, à la dose inférieure de 0gr.3, les enivre. Introduite dans l'estomac, elle n'agit qu'à doses plus élevées. L'aldéhyde éthylique cautérise en précipitant l'albumine, détruit les globules sanguins rouges et donne naissance à la méthémoglobine (cette dernière se forme plus lentement quand ce sont ses vapeurs qui agissent). Administrée à petites doses, elle provoque *chez les animaux* : battements cardiaques plus fréquents et plus énergiques et respiration accélérée, ivresse avec anesthésie, tandis que les doses élevées donnent naissance à des pauses respiratoires suivies d'accélération. Pendant cette asphyxie, la pression sanguine est élevée, les muscles sont paralysés, et la sensibilité ainsi que l'excitabilité réflexe sont abolies. L'administration stomacale ou en injection sous-cutanée provoque des douleurs. L'inhalation de ce médicament provoque *chez l'homme* la sensation d'oppression thoracique et de la toux. Les vapeurs d'aldéhyde provoquent le catarrhe des voies respiratoires chez les ouvriers travaillant dans les *vinaigreries rapides*. L'aldéhyde donnerait naissance chez les animaux à l'artériosclérose, parfois aussi à la cirrhose hépatique, à l'hyperhémie des vaisseaux rénaux, etc. (3).

Recherche. — La solution ammoniacale d'azotate d'argent additionnée de lessive sodique produit un miroir argenté brillant dans les solutions d'aldéhyde jusqu'à 1 p. 1000, dans les solutions à 1 p. 500000 il s'en sépare encore une masse jaune-grisâtre. Une zone jaune apparaît au contact de l'aldéhyde et du chlorhydrate de phénylènediamine. Si l'on ajoute à une solution aqueuse de pépéridine et de nitroprussiate de soude une solution aqueuse d'aldéhyde éthylique à 1 p. 1200, il se produit une coloration d'abord verte passant ensuite au bleu (4).

(1) Boutigny, *Compt. rend. de l'Ac. des Sciences*, 1847, p. 904.
(2) Poggiale, *Compt. rend. de l'Acad. des Sc.*, 1848, p. 337.
(3) Albertoni und Piventi, *Centralbl. f. med. Wissensch.*, 1888, p. 401.
(4) L. Lewin, *Berichte der deutsch. chem. Gesellsch.*, 1899, Bd XXXII, H. 17.

MÉTALDÉHYDE $(C^2H^4O)^6$. — Elle est peut-être brûlée dans l'économie animale en acide acétique ou en acide carbonique. Ingérée par l'estomac à la dose de 0gr.5 par kilo de chien et à la dose de 1gr.25 par kilo de lapin, elle en amène la mort précédée de phénomènes d'excitation : dyspnée, salivation, battements cardiaques accélérés, secousses musculaires, convulsions, trismus et élévation de la température du corps. Presque tous les organes ont été trouvés hyperhémiés (1).

TRIOXYMÉTHYLÈNE $(CH^2O)^3$. — Ce composé agit comme les hypnotiques organiques. Mais la mort survenant avant que le centre réflexe soit complètement paralysé, les réflexes ne sont pas abolis. L'énergie cardiaque diminue rapidement jusqu'à l'arrêt complet. Les pupilles se rétrécissent énormément. La respiration artificielle ne prévient pas la mort. Administré à l'homme, il provoqua des vomissements et des gastralgies (2).

PARALDÉHYDE $(C^2H^4O)^3$. — C'est un hypnotique. La mort peut survenir à la suite des doses élevées (15 à 20 gr. environ) précédée de perte de connaissance, de troubles cardiaques et respiratoires ; la peau est froide, cyanosée, couverte de sueur. Outre la paralysie des centres nerveux (cerveau jusqu'à la moelle allongée), on peut trouver encore de la méthémoglobine. Dans des circonstances spéciales, deux malades furent sauvés quoique chacun d'eux eût avalé 50 gr. de paraldéhyde. Ils dormirent l'un pendant quatorze, l'autre pendant dix-neuf heures. La paraldéhyde s'élimine en majeure partie, même pendant trois jours, par les poumons et l'urine. Aussi peut-on voir survenir, par suite de l'irritation locale des tissus pulmonaires ou rénaux, tantôt de la dyspnée, de l'oppression, de la toux, tantôt de l'albuminurie, de la strangurie, etc. Dans un cas de suicide par la paraldéhyde, on a trouvé l'estomac corrodé (3). La muqueuse

---

(1) Bokai, *Pester med.-chir. Presse*, 27 juin 1886 ; — Coppola, *Ann. di chim.*, série V, p. 140.

(2) Berlioz, *La Semaine méd.*, 1894, n° 20.

(3) Paltauf, *Wiener klin. Wochenschr.*, 1893, n° 49.

stomacale de la paroi antérieure et du pylore était rigide et d'un blanc grisâtre.

Quelques sujets ingèrent la paraldéhyde *d'une façon continue* comme narcotique, d'où intoxication chronique. Un de ces individus ayant pris, comme dernière dose, 60 gr. en vingt-quatre heures devint pâle, débile, le regard fixe; les mains et la langue tremblaient. Il survint ensuite un accès épileptiforme avec perte de connaissance, spasmes cloniques des extrémités, réflexe pupillaire aboli, langue embarrassée et quelques jours plus tard délire. Guérison après quatorze jours (1).

La **SULFALDÉHYDE** (C^2H^4S) rend les animaux somnolents. C'est un poison sanguin qui, après un assez long contact avec le sang, détruit les globules sanguins et ne permet plus d'y reconnaître aucune bande d'absorption. Le **TRITHIOALDÉHYDE** $(C^2H^4S)^3$, homologue de la paraldéhyde, agit comme un hypnotique.

Donné à la dose de 5 à 10 gr., l'**ACÉTAL** (diéthylacétal, $C^6H^{14}O^2$) qui *se trouve dans les produits de tête de la distillation de l'eau-de-vie*, provoque : exanthèmes ressemblant à des taches, narcose (les animaux sont en état de mort apparente) et irrégularité du pouls. L'élimination par les poumons continue pendant plus de quarante-huit heures. On trouve comme effets consécutifs : nausées et lourdeur des membres.

La **THIALDINE** ($C^6H^{13}AzS^2$) tue les grenouilles à la dose de 0gr.02 par 100 gr. d'animal. Les lapins sont moins sensibles à son action. Surviennent chez les premières : narcose, anesthésie, abolition de l'excitabilité réflexe et diminution de l'excitabilité des nerfs moteurs ; chez les deux espèces d'animaux : battements cardiaques ralentis, ou irréguliers.

La **CARBOTHIALDINE** $[AzH^2.CS.SAz.(CH.CH^3)^2]$ provoque, chez les grenouilles, le tétanos et l'arrêt du cœur en diastole. Les lapins y sont réfractaires.

AMIDOACÉTAL ($C^6H^{15}AzO$). —L'administration de 0gr.1 de chlor-

<hr>

(1) Consulter également : G. POUCHET, *Leçons de pharmacodynamie et de matière médicale*, 2e série, p. 73 à 93.

hydrate d'amidoacétal provoque chez les grenouilles : paralysie musculaire (paralysie des terminaisons périphériques des nerfs moteurs), battements du cœur moins énergiques et irréguliers, paralysie des vaso-moteurs et, comme chez les animaux à sang chaud, paralysie de la respiration. La respiration artificielle retarde la mort qui finit par arriver par suite de la paralysie cardiaque.

L'URÉTHANE ($CO.AzH^2.OC^2H^5$) est un hypnotique. Surviennent parfois : nausées et vomissements, polyurie et pouls ralenti, ainsi que comme *effets tardifs* : céphalée, vertige, et en cas d'emploi *chronique* chez les paralytiques : stupeur (1).

Appliqué sur la peau, le **NITROSOMÉTHYLURÉTHANE** y provoque des démangeaisons et des bulles, tandis que l'inhalation de ses vapeurs à odeur sucrée est suivie de catarrhe bronchique, ainsi que d'ophthalmie douloureuse et de troubles de l'accommodation. La cause de ces effets toxiques est peut-être due à sa *transformation* dans l'économie *en diazométhane*.

CHLORAL HYDRATÉ. — Les *empoisonnements aigus par le chloral hydraté* ($C^2HCl^3O+H^2O$) même extrêmement pur, sont causés souvent par son administration, dans un but thérapeutique, à doses par trop élevées ou d'une façon défectueuse (par exemple, injection intra-veineuse effectuée simultanément avec emploi de la morphine), ou par suite de méprises, de son absorption sans avoir consulté un médecin (sirop de chloral hydraté) et des tentatives de suicide. L'action toxique de ce médicament, tout en étant très énergique, *est insidieuse*, aussi est-il à présent de beaucoup moins employé qu'auparavant. Très répandue est l'*intoxication chronique par le chloral hydraté* développée par suite de l'emploi prolongé du chloral dans un but thérapeutique et de l'abus que l'on en fait pour produire la narcose. Sur soixante-trois intoxications compulsées par moi, il y eut vingt et une morts (33,3 p. 100). Le nombre des cas mortels connus dépasse

---

(1) Consulter également : G. Pouchet, *Leçons de pharmacodynamie et de matière médicale*, 2e série, p. 106.

Toxicologie. 29

de beaucoup la centaine. La mort peut survenir déjà à la suite d'une dose de 0gr.9 (1), ou de 1gr.2 (2), ou de 3 gr., tandis que, dans des cas isolés, 10 à 28 gr. tout en provoquant des phénomènes d'intoxication, n'ont pas amené la mort. La mort a lieu ordinairement dans l'espace de trente minutes à cinq heures. L'intoxication est favorisée par les affections cardiaques et respiratoires, le délire alcoolique, la goutte, les maladies du foie, etc.; quant à l'idiosyncrasie envers le chloral hydraté, elle est sujette à caution. Quelques sujets prennent le chloral hydraté comme hypnotique à la dose de 10 gr. et au-dessus pendant un temps prolongé.

Le chloral hydraté est absorbé par la muqueuse et s'élimine dans l'espace de une heure et demie à dix-huit heures, par l'urine principalement, sous forme d'acide trichloréthylglycuronique, et en petite quantité aussi tel quel. Les solutions d'albumine deviennent troubles sous l'influence du chloral hydraté, et, en injection intra-veineuse (3), il provoque la pâleur des globules sanguins rouges, leur gonflement et l'apparition de granulations dans leur intérieur. Les muqueuses, les plaies et la peau sont enflammées par les solutions concentrées de chloral hydraté, ou par ce médicament à l'état pur. Les phénomènes généraux de l'intoxication consistent en : paralysie du centre vaso-moteur, abaissement de la température du corps et de la pression sanguine, affaiblissement de l'énergie cardiaque jusqu'à son arrêt définitif et paralysie progressive des autres centres situés dans le bulbe (centre respiratoire) et la moelle épinière. La mort est causée par la paralysie cardiaque.

Symptômes et marche. — Dans la *forme plus légère* de l'intoxication peuvent apparaître, diversement combinés : irritation de la conjonctive, tuméfaction de l'épiglotte et des cordes vocales supérieures, excoriations et ulcérations buccales avec haleine fétide, sensation de pesanteur à l'épigastre et gastralgie, vomis-

(1) KANE, *Med. Record*, New-York, 1880, p. 702.
(2) L. LEWIN, *Die Nebenwirk. d. Arzneim.*, Berlin, 1899, p. 125.
(3) FELZ et RITTER, *Compt. rend. de l'Acad. des Sc.*, t. LXXIX, 1874, p. 324.

sements, ictère, rétention d'urine, albuminurie, amblyopie, et même cécité jusqu'à ne distinguer que le degré d'éclairage (thromboses cachectiques par suite de la paralysie des vaisseaux) (1), de même que irido-choroïdite avec exsudat dans la région papillaire, trouble dans l'humeur aqueuse et le corps vitré; en outre, altération de la peau (taches, nodules, bulles, hémorrhagies, ulcérations, gangrène), bronchite aiguë, respiration de Cheyne-Stokes, dyspnée, même asphyxie (2); impossibilité de se tenir debout ni de marcher, persistant pendant plusieurs jours (3), ou accompagnant tous les symptômes que nous venons d'énumérer; faiblesse, accélération et irrégularités du pouls, sensation de froid, vertige et collapsus grave avec ou sans cyanose. Dans la *forme grave* de l'intoxication, l'énergie cardiaque diminue rapidement et le malade tombe mort subitement (4), ou il s'endort et s'évanouit, ou il survient de l'excitation et du délire avec hallucinations, le pouls devient à peine perceptible, la température s'abaisse à 30° (5), les membres se refroidissent et la face devient cyanosée, les traits se décomposent. Peuvent s'y associer : dyspnée ou pauses respiratoires durant jusqu'à une demi-minute, aphonie, vertiges (6), fourmillements dans les mains et les pieds, ataxie ou paralysie des membres inférieurs (7), convulsions cloniques (8) et parfois œdème du poumon. La mort a lieu, pour la majorité des cas, dans le coma et par arrêt du cœur. Après la guérison survenue, les malades ressentent encore pendant longtemps des douleurs dans diverses parties du corps; dans des cas isolés ils sont atteints de perte de la mémoire. On a observé des récidives avec terminaison fatale survenues après guérison apparente (9).

(1) STEINHEIM, *Berliner klin. Wochenschr.*, 1875, nᵒ 6, p. 76.

(2) KIRN, *Allg. Zeitschr. f. Psych.*, 1872, p. 316.

(3) MARSH, *Philad. med. a. surg. Reporter*, 1875, p. 45.

(4) NÖTEL, *Allg. Zeitschr. f. Psych.*, 1876, p. 369; — JOLLY, *Aerztl. Intelligenzbl.*, München, 1872, nᵒˢ 13 et 14.

(5) CHOUPPE, *Gaz. hebdomad. de méd.*, 1875, p. 82.

(6) FRANK, *Berliner klin. Wochenschr.*, 1876, nᵒ 37, p. 530.

(7) MANNING, *Lancet*, 1873, p. 789.

(8) BECHTEREW, *Arch. f. Psych.*, 1887, p. 88.

(9) PURDY, *Brit. med. Journ.*, 1889, II, p. 1040.

L'intoxication chronique par le chloral hydraté est répandue dans les pays civilisés ; elle est, en grande partie, le résultat d'un vice. Ont été observés : troubles digestifs, anorexie, haleine fétide, tuméfaction des gencives et petites bulles sur la langue (1), vomissements, amaigrissement, ictère, diarrhée, ainsi que prostration générale. La fièvre s'allume, il survient des exanthèmes, des ulcérations cutanées, le cuir chevelu est tuméfié et œdématié, les cheveux tombent ; panaris et onyxis (2). Apparaissent parfois : névralgies aux mains, douleurs musculaires, plus rarement tremblements, parésie et paralysie des membres inférieurs, palpitations, dyspnée, angoisse, anasarque, albuminurie et affaiblissement des facultés psychiques ou imbécillité. Administré pendant longtemps, le chloral hydraté provoque chez certains aliénés : apathie, stupeur, idiotie, ainsi que plaies profondes par décubitus. *Le chloralisme est plus insidieux que le morphinisme ;* en effet, ayant persisté longtemps sans provoquer des phénomènes bien graves, *il peut déterminer une dyspnée intense et la mort brusque par arrêt du cœur.* Les chloralisés cachectiques peuvent aussi succomber à des affections intercurrentes. La *suppression du médicament* donne naissance aux phénomènes d'abstinence que voici : délire, insomnie, tremblements, diarrhée et collapsus.

Autopsie. — *Lésions trouvées à l'autopsie des sujets morts par suite d'empoisonnement aigu par le chloral hydraté :* si le chloral hydraté a été avalé en nature, la muqueuse stomacale peut être ramollie, érodée, ecchymosée ou atteinte d'inflammation avec hémorrhagies. On a trouvé une fois la perforation dans l'arrière-cavité des épiploons. Dans des cas isolés on constata de l'œdème des poumons, ainsi que l'anémie et l'œdème du cerveau dans le voisinage du corps calleux et des pédoncules.

Recherche. — Les objets à examiner, additionnés de lessive sodique, seront soumis à la distillation à la température de 65° : c'est dans le distillat que sera recherché le chloroforme. —

(1) BROWNE, *Lancet*, 1871, I, pp. 440 et 473.
(2) SMITH, *Lancet*, 1871, II, p. 466.

La solution de chloral hydraté additionnée de sulfhydrate de calcium ($Ca[SH]^2$), prend une coloration rouge (1). La même coloration lui est donnée par la solution de phénol dans l'acide sulfurique (permet encore de reconnaître 1/10 milligr.), ou quand il est chauffé avec de la résorcine et de la lessive sodique. L'*urine* sera évaporée, acidulée par l'acide chlorhydrique et agitée avec l'éther : l'éther ayant été chassé, on voit apparaître des aiguilles cristallines dont la solution dévie à gauche le plan de polarisation et réduit la solution alcaline de cuivre (acide urochloralique). L'acide urochloralique chauffé avec les acides minéraux se dédouble en alcool trichloréthylique et en acide glycuronique. Mais on peut transformer l'acide glycuronique en furfurol et le déterminer (doser). Pour le dosage quantitatif le furfurol distillé est transformé en furfuramide.

Traitement de l'empoisonnement aigu. — Émétiques, lavages de l'estomac, diurétiques, respiration artificielle, ainsi que faradisation du phrénique. Les injections sous-cutanées répétées d'atropine et de scopolamine ont relevé l'action du cœur chez les lapins. La strychnine n'agit pas comme antagoniste (2). On aura recours à l'éther, au musc, etc., aux excitants cutanés (flagellations, etc.) ou aux lavements irritants (teinture de capsicum, solution d'ammoniaque caustique $\overline{\overline{aa}}$ 4 gr. pour un lavement). **PROPHYLAXIE** : *on s'abstiendra* de prescrire le chloral hydraté *autant que possible*, et surtout en cas de délire tremblant. Si l'*intoxication chronique par le chloral hydraté* est due à la mauvaise habitude contractée dans le but de provoquer de temps en temps le sommeil profond, sa suppression, qu'elle soit graduelle ou brusque, n'a que rarement quelques chances de réussir, et ordinairement les récidives ne tardent pas à survenir. La guérison fut obtenue dans un cas en déshabituant le malade petit à petit, en lui administrant de l'arsenic, en prescrivant les bains chauds, l'électricité, etc. Si l'on a affaire à des sujets ayant pris le remède pendant un certain temps dans un but thérapeu-

(1) HIRSCHFELD, *Arch. d. Pharm.*, janv. 1885, p. 26.
(2) HUSEMANN, *Arch. f. exp. Path. u. Pharm.*, Bd VI, p. 346 ; — ORÉ, *Compt. rend. de l'Acad. des Sc.*, t. LXXIV, nᵒˢ 24-26 et t. LXXV, nᵒˢ 1 et 4.

tique, la suppression complète est, dans la plupart des cas, tout indiquée. On pourra le remplacer temporairement par la paraldéhyde (2 gr.).

CHLORALFORMAMIDE ($CCl^3.CHO.HCOAzH^2$). — Donné à la dose de 2 à 6 gr. dans un but thérapeutique, il a provoqué : vomissements, troubles intestinaux, glycosurie, coryza, épistaxis, céphalée, collapsus, convulsions, éruptions cutanées et d'autres effets secondaires analogues. Il met en liberté dans l'économie du chloral hydraté, il agit comme ce dernier, mais moins énergiquement ; toutefois, il peut aussi amener la mort (1).

CHLORALACÉTONE ($CCl^3,CHOH.CH^2CO.CH^3$). — Cette substance paralyse le cerveau, le bulbe, la moelle épinière et irrite les voies urinaires (mictions fréquentes et hématurie). La **CHLORAL-ACÉTOPHÉNONE** est dépourvue de toute action hypnotique. On trouve dans l'urine de la trichloréthylidène-acetophénone.

Le **CHLORALOSE** ($C^8H^{11}Cl^3O^2$), composé de chloral et de glucose, donné à la dose de 0gr.15 à 0gr.6 a provoqué à plusieurs reprises *chez l'homme* : collapsus, affaiblissement de l'énergie cardiaque, tremblement, secousses musculaires, nausées (2).

Le **BROMAL HYDRATÉ** ($C^2HBr^3O+H^2O$) tue les lapins, les cobayes et les chiens à la dose de 0gr.06 à 1 gr. Le cœur est paralysé en même temps qu'est diminuée l'excitabilité de la moelle épinière et des muscles et nerfs périphériques. Surviennent en outre chez les animaux : sécrétion exagérée de la salive et du mucus nasal, irritation des voies respiratoires, dyspnée, cyanose, ralentissement du pouls et convulsions.

IODAL (C^2HI^3O). — Il tue les chiens et les chats à la dose de 2 à 3 gr. (3).

<hr>

(1) Manchot, *Virchow's Arch.*, 1894, Bd CXXXVI, p. 368.
(2) Consulter également, au sujet du chloral et de ses dérivés : G. Pouchet, *Leçons de pharmacodynamie et de matière médicale*, 1re série, p. 596 à 694.
(3) Guyot, *Journ. de chim. méd.*, 1871, p. 570.

ACIDE ACÉTIQUE. — *L'acide acétique* ($C^2H^4O^2$) et le *vinaigre* donnent naissance à des *empoisonnements aigus* intentionnels et accidentels (1), par exemple, par l'absorption de l'acide acétique destiné à la cautérisation (2). Le *chien* est tué en une demi-heure par l'acide acétique donné à la dose de 20 gr., tandis que le vinaigre concentré le fait périr à la dose de 30 gr. en cinq heures (3). En Allemagne, de 1889 à 1901, on comptait trente-cinq intoxications mortelles et trente-quatre non mortelles par l'ingestion de « l'essence de vinaigre concentrée », c'est-à-dire par l'acide acétique aromatisé. Les phénomènes d'intoxication surviennent chez l'*homme* à la suite de l'ingestion de 15 gr. environ de *vinaigre* très fort, et la mort est amenée par 50 gr. environ d'acide acétique anhydre. La cause de la mort doit être cherchée dans la soustraction des alcalis au sang. Les *symptômes de l'intoxication* consistent en : douleur cuisante dans les premières voies digestives, angoisse, sensation d'oppression à la poitrine, dyspnée, refroidissement de la peau et petitesse du pouls ; de temps en temps après nausée préalable, il survient : vomissements, diarrhée, très rarement hématurie ou hémoglobinurie ou albuminurie, et quelquefois arrêt de la respiration (4). Les convulsions peuvent éclater peu de temps avant la mort. L'*intoxication chronique par le vinaigre* se rencontre assez souvent chez les sujets qui l'avaient absorbé pendant longtemps pour être réformés du service militaire, ou chez les obèses qui essayaient de se faire maigrir par l'ingestion du vinaigre. Ont apparu les symptômes morbides que voici : catarrhe de l'estomac, haleine fétide, langue saburrale, pâleur de la face, amaigrissement, pouls faible, perte des forces et anémie.

Lésions trouvées à l'autopsie. — La muqueuse de la bouche, jusqu'à l'intestin, est corrodée, épaissie et boursouflée ; là où le sang vient en contact direct avec l'acide, il se produit des extravasats sanguins brun-noirâtres (hématine).

Recherche. — Les objets à examiner seront extraits par l'eau,

(1) LAUGIER, *Ann. d'hyg.*, 1895, t. XXXIII, p. 170
(2) *Pharm. Zeit.*, 1885, n° 90 et 18 nov. 1885.
(3) ORFILA, *Traité de tox.* (trad. allem), Bd I, 1854, p. 156.
(4) BIRKETT, *Lancet*, 1867, II, juillet, n° 4.

précipités par la décoction de noix de galle et le filtrat sera soumis à la distillation : dans le filtrat on pourra titrer l'acide. Additionné d'ammoniaque presque jusqu'à saturation et de perchlorure de fer, le liquide se colore en rouge foncé (acétate ferrique). Le distillat obtenu de l'objet à examiner sera neutralisé par la soude, desséché et chauffé avec de l'arsenic : l'odeur du cacodyle se dégagera alors.

Traitement. — Magnésie calcinée, solution de soude caustique (2 gr. p. 300 gr. d'eau), lait, émulsion huileuse et lavages de l'estomac. En cas de dyspnée : respiration artificielle, ou même trachéotomie.

Le **VINAIGRE DE BOIS** (*vinaigre pyroligneux*), outre l'acide acétique, contient encore de l'alcool méthylique, du phénol, etc. Par ses propriétés bactéricides, il égale l'eau phéniquée à 5 p. 100. Donné à la dose de 15 gr., il tue les chiens en quarante-huit heures. Inflammation de la muqueuse stomacale. Un cheval périssait chez qui on avait employé ce médicament topiquement à cause d'une maladie du sabot. Ont été observés : douleurs, troubles de la respiration, pouls accéléré et convulsions terminales.

L'**ACIDE MONOCHLORACÉTIQUE** ($CH^2Cl.COOH$) agit comme caustique. Le sel sodique provoque de la somnolence et, chez les chiens, aussi des vomissements. La respiration est accélérée, profonde, dyspnéique, les muscles sont parésiés ou paralysés; la mort survient en convulsions par arrêt de la respiration. Le cœur survit à la respiration. — Toute identique est l'action de l'**ACIDE DICHLORACÉTIQUE**. Il provoque en outre du tremblement chez les chiens et les lapins. — L'**ACIDE TRICHLORACÉTIQUE** est un caustique très énergique. Employé comme caustique, il provoque parfois chez l'homme, comme effet consécutif, de la céphalée. Chez les animaux, surviendraient des symptômes causés par une paralysie d'origine centrale. Mais, ingérés par l'estomac à la dose de 10 gr., les sels de cet acide resteraient sans aucun effet chez les chiens.

Appliqué sur la peau, l'**ACIDE MONOBROMACÉTIQUE** y provoque des bulles. Les effets consécutifs à l'absorption du sel sodique ressemblent à ceux de l'acide monochloracétique. Les grenouilles deviennent rigides et raides comme du bois (1). La mort survient, chez les animaux à sang chaud, au milieu de convulsions, par paralysie du centre respiratoire. Les chiens sont atteints de vomissements. Chez les grenouilles, le cœur bat irrégulièrement; il survient des pauses diastoliques alternant avec des pauses en systole. L'estomac présente des corrosions. Les reins sont congestionnés (2).

L'**ACÉTAMIDE** ($CH^3.CO.AzH^2$) provoque chez les grenouilles l'hyperexcitabilité réflexe et des convulsions, chez les chiens (à la dose de 3 gr. par kilo d'animal, en injection intra-veineuse) elle agit comme narcotique. La **FORMAMIDE** ($H.CO.AzH^2$) et l'**OXAMIDE** sont dépourvues de toute action narcotique (3).

Le **SULFURE D'ÉTHYLE BICHLORÉ** $[S.(CH^2.CH^2.Cl)^2]$, une huile miscible à l'eau, dégage des vapeurs provoquant l'inflammation, ou même la suppuration de la peau et, surtout, des muqueuses; ainsi, par exemple, les oreilles touchées avec ce poison peuvent se détacher et tomber. Inhalé pendant longtemps, il peut amener la mort par pneumonie (4). Le **SULFURE D'ÉTHYLE MONOCHLORÉ** agit moins énergiquement, et le **SULFURE D'ÉTHYLE** est tout à fait inefficace.

L'**ACIDE THIACÉTIQUE** ($CH^3.CO.SH$), en injection intra-veineuse, tue les lapins en provoquant le ralentissement du pouls; la respiration, d'abord accélérée, devient ensuite intermittente, et il survient des secousses musculaires et de l'opisthotonos (5).

ACIDE OXALIQUE. — Les premières intoxications par l'acide oxalique ($C^2H^2O^4$), ou bien le bioxalate de potasse (*sel d'oseille*) sont survenues en 1814. Jusqu'à 1876 on n'en a enregistré que

(1) Pohl, *Arch. f. exp. Path. u. Pharmak.*, Bd XXIV, p. 149.
(2) Frese, *Ueb. d. Wirk. d. Monochloressigs*, etc., 1889, p. 26.
(3) Buchholz, *Theorie d. Alkoholwirk.*, Marburg, 1895.
(4) V. Meyer, Marmé, *Göttinger Nachrichten*, 1886, p. 579; 1887, p. 246; — Leber, *Die Entstehung d. Entzündung*, Leipzig, 1891.
(5) Lang, *Arch. f. exp. Path. u. Pharmak.*, Bd XXXVI, p. 80.

vingt-cinq cas, dans les deux années suivantes (1876 à 1878) il y
en a eu, à Berlin seulement, dix-neuf cas sur quatre cent trente-
deux intoxications ; de 1884 à 1887, on a rapporté treize autopsies
pratiquées à l'institut médico-légal de Berlin ; et, maintenant, ces
intoxications sont encore relativement plus fréquentes dans les
autres pays. Sur les mille quatre-vingt-neuf intoxications de l'année 1894 survenues en Angleterre, il y eut quarante-cinq intoxications mortelles par l'acide oxalique. L'oxalate de potasse, qui
est très employé pour nettoyer les ustensiles en cuivre et pour
enlever les taches d'encre sur le linge, est très accessible malgré
l'interdiction édictée contre sa vente ; on s'en sert souvent pour
le suicide, rarement pour l'homicide. Les intoxications par ce
sel peuvent aussi être dues à ce qu'on le prend pour un autre
sel, par exemple, pour le sel de Sedlitz. La mortalité s'éleva à
58 p. 100. La dose léthale minima était de 5 gr., en moyenne de
12 à 30 gr. Cependant la guérison fut obtenue encore après 15 à
30 gr., et même après 45 gr. La mort peut avoir lieu en cinq à
dix minutes, mais aussi après sept à quinze jours. Les différences individuelles et les conditions extérieures jouent un rôle
important dans l'intoxication et sa terminaison.

Une partie de l'acide oxalique s'élimine par l'urine, une autre
partie se transforme en oxalate de chaux qui peut s'emmagasiner, entre autres, dans l'estomac, l'intestin et les reins. Quant
à l'oxydation de l'acide oxalique, affirmée par les uns, elle est
niée par d'autres. Dans un cas terminé par la mort au bout d'un
quart d'heure, le cerveau et les muscles de la région fessière ne
contenaient pas d'acide oxalique dont la majeure partie se trouva
dans l'estomac et, en quantités décroissantes, aussi dans le foie,
le sang du cœur, le cœur, les reins et l'urine (1). L'acide oxalique *caulérise les muqueuses*, précipite l'albumine de ses solutions, coagule le sang et transforme l'hémoglobine en hématine.
Donné à petite dose, il manifeste plus nettement son action
générale sur le système nerveux (2), le sang, les reins, le cœur.
Le sang devient moins riche en alcalis et plus riche en sucre.

(1) Bischoff, *Ber. d. chem. Ges.*, XVI, 1883, p. 1350.
(2) Kobert und Küssner, *Virchow's Arch.*, Bd LXXVIII, p. 209, et Bd LXXXI, p. 383.

Les doses mortelles abaissent l'énergie cardiaque, la pression sanguine, la température et les processus nutritifs. Les *oxalates neutres* agissent comme les oxalates acides. On admettait que l'acide oxalique formait dans le sang vivant de l'oxalate de chaux qui produirait l'embolie des artères pulmonaires : cette supposition ne s'est pas confirmée; en effet, l'administration de la chaux agit comme antidote dans cette intoxication et des coagulums obturants n'ont nullement été trouvés dans les poumons, mais bel et bien dans tous les endroits où l'acide avait pu exercer directement son action après la mort. Toutes les plantes à chlorophylle sont tuées par les oxalates solubles.

L'administration d'une grande quantité de bioxalate de potasse provoque chez les *chiens* : douleurs, mouvements violents, vomissements, convulsions, raideur des extrémités et la mort. Une petite quantité de ce sel ou du sel neutre fait naître une indicanurie. Le *hérisson* succombe sous l'influence de ces sels comme les chiens; les poules en tolèrent, sans inconvénients aucuns, les plus fortes doses, mais meurent quand on injecte le poison dans le tissu sous-cutané.

[L'expérimentation sur les animaux montre que l'hypothèse d'une précipitation d'oxalate de chaux dans l'appareil circulatoire, pendant la vie, ne saurait être soutenue, car on peut injecter à des mammifères (chiens, chats, lapins, cobayes) des doses considérables d'oxalates alcalins sans voir apparaître de cristaux d'oxalate de chaux dans leur sang. Ce phénomène ne s'observe que chez les animaux à sang froid.

Cependant, il semble que l'on doive attribuer à la soustraction de la chaux dans l'organisme une importance de tout premier ordre dans l'intoxication par l'acide oxalique et les oxalates. En effet, si l'oxalate de chaux n'est pas directement offensif pour l'organisme, dans lequel il reste en dissolution grâce à la présence de certains sels minéraux des plasmas et surtout de matières organiques protéiques, peut-être aussi, en partie du moins, à cause du mouvement du liquide sanguin, la *décalcification*, l'appauvrissement en chaux de certains tissus, leur chaux de constitution étant soustraite et immobilisée à l'état d'oxalate, va exercer sur cet organisme une influence nocive dont le système nerveux paraît subir le premier les atteintes, ainsi que le démontrent les accidents respiratoires et cardiaques dont la précocité et l'intensité sont en rapport étroit avec le degré de l'intoxication.

D'ailleurs les expériences de Cyon (1866), effectuées en vue de contrôler l'opinion d'Onsum, de Christiania (1863), qui attribuait à l'acide oxalique la propriété de précipiter les sels de calcium du sang à l'état d'oxalate insoluble déterminant ensuite des embolies capillaires dans les poumons, ces expériences montrèrent que l'injection de chlorure de calcium à des animaux en cours d'intoxication expérimentale, loin de provoquer des accidents plus rapides et plus graves comme cela aurait dû être si l'hypothèse d'Onsum avait été exacte, favorisait au contraire l'élimination de l'acide oxalique et permettait à ces animaux de résister à des doses sûrement mortelles sans cette intervention.

L'importance prépondérante du rôle joué par le calcium pour le maintien de l'intégrité des humeurs et des tissus, intégrité elle-même en rapport des plus étroits avec leur rôle et l'exercice de leurs propriétés fonctionnelles, est si bien démontrée aujourd'hui, qu'il est à peine besoin de faire remarquer combien l'appauvrissement en chaux des tissus nerveux et musculaire, du sang, du tissu osseux, etc., peut exercer d'influence sur les manifestations biologiques d'un organisme, c'est-à-dire sur les propriétés vitales inhérentes à la matière organisée.]

Symptômes d'intoxication chez l'homme. — Sensation de brûlure dans la bouche et le pharynx, vomituritions, ou vomissements et hématémèses persistant plusieurs jours, gêne de la déglutition, douleurs à l'épigastre s'irradiant aussi entre les omoplates, à l'hypogastre, à la région lombaire et aux jambes. La gorge est rouge, la muqueuse buccale tuméfiée ou parfois blanche, corrodée. Dans quelques cas, survient, deux à vingt minutes après l'intoxication, un tableau clinique tout différent : lipothymie avec ou sans perte de connaissance, abaissement de la température, agitation, plus tard fourmillements et engourdissement des membres, rarement taches prurigineuses ressemblant à la roséole. Les troubles de la miction (anurie, strangurie) persistant plusieurs jours sont presque constants. L'urine contient de l'albumine, parfois du sang, de la méthémoglobine, de l'hématine, des cylindres d'abord hyalins et granuleux, plus tard couverts de gouttelettes graisseuses, de l'oxalate de chaux et du sucre — ce dernier plus fréquemment chez les animaux que chez l'homme. — Souvent ont été observées, même après trois jours, des selles sanguinolentes, ou simplement diarrhéiques contenant de l'oxalate de chaux tétraédrique; l'évacuation alvine a lieu avec ténesme. La marche fâcheuse de l'affection s'annonce par : apathie, affaiblissement et irrégularité du pouls, respiration

superficielle, d'abord accélérée, ensuite ralentie, mydriase, amaurose plus ou moins complète, refroidissement avec crampes douloureuses dans les membres et cyanose. La voix devient rauque,
il survient du collapsus, puis la mort, précédée de trismus et de
tétanos. La guérison peut avoir lieu dans l'espace de quatre à
cinq heures ou seulement après quatre semaines environ.

Autopsie. — Le sang est souvent rouge-cerise clair, mais
l'examen spectroscopique ne révèle aucune altération. J'ai obtenu des résultats négatifs dans mes recherches instituées il y a
plusieurs années pour voir si l'oxyde de carbone participe à
l'intoxication : $(COOH)^2 = CO + CO^2 + H^2O$. On trouve ordinairement dans l'œsophage des corrosions blanches, gris-sale ou
noir-brunâtre (hématine). Le décollement de la muqueuse œsophagienne toute entière est rare. On constate dans l'estomac :
hyperhémie, des hémorrhagies étendues d'apparences diverses
et tuméfaction, ou bien infiltration œdémateuse de la muqueuse,
rarement corrosions profondes. Quant à la perforation de l'estomac rencontrée de temps en temps, elle est, très probablement, un phénomène cadavérique; il faut en dire autant des corrosions du foie, de la rate, du diaphragme, etc. La muqueuse
stomacale, surtout aux points où siège l'hémorrhagie, présente
de légers troubles causés par l'oxalate de chaux. Le dépôt calcaire
se présente sous forme de prismes rhomboédriques, d'aiguilles
ou de deux sphères accolées, rarement sous forme d'enveloppes :
on le reconnaîtra à sa solubilité dans l'acide chlorhydrique. Ce
n'est que rarement qu'on observe un rétrécissement du pylore.
Dans l'intestin, les parties corrodées alternent ordinairement
avec les parties saines. Il peut être corrodé ou transformé en
eschare dans toute son épaisseur ; souvent c'est l'épithélium
tout seul qui est trouble ; les follicules solitaires sont augmentés de volume. Dans les reins on trouve, la plupart du temps
déjà dans l'examen à l'œil nu, presque toujours à l'examen
microscopique, des infarctus blancs d'oxalate de chaux revêtant
les formes sus-décrites; ces infarctus obstruent les canalicules
urinifères à la limite de la substance corticale et de la substance
médullaire. Le dépôt calcaire, qui est ordinairement le moins

accusé dans les canalicules médullaires, fait complètement
défaut dans les glomérules. Dans les reins, généralement congestionnés, la substance médullaire se différencie nettement
d'avec l'écorce : la première est colorée en rouge, la dernière est
jaune, diffluente, trouble ; à l'examen microscopique : tuméfaction trouble de l'épithélium des canalicules contournés. Les
processus interstitiels manquent ordinairement. Dans des cas
isolés, on a trouvé des infarctus hémorrhagiques dans les
poumons.

Recherche. — L'oxalate de chaux est soluble dans l'acide chlorhydrique et presque insoluble dans l'acide acétique. Pour déceler
l'acide oxalique libre, les objets à examiner seront desséchés
puis extraits par l'alcool, l'alcool sera chassé, et la solution
aqueuse d'extrait alcoolique additionnée d'acide acétique et d'une
solution de chlorure de calcium. L'*oxalate de potasse* sera recherché en extrayant les masses par l'eau et les traitant par le chlorure de calcium. Le résidu de ces deux extractions traité par
l'acide chlorhydrique, fournit de l'*oxalate de chaux*. Il est d'autant plus nécessaire d'en faire l'analyse quantitative que l'urine
humaine élimine 0gr.1 environ d'oxalates dont la quantité peut
encore augmenter dans certaines maladies (diabète, oxalurie),
et que les oxalates sont souvent ingérés avec des aliments ou les
médicaments (oseille, lecanora esculenta, rhubarbe). Toutes les
méthodes pour l'analyse quantitative de l'acide oxalique se basent
sur la séparation de l'oxalate de chaux du phosphate de chaux,
le dernier étant soluble dans l'acide acétique ; mais l'oxalate de
chaux n'y est pas entièrement insoluble ; il faut donc extraire
l'acide oxalique avec de l'éther et une petite quantité d'alcool
(5 à 10 p. 100) de l'urine préalablement acidulée (20 c.c. d'acide
chlorhydrique D1,2). Dans un cas d'intoxication avec l'oxalate
de potasse on en trouva la plus grande quantité dans le foie,
mais rien dans les muscles et dans le cerveau.

Traitement. — Lavages de l'estomac, eau calcaire (à prendre
par verres à vin) toute seule ou avec du lait, chlorure de calcium
(5 gr. pour 150 gr. d'eau), ou, pour neutraliser l'acide, carbonate

de magnésie (10 gr. pour 250 gr. d'eau). Les vomissements seront combattus par : morceaux de glace, poudre de racine de colombo (dans beaucoup d'eau). En outre, morphine, analeptiques, bouteilles chaudes, etc.

Quant à l'OXALATE DE CHAUX qui est ingéré avec les plantes susénumérées, il ne cause point d'intoxication chronique, il ne provoque que de l'oxalurie.

L'ÉTHER ÉTHYLIQUE DE L'ACIDE OXALIQUE, inhalé par les chiens et les chats ou injecté sous la peau à la dose de 3 cc., n'agit que comme narcotique, mais est dépourvu de tout effet ressemblant à celui de l'acide oxalique. Cependant je l'ai vu agir comme ce dernier chez des lapins auxquels il fut administré en injections sous-cutanées ; à l'autopsie j'ai trouvé des corrosions intestinales et de l'oxalate de chaux dans les reins.

L'ACIDE OXAMINIQUE ($COAzH^2.COOH$), **l'OXAMIDE** ($COAzH^2.COAzH^2$) et les **OXALURATES** sont toxiques. Tout en étant dépourvus d'action corrosive, ils provoquent des convulsions avec paralysies consécutives, de la glycosurie et des troubles dans les processus d'oxydation ayant lieu dans l'économie. L'*oxamide* donne naissance à des concrétions dans l'appareil urinaire. **L'ACIDE PARABANIQUE** $[CO(AzH^2)^2(CO)^2]$ produit dans l'organisme animal les effets de l'acide oxalique avec les altérations rénales correspondantes.

Donnés à la dose de 0gr.05, l'**OXALÉTHYLINE** ($C^6H^{10}Az^2$), ainsi que son chlorhydrate provoquent, chez les grenouilles, des paralysies et, à dose moins élevée, de l'hyperesthésie et l'affaiblissement de la respiration ainsi que de l'énergie cardiaque. L'oxaléthyline annihile l'action de la muscarine sur le cœur. Injectée sous la peau à la dose de 0gr.2 à 0gr.4, elle provoque chez les animaux à sang chaud : mydriase, diminution de la sécrétion salivaire précédée de salivation, convulsions et phénomènes d'excitation générale. La **CHLOROXALÉTHYLINE** ($C^6H^9ClAz^2$) paralyse plus rapidement et plus énergiquement les nerfs sensitifs et les branches cardiaques du pneumogastrique chez les animaux à sang froid. Chez les animaux à sang chaud, il ne survient pas de mydriase, et l'action excitante est remplacée par une action narcotique. Les *composés méthyliques correspondants* agissent d'une manière analogue.

L'**OXALPROPYLINE** ($C^8H^{14}Az^2$) influence le cœur comme le fait l'oxaléthyline, elle provoque, chez les chiens, le sommeil et la paralysie des membres; chez les chats, elle cause des convulsions et des troubles de la respiration.

PROPYLÈNE (C^3H^6). — Tout en étant inapte à entretenir la respiration, ce gaz ne provoque point de phénomènes d'intoxication chez les animaux.

Injecté dans l'estomac, l'**ALCOOL PROPYLIQUE** $[CH^3(CH^2)^2OH]$ tue les chiens à la dose de 3gr. par kilo d'animal. Les petites doses sont suivies de titubation et de somnolence. — L'**ALCOOL ISOPROPYLIQUE** (CH^3. CH [OH]. CH^3) provoque, chez les animaux, le sommeil, des paralysies motrices et des troubles circulatoires et respiratoires. Il tue les lapins à la dose de 4 cc. par kilo d'animal. L'accoutumance s'établit assez facilement. L'**ALDÉHYDE PROPYLIQUE** (C^3H^6O) irrite les muqueuses comme l'acroléine (1).

L'**ACIDE PROPIONIQUE** ($CH^3.CH^2.COOH$) se forme chez les diabétiques et peut, notamment, agir en diminuant l'alcalinité du sang et des tissus. Injecté sous la peau chez les chats, il provoque des vomissements et, à ce que l'on prétend, la paralysie du cerveau.

Administré aux grenouilles, à la dose de 0gr.2, l'**ACIDE MONOCHLOROPROPIONIQUE** les endormit, tandis que l'**ACIDE MONOIODOPROPIONIQUE**, à la dose de 0gr.2, commence par exagérer l'excitabilité réflexe, puis finit par l'abolir et provoquer le sommeil.

Donné aux grenouilles à doses élevées, la **PROPIONAMIDE** (C^3H^7AzO) exagère les réflexes et provoque des convulsions (2).

Injectée sous la peau d'un cobaye à la dose de 0gr.3, la **PROPYLAMINE** (C^3H^9Az), qui se trouve dans la gélatine en putréfaction et dans les substances produites par l'action des bactéries intestinales sur la gélatine, provoqua des douleurs et amena, après un certain temps, la mort de l'animal.

<hr>

(1) L. LEWIN, *Archiv. f. exper. Pathol.*, Bd XLIII, 1900, p. 364.
(2) BUCHHOLZ. *Theorie d. Alkoholwirkung*, Marburg, 1895.

Le **PROPYLIDÈNEDISULFONE** est inactif sur les chiens.

L'action du **NITRITE DE PROPYLE** est analogue à celle du nitrite d'amyle.

ACÉTONES. — La **DIMÉTHYLCÉTONE** (C^3H^6O) regardée par quelques-uns comme un produit normal de l'échange des matières existant dans l'urine des sujets bien portants (certains auteurs contestent ce fait), s'y trouve sûrement en grande quantité dans certaines maladies, par exemple : le diabète, le carcinome, les convulsions, les troubles digestifs, dans l'urine des femmes enceintes comme signe de la mort du fœtus, et dans les affections à fièvre continue avec température élevée (fièvre typhoïde, etc.). L'acétonurie survient aussi à la suite de l'extirpation du plexus cœliaque ou du pancréas. Ce produit se trouve encore souvent dans l'urine à la suite des narcoses. L'organisme animal fabrique de l'acétone aux dépens de l'alcool isopropylique (1). *L'acide oxybutyrique* ($C^4H^8O^3$) a été extrait de l'urine diabétique. Cet acide qui peut être transformé par oxydation en *acide acétacétique* ($C^4H^6O^3$), doit probablement être considéré comme la substance-mère de l'acétone. La substance colorant en rouge le perchlorure de fer, rencontrée dans certaines urines, est l'acide acétacétique dont les sels, soumis à la distillation, fournissent de l'acétone. L'action toxique de l'acétone, ou bien de l'acide β-oxybutyrique ou de l'acide acétacétique (acétonurie) a été mise à contribution — tout à fait inexactement, à mon avis — pour expliquer le coma diabétique (soustraction des alcalis). La *dose léthale* de *l'acétone*, qui est éliminée par les poumons, est, pour le *chien* et le *lapin*, de 5 à 8 gr. par kilo d'animal. Un *homme* peut consommer en un jour 10 à 20 gr. d'acétone, et un chien 25 gr. (2), sans qu'il survienne aucun trouble. Les chiens supportent bien 20 gr. *d'acide éthyldiacétique* et 10 gr. *d'acide acétacétique*. *L'acide éthyldiacétique* passe en majeure partie sans changement dans l'urine, une petite partie en est détruite dans l'économie. *L'acide acétacétique* se transforme

(1) ALBERTONI, *Arch. ital. de Biol.*, t. V, fasc. 1, p. 75.
(2) FRERICHS, *Zeitschr. f. klin. Med.*, Bd VI, p. 1.
  Toxicologie.   30

dans l'urine acide en acétone, tandis qu'il demeure non altéré dans l'urine alcaline.

Donnée à *dose toxique*, l'acétone provoque *chez les animaux* des mouvements de manège, du tremblement, des paralysies généralisées. Chez les animaux qui inhalent l'acétone au moyen d'une soupape (1), la pression sanguine, le pouls et la respiration augmentent ; plus tard il survient : anesthésie, abolition des réflexes, relâchement de la musculature, glycosurie (peut-être d'origine dyspnéique), et la mort a lieu par arrêt de la respiration. De temps en temps, on a trouvé de l'acétone dans l'urine des sujets restés longtemps sans connaissance, ainsi que dans certaines psychoses ; ces états ont été considérés comme exemples d'*auto-intoxication par l'acétone* (2). Injecté sous la peau des chiens et des lapins, l'*acide éthyldiacétique* a provoqué : hémoglobinurie ou hématurie et dyspnée (3).

Les *lésions anatomiques consécutives à l'intoxication par l'acétone* consistent, chez les cobayes, en : hyperhémie capillaire de la paroi stomacale et de la portion supérieure de l'intestin, chute de l'épithélium, nécrobiose de l'épithélium rénal (lapins) (4) et dégénérescence graisseuse du foie (5), ou, d'après mon opinion, surcharge graisseuse du foie. L'*acide diéthylacétique* donnerait naissance à des altérations semblables.

Recherche de l'acétone. — L'urine ou le distillat de l'urine acidulé par l'acide chlorhydrique, sera additionné de lessive sodique et de quelques gouttes d'iodure de potassium ioduré : il se produit de l'iodoforme. L'oxyde de mercure fraîchement précipité se dissout dans l'acétone : le mercure sera décelé dans le filtrat du précipité à l'aide du sulfhydrate d'ammoniaque. Si l'urine additionnée de potasse caustique et d'un peu de sulfure de carbone est agitée, elle se colore en jaune et, après addition d'une solution de molybdate d'ammonium acidulée par l'acide

(1) TAPPEINER, *Deutsches Arch. f. klin. Med.*, Bd XXXVI, p. 450.

(2) JUFFINGER, *Wiener klin. Wochenschr.*, 1888, n° 17 ; — V. WAGNER, *Wien. med. Presse*, 1896, n° 7.

(3) FLEISCHER, *Deutsche med. Wochenschr.*, 1879, n° 18.

(4) ALBERTONI und PISENTI, *Arch. f. exp. Path. u. Pharm.*, Bd XXIII, p. 393.

(5) BUHL, *Zeitschr. f. Biol.*, Bd XVI, 1880, p. 431.

sulfurique, sa coloration passe au violet. L'aldéhyde colore le liquide en bleu vert. L'urine additionnée de nitroprussiate de soude et de lessive sodique, se colore en rouge passant au rouge-violet sous l'influence de l'acide acétique. L'urine est-elle additionnée d'orthonitrobenzaldéhyde et de lessive sodique, on voit apparaître une coloration verte passant ensuite au vert, et, finalement, il se produit de l'indigo.

La **DIÉTHYLCÉTONE** (*propione*), ($C^5H^{10}O$) agit comme hypnotique à la dose de 1gr.5 par kilo de lapin et à la dose de 1 gr. (en injection sous-cutanée) par kilo de chien. Elle tue les chiens à la dose de 2gr.18 par kilo d'animal (1).

La **DIPROPYLCÉTONE** (*butyrone*), $[CO\,(C^3H^7)^2]$ amène la mort des chiens à la dose de 3 gr. par kilo d'animal. Chez les grenouilles, elle abolit les mouvements spontanés et réflexes et les tue par arrêt du cœur. La **MÉTHYLNONYLCÉTONE** et la **MÉTHYL-PHÉNYLCÉTONE** agissent comme l'acétone, c'est-à-dire à la manière des alcools. L'action des différents membres de cette série n'est pas la même : elle semble devenir plus énergique avec l'augmentation du poids moléculaire. La **DIPHÉNYLCÉTONE** (*benzophénone*) est presque inactive.

Les **ACÉTOXIMES** (*composés oximidés* ou *isonitreux*) se forment aux dépens des cétones et de l'hydroxylamine. Ainsi que le démontre l'absence de toutes altérations sanguines, les acétoximes ne mettent pas celle-ci en liberté dans l'organisme. Les acétoximes agissent à la manière des alcools, ils causent des narcoses (parfois de l'ivresse) et l'abaissement de la pression sanguine. Quant au **CAMPHROXIME** il agit sur les grenouilles comme un excitant énergique (2).

La **PHORONE** ($C^9H^{14}O$), produit de condensation de l'acétone, injectée sous la peau des lapins à la dose de 3 à 4 cc., est éliminée par l'intestin et, d'après mes recherches, elle provoque : péristaltique énergique et selles liquides dégageant une odeur très

(1) ALBANESE et BARABINI, *Arch. de Biol.*, XVIII, p. 75.
(2) OBERMAYER und PASCHKIS, *Monatshefte für Chemie*, 1892, Bd XIII, p. 451.

désagréable analogue à celle de l'huile de moutarde, parésie, somnolence; la mort survient dans l'espace de huit heures. On trouve dans l'estomac des hémorrhagies ponctiformes.

L'**ACIDE CROTONIQUE** ($C^4H^6O^2$) fut trouvé dans l'urine d'un diabétique mort dans le coma (1). Donné à la dose de 2 gr. et même au-dessus, il est non toxique pour le lapin (2). A la dose de 0gr.05 il provoque le sommeil chez les grenouilles. Administré à la dose de 0gr.1 à 0gr.15, l'**ACIDE MONOCHLOROCROTONIQUE** provoque chez les grenouilles : secousses fibrillaires des muscles, narcose, arrêt du cœur en diastole.

Donnée à petite dose aux lapins (IV gouttes par kilo d'animal), la **CROTONALDÉHYDE** (C^4H^6O) provoque chez eux de la dyspnée avec accélération des mouvements respiratoires et lassitude générale. La mort survient en prostration. A doses élevées il produit de l'excitation, et la mort arrive au milieu de convulsions épileptiques.

ACIDE LACTIQUE. — *L'acide lactique obtenu par fermentation* ($C^3H^6O^3$) cautérise les tissus vivants, même pathologiquement altérés, en provoquant les symptômes subjectifs correspondants. Porté sur le larynx, il produit : spasme glottique, toux, vomituritions, vomissements. Pris à l'intérieur, il a provoqué chez l'homme : nausées, vomissements, diarrhée, douleurs à l'abdomen. Il va sans dire que l'acide lactique enlève au sang des alcalis. Cet effet est également produit par l'acide lactique formé dans l'économie (en cas de fermentations intestinales).

Le **LACTATE D'ÉTHYLE** (éther éthylique de l'acide lactique) agirait, à ce que l'on prétend, comme hypnotique chez les animaux à sang chaud et à sang froid aussi bien que chez l'homme. Les doses élevées provoquent chez les animaux des troubles respiratoires et amènent la mort par paralysie de ce centre.

(1) STADELMANN, *Arch. f. exp. Path. u. Pharm.*, Bd XVII, p. 449.
(2) ALBERTONI, *Arch. ital. d. biol.*, t. V, fasc. I, p. 94.

L'ACIDE MALONIQUE ($C^3H^4O^4$) tue les grenouilles à la dose de
0gr.2 à 0gr.25 (1).

GLYCÉRINE. — Chez les animaux auxquels la glycérine ($C^3H^8O^3$)
est administrée en injection sous-cutanée, l'urine contient bientôt
de l'hémoglobine (2), mais aucune substance réductrice. Donnée
à une dose supérieure à 8 gr. par kilo d'animal, elle tue en provoquant : lassitude, somnolence, parfois aussi élévation de la température, vomissements et convulsions (3). A l'autopsie on trouve
les reins congestionnés et l'intestin enflammé. Quant à l'assertion que la glycérine provoque la coagulation du sang pendant la vie, elle repose sur une erreur. Les doses élevées de
glycérine donnent naissance *chez l'homme* à des symptômes rappelant ceux du choléra nostras. Ont été observés à la suite de
100 gr. : refroidissement des extrémités, cyanose, engourdissement, céphalée, ainsi que douleurs lombaires, et élévation de la
température. L'injection de 100 gr. de glycérine entre le chorion
et l'utérus donnait naissance aux symptômes que voici : vomissements, fièvre jusqu'à 40°5, accélération du pouls, dyspnée,
cyanose, hémoglobinurie, méthémoglobinurie et cylindrurie.
La glycérine administrée à des diabétiques dont l'urine ne contient plus de sucre, fait réapparaître la glycosurie. Quant à certains phénomènes d'intoxication, de même que l'issue fatale (4),
observés après l'injection de glycérine iodoformée (1 p. 10) et qui
ont été mis sur le compte de la glycérine, ils ne soutiennent pas
la critique : en effet, on y constate sûrement aussi des phénomènes
d'intoxication par l'iodoforme.

La glycérine, — ce qui est douteux, — apparaîtrait dans l'urine
déjà une heure après son administration et en disparaîtrait au
bout de cinq heures environ (5).

(1) HEYMANS, *Arch. f. Anat. u. Phys.*, 1889, p. 170.
(2) LUCHSINGER, *Arch. f. d. ges. Phys.*, Bd XII, p. 501 ; — ECKHARD, *Centralbl. f. d. med. Wissench.*, 1876, p. 273.
(3) L. LEWIN, *Zeitschr. f. Biol.*, 1879, Bd XV.
(4) SCHELLENBERG, *Arch. f. klin. Chir.*, Bd XLIX, 1894, p. 386.
(5) CATILLON, *Arch. de phys. norm. et path.*, 1877, n°s 1 et 2.

L'ACROLÉINE (C^3H^4O) qui provient de la glycérine avec mise en liberté de deux molécules d'eau, s'obtient en chauffant énergiquement les graisses : c'est un liquide âcre qui irrite les muqueuses et dilate les vaisseaux. Introduit dans l'organisme des animaux il est éliminé tel quel par les poumons qui subissent une irritation allant jusqu'à l'inflammation. Quelques gouttes suffisent pour amener la mort des petits animaux. D'après mes expériences, les lapins meurent par une dose de 0gr.15 à 0gr.20 par kilo d'animal. La dose toxique est beaucoup plus faible. L'issue fatale dépend essentiellement de la force de résistance individuelle des poumons (1). Les industries qui fournissent de l'acroléine (par exemple, les ateliers où les os sont soumis à la coction), sont nuisibles à la santé publique, et ne doivent être tolérées que loin des habitations humaines.

NITROGLYCÉRINE. — (DYNAMITE). — Les empoisonnements par la *nitroglycérine* $[C^3H^5(AzO^3)^3]$ ont pour causes : usage thérapeutique, méprises (on l'a prise pour un autre médicament), homicide par empoisonnement (2) ; rarement ils surviennent chez les mineurs, les ouvriers occupés au ballast des chemins de fer ou à la fabrication de la dynamite. La dose léthale s'est élevée dans un cas à 30gr., mais elle est à coup sûr inférieure. La mort a lieu dans l'espace de quatre à six heures et demie. Administrée aux grenouilles à la dose de 0gr.002, et aux lapins, à la dose de 0gr.006 elle les tue en une minute environ. Les effets cumulatifs ont été observés chez l'homme et les animaux consécutivement à son emploi prolongé. L'accoutumance peut avoir lieu en tant que quelques phénomènes d'intoxication diminuent d'intensité ou n'apparaissent point du tout (3). Les ouvriers dans les *usines de dynamite* peuvent aussi s'y accoutumer. Si le travail a été suspendu pendant une à deux semaines, une nouvelle accoutumance devient nécessaire. Mais on rencontre aussi des sujets dont la

---

(1) L. LEWIN, *Arch. f. exper. Pathol. u. Pharmak.*, Bd XLIII, 1900, p. 351.
(2) HUSEMANN, *Deutsche Klinik*, 1867, p. 83 : — *Vierteljahrsschr. f. ger. Med.*, Bd XXVIII, p. 1.
(3) GREEN, *The Practit.*, févr. 1882.

susceptibilité envers elle reste telle quelle ou même augmente. L'*absorption* se fait par les muqueuses, les plaies et la peau. L'inhalation des vapeurs est également toxique. Pour un grand nombre de personnes prédisposées il suffit d'entrer dans les pièces où est maniée la nitroglycérine, ou de toucher à une poignée de porte enduite de nitroglycérine pour qu'éclate la céphalée, etc. La formation de l'acide azoteux aux dépens de la nitroglycérine est quasi certaine. Chez les animaux surviennent : vomissements, glycosurie, ralentissement des battements cardiaques et de la respiration jusqu'à leur arrêt complet (1). L'abolition des mouvements volontaires est suivie de convulsions, chez les animaux à sang chaud aussi bien que chez ceux à sang froid. La sensibilité est émoussée, l'excitabilité réflexe est abolie. Le sang, épais, foncé, ne contiendrait de la méthémoglobine qu'après la mort de l'animal. Le sang contenant de la nitroglycérine est moins riche en oxygène que le sang normal et ne récupère point son pouvoir d'absorption pour ce gaz.

Symptômes chez l'homme. — Sensation de brûlure à la gorge, nausées, vomissements, coliques et, plus rarement, diarrhée. Les conjonctives s'injectent, la face devient rouge, la pulsation des artères temporales devient visible, il survient des sueurs, rarement une éruption cutanée ressemblant à du purpura. Presque constants sont : céphalée persistante exacerbée par l'absorption des boissons alcooliques, vertiges et engourdissement, parfois aussi photophobie, de temps en temps cécité, rarement délire; quelquefois accès de frissons avec sueurs, parésie ou paralysie des muscles des extrémités ou de la face. La respiration, accélérée d'abord, ne tarde pas à devenir stertoreuse; il survient bientôt de la dyspnée, les battements cardiaques se ralentissent, le pouls devient dicrote, parfois intermittent. La mort peut être précédée de cyanose et de refroidissement des extrémités. La guérison a lieu quelquefois dans l'espace de vingt-quatre à quarante-huit heures. Le catarrhe gastrique peut persister encore pendant quelques jours. Les *ouvriers occupés au mélange et au*

(1) Bruel, *Journ. de l'anat. et de la phys.*, 1876, p. 552.

tamisage de la dynamite sont atteints d'ulcérations chroniques sous-unguéales et aux extrémités des doigts ; ou bien il se déclare, à la paume de la main et dans les espaces interdigitaux, une éruption cutanée ressemblant à du psoriasis furfuracé ; de plus, il s'y forme des rhagades et la main devient très sèche. La guérison survient après l'abandon du métier. Les récidives ne sont pas exceptionnelles.

Autopsie. — Ecchymoses sur la muqueuse stomacale, inflammation catarrhale de l'intestin grêle, tuméfaction des plaques de Peyer et des follicules solitaires, exsudats dans les ventricules cérébraux et œdème du poumon. La bande d'absorption de la méthémoglobine disparaissant quelque temps après la mort, le sang devra être soumis à l'examen spectroscopique aussi peu de temps que possible après la mort.

Recherche. — On s'est évertué en vain à déceler la nitroglycérine dans le foie, le sang et l'urine des animaux intoxiqués. Le contenu stomacal sera extrait par l'éther et le chloroforme, le dissolvant sera chassé et le résidu sera soumis aux réactions que voici : traitée par l'aniline et l'acide sulfurique concentré, ou la brucine dissoute dans l'acide sulfurique, la nitroglycérine se colore en rouge pourpre. Une minime quantité du résidu sera aspirée dans un tube capillaire et portée au feu pour voir s'il détonera. On peut aussi l'injecter aux grenouilles (tétanos).

Traitement. — Vomitifs, lavages de l'estomac, injections de morphine, compresses froides, analeptiques, alcalins.

Les vapeurs développées par l'explosion de la **DYNAMITE** peuvent provoquer des phénomènes d'intoxication. L'action toxique est due principalement à l'acide carbonique qui se forme, mais aussi à l'oxyde azoteux, ainsi qu'à la nitroglycérine non décomposée. L'inhalation de *vapeurs en grande quantité* provoque : vertige, asphyxie, cyanose, immobilité et perte de connaissance, respiration râlante intermittente, refroidissement de la peau et petitesse du pouls. Le malade étant revenu à lui, il survient alors : lassitude, nausées, vomissements, céphalée et pouls intermittent. La mort surviendrait par suite de la paralysie des muscles respiratoires. On trouvera probablement dans le sang des composés reconnaissables au spectroscope. Lorsque le gaz est inhalé *en petite quantité*, il survient : sensation de frissonnement, congestion à la tête, vomissements, céphalée. L'*inhalation chronique* provoque : céphalée, troubles digestifs, tremblement, névralgies, etc. La dynamite au lieu de détoner ne fait-elle que fuser, les vapeurs âcres et à odeur suffocante causent des vomissements, de la céphalée et, après vingt-quatre heures encore, elles peuvent provoquer de la dyspnée, de la cyanose et amener la mort. A l'autopsie, on a trouvé l'œdème du poumon et des ecchymoses dans les voies aériennes. L'état menaçant des malades pourra être amélioré par : respiration artificielle, saignée, excitation cutanée, analeptiques (1).

TRICHLORHYDRINE ($C^3H^5Cl^3$). Administrée à la dose de 2 gr., elle provoque chez l'homme : douleurs de tête ainsi qu'à la région sacro-lombaire, incertitude de la marche, hypoesthésie et plus tard vomissements. Les suites de l'irritation stomacale persistent encore pendant quelques jours (2). La **DICHLORHYDRINE** ne se distingue que par son action irritante plus accusée.

La **TRIACÉTINE** |$C^3H^5 (C^2O^3H^2)^3$| qui se trouve dans l'huile de l'*Evonymus europœus*, est un éther acétique de la glycérine. L'ingestion de I goutte provoque chez les grenouilles : paralysies, secousses musculaires, convulsions et arrêt du cœur en systole ; les lapins périssent par affaiblissement progressif. Administrée à l'homme à la dose de 2 gr., elle cause : élévation de la pression sanguine, céphalée et faiblesse.

ALCOOL ALLYLIQUE. — Cet alcool non saturé (C^3H^6O) se trouve dans l'esprit de bois employé pour la dénaturation de l'alcool. Il a provoqué à plusieurs reprises dans les usines *chez les chimistes :* irritation et hypersécrétion de toutes les muqueuses accessibles, pesanteur douloureuse à la tête et aux yeux long-

(1) Senfft, *Berl. klin. Wochenschr.*, 26 févr. 1877, n° 9, p. 118.
(2) Romensky, *Arch. f. d. ges. Phys.*, Bd V, 1872, p 565

temps persistante, presbytie ; le sujet atteint se sent gravement malade. Les souris périssent dans un espace de temps sept fois moindre environ que sous l'influence de l'alcool propylique. Administré aux lapins, par la bouche, il les tue avec dyspnée, convulsions et asphyxie. La narcose consécutive à l'absorption des alcools de la série grasse ferait ici complètement défaut, ce que je nie d'après mes observations (1). La pression sanguine s'abaisse, l'énergie cardiaque se paralyse et les vaisseaux se dilatent. L'albuminurie apparaît dès que les doses administrées égalent ou dépassent 0gr.1 (2).

SÉNEVOLS. — **SULFOCYANATE D'ALLYLE**. Le *Brassica nigra* (Koch), *Brassica juncea* (Coss.) contiennent le *myronate de potasse (sinigrine)* et un ferment albuminoïde. Le myronate de potasse donne en présence de l'eau :

$$C^{10}H^{18}K\,Az\,S^2O^{10} = C^6H^{12}O^6 + C^3H^5Az\,CS + KHSO^4$$

| myronate de potasse | sucre | isosulfocya-nate d'allyle | sulfate acide de potassium |

Le glucoside de *Sinapis alba* est dénommé *sinalbine*. Le sulfocyanate d'allyle peut aussi être obtenu par synthèse. La sinigrine aussi bien que le ferment ne sont pas, par eux-mêmes, nuisibles à l'organisme animal, tandis que l'huile de moutarde est toxique. Administrée à la dose de 4 gr., l'essence de moutarde synthétique ou naturelle tue les lapins en deux heures, et en quinze minutes à la dose de 16 gr. (3). Elle pénètre à travers toutes les surfaces absorbantes. Ainsi que je l'ai démontré, l'élimination se fait en partie par les poumons. L'urine sent aussi l'essence de moutarde. Son *action locale* se manifeste par l'irritation, ou l'inflammation. Surviennent comme *effets éloignés :* respiration râlante, dyspnéique (elle finit même par s'arrêter) ; et en outre : abaissement de la pression sanguine avec battements cardiaques affaiblis et accélérés, tremblements, lassitude, convulsions, albuminurie,

(1) L. Lewin, *Arch. f. exp. Pathol. u. Pharmak*, Bd XLIII, 1900, p. 366.
(2) Miessner, *Berl. klin. Wochenschr.*, 1891, p. 819.
(3) Mitscherlich, *Preuss. med. Zeitung*, 1843, p. 203.

hématurie, abaissement de la température. On rencontre dans l'estomac une rougeur diffuse et des hémorrhagies.

Administrée à doses élevées, surtout à jeun, la *moutarde* peut provoquer chez l'*homme :* inflammation, ainsi que vomissements, diarrhée, très rarement irritation des reins et de l'utérus. L'action pyrogène semble être moins énergique dans l'estomac que sur la peau et les autres muqueuses. L'essence de moutarde est *reconnue* grâce à son odeur caractéristique ; on peut aussi appliquer sur la peau, en prenant la précaution de la recouvrir soigneusement, la substance suspecte ou celle obtenue par distillation ; de la sorte on s'assurera de son action rubéfiante sur le tégument.

THIOSINNAMINE. — L'*allylsulfo-urée* [CS. AzH (C^3H^5). AzH^2], combinaison d'essence de moutarde et d'ammoniaque, fut administrée comme antimalarique à la dose de 0gr.3 jusqu'à 1gr.2. Ont été observés : céphalée, vertiges, bourdonnements d'oreilles, chromatopsie, nausées, vomissements, diarrhée et coliques, lourdeur des membres et lassitude. Des phénomènes analogues peuvent survenir à la suite de l'emploi en injection sous-cutanée contre le lupus, etc. Donnée à la dose de 1 gr. et au-dessus, la thiosinnamine, ainsi que la **PHÉNYLSULFO-URÉE** et l'**ACÉTYL-SULFO-URÉE** provoquent chez les *animaux* (chiens) : vomissements, somnolence, troubles respiratoires. A l'autopsie on trouve : œdème pulmonaire et hydrothorax (1). Les sulfo-urées doubles (à deux alkyles différents) produisent des troubles moteurs ressemblant à des convulsions et des mouvements forcés.

Administrée à la dose de 0gr.05 l'**ALLYLCYANAMIDE** [CAz. AzH (C^3H^5)] provoque, chez le lapin, du tremblement et l'accélération du pouls, et à la dose de 0gr.1 elle amène la mort au milieu de convulsions cloniques.

ALCOOL BUTYLIQUE. — L'*alcool butylique primaire* $(C^4H^{10}O)$ tue les chiens à la dose de 1gr.7 par kilo d'animal. Indroduit dans l'estomac à la dose de 2 gr. par kilo de lapin et de chien, l'*alcool*

---

(1) **LANGE**, *Ueber Schwefelharnstoffe*, Rostock, 1892.

butylique tertiaire (C⁴H¹⁰O, *triméthylcarbinol*) provoque une excitation ressemblant à l'ivresse; le cœur, la respiration et les réflexes restant normaux. Les doses plus élevées abolissent les fonctions cérébrales.

CHLORURE D'ISOBUTYLE (C⁴H⁹Cl). Inhalé par l'homme, il provoque une excitation intense.

Le **NITRITE D'ISOBUTYLE** peut se trouver dans le nitrite d'amyle mal préparé jusqu'au taux de 10 p. 100. Il influence surtout défavorablement la pression sanguine et la respiration.

Injecté sous la peau des chiens et des chats, l'**ACIDE BUTYRIQUE** (C⁴H⁸O²) provoque chez eux des vomissements et le sommeil.

La **BUTYRAMIDE NORMALE** (C⁴H⁹AzO) excite le centre respiratoire.

La **BUTYLAMINE** (C⁴H⁹AzH²), contenue aussi dans l'*huile de foie de morue jaune*, provoque chez les animaux : exagération de l'activité cutanée et rénale; et, à doses élevées : vomissements, stupeur, lassitude, ou bien convulsions et paralysies.

L'**ACIDE SUCCINIQUE** (C⁴H⁶O⁴) tue les grenouilles à la dose de 0gr.04 à 0gr.05. L'**ACIDE MONOBROMOSUCCINIQUE** (C⁴H⁵BrO⁴) et l'**ACIDE BIBROMOSUCCINIQUE** (C⁴H⁴Br²O⁴), le premier à la dose de 0gr.1 et le second à la dose de 0gr.2 provoquent le sommeil chez les grenouilles : le premier cause aussi l'arrêt du cœur en diastole.

ACIDE TARTRIQUE. — Donné à la dose de deux cuillerées à café environ, l'acide tartrique (C⁴H⁶O⁶) aurait amené la mort d'une femme le cinquième jour après l'intoxication. Les symptômes consistaient en : douleurs abdominales, vomissements, diarrhée ; après vingt-quatre heures survinrent des douleurs abdominales atroces, le quatrième jour se montra du délire, le cinquième jour le pouls devint intermittent. Le diagnostic de l'empoisonnement fut posé en se basant sur l'examen d'un débris de matière toxique. A l'autopsie on trouva des lésions péritonéales, des érosions dans l'œsophage et des hémorrhagies sousséreuses dans l'estomac (1). Pour le pouvoir toxique, c'est l'*acide*

---

(1) TREVITHIK, *Brit. med. Journ.*, 1893, I, p. 1322.

tartrique dextrogyre qui occupe le premier rang, vient ensuite *l'acide tartrique lévogyre* et enfin *l'acide paratartrique. L'acide racémique* est, lui aussi, toxique.

La *crème de tartre (bitartrate de potasse,* $C^4H^4O^6.KH$) peut provoquer la mort. Dans un cas, elle est survenue après l'ingestion de cinq à six cuillerées à soupe ; et dans un cas récent, chez un hydropique en ayant absorbé 400 gr. La mort a eu lieu au milieu des phénomènes de gastro-entérite. Le duodénum et l'estomac étaient atteints d'inflammation très accusée, la majeure partie de la substance se trouvait encore non absorbée. Je considère comme les causes directes de l'issue fatale, d'une part, l'action du potassium et, d'autre part, la diminution de l'alcalinité du sang par l'acide tartrique.

L'ACIDE PYROTARTRIQUE ($C^5H^8O^4$) qui appartient à la série de l'acide oxalique, tue les grenouilles à la dose de 0gr.05 à 0gr.06.

BUTYLCHLORAL HYDRATÉ ($C^4H^5Cl^3O$). La respiration des animaux, ralentie par les petites doses, est arrêtée par les doses élevées, la pression sanguine est abaissée à la suite des fortes doses, les battements cardiaques sont moins fréquents. La paralysie du cœur semble survenir plus brusquement qu'après le chloral hydraté (1). Ont été observés *chez l'homme :* nausées et vomissements, ralentissement de la respiration, arythmie des battements cardiaques, accès de toux (2), céphalée, tremblements; frissons et contractures convulsives des muscles de la mâchoire, thoraciques et abdominaux (3).

PENTANE. — Ayant respiré pendant longtemps dans une atmosphère saturée de pentane (C^5H^{12}), les animaux n'en meurent pas, mais deviennent somnolents, titubent et sont atteints d'anorexie persistant un certain temps. Quelques hommes en ayant inhalé 45 gr., ont ressenti : envie de tousser, brûlure dans les yeux, vertige, céphalée et somnolence.

(1) v. MERING, *Arch. f. exp. Path. u. Pharm.*, Bd III, p. 185.
(2) EMMERT, *Schweiz. Corresp., Bl.*, 1876, p. 97.
(3) TOMMASI, *Iahresber. f. d. ges. Med.*, 1876, I, p. 480.

ALCOOL AMYLIQUE. — Inhalée à l'état de vapeurs, l'huile empyreumatique de l'eau-de-vie de grains dont la partie constituante la plus importante est l'*alcool amylique obtenu par fermentation* ($C^5H^{12}O$) provoque : congestion à la tête, céphalée, dyspnée et irritation des voies respiratoires. Les inspirations deviennent moins étendues. Le point d'ébullition de cet alcool étant plus élevé que celui de l'alcool éthylique, il séjourne plus longtemps dans l'économie, et son adhérence aux tissus de l'organisme, par exemple à la peau des mains, est si intime que l'on ne réussit pas à s'en débarrasser complètement par des lavages répétés. La dose léthale est de 5 gr. par kilo de chien. L'ingestion stomacale de l'huile empyreumatique tue le lapin à la dose de 7 gr. L'excitation du début ne tarde pas à être remplacée par de la dépression cérébrale. Chez les animaux intoxiqués par cette huile administrée en injections sous-cutanées et qui respiraient à travers des soupapes, je n'en ai pas perçu l'odeur dans l'air expiré. On peut la constater dans la cavité abdominale. Des expériences instituées sur l'homme, il résulterait que, prise à la dose quotidienne de 1 gr. à 1gr.3, cette huile n'exercerait aucune influence bien appréciable et que, par conséquent, sa présence dans l'alcool au taux de 0,3 à 0,4 p. 100 devrait être considérée comme inoffensive et, partant, comme permise (1). *Ces deux conclusions sont fausses.* En effet, déjà à la dose de 0gr.5 cette huile provoqua chez moi de l'engourdissement, de la céphalée, de l'envie de tousser, etc., le tout de six à huit heures de durée : or, il existe un grand nombre de personnes qui y réagissent de la même façon. *L'action toxique de l'huile empyreumatique obtenue de l'eau-de-vie de grains est encore exacerbée si elle est absorbée dissoute dans l'alcool éthylique, ce dernier frayant à celle-là l'accès au sang.* Aussi l'alcool éthylique employé comme boisson devrait-il être absolument exempt d'alcool amylique. En tout cas, l'alcool en contenant 0,3 p. 100 doit être prohibé, et la limite extrême encore admissible, fixée à 0,1 p. 100. Dans un cas d'intoxication par cette huile administrée à doses élevées, les premiers symptômes observés ne survinrent qu'après quatre heures

(1) Zuntz, *Sitz. d. Vereines der Spiritusfabrikanten*, **23** févr. 1889.

pendant lesquelles le sujet ne présentait rien d'anormal : le sujet en question perdit alors connaissance, devint cyanosé, la respiration se ralentit et devint intermittente ; l'air expiré sentait le nitrite d'amyle ; on trouva dans l'urine de l'alcool amylique en très petite quantité. La respiration artificielle longtemps continuée sauva la vie au malade.

L'ACIDE VALÉRIANIQUE (*acide isopentylique*, $C^5H^{10}O^2$) s'est montré inefficace administré en injection sous-cutanée. D'après quelques auteurs, il agirait comme un hypnotique.

Administrée en injection intra-veineuse l'**AMYLAMINE** ($C^5H^{13}Az$), qui se trouve aussi dans l'*huile de foie de morue jaune*, provoque, chez les animaux à sang chaud, du tremblement et des convulsions ressemblant à celles consécutives à la strychnine. Diminution du nombre des pulsations et abaissement de la température (1). La mort survient précédée de cyanose, de mydriase et de collapsus. L'amylamine est éliminée par les poumons. Malgré l'apparition des symptômes menaçants, le chien survit à 1 gr. de chlorhydrate d'amylamine. L'amylamine libre irrite les muqueuses comme le fait l'ammoniaque (2). L'action de l'**ISOAMYLAMINE** est identique à celle de l'amylamine.

AMYLÈNE. — Un des amylènes (C^5H^{10}) était employé autrefois en inhalations comme anesthésique : il a provoqué plusieurs cas de mort. Dans un cas, après l'inhalation de 20 gr. d'amylène, le pouls disparut brusquement et, consécutivement à la dyspnée et à la cyanose, la respiration ne tarda pas à cesser à son tour (3). Ont été observés en outre : convulsions toniques, rire et cris spasmodiques. Les nausées et les vomissements persistent encore après la cessation de la narcose.

PENTAL. — L'inhalation de *triméthyléthylène* (C^5H^{10}) a provoqué des empoisonnements graves et même mortels. Les centres respiratoire et circulatoire sont encore plus sensibles au pental

(1) Dujardin-Beaumetz, *C. R. de l'Ac. d. Sc.*, t. LXXVII, p. 1247.
(2) Buchheim, *De trimethylamino*, Dorpat, 1854.
(3) Snow, *Med. times. and gaz.*, 1857, 18 avr. et 18 août.

qu'à l'éther et au chloroforme (1). Il tue par arrêt de la respiration. Dans un nombre de cas relativement grand, la narcose était suivie d'albuminurie et d'hématurie. Survinrent souvent : cyanose, collapsus, asphyxie.

L'IODURE D'AMYLE ($C^5H^{11}I$) inhalé provoqua chez les animaux à sang chaud des vomissements, de la dyspnée ; et la mort a eu lieu par paralysie cardiaque. **L'AMYLALDÉHYDE** est douée de propriétés analogues.

HYDRATE D'AMYLÈNE. — Donné à la dose de 2 à 3 gr. le *diméthyléthylcarbinol* ($C^5H^{12}O$) provoque le sommeil, parfois seulement après un stade d'excitation. Il irrite les muqueuses. La respiration et le cœur peuvent être atteints et la température s'abaisser. Comme effets tardifs surviennent : somnolence avec abolition des réflexes et céphalée. A la suite de 28 gr. avalés dans une tentative de suicide il survint : perte absolue de la conscience, respiration stertoreuse, petitesse du pouls et myosis. La somnolence dura pendant quarante-huit heures. Guérison le sixième jour. Comme conséquences persistantes : expectoration muqueuse profuse venant du larynx et des bronches.

NITRITE D'AMYLE. — Lorsqu'il est inhalé, l'*éther amylique de l'acide azoteux* ($C^5H^{11}AzO^2$) passe dans le sang ; ce passage s'effectue plus lentement s'il est injecté dans le tissu cellulaire sous-cutané : on peut sentir, au lieu d'injection, l'odeur du nitrite d'amyle quelques jours après son introduction (2). Il donne au *sang* une coloration *brunâtre (formation de méthémoglobine*; v. planche spectroscopique) lorsqu'il est mis en contact direct avec lui, aussi bien que chez les animaux intoxiqués (3). Si les animaux continuent à vivre pendant vingt-quatre heures, la méthémoglobine ne tarde pas à disparaître. Cette altération du sang (4) peut jouer un rôle dans l'apparition de la dyspnée.

(1) Reysschoot, *Contrib. à l'étude du pental.*, Gand, 1892, p. 39.
(2) Hoffmann, *Arch. f. Anat. u. Phys.*, 1872, Heft. 6, p. 746.
(3) Jolyet et Regnard, *Gaz. méd. de Paris*, 1876, n° 29, p. 340 ; et Giacosa, *Zeitschr. f. phys. Chemie*, Bd III, p. 54.
(4) Filehne, *Arch. f. Anat. u. Phys.*, 1879, p. 385.

Injecté sous la peau des lapins à la dose de 0 gr.2, il provoque chez eux de l'albuminurie et de la glycosurie (1) disparaissant après douze à trente heures. La pression sanguine s'abaisse, le pouls s'accélère ; cette accélération est due à la diminution du tonus du centre du pneumogastrique (2). A doses plus élevées il paralyse le cœur, provoque des convulsions (3) et abaisse la température. La dilatation des vaisseaux y compris celle des vaisseaux péritonéaux, est attribuable à la paralysie du centre vasomoteur ou des appareils vasomoteurs périphériques. La mort est précédée de la paralysie progressive des muscles.

[Les expériences de MM. François-Franck et Dugau ont nettement démontré que le mécanisme de l'action vaso-dilatatrice était un mécanisme actif, c'est-à-dire s'exerçant par excitation des vaso-dilatateurs ; et *surtout* d'origine périphérique, c'est-à-dire s'exerçant plutôt sur les éléments vaso-moteurs propres des vaisseaux que sur les centres vaso-dilatateurs bulbo-médullaires (4)].

Suivant l'individualité, *les phénomènes transitoires d'intoxication diffèrent d'un homme à l'autre*. L'inhalation est immédiatement suivie d'élévation de la température. Si la quantité inhalée était suffisante, un point tracé sur un mur de couleur claire apparaît comme un cercle jaune entouré d'une, auréole bleu-violet ; l'acuité visuelle peut baisser aussi. Ont été observés encore quelquefois : sensation de chatouillement à la gorge, toux, vertiges, céphalée ou angoisse, délires sensoriels, tremblements, mydriase, palpitations, respiration laborieuse, oppressée, envie de vomir (5), plus rarement collapsus avec pâleur du visage, inspirations convulsives, refroidissement de la peau et pouls lent filiforme. La dyspnée peut céder temporairement la place à l'apnée. *L'absorption de 12^{gr} de nitrite d'amyle environ* a causé : perte de connaissance de courte durée, vertiges, catarrhe gastrique, vomissements, accélération des battements cardiaques et

(1) Sebold, *Ueber Amylnitrit-Diabetes*, Marburg, 1874.
(2) Mayer und Friedrich, *Arch. f. exp. Path. u. Pharm.*, Bd V, p. 55.
(3) Pick, *Arch. f. klin. Med.*, Bd XVIII, p. 129.
(4) Voir : G. Pouchet, *Leçons de pharmacodynamie et de matière médicale*, 1re série, p. 358 et suiv.
(5) Schroeter's, *Zeitschr. f. Psych.*, Bd XXXII, p. 530.

Toxicologie. 31

pâleur. Guérison dans l'espace de vingt-quatre heures. Un cas de mort serait survenu dix jours après l'inhalation de vapeurs de nitrite d'amyle se dégageant spontanément dans la chambre à coucher d'un médecin.

A l'*autopsie des animaux*, on a trouvé : sang coloré en brun-chocolat, transsudats séreux profus sentant le nitrite d'amyle dans les cavités thoracique et abdominale, et congestion considérable du foie. **Recherche du nitrite d'amyle** : *point d'ébullition à 97°;* on utilisera en outre son odeur et la dilatation vasculaire (surtout des vaisseaux de la tête) survenant chez l'homme, même après l'administration de petites doses.

Le **NITROPENTANE** ($C^5H^{11}AzO^2$) est l'isomère du nitrite d'amyle. Même l'inhalation de XVIII gouttes n'altère en rien *chez l'homme* le pouls, ni le calibre des vaisseaux. *Chez les animaux* surviennent : convulsions ou accès d'épilepsie, irrégularités de la respiration, ralentissement du pouls, salivation. Chez les grenouilles, il provoque la paralysie du cerveau, de la moelle épinière et des terminaisons périphériques des nerfs moteurs.

GUANIDINE. — L'injection sous-cutanée de 0gr.005 de sulfate d'*imido-urée* ($CAzH^2.AzH.AzH^2$) provoque chez les grenouilles des secousses fibrillaires (excitation des terminaisons intramusculaires des nerfs moteurs), plus tard des mouvements d'extension et du tétanos. L'injection sous-cutanée de 1 gr. de ce sel cause chez les *chiens* : vomissements, parésie de la partie postérieure du corps, extension convulsive des extrémités, convulsions généralisées et respiration accélérée, laborieuse. La guérison ne survient qu'après un temps prolongé. La dose léthale pour le chien est de 2 gr. en injection intra-veineuse (1).

L'**AMIDOGUANIDINE** (CH^6Az^4) et la **MÉTHYLGUANIDINE** ($C^2H^7Az^3$) qui se trouve aussi dans la viande gâtée, agissent comme la guanidine. L'administration de 0gr.2 a provoqué chez les cobayes : évacuation profuse de l'urine et des matières fécales, mydriase, respiration profonde laborieuse, paralysie des extrémités, dyspnée, et la mort survient dans l'espace de vingt minutes.

---

(1) GERGENS und BAUMANN, *Pfluger's Arch.*, Bd XII, p. 209 ; — JORDAN, *Dorpater Arb.*, Bd XI et XII, 1895, p. 253.

La **BENZALAMIDOGUANIDINE** ($C^8H^{10}Az^4$) ne provoque des convulsions que chez les animaux à sang chaud. Sa partie constituante la plus active, c'est la *benzaldéhyde*.

CRÉATININE. — Donnée par la bouche, à un chien à la dose de 8 gr. et à un cobaye à la dose de 0gr.2, la créatinine ($C^4H^7Az^3O$) s'est montrée non toxique. Mais injectée sous la peau, elle a provoqué : coma, convulsions et la mort. Injectée sous la peau de *l'homme* à la dose de 0gr.18 elle exercerait une influence stimulante sur le cœur.

GROUPE DE LA XANTHINE. — La **XANTHINE** ($C^5H^3Az^4O^2$), un des produits de dédoublement des *nucléines* (outre la *guanine*, *l'hypoxanthine* et *l'adénine*) provoque chez les grenouilles la paralysie de la moelle épinière et la rigidité musculaire (les muscles empoisonnés sont raccourcis). La **PARAXANTHINE** (*méthylxanthine*), trouvée dans l'urine de l'homme, provoque chez les grenouilles : mouvements paresseux, abolition des mouvements spontanés et de l'excitabilité réflexe. A l'autopsie : emphysème pulmonaire. Surviennent chez les animaux à sang chaud : parésie du train postérieur et exagération de l'excitabilité réflexe jusqu'au tétanos. Ce produit trouvé en abondance dans l'urine des migraineux, des épileptiques, etc., fut considéré comme la cause de ces affections (auto-intoxication). La **DIMÉTHYLXANTHINE** (*théobromine* $C^7H^8Az^4O^2$), provoque chez les grenouilles (rana escul.) la rigidité musculaire, et l'animal tout entier entre graduellement en extension ; chez les animaux à sang chaud, elle cause en outre l'irritation du cerveau et des reins (1). La rigidité musculaire provoquée par la **TRIMÉTHYLXANTHINE** (v. *caféine*) pour ne pas être aussi accusée que celle consécutive à la théobromine, persiste en revanche plus longtemps que celle causée par la xanthine et la théobromine. Les vaisseaux en seraient obstrués du vivant de l'animal, ce que je juge erroné (2). Elle se transforme dans l'économie en xanthine (3). L'**HYPOXANTHINE** (*sarkine*, $C^5H^4Az^4O$) à la dose de 0gr.025 à 0gr.1, outre

(1) Filehne, *Arch. f. Anat. u. Phys.*, 1886, p. 72.
(2) Sackur, *Archiv. für pathol. Anat.*, Bd CXLI, Heft 3.
(3) Albanese, *Arch. f. exp. Path. u. Pharm.*, Bd XXXV, 1895, p. 449.

l'excitabilité réflexe exagérée, provoque, dans l'espace de six à vingt-quatre heures, chez les grenouilles, des accès spontanés de convulsions qui aboutissent à un spasme d'extension ressemblant au tétanos caféinique. L'**HÉTÉROXANTHINE** (méthylxanthine annexée au noyau de l'urée), agit chez les grenouilles d'une façon analogue à la paraxanthine, mais moins énergiquement ; chez les animaux à sang chaud, elle est très peu efficace.

GUANO. — La mort est survenue chez les animaux ayant bu de l'eau où avaient été lavés des sacs de guano. Donné à dose peu élevée, le guano provoque chez l'homme des douleurs abdominales et de la diarrhée. D'après toutes probabilités, la **GUANINE**, appartenant aussi au groupe de la xanthine, participe à cette action toxique.

PÉTROLE. — 1. Le *pétrole brut* (bitume liquide, naphte) peut provoquer des phénomènes d'intoxication générale s'il est inhalé sous forme de vapeurs, ou absorbé en nature par la peau. Les ouvriers, par exemple, qui en aspirent les vapeurs dans des cuves à pétrole, perdent connaissance et sont atteints d'asphyxie. Les pupilles sont rétrécies, le pouls est à peine perceptible ; la toux, les nausées et, comme affection consécutive, la pneumonie (1), peuvent survenir après que le malade est revenu à lui, ou la mort peut avoir lieu si les vapeurs sont souvent inhalées (2). Des émigrants qui, pendant une certaine durée de temps s'étaient cachés sur un vaisseau dans un réservoir à pétrole vide, furent tous intoxiqués ; six en sont même morts. Les *distillateurs de pétrole* se plaignent d'engourdissement et d'irritation de la muqueuse nasale, et les ouvriers occupés à l'extraction du pétrole dans les Carpathes sont atteints de : syncope, hallucinations, palpitations, faiblesse générale et asphyxie. On trouve dans les conduits souterrains : *éthylène, acide carbonique, oxyde de carbone* et *hydrogène sulfuré*.

L'intoxication par la peau fut décrite par moi d'après mes

(1) WEINBERGER, *Wiener Med.-Halle*, 1863, p. 379.

(2) CHITTENDEN and FARLOW, *Bost. med. Journ.*, 1892, 23 juin. Malgré l'opinion des auteurs, ce cas est bel et bien une intoxication mortelle par le naphte.

observations personnelles en Pennsylvanie,. et j'ai institué les premières recherches expérimentales avec le pétrole (1). Surviennent, par exemple, chez les ouvriers employés aux pompes pour extraire le pétrole : acné à tous les stades, nodules, tubercules, bulles purulentes, tumeurs, etc., pour la plupart avec une base indurée.

2. *Produits de rectification du pétrole* dont le point d'ébullition ne dépasse pas 150°.

a) Pentane, v. p. 477.

b) Ether de pétrole (mélange de pentane et d'hexane). Ses vapeurs ont provoqué : perte de connaissance, cyanose, nystagmus et évacuation involontaire de l'urine et des fèces. Administré à la dose de 5 gr., il donne naissance, chez les lapins, à des selles diarrhéiques contenant du pétrole (2).

c) Benzine de pétrole (mélange d'hexane et d'heptane). A la suite de 12 gr. pris à l'intérieur, la mort est survenue *chez l'homme* après dix-sept heures ; elle était précédée de : perte de connaissance, trismus, météorisme, diarrhée et troubles respiratoires. Un garçon de deux ans mourut dix minutes après avoir avalé une gorgée de benzine. Lorsque le malade va guérir ces symptômes aigus peuvent être suivis pendant quelque temps d'un état plus ou moins soporeux ou de coliques, d'albuminurie, d'hématurie et de cylindrurie. *Les animaux* seraient tués par 6 gr. environ par kilo d'animal. *Les vapeurs de benzine* provoquent chez l'homme : perte de connaissance, refroidissement et cyanose de la peau, abolition des réflexes, mydriase ou myosis, secousses musculaires, troubles respiratoires avec râles sibilants, vomissements, accélération du pouls atteignant 100 battements. L'état soporeux peut persister jusqu'à vingt-quatre heures et l'engourdissement pendant une semaine. On ne rencontre que rarement des individus s'enivrant par les vapeurs de benzine de pétrole. Ce sont les hallucinations et les visions qui prédominent dans ce genre de narcotisme.

d) Ligroïne (mélange d'heptane et d'octane). Il agit comme l'éther de pétrole.

(1) L. Lewin, *Arch. f. pathol. Anat.*, Bd CXII, 1888.
(2) L. Lewin, *l. c.*

3. *Pétrole à brûler* (point d'ébullition : 150 à 250°), *huile minérale*. Ingéré à des doses allant jusqu'à 750 gr. (on l'a pris pour une autre boisson, tentative de suicide, d'homicide par empoisonnement, etc.), il n'a que très rarement amené la mort. Ce sont quelques petits enfants que l'on a vu succomber dans ces conditions. Les animaux peuvent aussi être empoisonnés par le pétrole. La dose léthale est de 6 cent. cub. par kilo de chien, tandis que 4 cent. cub. ne produisent que vomissements et diarrhée. Une onction sur la peau, pratiquée sur plusieurs chevaux atteints de gale, avec 1 kilo 5 de pétrole, a provoqué la mort de ceux qui furent atteints de paralysie, tandis que les autres éprouvèrent seulement quelques symptômes d'excitation nerveuse. L'intoxication chez l'homme se présente sous deux formes :

a) Forme gastrique : sensation de brûlure, soif, vomissements, coliques et selles diarrhéiques sentant le pétrole, ictère, miction douloureuse, haleine dégageant l'odeur du pétrole, ainsi que le fait la peau. L'urine contient de l'albumine, des cylindres et, à ce que l'on prétend, du pétrole. Cette dernière affirmation est fausse : le pétrole trouvé provenait de l'intestin des femmes intoxiquées (1).

b) La *forme cérébrale* se caractérise par : engourdissement, céphalée, vertige, pouls petit, parfois accéléré, respiration normale ou haletante, collapsus, myosis ou mydriase, perte de connaissance; plus rarement, stupeur ou convulsions. Chez les matelots déchargeant des tonneaux de pétrole, on a observé de l'excitation suivie de narcose. *La forme gastrique survient en cas de prédominance, dans le pétrole, des parties constituantes à température d'ébullition élevée; la forme cérébrale s'observe toutes les fois que prédominent les parties constituantes à température d'ébullition basse.* J'ai trouvé dans l'urine des animaux intoxiqués de l'albumine, mais jamais de pétrole; en revanche, j'y ai décelé un corps précipitant par l'acide azotique, soluble sous l'influence de la chaleur et dans l'éther.

4. *Huile volcanique, huile lourde* (point d'ébullition au-dessus de 250°). Une femme, qui absorba une demi-tasse d'huile lourde, fut atteinte de gastralgies, de vomissements, d'hématémèses; la

----

(1) L. LEWIN, *l. c.*

langue devint rouge, les pupilles étaient inégales, réagissaient paresseusement, le pouls monta à 120 et les selles sanguinolentes contenaient de la paraffine. Guérison.

Il y a des individus qui boivent le pétrole ou l'huile lourde à la place d'alcool.

L'*huile à armes* provenant des résidus de la fabrication du pétrole, a provoqué de nombreux cas de maladie sous forme de cholérine (1).

L'*huile à pain* employée pour la panification, peut aussi donner naissance à des troubles gastro-entériques et, ainsi qu'il résulte de mes recherches sur le pétrole, secondairement à des phénomènes d'intoxication générale.

La **PARAFFINE** produirait assez souvent sur la peau et les muqueuses des carcinomes (cancer des ramoneurs).

[Certains auteurs ont attribué à la présence de composés arsenicaux dans la suie la production du cancer des ramoneurs. Il est fort probable que plusieurs causes différentes concourent à cette production].

L'**HUILE DE VASELINE** injectée sous la peau des lapins provoque chez eux des troubles cardiaques, respiratoires et moteurs.

Traitement. — En cas de nécessité : respiration artificielle, friction des extrémités ; ou bien saignée, stimulants, vomitifs et purgatifs, lavements à l'eau chaude, entéroclysmes poussés aussi haut que possible dans l'intestin, émulsions et bains de vapeur.

DÉRIVÉS DE LA BENZINE

BENZOL. — Le benzol (C^6H^6) séjourne longtemps dans l'économie où il s'oxyde lentement. L'urine devient plus riche en acides sulfo-conjugués (2). Les corpuscules sanguins se dissolvent, le sang se colore en rouge-brique. Les phénomènes d'intoxication que voici surviennent chez les animaux à sang

(1) Reboud, *Arch. de méd. et de pharm. milit.*, 1893, p. 114.
(2) Baumann und Herter, *Zeitschr. f. physiol. Chemie*, Bd I, p. 264.

chaud après l'administration de 6 à 10 cc. : respiration irrégulière, pouls petit, secousses musculaires et tremblement. Chez
les grenouilles plongées dans une solution de cinq gouttes de
benzol pour un demi-litre d'eau, il survient d'abord de l'hyperexcitabilité réflexe et finalement la paralysie des extrémités.

L'*inhalation prolongée de cette substance dans un but thérapeutique* a causé *chez l'homme* : bouillonnements dans la tête,
secousses musculaires et dyspnée. Quelques hommes tolèrent
bien même l'*ingestion* quotidienne de 8 gr. de benzol. Après
l'ingestion par mégarde de doses plus élevées (9 à 12 gr.) apparaissent : vomissements, engourdissement, marche titubante,
renvois à odeur de benzol, perte de connaissance, petitesse et
accélération du pouls, les pupilles ne réagissent plus. Dans un
cas semblable le délire n'éclata qu'après quatre heures environ,
tandis que l'haleine sentait encore le benzol après quelques
jours (1). La céphalée, le vertige, les délires surviennent aussi
chez les *individus occupés au nettoyage des objets par le benzol
dont ils inhalent alors les vapeurs*. Inhalées en grande quantité,
elles amènent facilement la mort. Un ouvrier s'étant rendu dans
une pièce de l'usine remplie de vapeurs de benzol et qu'il quitta
cependant sur-le-champ, tituba, tomba par terre et mourut.
A l'*autopsie* on trouva : rougeur de la muqueuse des voies respiratoires, écume sanguinolente entre les lèvres, dans le larynx et
la trachée, œdème pulmonaire, stase veineuse, extravasats sanguins dans la plèvre et sur la muqueuse intestinale (2). Je ne partage nullement l'opinion d'après laquelle l'issue fatale d'un cas
pareil est due à ce que, dans le moment donné, le sujet en question était atteint, par exemple, d'une affection cardiaque (3).

MM. Le Noir et Claude ont rapporté à la Société médicale des
hôpitaux (4) un cas de purpura qui semble devoir être attribué
à l'inhalation fréquemment répétée de vapeurs de benzine. L'ouvrier teinturier dont il est question dans cette observation suc

<hr>

(1) PERRIN, *Bulletin génér. de thér.*, 30 janv. 1861 : — AVERILL, *British med. Journ*,
1889, I, p. 709.

(2) SURY-BIENZ, *Vierteljahrsschr. f. ger. Med.*, 1888, Bd XLIX, p. 138.

(3) CHASSEVANT, *Arch. de pharmacodyn.*, t. II, p. 235.

(4) LE NOIR et CLAUDE, *Bulletins et Mémoires de la Société médicale des hôpitaux de
Paris*, t. XIV, 3e série, 1897, p. 1251.

comba subitement à une hémorrhagie bulbo-protubérantielle après avoir présenté de la pleurésie hémorrhagique et du purpura ayant affecté presque exclusivement les muqueuses.

Il existe un empoisonnement chronique caractéristique par les vapeurs de benzol, pouvant conduire jusqu'à la mort. On l'a observé chez des femmes qui, dans une fabrique de roues de caoutchouc pour vélocipèdes, travaillaient journellement pendant douze heures en employant une solution de caoutchouc dans le benzol. Les symptômes consistaient en : accès ressemblant à de l'ivresse, ou stupeur et céphalalgie, sensation de sécheresse dans la bouche et le pharynx, nausées et vomissements, et — ce qui est plus particulièrement important — anémie, adynamie avec hémorrhagies soit du côté de la peau sous forme de purpura, soit du côté des gencives, soit sous forme d'épistaxis, d'hématémèses, ou de métrorrhagies (1). A l'*autopsie*, on trouva dans certains organes de la graisse qui ne provenait pas d'une dégénérescence, mais du transport et de l'accumulation en ces organes.

NITROBENZOL. — Le *nitrobenzol* (*essence de mirbane*, $C^6H^5AzO^2$) qui, comme produit du commerce, est composé pour la majeure partie de *nitrotoluol* ou d'un mélange de nitrobenzol et de nitrotoluol, manifeste son action toxique lorsqu'il est absorbé sous forme de vapeurs, ou en nature, par les muqueuses, les plaies ou la peau. Il passe peut-être dans le sang sous forme de vapeurs : une fois arrivé là, il y circule de nouveau dans son état d'agrégation antérieur. Sa toxicité n'est pas due à sa transformation en aniline ou en acide cyanhydrique quoiqu'il se trouve dans les organes des animaux, par exemple dans les reins du cheval, un ferment capable de transformer, à ce qu'il paraît, le nitrobenzol en aniline (2). Les causes des empoisonnements sont : tentatives de suicide, son emploi dans certaines régions industrielles pour provoquer l'avortement criminel, son absorption aux lieu et place de l'eau-de-vie pour laquelle on l'a pris, — empoisonnement devant Paris de dix-huit soldats ayant vidé une bouteille

(1) S\textsc{antesson}, *Archiv. f. Hyg.*, Bd XXXI, p. 336.
(2) A\textsc{belous} et G\textsc{érard}, *Compt. rend. de l'Acad. de Médec.*, t. CXXX, p. 420.

trouvée dans une cave (1), — inhalation des vapeurs, par exemple en le versant de grands vases dans des petits, absorption par la peau quand il tombe sur la peau ou les vêtements, et son emploi contre la gale (2). J'ai trouvé en tout dans la littérature soixante et onze cas d'intoxication dont vingt-neuf (soit 35,7 p. 100) terminés par la mort. On trouve parmi eux même des enfants (3). Le nombre des intoxications a augmenté notablement dans ces dernières années. La dose toxique (par la bouche) est de quelques gouttes, la dose léthale est de XX gouttes environ ou de plusieurs grammes ; cependant la guérison fut obtenue après 12 à 30 gr. et jusqu'après 100 gr. (4). Si le nitrobenzol est administré à jeun en grande quantité et dissous dans l'alcool, son action peut se manifester déjà après dix à quinze minutes.

L'ingestion du nitrobenzol pur, qui ne s'absorbe que lentement, peut être suivie d'une période d'incubation de deux à trois heures de durée (5). Ainsi, dans quelques cas, les ouvriers ont pu continuer leur travail pendant deux heures environ après l'empoisonnement ou, à ce qu'il paraît, prendre leur repas (6). La mort peut survenir dans l'espace de une à deux heures, mais aussi seulement après vingt-quatre heures (7).

Le nitrobenzol fait apparaître dans une solution sanguine, à côté des deux bandes d'absorption de l'oxyhémoglobine, la raie d'absorption de la méthémoglobine : cette dernière raie se montre, d'après mes recherches, au bout de quelques heures dans une solution sanguine à la température de la chambre, et plus rapidement si elle est échauffée à la température du sang. Cette raie se trouve aussi dans le sang vivant des chiens (8) et des lapins qui meurent une heure environ après l'injection souscutanée du poison. En cas d'empoisonnement très lent, le sang contenant de la méthémoglobine laisse, après réduction par le sulfhydrate d'ammoniaque, apparaître le spectre de l'hématine

(1) Helbig, D. Militarärztl. Zeitschr., 1873, p. 36.
(2) Limasset, L'Union méd., 1874, p. 210.
(3) Van Mersch et Visscher, Bul. de la soc de méd. de Gand, août 1883.
(4) Cissel, Med.-chir. Centralbl., 1894, p. 171.
(5) Kreuser, Württ. med. Correspondenzbl., 1867, Bd XXXVII, p. 207.
(6) Lehmann, Vierteljahrsschr. f. ger. Med., N. F., Bd XIII, p. 44.
(7) Muller, Vierteljahrsschr. f. ger. Med., N. F., Bd IV, 1866, p. 341.
(8) Filehne, Arch. f. exp. Path. u. Pharm., Bd IX, Heft 5.

réduite (1). Le sang de ces animaux est de couleur chocolat et a perdu l'aptitude à s'emparer de l'oxygène. La toxicité du nitrobenzol est due à ce qu'il altère les globules sanguins rouges et leur matière colorante, ainsi qu'à son action paralysante sur le cerveau. En cas de marche lente de l'empoisonnement, les animaux meurent avec des phénomènes de paralysie, tandis que c'est au milieu de convulsions et la respiration s'affaiblissant graduellement, si le nitrobenzol est absorbé rapidement.

Symptômes chez l'homme. — Pâleur, coloration bleu-grisâtre, parfois boursouflure de la face ; plus tard coloration bleu-grisâtre des doigts et des orteils, marche titubante, faiblesse des membres, vision indistincte, impossibilité d'exécuter aucun mouvement volontaire, parole bégayante, haleine sentant le nitrobenzol. Apparaissent en outre : vomissements souvent répétés, vertige et frissonnement, ou bien frissons avec claquement des dents, somnolence, céphalée, ensuite engourdissement qui peut se transformer, rapidement ou graduellement, parfois seulement au bout de deux à quatre heures après l'intoxication, en un coma profond persistant jusqu'à douze heures. Les pupilles sont rétrécies d'abord, elles se dilatent plus tard et ne réagissent plus ; ou bien elles demeurent rétrécies et inégales, les yeux sont éteints, les globes oculaires exécutent des mouvements de rotation dans toutes les directions. Les secousses musculaires surviennent dans des membres isolés (par exemple, les bras), on rencontre aussi du trismus, ainsi que des convulsions cloniques, toniques et des secousses fibrillaires. L'excitabilité réflexe peut être conservée ; les réflexes patellaires sont parfois exagérés d'une manière passagère et il existe de l'épilepsie spinale. Le pouls est ordinairement irrégulier et imperceptible : le nombre des pulsations s'éleva à cent soixante par minute à la suite de l'inhalation de nitrobenzol. La respiration se comporte d'une manière analogue : elle devient râlante, parfois présente le type Cheyne-Stokes ; elle ne tarde pas à se ralentir, et l'on observe quelquefois des expirations actives. L'air expiré sent longtemps le nitrobenzol. La température s'abaisse, et l'urine ainsi que les

(1) L. Lewin, *Arch. f. pathol. Anat.*, Bd LXXVI, 1879, p. 443.

matières fécales sont évacuées involontairement. En cas de
marche lente de l'empoisonnement, on peut voir apparaître dans
l'espace de trente heures des stases sanguines de coloration bleu-
noirâtre (par exemple, aux omoplates et aux muscles fessiers)
et du décubitus (1) et, vers les troisième à quatrième jours,
l'ictère fébrile éclater (2). L'urine foncée, évacuée à l'aide du
cathétérisme, sent ordinairement le nitrobenzol et, outre la
méthémoglobine, ou l'hématine, elle peut contenir une substance
lévogyre réductrice qui est due peut-être à ce que le nitrobenzol
est adultéré par le *nitrotoluol*. Quoique le sang du vivant des
sujets intoxiqués ait été trouvé de coloration foncée et d'aspect
goudronné, on n'y a constaté que rarement jusqu'à présent une
altération reconnaissable à l'examen spectroscopique : je pense
que ces résultats négatifs sont attribuables soit à ce que l'examen était fait d'une manière superficielle, soit à l'incompétence
des observateurs. Il est absolument nécessaire de commencer
par examiner un tel sang en couche si épaisse qu'elle ne soit
traversée que par les rayons rouges. L'issue fatale a lieu parfois
chez des sujets n'ayant présenté que des symptômes morbides
insignifiants.

Si l'intoxication marche vers la guérison, le pouls et la respiration se relèvent graduellement, le malade revient à lui; et la
guérison peut s'effectuer après quelques jours, pendant lesquels
ont persisté la raideur, l'endolorissement de tout le corps et le teint
ardoisé de la peau. Mais parfois il y a rechute, et les malades
meurent avec les troubles respiratoires et circulatoires que nous
venons d'énumérer. Dans un cas, la coloration particulière de la
peau (pourpre foncé) aurait persisté pendant trois ans (3) ; chez
un autre intoxiqué (buveur), il survint, après douze jours, un
catarrhe bronchique avec dyspnée et affaiblissement très accusé.

Quant à l'*intoxication chronique par le nitrobenzol*, je la crois
pouvoir résulter, entre autres, de l'emploi des *savons riches en
nitrobenzol*, surtout s'il s'agit d'enfants. Il serait très désirable que
la loi interdît formellement d'ajouter du nitrobenzol aux savons.

(1) PAGENSTECHER, *Nitrobenzolverg.*, thèse de Würzburg, 1867 ; — BONDI, *Prager med. Wochenschr.*, 1894, p. 129 et 143.

(2) SCHILD, *Berliner klin. Wochenschr.*, 1895, p. 187.

(3) THOMPSON, *Brit. med. Journ.*, 1891, I, p. 804.

Autopsie. — La rigidité cadavérique pourrait persister pendant trois à quatre jours. Les cavités naturelles sentent ordinairement le nitrobenzol; et l'on trouve parfois le nitrobenzol en gouttelettes, ou sous forme d'un liquide laiteux, dans l'estomac qui présente des ecchymoses, ainsi que l'œsophage et le duodénum. Le sang est brun-foncé, et, en outre des corpuscules sanguins dentelés, diminués de volume ou tombés en détritus, on y trouve encore des globules incolores (fantòmes). *Chez les animaux* ayant inhalé les vapeurs de nitrobenzol, on aurait constaté des gouttelettes de nitrobenzol dans le sang (1). Les reins des animaux intoxiqués par cette substance étaient atteints de catarrhe et l'épithélium se montrait trouble et granuleux.

Recherche. — Les parties cadavériques (sang, estomac, intestin, poumons, cerveau, foie) seront soumises à la distillation en présence des vapeurs d'eau : le nitrobenzol apparaîtra sous forme de gouttes huileuses solubles dans l'éther. Dissous dans l'alcool et traité par le zinc et l'acide sulfurique dilué, il fournit de l'aniline. Le liquide sera alcalinisé, et l'aniline extraite par l'éther; le résidu de l'évaporation de l'éther se colorera en violet par addition d'une solution de chlorure de chaux. Si le nitrobenzol est mélangé avec de l'alcool, de la lessive sodique et du soufre, ou avec de l'alcool et des sulfures alcalins, il prend alors une coloration rouge (2). Si l'on chauffe ensemble II gouttes de phénol liquéfié, III gouttes d'eau distillée et un petit fragment de potasse caustique, que l'on y ajoute du nitrobenzol et que l'on continue à soumettre le mélange à l'action de la chaleur, un anneau rouge apparaîtra à la surface du liquide; son étendue sera proportionnelle à la quantité de nitrobenzol ajouté. L'hypochlorite de chaux fait virer au vert la coloration rouge de l'anneau. Si le poison était éliminé en grande quantité par des vomissements intenses ou par l'urine et les fèces, on peut échouer pour en démontrer la présence même dans l'estomac.

Traitement. — Evacuation de l'estomac et de l'intestin à l'aide

(1) Poincaré, *C. R. de l'Ac. d. Sc.*, 28 juin 1879.
(2) Brunner, *Journ. de pharm. et de chim.*, juillet 1882.

des émétiques, des lavages et des purgatifs. *On s'abstiendra d'avoir recours dans ce but à des substances huileuses ou alcooliques qui dissolvent le nitrobenzol.* En outre, après saignée pratiquée, on fera l'infusion d'une solution salée (à 6 p. 1000). Seront encore employés : ablutions froides sur la tête et le dos, le malade étant assis dans un bain chaud (pour relever la respiration), frictions cutanées, enveloppement dans des compresses chaudes, respiration artificielle, excitants, par exemple, injections sous-cutanées d'éther, lavements au cognac (50 gr. de cognac, 50 gr. d'eau et XII gouttes de teinture d'opium). — **Prophylaxie** : les droguistes ne devraient vendre le nitrobenzol qu'avec une étiquette : « poison », et la vente de l' « huile de mirbane (essence de mirbane) », dans des buts cosmétique ou culinaire, devrait être rigoureusement interdite *aux distillateurs, aux pâtissiers (massepain) et aux parfumeurs.*

DINITROBENZOL. — Le *métadinitrobenzol* [$C^6H^4 (AzO^2)^2$] employé pour la *fabrication de la roburite* fait apparaître dans le sang de la méthémoglobine et des microcytes, et transforme en fantômes les globules sanguins rouges. Le sang reste opaque après addition d'eau. Administré deux fois à un chien à la dose de 0gr.1, le dinitrobenzol a provoqué chez lui des parésies généralisées, et plus tard le tétanos se déclara. Si les doses administrées sont graduellement élevées, l'accoutumance semble avoir lieu. On trouve dans l'urine une substance réductrice, du sang en cas d'injection sous-cutanée, et une matière colorante jaune existant aussi dans le sang. L'épithélium des tubuli contorti est trouble et pigmenté. Chez *les lapins* morts dyspnéiques, on a trouvé des extravasats sanguins dans l'estomac et l'intestin, ainsi que la dégénérescence graisseuse du foie. Chez *les sujets* inhalant les vapeurs de dinitrobenzol (1) surviennent, généralement après quelques heures mais rapidement lorsque de l'alcool est ingéré en même temps, diversement combinés : teint bleu-grisâtre de la peau et des muqueuses, céphalée intense, insomnie, accélération du pouls, soif, lassitude, nausées, gastralgie, vomissements, langue et voile du palais recouverts d'un enduit jaune,

---

(1) HUBER, *Arch. f. path. Anat.*, B. CXXVI, p. 240 ; — SEITZ, *Correspondenzbl. f. schweiz. Aerzte,* 1891, n° 24.

tuméfaction du foie et de la rate. La lassitude ou même la perte
de connaissance persistent encore pendant quelques jours et
peuvent être suivies d'hémoglobinurie.

La **Roburite** qui est un mélange d'azotate d'ammonium et de
métadinitrobenzol, agit sur le sang comme le nitrobenzol. On a
observé des empoisonnements aigus chez les ouvriers occupés à
sa préparation. Sont survenus : soit seulement cyanose extrêmement intense suivie de rétablissement rapide, soit cyanose
accompagnée de dyspnée et température sub-normale, ainsi que
perte de connaissance et, le cas échéant, mort. En cas d'intoxication chronique on a vu apparaître : nausées, vomissements,
céphalée, fourmillements aux doigts et aux orteils, palpitations;
parfois, douleurs lancinantes ainsi que faiblesse dans les membres, amaigrissement, cyanose des lèvres, abolition des réflexes
patellaire et crémastérien, frigidité sexuelle, méthémoglobinurie ou hématinémie; chez quelques malades, en outre : amblyopie, ou bien amaurose sur les deux yeux, rétrécissement
des champs visuels, scotomes centraux pour les couleurs, dilatation des veines de la rétine, et coloration légèrement jaunâtre
de la conjonctive (1).

Le **Dinitrochlorobenzol** agit à peu près comme le dinitrobenzol.
Il peut provoquer une intoxication professionnelle.

PHÉNYLHYDROXYLAMINE. — La phénylhydroxylamine (C^6H^5.
AzH.OH) est obtenue à l'aide du nitrobenzol; et, dissoute dans
l'eau, elle se transforme en azoxybenzol. Qu'elle agisse sur le
sang vivant ou mort, elle y donne toujours naissance à de la
méthémoglobine. Administrée aux lapins à la dose de 0gr.05
par kilo d'animal, elle en amène la mort précédée de dyspnée,
de secousses musculaires et d'abolition de l'excitabilité réflexe.
La toxicité est attribuable à la phénylhydroxylamine touté
entière, non décomposée. Chez un chimiste dont les vêtements
avaient été mouillés par une solution alcoolique de phénylhydroxylamine renversée sur eux, sont survenus les phénomènes d'intoxication que voici : perte de connaissance, teint bleu-grisâtre
de la peau, tressautement des tendons, contracture du masséter,

<hr>

(1) Ross, *London med. Rec.*, 1889, 20 mai ; — Spurgin, *Brit. med. Journ.*, 1894, I,
p. 804.

nystagmus et affaiblissement du pouls. La guérison s'est effectuée lentement (1).

PHÉNOL. — Le nombre des cas d'empoisonnement par le phénol (C^6H^6O) rapportés dans la littérature, s'élève à quatre cent cinquante environ. En Angleterre on en publia trente environ jusqu'à 1881, vingt-six en 1890, cent six en 1892 et deux cent un en 1894. Cinq sixièmes étaient dus à des accidents malheureux, dans le sixième restant on avait affaire à des suicides. Deux fois on avait commis un meurtre avec le phénol. En Würtemberg il survint, de 1878 à 1888, dix-neuf cas constatés officiellement d'empoisonnement par le phénol, dont quatorze où l'eau phéniquée était prise pour une boisson indifférente. En 1898 le chiffre des suicides à New-York montait à quatre cent vingt-huit, dont cent cinquante-deux furent exécutés avec le phénol. Sur cent vingt et une femmes qui se suicidèrent, soixante-six employèrent cette substance. Les empoisonnements sont aussi causés par le phénol administré à doses par trop élevées dans un but thérapeutique (absorption par l'estomac, le rectum, la cavité thoracique, l'utérus, les foyers purulents); par le contact, accidentel ou intentionnel, de grandes quantités du produit (2), même par suite de l'application sur l'hypogastre et la partie du cordon ombilical adhérente d'une compresse trempée dans une solution alcoolique de phénol à 60 p. 100; par la *déglutition* involontaire de *l'huile phéniquée* et *l'inhalation des vapeurs phéniquées* (3) (même dans les chambres désinfectées), ainsi que par le *phénol sodique*. Les enfants sont plus sensibles à l'action du phénol que les adultes. La dose léthale oscille entre 5 gr. et 60 gr. La guérison fut obtenue une fois après l'ingestion de 120 gr. (l'estomac était plein et la majeure partie du poison fut sans doute expulsée par vomissement), et une autre fois après l'ingestion de 35 gr. de phénol, quoiqu'il fût dissous dans l'alcool (4), et aussi après 30 gr. (phénol à 90 p. 100) quoique l'in-

---

(1) L. Lewin, *Arch. f. exp. Path. u. Pharm.*, Bd XXXV, 1895.

(2) De cent vingt brebis auxquelles on avait appliqué du phénol sur la peau quinze moururent; et, dans un autre cas, sur quarante brebis, vingt-trois succombèrent à l'intoxication.

(3) Unthank, *Brit. med. Journ.*, 1872, p. 579.

(4) Rogivue, *Soc. méd. de la Suisse rom.*, 1888, 13 oct.

tervention du médecin ne pût se produire qu'après cinq heures. Des doses de 0gr.25 à 1 gr. peuvent être toxiques (lavement). La vie du malade fut sauvée encore après l'administration d'un lavement contenant 15gr. de phénol liquéfié, tandis qu'un lavement avec 30 gr. amena la mort. L'action toxique se manifeste après quelques minutes ; la mort a lieu dans l'espace de dix minutes à soixante heures, mais la plupart du temps dans les premières douze heures. Dans un cas, elle eut lieu déjà dix minutes après l'ingestion de 48 gr. ; mais un litre de phénol brut ne l'a amenée qu'après sept heures. Si les voies digestives supérieures ont été fortement cautérisées, la mort peut survenir encore au bout d'un an. L'*empoisonnement phéniqué chirurgical* (pansement des plaies) tue parfois rapidement par collapsus (1).

L'*intoxication chronique* peut survenir chez les sujets ayant, en raison de leur profession, à manier le phénol (contact, inhalation de vapeurs), ainsi chez les médecins dont la peau vient en contact avec de grandes quantités de phénol, même en solution diluée.

Quel que soit l'état physique du phénol, il est absorbé par la peau, les plaies et les muqueuses. Ce sont les solutions diluées, ne précipitant pas l'albumine, qui sont le plus rapidement absorbées. Dans un cas d'empoisonnement par le phénol liquéfié terminé par la mort au bout de quinze minutes, l'acide fut trouvé, en proportion de plus en plus considérable, dans : urine, sang, contenu intestinal, contenu stomacal, muscle cardiaque, reins, cerveau, foie (2). Dans un autre cas (3), on trouva, entre autres, dans l'estomac, l'intestin grêle et leur contenu 1gr.255 de phénol, tandis que le foie, la rate et les reins en renfermaient 0gr.7187. L'imbibition *post mortem* doit être prise en considération pour expliquer maintes différences obtenues dans de telles recherches.

Une certaine partie du phénol passe dans l'urine sous forme d'acide phénoléthersulfurique, une autre partie se transforme en

(1) Langenbeck, *Berl. Klin. Wochenschr.*, 1878, n° 48 ; — Busch, *ibid.*, 1880, p. 304.
(2) Bischoff, *Ber. d. deutsch. chem. Ges.*, Bd XVI, p. 1341.
(3) Fleck, *Repertor. d. anal. Chemie*, Bd II, n° 19, p. 295.

Toxicologie. 32

hydroquinone. Celle-ci s'oxyde en partie dans l'organisme en fournissant des produits colorés qui teintent l'urine, elle apparaît en partie dans l'urine sous forme d'acide hydroquinonesulfurique. La couleur foncée que prend l' « urine phéniquée », surtout quand elle est alcaline, seulement après avoir été conservée pendant un certain temps, est due au dédoublement de l'acide hydroquinonesulfurique et au brunissement de l'hydroquinone mise en liberté. L'élimination du phénol, en cas d'empoisonnement, peut être terminée dans l'espace de vingt heures environ.

Les solutions de phénol à 5 p. 100 coagulent les solutions d'albumine, tandis qu'elles ne sont point altérées par une solution à 1 p. 100. On peut enlever le phénol à l'albumine coagulée en la soumettant au lavage. Le phénol, ainsi que ses vapeurs, font apparaître sur la cornée des taches blanches. Le phénol détruit les globules sanguins rouges : ils commencent par diminuer de volume, deviennent plus arrondis et plus sombres, se ratatinent, le noyau se divise alors et la matière colorante fait hernie dans le sérum. Les fibres musculaires et nerveuses sont transformées en détritus sous l'influence d'une solution phéniquée à 4 p. 100. Le phénol (pur ou en solution alcoolique concentrée) produit sur la peau, et plus rapidement encore sur les muqueuses, une *tache corrosive* blanche, anesthésique, entourée d'une auréole rouge qui finit plus tard par devenir rouge-foncé ou s'ulcérer (l'apparition de cette tache s'accompagne de douleur).

Injecté sous la peau des lapins à la dose de 1 cc., le phénol liquéfié provoque chez eux des secousses musculaires cloniques généralisées persistant parfois une à deux heures et cédant, d'après mon expérience, à l'inhalation de chloroforme. En même temps, la respiration s'accélère et, plus tard, il survient quelquefois une dyspnée intense. La mort est causée par l'asphyxie. Les chats sont plus sensibles que les chiens à l'action du phénol.

Les symptômes de l'empoisonnement suraigu par le phénol avaient été attribués non à l'action du phénol absorbé, mais considérés comme étant d'origine réflexe (1). L'action réflexe ne

____

(1) MULLER, *Arch. f. path. Anat.*, Bd LXXXV, 1881, p. 236.

pourrait être supposée que dans les cas où l'on n'aurait point trouvé de phénol en dehors du lieu d'administration. Du reste, les *cautérisations de la peau par des acides concentrés* ne provoquent point de réflexes du côté du système nerveux central; et la pression sanguine reste, elle aussi, sans changement aucun (1).

Symptômes chez l'homme. — Dans *l'empoisonnement peu grave* ont été observés : état ressemblant à l'ivresse, ou délire associé avec céphalée, vertiges, évanouissement, bourdonnements d'oreilles, pâleur du visage, vomissements, affaiblissement des forces, respiration irrégulière et petitesse du pouls.

L'inhalation de vapeurs phéniquées a provoqué, en outre, des convulsions cloniques et toniques de courte durée. On a rapporté des cas d'intoxication par *le phénol pris à l'intérieur*, même à la dose de 15 gr., où ne se sont produits que des douleurs et une sensation de brûlure du côté des premières voies digestives corrodées, de l'affaiblissement de l'énergie cardiaque, et qui se terminèrent en quelques jours par la guérison. *L'empoisonnement grave* débute ordinairement par la perte de connaissance pouvant persister plusieurs heures et s'accompagner d'anesthésie et de paralysie, ainsi que de vomissements. Les malades tombent par terre, leur respiration devient haletante et ils meurent; ou bien ils sont atteints de convulsions, soit partielles (muscles mimiques de la face), soit généralisées : on rencontre aussi la contracture de l'œsophage (2). La peau, froide, humide, est livide, rarement d'une teinte sale, jaunâtre. Peuvent apparaître en outre : respiration stertoreuse, myosis, rarement mydriase, insensibilité de la cornée et affaiblissement du pouls; ou pouls intermittent, alternativement accéléré et ralenti. La température baisse, et le trismus n'est pas exceptionnel. Les selles évacuées, à l'aide d'un purgatif, après l'ingestion de 100 gr. d'*huile phéniquée* à 5 p. 100, contenaient cette huile. Ordinairement il y a dysurie ou anurie. Les lavages de l'utérus puerpéral avec l'eau phéniquée ont, à plusieurs reprises, provoqué de l'anurie, la

<hr>

(1) Schulz, *Arch. f. exp. Path. u. Pharm.*, Bd XVI, p. 305.
(2) Krönlein, *Berliner klin. Wochenschr.*, 1873, n° 51.

vessie étant remplie d'urine. L'urine contient souvent de l'albumine et des cylindres hyalins, en partie en voie de dégénérescence graisseuse ou remplis de globules sanguins, rarement remplis d'hémoglobine (1) ou de matière colorante de la bile. L'injection d'une solution phéniquée à 2 ou 3 p. 100 dans une fistule costale provoqua, outre les vomituritions et la respiration stertoreuse, une amaurose bilatérale complète. Les alentours de la papille du nerf optique étaient comme voilés.

La mort par collapsus peut avoir lieu malgré le retour temporaire de la connaissance. Quand le cas se termine par la guérison, celle-ci ne tarde pas à survenir.

La pneumonie survenue assez souvent à la suite de l'intoxication par le phénol et se terminant soit par guérison, soit fatalement, a été rapportée aux troubles circulatoires provoqués par ce poison. On admet aussi l'action nocive du phénol sur le sang (altérations des globules sanguins, etc.) (2). L'administration à titre de médicament a donné lieu aux manifestations suivantes ; exanthèmes de toute nature (3); gangrène sèche de la peau, des plaies et des muqueuses, même après contact prolongé avec les doigts d'une solution à 2 ou 3 p. 100 seulement ; collapsus, excitation psychique et motrice, fièvre, ictère, besoin de tousser.

Lésions anatomiques. — Des corrosions sont produites partout où le phénol pur ou très concentré vient en contact direct avec les tissus. Ce n'est qu'exceptionnellement qu'elles font défaut dans la bouche des sujets ayant avalé de l'huile phéniquée. Ces corrosions sont ordinairement d'un blanc laiteux, ou d'un bleu-grisâtre, ardoisées, si elles sont anciennes; elles pénètrent rarement au delà de la couche musculaire de la muqueuse et peuvent s'étendre jusqu'au duodénum. Les muqueuses apparaissent denses, ridées et, au toucher, donnent la sensation d'être tannées, elles peuvent aussi être tuméfiées ramollies, couvertes par ci par là de membranes exsudatives, les ecchymoses peuvent

<hr>

(1) P. zur Nieden, *Berliner klin. Wochenschr.*, 1881, n° 48 ; et Werth, *Arch. f. Gynäk.*, 1881, Bd XVII, p. 122.

(2) Silbermann, *Deutsche med. Wochenschr.*, 1895, n° 4.

(3) L. Lewin, *Die Nebenwirk. d. Arzneim*, 1899, p. 510.

leur donner un aspect bleu-rouge marbré ou uniformément coloré, mais elles sont rarement décollées. Dans des cas isolés, l'odeur du phénol est dégagée par les cavités naturelles, y compris les ventricules cérébraux, par le liquide péricardique, les poumons, le cœur et l'urine (1). L'estomac peut contenir du sang brun, et l'intestin être couvert de mucus sanguinolent. On y a trouvé des ulcérations même aux endroits qui n'avaient pas été en contact direct avec le phénol. Dans les voies respiratoires on rencontre : processus inflammatoires, foyers bronchopneumoniques et œdème du poumon. Cet œdème se trouvait aussi chez des brebis ayant succombé à la suite de l'application du phénol sur leur peau.

Les reins ont été trouvés parfois congestionnés, l'écorce étant tuméfiée et contenant des infarctus hémorrhagiques et l'épithélium surchargé de graisse ; la graisse a été trouvée aussi dans le cœur, les muscles, etc. La peau mouillée par le phénol peut être transformée en eschare. Les lésions anatomiques à elles seules ne permettent pas d'affirmer l'intoxication.

[L'action physiologique du phénol peut se traduire soit par des effets locaux, soit par des effets généraux. Le phénol est un caustique énergique, un irritant, employé même en solution diluée : mis en contact avec les tissus, il les désorganise rapidement et laisse une cicatrice dure, scléreuse, et dont le temps ne fait pas disparaître les traces. La peau des mains immergées dans des solutions phéniquées au titre de 25 à 50 p. 1000, pâlit rapidement, phénomène dû à la contraction des capillaires. A cette pâleur de l'épiderme succède l'engourdissement des mains, puis de l'avant-bras : les parties atteintes sont le siège de fourmillements prolongés ; les membres, lourds, perdent leur force ; enfin la sensibilité tactile est fort émoussée. Employé au pansement des plaies, administré en injection, le phénol détermine une prompte sensation de picotement ; le point touché est bientôt le siège d'une vive chaleur, de brûlure, puis survient une sensation de fraîcheur que suit un profond soulagement dû à l'action anesthésique du phénol. Se trouve-t-il en contact avec une muqueuse, sa présence se traduit par une eschare blanche. Au point d'application, le malade éprouve une sensation de brûlure bientôt atténuée par l'action anesthésique. Dans le cas d'absorption par la voie gastro-intestinale, les muqueuses du tube digestif sont le siège d'une inflammation locale plus ou moins prononcée ; des phénomènes de gastralgie ne tardent pas à éclater, suivis de coliques violentes,

____

(1) Davies, *The Lancet*, 1890, 8 mars, p. 539.

de nausées, de vomissements, de diarrhée : très souvent même, comme conséquence de son action locale, on voit apparaître du sphacèle.

Les effets généraux déterminés par le phénol, en tenant compte des symptômes observés, sont les mêmes, à peu de chose près, chez les animaux à sang
chaud ou à sang froid et chez l'homme, dans les cas d'intoxication accidentelle. Les doses toxiques varient, il est vrai, avec l'espèce animale ; mais elles
sont constamment très faibles : 5 à 10 milligrammes suffisent à tuer une grenouille ; 10 à 20 centigrammes constituent une dose mortelle pour un lapin ;
50 centigrammes sont toxiques pour un chat ; de 2 à 3 grammes le sont
également pour un fort chien, qu'on ait eu recours, pour l'administration, à
la voie gastro-intestinale ou à la voie d'injection sous-cutanée. L'animal fris-
sonne, est inquiet, se remue sans cesse. L'affaiblissement du train postérieur
ne tarde pas à succéder à ces premiers symptômes, affaiblissement auquel
succède rapidement la paralysie progressive de tous ses membres. L'animal
essaie en vain de réagir, il trébuche, il tombe. Des secousses convulsives,
cloniques, secouent les muscles de ses membres, parcourent le tronc, la face,
les yeux : les différents muscles sont le siège de trépidations successives, comparables à celles que déterminerait le passage d'un courant électrique, mais
ne présentant entre elles aucune synergie, synergie caractéristique de l'intoxication par les poisons tétaniques vrais. Ces secousses sont exagérées par le
pincement ou par l'excitation de l'animal. L'animal pousse des cris convulsifs,
inarticulés, dus aux secousses des muscles du larynx : les glandes sudoripares
et salivaires sont le siège d'une hypersécrétion abondante. La force des muscles
intoxiqués est considérablement amoindrie : le pouls est ralenti, la pression
sanguine augmentée. La température s'abaisse bien au-dessous de la normale ;
toutefois, on a signalé de l'hyperthermie dans le cas d'ingestion du phénol,
mais à doses physiologiques : je reviendrai plus tard sur ce point.

La physionomie des phénomènes se modifie suivant l'issue qu'aura l'empoisonnement. L'issue sera-t-elle mortelle ? Aux convulsions dont je viens de
parler succède peu à peu la paralysie des muscles de la vie de relation, puis
de ceux de la respiration. Les mouvements respiratoires et cardiaques s'affaiblissent progressivement, le cœur a des irrégularités. Le pouls est fréquent,
petit ; la tension artérielle s'abaisse progressivement ; la température est fort
au-dessous de la normale, la mort survient dans un coma profond. On a
signalé un certain nombre de cas dans lesquels la mort n'est survenue qu'au
bout de quelques jours, à la suite de complications pulmonaires. Dans les cas
où la guérison doit survenir, on remarque une diminution d'intensité des
convulsions cloniques et de leur fréquence : les muscles récupèrent leur énergie ; les mouvements volontaires de la tête réapparaissent les premiers, puis
viennent ceux des membres antérieurs et, en dernier lieu, ceux du train postérieur. L'animal se réchauffe progressivement ; et l'évolution vers la guérison
est d'autant plus rapide que la quantité de phénol ingéré a été plus faible.
Dans les cas mortels, les lésions anatomiques trouvées à l'autopsie manquent

de netteté. On a noté comme altérations locales celles que présentent la muqueuse œsophagienne, la muqueuse stomacale et la muqueuse intestinale ; l'hypoderme est parfois désorganisé. Le sang est noir, incoagulable ; on y remarque la présence de méthémoglobine en quantité notable, le cœur est flasque et décoloré : on a signalé également de l'hyperhémie des centres nerveux (cerveau et moelle) et des poumons, et souvent même des noyaux de pneumonie lobulaire ; enfin, le foie et les reins sont en voie de dégénérescence granulo-graisseuse.

La coloration noire des urines ne s'observe pas dans l'expérimentation physiologique quand le phénol a été introduit dans l'organisme par la voie digestive ou en injections sous-cutanées : tout au plus a-t-on signalé ce phénomène, exceptionnellement chez l'homme, après ingestion de phénol, par la voie gastrique. Il est fréquent, par contre, après l'administration de lavements phéniqués ou quand l'absorption du phénol a lieu par les téguments cutanés.

Chez l'homme, l'administration du phénol à doses faibles provoque un étourdissement passager, des vertiges, des bourdonnements d'oreilles, des fourmillements dans les doigts : parfois même l'individu éprouve une sensation de faiblesse intense. A ces phénomènes succède, après quelques minutes, l'hyperhémie de la face : puis surviennent une abondante salivation, des sueurs profuses ; le pouls diminue de fréquence, enfin la température s'abaisse de quelques dixièmes. Les convulsions constituent un phénomène exceptionnel, observé seulement dans les empoisonnements suraigus ; très rarement observe-t-on des nausées et, plus rarement encore, des vomissements.

Deux théories jusqu'à présent ont essayé, en interprétant ces phénomènes, d'expliquer le mode d'action du phénol. La première en date, ou théorie nerveuse, est celle de P. Bert et Jolyet ; elle fait du phénol un poison agissant à la manière de la strychnine : en effet, les phénomènes provoqués chez un animal par l'administration du phénol présentent de grandes analogies avec ceux qu'on a pu observer dans l'intoxication strychnique. La sensibilité, augmentée au début de l'intoxication, s'émousse rapidement puis finit par être abolie complètement ; les convulsions exagérées à chaque mouvement respiratoire, suscitées par la moindre excitation accidentelle, sont arrêtées par la section du nerf moteur ou par le chloroforme, le chloral, l'éther, le curare. De là à admettre l'augmentation du pouvoir excito-moteur ou de l'excitabilité réflexe de la moelle par le phénol comme par la strychnine, il n'y avait qu'un pas. D'ailleurs, chez les grenouilles décapitées comme chez les grenouilles intactes, ces convulsions se produisent ; ce qui élimine d'emblée l'intervention du cerveau dans la production de ces phénomènes. Ce serait là un point de ressemblance de plus avec l'empoisonnement par la strychnine. Mais cette théorie ne suffit pas à expliquer les phénomènes d'intoxication accidentelle qu'on a pu observer chez l'homme. Chez l'homme, en effet, les convulsions font presque toujours défaut. La seconde théorie ou théorie sanguine, théorie de Gubler et Ferrand, ne nie pas l'action du phénol sur le système nerveux, mais elle interprète cette action comme la résultante de l'action du phénol sur le sang. Pour les partisans de cette théorie, en effet, le phénol impressionne, de prime abord, le globule rouge, c'est le globule rouge altéré qui, réagissant sur l'appareil d'innervation, détermine les phénomènes convulsifs observés. L'incoagulabilité du sang serait due à son défaut d'oxygénation et l'action du phénol sur les hématies se manifesterait par une rétraction de celles-ci qui présenteraient, dès lors, des contours sombres, se désagrégeraient, prendraient l'état granuleux et laisseraient transsuder leur matière colorante, en même temps que diminuerait leur capacité respiratoire. On a voulu expliquer par cette altération du globule la coloration noire que prennent les urines des individus intoxiqués par le phénol. Mais il a toujours été impossible de déceler la présence de méthémoglobine dans de pareilles urines. Au reste, cette mélanurie est exceptionnelle, aussi bien dans l'expérimentation physiologique que dans les cas d'intoxication accidentelle, lorsque l'empoisonnement est le résultat de l'introduction de phénol par les voies digestives supérieures. A l'appui de cette théorie vient encore ce fait que l'on peut empêcher la diapédèse en mettant le mésentère d'une grenouille en contact avec une solution très diluée de phénol (1 p. 1600). Pour ma part, il me semble plus logique d'admettre qu'il se produit une combinaison du phénol avec les albuminoïdes et que l'élimination incomplète ou nulle de ce nouveau composé détermine les accidents que nous avons pu observer.

Je rapprocherai la formation de ces composés de phénol et d'albumine de celle que j'ai eu occasion de citer à propos de l'iodoforme; et l'analogie de ces composés se poursuit encore plus loin quand on étudie les phénomènes d'intoxication qu'ils provoquent et qui présentent entre eux la plus grande ressemblance. Du reste, cette hypothèse concorde mieux avec les faits observés dans les cas d'intoxication survenue après application de pansements phéniqués. Ces intoxications peuvent être caractérisées par des accidents locaux et des accidents généraux. Les accidents locaux sont peu importants; ils sont, pour la plus grande partie, la conséquence de l'action caustique du phénol; et cette causticité se trouve toujours en rapport avec le degré de concentration de la solution phéniquée et l'état de finesse et de sensibilité du tégument, en rapport également avec l'état diathésique du sujet. Lister l'avait bien fait ressortir en considérant les solutions phéniquées fortes comme capables de produire, à elles seules, la suppuration, ce qu'il exprimait par ces deux phrases : « L'antiseptique exclut la putréfaction. » « Le protective exclut l'antiseptique. » Ces accidents locaux se traduisent par des érythèmes. Les érythèmes phéniqués peuvent être simples ou fébriles. Simples, ils sont constitués par une lésion toute locale, apparaissant deux ou trois jours après le pansement, caractérisée par une plaque rouge non saillante, disparaissant momentanément sous la pression du doigt, en continuité directe et insensible avec la peau saine, se montrant surtout sur les points où la peau est plus particulièrement fine et délicate, tels que la région mammaire, le cou, les membres du côté de la flexion. Le malade éprouve dans les parties en contact avec le pansement phéniqué une sensation de chaleur et parfois même de cuisson et de vive démangeaison. Vient-on à supprimer le pansement, les surfaces pâlissent, environ quarante-huit heures après la suppression ; une légère desquamation épidermique survient peu après.

Les érythèmes fébriles débutent par un brusque malaise, de l'inappétence qui va jusqu'à l'anorexie ; le sommeil est agité, la température est plus élevée le soir, de 1° à 1°5 ; le pouls est rapide et vibrant ; le malade éprouve de vives démangeaisons ; enfin survient une éruption, en général vésiculeuse, à sérosité citrine, quelquefois bulleuse, analogue en ce cas à celle que produirait l'application d'un vésicatoire. Cette éruption disparaît au bout de trois à quatre jours ; les vésicules se dessèchent et desquament, les bulles suppurent, crèvent, se recouvrent de croûtes minces et leur guérison est assez lente. Il est toujours important de pouvoir faire le diagnostic différentiel de ces érythèmes d'avec l'érysipèle : ce diagnostic s'appuiera sur l'état des ganglions, sur la surélévation des plaques érythémateuses (bourrelet érysipélateux), sur l'intensité plus ou moins grande des phénomènes généraux et notamment des phénomènes gastriques. On a observé parfois, à la suite de pansements phéniqués, des poussées eczémateuses véritables, mais survenant sur des sujets rhumatisants, c'est-à-dire sur des sujets prédisposés. Chez ces individus, ces poussées eczémateuses sont remarquables par leur ténacité et la fréquence des récidives. On a accusé la paraffine et les résines contenues dans la gaze de Lister de donner lieu à ces accidents ; on a également incriminé les impuretés du phénol, principalement ces gouttelettes insolubles qui nagent à la surface des solutions phéniquées préparées avec du phénol altéré par oxydation. Les gangrènes limitées, la mortification des doigts, le sphacèle des muqueuses peuvent survenir également après l'application locale de solutions phéniquées, incomplètement homogènes ; enfin, on a noté, chez des diabétiques, du sphacèle cutané.

Si les accidents locaux sont, en général, peu graves, il n'en est plus de même des accidents généraux : ceux-ci peuvent être aigus ou chroniques. Un symptôme commun à ces différentes formes de l'intoxication est la coloration de l'urine, coloration qui atteint son maximum d'intensité plusieurs heures après son émission ; la couleur peut varier du vert-olive au brun-sale, au brun-noirâtre et même au noir ; cette coloration peut persister, parfois, longtemps après la suppression du pansement phéniqué. La réaction de l'urine est acide, mais cette urine subit cependant très promptement la fermentation ammoniacale : son poids spécifique augmente, alors que diminue le volume d'urine excrétée. L'apparition de ces deux nouveaux facteurs, augmentation de la densité, diminution de volume du liquide en rapport avec l'intensité de la coloration de l'urine, présente une importance considérable. Il y a dès lors une indication de suppression immédiate du pansement phéniqué : la coloration seule de l'urine ne présente aucune importance par elle-même. La mélanurie s'observe, le plus souvent, dans les cas de grandes suppurations, avec état général grave ;

elle manque dans l'empoisonnement par la voie stomacale et dans l'expérimentation physiologique. Elle se manifeste surtout chez les individus dont
l'activité de réparation des tissus est très grande, chez ceux qui présentent des
plaies bourgeonnantes, de larges surfaces de réparation. C'est là un point de
ressemblance très étroit avec l'une des principales causes déterminant l'intoxication iodoformique. On a attribué cette coloration à une méthémoglobinurie
par altération du sang. Je ferai remarquer, à ce propos, que la présence de
méthémoglobine dans l'urine, ainsi que je le disais précédemment, n'a pas été
observée jusqu'ici avec une certitude suffisante. Cette coloration de l'urine est
toujours accompagnée de l'apparition d'hydroquinone, de pyrocatéchine et de
la diminution des sulfates urinaires qui peuvent même disparaître complètement
dans les cas d'intoxication grave.

La rapidité d'apparition des phénomènes d'intoxication aiguë est tout à fait
comparable à celle qu'on observe dans les accidents causés par l'iodoforme.
Dans les formes légères, la tête est lourde, le malade éprouve de la céphalalgie
frontale; puis éclatent des phénomènes gastriques (inappétence, dégoût des
aliments, nausées et parfois vomissements). Cette forme légère d'intoxication
peut s'observer même chez des individus ayant simplement séjourné dans une
atmosphère phéniquée (chirurgiens pratiquant leurs opérations sous le spray
phéniqué). Les formes graves se révèlent par des manifestations cérébrales
dont l'apparition est plus ou moins rapide, l'intensité plus ou moins marquée:
le malade est plongé dans un collapsus profond, une sueur visqueuse suinte
sur la peau devenue d'une pâleur livide; les extrémités sont froides, la sensibilité est éteinte, la cornée ne réagit pas au contact; les réflexes sont entièrement
ou partiellement abolis, phénomène que n'explique pas l'hypothèse de P. Bert.
Très rarement, on observe quelques convulsions généralisées, plus souvent ces
convulsions partielles que je signalais précédemment et qui sont tout à fait
comparables aux trémulations fibrillaires produites par le passage d'un courant
faradique; ces convulsions sont, au contraire, très fréquentes dans les empoisonnements déterminés par l'ingestion du phénol et dans l'expérimentation
sur les animaux. A cette période, apparaissent les troubles digestifs, circulatoires et respiratoires. Le malade est en proie à des vomissements bilieux
verdâtres (comme dans la péritonite), quelquefois même noirâtres et d'odeur
phéniquée, reproduits à la moindre tentative de déglutition, et persistant
parfois plusieurs jours après la disparition des autres symptômes alarmants.
Souvent une diarrhée abondante, noire, fétide, accompagne ces vomissements.
Il y a de la dysphagie et de l'hypersécrétion salivaire. La face est d'une pâleur
cadavéreuse; une sueur abondante couvre le corps, les extrémités sont refroidies,
le pouls est petit, filiforme, d'une fréquence extrême. La température s'abaisse
d'autant plus que l'intoxication est plus grave et la dose de toxique absorbée
plus considérable. Une température de 36° est fréquente dans ces cas : on a
même noté un abaissement de 5 degrés; on a observé, parfois, au début de
l'intoxication, une élévation passagère de la température. Les inspirations sont

fréquentes, courtes, laborieuses, entrecoupées de pauses plus ou moins prolongées et, à la dernière période de l'intoxication, elles sont considérablement affaiblies et accompagnées de râle trachéal. L'iris est immobile, insensible aux excitations lumineuses. Dans beaucoup de cas, on voit survenir une néphrite albumineuse. Le collapsus s'aggrave; le pouls est filiforme, impossible à compter, la respiration est dyspnéique : la mort survient par arrêt de la respiration et du cœur; en moyenne au bout de quatre à trente-six heures.

Dans les cas de guérison, le malade traverse des périodes d'amélioration et de rechute; le retour à la santé est lent, graduel et dure de huit à dix jours au moins. La pneumonie, le catarrhe vésical, le sphacèle sont toujours des complications à redouter. Le pronostic est grave dans tous les cas; la mort survenant en moyenne dans 45 à 50 p. 100 des cas d'intoxication aiguë.

L'intoxication chronique, qu'il serait beaucoup plus exact d'appeler « intoxication lente », est constituée surtout par des phénomènes d'intolérance. Les premiers symptômes peuvent apparaître, en effet, à une époque déjà éloignée de l'application initiale et s'aggraver à chaque nouvelle application de pansement phéniqué. Les enfants présentent des troubles cérébraux, les adultes des troubles gastriques ou de nature fébrile. Un malaise général, une céphalalgie tenace, de l'inappétence, des nausées, des vomissements rebelles, parfois aussi de la paralysie vésicale, constituent les symptômes de l'intolérance. Les urines sont modifiées; la température s'élève de 1 à 2°.

Cette forme lente de l'intoxication est très importante à reconnaître à son début afin d'éviter les erreurs de diagnostic et d'attribuer à une affection intercurrente des symptômes relevant exclusivement de l'intoxication phéniquée. Les symptômes disparaissent rapidement par la seule suppression du phénol. Je signalerai aussi les dangers particuliers que présente l'emploi des solutions phéniquées en pansements, mais surtout en irrigations, vis-à-vis des plaies abdominales, des séreuses, surtout la plèvre, des larges surfaces fraîchement saignantes, des cavités articulaires et des espaces médullaires des os. D'une part, l'action irritante du phénol sur le sympathique abdominal et même sur la plèvre peut se traduire, comme toutes les irritations exercées sur ces organes, par une syncope cardiaque. D'autre part, l'absorption est singulièrement facilitée par le contact des solutions phéniquées avec les séreuses et les larges surfaces saignantes; mais cette absorption acquiert une intensité encore bien plus considérable dans les cavités articulaires, dans les espaces médullaires des os, et, dans ce dernier cas, elle devient aussi rapide que par introduction directe dans le sang.]

Recherche. — Les solutions phéniquées se colorent en bleu-violet par le perchlorure de fer, en bleu par l'ammoniaque et le chlorure de chaux (à chaud), en bleu foncé par l'aniline et l'hypochlorite de soude, en rouge par le réactif de MILLON (1 p. 1 000 000), en rouge-rosé par le nitrite d'éthyle (éther alcoolisé nitreux neutre) additionné d'un peu d'acide sulfurique concentré (1 p. 2 000 000), elles fournissent avec l'eau bromée un précipité de tribromophénol, et avec la paradiazonitroaniline en solution alcaline une substance rouge qui se transforme en une matière jaune insoluble si on acidule le mélange. Pour démontrer la présence de *l'acide phénoléthersulfurique*, le contenu stomacal, les secreta et les excreta, le sang et les tissus seront étendus d'eau — s'ils sont solides, ils seront hachés menus et extraits par l'eau, — portés à l'ébullition, acidulés par l'acide sulfurique et distillés jusqu'à les réduire au tiers de leur volume initial. Le phénol existe-t-il en grande quantité, on le reconnaîtra sous forme de gouttes huileuses et on peut aussi le *doser quantitativement comme tribromophénol* (pesage du précipité ou titrage par l'hypobromite de potasse). Si les objets à examiner sont extraits par l'alcool acidulé, l'extrait alcoolique contiendra le phénol libre que l'on pourra obtenir à l'état pur en purifiant cet extrait par l'éther de pétrole et en le reprenant ensuite par le benzol. Il ne faut pas perdre de vue que le phénol se forme dans l'économie à l'état normal aussi bien qu'à l'état pathologique (iléus, tuberculose miliaire aiguë, maladies infectieuses, etc.) et se produit en grande quantité pendant la putréfaction. L'urine, dans la plupart des cas, contient du phénol combiné, rarement à l'état libre. Ce n'est qu'après avoir été soumise à l'ébullition avec de l'acide chlorhydrique que, additionnée d'acide sulfurique, elle fournit un précipité de sulfate de baryum.

Traitement. — Si *le phénol était avalé*, les lavages de l'estomac avec de l'eau tiède ou contenant du vinaigre seront continués jusqu'à ce que l'eau d'écoulement ne fournisse plus les réactions du phénol. Il suffira pour cela de coucher le malade, le bassin soulevé, et de se servir tout bonnement d'une sonde dans laquelle l'eau sera versée à l'aide d'un entonnoir ou par la bouche. Dans le cas où l'on ne voudra pas aspirer l'eau par la bouche, — ce qui est toujours préférable, — le médecin tournera le malade brusquement autour de son axe longitudinal : de la sorte l'eau sortira du tube avec assez de force pour exercer une action aspiratrice sur le contenu stomacal. Les lavages stomacaux seront pratiqués même si le phénol avait été introduit dans le rectum, l'utérus ou les anfractuosités des plaies. Sont employés comme antidotes : sucrate de chaux (ou un mélange composé de : sucre seize parties, eau quarante parties et chaux caustique cinq parties), savon (?), albumine, lait et aussi sulfate de soude et de magnésie (ce dernier, le cas échéant, en injection sous-cutanée). Peuvent en outre être prescrits : injections d'éther, ammoniaque, bouteilles chaudes, frictions et, si le sujet peut le supporter, une saignée profuse. L'intoxication consécutive à l'application des pansements phéniqués s'annoncerait par l'élévation du poids spécifique de l'urine et la diminution de sa quantité.

Le **PHÉNOLCAMPHRE** (mélange de camphre et de phénol) agit comme le phénol.

L'ÉTHER MÉTHYLIQUE DU PHÉNOL (*anisol*, $C^6H^5.OCH^3$) provoque chez les rats: tremblement, collapsus et la mort s'il est administré à la dose de 0gr.35 environ par 100 gr. de leur poids. **L'ÉTHER ÉTHYLIQUE DU PHÉNOL** (*phénétol*, $C^6H^5.OC^2H^5$), agit d'une manière analogue.

La **PHÉNÉTOLCARBAMIDE** (*dulcine*, $C^6H^4.OC^2H^5.CO.AzH.AzH^2$) donnée à la dose de 1 gr. provoque, chez les lapins, des troubles généraux, de l'ictère, l'émission d'une urine brun-rouge, l'amaigrissement et enfin la mort.

NITROPHÉNOLS. — La mort par paralysie cardiaque est provoquée, chez les chiens, par le **PARANITROPHÉNOL** $[C^6H^4(AzO^2)OH]$ à la dose de 0gr.01 par kilo d'animal (en injection intra-veineuse); et à la dose de 0gr.1 par kilo d'animal par le **MÉTANITROPHÉNOL** et l'**ORTHONITROPHÉNOL**. Les composés ortho et méta excitent le pneumogastrique, le composé para l'hyposthénise. Les animaux tués ainsi se décomposent rapidement en gonflant énormément.

ORTHODINITROPHÉNOL $[C^6H^3 (AzO^2)^2OH]$. Chez un *lapin* l'administration de 0gr.6 (en trois fois) a provoqué l'accélération de la respiration, des douleurs, et fini par amener la mort. L'épithélium de tous les canalicules urinifères contournés était trouble, et dans le sang il y avait de la poïkilocytose et des fantômes.

ACIDE PICRIQUE. — J'ai trouvé dans la littérature seize cas d'intoxication par le *trinitrophénol* $[C^6H^2(AzO^2)^3OH]$ dont les causes étaient le suicide, un accident (1) ou l'administration thérapeutique, par exemple contre les brûlures superficielles. Dans la plupart des cas, ils se terminent par la guérison. La dose toxique est de 1 à 2 gr. Mais la guérison est survenue, à plusieurs reprises, après l'ingestion d'une cuillerée à café d'acide picrique (2). Les picrates alcalins sont supportés pendant longtemps à la dose de 0gr.6, même à celle de 1 gr. L'action toxique de l'acide picrique peut se manifester immédiatement ou seulement après une demi-heure. L'acide picrique précipite l'albumine; même pris à l'intérieur, les picrates alcalins détruisent les globules sanguins rouges avec prolifération consécutive des leucocytes. Il se forme en même temps de la méthémoglobine. L'absorption a lieu aussi par la peau qui, mise longtemps en contact avec cet acide, finit par s'enflammer. L'élimination se fait principalement par l'urine qui se colore en jaune-orangé ou en rouge. L'acide picrique se transformerait, en partie, en *acide picraminique*. L'administration de l'acide picrique augmente un peu la quantité d'acides sulfo-conjugués dans l'urine. La mort par paralysie cardiaque survient chez les lapins après 0gr.3 et chez les chiens après 0gr.6 ; elle est précédée de vomissements, de diarrhée et de convulsions. Chez l'homme aussi tous les tissus sont imbibés par l'acide picrique, d'où coloration ictéroïde. En outre, on trouve chez les animaux des hémorrhagies rénales.

Symptômes. — Surviennent *chez l'homme :* vomissements (les matières vomies sont colorées en jaune) et diarrhée. La peau, la

---

(1) CHÉRON, *Journ. de thér.*, 1880, p. 121.
(2) HALLA, *Prager med. Wochenschr.*, 1882, nᵒˢ 50 et 51.

sclérotique et la conjonctive se colorent en jaune ; cette coloration peut persister pendant sept à huit jours. On observe l'accélération du pouls — l'absorption par le vagin fut une fois suivie de ralentissement — et des gastralgies, la température du sang s'élève. Le prurit cutané et la sensation de pesanteur à la tête, plus rarement les phénomènes spasmodiques s'associent à : dysurie, stranguric, rarement albuminurie ou hématurie, oligurie allant jusqu'à l'anurie. L'urine peut être riche en indican et contenir des cylindres granuleux ainsi que des cellules épithéliales ayant subi la dégénérescence graisseuse. La guérison survient dans le cours des premiers huit jours. Chez les *sujets occupés dans les industries où l'on fabrique et manie l'acide picrique* et ceux qui l'emploient dans un *but thérapeutique* ont été observés : prurit, éruptions cutanées (surtout eczéma) et stomatite, ainsi que troubles gastro-intestinaux, toutes les fois que les doigts sont mis souvent dans la bouche ; la poussière pénètre-t-elle dans le nez, il survient : éternuement, coryza, délire, prostration, etc. Après l'emploi de poudre d'acide picrique sur un vaste ulcère on a observé un érythème généralisé, des douleurs, etc.

Recherche. — Les tissus azotés (laine, soie) sont colorés en jaune par l'acide picrique. L'acétate basique de plomb donne un précipité même dans une solution ne contenant que un vingtième de milligramme d'acide picrique. Chauffée avec du cyanure de potassium, la solution d'acide picrique se colore en rouge, les solutions concentrées donnent un précipité brun de phénylpurpurate de potasse qui détonne quand on l'allume sur du papier-buvard. Chauffée avec du sucre de raisin et de la lessive potassique, elle se colore en rouge (acide picraminique). Les parties cadavériques seront évaporées puis extraites par l'alcool, l'alcool sera chassé et le résidu, acidulé par l'acide sulfurique, sera agité avec de l'éther. L'acide ainsi isolé sera dissous dans l'eau et soumis aux réactions sus-énumérées.

Taitement. — Lavages de l'estomac, ou bien infusion d'eau salée; remèdes contre les douleurs et la diarrhée, accélération de l'élimination de l'acide par les reins (diurétiques).

L'ACIDE PICRAMINIQUE ($C^6H^5Az^3O^5$) qui est aussi employé dans l'industrie, s'il est absorbé souvent, se transformerait dans l'économie en acide picrique, d'où sa toxicité (1).

MÉLINITE. — Un ouvrier occupé, dans la fabrication de cet explosif, à mélanger du phénol avec de l'acide azotique pour produire de l'acide picrique est tombé malade. Il fut atteint de douleurs lancinantes aux yeux et de toux avec accès de suffocation de dix minutes de durée. Les lèvres étaient cyanosées, la respiration s'accéléra (56 par minute), le pouls devint misérable, la poitrine était pleine de râles ; il survint de la bronchopneumonie à laquelle le malade succomba. Les mains étaient colorées en jaune, l'urine contenait de l'acide picrique déjà du vivant du malade, et cet acide fut retrouvé à l'autopsie dans le foie ; de plus, néphrite parenchymateuse. Chez d'autres ouvriers, il ne survient que de l'hémoptysie. L'action toxique de la mélinite est une combinaison de celle de l'acide azoteux avec celle de l'acide picrique.

Pour les *matières colorantes contenant de l'acide picrique,* v. MATIÈRES COLORANTES ARTIFICIELLES, p. 540.

Le sel tartrique de **PARAMIDOPHÉNOL** ($C^6H^4.OH.AzH^2$) provoque chez les grenouilles : paralysie musculaire d'origine centrale, arrêt du cœur et de la respiration. Donné à l'intérieur à la dose de 0gr.5 à 1 gr. par kilo de chien, il provoque : somnolence, parésie des extrémités, vomissements, salivation et méthémoglobinhémie. Dans le sang mort, il se forme encore de l'hématine (2). Donné aux chiens à la même dose, le **PARACÉTAMIDOPHÉNOL** agit d'une manière analogue et, en outre, il irrite les reins et l'intestin. Des convulsions éclatent chez les lapins (3).

HYDROQUINONE. — Employée comme médicament à la dose de 0gr.8 à 1 gr., l'hydroquinone [$C^6H^4(OH)^2$] provoque, la plupart du temps, quelques minutes après son administration, les phénomènes toxiques que voici : vertiges, bourdonnements d'o-

(1) EULENBERG und VOHL, *Vierteljahrsschr. f. ger. Med.*, N. F., Bd XII, p. 320.

(2) L. LEWIN, *Arch. f. exp. Path. u. Pharm.*, Bd XXXV, 1895.

(3) HINSBERG und TREUPEL, *Arch. f. exp. Path. u. Pharm.*, Bd XXXIII, p. 216. Les dérivés de l'amidophénol y sont également traités.

reilles, accélération de la respiration, délire intense, ou bien la conscience reste intacte et le collapsus survient par affaiblissement de l'énergie cardiaque. Elle paralyse, chez les *grenouilles*, le muscle et les ganglions cardiaques. Chez les *lapins*, l'administration de 0gr.75 à 1 gr. provoque des convulsions cloniques et de la dyspnée, ou amène la mort précédée d'affaiblissement de la respiration et de l'excitabilité réflexe. Le sang mort soumis à l'influence de l'hydroquinone ne présente pas d'altérations spectroscopiques. L'hydroquinone est éliminée du corps en majeure partie sous forme d'acide hydroquinonesulfurique.

Recherche. — L'urine évaporée en présence de l'acide chlorhydrique sera extraite par l'éther, agitée avec une solution de soude et l'éther chassé par la distillation. L'éther enlèvera l'hydroquinone au résidu filtré. L'hydroquinone réduit la solution ammoniacale d'azotate d'argent, fournit de la quinone lorsqu'on la chauffe avec du perchlorure de fer, et est colorée en brun par les alcalis.

La **QUINONE** ($C^6H^4O^2$), la **TOLUQUINONE** ($C^7H^6O^2$), la **TRICHLOROQUINONE** ($C^6HCl^3O^2$), la **TÉTRACHLOROQUINONE** ($C^6Cl^4O^2$, *chloranile*) et l'**ACIDE CHLORANILIQUE** donnent naissance dans le sang à la méthémoglobine et à l'hématine (1).

PYROCATÉCHINE. — Ce dihydroxylbenzol, isomère de l'hydroquinone ($C^6H^6O^2$), est une des parties constituantes de l'urine de l'homme et du cheval. Il se trouve dans l'urine grâce aux aliments végétaux ; il se forme, en effet, aux dépens de l'*acide protocatéchique*. La solution d'albumine est coagulée par une solution de pyrocatéchine à 5 p. 100. La peau est peu irritée par elle, et l'absorption par cette voie est moins rapide que ne l'est celle du phénol ; elle est plus vite absorbée par l'estomac qu'en injection sous-cutanée (2). La pyrocatéchine est *pour les animaux* un poison plus violent que le phénol, l'hydroquinone et la résorcine. Administrée à la dose de 0gr.3 à 0gr.5, elle tue

(1) Schulz, *Wirk. d. Chinons*, Rostock, 1892.
(2) Masing, *Beitr. z. Kentniss d. Brenzcatechins*, Dorpat, 1882.
Toxicologie.   33

les lapins en convulsions cloniques avec élévation concomitante de la température. La cause de la mort semble consister en la paralysie du centre respiratoire.

Recherche dans l'urine. — Le résidu des extraits éthérés (v. hydroquinone) sera dissous dans l'eau et précipité par l'acétate de plomb, le précipité sera décomposé par l'acide sulfurique, extrait par l'éther qui sera ensuite chassé ; on obtiendra de la pyrocatéchine qui se colore en vert par le perchlorure de fer. Le carbonate d'ammoniaque fait virer le vert au bleu et au violet. La pyrocatéchine en présence de l'ammoniaque réduit, à froid, l'azotate d'argent.

CRÉOSOTE. — La créosote obtenue du goudron de hêtre est composée de *gaïacol* ($C^7H^8O^2$) et de *créosol* ($C^8H^{10}O^2$). Plusieurs cas de mort sont rapportés dans la littérature. Chez un enfant, une dose élevée graduellement de XX gouttes jusqu'à 1gr.8 devint mortelle (1), et la mort eut lieu dans l'espace de dix-sept heures. Une adulte succomba après trente-six heures à 7gr.2, tandis que chez une autre femme la guérison fut obtenue encore après l'absorption de 20 gr. de créosote (2). La créosote coagule l'albumine, mais ne coagule point la gélatine. Son contact prolongé avec la peau y provoque l'inflammation et la formation de bulles. Appliquée sur les muqueuses et les plaies, elle y produit des eschares corrosives blanches. Les plantes arrosées avec de l'eau créosotée périssent. La mort des pigeons (0gr.2), des lapins et des chats (2gr.5) et des chiens (6 à 7 gr.) a lieu au milieu de : vomissements, tremblements, paralysies musculaires d'origine centrale, affaiblissement de l'énergie cardiaque et dyspnée sans convulsions. Des convulsions et la mort sans asphyxie ont été observées chez les animaux ayant respiré dans une atmosphère sursaturée de créosote.

Les doses toxiques provoquent *chez l'homme* les phénomènes suivants diversement combinés : salivation, gêne de la dégluti-

---

(1) MÜLLER, *Würt. med. Correspondenzbl.*, 1869, p. 337.
(2) SCHULZE, *Münch. med. Wochenschr.*, 1894, n° 11.

tion, vomituritions, vomissements, râles, angoisse, accès d'étouffement, pouls imperceptible, refroidissement des membres, vertiges, céphalée, myosis et abolition des réflexes pupillaires, selles
sanguinolentes, toujours oligurie, urine colorée en brun, perte
de connaissance et convulsions. Dans des cas isolés, l'administration des doses très élevées ne fut suivie que de : efforts de
vomissements, cyanose et nécrose de la muqueuse buccale. Outre
les troubles digestifs, les vomissements et la diarrhée, *l'emploi
prolongé de la créosote* peut parfois donner encore naissance à :
irritation du poumon, dyspnée, strangurie, vertiges, céphalée.

Autopsie. — *Chez les animaux* ayant pris souvent de la créosote, on trouve des foyers pneumoniques circonscrits et une
gastro-entérite. L'inhalation fréquente de vapeurs de créosote a
donné lieu à : apoplexies miliaires, congestion cérébrale, et l'on
trouve dans le sang des gouttelettes huileuses. L'inhalation de
créosote en petite quantité continuée pendant des années a provoqué des foyers scléreux surtout dans le cerveau et la moelle
épinière, les reins et le foie. Chez les personnes ayant bu de la
créosote, on trouve constamment l'inflammation des parties venues
en contact avec elle (plaques blanches à la langue, état parcheminé des lèvres, etc.)

Traitement. — Evacuation de l'estomac et combattre l'inflammation à l'aide de la glace, des boissons muqueuses, appliquer
des sinapismes, etc.

GAÏACOL. — Donné à la dose de 0gr.5 *l'éther méthylique de la
pyrocatéchine* ($C^6H^4O.CH^3.OH$) a tué un enfant en quatre jours.
Outre les symptômes d'irritation intense du côté de l'estomac et
de l'intestin, il provoque à doses très élevées : perte de connaissance et troubles respiratoires. L'application extérieure de 2 gr.
de gaïacol chez un tuberculeux, pour abaisser la température
fébrile, fut suivie de la chute de la température jusqu'à 34°7,
et la mort dans le coma s'ensuivit dans l'espace de dix-huit
heures. Sont survenus dans d'autres cas : sensation de froid,
faiblesse et collapsus. *L'éther méthylique de l'homopyrocaté-*

chine, le **CREOSOL** ($C^6H^3.CH^3.OCH^3.OH$) agit comme le gaïacol.

Le **BENZOSOL** (*benzoate de gaïacol*, $C^6H^4.OCH^3.CO.O.C^6H^5$) était considéré comme une substance inoffensive dont on prescrivait par jour 2 à 3 gr. Mais dans un cas, son administration fut suivie rapidement de diarrhée, il survint de l'ictère six jours après, le cœur s'affaiblit, le pouls devint fréquent, et la mort arriva au bout de quelques heures après l'éclosion de ces symptômes.

A l'autopsie on découvrit une entérite aiguë.

RÉSORCINE. — La résorcine, isomère de la pyrocatéchine et de l'hydroquinone ($C^6H^6O^2$), est le moins toxique des trois dihydroxylbenzols. Administrée à la dose de 1 gr., elle provoque chez les lapins du tremblement et des convulsions. La mort par paralysie cardiaque est amenée par la résorcine à la dose de 1 gr. par kilo d'animal. La résorcine coagule l'albumine dissoute.

Symptômes chez l'homme. — Sont survenus après 4 gr : vertiges, sensation de pesanteur aux yeux, somnolence ; et à la suite de 8 gr. : sensation de piqûre par tout le corps, perte de connaissance et anesthésie. Les lèvres étaient blanches, la langue sèche, la peau froide et couverte de sueur, la température abaissée, la respiration et l'énergie cardiaque très affaiblies. Le malade ne revint à lui qu'au bout de deux heures (1). On a rencontré encore du délire et des hallucinations. Le tableau clinique présenté par l'intoxication résorcinée ressemble à celui fourni par le phénol, y compris les convulsions : dans un cas où 10 gr. de résorcine furent absorbés, la respiration devint haletante et geignante, et les convulsions furent remplacées par un tétanos intense avec opisthotonos. Le malade ne revint à lui qu'au bout de cinq heures (2).

La résorcine ne pourrait être *décelée* que dans l'urine ; quelques auteurs se sont même évertués en vain à découvrir la résorcine dans l'économie. Chauffez jusqu'à 200° une petite

(1) Murrel, *Med. Times and Gaz.*, 1881, 22 oct.
(2) Andeer, *Einleit. Studien über Resorcin*, Würzburg, 1880, p. 54.

quantité de résorcine avec de l'acide phtalique : l'addition de l'ammoniaque fera apparaître de la fluorescence (*fluorescéine*).

Traitement. — Évacuation et lavages de l'estomac; excitants.

ACIDE PYROGALLIQUE. — Introduit dans l'estomac des animaux le *pyrogallol* $[C^6H^3(OH)^3]$ s'élimine en partie tel quel par l'urine, une autre partie se transformant en sels éthérosulfuriques. Si, par suite de l'administration chronique du poison, les lésions rénales deviennent telles qu'il y ait anurie, le poison ne peut plus être décelé ni dans le sang, ni dans les viscères. L'absorption s'effectue par les muqueuses et par la peau enflammée sous l'influence de l'action irritante qu'il exerce. Le précipité fourni par le pyrogallol dans les solutions d'albumine, est, entre autres, soluble dans les carbonates alcalins. Le pyrogallol gonfle les globules sanguins rouges, la matière colorante fait en partie hernie et un grand nombre d'entre eux finissent par être détruits. Sa propriété d'enlever l'oxygène au sang et aux tissus joue peut-être un rôle dans les phénomènes toxiques provoqués par lui.

Les chiens supportent parfois 4 gr. d'acide pyrogallique qui ne provoquent chez eux que la coloration des muqueuses en brun sale (formation de méthémoglobine) et de la lassitude. Dans d'autres cas, la dose de 1 gr. est déjà suivie de : vomissements, dyspnée, hypo-esthésie, abaissement de la température, paralysies musculaires et mort sans convulsions. Des thrombus en forme de cordon ont été trouvés dans différentes grosses veines et dans les capillaires. En outre, des foyers hémorrhagiques d'un bleu-noir foncé ont été rencontrés dans les reins. Le sang et le sérum sanguin sont colorés en brunâtre par la méthémoglobine, ou l'hématine. Ces dérivés de la matière colorante du sang peuvent se trouver aussi dans l'urine. La dose léthale est de 1 gr. environ pour les cobayes (1).

Les *frictions avec l'acide pyrogallique* (de 5 à 10 p. 100) ont provoqué jusqu'à présent *chez l'homme* neuf cas d'empoisonnement dont deux terminés par la mort (une fois la mort est sur-

(1) Binet, *Revue méd. de la Suisse rom.*, 1895, n° 12, p. 617.

venue chez un homme auquel on fit des frictions sur une moitié du corps avec l'onguent pyrogallique et sur l'autre moitié du corps, avec de l'onguent à la rhubarbe, et qui fut ensuite enveloppé de compresses comme une momie). Le pyrogallol fut absorbé deux fois, à la dose de 4 gr., dans des tentatives de suicide. Même chez les personnes qui prenaient le pyrogallol sans inconvénient pendant un temps prolongé, l'intoxication s'annonce subitement par : céphalée, frissons avec claquements des dents, vomissements, diarrhée, strangurie et prostration qui va rapidement en progressant ; le pouls devient petit et fréquent, les joues se creusent, la peau est pâle ou colorée en vert-jaunâtre, et le malade s'épuise ; l'urine brun-foncé contient de l'hémoglobine ou de la méthémoglobine, de l'hématine ou du sang (1). Dans les tentatives de suicide, le pyrogallol s'est montré une fois absolument inefficace, et dans un autre cas il n'a donné naissance qu'à des phénomènes peu nombreux, tels que vertiges, nausées, engourdissement des membres et coloration noire de la langue. L'urine était normale (2). L'ictère et la glycosurie surviennent aussi. Dans les cas terminés par la mort, on a trouvé à l'*autopsie* une néphrite. Les canalicules urinifères, ainsi que le sang, contenaient des amas pigmentaires.

Recherche. — Le vitriol martial contenant de l'oxyde de fer colore les solutions de pyrogallol en bleu-noir; l'eau de chaux, en violet; le molybdate d'ammoniaque, en rouge sang. On obtient un précipité coloré en rouge-rosé par l'acétate basique de plomb. Le précipité brunit rapidement à l'air. En solution alcoolique, le pyrogallol absorbe avidement l'oxygène de l'air et prend une coloration brune allant jusqu'au noir.

Traitement. — Enlèvement du poison du lieu d'application, inhalations d'oxygène, injections d'éther, sinapismes, sangsues à la région lombaire, ou saignée et infusion d'eau salée; à l'intérieur : diurétiques et alcool. Pour prévenir les accidents on ne

---

(1) BESNIER, *Annales de dermat. et de syphil.*, 1882, n° 12.
(2) BANERJI, *The Lancet*, 1892, II, p. 308.

devrait jamais frictionner avec plus de 5 gr. de pyrogallol par jour.

[Les accidents graves d'intoxication qui se sont produits fréquemment au cours de l'emploi des pommades à l'acide pyrogallique ont fait renoncer à peu près complètement à son usage. Dans des recherches effectuées en 1885 à l'hôpital Saint-Louis, dans le service du professeur Fournier, j'ai cherché à élucider le mécanisme des actions thérapeutique et toxique du *pyrogallol* et de la *chrysarobine*. J'ai montré, à la suite d'essais qui ont été publiés dans la thèse de M. Emile Godart (1), exécutée sous ma direction, que ces deux produits exerçaient leur action par un mécanisme identique et que la seule différence était une différence d'intensité résultant de ce que la solubilité du pyrogallol est beaucoup plus grande que celle de la chrysarobine et en même temps de ce que le pyrogallol est un phénol triatomique, tandis que la chrysarobine est un phénol diatomique.

Dans les deux cas, c'est à leur avidité remarquable pour l'oxygène que ces composés doivent leur action toxique ; et les symptômes d'intoxication, ainsi que les lésions anatomiques, sont absolument identiques dans les accidents que l'on a pu observer chez l'homme et dans l'expérimentation sur les animaux. Une violente influence irritante accompagne l'action réductrice exercée, en présence des alcalis, par ces deux substances ; et j'ai attiré l'attention sur la formation d'une quantité très appréciable d'oxyde de carbone, au sein même du liquide sanguin, pendant le cours de ces deux intoxications. C'est, à mon avis, ce qui constitue le plus grave danger de cette médication.

Dans l'expérimentation sur les animaux, à l'aide de doses massives et par voie d'injection veineuse, les premiers symptômes sont ceux d'une violente irritation gastro-intestinale caractérisée par des vomissements alimentaires d'abord, glaireux ensuite, des selles diarrhéiques assez souvent sanguinolentes, avec mictions fréquentes. Puis ces symptômes ne présentent bientôt plus qu'une importance secondaire en présence de l'apparition d'accidents plus graves : troubles cardiaques, circulatoires et respiratoires ; dyspnée intense, angoisse respiratoire, suffocation imminente ; et, comme dernier terme, asphyxie, ainsi que cela résulte des lésions constatées à l'autopsie. Aux doses de 25 à 30 milligr. par kilo de poids vif, la chrysarobine provoque la mort, chez le chien, en un espace de temps qui varie entre deux heures et demie et trois heures. Le pyrogallol agit beaucoup plus activement et à plus faible dose, en raison, principalement, de sa grande et facile solubilité].

La **PHLOROGLUCINE**, isomère du pyrogallol ($C^6H^3[OH]^3$), arrête le cœur par excitation du pneumogastrique, donne au sang une

(1) Emile Godart, *De la chrysarobine ou acide chrysophanique du commerce. Contribution à son étude clinique et physiologique*. Thèse de Paris, 1886.

coloration rouge-brique et tue par arrêt de la respiration. Le pyrogallol est environ vingt fois plus toxique.

ANILINE. — L'aniline employée dans l'industrie (huile d'aniline) est un mélange variable d'aniline (*amidobenzol*, $C^6H^5.AzH$) et de *toluidine*, parfois elle contient aussi de la *xylidine*. Les empoisonnements aigus sont causés par : accidents dans les usines, très rarement tentatives de suicide (1) et emploi thérapeutique, parfois usage des matières colorantes d'aniline, mais dans ces derniers cas les parties constituantes actives sont tout autres.

Les vapeurs d'aniline sont *absorbées* par les poumons, tandis que toutes les autres surfaces absorbantes, y compris la peau, l'absorbent quel qu'en soit l'état d'agrégation. Ainsi on a vu survenir une vraie intoxication par l'aniline deux heures et demie après l'application dans l'oreille d'un tampon imbibé d'aniline et d'une solution de cocaïne. L'*élimination* ne s'effectue par les poumons et l'urine que si elle est introduite en grandes quantités (2). Dans celle-ci, elle se trouve en partie sous forme d'un sel alcalin de l'acide paramidophénolsulfurique. Inhalée par l'homme sous forme de vapeurs, l'aniline ne fut pas décelée dans l'urine. Quant à la formation de la fuchsine dans le corps animal, quoique affirmée, elle n'est nullement démontrée. Une substance foncée, granuleuse, insoluble dans l'eau se formerait, en outre, dans l'urine et le sang au point culminant de l'intoxication (3). Les vapeurs inhalées manifestent leur action toxique dans l'espace de dix minutes à une demi-heure. Les cas rapportés jusqu'à présent ne permettent pas de déterminer exactement la *dose mortelle de l'aniline pour l'homme*. La mort d'une fille adulte survint à la suite de 25 gr. d'huile d'aniline. Les lapins sont tués par 2 à 3 gr. d'aniline en injection sous-cutanée ; les chiens, par 2 à 4 gr. L'aniline coagule l'albumine (4) et fait dis-

(1) Müller, *Deutsche med. Wochenschr.*, 1887, n° 2 ; — Dehio, *Berl. klin. Wochenschr.*, 1888, n° 1.

(2) *Journ. de chim. et de pharm.* 1877, t. XVI, p. 128.

(3) Engelhardt, *Beitr. z. Toxikologie d. Anilins*, Dorpat, 1888.

(4) Sonnenkalb, *Anilin und Anilinfarben*, Leipzig, 1864.

paraître les raies d'absorption du sang. Un échantillon de ce sang est-il chauffé jusqu'à 40°, de la méthémoglobine s'y forme. Le sulfate d'aniline fait apparaître dans le sang, mort aussi bien que vivant, la raie d'absorption de la méthémoglobine, ou celle de l'hématine en solution acide (?) (1). Ces altérations du sang jouent probablement un rôle important dans l'intoxication. Les globules sanguins rouges commencent par subir des changements morphologiques et finissent par tomber en détritus. En conséquence de ces altérations on a pu démontrer, chez les animaux, un affaiblissement de la teneur du sang en oxygène tombée à 5 à 10 p. 100, de 16 à 20 p. 100 qu'elle était, de plus la capacité respiratoire du sang abaissée à 7 p. 100 (au lieu de 24 p. 100, chiffre initial), ainsi que l'abaissement de la température (2). Surviennent *chez les animaux*: ralentissement de la respiration, faiblesse cardiaque, secousses fibrillaires à côté de convulsions cloniques. Les pupilles se dilatent, la température s'abaisse, la cornée devient anesthésique et la mort survient au milieu ou en l'absence des convulsions. Injectée à doses élevées sous la peau des femelles pleines, l'aniline provoque l'avortement. L'urine peut contenir du sucre, de l'hémoglobine, de la méthémoglobine, ou de l'hématine. L'administration de l'aniline n'est jamais suivie de la coagulation du sang du vivant de l'animal.

L'empoisonnement aigu chez l'homme peut se terminer en quelques heures par la guérison ou la mort. Dans les cas les plus bénins, les ouvriers *ayant inhalé les vapeurs d'aniline ou l'ayant absorbée par la peau*, sont atteints de : engourdissement, faiblesse, marche titubante, teint livide de la face, envies fréquentes d'uriner et coloration anormale de la peau. Parfois cette dernière est le seul symptôme observé. Dans les cas graves surviennent : céphalée, tendance à la somnolence (3) et, presque constamment, coloration gris-bleuâtre de la peau, des lèvres et des ongles ; elle est due à la formation sur place de la méthémoglobine et non à la formation de la matière colorante dans le

(1) Starkow, *Arch. f. path. Anat.*, Bd LII, 1871, p. 164.
(2) Wertheimer, *La Sem. méd.*, 1889, p. 13.
(3) Leloir, *Gazette méd. de Paris*, 1880, p. 49.

sang. Le pouls devient petit, fréquent, le malade se plaint d'avoir froid, il est atteint de vertige, s'affaisse, perd connaissance et des convulsions se déclarent. L'air expiré peut sentir l'aniline. Plus rarement se voit la strangurie persistant quelques jours avec évacuation douloureuse d'une urine seulement foncée, ou albumineuse ou fortement sanguinolente. Dans la plupart des cas, cet état cesse en quelques jours. Pendant la convalescence surviennent parfois : céphalée, gastralgies et douleurs en ceinture, dégoût des aliments et strangurie avec urine foncée épaisse. Dans un cas d'empoisonnement par les *vapeurs inhalées* et l'aniline absorbée par la peau, le gland et le feuillet interne du prépuce étaient parsemés d'ulcérations à enduit d'un jaune sale. Ont persisté encore pendant longtemps : gonflement du pénis, faiblesse des membres inférieurs, ainsi que tuméfaction temporaire de la jointure du genou (1). Dans les cas mortels, le malade tombe brusquement par terre. La cyanose est très accusée, la respiration se ralentit, la sensibilité finit par s'éteindre graduellement et la mort dans le coma est précédée de convulsions.

Chez les sujets *ayant avalé de l'aniline* ont été observés : vomissements, cyanose de la peau et des muqueuses, pouls de fréquence variable, coma, réaction paresseuse du côté des pupilles, et la mort finit par arriver dans l'espace de vingt-quatre heures, sans convulsions. Dans un cas terminé le quatorzième jour par la guérison, outre les symptômes que nous venons d'énumérer, il y avait encore : absence des mouvements volontaires, accélération du pouls, respiration irrégulière, abaissement de la température, sueurs, ictère, hémoglobinurie le septième jour, diminution des globules sanguins rouges jusqu'au quart de leur chiffre normal et adynamie. On observe de l'excitation psychique avec « impulsion à détruire » après absorption d'aniline. Elle peut coïncider avec des troubles de la coordination et arriver à un degré d'intensité tel qu'on soit obligé de mettre la camisole de force au malade ou de l'isoler en cellule. Les fonctions motrices, sensitives, et les réflexes peuvent rester

(1) STARK, *Ther. Monatsh.*, 1892, n° 7.

normaux ainsi que l'urine. Cet état peut persister de deux à
quatre jours.

L'*intoxication chronique* se caractérise par : céphalée, troubles
de la sensibilité et de la motilité, troubles digestifs, vomissements, amaigrissement rapide, ou seulement par une coloration
vert-jaune des cheveux et des ongles, et exanthèmes polymorphes sur les diverses parties du corps. Les ouvriers travaillant
dans l'aniline seraient aussi atteints de troubles visuels, à
savoir : photophobie, fatigue légère pendant la vision et amblyopie (1).

Les *lésions trouvées à l'autopsie* ne sont point caractéristiques.
Le sang est décrit comme étant d'une couleur très foncée. L'examen spectroscopique y démontre la présence de la méthémoglobine, ou de l'hématine. L'intestin est météorisé, le cerveau
et les méninges sont imbibés de sérosité. On a trouvé encore :
hémorrhagie sous-endocardique, hémorrhagie dans les alvéoles
pulmonaires et cylindres hyalins avec hémorrhagies dans les
tubes droits des reins.

Recherche. — La solution aqueuse d'aniline ou de ses sels est
colorée en rouge-violet par la solution de chlorure de chaux, en
bleu par l'acide sulfurique et le bichromate de potasse, ainsi que
par la kaïrine avec acide chlorhydrique dilué et azotite de soude,
en rouge-rosé par quelques gouttes d'une solution diluée de sulfhydrate d'ammoniaque. L'aniline peut être obtenue par distillation de l'estomac, de l'intestin, des poumons, des reins et de
l'urine. L'aniline est aussi enlevée par l'éther agité avec une
solution alcalinisée d'un sel d'aniline.

Traitement. — Faire sortir de l'atmosphère contenant de l'aniline, ablutions froides et injections sous-cutanées de camphre ou
de teinture de musc. Dans des cas plus bénins la marche ultérieure de l'empoisonnement est favorablement influencée par le
sel de Sedlitz ou de Karlsbad. L'alcoolisme aggrave l'intoxication.
L'aniline a-t-elle pénétré dans l'estomac, ainsi que dans l'intes-

(1) GALEZOWSKY, *Recueil d'ophthalm.*, 1876, p. 334.

tin, on tâchera de l'évacuer complètement; on prescrira des diurétiques énergiques, en cas de cyanose, on pratiquera encore la saignée et l'infusion d'eau salée. — **Prophylaxie** : on tiendra la main à ce que les ateliers soient bien ventilés, on prendra soin d'éviter, autant que faire se peut, la pénétration des vapeurs d'aniline dans les locaux où s'accomplit le travail et l'on interdira aux ouvriers de boire de l'alcool pendant le travail.

Les vapeurs de **MÉTHYLANILINE** ($C^6H^5.AzH.CH^3$), d'**ÉTHYLANILINE** ($C^6H^5.AzH.C^2H^5$) et d'**AMYLANILINE** inhalées en petites doses provoquent, chez les grenouilles, de l'engourdissement, et à doses plus élevées : paralysie motrice complète, abolition de l'excitabilité réflexe et suspension de la respiration, le cœur continuant à fonctionner normalement (1). La **DIMÉTHYLANILINE** ($C^6H^5Az[CH^3]^2$) est un poison sanguin et nerveux (méthémoglobinhémie, destruction des globules sanguins rouges; chez les grenouilles, elle agit comme le curare; chez les animaux à sang chaud, convulsions et ensuite paralysie). La **DIÉTHYLANILINE** $[C^6H^5.(Az(C^2H^5)^2]$ agit moins énergiquement que la précédente. *Plus sont complexes et nombreux les radicaux introduits dans l'aniline, et plus s'affaiblit son action.* La **DIPHÉNYLANILINE** ($C^6H^5.AzH.C^6H^5$) est un dérivé d'aniline relativement inoffensif, il en est de même quant à la **BENZYLANILINE** ($C^6H^5.AzH.CH^2.C^6H^5$).

NITROANILINES. — La *paranitroaniline* ($C^6H^4.AzO^2.AzH^2$) tue les animaux, en injection intra-veineuse, à la dose de 0gr.04 par kilo de poids. D'après mes recherches, elle donne naissance à de la méthémoglobine à côté de l'hématine. La *métanitroaniline* provoque de la méthémoglobinhémie et d'autres phénomènes d'intoxication par l'aniline. L'*orthonitroaniline* tue les animaux à la dose de 0gr.03 par kilo de poids en provoquant les mêmes symptômes que la précédente, auxquels s'associe le ralentissement du pouls par suite de l'excitation du pneumogastrique. Donné par la bouche, ce dernier composé provoque des éternuements (2).

(1) JOLYET et CAHOURS, *C. R. de l'Ac. d. Sc.*, t. LVI, p. 1131 ; — LAZZARO, *Arch. per le scienz. med.*, 1891, p. 241.

(2) W. GIBBS und HARE, *Arch. f. Anat. u. Phys.*, 1889, Suppl., p. 272.

ACÉTANILIDE. — L'*antifébrine* ($C^6H^5.AzH.C^2H^3O$) administrée comme médicament à doses par trop élevées, a provoqué à plusieurs reprises des intoxications même lorsqu'elle fut absorbée par la peau, en nature (ombilic d'un nouveau-né), ou sous forme d'onguent. Elle passe dans l'urine sous forme d'acide acétylparamidophénolsulfurique, ou même en nature, si elle est administrée en excès. On a vu des phénomènes d'intoxication survenir déjà à la suite de 1 gr.; mais, en revanche, la guérison fut obtenue même après 30 gr. L'ignorance des effets toxiques de ce remède a conduit à le prescrire pendant un temps prolongé : ainsi un malade en absorba pendant des mois jusqu'à 1800 gr., d'où troubles graves de l'état général. Cependant, on n'aurait rien observé d'anormal chez un sujet qui, pendant douze mois, en avait pris 509 gr. L'antifébrine provoque de la méthémoglobinhémie, ou de l'hématinhémie. La face, les oreilles, les lèvres, les ongles, les muqueuses, etc., ou même tout le corps, prennent un teint bleu-grisâtre persistant depuis dix jusqu'à soixante-douze heures, se refroidissent, et peuvent persister dans cet état durant des heures ou des jours entiers. Peuvent s'y associer diversement combinés : collapsus avec ou sans perte de connaissance, sueurs, lassitude, nausées, frissons, fièvre paradoxale, hallucinations, délire, manie, tremblements, secousses musculaires, tétanos, grincement des dents, diplopie, mydriase, dureté de l'ouïe ou même surdité; rarement épistaxis, métrorrhagies, ainsi qu'exanthèmes (érythème, urticaire, etc.). L'urine peut contenir des substances réductrices et lévogyres.

Recherche. — 10 cc. d'urine bouillie avec 1 à 2 cc. d'acide chlorhydrique seront, après refroidissement, additionnés de 2 cc. d'eau phéniquée à 5 p. 100 et d'une solution filtrée de chlorure de chaux : le liquide prendra une coloration rouge qui passera au bleu après sursaturation par l'ammoniaque (réaction de l'indophénol).

ORTHOMÉTHYLACÉTANILIDE [*Exalgine* ($C^6H^5.AzCH^3.C^2H^3O$)]. Les lapins périssent par paralysie respiratoire et au milieu de convulsions épileptiformes après l'administration de 0gr.45. Le sang contient de la méthémoglobine. On a observé chez l'homme :

coloration bleu-jaunâtre ou cyanose de la peau, des lèvres, etc., nausées, vomissements, collapsus, aussi convulsions ou dyspnée, immobilité et délire. L'empoisonnement semble pouvoir résulter de l'effet cumulatif de petites doses (1).

MÉTHACÉTINE. — Le *paraoxyméthylacétanilide* ($C^6H^4.OCH^3.AzH.C^2H^3O$) tue les animaux en convulsions. L'administration de 0gr.2 a provoqué, chez l'homme, du collapsus et de la cyanose avec ou sans frissons.

PARAMONOBROMACÉTANILIDE. — L'*antisepsine* ($C^6H^4Br.AzH.C^2H^3O$) cause, chez les *animaux :* convulsions, troubles cardiaques, hémoglobinurie, glycosurie, etc., et tue les chiens à la dose de 0gr.045 par kilo d'animal. Chez l'*homme*, on a déjà trouvé à la suite de 0gr.3 : cyanose, secousses musculaires, céphalée, pouls misérable, vertiges, faiblesse musculaire, strabisme.

Le **BENZANILIDE** ($C^6H^5AzH.COC^6H^5$) a provoqué chez l'homme : pâleur du visage, cyanose et éruptions cutanées. Il est doué d'effets cumulatifs.

L'**ACIDE ACÉTANILIDOACÉTIQUE** produit de la méthémoglobine. Il est moins toxique que l'acétanilide. L'**ACIDE FORMANILIDOACÉTIQUE** donne naissance à de la méthémoglobine dans le sang en circulation aussi bien que dans le sang extravasé. De par sa toxicité, il ne le cède en rien au *formanilide* qui, seulement insufflé dans le larynx, peut produire, entre autres, des palpitations.

PHÉNACÉTINE. — L'administration de l'*acétophénéthydine* ($C^6H^4.OC^2H^5.AzH.C^2H^3O$) fait apparaître dans l'urine de la phénéthydine à côté de l'acide paramidophénolsulfurique. Chez les *animaux*, il provoque de la méthémoglobinhémie et amène la mort par paralysie du cerveau, de la moelle épinière et des muscles. Donnée à la dose quotidienne de 4 à 8 gr., elle a

---

(1) Consulter également, relativement à l'acétanilide, à l'exalgine et aux autres composés de ce groupe, G. Pouchet, *Leçons de pharmacodynamie et de matière médicale*, 4ᵉ série.

provoqué chez l'*homme* : coloration bleu-grisâtre de la peau et méthémoglobinhémie, parfois aussi collapsus ou sensation d'angoisse, dyspnée, pouls arythmique, sueurs, tremblements, troubles mentaux, vomissements et diarrhée (1). Administrée à la dose de 5 gr., on a trouvé (ce qui est le cas ordinairement pour les poisons sanguins), entre autres, la matière colorante du sang faisant hernie hors du globule rouge. Dans ce cas, la phénacétine serait la cause de l'issue fatale (?).

Donnée, à plusieurs reprises, à la dose de 0gr.5 à 1 gr., la **LACTOPHÉNINE** (éther lactyle-paramidophényle-éthylique) C^6H^4. OC^2H^5. AzH. CO. $CH(OH)$. CH^3] a provoqué souvent, entre autres, de l'ictère catarrhal et du collapsus.

AZOBENZOL. — L'*azobenzol* (C^6H^5Az. AzC^6H^5) provoque, chez les chiens et les lapins, de l'hématurie (2) et des vomissements. Administré une seule fois, il ne provoque que de l'hémoglobinurie passagère, mais s'il est prescrit à petite dose (0gr.5 à 1 gr.) souvent répétée, le sang devient brun, épais, et l'examen spectroscopique y révèle, ainsi que dans l'urine, la raie de la méthémoglobine. Cette action de l'azobenzol est attribuée, en partie, à sa transformation en nitrobenzol.

AZOXYBENZOL [C^6H^5Az. O. AzC^6H^5]. A la dose de 0gr.5 à 1 gr., il tue les lapins dans l'espace de un à trois jours. Le sang contient de la méthémoglobine, le foie est hypertrophié, **jaune,** surchargé de graisse (3).

DIAZOBENZOL. — L'*azotate de diazobenzol* (C^6H^5Az. AzO^3) se dédouble, à l'ébullition et même à froid, en azote et en phénol. Injecté sous la peau des *lapins*, à la dose de 0gr.4 environ, il les tue en dix à vingt minutes : on voit survenir chez eux : dyspnée, orthopnée et convulsions épileptiformes ; ou, dans les cas moins intenses : paralysie motrice et anesthésie. La cause de son action toxique sur les lapins et les grenouilles consiste-

(1) L. LEWIN, *Die Nebenwirk. d. Arzneim.*, 1899, p. 489.
(2) BAUMANN und HERTER, *Zeitschr. f. physiol. Chemie*, Bd I, p. 267.
(3) L. LEWIN, *Arch. f. exp. Path. u. Pharm.*, Bd XXXV, 1895.

rait en la mise en liberté dans le sang de l'azote avec, pour conséquences, les troubles circulatoires et respiratoires mécaniques provoqués par ce gaz. L'injection sous-cutanée de 1 gr. chez le *chien* ne provoque de dégagement gazeux qu'au lieu d'injection qui devient emphysémateux. Surviennent chez lui : paralysies, respiration irrégulière, vomissements et pouls accéléré. Les troubles nerveux et cardiaques sont probablement attribuables à des dérivés de diazobenzol non étudiés encore. En cas d'injection sous-cutanée, le diazobenzol ne met pas en liberté de phénol, ce qu'il fait s'il est introduit dans l'estomac. Cependant, on n'observe, dans ce dernier cas, ni intoxication par le phénol, ni dégagement gazeux dans le sang (1).

XYLOLS. — Les diméthylbenzols $[C^6H^4(CH^3)^2]$ sont toxiques. Un ouvrier qui avait travaillé quelques semaines dans des locaux où s'évaporait du xylol, fut atteint de fourmillements dans les mains et les pieds, de tremblements, d'angoisse. d'oppression, de nausées, de diarrhée. A ces symptômes vinrent s'ajouter du vertige, des palpitations de cœur, et par moments, des troubles de la vue (brouillard devant les yeux) et des troubles psychiques peu graves.

PHÉNYLÈNEDIAMINES. — Injectée sous la peau du *chien* à la dose de 0gr.1 par kilo d'animal, la *métaphénylènediamine* $[C^6H^4(AzH^2)^2]$ provoque : salivation, coryza, éternuements, toux, vomissements, diarrhée, polyurie, albuminurie, et la mort survient dans le coma après douze à quinze heures. Le sang contient de la méthémoglobine.

La *paraphénylènediamine* $[C^6H^4(AzH^2)^2]$ à la dose de 0gr.1 par kilo d'animal, amène la mort déjà dans l'espace de deux à trois heures. Peu de temps après son administration, il survient de l'exophthalmie, la conjonctive devient œdémateuse, chémotique, le tissu cellulaire intra-oculaire est infiltré de sérosité, et les glandes lacrymales deviennent mélaniques par suite d'un pigment qui s'y dépose. La mort est précédée de vomissements, de diarrhée et de

(1) Jaffé, *Arch. f. exp. Path. u. Pharm.*, Bd II, p. 1 ; — L. Lewin, *Zeitschr. f. Biologie*, Bd XLII, 1901.

coma (1). Ce poison, lui aussi, produit de la méthémoglobinhémie. Si quelques gouttes de la solution de cette substance tombent sur le visage *des personnes qui s'en servent pour teindre leurs cheveux*, il s'y produit de l'érythème et de l'œdème des paupières. L'éruption à grosses taches peut se propager aux épaules et aux bras, ou même se généraliser sur tout le corps. On a rencontré en même temps des pustules sur le cuir chevelu et aux sourcils. La guérison eut lieu après quelques jours. Les teinturiers de pelisses qui font usage de cette substance tombent malades avec les symptômes d'un asthme.

HOLOCAÏNE. — La *diéthoxyléthényldiphénylènediamine* [CH³. C. Az. Az H (C⁶H⁴) (OC²H⁵)²] empoisonne les cobayes et les lapins à la dose de 0gr.005 à 0gr.012 et les tue à la dose de 0gr.05 à 0gr.10 par kilo, avec les symptômes que voici : convulsions suivies de paralysie, dyspnée, trismus et tétanos.

Instillée dans l'œil, elle provoqua, à plusieurs reprises, de vives douleurs, une poussée de conjonctivite muco-purulente et une dissociation superficielle de la muqueuse avec exulcérations. La conjonctivite disparut assez rapidement, mais les ulcères persistèrent pendant une semaine.

HYDRAZINES. — Le *diamide* (AzH². AzH²) qui est un gaz, fournit des sels. D'après mes recherches, le sulfate d'hydrazine produit dans le sang mort de la méthémoglobine et des traces d'hématine. Immédiatement après la mort des animaux, je n'ai pas constaté d'altérations sanguines, tandis que laissé pendant un jour, le sang contient déjà de la méthémoglobine. L'hydrazine est un poison de tous les êtres vivants, animaux aussi bien que végétaux. La mort des animaux à sang chaud survient lentement au milieu de : secousses musculaires, troubles respiratoires, abaissement énorme de la température (20°5 dans la cavité abdominale d'un animal intoxiqué par 0gr.6 de sulfate d'hydrazine) et finalement paralysies. Chez les grenouilles, c'est la paralysie qui domine tout le tableau clinique; l'énergie cardiaque s'affaiblit jusqu'au point de s'arrêter complètement.

(1) Dubois et Vignon, *Bull. gén. de thér.*, t. XV, 1888, p. 475.
Toxicologie.   34

Le *dibenzoyldiamide* provoque de l'excitation avec troubles des organes des sens et troubles respiratoires.

PHÉNYLHYDRAZINE. — Mise en contact direct avec la peau, cette substance ($C^6H^5AzH.AzH^2$), si importante au point de vue chimique, y provoque une éruption bulleuse et prurigineuse qui, ainsi que je l'ai appris pour mon propre compte, peut persister pendant des semaines entières. L'absorption de la phénylhydrazine se fait par la peau intacte. Si on l'applique sur la peau ou si on l'introduit dans le tissu cellulaire sous-cutané des *coqs*, la crête se colore en deux à trois minutes en brun noirâtre. J'ai trouvé dans le sang irriguant la crête six raies d'absorption dont deux appartiennent à l'oxyhémoglobine, tandis que les autres doivent être interprétées comme effets spéciaux de la phénylhydrazine. Le sang des animaux empoisonnés par de la phénylhydrazine prend l'aspect d'une émulsion et paraît brun-rouge en couches épaisses, vert en couches minces. Lorsqu'on chauffe ce sang avec des acides minéraux, il en résulte une coloration verte, ressemblant à celle de la chlorophylle. La substance verte, l'*hémoverdine*, peut être extraite de la masse coagulée ; elle possède des raies d'absorption semblables à celles du sang des animaux empoisonnés. L'injection sous-cutanée de 0gr.05 à 0gr.2 de phénylhydrazine, provoque, chez les lapins et les grenouilles, des paralysies, de l'engourdissement et la mort. Sur moi-même, à la suite de son absorption cutanée souvent répétée, j'ai observé : méthémoglobinhémie, diarrhée, anorexie et sensation d'être atteint d'une maladie générale grave (1).

ACÉTYLPHÉNYLHYDRAZINE (*Pyrodine*, $C^6H^5.AzH.AzH.C^2H^3O$). Elle provoque *chez les animaux :* méthémoglobinhémie, hématurie, bilirubinurie, altérations des globules sanguins rouges, cyanose, paralysie des extrémités et dyspnée. L'administration (à l'intérieur ou à l'extérieur) de 0gr.1 à 0gr.5 fut suivie, chez

____

(1) L. LEWIN, *Zeitschr. f. Biologie*, Bd XLII, 1901. — *Compt. rend. de l'Académie des sciences*, 14 octobre 1901.

l'*homme*, d'un état ressemblant à l'anémie pernicieuse : pâleur de la peau et des muqueuses, adynamie, insomnie, secousses fibrillaires, ictère, prostration. A l'auscultation, on entend des bruits anémiques. S'y associent : hémoglobinurie, hématurie, vertiges, délire, vomissements, épistaxis, même hémorrhagies rétiniennes, frisson et exanthèmes. Le nombre des globules sanguins diminue.

Administré à la dose de 0gr.4, l'**ACIDE ORTHOHYDRAZINEPARAOXYBENZOIQUE** (*orthine*, $C^6H^3.OH.Az^2H^3.COOH$) a provoqué chez l'homme : collapsus, fièvre paradoxale, nausées et vomissements, céphalée, vertige, agitation, etc.

L'administration de 3 gr. d'**ACIDE PHÉNYLHYDRAZINEPYRORACÉMIQUE** a provoqué, chez un chien, de l'hématurie et de l'albuminurie; la mort est survenue après deux jours. L'action de l'**ANTITHERMINE** (*acide phénylhydrazinelévulinique*) est probablement analogue.

Les **PHOSPHINES**, par exemple, la *méthylphosphine* (CH^3PH^2) et la *diméthylphosphine* sont des poisons violents pour les infusoires, les rhizopodes, etc. Le tétanos est provoqué chez les cobayes par une dose de 0gr.1 à 0gr.15 par kilo d'animal; l'injection intraveineuse de 0gr.15 provoque la mort des lapins par arrêt du cœur et de la respiration (1).

TOLUOL. — Les chiens tolèrent bien jusqu'à 25 cc. de toluol (C^7H^8). L'urine évacuée après son administration est riche en acide hippurique. Le **NITROTOLUOL** cause, chez les animaux, des troubles du côté du système nerveux central et des vomissements. Les animaux ne tardent pas à s'y accoutumer. L'urine, qui réduit et est lévogyre, contient de l'acide orthonitrobenzoïque et de l'acide uronitrotoluolique (2) ou peut-être l'acide nitrotoluglycuronique.

TOLUYLÈNEDIAMINE. — La *toluylènediamine* $[C^6H^3(AzH^2)^2CH^3]$ qui est un dérivé du nitrotoluol, produit de la méthémoglobine

(1) Tappeiner, *Münch. med. Wochenschr.*, 1896, n° 1.
(2) Jaffé, *Zeitschr. f. phys. Chemie*, Bd II, p. 47.

dans le sang en circulation aussi bien que dans le sang extravasé. Injectée sous la peau des animaux à la dose de 0gr.3 à 0gr.5, elle provoque : vomissements, répugnance à exécuter des mouvements, hypo-esthésie, ictère accusé (chiens) et hémoglobinurie (1). L'ictère est un ictère par résorption : on trouve dans l'urine des acides biliaires. L'hémoglobinurie est constante chez les chiens en cas d'intoxication chronique, mais elle faisait défaut, ainsi que l'ictère, dans l'empoisonnement aigu (0gr.15 par kilo de chien). Les animaux meurent dans le coma. L'urine contenait de la graisse et du pigment. Par suite de la destruction des globules sanguins, un pigment ferrifère se trouve dans la rate, la moelle osseuse et le foie (2). Le sang des chats s'appauvrit en oxygène.

TOLUIDINES. — Les **AMIDOTOLUOLS** ($C^6H^4.CH^3.AzH^2$), à savoir, l'*orthotoluidine*, la *métatoluidine* et la *paratoluidine* produisent de la méthémoglobine dans le sang en circulation, détruisent les globules sanguins, abaissent l'excitabilité réflexe et la température, et tuent par arrêt de la respiration. La dose mortelle, en injection intra-veineuse, est par kilo d'animal de 0gr.2 pour l'orthotoluidine, de 0gr.125 pour la métatoluidine et de 0gr.1 pour la paratoluidine. La teneur du sang en oxygène tombe à 5 ou 10 p. 100 ; il en est de même quant à la capacité respiratoire.

Un homme, dont la poitrine et la main furent éclaboussés par de la toluidine, et qui, en outre, respira des vapeurs de ce corps, perdit sa connaissance, puis eut une forte excitation psychique, devint dyspnéique, cyanosé, et présenta de l'irrégularité du pouls, des spasmes convulsifs avec perte de conscience pendant vingt-quatre heures, de la fureur et du délire. Au troisième jour, violent ténesme urinaire, douleurs en urinant, albuminurie; dysurie pendant neuf jours.

L'*orthoacétotoluide* ($C^6H^4.CH^3.AzHCH^3.CO$), un dérivé de l'orthotoluidine, est toxique, tandis que la *métaacétotoluidine* et la *paraacétotoluidine* sont dépourvues de toute action toxique.

(1) STADELMANN, *Arch. f. exp. Path. u. Pharm.*, Bd XIV, p. 231, 422.
(2) ENGEL et KIENER, *C. R. de l'Ac. d. Sc.*, t. CV, 1887, p. 165.

Donnée à la dose quotidienne de 1 gr., la première provoque chez les lapins : albuminurie, hématurie, cylindres hyalins et fibrineux, et la mort survient si son administration est continuée ; l'urine des chiens contient, en outre, la matière colorante de la bile et du méthyloxycarbanile. Les reins des lapins étaient atteints de néphrite aiguë desquamative.

Les *amides de l'acide toluylique* agissent sur les animaux comme narcotiques.

CRÉSOLS. — Des trois *crésols* (*méthylphénols*, $C^6H^4.OH.CH^3$) isomères, c'est le *paracrésol* qui est le plus toxique (dose mortelle : 0gr.1 par kilo de chien), viennent ensuite *l'orthocrésol* et le *métacrésol* (dose mortelle : 0gr.15 par kilo d'animal). Ils paralysent les systèmes moteur et sensitif. L'ortho et le paracrésol ralentissent le pouls par excitation du pneumogastrique; le métacrésol, inactif sous ce rapport, agit comme dépresseur du système vaso-moteur, mais cette dernière propriété lui est commune avec l'orthocrésol. Tous les trois amènent la mort par paralysie cardiaque.

Le *dinitritrocrésol* ($C^6H^2.AzO^{2-2}OH.CH^3$) se trouve, à l'état de sel potassique, dans le *Safran bâtard* et est un poison du cerveau et du sang. Donné à l'intérieur à la dose de 0gr.6 par kilo d'animal, il provoque : vomissements, diarrhée, convulsions et tremblements ; à doses plus élevées, il cause, en outre, de la dyspnée. Un homme ayant reçu 5 gr. environ de safran bâtard mourut en proie à des convulsions et à de la dyspnée (1).

MÉTOLS. — Les sels du *méthylamidocrésol* [$C^6H^3(AzH.CH^3)$ $CH^3.OH$] servent dans la photographie pour le développement des images. Un photographe qui s'en servit pendant six mois consécutivement, éprouva des douleurs à la main, une sensation de froid et d'engourdissement, liés à une coloration bleuâtre et à une forte tuméfaction des parties malades.

La *créoline*, un remède secret, composée d'un mélange de crésols, a provoqué à plusieurs reprises des intoxications graves et même mortelles, par exemple après lavage de l'utérus. Sont

(1) WEYL, *Berliner klin. Wochenschr.*, 1887, p. 62.

survenus : collapsus profond, vomissements et perte de connaissance. Les compresses imbibées de ce produit de déchet appliquées sur une plaie d'un doigt, outre un exanthème, ont encore donné naissance à : fièvre, anorexie, amaigrissement. De quatre-vingt-dix brebis galeuses qu'on avait lavées avec de la créoline, quarante-deux moururent en trente-six heures. L'inhalation de créoline suffit déjà pour produire de la céphalée, de la nausée et des vomissements. Dans un cas où 250 cc. environ ont été absorbés dans une tentative de suicide, ont apparu : perte de connaissance, albuminurie, hématurie, cylindrurie, convulsions cloniques pendant quatre jours et, dix-huit jours plus tard encore, engourdissement de l'avant-bras (1).

Le *lysol*, remède secret de composition analogue à celle de la créoline, a, comme celle-ci, provoqué, à plusieurs reprises, des intoxications, lorsqu'il était administré depuis la dose de une cuillerée à thé jusqu'à six cuillerées à soupe; et, pris à l'intérieur ou appliqué à l'extérieur (parfois dans des tentatives de suicide et d'homicide), il a amené la mort au milieu de vomissements, cyanose, petitesse du pouls, convulsions et dans le coma (2). Trois cas mortels sur neuf intoxications. Les lésions anatomiques consistent en l'inflammation des muqueuses entrées en contact avec le remède; mais on trouvait même une pneumonie putride chez un cheval que l'on avait lavé avec une solution à 2 p. 100 pour détruire les poux et qui succombait en proie à des convulsions avec trismus. Les autres produits voisins, tels que, par exemple, *solvéol*, *solutol*, etc. se comportent sans doute de la même manière.

Un homme est mort dans le coma, dix heures après avoir avalé une gorgée de *carbolineum*, substance contenant des phénols, des crésols et des bases pyridiniques. L'intestin, ecchymosé, exposé à l'air, prit une coloration verdâtre par suite de l'oxydation de l'hydroquinone (3).

(1) Van Ackeren, *Berliner klin. Wochenschr.*, 1889, p. 710.
(2) Wilmans, *D. med. Wochenschr.*, 1893, n° 19; — Haberda, *Wiener klin. Wochenschr.*, 1895, p. 289; — Fagerlund, *Vierteljahrsschr. f. ger. Med.*, 1894, Supplément.
(3) Flatten, *Vierteljahrsschr. f. ger. Med.*, 3ᵉ Folge, Bd VII.

BENZALDÉHYDE. — *L'huile éthérée d'amandes amères* (C^6H^5COH) se transforme, dans l'organisme du chien, en *benzamide*, et, dans celui du lapin, en *acide hippurique*. Restée longtemps en contact avec le sang, elle y donne naissance à de la méthémoglobine et, administrée à doses élevées, elle peut causer des convulsions épileptiformes.

Introduite dans l'estomac des animaux à sang chaud et à sang froid, à la dose de 1 gr. par kilo d'animal, la **BENZAMIDE** ($C^6H^5.COAzH^2$) agit comme narcotique en abaissant en même temps la pression sanguine et la fréquence des pulsations. Agissent d'une manière identique la **DIBENZAMIDE** [$(C^6H^5)^2CO.COAzH^2$] et la **CHLOROBENZAMIDE**. Si, dans le radical ammoniaque, un atome d'hydrogène est remplacé par le méthyle ou l'éthyle, l'action narcotique fait place à l'action ammoniacale, ou bien à des effets ressemblant à ceux de la strychnine : c'est ce qui a lieu, par exemple, avec la **MÉTHYLBENZAMIDE** ($C^6H^5COAzH.CH^3$), l'**ÉTHYL-BENZAMIDE**, etc. (1).

AMARINE. — L'amarine ($C^{21}H^{18}Az^2$) peut s'obtenir en partant de la *benzaldéhyde*. L'amarine provoque, chez les animaux à sang chaud, des convulsions analogues à celles causées par la picrotoxine et qui, par leur durée ininterrompue, rappellent également celles consécutives à l'emploi de la *guanidine*. Les convulsions sont suivies de paralysies et aussi de dyspnée. L'amarine ne se décompose pas dans l'économie. L'**HYDROBENZAMIDE**, son isomère, n'est pas toxique (2). Cette dernière se dédouble en acide benzoïque et en acide para-oxybenzoïque.

Quel que soit leur mode d'administration, les **ACIDES AMIDO-BENZOIQUES** et les **ACIDES NITROBENZOIQUES** n'exercent jamais aucune influence sur les chiens.

ORTHOFORME. — L'éther méthylique de l'acide para-amido-méta-oxybenzoïque [$C^6H^3(AzH^2)OH.COOCH^3$] ayant été employé une fois à saupoudrer des ulcères, détermina leur aggravation, de la tuméfaction des extrémités, l'apparition de vésicules sur

---

(1) Nebelthau, *Arch. f. exp. Path. u. Pharmak.*, Bd XXXVI, p. 451.
(2) Bacchetti, *Arch. f. exp. Path. u. Pharmak.*, Bd VIII, p. 116.

différentes parties du corps, des douleurs, de la fièvre avec température atteignant 40°, et une faiblesse générale.

ANHYDRIDE DE L'ACIDE ORTHOSULFAMINOBENZOÏQUE. — La *saccharine* ($C^6H^4.COSO^2.AzH$) a parfois provoqué : gastralgies, anorexie, nausées et diarrhée. C'est avec raison qu'on défend de l'ajouter à des aliments (1).

La **SALICINE** ($C^{13}H^{18}O^7$) rend l'urine des animaux très riche en acide éthersulfurique. Les animaux supportent bien 4 gr., et l'*homme* peut prendre la salicine à la dose de 15 à 20 gr. (et jusqu'à 96 gr. en trois jours) sans qu'il survienne aucun phénomène d'intoxication. Seuls, quelques sujets présentent à la suite de son absorption : céphalée, vertiges, bourdonnements d'oreilles, photopsie, parfois aussi vomissements, diarrhée, collapsus, surdité et paresthésie dans le domaine des organes des sens, troubles visuels, tremblements et convulsions. Un cas de mort serait même survenu à la suite de l'administration de 6 gr. de salicine.

ACIDE SALICYLIQUE. — L'acide salicylique ($C^6H^4.OH.COOH$) peut provoquer des intoxications graves, ou même mortelles. L'acide salicylique du commerce contient souvent les *acides ortho-crésotinique et para-crésotinique* qui sont toxiques. Les doses léthales, pour le *salicylate de soude*, ont été fixées jusqu'à présent à 5 gr. en deux jours, ou 3gr.6, ou 2gr.4, même 0gr.7, à ce que l'on prétend. Les doses toxiques peuvent être inférieures à ces chiffres. Mais, en revanche, quelques personnes supportent des doses très élevées, par exemple, 120 gr. en vingt-deux jours, sans en éprouver d'inconvénients. Dans la majorité des cas, il se forme dans l'économie de l'acide salicylurique : une partie du médicament est déjà éliminée avec l'urine après quinze minutes sans avoir subi aucun changement, et il n'en reste plus traces dans l'organisme tout au plus après cinq jours, rarement plus tard. L'acide salicylique peut se trouver encore dans

(1) BROUARDEL, POUCHET, OGIER ; Saccharine : son usage dans l'alimentation publique, son influence sur la santé ; *Recueil des travaux du Comité consultatif d'hygiène publique*, t. XVIII, 1888, p. 380.

la salive, le lait, la sueur, les liquides nourriciers et les transsudats. Il coagule l'albumine ; il donne naissance dans le sang à de
l'hématine. Il provoque l'inflammation des muqueuses ; les tissus nécrosés sont détachés au bout de quelques heures.

Donné aux *animaux* à doses toxiques, le salicylate de soude
provoque : affaiblissement de la respiration, abaissement de la
pression sanguine, intermittence du pouls, vomissements survenant même après injection sous-cutanée (élimination par l'estomac), diarrhée, dyspnée et tétanos. Les doses toxiques de salicylate de soude furent suivies chez l'homme de : vomissements,
perte de connaissance, délire, respiration intermittente, haletante, dureté de l'ouïe, dysphagie, abaissement de la température,
pouls arythmique, ainsi qu'anesthésie des pieds. Les phénomènes
d'intoxication persistèrent deux à quatre jours (1).

L'emploi thérapeutique de ce remède donne souvent naissance
à des accidents bénins ou dangereux, diversement combinés et
survenant dans un ordre tout à fait imprévu (2). Ont été observés :
abolition du réflexe pupillaire à l'excitation lumineuse directe,
scintillations, diminution de l'acuité visuelle et rétrécissement
des vaisseaux rétiniens (3), cécité transitoire, bourdonnements
d'oreilles, surdité, congestion dans le conduit auditif osseux,
ainsi que état trouble et épaississement de la membrane du tympan (4), tout l'espace péri-lymphatique des canaux semi-circulaires obstrué par des faisceaux de tissu conjonctif. Dans des cas
isolés : aphasie, céphalée, affaiblissement de la mémoire, tremblements, hémiplégie transitoire, état de dépression suivi d'excitation psychique intense, — délires, hallucinations visuelles et
auditives, ou excitation primitive sans dépression préalable, —
délire gai, joie bruyante, insomnie, idées fausses, impulsions
motrices exagérées. Le délire de la persécution peut disparaître
immédiatement après la suspension du médicament, ou persister encore pendant quelques jours ou même devenir perma-

<hr>

(1) Petersen, *Deutsche med. Wochenschrift*, 1877, n° 2.
(2) L. Lewin, *Die Nebenwirk. der Arzneimittel*, 1899, p. 435.
(3) Knapp, *Wien. med. Wochenschr.*, 1881, p. 1237.
(4) Kirchner, *Berl. klin. Wochenschr.*, 1884, p. 725.

nent. Ont été trouvés en outre : raideur des jointures, extension tétanique de certains membres, ou encore secousses cloniques avec perte de connaissance ou hémiparésie, de plus : collapsus avec troubles respiratoires et convulsions, dyspnée, respiration très profonde, essoufflée, geignante, râles trachéaux, toux, frisson, fièvre (1), bégaiement, raucité de la voix, albuminurie avec le tableau clinique d'une néphrite aiguë (2), glycosurie, hématurie, avortement, hémorrhagies dans diverses cavités naturelles (utérus, estomac, intestin, nez, etc.) et exanthèmes, ainsi qu'œdème (3).

Recherche. — *L'acide salicylique* (encore en dilution à 1 p. 50000) se colore en violet par le perchlorure de fer. Additionnée d'acide salicylique, l'urine ne permet de le reconnaître que dilué tout au plus à 1 p. 5000. Les *parties cadavériques* seront ou acidulées et soumises à la distillation ou agitées avec l'éther : c'est dans le distillat, ou bien dans le résidu resté après évaporation de l'éther que sera décelé l'acide salicylique à l'aide du perchlorure de fer.

ALDÉHYDE SALICYLIQUE ($C^6H^4.OH.COH$). — Elle est employée comme bouquet artificiel pour boissons alcooliques. En injection intraveineuse, elle provoque, chez les chiens, des convulsions épileptiformes.

La **SALICYLAMIDE** ($C^6H^4.OH.COAzH^2$) agit sur les animaux comme la benzamide : engourdissement, sommeil, réflexes retardés, ou même mort par arrêt du cœur et de la respiration.

SALOL. — *L'éther salicylique du phénol* ($C^6H^4.OH.COOC^6H^5$) se dédouble dans l'économie en acide salicylique et en phénol. Ils se trouvent tous les deux dans l'urine dont la coloration peut alors varier du vert-olive jusqu'au brun-noir. La mort est survenue après quelques jours à la suite de 8 gr. et, à ce que l'on

(1) BARUCH, *Berl. klin. Wochenschr.*, 1883, nos 23 et 33.
(2) ISRAEL, *Centralbl. f. klin. Med.*, 1884, no 13.
(3) Consulter également G. POUCHET, *Leçons de Pharmacodynamie et de matière médicale*, 4e série.

prétend, même après 0gr.9 (1). Ont été observés : exanthèmes, somnolence, rétention d'urine, hématurie, albuminurie, pouls irrégulier, vomissements, bourdonnements d'oreilles, etc. Dans un cas, où la mort était survenue après 8 gr., on trouva à l'autopsie une atrophie des reins. Des phénomènes d'intoxication grave sont survenus chez un nourrisson allaité par sa mère intoxiquée par un pansement salolé.

L'ACIDE OXYDIPHÉNYLCARBONIQUE est un peu moins toxique que l'acide salicylique.

COUMARINE. — L'anhydride de l'acide coumarique (*anhydride de l'acide oxycinnamique* ($C^9H^6O^2$) qui se trouve, entre autres, dans la *fève de Tonka*, l'*aspérule* et le *mélilot* provoque chez les animaux (2) : engourdissement, hypoexcitabilité réflexe, affaiblissement de la respiration et coma se terminant par la mort. Les branches cardiaques du pneumogastrique, les ganglions cardiaques et le muscle cardiaque lui-même sont paralysés. Les chiens sont tués par 0gr.6 à 0gr.8. Donné à la dose de 4 gr., il provoque chez l'homme : nausées, vomissements, céphalée, vertiges et faiblesse. La coumarine passe dans l'urine.

CYMOL ($C^{10}H^{14}$). — Il est non toxique pour les lapins. L'injection sous-cutanée de 5 gr. tue les chiens en quatre jours par gastro-entérite (3). Donné à la dose quotidienne de 3 à 4 gr., il provoque chez l'homme : nausées, vomissements, céphalée. Le cymol passe dans l'urine à l'état d'acide coumarique et d'acide cuminurique.

THYMOL. Voyez : **Thymus vulgaris.**

INDOL. — L'indol ($C^{16}H^{14}Az^2$) se transforme en indican dans l'organisme animal. Il provoque, chez les grenouilles, de l'hyperexcitabilité réflexe et, à doses élevées, des paralysies. La mort a lieu dans l'espace de vingt-quatre heures. Un chien ayant

---

(1) Hesselbach, *Unters. ub. Salol*, Halle, 1890 ; — Chlapowski, *Lancet*, 1891, I, p. 1167.
(2) Köhler, *Arch. f. exp. Path. u. Pharm.*, Bd VI, p. 283.
(3) Schulz, *Das Eucalyptusöl*, Bonn, 1881, p. 12.

reçu 2 gr. d'indol en vingt-quatre heures, fut atteint de diarrhée et d'hématurie (1).

INDIGO. Voyez : Isatis tinctoria.

L'ACIDE MÉTHYLINDOLCARBONIQUE $(C^{10}H^9AzO^2)$ provoque, chez les animaux, de l'engourdissement et des paralysies. Des personnes en ayant pris 3 gr., évacuèrent une urine brunâtre noircissant quand on la laisse au repos pendant quelque temps. **L'ACIDE MÉTHYLINDOLACÉTIQUE** se comporte d'une manière analogue.

Injecté sous la peau des lapins à la dose de 1gr.5, l'**ACIDE ORTHONITROPHÉNYLPROFIONIQUE** $(C^9H^5AzO^4)$ les tue rapidement. L'urine contient du sang. Les chiens sont atteints de dégoût pour les aliments, d'albuminurie et de glycosurie. La paralysie, débutant par le train postérieur, s'étend graduellement à tout le corps et finit par tuer le chien dans l'espace de cinq à sept jours.

Autopsie. — Catarrhe intestinal, infarctus dans le cœur et, d'une manière passablement constante, néphrite parenchymateuse.

MATIÈRES COLORANTES ORGANIQUES ARTIFICIELLES

L'usage de divers tissus colorés par des *matières colorantes d'aniline et de goudron*, ou l'ingestion des aliments et des boissons colorés par elles, ou leur maniement dans l'industrie peuvent provoquer des phénomènes d'intoxication locale ou générale, à savoir : eczéma, tuméfaction de la face, vomissements, diarrhée, anesthésie, paresthésie, etc. Ils sont, pour la plupart, causés par les propriétés toxiques particulières à chaque matière colorante, parfois par des mélanges délétères, presque jamais par des mordants toxiques.

Un grand nombre d'ouvriers occupés dans les industries des matières colorantes d'aniline portent des taches indélébiles, par exemple : sur la cornée et la conjonctive, à la tête, à la poitrine, à la face et au cou, sans aucun trouble de l'état général. On a

(1) Nencki, *Ber. d. deutsch. chem. Ges.*, 1876, p. 299.

trouvé souvent des altérations locales plus graves sur la peau et les muqueuses. Ainsi un pinceau trempé dans une matière colorante d'aniline a-t-il touché l'œil, celui-ci est d'abord seulement coloré en violet bleuâtre, mais plus tard il survient de l'inflammation et du chémosis. Chez les enfants ayant porté pendant quelques jours des bonnets colorés en rouge par les couleurs d'aniline, j'ai observé des tuméfactions et des indurations circonscrites de la peau des joues. Un sujet ayant essayé de faire sortir, à l'aide d'un « crayon d'aniline indélébile », les débris d'une dent restée après l'extraction, aurait été atteint de vomissements, de diarrhée, d'un accès épileptoïde et de collapsus.

I. DÉRIVÉS DU TRIPHÉNYLMÉTHANE. — *a*) GROUPE DE LA ROSANILINE. — FUCHSINE (*rouge Magenta, chlorhydrate de rosaniline*). — Contrairement à l'assertion de quelques auteurs d'après laquelle elle aurait provoqué chez les chiens : coloration de l'urine, albuminurie, cylindrurie et hydropisie; et chez l'homme : prurit cutané, coliques et diarrhée (1), d'autres recherches ont démontré que la fuchsine pure est inoffensive pour l'homme (2) et les animaux (les lapins en supportent bien 8 gr. administrés en huit heures). Mais, dans le commerce, on introduit des préparations de fuchsine contenant de l'arsenic qui, ingérées avec les vins ou les pâtisseries, ou appliquées sur la peau, peuvent causer des intoxications et même nuire à la santé des ouvriers occupés à leur fabrication ou des personnes habitant dans le voisinage des usines, grâce à l'arsenic qui empoisonne le sol et l'eau potable (3). Je ne nie nullement que les ouvriers occupés pendant des années à la fabrication de la fuchsine peuvent ne pas s'intoxiquer, mais ce cas ne constitue point la règle générale. On a, par exemple, démontré que des tumeurs vésicales, même malignes, se rencontrent assez souvent chez ces ouvriers (4). Au début de leur travail dans le local où se pra-

---

(1) Feltz et Ritter, *C. R. de l'Ac. d. Sc.*, t. LXXXIII, p. 985.
(2) Bergeron et Clouet, *Journ. de chim. et de pharm.*, t. XXV, p. 296; — Cazeneuve, *Lyon méd.*, t. LXX, 1892, p. 245.
(3) Chevallier, *An. d'hyg. publ.*, 1866, p. 12.
(4) Rehm, *Arch. f. Klin. Chirurg.*, Bd. L, p. 588.

tique la fabrication de la fuchsine, ils sont souvent atteints d'un besoin si impérieux d'uriner que l'urine coule involontairement dans leurs vêtements. Les tuméfactions peuvent régresser. Outre ces symptômes vésicaux, il survient encore de la cyanose et du vertige.

Les substances obtenues à l'aide des résidus de la fonte de fuchsine, à savoir, le *marron* (brun d'aniline) et la *cérine* se comporteraient d'une manière analogue. La *grenadine* est généralement riche en arsenic : elle tue les animaux en provoquant chez eux de la diarrhée et de l'amaigrissement. Le *bleu turquin* provoquerait l'inflammation de la peau chez les personnes qui le manient. Le *bleu à l'alcool* (sels de triphénylrosaniline) se comporte de la même manière, mais les lapins l'ingéreraient sans inconvénient aucun. Le *violet de méthyle* (*matière colorante de dahlia, pyoctanine bleue*, sels de penta- et hexaméthyle-para-rosaniline), ainsi que l'*auramine* (*pyoctanine jaune*) prescrits pour l'usage externe, ont provoqué souvent : inflammation grave, nécrose, douleurs, œdèmes, fièvre, vomissements, céphalée, xanthopsie, etc. Son ingestion longtemps continuée aurait été bien supportée par les lapins (1).

b) **GROUPE DU VERT-MALACHITE.** — Le vert-malachite et ses homologues ne seraient toxiques que dans les mêmes conditions que la fuchsine, c'est-à-dire à l'état impur. Chez un ouvrier ayant manié le *vert brillant cristallisé*, il est survenu : démangeaisons, sensation de brûlures, inflammation, tuméfaction aux mains et aux pieds où des bulles se formèrent. Or, un grand nombre d'autres ouvriers y travaillaient déjà depuis longtemps sans s'en ressentir d'aucune façon.

c) **GROUPE DE L'ACIDE ROSOLIQUE.** — L'*acide rosolique* est à coup sûr non toxique. Les petits animaux en supportent 1 gr. et davantage. En Autriche, la loi défend de colorer les substances alimentaires avec cet acide. Les *corallines* sont des couleurs rouges (*péonine*) ou jaunes, composées d'*aurine* et d'acide roso-

(1) Consulter aussi au sujet de l'action de l'aniline et de ses dérivés : G. POUCHET, *Leçons de pharmacodynamie et de matière médicale*, 4e série.

lique. Des sujets les maniant étant tombés malades, on entreprit sur les animaux des recherches qui les ont fait déclarer comme étant toxiques (1); mais elles ne le seraient que si elles contiennent de l'arsenic, du phénol ou de l'aniline (2). Il est défendu de se servir de ces substances pour colorer les aliments et les boissons.

d) **GROUPE DES PHTALÉINES** (composés de l'acide carbinolorthocarbonique). — Même ingérée longtemps par les lapins, l'*éosine* (tétrabromofluorescéine) s'est montrée non-toxique, ainsi que l'*érythrosine* (sel potassique de tétraiodofluorescéine). Je considère comme nuisible, de par l'action de la matière colorante, l'usage prolongé de ces substances, ainsi que celui de la *phénolphtaléine* qui se colore dans l'organisme. Les ouvriers maniant l'éosine sont atteints de douleurs, d'hyperidrose et d'abcès aux doigts qui sont pourtant attribués au chlorure de chaux dont ils se servent pour le nettoyage des mains.

II. MATIÈRES COLORANTES AZOÏQUES. — La *chrysoïdine* (chlorhydrate de diamidoazobenzol), le *brun de Bismarck* ou *brun de phénylène* (chlorhydrate de triamidoazobenzol ou un corps diazoïque), le *vrai jaune* (sel sodique de l'acide amidoazobenzolmonosulfonique), le *vrai bleu* (indulinsulfonate de soude) auraient provoqué de l'eczéma. Le *jaune de métanile* (acide azodiphénylamine métanilique) n'est pas toxique. Un chien a pu en supporter une dose de 5 gr. et, en outre, neuf doses journalières de 0gr.5. Le *jaune Mandarin* (dérivé du sulfanil-azo-β-naphtol) se comporte de même.

III. DÉRIVÉS NITRÉS ET NITROSÉS. — L'*acide picrique* (v. p. 510) est toxique. Les lapins supportent le *vert contenant de l'acide picrique* à la dose quotidienne de 0gr.01, mais non à la dose de 0gr.02 par vingt-quatre heures : ils périssent en présentant diverses paralysies. Le *safran bâtard* (*orange d'aniline, jaune Victoria, dinitrocrésol,* v. p. 533) employé pour la coloration des substances alimentaires est toxique. Il paraît attaquer la

(1) Tardieu, *L'Union méd.*, 1869, nos 14 et 23.
(2) Guyot, *C. R. de l'Ac. d. Sc.*, 1869, t. LXIX, août.

matière colorante du sang et provoque chez les chiens : vomissements, tremblements, convulsions. La mort est survenue chez une femme l'ayant absorbé à la dose de quelques grammes aux lieu et place du safran, probablement comme emménagogue. Les organes internes étaient colorés en jaune. Les plumes colorées par l'orange d'aniline provoquaient chez les ouvrières une sensation de brûlure et des démangeaisons aux mains qui étaient colorées en jaune, plus tard apparurent des bulles qui finirent par devenir confluentes ; les mêmes lésions se montrèrent aux pieds et présentèrent la même marche ; le tout était accompagné d'anorexie et de fièvre. Le *jaune de naphtaline (jaune de naphtol, jaune de Martius, jaune d'or)* est le sel sodicocalcique de *dinitronaphtol*. Il est aussi toxique que le précédent. Un expérimentateur a observé que, donnée à doses élevées, cette substance provoqua, entre autres, la coloration jaune de la peau de tout le corps. Sont survenus dans un cas d'intoxication par le jaune de Martius terminé par la mort après cinq heures : vomissements, coloration jaune de la peau et des muqueuses, tandis que, dans le cadavre ayant conservé longtemps sa rigidité, on a trouvé, entre autres, une gastrite hémorrhagique (1). Les doses minimes employées pour colorer les pâtisseries, seraient dépourvues de toute action toxique (2). Le *jaune brillant* (dinitronaphtolsulfonate de soude) provoquerait de la dermatite après un contact souvent répété avec la peau. La *viridine* (mélange de dinitronaphtolsulfonate de potasse avec carmin d'indigo) agit sans doute comme le précédent. La *dinitrosorésorcine (vert de résorcine)* tue les chiens en injection sous-cutanée.

IV. COULEURS A L'ACRIDINE, A LA PHÉNAZINE ET A LA DIPHÉNYLAMINE. — Administrée à la dose de 1 gr., la *phosphine* (dérivé de l'*acridine*, v. ce mot), provoque chez l'homme des vomissements et de la diarrhée. La *safranine* en injection intraveineuse est un toxique pour les animaux (accélération du pouls, dyspnée et convulsions). Donnée en poudre aux chiens, elle ne

(1) Jacobson, *Hosp. tid.*, 1893, p. 765.
(2) Vitali. *Boll. chim. farmac*, 1893, p. 738.

provoque que de la diarrhée. Les vapeurs, mélangées de quinone, qui se dégagent des liqueurs colorantes chaudes, lors de la préparation du *noir d'aniline* dans les teintureries de coton, passent pour provoquer, chez les ouvriers, une coloration brune de la conjonctive et de la cornée, avec, sur cette dernière, un soulèvement de l'épithélium sous forme de petites vésicules. Diminution de la vision. L'*aurantia* (*jaune minéral*, sel sodique d'hexanitrodiphénylamine) agit comme un poison. Un homme ayant porté pendant huit heures des gants teints par le jaune minéral, fut atteint de bulles confluentes prurigineuses. Les ouvriers qui le manient voient apparaître des bulles à la face et aux mains. Les sujets qui transpirent facilement sont plus prédisposés à cette éruption. Administré pendant longtemps à la dose quotidienne de 1 gr. à 1gr.5, le *bleu de méthylène* (un dérivé de thiodiphénylamine) provoque : envie fréquente d'uriner, irritation vésicale, coloration bleue de la salive et de l'urine, diarrhée, céphalée, secousses musculaires, vertige et délires — les derniers symptômes sont vraisemblablement attribuables au dépôt de la matière colorante dans le cerveau (1).

ACRIDINE. — Quel que soit son état physique (en nature, en vapeurs, en solution) cette base ($C^{12}H^9Az$) qui se trouve dans l'anthracène impur, provoque l'irritation et l'inflammation intense de la peau et des muqueuses. Les lavages à l'eau aggravent les démangeaisons et exacerbent la sensation de brûlure.

NAPHTALINE. — La naphtaline ($C^{10}H^8$) est un poison pour certains organismes inférieurs et parasites humains (sarcopte de la gale). L'absorption a lieu par l'estomac. La majeure partie de la naphtaline administrée apparaît telle quelle dans l'urine et les fèces. Donnée à la dose de 1 à 5 gr., elle provoque, chez

(1) Consulter également au sujet de l'emploi des matières colorantes artificielles pour les aliments : G. POUCHET, Coloration des bonbons, pulpes de fruits, liqueurs et pastillages par les couleurs dérivées de l'aniline ; *Recueil des travaux du Comité consultatif d'hygiène publique*, t. XX, 1890, p. 256.

les chiens, de la diarrhée sans entérite. On vit périr des poules ayant séjourné longtemps dans des lieux contenant des vêtements saupoudrés de naphtaline. L'ingestion de la naphtaline pendant un temps prolongé peut provoquer *chez les animaux :* hémorrhagies choroïdiennes, décollement de la rétine et opacité du cristallin ; on voit, en outre, apparaître chez eux des troubles généraux de la nutrition. Ont été observés *chez l'homme :* vomissements, douleurs abdominales, ténesme, albuminurie, strangurie et douleurs dans les voies urinaires. On a rapporté un cas de suicide par la naphtaline terminé par la mort (1).

La **NAPHTYLAMINE** (amidonaphtaline $C^{10}H^7AzH^2$) provoque chez les ouvriers qui travaillent dans les lieux où elle est préparée : strangurie et hématurie ; et, peut-être même, des tumeurs de la vessie.

La **TÉTRAHYDRO-β-NAPHTYLAMINE** ($C^{10}H^{11}AzH^2$) provoque, chez les grenouilles, des paralysies et de la mydriase ; chez les lapins : mydriase (excitation de l'appareil nerveux dilatateur de l'iris), contraction des vaisseaux auriculaires, élévation de la température (production de la chaleur augmentée et déperdition diminuée) et destruction augmentée de l'albumine. Quant aux autres *dérivés de la naphtylamine,* les corps α et ceux des corps β dont l'anneau non-azoté est hydraté, ils se sont montrés inefficaces (2).

NAPHTOL. — La mort survient dans l'espace de deux heures et demie à douze heures, chez les lapins, après l'injection souscutanée de 1 gr. de naphtol ($C^{10}H^8O$) ; et chez les chiens, après 1gr.5. Chez les chiens, elle est précédée de salivation et d'agitation ; chez les lapins, de convulsions. L'hémoglobinurie est constante. Le naphtol α serait plus toxique que le naphtol β. Le naphtol et ses produits de transformation s'éliminent par l'urine. Les badigeonnages avec une solution alcoolique à 10 p. 100, continués pendant deux jours, ont provoqué de l'*hématurie* chez un garçon. Se déclarèrent en outre : symptômes du mal de Bright, ischurie, vomissements et perte de connaissance. Des

(1) *Pharm. Journ. a. Transact.*, 1884, p. 755.
(2) Stern, *Arch. f. path. Anat.*, Bd CXV, Heft 4 et Bd CXXI.

accès d'éclampsie furent observés ensuite pendant quelques jours consécutifs, ils furent accompagnés d'hémichorée ; le garçon guérit. Une friction faite avec 3 gr. d'un onguent naphtolé à 2 p. 100 amena la mort par néphrite chez un autre sujet (1).

Le **DINITRONAPHTOL** se trouve dans le *jaune de Martius* (Voir p. 544).

CAMPHRE NAPHTOLÉ. — L'injection de naphtol camphré dans une cavité a provoqué : petitesse du pouls, perte de connaissance, convulsions épileptiformes, et, dans des cas isolés, est survenue la mort (2).

HUILE ANIMALE. — L'*huile animale fétide* contient des bases pyridiques, du *pyrrol* et ses homologues, des nitriles des acides gras, etc. Des frictions fréquentes pratiquées avec cette huile par un charlatan sur la peau des enfants ont provoqué : vomissements, vertige, collapsus et, dans un cas, la mort. Prise à l'intérieur pour tentatives de suicide ou d'homicide, elle a causé : vomissements, gastralgies, angoisse, stupeur et affaiblissement de la respiration et du pouls.

Employée dans un but thérapeutique, l'*huile animale de Dippel*, qui est un produit de distillation de la précédente, a provoqué à plusieurs reprises : salivation, vomissements, diarrhée et néphrite. La mort d'un adulte peut être amenée par 15 gr. environ de cette huile. Chez les animaux, de l'hyperexcitabilité réflexe précède l'état de paralysie finale.

L'*huile de Chabert* obtenue par distillation de l'essence de térébenthine et de l'huile animale, administrée à la dose de 15 à 30 gr., peut provoquer : diarrhée, vertiges, cuisson pendant la miction, etc.

PYRIDINE. — La *pyridine* (C^5H^5Az) provoque chez les grenouilles des secousses fibrillaires (excitation du centre convulsivant dans le bulbe) et la contracture spasmodique de tous les

(1) Baatz, *Centralbl. f. innere Med.*, 1894, p. 857.
(2) Calot, Ménard, *Centralbl. f. Chirurgie*, 1894, n° 11, p. 264.

muscles ; l'animal devient ensuite complètement paralysé (1), comme s'il était sous l'influence du curare. Les chiens la supportent à la dose quotidienne de 1 gr. à 1gr.5. Dans un cas, on a noté la mort d'un *homme* qui, voulant amorcer un siphon pour vider un ballon de pyridine, l'aspira et en avala une grande quantité. L'ingestion de l'acétate de pyridine fait apparaître dans l'urine de l'*hydroxyde de méthylpyridilammonium*, tandis que le chlorhydrate y passe tel quel. La pyridine se retrouve aussi dans la salive et l'air expiré (2).

L'empoisonnement peut aussi survenir chez les personnes qui travaillent avec l'alcool pyridiné (*alcool dénaturé*). Outre le catarrhe chronique des muqueuses accessibles, les vapeurs de pyridine absorbées provoquent les troubles nerveux que voici : vertiges, lassitude, tremblement des membres, faiblesse ressemblant à des paralysies et troubles respiratoires. L'emploi de la pyridine pour la dénaturation de l'alcool doit être prohibé.

Données à doses élevées, la **THIOTÉTRAPYRIDINE** ($C^{20}H^{18}Az^4S$) et l'**ISODIPYRIDINE**, dérivées de la *nicotine*, n'exercent aucune influence toxique sur les chiens, ni les chats. Les phénomènes toxiques survenant chez la grenouille ne sont pas identiques avec ceux provoqués par la nicotine (3).

PICOLINE. — Cette base (C^6H^7Az) se trouve, entre autres, dans l'*huile animale*. Elle cautérise les muqueuses et, en injections sous-cutanées, elle agit comme phlogogène (4). Elle est éliminée en partie par les poumons. Si l'on injecte de l'α-picoline sous la peau d'un lapin, une partie en est éliminée telle quelle par l'urine, tandis que la majeure partie en est éliminée sous forme d'acide α-pyridinurique. Des *pigeons* soumis à l'influence des vapeurs de picoline titubent, leur respiration devient laborieuse et la mort survient par arrêt de la respiration et paralysie (5).

---

(1) HARNACK und MEYER, *Arch. f. exp. Path. u. Pharm.*, Bd XII, p. 395.

(2) HIS, *Arch. f. exp. Path. u. Pharm.*, Bd XXII, p. 253 ; — OECHSNER DE CONINCK, *C. R. de la Soc. de Biol.*, 1887, p. 755.

(3) VULPIAN, *C. R. d. l'Ac. d. Sc.*, 1880, 24 janv.

(4) OECHSNER DE CONINCK et PINET, *Bull. de la Soc. chim. de Paris*, t. XXXIX, p. 113.

(5) EULENBERG, *Vierteljahrsschr. f. ger. Med.*, Bd XIV, p. 284.

L'injection sous-cutanée de II gouttes de picoline anesthésie et paralyse les grenouilles au bout de dix à vingt minutes; la mort survient à la suite de 0gr.15. L'injection sous-cutanée de XXX gouttes de picoline provoque des convulsions chez les lapins; et la mort a lieu au bout de deux heures par arrêt de la respiration. La cavité thoracique dégage l'odeur de la picoline.

La **STILBAZOLINE** ($C^{13}H^{19}Az$) obtenue à l'aide de la benzaldéhyde et de la picoline, tue les animaux en les paralysant. Elle n'est douée que de propriétés convulsivantes peu accusées.

Administrée à la dose de 0gr.1 par kilo de chien, la **PARVO-LINE** ($C^9H^{13}Az$) tue ces animaux dans l'espace de trois à quatre minutes.

La **COLLIDINE** ($C^8H^{11}Az$), obtenue synthétiquement, abolit, chez la grenouille, tous les mouvements, volontaires aussi bien que réflexes (paralysie des centres moteurs). Une autre collidine se forme pendant la putréfaction de la gélatine.

Donnée à petites doses, l'**HYDROLUTIDINE**, obtenue de l'huile de foie de morue, provoque de l'hypo-esthésie, et à doses plus élevées : tremblements, dépression profonde interrompue par de l'excitation extrême; et, finalement, survient la mort précédée de paralysie des membres (1).

PIPÉRIDINE. — L'*hexahydropyridine* ($C^5H^{10}.AzH$) provoque, chez la grenouille, de l'anesthésie et altère les globules sanguins rouges (voir aussi *pipérine* et *poivre*).

Les **LUPÉTIDINES** sont des produits de substitutions alkyliques diméthylées de la pipéridine. La **LUPÉTIDINE**, la **COPELLIDINE**, la **PARPÉVOLINE**, la **PROPYLLUPÉTIDINE**, l'**ISOBUTYLLUPÉTIDINE** et l'**HEXYLLUPÉTIDINE** agissent peu sur le cerveau (l'action des deux derniers composés est la plus énergique), paralysent les terminaisons périphériques des nerfs moteurs et sensitifs (à l'exception de l'hexyllupétidine), troublent l'énergie cardiaque (à l'exception des deux derniers composés), arrêtent la respiration et, dans l'ordre où elles ont été énumérées, elles provoquent la

____

(1) Gautier et Morgues, *Journ. de pharm. et de chim.*, 1888, p. 7 et 9.

vacuolisation d'un nombre de plus en plus petit (de 100 à 2 p. 100) de globules sanguins rouges (1).

Les **EUCAÏNES A** et **B**, dont la première ($C^{19}H^{27}AzO^{4}$) représente l'éther méthylique d'un acide pipéridinecarbonique benzoylé, et la seconde ($C^{15}H^{21}AzO^{2}$) un dérivé benzoylé du produit de réduction de la *vinyldiacétonamine* sont toutes les deux toxiques. *L'eucaïne A* provoque chez des animaux à sang chaud et à sang froid une forte excitation (convulsions, dyspnée, etc.) qui est suivie d'une paralysie flasque. Il existe un cas de mort d'un homme à qui on avait injecté 0gr.075 de cette eucaïne. La toxicité de *l'eucaïne B* est moindre que celle de la précédente dans la proportion de 1 à 3 (2). Les phénomènes toxiques ressemblent à ceux de la cocaïne.

QUINOLINE. — La *quinoléine* ($C^{9}H^{7}Az$) a provoqué chez l'homme : nausées, vomissements, douleurs abdominales, diarrhée. L'administration de 2 à 3 gr. fut suivie de : collapsus, vertige et céphalée. Elle paralyse, chez les grenouilles, le système nerveux central et diminue ensuite l'excitabilité des terminaisons des nerfs moteurs.

KAIRINE. — Administré à la dose de 0gr.5 à 1gr.5 *l'hydrure de méthyloxyquinoléine* a provoqué chez l'homme : affaiblissement de l'énergie cardiaque, collapsus et cyanose, délire, hallucinations, vertiges, douleurs de tête, sueur, frisson et parfois albuminurie qui peut se terminer par la mort.

La **THALLINE** (*tétrahydrométhoxylparaquinoléine*, $C^{9}H^{10}$. $OCH^{3}.Az$) employée comme médicament a provoqué la mort (ce que l'on n'aurait jamais dû faire). Les empoisonnements avec guérison sont plus fréquents. La capacité respiratoire du sang s'abaisse, il y apparaît de la méthémoglobine, les échanges des matières s'accomplissent d'une manière anomale. Peuvent s'y associer : palpitations, collapsus, cyanose ou vertige, céphalée,

---

(1) Gürber, *Arch. f. Anat. u. Physiol.*, 1890, p. 404.
(2) G. Pouchet, *Leçons de pharmacodynamie et de matière médicale*, 1re série, p. 580. — Reclus, *Bull. de l'Acad. de méd.*, 1897, p. 171.

nausées, vomissements, albuminurie. L'urine est de couleur foncée comme l'urine phéniquée (1).

La **PHÉNYLDIHYDROQUINAZOLINE** (*orexine*, $C^8H^5. C^6H^5. Az^2H^2$) qui est un médicament plus que douteux, mis en usage sans raison aucune, a produit chez l'homme : vomissements, diarrhée, troubles vaso-moteurs, bourdonnements d'oreilles, vertige, etc.

L'**ACIDE MÉTHYLTRIHYDROXYQUINOLINECARBONIQUE** finit par provoquer l'arrêt du cœur chez la grenouille, comme le fait la digitale, ainsi que des convulsions cloniques ou toniques.

DIMÉTHYLSULFATE DE DIQUINOLYLINE (*quinotoxine*). — Les solutions aqueuses présentent une fluorescence bleu-violet et se colorent en rouge par les alcalis. L'administration de 0gr.0005 à 0gr.045 provoque chez tous les animaux, dans l'espace de cinq à trente minutes, une paralysie des muscles ressemblant à celle causée par le curare, soit la mort. La respiration artificielle peut sauver la vie (2).

PYRROL. — Cette base ($C^6H^4.AzH$) qui est un liquide obtenu du goudron, à odeur rappelant celle du chloroforme, commence par provoquer des convulsions chez les animaux à sang chaud et finit par paralyser le cerveau et la moelle épinière. Donnée à la dose de 0gr.4 à 0gr.5, elle provoque chez les lapins : hémoglobinurie (dissolution des globules sanguins rouges), albuminurie ; l'urine contient aussi la matière colorante de la bile, et elle dégage une odeur répugnante.

Même donné à la dose de 3 à 5 gr., l'α-**PYRROLCARBONATE DE SOUDE** s'est montré non toxique.

Parmi les **AZOLS** il y en a de toxiques et de non toxiques. Les *hydramides*, par exemple, sont des composés dépourvus de toxicité, tandis que les bases isomères des hydramides sont des corps toxiques à action physiologique similaire et parallèle. La

(1) Consulter également G. POUCHET, *Leçons de pharmacodynamie et de matière médicale*, 4e série.
(2) HOPPE-SEYLER, *Arch. f. exp. Path. u. Pharm.*, Bd XXIV, Heft 4 et 5.

toxicité paraît due au noyau *glyoxalidine* qu'elles renferment (1).

Le *méthylchlorure de phénylméthylisoxazol* injecté dans une veine d'un animal produit d'abord un ralentissement, puis l'arrêt de la respiration qui ne tarde cependant pas à revenir à l'état normal. Injecté sous la peau il provoque : vomissements, augmentation de l'urine et convulsions.

ANTIPYRINE. — Le *phényldiméthyle-pyrazolon* [Az. C^6H^5. $(CH^3)^2$. AzC. CO. CH] *prescrit comme médicament* a donné très souvent naissance à des intoxications, même avec issue fatale (2). Ce sont principalement les propriétés individuelles des sujets auxquels est administrée l'antipyrine qui fixent la valeur de la dose léthale. Elle s'éleva, par exemple, à 3 gr. pris dans le cours de trois heures, ou à 1gr.5 chez un phtisique, à 1 gr. dans un cas d'angine de poitrine, à 1 ou 2 gr. chez un pneumonique (3). La mort survient la plupart du temps dans le collapsus. Ce dernier présente divers degrés de gravité, il s'accompagne ordinairement de cyanose et d'un pouls petit, accéléré; et il peut s'y associer l'hyperthermie provoquée par l'antipyrine (fièvre paradoxale de l'antipyrine) ou l'hypothermie. La cyanose avec dyspnée et palpitations apparaît parfois en l'absence du collapsus. Ont été observés souvent : vertiges, engourdissement et douleurs dans les diverses régions du corps, secousses fibrillaires et tremblements. Quant aux convulsions (présentant quelquefois le caractère épileptoïde), au délire et aux phénomènes paralytiques plus ou moins associés aux symptômes sus-mentionnés ou que nous allons énumérer, ils se rencontrent plus rarement. Les paupières et la conjonctive peuvent être gonflées, tuméfiées, il peut aussi y avoir amblyopie et amaurose transitoires et nystagmus, ainsi que bourdonnements d'oreilles. Les malades ressentent des douleurs à la bouche, dans les voies respiratoires supérieures, à la face : ces organes sont tuméfiés. Ont été observés en outre : aphonie, enrouement, respiration oppressée, stertoreuse, dysp-

(1) JOANIN, *Essai de toxicologie comparée de quelques azols.* Thèse de Paris, 1898-99.

(2) L. LEWIN, *Die Nebenwirk. d. Arzneim.*, 1899, p. 458.

(3) HAFFTER, *Correspondenzbl. f. schweiz. Aerzte*, 1888, p. 743 ; — RAPIN, *Revue méd. de la Suisse romande*, 1888, p. 687 ; — POSADSKY, *Deutsche med. Wochenschr.*, 1888, p. 638 et beaucoup d'autres.

née avec sensation de suffocation, angoisses violentes, hémorrhagies dans les voies respiratoires, arrêt de la sécrétion lactée chez les nourrices, diminution de la sécrétion urinaire, albuminurie et glycosurie, nausées, vomissements et diarrhée, disparition des règles (1), exanthèmes (érythème, urticaire, miliaire, bulles, purpura), œdèmes et énanthèmes.

L'intoxication provoquée par l'antipyrine longtemps continuée a déjà été décrite à plusieurs reprises. Ainsi pour combattre la céphalée, une femme hystérique avait pris durant deux ans de l'antipyrine à la dose quotidienne de 8 gr. Sont survenus : anorexie, insomnie, bourdonnements d'oreilles, tremblement et faiblesse musculaire. Dès que la dose administrée fut diminuée dans l'asile où on l'enferma, on vit survenir de la prostration et des troubles fonctionnels graves, comme on l'observe après la suppression d'autres substances analogues (2).

Recherche. — L'antipyrine passe dans l'urine, en partie sous forme d'acide oxyantipyrine-glycuronique, en partie en nature, et peut, même diluée à 1 p. 100 000, y être décelée par la solution de perchlorure de fer (coloration rouge). Si l'urine est trop foncée, on la traite par un peu d'ammoniaque, on agite avec du chloroforme et on fait l'essai sur le résidu de l'évaporation. L'acide nitrique fumant colore en vert la solution d'antipyrine (3).

FURFUROL. — Injecté sous la peau des animaux à sang froid, *l'aldéhyde de l'acide pyromucique* ($C^4H^3O.CHO$) provoque, à la dose de 0gr.1, chez les animaux à sang froid : abolition des réflexes et arrêt du cœur ainsi que de la respiration. En cas de paralysie complète, on trouve encore de la glycosurie le lendemain de l'injection. Chez les *lapins*, l'administration de 0gr.15 à 0gr.2 est suivie de l'abolition des mouvements volontaires, et la mort a lieu au milieu de convulsions. Pour provoquer chez les *chiens* la paralysie motrice, la disparition des réflexes, du

(1) HUCHARD, *Revue gén. de clin. et de thérap.*, 1889, 14 janv.

(2) CAPPALLETI, *Revue gén de clin. et de thérap.*, 1893, 17 mai.

(3) Consulter également, relativement à l'action physiologique et toxique de l'antipyrine et de ses dérivés : G. POUCHET, *Leçons de pharmacodynamie et de matière médicale*, 4e série.

ptyalisme et de l'hyperidrose, ainsi que des convulsions épileptiformes, 3 à 4gr. sont nécessaires. La pression sanguine s'abaisse
et la température, à ce que l'on prétend, pourrait descendre de
12" au-dessous du chiffre normal (1). Introduit dans l'estomac
rempli d'aliments, le furfurol n'est pas toxique, tandis qu'il
peut donner naissance à des phénomènes d'intoxication lorsqu'il
est pris à jeun. On l'a prescrit *chez l'homme* jusqu'à la dose
quotidienne de 6 gr.

La **BILIRUBINE** ($C^{16}H^{18}Az^2O^3$) est dix fois plus toxique que les
acides biliaires. Les injections intra-veineuses de cette matière
colorante de la bile ont provoqué : ictère, hémoglobinurie, leucocyturie, cylindrurie, convulsions, dyspnée et la mort. Elle tue
aussi les grenouilles.

Les **ACIDES BILIAIRES** sont toxiques. Le *taurocholate de soude*
ralentit le pouls, tandis que le *glycocholate de soude* l'accélère.
La dose léthale de la **BILE** de bœuf est de 7gr.74 par kilo de
chien, tandis que la bile de veau le tue à la dose de 6gr.78 par
kilo d'animal.

GOUDRON. — L'emploi *externe* du goudron peut déterminer
chez l'homme de l'acné ou une dermatite et, comme *symptômes
de résorption* : des vomissements, de la céphalalgie, du vertige,
de l'irritation des reins et de la vessie, de l'albuminurie, etc. Des
chiens qu'on a frictionnés avec du goudron ont présenté un abaissement de la température, de l'albuminurie, de la cholurie, de la
dyspnée, de la salivation, du larmoiement, des secousses musculaires et de la paralysie. **A** l'autopsie on trouva de l'inflammation gastro-intestinale, de la surcharge graisseuse du foie et des
reins, de l'œdème pulmonaire.

HUILE DE GOUDRON (*Huile de poix*). — Ce produit de distillation du goudron a provoqué un grand nombre d'empoisonnements. Les *symptômes* consistaient en : vomissements, douleurs
abdominales, oppression, engourdissement, céphalée, somno

(1) Cohn, *Arch. f. exp. Path. u. Pharm.*, Bd. XXXI, p. 40. — Joffroy et Serveaux,
Arch. de méd. expérim., 1896, n° 2.

lence profonde et convulsions qui peuvent amener la mort. Elle est survenue, par exemple, chez un enfant ayant absorbé par mégarde 24 gr. d'huile de goudron. La guérison peut s'obtenir même à la suite de 30 gr. et au-dessus. La lourdeur de tête peut persister encore pendant un certain temps après la cessation de la stupeur.

HUILE DE SUCCIN. — Le *pin succinifère fossile* (*pinites succinifer*) fournit l'ambre. L'huile de succin, obtenue par la distillation de l'ambre, a provoqué un certain nombre d'empoisonnements. Ont été observés à la suite de 4 gr. : gastralgies et céphalée violentes, sensation d'angoisse, envie de vomir et accélération du pouls. 15 gr. d'huile de succin pris dans une tentative de suicide ont donné naissance à : vomissements, diarrhée intense, fièvre et, treize jours plus tard, expulsion d'un fœtus.

IV. POISONS VÉGÉTAUX

A. PHANÉROGAMES

RENONCULACÉES

CLEMATIS. — Ce genre contient un principe volatil provoquant
des inflammations locales, à savoir, le *Camphre de clématite* qui
est identique avec celui obtenu des anémones ; du moins, c'est
un fait démontré quant aux feuilles de *Clematis angustifolia*
(JACQ) et de *C. integrifolia* (L.) (1).

L'*herbe aux gueux, Clematis vitalba* (L.) (*clématite des haies*),
provoque des bulles sur la peau. Des mendiants entouraient
autrefois leurs bras de cette herbe écrasée pour produire des
ulcères, ce qui provoquait la compassion des passants. La peau
couverte de gale est-elle lavée avec un extrait huileux de cette
plante, il survient de la dermatite avec fièvre. La *C. flammula* (L.), la *C. erecta* (L.) et la *C. virginiana* (L.) se comportent de la même façon. Les chimistes occupés à l'obtention
du principe actif sont, en cas de négligence, atteints d'éruption
bulleuse à la peau.

THALICTRUM MACROCARPUM (GREN.). — Cette plante est douée
de propriétés irritantes locales. Elle contient de la **THALICTRINE**
qui n'exerce aucune influence sur la peau. Administrée à la dose
de 2 à 5 milligrammes aux grenouilles, elle abolit chez elles les
mouvements et l'excitabilité réflexe, provoque l'irrégularité des
battements cardiaques et finit par les tuer. Surviennent, chez les

(1) BECKURTS, *Arch. d. Pharm.*, Bd CCXXX, 1892, p. 186.

chiens, à la suite de son administration : vomissements, somno-lence, faiblesse, convulsions et arrêt du cœur (1).

ANÉMONES. — Presque toutes les espèces de ce genre, par exemple : *Anemone nemorosa* (L.), *A. silvestris* (L.), *A. pulsatilla* (L.), *Pulsatilla vulgaris* (Mill.) (*Coquelourde*), *A. pratensis* (L.), *Pulsatilla pratensis* (Mill.) contiennent une huile jaune vésicante : ce principe actif de la plante peut être obtenu sous forme d'huile ou cristallisé (camphre d'anénome) en agitant avec du chloroforme le distillat aqueux de la plante. Exposé à l'air, le camphre d'anémone se dédouble en anémonine et en acide anémonique, tous les deux inactifs.

Les *plantes fraîches* provoquent sur la peau et sur les muqueuses : démangeaisons, rougeur et bulles, ulcérations et même gangrène. L'inflammation consécutive à l'injection sous-cutanée du suc de ces plantes est également violente, par exemple, du suc de l'*Anemone ranuncoloïdes* (L.) dont les Kamtschadales se serviraient pour envenimer les flèches. La mort surviendrait dans l'espace de six heures, chez l'homme, après l'ingestion de trente plants d'*Anemone nemorosa* (L.), et, chez les chiens, après l'administration de 15 gr. de suc frais d'*Anemone pulsatilla* (L.). L'application sur des plaies provoquerait aussi l'intoxication chez les animaux. Le *Camphre d'anémone* irrite les muqueuses, provoque sur la peau de la rougeur et des bulles. Administré à la dose de 0gr.2 à 1 gr., le principe actif dénommé autrefois **ANÉMONINE**, provoque : vomissements et diarrhée, hématuries, engourdissement, respiration laborieuse, affaiblissement de l'énergie cardiaque, faiblesse des membres et parfois convulsions. **A** l'autopsie des animaux intoxiqués on trouve la muqueuse gastro-intestinale enflammée et les reins congestionnés. On pourrait *démontrer la présence* du principe actif dans les matières vomies en les épuisant par l'acide acétique et le benzol, tandis que l'urine et les organes n'en contiendraient pas trace (2). Dans la plupart des cas on ne réussira qu'à déceler l'anémonine à l'état cristallin.

(1) Bochefontaine et Doissans, *C. R. de l'Ac. des Sc.*, t. XC, 1880, p. 1432.
(2) Basiner, *Die Vergift. mit. Ranunkelöl*, Dorpat, 1881.

RANUNCULUS. — Les diverses espèces de *Renoncules*, telles que *Ranunculus acer* (L.), *R. aquatilis* (L.), *R. bulbosus* (L.), *R. ficaria* (L.), *R. sceleratus* (L.), *R. flammula* (L.), comme c'est le cas pour les anémones, possèdent probablement toutes à l'état frais comme principe actif le camphre d'anémone (huile de renoncule). On a trouvé récemment que *R. aquatilis*, *R. flammula* et *R. sceleratus* contiennent, outre une huile vésicante, encore un alcaloïde qui tue les cobayes à la dose de 1 milligramme. Le bétail ne mange généralement pas ces plantes aux pâturages, mais bien quand elles sont fauchées ou échaudées : le camphre se dédouble facilement en parties constituantes inactives, ce qui explique l'inertie de la plante sèche.

Ranunculus repens a intoxiqué des moutons, avec météorisation, diarrhée et convulsions. Il en mourut cent trente-sept, à l'autopsie desquels on trouva de la gastro-entérite. *R. sceleratus* a provoqué, chez des vaches, de la salivation, du tournoiement, des tremblements, de la perte de conscience avec chute et mort subite. Celles qui résistèrent ne présentaient plus aucun symptôme déjà après une heure. *R. arvensis* mangé, par nécessité, par des vaches, détermina des bâillements, des grincements de dents, de la fièvre, un pouls petit et des douleurs abdominales ; chez des brebis, on observa du tremblement, de la titubation, des convulsions, des cris, suivis de mort. *R. ficaria* a tué trois génisses avec des symptômes, tels que salivation, secousses musculaires et fureur. Dans la panse, on trouva de l'inflammation hémorrhagique.

Ingéré à la dose de II gouttes le suc de *R. acer* (L.) cause à la bouche une sensation de brûlure et de constriction. Les doses plus élevées de ce suc provoquent : vomissements, douleurs gastriques et abdominales, diarrhée, endolorissement de tout le corps, accès de convulsions, affaiblissement de l'énergie cardiaque et dyspnée. La mort est survenue chez un enfant ayant mangé aux champs *R. acer*.

Ranunculus thora (L.), de par son âcreté, l'emporte sur *R. sceleratus* (L.). C'est *R. breyninus* (Crantz) qui agirait le plus énergiquement. Appliquées sur la peau pendant deux heures, les fleurs de toutes ces plantes (à la dose de 20 gr.) en provoquent

la rougeur et la tuméfaction et, malgré leur enlèvement, des
bulles qui finissent par devenir confluentes. La plaie guérit dans
l'espace de dix à quatorze jours.

Outre une huile vésicante non volatile, le *Ranunculus aquatilis* (L.) contiendrait un alcaloïde, la **RENONCULINE**, qui, à la
dose de 0gr.001 amène, en huit minutes, la mort des cobayes,
précédée de : troubles respiratoires et cardiaques, ainsi que
convulsions. Le *R. flammula* (L.) et le *R. sceleratus* (L.) se
comportent d'une manière analogue (1).

CALTHA PALUSTRIS (L.). — La *Calthe des marais (Souci d'eau)*
contiendrait un alcaloïde volatil ressemblant à la nicotine ou un
principe actif toxique d'une autre nature. Chez une famille
intoxiquée par cette plante on a observé : douleurs stomacales
et abdominales, envies de vomir, bourdonnements d'oreilles,
vertiges et petitesse du pouls; tuméfaction de la face après quatre
à cinq heures, et le lendemain tout le corps se couvrit d'une
éruption cutanée ressemblant à du pemphigus. Le suc de *Caltha*,
non toxique pour les lapins, en injections sous-cutanées, tue les
souris au milieu de convulsions et provoque chez les grenouilles
des paralysies d'origine centrale.

ADONIS VERNALIS (L.). — Cette plante contient un glucoside
ADONIDINE qui est doué des mêmes propriétés cardiaques digi-
taloïdes que l'extrait aqueux de l'adonis. L'adonidine est, chez
les animaux à sang chaud, un poison bulbaire, tandis que, chez
les animaux à sang froid, elle agit comme poison myocar-
dique (2). Donnée à la dose de 0gr.2, l'adonidine a provoqué,
chez l'homme, des vomissements et de la diarrhée.

Agissent de la même façon l'*Adonis æstivalis* (L.) et l'*A. cupa-
niana* (Guss). L'*A. amurensis* (Regel et Radde) contient un glucoside à action moins énergique que celle de l'adonidine. La
Knowltonia rigida et la *Knowltonia gracilis, Adonis capensis*
(L. et Thunb) sont employées comme vésicants.

(1) Rochebrune, *Toxicol. afric.*, Paris, 1896, p. 43, 70, 164.
(2) Sergiejenko, *Gaz. lekarska*, 1888, Bd VIII, p. 32.

HYDRASTIS CANADENSIS (L.). — Cette plante contient les alcaloïdes *hydrastine*, *berbérine* et *canadine*. L'oxydation de l'hydrastine fournit de l'*hydrastinine*. L'**HYDRASTINE** ($C^{21}H^{21}AzO^6$) paralyse les ganglions cardiaques excito-moteurs, irrite divers centres bulbaires et médullaires et, en injection sous-cutanée, tue les chiens à la dose de 0gr.5 par kilo d'animal. La **BERBÉRINE** ($C^{20}H^{17}AzO^4$) commence par exciter certains centres cérébraux et médullaires, ainsi que des nerfs périphériques pour les paralyser ensuite ; elle provoque en outre : vomissements, salivation, diarrhée, néphrite et inflammation au lieu d'administration. La **CANADINE** (méthylberbérine) provoque chez les animaux à sang froid des paralysies généralisées ; administrée aux animaux à sang chaud à doses toxiques, elle fait apparaître d'abord des phénomènes d'excitation psychique et motrice suivis de paralysie cérébrale et médullaire, elle agit défavorablement sur le fœtus, provoque l'arythmie cardiaque et tue par arrêt de la respiration. La dose léthale pour les chats est, en injection intraveineuse, de 0gr.2 à 0gr.25 par kilo d'animal. L'**HYDRRASTININE** paralyse le pneumogastrique et le centre respiratoire, dilate les vaisseaux et, en injection sous-cutanée, tue les lapins à la dose de 0gr.3 par kilo d'animal. Un produit de dédoublement de l'hydrastinine, l'**HYDROHYDRASTININE**, provoque en outre des convulsions.

Administré pendant longtemps chez l'homme, l'*extrait d'hydrastis* a provoqué, à plusieurs reprises, de l'excitation et des hallucinations ; dans des cas isolés, on a observé en outre du délire avec perte de connaissance et pouls faible.

La **MÉTHYLHYDRASTIMIDE** produit de la paralysie périphérique, de l'abaissement de la tension sanguine et la mort par arrêt de la respiration.

La **MÉTHYLHYDRASTAMIDE** provoque d'abord de la paralysie, puis des convulsions avec exagération des réflexes. Il en est de même de la **MÉTHYLNARCOTIMIDE**, tandis que la **MÉTHYLNARCOTAMIDE** détermine de la narcose, de la paralysie périphérique et l'arrêt de la respiration.

L'ACIDE OPIANIQUE ($C^{10}H^{10}O^5$) retiré de l'hydrastine provoque chez les grenouilles, d'abord des paralysies d'origine centrale et ensuite des convulsions ; il est non toxique chez les animaux à sang chaud.

Le *Trollius europaeus* (L.) fut considéré par les anciens comme toxique (herbe et racine). Le bétail mangerait volontiers cette plante.

[Elle est cependant susceptible de provoquer des accidents chez les animaux qui la mangent, mais seulement quand la plante est jeune, gorgée de sucs et, principalement, au moment de la floraison, avant la chute des pétales.]

HELLEBORUS. — Les racines d'*Helleborus viridis* (L.), d'*H. niger* (L.) et d'*H. foetidus* (L.) contiennent deux poisons cardiaques, les glucosides **HELLÉBORÉINE** et **HELLÉBORINE**. Les empoisonnements et les issues fatales observées jusqu'à présent ont été causés par : administration des racines d'hellébores et de leurs extraits (1) à doses thérapeutiques par trop élevées, méprise (on l'a prise pour de la rhubarbe (2), on l'a mangée en prenant du cidre et de la compote de pommes dans laquelle elle était tombée), et, une fois, tentative d'homicide. Les animaux sont souvent intoxiqués par l'hellébore. Des bœufs ayant mangé de l'*Helleborus foetidus* présentèrent des convulsions épileptiformes, du tremblement, des chutes répétées, de la dilatation de la pupille, etc. Un cheval qui avait mangé un kilo de feuilles d'*H. niger* succomba avec des symptômes d'entérite. Chez des bœufs et des moutons il provoqua des diarrhées hémorrhagiques et des convulsions. Dès l'antiquité, on rapporte que des cailles s'étant nourries, sur l'île de Capri, des semences d'hellébores, furent atteintes de convulsions. La dose léthale pour l'*extrait aqueux* d'*Helleborus niger* s'éleva à 2 gr. (3). L'empoisonnement fut provoqué par 1gr.2 de racine pulvérisée. Toutefois, la guérison fut encore obtenue après l'ingestion d'une cuillerée à dessert de racine pulvérisée, à ce que l'on prétend même après

<hr>

(1) Fingerhuth, *Preuss. Vereinsztg.*, 1862, Bd V, p. 22.
(2) Fahrenhorst, *Rust's Magaz.*, Bd XXIII, 1827, p. 190.
(3) Morgagni, *De caus. et sed. morb.*, Epist. 59, n° 45.

Toxicologie.   36

60 gr. (1), ou après une décoction de 22 gr. environ, ou encore après une infusion de 45 gr. de cette racine. L'action toxique peut se manifester dans l'espace d'une heure et la mort survenir après deux heures et demie à treize heures. L'*helléboréine*, en injection sous-cutanée, tue un chien à la dose de 0gr.12, tandis que l'*helléborine* amène la mort à la dose de 0gr.24 (2). L'*helléboréine* est douée de propriétés cumulatives; elle paralyse les muscles, arrête le cœur (excitation du pneumogastrique), rend la respiration dyspnéique, provoque des vomissements ainsi que de la diarrhée, et cause l'inflammation des muqueuses. L'*helléborine*, elle aussi, provoque : vomissements, diarrhée, parésie des extrémités ainsi qu'engourdissement et anesthésie, et amène la mort par paralysie cérébrale.

Symptômes chez l'homme. — Apparaissent diversement combinés : salivation, nausées, vomissements répétés, gêne de la déglutition, douleurs stomacales et abdominales, diarrhée, pâleur de la peau, vertiges, tintements d'oreilles, sensation de pesanteur à la tête et adynamie; peuvent s'y associer plus tard : délire, sanglots, secousses, mydriase, petitesse et ralentissement du pouls, dyspnée et somnolence, et la mort survient en convulsions, ou, en cas de guérison, la lassitude, les bourdonnements d'oreilles et la mydriase peuvent persister encore pendant plusieurs jours. Les **lésions trouvées à l'autopsie** sont sans valeur aucune au point de vue du diagnostic. On constate, après l'administration de l'helléboréine et de l'hélléborine, que l'estomac et l'intestin sont enflammés et ecchymosés; l'helléboréine provoque en outre une entérite ulcéreuse.

Recherche. — Diagnostic botanique des parties végétales contenues dans les matières vomies ou se trouvant dans le contenu gastro-intestinal. Jusqu'ici on n'a pas réussi à déceler les deux glucosides dans l'urine, ni les organes. Le contenu gastro-intestinal sera extrait par le chloroforme ou l'alcool amylique en solution acide, et l'helléboréine qui s'y trouve sera reconnue grâce à son action sur le cœur de la grenouille, ou à ce que, traitée par

(1) Ilott, *Brit. med. Journ.*, 1889, II, p. 819.
(2) Marmé, *Zeitschr. f. rat. Med.*, 1866, III, Bd XXVI, 1.

l'acide sulfurique concentré, elle se colore en rouge. L'helléborine qui, elle aussi, se trouve dans la solution, se colore en violet par l'acide sulfurique. Les objets à examiner sont-ils soumis à l'ébullition avec de l'eau et leur filtrat est-il bouilli avec de l'acide chlorhydrique, une coloration bleue apparaîtrait, attribuable à l'helléboréine.

Traitement. — Vomitifs, lavages de l'estomac et de l'intestin, frictions cutanées avec des serviettes chaudes, teinture de musc, camphre, etc., et opium contre les coliques.

COPTIS. — Le rhizome amer de *Coptis teeta* (WALL.) contient un poison cardiaque. Les infusions à 10 à 20 p. 100 provoquent chez les grenouilles : d'abord accélération, ensuite ralentissement des battements cardiaques et finalement arrêt du cœur en systole. Le *C. anemonaefolia* (SIEB. et ZUCC.) renfermerait de la berbérine.

NIGELLA. — A la dose de 20 gr. la *poivrette, Nigella sativa* (L.) peut provoquer des vomissements et, en cas de grossesse, déterminer l'avortement. On a trouvé dans la nigelle cultivée un glucoside ressemblant à la saponine, la **MÉLANTHINE** (1), tandis que les alcaloïdes **NIGELLINE** et **CONNIGELLINE** (2), n'existeraient que dans la *Nigella Damascena* (L.) ; de ces alcaloïdes, le premier agit sur les grenouilles à la manière du curare et provoque, chez les animaux à sang chaud, la salivation et le larmoiement; le second agit sur le pneumogastrique comme le fait l'atropine. Donnée à la dose de 0gr.002 par kilo de chat, la *mélanthine* tue cet animal en provoquant une apathie progressive et des troubles de la motilité. On trouve une néphrite hémorrhagique et une entérite.

Grâce à sa teneur supposée en **NIGELLINE** qui se trouve aussi dans la plante desséchée, le *Nigella Damascena* (L.) provoquerait, à la dose de 0gr.002, chez les cobayes et après vingt-quatre minutes : dyspnée, spasmes musculaires, relâchement des mus-

---

(1) GREENISH, *Pharm. Journ. and Transactions*, 1883, p. 863.
(2) PELLUCANI, *Arch. f. exper. Path. u. Pharmak.*, Bd XVI, p. 440.

cles, anesthésie et arrêt du cœur. On trouverait dans l'intestin des hémorrhagies et des ulcérations.

AQUILEGIA. — L'*ancolie*, *Aquilegia vulgaris* (L.), contiendrait l'alcaloïde **AQUILÉGINE** qui, ainsi que le fait l'extrait de la plante, agit chez les cobayes, à la dose de 0gr.001, comme l'aconit (troubles de la respiration, convulsions et troubles cardiaques).

DELPHINIUM. — L'*herbe aux poux*, *Delphinium staphisagria* (L.), possède des semences à arêtes vives renfermant quatre alcaloïdes : **DELPHININE**, **DELPHINOÏDINE**, **STAPHYSAGRINE** et **DELPHISINE** (1).

Dans des cas isolés, les semences de la plante, prises pour d'autres ou employées dans un but thérapeutique (2), ont provoqué des empoisonnements et même amené la mort. L'empoisonnement peut être produit par l'administration de deux cuillerées à café environ de semences. Les chiens périssent à la suite de 6 gr. de semences pulvérisées. La *delphinine* (à l'état cristallin ou amorphe) provoque, chez les grenouilles, à la dose de 0 milligr. 1, des paralysies et l'arrêt du cœur en diastole et tue les lapins à la dose de 0 gr. 3. L'administration aux chiens et aux chats de 0 gr. 03 de delphinine cristalline est suivie de : salivation, efforts pour vomir, gémissements, marche titubante, mouvements de roulement, diminution de la sensibilité et de l'excitabilité réflexe, dyspnée, convulsions cloniques, sommeil profond et mort après deux à vingt-quatre heures, dans un spasme d'extension, par arrêt de la respiration. Après élévation préalable, le pouls et la pression sanguine diminuent jusqu'à arrêt du cœur en diastole. Le pneumogastrique perd graduellement son excitabilité. A part les vomissements et quelques secousses isolées, les *semences* provoquent la paralysie des sphincters. La *staphysagrine* tue les chiens à la dose de 0gr.2 à 0gr.3 sans influencer en rien le cœur.

La *delphinine* provoque, chez l'homme, la rougeur et l'inflammation de la peau et l'engourdissement de la langue. Donnée à l'intérieur à la dose de 0gr.015, elle provoque : pharyngite, sali-

(1) DRAGENDORF und MARQUIS, *Arch. f. exp. Path. u Pharm*, Bd VII, p. 55.
(2) BERNOU, *Journ. de méd. de l'Algérie*, 1880, p. 398

vation, nausées, renvois, démangeaisons cutanées et besoin d'uriner, ainsi que besoin de défécation. Appliqué sur le cuir chevelu des enfants pouilleux, l'extrait alcoolique fait apparaître de l'eczéma à la face et aux mains. Ont été observés à la suite de l'ingestion de deux cuillerées à café de *semences :* collapsus, pouls faible, gastralgies et respiration laborieuse.

Autopsie. — Chez les animaux ayant reçu les semences ou la delphinine par la bouche ou par la voie rectale (1), on peut trouver, de places en places, la muqueuse gastro-intestinale enflammée et couverte d'ecchymoses. Les mêmes lésions ont été trouvées *chez un homme.*

Recherche. — La delphinine aurait été isolée du foie et du contenu gastro-intestinal. Elle est enlevée par l'éther à ses solutions alcooliques et peut être purifiée par le chloroforme. La coloration rouge-brun de la solution de delphinine dans l'acide sulfurique passe au violet ou au rouge-sang, grâce à l'eau bromée. Si l'on broie de la delphinine avec de l'acide malique et de l'acide sulfurique, on voit ce mélange prendre successivement les colorations rouge-brun, rouge-orangé et violet-clair. On peut aussi l'expérimenter sur la grenouille.

Traitement. — Evacuer le poison, prescrire des boissons correctives (émulsion d'amandes, émulsion de semences de pavot), respiration artificielle, analeptiques.

Delphinium ajacis (L.). Les fleurs tuent les insectes et rubéfient la peau. Les semences de *D. peregrinum* (L.) et de *D. mauritanum* (Coss.) contiennent de la delphinine et de la staphysagrine (2). *D. bicolor, D. glaucum* empoisonnent très souvent les troupeaux de moutons au Canada et dans quelques États de l'Amérique du Nord. A la suite des quantités mortelles surviennent : raideur de la marche, crampes dans les muscles et mouvements involontaires.

ACONITUM. — Presque toutes les espèces d'aconit (les Romains

---

(1) Falck und Röhrig, *Arch. f. phys. Heilk.*, Bd XI, p. 546.
(2) Rochebrune, *Toxicol. afric.*, 1896, p. 43, 70 et 164.

le savaient déjà) sont toxiques et contiennent le poison dans la racine, la plupart aussi dans les feuilles ; font seules exception à cette règle, l'*Aconitum lycoctonum* (L.) et l'*A. septentrionale* (KOELLE), dont le feuillage, et l'*Aconitum heterophyllum* (WALL.) (**Atées, Wakhma**), dont les tubérosités sont non toxiques. Les plus intéressants sont l'*Aconitum napellus* (L.) (*chaperon de moine, napel*) dont les Romains faisaient déjà usage dans un but thérapeutique, l'*Aconitum ferox* (WALL.) (**Bikh** ou **Bisch**), dont quelques peuplades montagnardes de l'Himalaya se servent pour envenimer les flèches (1) et l'*A. japonicum* (DECNE) (**Kusa-uzu**). Les mêmes espèces d'aconit agiraient différemment suivant leur pays d'origine, ainsi, par exemple, l'*A. napellus* suisse serait doué de propriétés toxiques plus énergiques que celui provenant des Vosges. Tout en devenant moins toxique par la dessiccation, l'aconit n'est jamais absolument dénué de toute action toxique.

La partie active principale de l'aconit, c'est l'alcaloïde **ACONITINE** qui autrefois était divisée, suivant son activité croissante, en allemande, française et anglaise : cette différenciation est parfois injuste, l'Allemagne fabriquant elle aussi une bonne aconitine. Quant aux autres bases trouvées dans les diverses espèces d'aconits, telles que, par exemple, **LYCOCTONINE**, **ACOLYCTINE** (**ISOACONITINE**) (2), **PSEUDOACONITINE**, **PICROACONITINE**, **ACONINE**, **NAPELLINE**, etc., ce sont, vraisemblablement, en partie des produits de décomposition de l'aconitine, en partie des substances indépendantes agissant moins énergiquement. La plupart des aconitines du commerce sont impures. De l'examen des diverses espèces d'aconit il résulte que chaque espèce contient son aconitine cristalline et probablement encore deux bases amorphes qui ne sont douées que des propriétés affaiblies de l'aconitine (3). Ainsi, par exemple, on trouve dans l'*A. septentrionale* la **LAPPACONITINE** cristalline et, en outre, la **SEPTENTRIONALINE** et la **CYNOCTONINE** amorphes (4). Au point de vue

<hr>

(1) LEWIN, *Die Pfeilgifte*, Berlin, 1894.

(2) DUNSTAN and HARRISON, *Chem. News*, 1893, p. 67.

(3) LABORDE et DUQUESNEL, *Des Aconits et de l'Aconitine*, Paris, 1883, p. 22. — LUBBE, *Unters. d. Kusa-uzu-Knollen*, Dorpat, 1883.

(4) ROSENDAHL, *Dorpat. Arb.*, Bd XI et XII, 1895, p. 1.

chimique, l'aconitine est de l'*acétylbenzoylaconine* ($C^{34}H^{47}AzO^{11}$) et, soumise à l'hydrolyse, elle fournit de l'acide acétique et de la **PICROACONITINE** (*isoaconitine*). Cette dernière peut, à son tour, se dédoubler en *aconine* et en acide benzoïque (1). Les feuilles et les tubérosités d'*aconitum napellus* renfermeraient encore du camphre d'anémone.

Toutes les parties de l'aconit (racine, feuilles, fleurs) et leurs préparations galéniques, ainsi que l'aconitine ont donné lieu à des empoisonnements. Les causes des empoisonnements consistaient, au Moyen Age, dans les expériences sur des criminels faites avec la permission d'un empereur et d'un pape, pour en découvrir l'antidote ; plus tard en : méprises (2), emploi de la teinture d'aconit aux lieu et place de la teinture de quinquina (3), ou ingestion d'un liniment à l'aconit; en plus : hasard (petits enfants ayant mâché les feuilles ou la racine d'aconit) (4), suicide (5), très rarement homicide par empoisonnement (6), souvent l'administration, dans un but thérapeutique, des préparations d'aconit ou de l'aconitine pure à doses par trop élevées. La mort peut survenir à la suite de 2 à 4 gr. de racine, mais la guérison est parfois obtenue encore après 7 gr. La mort fut causée par 0gr.13 d'extrait frais et par 4 à 30 gr. de teinture d'aconit (7). Toutefois on a observé la guérison après 40 gr. de cette dernière (8). L'azotate d'aconitine amena la mort d'un adulte à la dose de 4 milligrammes et même de trois-quarts de milligramme, mais l'aconitine pure à la dose de 12 milligrammes a encore permis le rétablissement du malade (9). Les phénomènes d'intoxication commencent à se manifester après un espace de temps variant de un quart d'heure à deux heures. La mort peut arriver dans l'espace de une heure à douze heures.

(1) FREUND und BECK, *Ber. d. d. chem. Ges.*, Bd XXVII, p. 433 et 720.
(2) KOCH, *Württemb. Correspondenzbl.*, 1856, n° 75.
(3) *La France méd.*, 1892, n° 10.
(4) BAKER, *Brit. med. Journ.*, 1882, p. 1143.
(5) EASTON, *Lancet*, 1866, II, p. 34.
(6) STEVENSON, *Guy's Hosp. Rep.*, 1883, p. 307.
(7) *Médical Press*, 1892, p. 287.
(8) *Canstatt's Iahresbericht f.* 1843, p. 297.
(9) VEIL., *La France méd.*, 1893, n° 39, p. 610.

L'absorption des préparations solubles d'aconit se fait par les muqueuses et le tissu cellulaire sous-cutané, tandis que la teinture alcoolique d'aconit est aussi absorbée par la peau (1). L'aconitine est éliminée telle quelle et relativement vite par l'urine, les fèces et la salive ; et en cas d'injection sous-cutanée, par la muqueuse gastro-intestinale. Quelques aconitines du commerce provoquent, sur la peau, une sensation de picotement se transformant en engourdissement et, sur les muqueuses, des phénomènes d'irritation, par exemple larmoiement. L'*aconitine* commence par exciter transitoirement, chez les animaux à sang chaud, les centres ganglionnaires du cœur ainsi que les terminaisons périphériques des pneumogastriques pour les paralyser en fin de compte. Dans les stades ultérieurs de l'empoisonnement survient l'arythmie des pulsations (2) et la pression sanguine, primitivement élevée, finit par s'abaisser. Les centres cérébraux et spinaux moteurs, ainsi que les nerfs périphériques sensitifs d'abord irrités (picotement, cuisson), sont plus tard paralysés. La mort arrive par asphyxie (paralysie du centre respiratoire ou des muscles respiratoires). Augmentation des sécrétions glandulaires, surtout de la salive.

La *lappaconitine* provoque d'abord des convulsions, plus tard la paralysie, par exemple des muscles respiratoires et des vaisseaux, tandis que l'énergie cardiaque et la pression sanguine baissent. La dose léthale par kilo de chien est de 1 milligramme en injections sous-cutanées et de 5 milligrammes par la bouche. La *septentrionaline* qui ne cause pas de phénomènes d'intoxication lorsqu'elle est administrée par la bouche, paralyse les terminaisons nerveuses motrices et sensitives et amène la mort par paralysie des muscles respiratoires survenant après la paralysie des extrémités, lorsqu'elle est administrée par voie d'injection hypodermique. La *cynoctonine* est un poison convulsivant.

Des bovidés qui avaient mangé de l'*A. napellus* tombèrent malades en présentant les symptômes suivants : gémissements, tarissement de la sécrétion lactée, impossibilité de se relever et

(1) KEENE, *Bost. med. Journ.*, 1872, 1 février.
(2) L. LEWIN, *Unters. üb. d. Wirk. v. Aconitin auf. d. Herz*, Berlin, 1875.

de se tenir debout. abaissement de la température jusqu'à 36°7, et mydriase. Sur vingt-huit animaux empoisonnés, un seul mourut.

L'*intoxication* se caractérise chez l'*homme* par les symptômes que voici diversement combinés : après l'ingestion de la racine une sensation de raideur ou de cuisson à la langue qui devient comme tremblotante, nausées, souvent dix à quinze minutes plus tard vomissements; dans des cas isolés, hématémèses et coliques (ces dernières font défaut en cas d'empoisonnement par l'aconitine); en outre, douleurs aux jambes, refroidissement des pieds, sensation de froid, parfois grincement des dents, raideur de la langue, déglutition difficile, difficulté de prononcer des sons articulés (1), lassitude générale, vertige (il manque souvent), engourdissement et fourmillements dans les doigts et les orteils, angoisse précordiale, troubles visuels, amblyopie ou cécité transitoire, et faciès hippocratique. Les pupilles, rétrécies d'abord, se dilatent ensuite et réagissent mal à la lumière dès que la respiration devient spasmodique et s'accompagne éventuellement de râles. Le pouls devient dicrote, irrégulier, très ralenti (parfois jusqu'à dix battements par minute), quelquefois imperceptible, et la température s'abaisse. Les convulsions font rarement défaut (2). Anurie ou oligurie. Le malade perd connaissance, le délire survient et la mort peut arriver par asphyxie. La respiration survit rarement au cœur. En cas de guérison, les convulsions, les troubles respiratoires, etc., cessent; et le rétablissement complet peut survenir dans l'espace de cinq heures à trois jours. Le pouls peut demeurer encore ralenti pendant quelques jours.

Les **lésions trouvées à l'autopsie** ne sont point caractéristiques. A la suite de l'empoisonnement par la racine d'aconit, on a constaté de la rougeur et de la tuméfaction dans la bouche, et, dans l'estomac, des hémorrhagies sous-muqueuses ; quant à l'entérite, on l'a trouvée aussi en cas d'intoxication par l'aconitine (3). On

(1) THOMPSON, *Brit. med. Journ.*, 1872, p. 579.
(2) MC WHANNELL, *Brit. med. Journ.*, 1890, II, p. 732.
(3) BUSSCHER, *Berl. klin. Wochensch.*, 1880, p. 337 et 356 ; — *Med. Press.*, 1882, p. 439.

a noté, chez l'homme, de l'œdème dans les parties inférieures du poumon, et des extravasations sanguines punctiformes dans le foie hypertrophique dont la surface semble comme tachetée ; chez les animaux, on trouve dans des cas typiques des ecchymoses sous-pleurales. L'endocarde serait aussi quelquefois atteint.

Recherche. — Pour démontrer la présence du poison (ce qui présente de très grandes difficultés) on se servira de la salive, du contenu gastro-intestinal, de l'urine, des reins et du sang. Si les parties végétales ont été avalées, le diagnostic botanique fournira un point d'appui. Le procédé de STAS-OTTO permet d'extraire, par l'éther, l'aconitine de sa solution alcoolique : elle peut aussi être extraite par le chloroforme et la ligroïne. Un précipité cristallin est obtenu par l'iodure double de bismuth et de potassium, ainsi que par le chlorure d'or (ce dernier doit être manipulé d'une manière appropriée) et le permanganate de potasse, en solution dans l'acide acétique. On peut aussi l'expérimenter sur les grenouilles (action sur les muscles striés analogues à celle de la vératrine, augmentation de l'énergie cardiaque suivie d'arythmie et de mouvements péristaltiques du cœur) ou en l'appliquant sur la langue de l'homme (paresthésies). La putréfaction semble laisser l'aconitine telle quelle (1).

Traitement. — Vomitifs et autres remèdes pour expulser le poison, antidotes généraux des alcaloïdes (tannin, charbon animal, eau iodée, solution de LUGOL, tous d'une très faible valeur), analeptiques, excitants de la peau (sinapismes, etc.). J'ai démontré que, après l'administration des doses léthales, on peut, par la respiration artificielle longtemps continuée, retarder la mort de plusieurs heures et, par conséquent, il devient possible de sauver la vie aux malades (2). On a également vanté l'emploi des opiacés et de la teinture de digitale à doses élevées.

ACTÆA. — L'*herbe de saint Christophe*, *Actæa spicata* (L.), serait vésicante, sa racine provoquerait des vomissements et de la

---

(1) Consulter également au sujet de l'aconitine et de la delphinine, G. POUCHET, *Leçons de pharmacodynamie et de matière médicale*, 4° série.
(2) L. LEWIN, *l. c.*

dyspnée, et les baies noires, du délire. Une seule baie suffit pour tuer une poule (1). Les chèvres jouiraient d'une immunité particulière et pourraient manger cette plante.

La partie constituante du *Cimicifuga racemosa* (Nutt.), [*Actæa racemosa* (L.)] est une résine âcre. Après 5 gr. d'herbe ou 12 d'extrait fluide on a vu survenir : nausées, vomissements, céphalée violente, vertiges, angoisse, douleurs aux extrémités, rougeur des yeux et affaiblissement du pouls.

PÆONIA. — Les pétales rouges et les semences de *pivoine* (*rose de Pentecôte*) *Pæonia officinalis* (L.) sont toxiques. Les dernières provoquent des vomissements, tandis que les premières causent de la gastro-entérite et ses conséquences. Chez une fille ayant absorbé une décoction de fleurs dans le but de provoquer l'avortement, des vomissements incoercibles se déclarèrent au milieu des phénomènes de gastrite intense. La racine de *P. moutan* (Sims), espèce originaire du Japon, contient une cétone aromatique, le *péonol*.

DILLÉNIACÉES

L'écorce de *Tetracera assa* (DC.) engourdirait les poissons. Les baies de *Doliocarpus strictus* (Poir.) provoquent : vomissements, sensation de brûlure à la gorge, et elles amèneraient la mort au milieu du délire.

MAGNOLIACÉES

ILLICIUM. — L'*anis étoilé*, *Illicium anisatum* (Lour.), contient l'*huile d'anis* constituée principalement d'*anéthol*. L'anis étoilé est parfois adultéré avec les fruits toxiques d'*Illicum religiosum* (Sieboldt) (*fruits de sikkime*) dont l'odeur diffère de celle de l'anis étoilé et ressemble à celle de l'huile de cajeput ; ce dernier arbuste se trouve dans les Indes au voisinage des temples (2). Ce sont les semences d'*I. religiosum* qui renferment la **SIKKI-MINE**, un poison non-azoté qui n'est pas un glucoside. La sikkimine agit comme la picrotoxine et, à la dose de 0gr.012,

(1) Sauvages, *Hist. de l'Acad. des Sciences*, Paris, 1741, p. 470.
(2) Husemann, *Pharm. Zeit.*, 1881, n° 17.

tue les chiens en deux heures au milieu de dyspnée, de convulsions, de vomissements et de diarrhée. L'huile éthérée des
feuilles d'*I. religiosum* contient de l'**EUGÉNOL** et du **SAFROL** et,
à la dose de 10 gr., tue les lapins au milieu de convulsions. Les
fruits de sikkime ont provoqué aussi des empoisonnements chez
l'homme. Les corpuscules d'aleurone d'*I. verum* sont lobés, ceux
de l'anis étoilé toxique sont ronds.

Le *Talauma macrocarpa* (Zucc.) (**Yoloxochitle**) contient vraisemblablement dans les semences un glucoside qui dissout les globules sanguins et arrête, chez les grenouilles, la respiration et
le cœur.

Le *Liriodendron tulipiferum* (L.) contient un alcaloïde, la
TULIPIFÉRINE, et une huile éthérée ; on le suppose être toxique.
L'alcaloïde provoque, chez les grenouilles, tout d'abord de l'excitation et ensuite des paralysies ; chez les animaux à sang chaud,
il cause du coma.

ANONACÉES

Guatteria veneficiorum (Mart.). On s'en servirait pour la préparation d'un curare.

[Le curare des Indiens Juris est préparé, entre autres plantes, avec une espèce
de *Guatteria*, le *Cananga Jobertiana* (H. Bn.), dont la toxicité vient trancher
sur les propriétés aromatiques, mais ordinairement non vénéneuses, des plantes de cette famille].

L'*Anona palustris* (L.) serait toxique et engourdirait en outre
les poissons. Les semences de *A. squamosa* (L.) tuent les poux
de tête et, appliquées sur des muqueuses, elles y provoquent
des inflammations intenses. Il est encore incertain si cette action
toxique est due à une toxalbumine ou à une résine. L'*A. reticulata* (L.) et l'*A. spinescens* (Mart.) sont également des poisons
pour la vermine.

MÉNISPERMACÉES

ANAMIRTA COCCULUS (Wight. et Arnott.). — Cette plante grim-
pante fournit les *Coques du Levant* employées pour tuer les
poissons, rarement comme médicament. Outre la **PICROTOXINE**
non-azotée, amère, neutre, les semences renferment la **COCCULINE**

identique avec l'**ANAMIRTINE** (1). Les causes des empoisonnements et des morts par les Coques du Levant sont : méprises (on les a prises pour des fruits de cubèbe (2) ou des baies de sorbier), ingestion des poissons intoxiqués par elles, par exemple des truites, ou d'une amorce préparée avec ces coques, absorption de l'eau-de-vie (3) ou de la bière auxquelles on les avait ajoutées, enfin usage externe de la poudre ou de la teinture de Coque du Levant contre les poux et la teigne, ou bien ingestion dans des tentatives de suicide (4).

La Coque du Levant est déjà toxique pour l'homme à partir de 3 centigrammes ; toutefois, la dose toxique moyenne est de 0gr.24 de poudre, soit deux drupes ; la mort est amenée par 2gr.4, environ, de poudre. Déjà à la dose de 0 milligr.01 (un centième de milligramme), la *picrotoxine* provoque chez le crabe de mer la contracture de tous les membres (5) ; elle tue les lapins à la dose de 0gr.03, les chiens à la dose de 0gr.05 à 0gr.1 (en injection sous-cutanée et par la bouche), et, à la dose de 0gr.02, elle provoque chez l'homme des phénomènes d'intoxication grave. Les vomissements précoces peuvent amener le rétablissement. Les premiers phénomènes toxiques se manifestent peu de minutes après son administration, la mort arrive dans un espace de temps variable, depuis douze heures jusqu'après dix-neuf jours. L'absorption, à ce que l'on prétend, se ferait aussi par la peau (6). La picrotoxine passe dans l'urine.

Outre les convulsions, la picrotoxine provoque *chez les grenouilles* le gonflement de l'abdomen et des cris singuliers causés par l'occlusion de la glotte, l'air étant chassé en même temps d'une manière convulsive par la contraction des muscles expirateurs. Les poissons exécutent des mouvements serpentants. Chez les chiens surviennent : vomissements, diarrhée, salivation, tremblements, secousses des muscles masticateurs et de la nuque,

(1) LÖVENHARDT, *Arch. d. Pharmacie*, 1884, p. 184.
(2) V. TSCHUDI, *Die Kokkelskörner*, 1847, p. 52.
(3) TAYLOR, *Die Gifte* (trad. allem. par v. SEYDELER), Bd III, p. 257.
(4) POME, *Gaz. med. Lomb.*, 1870, v. XXI, p. 163.
(5) DE VARIGNY, *Journ. de l'An. et de la Phys.*, t. XXV, p. 187.
(6) KOSSA, *Ungar. Arch. f. Med.*, 1893, Bd II, H. 1.

ainsi que secousses généralisées avec des mouvements de rétro-
ou de latéro-pulsion, mouvements de natation et de manège (1).
Le cœur et la respiration se ralentissent, celle-ci prend le type
dyspnéique; l'excitabilité réflexe diminue. L'intestin et l'utérus
exécutent des mouvements. Les femelles pleines peuvent avorter. Les convulsions peuvent être suivies d'un stade d'épuisement. La mort survient, dans la majorité des cas, pendant les convulsions qui sont d'origine médullaire et bulbaire (2).

Les Coques du Levant ou leurs préparations alcooliques provoquent *chez l'homme* : sensation de brûlure dans les premières
voies digestives, salivation, vomissements, douleurs abdominales,
selles liquides, engourdissement, confusion mentale, vertiges,
sensation d'angoisse, sueurs froides, pâleur du visage, mydriase,
soif ardente, pouls et respiration augmentés de nombre, ralentis
ou demeurés normaux, sommeil profond, délire et convulsions
cloniques aussi bien que toniques avec cris et perte de connaissance. Les convulsions peuvent éclater peu de temps après le début de l'empoisonnement (3).

[L'action convulsivante exercée par la picrotoxine emprunte un caractère particulier à sa ressemblance étroite avec les symptômes de l'épilepsie classique.
L'électivité d'action exercée par la picrotoxine sur le bulbe est extrêmement
remarquable : elle a été mise en lumière, d'une façon tout à fait indiscutable,
par les recherches de VULPIAN, montrant que l'ablation secondaire de toutes les
parties de l'encéphale autres que le bulbe ne modifie en rien les phénomènes
convulsifs, tandis que la section de la moelle les fait disparaître dans les territoires nerveux sous-jacents. Ce fait seul suffit à différencier nettement l'action
convulsivante de la picrotoxine de celle de la strychnine. Pour une même dose
de picrotoxine, l'activité de la Coque du Levant (ou de ses préparations galéniques) est très sensiblement la même. D'ailleurs, la différence de toxicité entre
la picrotoxine et les autres principes, plus ou moins actifs, qui l'accompagnent
est telle, que ces derniers ne peuvent intervenir que d'une façon fort atténuée.

L'absorption est remarquablement lente (4) : l'injection hypodermique des
doses mortelles ne détermine les premières manifestations toxiques qu'au bout

(1) FALCK, *Deutsche Klinik.*, 1853, nᵒˢ 47, 49, 52.
(2) ROEBER, *Arch. f. Anat. u. Phys.*, 1869, p. 38.
(3) SHAW, *Med. News*, 1891, p. 39.
(4) L. GUINARD et F. DUMAREST, Recherches expérimentales de pharmacodynamie
sur la Coque du Levant et la picrotoxine, *Archives internationales de pharmacodynamie
et de thérapie*, t. VI, p. 283, et *Echo médical de Lyon*, janvier 1901.

de trente à quatre-vingt-quinze minutes ; et l'injection veineuse elle-même
laisse encore un délai de trois à dix minutes avant que l'on ne puisse voir apparaître les phénomènes symptomatiques de l'intoxication. Avec la plupart des
substances exerçant une action intense sur l'organisme animal, les manifestations toxiques se montrent à peine au bout de quelques secondes après l'injection veineuse et semblent même souvent instantanées. La Coque du Levant en
nature paraît contenir une ou plusieurs substances qui activent l'apparition
des phénomènes toxiques, et, par conséquent, l'absorption. Cette lenteur d'apparition des phénomènes toxiques est en rapport avec la résistance normale
des centres sur lesquels la picrotoxine porte son action élective. Elle permet
également de comprendre la gravité de l'empoisonnement lorsque ses manifestations apparaissent, la non-intégrité, même peu durable, des centres bulbo-
protubérantiels étant incompatible avec le maintien de la vie.

Chez les animaux à sang froid, la grenouille par exemple, on peut arriver à
mettre en évidence une action secondaire et tardive de la picrotoxine sur les
centres médullaires : mais les accidents d'origine bulbaire sont, de beaucoup,
prédominants et accaparent le plus l'attention. D'ailleurs, au moment où ces
accidents d'origine médullaire commencent à se montrer, l'animal, déjà épuisé
par les manifestations d'origine bulbaire, est devenu presque tout à fait incapable de réaction soutenue et la phase médullaire se trouve souvent remplacée
par une phase paralytique présageant une mort plus rapide. Chez les mammifères, la picrotoxine se comporte exclusivement comme un convulsivant bulbaire. Ici la gravité des manifestations bulbaires est telle qu'elle ne laisse pas
aux autres accidents le temps de se révéler.

On a prétendu, à tort, que l'action de la picrotoxine se localisait sur les centres moteurs corticaux ; les hémisphères, de même que le cervelet, sembleraient
plutôt, au contraire, capables d'exercer une influence modératrice sur les convulsions provoquées par ce poison.

Les troubles des fonctions cardiaques et respiratoires s'interprètent facilement
comme conséquence de l'électivité sur les centres bulbaires. C'est par l'intermédiaire des pneumogastriques que se produisent les effets de ralentissement
et de renforcement des contractions cardiaques, suivis, lorsque les doses sont
suffisamment élevées, d'effets contraires d'accélération avec diminution de l'é-
nergie. Dans cette seconde phase, la paralysie du modérateur cardiaque est
démontrée par l'inefficacité de l'excitation du bout périphérique des nerfs vagues. La tension artérielle augmente notablement : la persistance de cette hypertension chez des chiens curarisés, en même temps que la constatation de
véritables spasmes vaso-moteurs démontrent que l'origine de cette augmentation de tension ne réside pas dans la contraction exagérée des muscles de la
vie de relation, et qu'il faut admettre une influence certaine de la picrotoxine
sur les nerfs de la vie végétative. Aux doses toxiques, cette élévation de pression, toujours assez persistante, finit par faire place à un abaissement marqué
de la tension. C'est également par suite d'actions d'origine centrale et non pas

en raison d'une action directe sur les éléments glandulaires que l'on explique les effets sécrétoires : hypersécrétions salivaire et intestinale chez le chien; hypersécrétions sudorale, salivaire et lacrymale chez le cheval.

Du côté du système musculaire, l'influence de la picrotoxine se traduit par des modifications dans lesquelles l'analyse permet de retrouver les éléments de deux actions en apparence contradictoires : d'une part, la fatigue musculaire révélée par l'allongement de la phase d'énergie décroissante; d'autre part, l'hyperexcitabilité démontrée par l'accroissement de l'amplitude et la tendance au tétanisme. Cette modification, aboutissant à l'allongement notable de la courbe du tracé musculaire, persiste malgré la section du nerf moteur et la séparation du muscle d'avec les centres.

De toutes les substances qui peuvent, soit partiellement, soit sur la plupart des points, être considérées comme antagonistes ou antidotes de la picrotoxine, une seule, le chloral, a donné, chez les animaux, des résultats efficaces. Encore faut-il que l'on ait recours aux injections intra-veineuses et que l'intervention de la substance antagonistique soit prompte, hâtive et énergique. C'est encore là un exemple venant à l'appui de ma manière de voir sur l'utilisation des phénomènes généraux d'antagonisme et d'antidotisme (1).]

Autopsie. — Chez les animaux intoxiqués par la picrotoxine, on trouve : congestion et œdème du poumon, hyperhémie des méninges cérébrales; presque toujours aussi, tuméfaction des glandes salivaires, rarement rougeur de la muqueuse œsophagienne et stomacale. Chez un *homme ayant rapidement succombé*, on a constaté la stéatose du foie et des reins qui n'a aucune valeur diagnostique. Ici, comme dans la plupart des questions toxicologiques, l'anatomie pathologique fait défaut.

Recherche. — On utilisera dans ce but le sang, l'urine, le contenu gastro-intestinal, ainsi que le cerveau. La putréfaction détruit la picrotoxine. Soumise aux réactifs chimiques, elle met en liberté de la *Picrotoxinine* qui possède les réactions chimiques et toxicologiques de la picrotoxine. Le produit enlevé par l'éther à la solution acide est-il mélangé avec de l'azotate de potasse et II gouttes d'acide sulfurique, on voit apparaître une coloration rouge-brique lorsque le mélange est alcalinisé par la lessive sodique. La picrotoxine réduit la liqueur de FEHLING. Pour plus de

____

(1) Voir à ce sujet : G. POUCHET, *Leçons de pharmacodynamie et de matière médicale*, 2e série, p. 615 et 643.

sûreté, le produit obtenu sera administré aux crabes, aux poissons et aux grenouilles.

Traitement. — Enlèvement du poison, morphine et narcose chloroformique contre les convulsions, lavements au vinaigre, compresses chaudes sur l'abdomen et compresses froides sur la tête. La poudre de Coque du Levant sera enlevée de la surface de la peau (tête, etc.) à l'aide des irrigations d'eau froide.

Le *Cocculus toxiferus* et *C. amazonum* (MART.) sont employés pour la préparation du curare. Le *C. laurifolius* (DC.) contient, d'après GRESHOFF, un alcaloïde (*Coclaurine*) paralysant les terminaisons nerveuses intramusculaires (1).

Abuta imene (EICHL.). — Il est douteux que cette espèce soit employée dans l'Amérique du Sud comme poison pour les poissons et pour envenimer les flèches.

Pericampylus incanus (MIERS). — L'écorce du rhizome contient un poison engourdissant les grenouilles.

Pachygone ovata (MIERS) [*Cissampelos ovata* (POIR.).] — Les fruits auraient été employés autrefois en guise de Coques du Levant.

Cissampelos Pareira (L.). — La racine fournirait *aux Indes*, par distillation, une substance narcotique (WATT).

BERBÉRIDACÉES

PODOPHYLLUM PELTATUM (L.). — Le rhizome fournit le **PODO-PHYLLIN** dont la partie constituante active est la **PODOPHYLLO-TOXINE**. Le *podophyllin* provoque l'inflammation de la peau et des muqueuses. La *podophyllotoxine* provoque : vomissements, diarrhée sanguinolente et, sur les tissus entrés directement en contact avec elle, phlegmons et abcès. Les reins sont atteints de néphrite glandulaire. On trouve aussi de l'entérite (2). Les personnes occupées à réduire le rhizome en poudre peuvent être atteintes d'ophthalmie. Le podophyllin provoque *chez les*

---

(1) PLUGGE, *Arch. f. exp. Path. u. Pharmak.*, Bd XXXII, p. 267.
(2) NEUBERGER, *Arch. f. exp. Path. u. Pharmak.*, Bd XXVIII, p. 32.

animaux : vomissements, diarrhée, ténesme. *Chez l'homme* ont été observés, deux heures après l'administration de 0gr.6 de podophyllin (1) : coliques, faiblesse musculaire, vertiges (2), céphalée, vomissements bilieux, et huit heures environ après l'ingestion : collapsus, refroidissement de la peau et petitesse du pouls. La mort est survenue au cours de la guérison chez une femme ayant pris 0gr.3 de podophyllin : la respiration était geignante. Dans un autre cas, la mort, dans le coma, est arrivée cinquantre-quatre heures après l'administration de 0gr.5 (3).

BERBERIS VULGARIS (L.). — *L'épine-vinette* et son alcaloïde la **BERBÉRINE** (4) manifestent des propriétés toxiques. 0gr.5 de berbérine en injection sous-cutanée tue les lapins au milieu de troubles respiratoires, de tremblements et de convulsions. Les tissus entrés en contact direct avec l'alcaloïde sont colorés en jaune (v. aussi **Hydrastis**).

B. aristata (D C.). — Le liber est employé dans les Indes orientales comme poison pour poissons.

PAPAVÉRACÉES

PAPAVER SOMNIFERUM (L.). **OPIUM. MORPHINE.** — L'incision des capsules non parvenues à maturité du *pavot* fournit un suc lactescent blanc, que la dessiccation à l'air transforme en une matière brune, l'**OPIUM**. Ce dernier présente un conglomérat d'environ vingt alcaloïdes, pour la plupart non préformés dans la plante ; c'est la morphine qui, au point de vue qualitatif et quantitatif (3 à 20 p. 100 environ), en forme la partie constituante la plus essentielle. Les tentatives de suicide par le pavot, l'opium et la morphine se sont augmentées dans une proportion effroyable dans ces dernières dizaines d'années. En Angleterre il y en eut cent quatorze en 1891, cent quarante-neuf en 1892 et cent quatre-vingt-cinq en 1894. Les empoisonnements aigus sont provo-

(1) Schmidt, *Bayr. Intelligenzbl.*, 1866, n° 13.
(2) Prentiss, *Phil. med. Times*, 1882, 6 mai.
(3) Dudley, *Med. Record*, 1890, p. 409.
(4) Falck, *Deutsche Klinik.*, 1854, n°s 14 et 15, et J. Köhler, thèse de Berlin, 1883.

qués par : **OPIUM** et ses teintures, extraits et les mélanges dont on se sert pour la préparation des remèdes secrets, surtout le *chlorodyne* (1), ainsi que les *têtes de pavot* à leur maturité dont on obtient la morphine, la narcotine, etc. (2), et **MORPHINE**. Les causes de ces empoisonnements sont : rarement homicide, très souvent suicide, trop souvent dispensation dans les pharmacies aux lieu et place d'un autre médicament (calomel); malheureusement aussi administration aux enfants, par des personnes incompétentes, pour les calmer et les endormir, des décoctions de têtes de pavot, de l'opium (3) et du suc des têtes de pavot non mûres (4); et le plus souvent administration, dans un but thérapeutique, de doses par trop élevées en soi-même ou par rapport aux sujets (par exemple, hystériques) (5) auxquels elles sont prescrites, ou parce qu'on les a élevées dans les pharmacies. L'*intoxication chronique* par les sels de morphine et les opiacés provient de leur emploi prolongé dans un but thérapeutique, mais surtout par suite de leur emploi à titre de substances enivrantes.

Les intoxications ont lieu quel que soit le mode d'administration, par exemple : ingestion, injections sous-cutanées, badigeonnages avec des onguents sur des muqueuses et des plaies, introduction des suppositoires et des ovules dans le rectum et le vagin, injections intra-uréthrales, inhalation de vapeurs d'opium. En règle générale, les adolescents et les femmes succombent plus facilement à l'action toxique que les adultes et les hommes; l'intoxication se manifeste chez les premiers à la suite de doses moins élevées que chez les seconds. L'opium provoque de préférence chez les Malais et les Nègres des convulsions et des délires. L'accoutumance et quelques affections, par exemple délire alcoolique et tétanos, augmentent considérablement la tolérance envers les opiacés. A ce que l'on prétend, l'administration par la voie rectale est plus dangereuse que celle par la voie

(1) Pickles, *Pharm. Journ.*, III° série, 1880, p. 926.
(2) Groves, *Chem. and Drug.*, 15 sept. 1881, p. 376.
(3) Williams, *Canstatt's Jahresber.*, 1843, p. 29.
(4) Gottel, *Rust's Magaz.*, Bd XVIII, p. 416.
(5) Legendre, *France méd.*, 1883, n° 50.

stomacale. Ce qui entre principalement en ligne de compte, ce n'est pas la forme de la préparation, ni le lieu de l'absorption, mais bel et bien sa teneur en morphine.

Ont provoqué la mort les préparations suivantes obtenues des *têtes de pavot* : une décoction de trois têtes vertes chez un enfant de un an dans l'espace d'une heure (1), même deux cuillerées à soupe d'une décoction de deux têtes (2), tandis que, en revanche, un enfant de six mois eut la vie sauve après avoir absorbé une décoction laiteuse de vingt têtes de pavot (3). Les lavements à la décoction de têtes de pavot peuvent provoquer des empoisonnements même chez les adultes. On voyait tomber malades des veaux et des bœufs qui avaient ingéré, avec de la paille hachée, des têtes de pavots desséchées réduites en petits fragments; ils présentèrent de l'excitation s'élevant jusqu'à la fureur et de la rétention d'urine. Des canards qui avaient mangé des têtes de pavots vertes furent rapidement empoisonnés. *Les semences non mûries* (4) sont toxiques, les semences mûres ne le sont point; cependant, elles auraient exceptionnellement provoqué des phénomènes d'intoxication dans un cas. Les *teintures d'opium* ont produit la mort des enfants à des doses correspondant à 0gr.0006 à 0gr.003 d'opium (5). En revanche la guérison fut obtenue chez des enfants ayant pris une cuillerée à café, même une cuillerée à soupe de laudanum et chez d'autres auxquels furent donnés trois lavements avec XXXV gouttes de laudanum (6). Chez les adultes, on a vu la mort survenir, en cas de non-accoutumance, à la suite de 4 à 8 gr. de teinture d'opium, et le rétablissement avoir lieu souvent après 30 à 90 gr. (7) et même après 180 gr. (8). La guérison fut obtenue chez un sujet ayant reçu en lavement 1gr.50 *d'extrait d'opium* (9); dans un

(1) LEDERER, *Wiener med. Presse*, 1866, p. 378.
(2) KOCH, *Rust's Magazin*, Bd L, 1837, p. 454.
(3) WENDT, *Gerson's Magazin*, Bd VI, p. 74.
(4) LECHLER, *Württemberg. Correspondenzbl.*, Bd I, 1834, p. 243.
(5) TAYLOR, *Die Gifte*, Bd III, p. 30.
(6) BLANC, *Canstatt's Jahresber.*, 1857, Bd V, p. 129.
(7) SCHOLZ, *Wien. med. Blätter*, 1894, p. 32.
(8) MARCET, *Canstatt's Jahresber.*, 1843, Bd IV, p. 29.
(9) OLIVIER, *Gaz. des hôp.*, 1871, p. 25.

autre cas, la mort est survenue après l'ingestion de deux pilules
contenant 0gr.15 d'extrait d'opium. Un enfant de quatre ans et
demi fut tué en douze heures par 24 milligrammes d'*opium ;* et
un enfant âgé de quatre semaines périt dans le même espace de
temps à la suite de 7 milligrammes d'opium mélangé à autant de
jusquiame. Chez les adultes 0gr.06 en lavement ont provoqué
des phénomènes d'intoxication (1), 0gr.3, 0gr.48 et 0gr.6 ont
amené la mort, mais la guérison a été observée même après
30 gr. (2). Une dose de 0gr.24 de *poudre de Dower* tua un enfant
de quatre ans et demi. Le *sirop de pavots* peut, lui aussi, causer
la mort. Un vieillard mourut après en avoir absorbé 30 gr. Chez
un enfant de onze semaines, 0gr.005 d'un *sel de morphine* ont
provoqué des phénomènes d'intoxication (3), la mort d'un enfant
âgé de six mois fut amenée par 0gr.01 (4), mais la guérison eut
lieu après 0gr.01 et 0gr.15 (5). La dose léthale moyenne pour
les adultes est de 0gr.4. La guérison fut obtenue après 0gr.5 à
1gr. (6) et même après 2gr.5, on prétend même après 3 gr. (7)
chez des sujets non accoutumés et après 2gr.7 de sulfate de
morphine chez des personnes accoutumées (8), quoique, dans un
cas, le traitement médical n'ait pu être institué qu'après trois
heures.

[Bien qu'il y ait d'assez nombreux faits d'individus ayant résisté à des doses
considérables de différents sels de morphine, je pense qu'il s'agit, dans toutes
ces circonstances, de cas heureux dans lesquels il se produisit une véritable
inhibition des phénomènes d'absorption sous l'influence sidérante exercée par
ces fortes doses sur le système nerveux. Dans tous les cas, on ne peut faire entrer de pareils faits en ligne de compte pour établir la toxicité, et, pour ma
part, je m'en tiens à un chiffre très différent de celui de 40 centigrammes rapporté ci-dessus.

Des faits que j'ai été à même d'observer, aussi bien que des résultats expéri-

(1) Steinthal, *Casper's Wochenschr.*, 1845, p. 294.
(2) Crommelinck, *Canstatt's Jahresber.*, 1843, Bd IV, p. 29.
(3) Zepuder, *Wien. Med.-Halle*, 1861, Bd II, p. 14.
(4) Schnyder, *Correspondenzbl. f. Schweiz, Aerzte*, 1886, p. 608.
(5) Wimmer, *Vierteljahrsschr. f. ger. Med.*, Bd IX, p. 284.
(6) Holst, *Petersburger med. Wochenschr.*, 1882, n° 4.
(7) Nothnagel, *Allg. Wien. med. Zeit.*, 1894, n° 3.
(8) Walker, *Med. News.*, 1894, p. 380.

mentaux obtenus sur les animaux, je crois que l'on est en droit de fixer la *dose toxique mortelle* de morphine à UN MILLIGRAMME PAR KILO pour l'homme, à la condition que cette dose soit absorbée en une seule fois par un sujet non accoutumé à la morphine. La dose toxique mortelle serait donc de 6 à 7 centigrammes pour un adulte (1).]

Voici les doses toxiques moyennes de la morphine *pour quelques animaux* par voie hypodermique : Le cheval 7 milligrammes par kilo, l'âne 9, le bœuf 15, le chat 40, le chien 65, le porc 200 et la chèvre 400 milligrammes. Une vache tolérait bien 1gr.50 de morphine mais fut tuée par 2 gr. (2).

Les phénomènes toxiques peuvent se manifester dans l'espace de cinq à dix minutes, plus rarement au bout de une à deux heures, et la mort survenir en quarante minutes, mais aussi seulement après dix-sept à trente heures. Dans des cas rares, la rechute survient après une guérison apparente (forme rémittente de l'empoisonnement par l'opium); elle peut se terminer après plusieurs jours par la mort ou le rétablissement. L'*absorption* de l'opium et des préparations d'opium n'a pas lieu par la peau saine, mais bel et bien par la peau enflammée et par tous les autres tissus absorbants. Un morceau d'opium séjournant dans l'oreille, peut amener l'empoisonnement et la mort. Les reins fonctionnant normalement, l'opium et ses préparations peuvent s'éliminer en partie par l'urine. Quel qu'ait été le mode d'administration de la morphine, elle passe toujours dans l'estomac et l'intestin (3) et, par conséquent, se trouve dans les fèces; elle passe aussi à coup sûr dans la glande mammaire, et peut-être la salive en contient-elle des traces. Une minime partie en est, en cas d'intoxication aiguë, détruite dans le corps, mais une beaucoup plus grande quantité est transformée dans l'organisme chez les morphinomanes.

A part quelques différences qui sont dues à l'organisation variable du système nerveux ainsi qu'à la corrélation et à la dépendance plus intime des organes influencés ou de leurs fonctions,

(1) G. POUCHET, *Leçons de pharmacodynamie et de matière médicale*, 2ᵉ série, p. 670.

(2) GUINARD, Étude expérimentale de pharmacodynamie comparée sur la morphine et l'apomorphine, *Thèse de Lyon*, 1898.

(3) LEINWEBER, *Ueb. Elimination subc. applic. Arzneimittel*, Göttingen, 1883, p. 7.

la morphine exerce partout et toujours la même action (1). Après un stade d'excitation parfois peu net, les centres nerveux se paralysent ; la paralysie débute par l'encéphale et se termine par le bulbe (centre respiratoire). La respiration se ralentit, devient dyspnéique et s'arrête en fin de compte. La pression sanguine et le nombre des pulsations (2) diminuent, non seulement par suite de la paralysie des organes régulateurs centraux, mais aussi à cause de l'action exercée par le poison sur le pneumogastrique et peut-être le cœur lui-même (3). *Partout où existent des ganglions la morphine exerce son action.* Les poules et les canards supportent énormément de morphine, les chèvres en tolèrent jusqu'à 0gr.2 à 0gr.3 par kilo. Les doses très élevées provoquent chez elles : salivation, rigidité des muscles et troubles respiratoires. Les chevaux sont atteints d'excitation maniaque. Les grenouilles tombent dans un sommeil léger suivi souvent de convulsions. L'hyperexcitabilité réflexe et le tétanos apparaissent chez les chiens et les chats et parfois aussi chez l'homme. L'urine des chiens contient du glucose (*pentose*). C'est l'excitation des fibres de l'oculomoteur commun qui est cause du myosis qui survient en cas d'empoisonnement par la morphine, mais qui ne se produit pas après l'instillation de la morphine dans l'œil. Les vomissements doivent être considérés comme étant d'origine centrale.

L'emploi thérapeutique des opiacés et de la morphine provoque chez certaines personnes des *effets secondaires* qui peuvent acquérir de l'importance *au point de vue médico-légal* (4). Rappelons les suivants : nausées, vomissements, céphalée, vertiges, spasme de l'accommodation, scintillements, amblyopie, amaurose, dysurie, rétention d'urine, insomnie persistante malgré l'administration de la morphine à doses élevées, hallucinations, impulsions impérieuses à exécuter des mouvements, tremblements, convulsions, respiration du type Cheyne-Stokes, irrégularité du pouls,

(1) WITKOWSKI, *Arch. f. exp. Path. u. Pharm.*, Bd VII, p. 247.
(2) GSCHEIDLEN, *Unters. aus d. phys. Labor. in Würzburg*, 1869, Bd II ; — BINZ, *Deutsche med. Wochenschr.*, 1879, nos 48 et 49, et 1880, no 13.
(3) GSCHEIDLEN, *l. c.* — BINZ, *l. c.*
(4) L. LEWIN, *Die Nebenwirkungen der Arzneimittel*, 1899, p. 90.

exanthèmes, tuméfaction et démangeaisons de la peau, etc. La morphine ayant été accidentellement injectée dans un vaisseau au lieu du tissu cellulaire sous-cutané, il survint : bourdonnements d'oreilles, accélération des battements cardiaques, troubles de la conscience. Ces symptômes s'évanouissent rapidement (1).

Les *symptômes de l'empoisonnement aigu*, quant à leur intensité et à leur étendue, dépendent des conditions extérieures et individuelles, de sorte que leur nombre et leur groupement varient d'un cas à l'autre. Ont été observés : bourdonnements d'oreilles, photopsie, peau rouge et chaude avec vaisseaux congestionnés (2), sueurs, besoin extrême d'uriner avec impossibilité d'évacuer la vessie, élimination par l'urine de substances réductrices, parfois glycosurie, douleurs à l'épigastre et état soporeux au début duquel la conscience n'est pas encore abolie et où le sujet réagit aux excitations extérieures par des mouvements réflexes, mais qui ne tarde pas à se transformer en sommeil avec perte de connaissance. C'est à ce moment ou plus tard que surviennent : vomituritions et vomissements et, en cas d'administration de l'opium ou de la morphine à doses très élevées, diarrhée, parfois sanguinolente, remplaçant, à titre exceptionnel, la constipation habituelle. Les yeux sont immobiles, les pupilles sont rétrécies généralement pendant plusieurs heures. La mydriase s'y substitue la plupart du temps dans l'agonie quand éclatent les troubles respiratoires; ce n'est que rarement qu'elle se montre déjà dès le début de l'intoxication. La respiration est ralentie, ronflante, intermittente, ou bien il apparaît des accès passagers de suffocation. Une écume sanguinolente sort parfois de la bouche. Le pouls est ordinairement ralenti, à peine perceptible, souvent intermittent; quant au pouls incomptable ou au pouls alternativement accéléré et normal, ces faits ne se rencontrent que dans des cas isolés. Le corps est froid, cyanosé et la température est, dans quelques cas, abaissée de 1° à 1°5. Dans

(1) NUSSBAUM, *Aerztliches Intelligenzblatt*, 1865, n° 36; — CHOUPPE, *Gaz. hebdom.*, 1876, 17 mars.

(2) KENNEDY, *Edinb. med. Journ.*, XVIII, p. 343.

ce stade le sang est surchargé d'acide carbonique. Le malade
étant plongé dans un sommeil profond, il survient parfois,
surtout chez les enfants : convulsions, accès rappelant le trismus et opisthotonos (1), ce qui n'aggrave guère le pronostic. La
mort arrive dans le sommeil le plus profond par arrêt de la respiration, le cœur continuant souvent à battre encore pendant
un court laps de temps, *comme c'est le cas avec tous les poisons
qui paralysent le centre respiratoire.*

Si l'empoisonnement est combattu victorieusement dans le cours
de douze à quarante-huit heures et s'il ne se produit pas de
rechute dans le collapsus, il ne persiste pas ordinairement de
troubles graves. De temps en temps, on note encore de l'albuminurie (néphrite thébaïque) ou pendant un court laps de temps :
prurit cutané, perte d'appétit, gastralgies, anurie, faiblesse des
membres inférieurs et somnolence.

Empoisonnement chronique par l'opium ou la morphine. —
L'opiophagie et la morphinomanie, dont la première est déjà
connue dès l'antiquité, ne doivent pas être considérées comme
des maladies propres, mais comme une intoxication chronique,
comme l'alcoolisme. J'ai reproduit le morphinisme il y a plus
de vingt-cinq ans chez les pigeons : ils voletaient avec impatience dans la cage à ma rencontre, dès que je m'apprêtais à pratiquer les injections à l'heure réglée une fois pour toutes. Un
chien ayant reçu journellement en injection sous-cutanée, pendant sept mois et demi, 0gr.08 à 0gr.6 de morphine, devint morphinomane. Les symptômes ci-après furent observés : salivation, vomissements, perte de puissance génitale, somnolence,
abolition des réflexes pupillaires, amaigrissement (perte de
8 kilos en 3 mois) et faiblesse générale (2). La tolérance envers
des doses fortes du poison ne peut être obtenue qu'en les élevant
graduellement. Elle n'existe que relativement à la dose donnée
la dernière fois ou seulement un peu plus élevée ; *elle est due à
une adaptation graduelle, peut-être aussi à la faculté croissante*

---

(1) SHEARMAN, *Med. Times and Gazette*, 1857.
(2) GUINARD, *l. c.*

des tissus de détruire la morphine, mais sûrement pas à une antitoxine mystérieuse se formant dans le corps. L'usage chronique de l'opium en Turquie, dans l'Afrique, les Indes, la Chine (50 à 70 p. 100 de la population), l'Amérique et plus rarement l'Europe, est attribuable à la propriété qu'il possède, lorsqu'il est administré à dose appropriée, de provoquer un état ressemblant à l'ivresse et pendant lequel les peines ne pénètrent pas jusqu'à la conscience. Tandis qu'en Angleterre se manifestent des tendances à tempérer et à enrayer le mal, l'opium constitue un monopole d'Etat dans les Indes anglaises et, partant des Indes, il a en partie ruiné la Chine; et une corruption analogue des indigènes s'accomplit dans toutes les îles de la Sonde et les Moluques appartenant aux Pays-Bas, où l'Etat a le monopole du commerce de l'opium.

L'opium est fumé et mangé. Dans le premier cas, l'opium en pilules est porté dans le fourneau de pipe : on l'allume et les vapeurs dégagées par lui sont aspirées dans les poumons. J'ai observé à plusieurs reprises des Chinois fumant l'opium en Californie, dans l'île de Vancouver, etc., et chaque fois il m'était impossible de ne pas prendre en pitié cette « image de Dieu » dégénérée, qui était jetée comme une loque sans conscience au fond de ces caves infectes. Les doses initiales sont, pour les *mangeurs d'opium*, de 0gr.03 à 0gr.12. Plus tard, ils atteignent des doses quotidiennes de 8 à 10 gr., même, à ce que rapporte GARCIAS, des doses de 40 gr. et, dans des cas isolés, de 250 gr. par vingt-quatre heures. Les *Persans* (1) sont presque tous des mangeurs d'opium, mais ils n'élèveraient pas la dose initiale. Les *opiophages* (thériaki, afiondji) succombent à ce vice pour les mêmes raisons que les *morphinomanes*. Les causes les plus importantes de l'usage chronique de l'opium consistent en : manque d'énergie pour cesser l'emploi du médicament, plus souvent encore l'impatience imitative de se plonger dans le *Nirvâna* agréable évoqué par l'opium, ou encore le désir d'exalter les fonctions génitales affaiblies avant le délai physiologique, souvent aussi des conditions sociales misérables. Les tableaux superbes créés par une fantaisie excitée à l'ex-

_____

(1) POLAK, *Wiener Medicinal-Halle*, 1862.

cès seraient si enivrants que le renoncement à ce vice devient presque impossible. Mais la persistance dans la perpétration de ce vice est en grande partie attribuable à l'état de profonde mélancolie qui s'empare de ces individus dès qu'ils osent essayer de se déshabituer de l'opium ou dès qu'ils n'élèvent plus la dose quand l'organisme cesse de fonctionner normalement après l'absorption de petites quantités.

Le *morphinisme*, qui commence à devenir une calamité sociale, se comporte d'une façon analogue. On a observé la morphinomanie chez des enfants et des femmes. La morphinomanie sévit parmi les hommes politiques, les officiers, les géographes, les juges, les professeurs à l'Université, et 40 p. 100 environ de médecins et de pharmaciens s'adonnent à ce vice. Dans une annonce fin de siècle, un pharmacien américain demandant un emploi, en énumérant ses qualités, se vante de ne pas être morphinomane ! *Si l'alcool détruit la main de la nation, la morphine s'attaque à la tête.* La morphinomanie s'établit par suite de différentes causes. Elle s'est extraordinairement répandue grâce à l'abandon de la seringue à injection dans les mains des malades, de leurs parents ou de leur personnel auxiliaire. Au début, les injections sous-cutanées de morphine sont employées, dans la majorité des cas, pour combattre les douleurs. Plus tard, les mêmes personnes s'adressent à la morphine même en cas de malaise plus bénin ; et ensuite, ce remède fournissant l'oubli béat des soucis pendant des heures entières et une aliénation agréable de la conscience, elles le prennent pour combattre des influences psychiques, telles que, par exemple, chagrin, ennuis, ainsi que excitation, dépit, colère, etc. Finalement les complexus cellulaires de l'organisme, affaiblis dans leur énergie vitale, exigent des stimulations nouvelles de plus en plus puissantes pour remplir même à moitié leurs fonctions, de sorte que l'usage de la morphine devient une nécessité absolue.

Les conséquences du morphinisme chronique sont : relâchement des devoirs familiaux, professionnels et sociaux, perte d'énergie et de pouvoir créateur, abaissement à un niveau très inférieur des facultés intellectuelles et des qualités morales dont pâtissent naturellement les subordonnés et, quand il s'agit

d'examinateurs et de juges, les candidats et les accusés, rarement états de paranoïa hallucinatoire et troubles somatiques,
par exemple : anorexie, facies pâle, amaigri, tremblement des
mains, myosis, sensations douloureuses dans le domaine de
distribution des nerfs les plus variés, paresthésies, accès fébriles,
troubles visuels, sueurs, impotence transitoire et, chez la femme,
aménorrhée et parfois stérilité; en outre, marche difficile, le
malade ne peut parfois s'avancer qu'en s'appuyant sur un bâton
et produit l'effet d'un ataxique dans un stade avancé (1). Existent
ordinairement : insomnie difficilement remédiable, inquiétude et
sensation d'angoisse qu'il est impossible de définir plus en détail.
Apparaissent dans quelques cas comme phénomènes morbides
plus rares : albuminurie légère transitoire sans lésion rénale
ou albuminurie permanente plus abondante (2) ainsi que glycosurie ou pentosurie ; des épaississements, des nodules, des gangrènes cutanées phlegmoneuses s'observent aux centaines des
points de piqûre de la seringue de Pravaz ; le bord libre des
paupières ainsi que la conjonctive sont souvent fortement rougis,
et le malade est atteint de coryza. Les morphinistes peuvent
aller jusqu'à prendre la morphine à la dose quotidienne de 2 à
3 gr., même 5gr.5. D'après une nouvelle statistique, sur 1000
morphinomanes, 40 p. 100 prennent journellement de 0gr.5 à
1 gr., et 25 p. 100 de 0gr.1 à 0gr.5 de morphine.

Quant à la *question médico-légale qui se pose de savoir si les
morphinomanes et les mangeurs d'opium sont responsables des
suites de leurs actions*, j'y réponds par la négative (3). Il est donc
indispensable, en premier lieu, que *le morphinisme ou l'opiophagie avérés soient, comme l'alcoolisme, incompatibles avec les
fonctions d'état*. Les examinateurs, les juges, etc., atteints de cette
intoxication doivent être internés dans des asiles, et les candidats, les accusés et les subordonnés doivent être mis à l'abri de
leur « moral insanity ». Des juristes compétents se sont aussi
ralliés à ma proposition de mettre en tutelle ces personnes comme

(1) L. Lewin, *Deutsche Zeitschr. f. prakt. Med.*, 1874, n° 27.
(2) Huchard, *Soc. méd. des hôpitaux*, 1890, 9 mai.
(3) L. Lewin, *Berliner klin. Wochenschr.*, 1891, n° 51.

on le fait avec les ivrognes. Il y a plus : un jury anglais a acquitté un médecin ayant tué trois enfants en leur prescrivant incorrectement de l'opium, et cela pour la raison qu'il s'agissait d'un opiophage. Au point de vue psychique, le morphinomane est moins libre que l'alcoolique. Le besoin de la morphine se manifeste plus souvent, et, pour le satisfaire, le sujet peut, le cas échéant, commettre un vol. On ne devrait jamais le punir pour cela. Le plus facile moyen de *dévoiler un morphinomane*, c'est, d'après mon expérience personnelle, de soumettre le corps, surtout les cuisses, à un examen minutieux. On y reconnaîtra, dans tous leurs stades, les suites des injections fraîches et d'ancienne date mal pratiquées. Quant à la démonstration chimique et à l'observation du malade interné, elles offrent de plus grandes difficultés.

Les *lésions trouvées à l'autopsie des sujets intoxiqués par l'opium et la morphine* n'ont aucune valeur au point de vue du diagnostic. Ni la congestion cérébrale ou méningée rencontrée parfois, ni l'anémie de la substance blanche ne sont nullement caractéristiques. En cas d'ingestion de décoctions de têtes de pavots ou d'opium, des particules de ces substances peuvent se trouver dans le tractus gastro-intestinal où l'on peut aussi sentir l'odeur de l'opium. Dans quelques cas isolés d'*intoxication chronique par la morphine*, le cœur droit a été noté comme hypertrophié (1). On fera attention aux lésions traumatiques subies par la peau à la suite des injections multiples et qui se présentent sous forme d'abcès guéris ou non guéris, d'induration, etc.

On réussit facilement à *démontrer chimiquement* l'existence d'un empoisonnement aigu par la morphine ou l'opium toutes les fois que l'on se trouve en présence des matières à examiner convenables (estomac et intestin avec leur contenu, urine, reins, sang, foie, poumon), que la mort est survenue peu de temps après l'empoisonnement et qu'il s'agit au moins de doses thérapeutiques élevées. Dans des cas favorables, la morphine sera décelée dans le cadavre encore après quatre semaines. On est arrivé une fois à l'y découvrir treize mois après la mort. La

---

(1) Schweninger, *Deutsche med. Wochenschr.*, 1879.

morphine résiste à la putréfaction pendant au moins six à quinze mois.

Les *parties cadavériques* peuvent être *traitées* d'après le procédé de STAS-OTTO. On ne réussit à enlever la morphine qu'en traitant sa solution ammoniacale par l'alcool amylique chaud. De meilleurs résultats sont fournis par la modification que voici (1). Le liquide alcalinisé, dans la deuxième phase de la reprise, par la lessive de soude, sera additionné de bicarbonate alcalin, la morphine et la narcéine en seront extraites par le chloroforme contenant 10 p. 100 d'alcool et les deux alcaloïdes seront enlevés au chloroforme en l'agitant avec de l'eau acidulée.

Le picrate de morphine se dissout dans un liquide aqueux contenant du chlorure d'ammonium, tandis que le picrate de narcéine y est insoluble.

Pour déceler spécialement la morphine, on se servira des procédés suivants : — 1. *Réactif de Frœhde* (solution de molybdate de soude dans l'acide sulfurique) : la solution de morphine prend successivement les colorations violet, vert, brun-verdâtre, jaune et après vingt-quatre heures bleu-violet. — 2. D'après HUSE-MANN, l'alcaloïde sera dissous dans l'acide sulfurique concentré et additionné, après quinze heures environ, d'une petite quantité d'acide azotique, ou bien la solution chauffée à 100° sera, après refroidissement, additionnée d'un peu d'acide azotique : la zone de contact se colore en bleu-violet passant ensuite au rouge sang (2). — 3. Chauffez la morphine au bain-marie avec une petite quantité d'une solution de 0gr.3 d'acétate d'urane et de 0gr.2 d'acétate de soude dans 100 gr. d'eau vous obtiendrez des anneaux rouge-brun. — 4. Les solutions d'acide iodique additionnées de morphine ou de ses sels, mettent en liberté de l'iode qui est coloré en rouge-violet par le sulfure de carbone. — 5. Une petite quantité de perchlorure de fer, ne contenant pas d'acide chlorhydrique libre, additionnée de sels neutres de morphine donne une coloration bleu-foncé virant graduellement

---

(1) KIPPENBERGER, *Beiträge zur Isolirung von Alkal.*, 1895, p. 19.

(2) BRUYLANTS, *Journ. de pharm. et de chim.*, 1895, t. I, p. 444, propose une modification à cette réaction.

au vert et au brun. — 6. Je considère comme tout à fait concluante la *réaction de Pellagri* basée sur la formation de l'apomorphine. L'alcaloïde, dissous dans l'acide chlorhydrique fumant, sera additionné de quelques gouttes d'acide sulfurique
concentré et évaporé à 100° : une coloration rouge apparaîtra,
passant au vert si l'on y ajoute de nouveau un peu d'acide chlorhydrique, que l'on alcalinise par le carbonate de soude et que
l'on y verse quelques gouttes d'une solution concentrée d'iode
dans l'acide iodhydrique. — 7. En présence d'une *solution sulfurique de formaline* (II à III gouttes de solution de formaldéhyde
et 3 centimètres cubes d'acide sulfurique concentré), la morphine prend d'abord une coloration rouge-pourpre qui passe
ensuite au violet et, finalement, au bleu. — 8. Une solution sulfurique de morphine mise en présence de peroxyde de plomb et
agitée pendant six à huit minutes, donne naissance à une coloration rose passant au brun sous l'influence de l'ammoniaque.
L'*opium* sera décelé à l'aide de l'acide méconique qui se colore
en rouge-sang par le perchlorure de fer et que l'on peut obtenir
à l'état pur en précipitant par l'acétate de plomb dont on se
débarrassera ensuite au moyen de l'hydrogène sulfuré. Les têtes
de pavot contiendraient aussi un corps possédant les réactions
de la strychnine (1).

Grâce à un procédé spécial, la *morphine non altérée* a été découverte seulement quinze minutes environ après son injection
intra-veineuse dans : sérum sanguin, ainsi que foie, reins, urine,
salive, etc. On ne la trouve dans la rate que sous forme de *morphine conjuguée* qui, à l'encontre de la morphine pure se colorant
en rouge-violet par le réactif de formaline (40 p. 100 de formaldéhyde et acide sulfurique concentré), ne subit sous son influence
aucun changement. La *morphine transformée* (?) se trouve souvent dans le foie et les reins, plus rarement dans l'intestin à côté
de la morphine non décomposée ; le réactif formaliné la colore en
vert (2).

La *pentaglycosurie* trouvée chez les morphinomanes par SAL-

<hr>

(1) PAUL, *Prager med. Wochenschr.*, 1893, p. 197.
(2) MARQUIS, *Pharm. Zeitschr. f. Russl.*, 1896, p. 549.

kowski et Jastrowitz, a été observée à plusieurs reprises chez les chiens, non seulement chez ceux qui recevaient la morphine à la dose quotidienne de 0gr.02, mais même dès après la première injection de morphine. D'autres poisons, comme : cocaïne, strychnine, atropine, vératrine, n'ont pas été suivis de pentaglycosurie (1).

Traitement de l'empoisonnement aigu par l'opium ou la morphine. — On commencera toujours par évacuer l'estomac à l'aide des lavages énergiques ou des vomitifs, en cas de nécessité, après ouverture forcée de la bouche, et par y introduire une solution de tannin qui se combinera avec les alcaloïdes de l'opium. On prescrira en outre des irritants chimiques et extérieurs : sinapismes, ablutions froides suivies de frictions avec des draps chauds, bouteilles chaudes ou couvercles de casserole chauffés appliqués aux pieds, ainsi que mouvements forcés en secouant souvent le malade ou en le traînant par la chambre pour que, autant que faire se peut, il ne perde pas conscience. On peut administrer simultanément à l'intérieur des infusions de café, de l'éther, de l'ammoniaque (II à III gouttes dissoutes dans de l'eau-de-vie). Si la respiration commence à être atteinte, on instituera la respiration artificielle (après trachéotomie, préalable, en cas de besoin) qui sera continuée pendant dix à seize heures s'il le faut. Agiraient encore favorablement les inhalations d'oxygène ou de nitrite d'amyle (2). Est aussi vanté, mais sans raison aucune, le permanganate de potasse (0gr.5 pour un demi-litre d'eau; le cas échéant, administrer cette dose à deux ou trois reprises) qui rendrait l'alcaloïde inoffensif en l'oxydant. Les injections sous-cutanées de permanganate de potasse (plus de 1 gr. en trois heures) proposées dernièrement, ne fourniront pas de meilleurs résultats. Les expériences instituées sur le chien et sur le lapin démontrent que, injectés séparément sous la peau, les deux poisons sont absolument sans action l'un sur l'autre.

C'est l'atropine qui occupe maintenant le premier rang parmi

(1) Caporali, *Rivista clin. et terap.*, 1896, I.
(2) Turner, *L'Union méd.*, 1882, n° 72.

les antidotes. L'injection sous-cutanée de 1 à 3 milligrammes a sauvé la vie sinon toujours, du moins souvent. C'est surtout Johnston, après avoir traité en Chine, pendant sept ans, plus de trois cents empoisonnements par l'opium, qui vanta sa valeur dans les cas graves, mais il l'injectait à dose plus élevée que nous ne pouvons prendre la responsabilité de le recommander, à savoir, 0gr.015 à 0gr.025 (quinze à vingt-cinq milligrammes !) : dix à vingt minutes après l'injection, il survenait de la mydriase et, après une à deux heures, la respiration devenait calme, le pouls devenait plus fort, etc. (1). On peut aussi prescrire l'extrait de belladone (20 centigrammes dans 30 grammes de véhicule, à prendre goutte à goutte) (2). La saignée, si prônée autrefois, sera faite dans des cas convenables. Dans une intoxication grave par 62 gr. de teinture d'opium, l'atropine et la respiration artificielle avec de l'oxygène n'amenaient pas de résultat favorable, tandis que la saignée et l'injection intraveineuse d'une solution salée firent disparaître le coma et les troubles de la respiration.

La nitroglycérine (environ 0gr.003 en trois fois, en injections sous-cutanées) a sauvé la vie dans un cas (0gr.3 de morphine) où l'on avait échoué avec l'atropine (3).

[Le sujet me paraît bien choisi pour exprimer mon opinion personnelle relativement à l'emploi de certaines pratiques dans le traitement des empoisonnements aigus. Autant je suis partisan de l'évacuation, puis du lavage de l'estomac à l'aide de la sonde ou du tube de Faucher, autant je suis l'adversaire de l'emploi des vomitifs. Dans un grand nombre de circonstances, et l'on peut certainement dire dans tous les cas où l'action de la substance toxique sur le système nerveux est intense et prépondérante, les centres bulbo-protubérantiels sont assez énergiquement intéressés pour que l'action émétique soit difficile, sinon même impossible à déterminer. Dans ces conditions, l'intervention du vomitif ne fera qu'ajouter inutilement à l'épuisement nerveux et provoquera un abaissement de la tension sanguine avec diminution de l'énergie cardiaque pouvant atteindre, avec certains médicaments tels que l'apomorphine, l'émétique, pour ne citer que les principaux et les plus fréquemment employés, une importance tellement considérable que je n'hésite pas à accuser ces pratiques d'avoir entraîné la mort d'individus dont le système nerveux avait été impres-

(1) Johnston, *Am. Journ. of med. Sciences*, v. LXVI, 1872, p. 279.
(2) Nicholson, *Brit. med. Journ.*, 1889, II, p. 132.
(3) Speer, *New-York med. Journ.*, 16 nov.

Toxicologie. 38

sionné, jusqu'à la limite extrême compatible avec la vie, par les substances toxiques dont l'emploi de ces vomitifs avait l'intention, bonne en théorie, mais néfaste dans la circonstance particulière, de les débarrasser.

On pourrait faire les mêmes objections *pratiques* (j'entends ici la pratique courante de l'exercice médical en ce qui concerne le traitement des empoisonnements) à l'emploi des antidotes et des antagonistes. Il serait injuste autant qu'antiphysiologique de nier les services que ces derniers peuvent rendre, *dans certaines circonstances spéciales et sur des points particuliers de détail,* mais je ne crois pas que l'on soit jamais autorisé à faire de l'emploi de ces antidotes et antagonistes la base unique et exclusive du traitement rationnel d'un empoisonnement. J'ai, d'ailleurs, exposé ma manière de voir à ce sujet, avec preuves à l'appui, dans des leçons publiées voici déjà quelque temps, et je ne puis mieux faire que d'y renvoyer le lecteur désireux d'approfondir cette question (1)].

Le *traitement de l'intoxication chronique par la morphine, ou l'opium,* consiste en la suppression brusque ou lente du narcotique. En cas de suppression lente, chaque diminution de la dose de morphine administrée provoque des phénomènes morbides, psychiques et somatiques, qui ne surviennent qu'une seule fois en cas de suppression brusque, mais qui sont alors plus intenses et de durée plus longue (2).

Ces phénomènes d'abstinence qui seraient attribuables à la présence dans l'organisme de *l'oxydimorphine* (3) sont, à moins que le malade n'ait occasion de se procurer de la morphine, toujours identiques quant à leur caractère et ne présentent des variations qu'au point de vue de leur intensité. On observe : agitation, fugacité des idées, besoin extrême de la morphine se manifestant par des crises de désespoir et des accès de fureur accompagnés parfois d'impulsions destructives, douleurs névralgiques, accès de frissons, sueurs, constipation ou diarrhée, vomissements (surtout après l'ingestion des aliments), et, dans la plupart des cas, anorexie. Outre le collapsus survenant fréquemment, on a encore à craindre les états d'excitation (confusion mentale hallucinatoire, attaques hystériques, etc.) dans lesquels les malades attentent assez souvent à leurs jours. Aussi prendra-t-on garde de ne lais-

(1) G. POUCHET, *Leçons de pharmacodynamie et de matière médicale,* 2e série, p. 645.
(2) LEVINSTEIN, *Die Morphiumsucht,* Berlin, 1883.
(3) MARMÉ, *Deutsche med. Wochenschr.,* 1883, no 14.

ser au malade aucun objet qui pourrait l'aider à mettre à exécution ce projet. *On ne réussit à déshabituer pour toujours de la morphine qu'un très petit nombre de ces malades, peut-être 1 à 2 p. 100.* La plupart se réadonnent à ce vice et périssent à la suite de la cachexie ou des affections intercurrentes. On a essayé souvent, outre les toniques cardiaques (tels que, par exemple, spartéine), de substituer à la morphine d'autres médicaments, par exemple : chanvre indien, jusquiame, feuilles de coca, cocaïne, sulfonal, chloroforme, etc. Ce qui en résulte à coup sûr, c'est une passion double, le malade prenant simultanément les deux substances narcotiques (1). Les fonctions cérébrales sont atteintes au plus haut degré par l'association de la cocaïne avec la morphine. Les injections sous-cutanées d'atropine sont vantées depuis longtemps déjà, et on a préconisé récemment le bromure de potassium par doses croissantes jusqu'à 3gr.5 toutes les trois heures, ce qui est à rejeter.

Au point de vue préventif, les sources où l'on peut s'approvisionner de l'opium et de la morphine, seront surveillées plus attentivement. Il existe des magasins où les morphinistes peuvent se procurer, à coup d'argent, de la morphine à des doses aussi élevées qu'ils le désirent. L'État doit être muni du droit d'examiner administrativement, à ce point de vue, les livres des pharmacies et des drogueries.

DÉRIVÉS DE LA MORPHINE. — Les dérivés de la morphine conservent les propriétés de cet alcaloïde toutes les fois que le noyau morphine demeure intact et que les radicaux se substituent seulement à l'hydrogène de l'hydroxyle. L'**ÉTHYLMORPHINE** (*dionine*) est douée de propriétés sédatives. Sous ce rapport, elle serait même supérieure à la codéine. L'**AMYLMORPHINE** est moins un narcotique qu'un convulsivant. L'**ACÉTYL-**, la **DIACÉTYL-**, la **BENZOYL-** et la **DIBENZOYLMORPHINE** sont douées de propriétés légèrement narcotiques (à un plus haut degré que la codéine), mais à doses plus élevées elles provoquent le tétanos. On peut en dire autant quant à la **NITROSOMORPHINE**, à la

(1) L. LEWIN, *Berliner klin. Wochenschr.*, 1885, p. 321.

BROMOTÉTRAMORPHINE et à l'**ACIDE MORPHINÉTHÉRSULFURI-QUE**. Outre l'action légèrement narcotique, la **TRICHLOROMOR-PHINE** et le **CHLORURE DE MÉTHYLMORPHINE** paralysent encore le système nerveux (1).

MORPHINEQUINOLINÉTHER. — Le chlorhydrate de ce composé se révèle comme un poison : à la dose de 1 milligramme chez les animaux à sang froid, de 20 centigrammes chez les chiens, il provoque la mort. On voit apparaître comme symptômes : convulsions, bientôt suivies de paralysie, et troubles de la respiration.

DIACÉTYLMORPHINE. — L'héroïne qui, ainsi que je l'ai déjà dit, est douée de qualités légèrement narcotiques, est certainement au moins aussi toxique que la morphine. Chez l'homme, le cheval, le chat, elle provoque des crampes désagréables et de la parésie des membres inférieurs. Une femme qui, par suite de l'erreur commise par un pharmacien, avait pris 0gr.16 d'héroïne en poudre, présenta quatre heures après : myosis, amaurose, perte des forces, pouls filiforme, nausées et secousses convulsives dans les membres.

L'**OXYDIMORPHINE** (*pseudo-morphine*) se formant dans une solution alcaline de morphine sous l'influence de l'oxygène de l'air, est dépourvue de toute action narcotique ; mais, introduite dans le sang, elle tue les chiens par asphyxie. Son usage répété provoquerait — ce qui ne fut pas confirmé (2) — des phénomènes d'abstinence morphinique : vomissements, diarrhée, accélération du pouls, abaissement de la température et collapsus, qui disparaîtraient à la suite de l'injection de morphine. L'action de l'oxydimorphine ne se manifesterait donc chez les morphinomanes que si, en cas d'abstinence, ils ne recevaient plus de morphine (3).

L'oxydimorphine peut être *décelée* dans l'urine et les matières fécales. On a trouvé dans l'estomac et l'intestin des ulcères qui

(1) STOCKMANN and DOTT. *Brit. med. Journ.*, 1890, II, p. 189.

(2) TOTH, *Schmidt's Jahrbücher*, Bd CCXXIX, p. 135.

(3) MARMÉ, *Deutsche Med. Wochenschr.*, 1883, n° 14. — Consulter également pour la toxicologie de l'opium et de la morphine, les métamorphoses de la morphine dans l'organisme, sa localisation et son élimination : G. POUCHET, *Leçons de pharmacodynamie et de matière médicale*, 2e série, p. 765 à 843.

sont attribués non à l'action directe du poison, mais, comme tous les autres symptômes toxiques de cette substance, sont considérés comme étant dus à l'embolie (1). Le réactif de FRŒHDE se comporte différemment envers l'oxydimorphine qu'il ne le fait pour la morphine. Pour la *rechercher*, le réactif sera additionné d'une solution d'hypochlorite de soude et l'on ajoutera au liquide jaune quelques gouttes d'acide sulfurique : l'oxydimorphine se colore en vert tandis que la morphine demeure presque sans changement aucun (2).

CODÉINE. — La codéine (*méthylmorphine*, $C^{18}H^{21}AzO^3 + H^2O$), un dérivé de l'isoquinoléine, passe dans l'urine et le lait et peut être décelée dans le cadavre. Donnée aux chiens à la dose de 0gr.1, elle provoque : narcose, hyperexcitabilité réflexe et convulsions (3). La pupille, dilatée dans le stade narcotique, se rétrécit dans le stade tétanique. La pression sanguine et la fréquence des pulsations sont peu altérées. On connaît deux tentatives de suicide et plusieurs empoisonnements par la codéine prescrite comme médicament.

Administrée *à l'homme* à la dose de 0gr.1 à 0gr.2, la codéine provoque : ralentissement du pouls, sensation de chaleur à la face, lourdeur et douleurs de tête, tintements d'oreilles, tremblements, légère excitation psychique, suivie d'épuisement, prurit cutané ou même érythème, renvois, gastralgies, vomissements, coliques sans diarrhée et rétention d'urine. Ont été observés à la suite des doses allant jusqu'à 0gr.8 : faiblesse musculaire, troubles visuels, myosis, sensation de vertige, troubles de la conscience, délire léger, jactitation, secousses convulsives, accélération du pouls (jusqu'à 142 par minute) et collapsus (4). Ainsi que le démontrent quelques cas, la codéine peut aussi amener la mort, et son *usage chronique* donne naissance à des troubles rappelant ceux du morphinisme (5).

(1) KOBERT, *Toxikol.*, p. 567.

(2) WARNECKE, *Pharm., Zeit.*, 1886 et 1889, n° 5. — Voir aussi DONATH, *Journ. f. prakt. Chem.*, Bd XXXIII, p. 559.

(3) SCHROEDER, *Arch. f. exp. Path. u. Pharm.*, Bd XVII, p. 118.

(4) BARDET, *Thèse de Paris*, 1877.

(5) GITTERMANN, *Deutsche Med.-Ztng.*, 1891, p. 121.

La codéine se colore en bleu-foncé en présence d'un peu de perchlorure de fer et d'acide sulfurique concentré, en bleu de ciel par quelques gouttes d'hypochlorite de soude et d'acide sulfurique, en vert par le sélénite d'ammonium et l'acide sulfurique.

DÉRIVÉS DE LA CODÉINE. — La *di-*, la *tri-* et la *tétracodéine* agissent comme la codéine, la *méthylcodéine* est douée de propriétés légèrement narcotiques, mais surtout analogues à celles du curare, la *chlorocodéine* est un narcotique et paralyse les muscles (1).

L'*apocodéine* agit comme la codéine. Peuvent survenir, à la suite des doses élevées, des convulsions avec abaissement de la pression sanguine, dilatation vasculaire et accélération des battements cardiaques ainsi que de la respiration.

La **NARCOTINE** (*opian, sel de Derosne*) provoque, chez les grenouilles, un stade narcotique de courte durée et un stade tétanique se terminant par des paralysies ; elle paralyse les ganglions cardiaques excito-moteurs et diminue chez les mammifères le nombre des pulsations : chez ces derniers le stade narcotique n'est pas constant, tandis que le stade tétanique existe toujours. *Chez l'homme*, la dose de 0gr.03 provoque de l'agitation et de la céphalée, la dose de 0gr.06 est suivie de sommeil. Les doses plus élevées font apparaître : saveur âcre, congestion à la tête, mydriase, ralentissement du pouls, fourmillements dans les membres, lassitude et insomnie.

Donnée à petite dose aux mammifères, la **PAPAVÉRINE** agit comme narcotique ; et, à doses plus élevées, elle provoque : tremblements, rigidité musculaire et convulsions (mouvements de roulement et natatoires). La dose léthale est, chez les lapins, de 2 gr. de chlorhydrate de papavérine pris par la bouche. Chez les grenouilles, elle rend irréguliers les battements cardiaques. L'administration de 0gr.18 a causé, *chez l'homme*, de la lassitude et de la faiblesse musculaire.

La **NARCÉINE**, à la dose de 0gr.01 à 0gr.05, provoquerait chez

---

(1) Stockmann and Dott, *l. c.*

les chiens un sommeil profond (1). Toutefois les préparations pures semblent dépourvues de toute action : cette inefficacité fut démontrée en administrant 2 gr. de base pure à des lapins. Ont été observés *chez l'homme* (2) les phénomènes toxiques peu graves que voici : sécheresse dans la bouche, dysurie, vomissements et prurit cutané.

La **NARCÉINEPHÉNYLHYDRAZONE** cause des convulsions et la paralysie de la respiration.

La **THÉBAÏNE** (*vinylmorphine*), qui est une base tertiaire, agit comme un poison convulsivant pur. Les chiens et les autres animaux sont atteints de : convulsions réflexes avec opisthotonos, tremblements, parésie des extrémités, ralentissement des battements cardiaques, élévation de la pression sanguine par suite de l'excitation du centre vaso-moteur (3) ; et ils périssent par paralysie cardiaque. Les convulsions peuvent être prévenues par la respiration artificielle (4). Les *hommes* toléreraient bien 0gr.36 de chlorhydrate de thébaïne (5). L'action de la **MÉTHYLTHÉBAINE** est analogue à celle du curare.

La **CRYPTOPINE** commence, à doses élevées, par exciter (convulsions) pour paralyser finalement le centre de la respiration et les centres spinaux, ralentit les battements cardiaques et tue les lapins à la dose de 0gr.03 à 0gr.06 (6).

Administrée à petite dose aux mammifères, la **LAUDANINE** accélère la respiration et, à dose plus élevée, elle provoque du tétanos. De par son pouvoir toxique, elle ne le cède qu'à la thébaïne. Toute dose supérieure à 0gr.025 par kilo d'animal (en injection sous-cutanée) amène la mort. Donnée à la dose de 0gr.005 environ par kilo d'animal, la **LAUDANOSINE** (*méthyltétrahydropapavérine*) élève la pression sanguine qu'elle abaisse

(1) CL. Bernard, *Leçons sur les anesthésiques*, p. 181.
(2) Béhier, *Bull. de thér.*, t. LXVII, p. 152.
(3) Ott, *Brit. med. Journ.*, mai 1878.
(4) Uspensky, *Arch. f. Anat. u. Phys.*, 1868, p. 522.
(5) Fronmüller, *Klin. Studien üb. narkot. Arzneimittel*, 1869.
(6) Munk, *Die Wirkung des Cryptopin*, Berlin, 1873.

à la dose de 0gr.02 ; à la même dose, elle provoque des convulsions, et amène la mort à la dose de 0gr.07 par kilo d'animal.

L'HYDROCOTARNINE, à la dose de 0gr.18 à 0gr.2 par kilo de lapin, le tue par arrêt de la respiration au milieu des convulsions.

Donnée à petites doses aux grenouilles, la **PROTOPINE** agit comme narcotique ; à doses élevées, elle paralyse les muscles ainsi que les terminaisons périphériques des nerfs et abolit l'excitabilité réflexe. Son action sur les mammifères est analogue à celle du camphre, mais elle paralyse aussi les organes circulatoires (1). La même base est contenue dans l'*Eschscholzia californica* (CHAM.).

APOMORPHINE. — Ce produit, obtenu par le chauffage de la morphine en présence de l'acide chlorhydrique, provoque chez les animaux des phénomènes d'excitation du côté du cerveau et du bulbe, avec paralysie consécutive. Les chats supportent, comme je l'ai vu souvent, dans la plupart des cas sans vomissements, plus de 0gr.2 d'apomorphine à doses réfractées. Chez des chevaux et des bœufs au contraire, la dose de 0gr.2 provoqua une excitation furieuse avec chute et quelquefois la mort. Chez un chien, la dose de 0gr.005 détermina des vomissements, de l'agitation, un besoin exagéré de mouvement, de la tendance à s'effrayer et des mouvements de course des jambes même quand l'animal était couché. L'apomorphine ne fait pas vomir les porcs.

Donnée à la dose de 0gr.01 chez l'*homme*, elle peut, dans des cas isolés, ne pas déterminer de vomissements, mais en revanche elle provoque : respiration irrégulière, angoisse et collapsus avec ou sans perte de connaissance, parfois encore vertige ; et, chez un pneumonique, on a vu apparaître, à la suite de 0gr.2 : accès de lipothymies, respiration oppressée et sensation de suffocation (2).

[Les recherches de M. Guinard (3) ont nettement démontré qu'il existait deux variétés de chlorhydrate d'apomorphine, l'une amorphe, l'autre cristallisée, pos-

(1) v. ENGEL, *Arch. f. exp. Path. u. Pharm.*, Bd XXVII, p. 449.
(2) WERTNER, *Pest. med.-chirurg.*, *Presse*, 1882.
(3) GUINARD, *l. c.*, p. 176.

sédant des propriétés physiologiques différentes. Le chlorhydrate d'apomorphine amorphe est beaucoup plus toxique que le chlorhydrate d'apomorphine cristallisé; il n'est pas émétique et se fait remarquer par les phénomènes de dépression qu'il provoque. Sous son influence, on observe fréquemment des syncopes respiratoires et la mort par arrêt primitif de la respiration. La tension sanguine est notablement abaissée, tandis qu'elle s'élève primitivement, au contraire, d'une façon plus ou moins accentuée, sous l'influence du chlorhydrate d'apomorphine cristallisé. Il existe un antagonisme partiel entre ces deux sels, en ce qui concerne leur action sur le cœur et la circulation ainsi que sur l'appareil respiratoire (1)].

PAPAVER RHŒAS (L.). — Les fruits et les fleurs du *coquelicot* ont provoqué des empoisonnements chez des enfants (2). Ont été observés : engourdissement, pâleur de la face, ou agitation avec visage congestionné. Les vomitifs ont été suivis d'amélioration. Chez des vaches, on a vu survenir (3) : météorisme, diarrhée, grincement des dents, déviation des yeux, mydriase et mouvements forcés, excitation, attaques épileptiformes, anesthésie de la peau, impossibilité de rester debout et, parfois, somnolence. Des chevaux tombaient malades avec les symptômes d'une grippe sans fièvre ou d'une fièvre typhoïde. La plante serait toxique pendant et après la floraison.

CHELIDONIUM MAJUS (L.). — La *chélidoine*, qui n'est toxique qu'à l'état frais, contient plusieurs bases.

La **CHÉLIDONINE** provoque chez les mammifères : analgésie, sommeil profond (les réflexes demeurant normaux), excitation des centres moteurs, hyperexcitabilité réflexe, finalement paralysie spinale, ralentissement du pouls et paralysie des terminaisons périphériques sensitives. Chez les grenouilles, survient la paralysie de tout le système nerveux et des muscles. La **SANGUINARINE** provoque chez les animaux à sang chaud : narcose extrêmement légère, excitation des centres moteurs, phénomènes ressemblant à ceux causés par la strychnine, diarrhée, salivation et

---

(1) Consulter également : G. POUCHET, *Leçons de pharmacodynamie et de matière médicale*, 2ᵉ série, p. 731.

(2) PALM, *Würt. Correspondenzbl.*, 1855, nᵒ 33.

(3) *Canstatt's Jahresber.*, 1858, Bd VI, p. 27 ; — TRASBOT, *Recueil de Médec. vétér.* 1888, p. 23.

anesthésie. L'ingestion de la **CHÉLÉRYTHRINE** fut suivie de : paralysie motrice et respiratoire, rigidité des muscles, excitation des terminaisons nerveuses sensitives. La *β-homochélidonine* cause : ivresse, convulsions, ralentissement du pouls et anesthésie. L'*α-homochélidonine* agit comme la chélidonine (1). Les bases énumérées se trouvent en si petite quantité dans la plante que leur action toxique entre à peine en ligne de compte en cas d'intoxication de l'homme par la chélidoine. *Chez l'homme*, c'est le *suc laiteux de la chélidoine* qui, grâce à une résine devenant inefficace lorsqu'elle est exposée à l'air, irrite la peau et les muqueuses jusqu'à y provoquer la formation de bulles. Administré à la dose de 120 gr., ce suc tue les chiens en dix heures. *Chez l'homme*, on a trouvé dans la bouche des phlyctènes saignantes. Peuvent apparaître en outre : sensation de cuisson et de raclement au pharynx, pesanteur à l'épigastre, nausées, vomissements, aussi diarrhée sanguinolente, besoin d'uriner, sensation de brûlure à l'urèthre, hématurie (2), éruptions papuleuses, vésiculeuses et pustuleuses (3), ainsi que engourdissement et céphalée. Une femme mourut une heure et demie après l'injection sous-cutanée de 0gr.5 d'extrait de chélidoine. Ont été observés : douleurs, agitation, fièvre et perte de connaissance. Peut-être s'agit-il dans ce cas d'une mort par embolie. Les chevaux, les bœufs et les brebis seraient relativement réfractaires à l'action de la plante fraîche.

La *recherche* se fera en soumettant les objets suspects à l'examen botanique et en les traitant, le cas échéant, par le chloroforme pour isoler les bases. Les remèdes muqueux combattent suffisamment les symptômes inflammatoires.

SANGUINARIA CANADENSIS (L.). — La racine de la *sanguinaire* contient, d'une part, tous les alcaloïdes de la plante précédente, à l'exception de la chélidonine, et, d'autre part, une résine phlogogène. Elle colore la salive de l'homme en rouge et, à doses élevées, elle provoque : vomissements, diarrhée, coliques et collapsus.

---

(1) Meyer, *Arch. f. experim. Path. u. Pharmak.*, Bd XXIX, p. 397.
(2) Comyn, *Ann. de la Soc. de Bruges*, VII, p. 283.
(3) Schneller, *Wien. med. Zeitschr.*, 1846, Bd II, p. 405.

L'*Argemone mexicana* (L.) est considéré dans la Nouvelle Galles du sud comme un poison pour le bétail. L'huile provoque des vomissements et de la diarrhée. Les fleurs amèneraient le sommeil. L'écorce de *Meconopsis aculeata* (ROYLE) serait douée de propriétés narcotiques énergiques.

Le *Stylophorum diphyllum* (NUTT.) contient de la chélidonine et de la protopine (1).

Le *Bocconia frutescens* (L.) paraît contenir des bases appartenant aux groupes sus-énumérés, ainsi que la **FUMARINE** et dans le suc laiteux une résine irritante. Le *B. arborea* (WATSON.) (?) contiendrait des alcaloïdes et des résines dont les premiers provoquent la dilatation vasculaire etc., et les secondes, des vomissements.

L'*Eschscholzia californica* (CHAM.) qui contient de la protopine et de la chélérythrine, agirait comme narcotique.

FUMARIACÉES

La *fumeterre bulbeuse, Corydalis cava* (SCHWEIGG. et KORT.) *Bulbocapnus cavus* (BERNH.)], contient six alcaloïdes. La **CORYDALINE** provoque des convulsions épileptoïdes et amène la mort par paralysie respiratoire (KOBERT). La **BULBOCAPNINE** provoque chez les grenouilles, à la dose de 0gr.01, des convulsions et des paralysies consécutives, et à 0gr.03, l'arrêt du cœur. Chez les lapins surviennent : parésies et parfois convulsions, ainsi qu'affaiblissement du pouls et de la respiration (2).

CRUCIFÈRES

Le cresson d'eau, *Nasturtium officinale* (R. BR.), dont l'huile âcre contient du *β-phénylpropionitrile* ($C^5H^5.CH^2.CH^2.CAz$), peut provoquer chez les néphrétiques des douleurs lombaires et de la strangurie.

Erysimum crepidifolium (REICHB.). Cette plante mangée volon-

---

(1) SCHMIDT, *Arch. d. Pharm.*, 1893, p. 136.
(2) MODE, *Ueb. Bulbocapnin*, Berlin, 1892.

tiers par les oies bien que quelques feuilles suffisent déjà pour provoquer des phénomènes d'intoxication, contient un alcaloïde volatil qui provoque des convulsions chez les oies et les grenouilles ainsi que chez les personnes ayant inhalé les vapeurs de l'alcaloïde chauffé (engourdissement, angoisse précordiale et tremblement des mains), tandis qu'il est non toxique pour les rats et les poules (1). L'*E. cheiranthoïdes* (L.) empoisonna des vaches; elles gémissaient, avaient de la fièvre, et ne mangeaient plus. L'*Arabis tartarica* (PALL.) peut provoquer des empoisonnements. *Erysimum aureum* (BIEB.) contient un glucoside, l'**ÉRYSIMINE** ($C^4H^7O^2$), qui est un poison cardiaque comme la digitale, et un alcaloïde qui possède un pouvoir paralysant (2).

Les semences de *moutarde noire*, *Brassica nigra* (KOCH.), *(sénevé)* peuvent devenir toxiques par suite de la formation de l'huile éthérée de moutarde (v. ce mot, p. 474). Le *Brassica rapa* (L.) et le *B. napus* (L.) *(colza, râpe)* fournissent par décomposition dans le tourteau un poison, peut-être l'essence de moutarde ou un autre corps contenant du soufre, dont l'ingestion chronique produit chez le bétail : tympanisme, coliques, diarrhée sanguinolente, hématurie et, le cas échéant, avortement. Peut-être s'agit-il d'une toxalbumine.

Grâce à l'action de la myrosine sur la sinalbine, le *Sinapis alba* (L.) (aussi *S. juncea* (L.), moutarde blanche, sénevé blanc) donne naissance au *sinalbinesénevol* (*oxybenzylsénevol*, C^7H^7O. $CAzS$) moins énergique que l'allylsénevol (3). Le *S. arvensis* (L.) *(moutarde sauvage, sauve)* et l'*Alliaria officinalis* (ANDRZ.) *(érysimum, vélar)* et d'autres plantes appartenant à cette famille développent des huiles éthérées sulfurées; aussi leur usage chronique peut-il donner lieu à l'irritation des reins et de l'intestin. On a vu survenir une entérite et une abondante sécrétion des bronches chez des chevaux ayant mangé le *Sinapis arvensis* vingt à trente jours avant le début de ces symptômes.

Diplotaxis erucoïdes (DC.). On vit dans certaines régions du

(1) ZOPF, *Pharm. Centralh.*, 1894, p. 494.
(2) SCHLAGDENHAUFFEN und REEB, *Chemisch Zeit.*, 1900, p. 1022.
(3) WILL und LAUBENHEIMER, *An. d. Chemie*, Bd CXCIX, p. 150.

Gard jusqu'à trente ou quarante moutons périr en un jour dans un même troupeau. Ils avaient mangé cette plante en grandes quantités, et présentaient un grand abattement, gémissaient et refusaient toute nourriture, la rumination étant arrêtée dès le début. Les animaux moururent de six à vingt-quatre heures après le repas. L'autopsie démontrait que l'on avait affaire à un poison irritant, corrosif (1).

Le *Diplotaxis tenuifolia* (DC.) empoisonnait un enfant de deux ans et demi. Il existe un alcaloïde dans la plante.

Sisymbrium toxophyllum (MEY.) provoqua chez les chevaux la raideur des jambes.

Thlaspi arvense (L.). — Le *thlaspi* donne au lait des vaches l'ayant souvent mangé un arrière-goût désagréable, sans doute par suite d'une essence sulfurée contenue dans la plante.

Lepidium. — Le *Lepidium oleraceum* (FORST.), le *L. piscidium* (FORST.) et le *L. owaïhiense* (CHAM. et SCHL.) sont employés à la Nouvelle-Zélande et aux îles de l'Océan Pacifique pour engourdir les poissons. Ils développent probablement une essence sulfurée, comme le font le *L. sativum* (L.) *(cresson alénois)* et le *L. ruderale* (L.).

Isatis tinctoria (L.). — Le *pastel des teinturiers (guède, vouède)* ainsi que le *Wrightia tinctoria* (R. BR.) et les *espèces indigofères* fournissent l'*indigo*. L'administration de 0gr.3 à 1gr.2 d'indigo (et même moins) fut suivie chez l'homme de : vomissements, diarrhée et coliques néphrétiques. Son emploi était-il longtemps continué, ont apparu encore : fièvre, tuméfaction des jointures, vertiges, scintillements, lourdeur de tête et secousses. Porté dans la chambre antérieure de l'œil, il y provoque de l'inflammation.

L'ingestion du *radis noir, Raphanus sativa* (L.), était parfois suivie de douleurs violentes paroxystiques à la région épigastrique et aux membres. Une essence sulfurée se trouve dans le *R. raphanistrum* (L.), ainsi que, après traitement par l'eau, dans le *Capsella bursa pastoris* (L.) et, toute préformée, dans la racine de *Cochlearia armoracia* (L.) *(raifort, grand raifort, cranson)*. On a vu succomber dix vaches d'un troupeau à la

____

(1) L. PLANCHON, *Journ de Pharm. et de Chim.*, 1898, 1er janv.

suite de violentes coliques succédant à l'ingestion de cette plante. A l'autopsie, on trouvait une gastrite avec exsudations gélatiniformes surtout dans les couches de la paroi de la panse.

Le *Cleome viscosa* (L.) et le *Cl. pruriens* (PLANCH.), ainsi que le *Polanisia uniglandulosa* (DC.) provoqueraient de la dermatite.

Les feuilles de *Capparis yco* (MART.) sont considérées, au Brésil, comme un poison pour les chevaux et les mules. Le *C. aphylla* (ROTH.) est vésicant (1). Les baies de *C. frondosa* (JACQ.) seraient toxiques et le *C. spinosa* (L.), ainsi que le *Cratæva religiosa* (FORST.) contiendraient une saponine (2).

Cheiranthus Cheiri (L.). — Les feuilles et les tiges de *giroflée jaune* contiendraient un poison cardiaque glycosidique ; et, de plus, la plante paralyserait les nerfs. La giroflée jaune renferme un glucoside, la **CHEIRANTHINE**, dont l'action est analogue à celle de la digitale, et un alcaloïde, la **CHEIRININE**, qui tue des grenouilles à la dose de 0gr.0015 à 0gr.004, narcotise les lapins à la dose de 0gr.03 à 0gr.12 par kilo d'animal et les paralyse à la dose de 0gr.07 à 0gr.25 par kilo (3).

BIXACÉES

Les semences, l'écorce et les feuilles de *Pangium edule* (RNWDT.) sont employées dans l'Asie Orientale pour engourdir les poissons et probablement aussi pour détruire la vermine. Toutes les parties de la plante contiennent de l'acide cyanhydrique (par exemple, dans les feuilles il y en a jusqu'à 0,34 p. 100) (4).

Le *Kiggelia africana* (L.) contient, lui aussi, de l'acide cyanhydrique (5).

Gynocardia odorata (R. BR.). Cette plante fournit l'*huile de chaulmoogra;* ses fruits sont employés au Sikkim pour engourdir les poissons; elle est émétique et contient de l'acide cyanhy-

(1) GRESHOFF, *Mededeelingen*, Bd X, p. 17.
(2) WATT, *Dictionary*, v. II, p. 130.
(3) REEB, *Arch. f. exp. Path. u. Pharmak*, Bd XLII, 1900, p. 130.
(4) GRESHOFF, *Mededeelingen*, Bd VII, p. 109.
(5) WEFERS BETTINK, *Ned. Tijdschr. voor Pharm.*, 1891, p. 749.

drique (1). L'administration de 0gr.1 de cette huile amène la mort des grenouilles au milieu de troubles cardiaques et de convulsions tétaniques. L'huile s'est aussi montrée un poison pour les chiens. Elle provoque chez l'homme de l'irritation gastro-intestinale.

Taraktogenos Blumei (HASSK.) [(*Hydnocarpus heterophylla*) (BL.)]. Les semences, dont on se sert comme d'un poison pour les poissons, produiraient du vertige.

Hydnocarpus venenata (GÆRTN.) [*H. inebrians* (VAHL.)]. Les fruits engourdissent les poissons ; mangés par l'homme, ces poissons peuvent en amener la mort ou l'empoisonner. Les fruits contiennent de l'acide cyanhydrique. L'*H. Wightiana* (BL.) est toxique, lui aussi *.

PITTOSPORÉES

Pittosporum densiflorum (PUTTAL.) [(*Itea javanica*) (BLUME.)]. Les fruits et les feuilles sont employés à Java et à Sumatra pour engourdir les poissons. Le *P. floribundum* (W.), entre autres, est considéré dans les Indes comme narcotique et peut provoquer de la diarrhée.

CARYOPHYLLACÉES

Non seulement le *Saponaria officinalis* (L.), mais aussi quelques autres espèces de caryophyllacées, par exemple, *Lychnis*, *Gypsophila* et d'autres familles, à savoir, *Albizzia lophanta* (BENTH.), *A. anthelmintica* (A. BRONGN.) (*Moucenna*), *Thea assamica* (MASTERS.), *Quillaya saponaria* (MOL.), *Sapindus*, *Sarsaparilla*, *Gymnocladus*, *Zanthoxylum* et beaucoup d'autres contiennent des glucosides désignés sous le nom de **SAPONINES**. Ces dernières agitées avec de l'eau, moussent fortement, provoquent sur les muqueuses : sensation de brûlure, ainsi que éternuement, larmoiement et toux avec sécrétion muqueuse abondante, et ne sont que peu absorbées par la muqueuse intes-

---

(1) WATT, *Dictionary*, t. IV, p. 194.

* [Voir également, au sujet de la famille des BIXACÉES, celle des PASSIFLORACÉES dont beaucoup d'auteurs font une simple tribu de la famille des Bixacées].

tinale (1). Je ne peux pas confirmer cette dernière assertion, parce
que j'ai vu apparaître des symptômes généraux après l'ingestion
des saponines de l'*Albizzia anthelmintica* chez des lapins.

L'injection sous-cutanée de *saponine du commerce* est suivie
de : effacement de la striation des muscles au lieu d'injection,
friabilité des fibrilles musculaires, paralysie des muscles lisses
des vaisseaux après contracture passagère (ils ne réagissent pas
non plus au courant électrique), ainsi que paralysie des nerfs
moteurs et sensitifs au voisinage du poison (2).

Les saponines — on l'a démontré surtout quant à la *sapotoxine* et à l'*acide quillajaïque* obtenu de l'*écorce de Quillaya* —
sont des poisons protoplasmiques provoquant des altérations
anatomiques au lieu de leur administration et, en cas d'injection
intra-vasculaires, dans le foie, l'intestin, etc. *Chez les animaux*,
les injections faites avec des saponines en petite quantité provoquent la paralysie du cœur et des centres vasomoteurs et respiratoires. *Chez l'homme*, la *saponine du commerce*, à la dose de
0 gr.2, cause de la toux et le mucus est sécrété en grande quantité dans les voies respiratoires ; injectée sous la peau à la dose
de 0gr.01 à 0gr.1 (3), elle provoque des douleurs et une inflammation érisypélateuse (parfois avec bulles) qui est suivie d'induration de longue durée (douze jours à un an). L'anesthésie
locale persiste durant quinze minutes environ. Les phénomènes
généraux consistent en : nausées, vomissements, salivation, sensations de froid et de chaleur (le thermomètre démontre l'existence d'une ascension de la température), scintillement au-devant
des yeux, pâleur, dépression des forces et des facultés intellectuelles, perte de connaissance, sommeil extrêmement profond
(le malade est comme en état de mort apparente), exophthalmie
et strabisme, ainsi que douleurs térébrantes aux yeux du même
côté où fut faite l'injection du poison; de plus collapsus et ralentissement du pouls, même le cinquième jour après l'injection (4).

(1) Kobert, *Arch. f. exp. Path. u. Pharm.*, Bd XIII, p. 233.
(2) Pelikan, *Berlin. Klin. Wochenschr.*, 1867, p. 375.
(3) Kappler, *Berliner klinische Wochenschr.*, 1878, p. 475, 493 et 514.
(4) Consulter également : G. Pouchet, Scille et saponaires. Étude pharmacologique; leçon publiée dans le *Bulletin général de thérapeutique*, t. CXXXV, 1898, p. 193.

Recherche. — On reprendra par le chloroforme ou l'alcool amylique, et le résidu, après s'être débarrassé du dissolvant, sera dissous dans l'eau. Cette solution possède les propriétés des saponines décrites plus haut et se colore en rouge par l'acide sulfurique contenant du brome.

Agrostemma githago (L.). — La *nielle des blés* contient jusqu'à 6,5 p. 100 de **GITHAGINE** qui est une saponine. Ses corpuscules d'amidon sont en forme de massue ou cylindriques. Les noyaux donnent aux corpuscules d'amidon un aspect tacheté. Cette githagine, toxique pour l'homme et beaucoup d'animaux, se trouvant localisée dans l'embryon et les cotylédons, la nielle égrugée peut être mangée sans inconvénients. Les semences grillées (cuisson, etc.) sont dépourvues de toute toxicité.

Données à la dose de 3 à 4 gr., les semences de nielle des blés provoquent chez l'*homme* : sensation de raclement à la gorge, nausées, dyspnée, bronchite (1), probablement aussi céphalée et troubles cardiaques, et chez les chevaux : salivation, tuméfaction et état douloureux de la langue, pharyngite, laryngite et irritation de l'appareil uro-génital. Une chèvre qui avait mangé pendant douze jours de suite 300 à 500 gr. de nielle par jour, mourut au bout de trois semaines, bien qu'on lui eût donné une alimentation normale. A l'autopsie, on trouva de l'entérite et un exsudat dans le canal rachidien. Sur quarante-huit porcs qui avaient mangé de la paille de seigle mélangée de 6 p. 100 de nielle, il en mourut six, mais tous furent malades et présentèrent des hémorrhagies de la peau, marche vacillante, vomissements hémorrhagiques, fièvre et difficulté de la déglutition. Les vaches et les moutons supportent bien de grandes quantités de nielle ; les chiens sont intoxiqués par 30 à 50 gr. qui, cependant, n'amènent pas la mort. Les oiseaux sont peu susceptibles envers cette plante, mais, dans quelques cas, l'ingestion des semences provoquait un état semblable au choléra des poules. L'usage prolongé détermine, chez les animaux, de l'accoutumance de sorte qu'ils finissent par tolérer, sans danger aucun, des doses très éle-

____

(1) LEHMANN und MORI, *Arch. f. Hygiene*, 1889, p. 257 ; — KRUSKAL, *Dorpater Arbeiten*, Bd VI, 1891.

Toxicologie.

vées. Les lésions de l'intestin déjà existantes favorisent l'absorption du principe toxique. Il semble que les semences de nielle des blés ne possèdent pas le même pouvoir toxique d'une année à l'autre ; c'est ainsi, par exemple, qu'un cheval ayant mangé 4400 gr. de semences d'une récolte n'a ressenti aucun trouble, tandis qu'un autre cheval en ayant mangé 300 gr. environ provenant d'une autre récolte, fut atteint d'accidents assez notables.

Le pain contenant de la farine de nielle des blés présenterait un aspect bleuâtre. Si 2 gr. de farine adultérée par la nielle sont agités avec de l'alcool contenant de l'acide chlorhydrique, le liquide surnageant est jaune orangé. La farine ou le pain sont-ils chauffés avec une solution diluée de lessive sodique, la présence de la nielle se reconnaît à l'apparition d'une coloration jaune-grisâtre pâle passant rapidement au rouge cuivré. On remarquera à l'examen spectroscopique une bande d'absorption entre les lignes D et E.

Stellaria graminea (L.). — La *stellaire graminée* provoque chez les chevaux la raideur des membres.

Ce n'est qu'à l'état sec que le *St. helodes* (M. B.) produirait chez ces animaux d'abord du délire furieux et ensuite une sorte de paralysie qui persiste durant trente-six à quarante-huit heures. Le mouvement excessif, provoqué par une poursuite acharnée jusqu'à épuisement, guérirait les animaux.

HYPÉRICACÉES

L'*Hypericum crispum* (L.) n'amènerait la mort que chez les moutons blancs où elle survient au milieu de convulsions et précédée de dermatite.

GUTTIFÈRES

Le suc lactescent de *Garcinia morella* (Desr.) fournit une couleur employée par les peintres, à savoir la gomme-gutte avec son acide-résine (*acide cambogique*). La gomme-gutte provoque une inflammation locale. A la suite de 0gr.2 à 0gr.3

surviennent : douleurs abdominales, ténesme et vomissements. La mort, par suite de la gastro-entérite, peut arriver après 4 gr. Les enfants qui, en dessinant au lavis avec la gomme-gutte, mouillent leur pinceau en le portant à la bouche, sont souvent intoxiqués sans que la cause en soit toujours reconnue. Chez les animaux intoxiqués par la gomme-gutte, on a trouvé à l'autopsie l'estomac légèrement enflammé, tandis que les portions intestinales inférieures l'étaient d'une manière plus accusée.

Recherche. — Le contenu gastro-intestinal acidulé, ou l'urine dans laquelle l'acide cambogique passe en petite quantité, seront épuisés par l'éther de pétrole ou l'alcool, l'alcool sera chassé et le résidu extrait par le chloroforme. Celui-ci évaporé, l'acide cambogique reste sous forme d'une masse jaune, se colorant en rouge par la soude.

Outre l'aloès, la scammonée, la coloquinte, les *pilules de Morison* contiennent de la gomme-gutte. Dans un cas récent, l'administration de vingt-huit pilules a provoqué : vomissements, délire, et la mort s'ensuivit. L'amaurose et d'autres symptômes graves, même suivis d'issue fatale, ont, depuis longtemps déjà, été observés à leur suite.

Le *Calophyllum inophyllum* (L.) serait employé comme poison pour les poissons.

TERNSTROEMIACÉES

Le suc de *Caryocar glabrum* (Pers.) [*Saouari glabra* (Aubl.)] engourdit les poissons. Les fruits contiennent une substance qui donne de l'écume lorsqu'elle est mélangée avec de l'eau (saponine?).

Schima Noronhae (Rnwdt.) [*Gordonia javanica* (Hook.)]. L'écorce est employée dans l'Inde néerlandaise comme poison pour les poissons.

Camellia Sasanqua (Thunb.) [*Thea oleosa* (Lour.)]. La plante engourdit les poissons. Les semences de *C. theifera* (GRIFF.) renferment de l'**ASSAMINE** qui ressemble à la saponine.

Thea Chinensis (SIMS.). La dégustation fréquente du thé, ce qui constitue en Amérique une profession pour un grand nombre de personnes (*tea tasters*), provoquerait dans le cours du temps une intoxication chronique se manifestant par : céphalée, bourdonnements d'oreilles, troubles visuels, troubles digestifs et moteurs, ainsi qu'insomnie [1]. Peut-être ces phénomènes toxiques sont-ils dus non seulement à la caféine et à la théophylline (diméthylxanthine), mais aussi à l'adénine et à d'autres bases du thé [2].

DIPTÉROCARPACÉES

Le *camphrier malaisien* (*Dryobalanops camphora* (COLEBR.) fournit du **BORNÉOL** (*camphre de Bornéo*, $C^{10}H^{18}O$), qui se transforme dans l'organisme en acide bornéolglycuronique. L'administration de 0gr.3 de bornéol a provoqué chez les grenouilles : cessation de tous les mouvements, arrêt de la respiration et mort ; chez les lapins : paralysie motrice (à la suite des doses élevées, en outre anesthésie et abolition de l'excitabilité réflexe), abaissement de la pression sanguine et de l'énergie cardiaque. La mort arrive par paralysie bulbaire [3].

MALVACÉES

Une intoxication surviendrait chez les moutons et les bêtes à cornes de l'Australie du Sud qui mangent *Plagianthus spicatus* (BENTH.) pendant qu'elle porte de la semence.

Sida rhombifolia (L.). Les jeunes chiens ayant mangé les semences, périssent par suite de l'inflammation des organes internes [4].

---

(1) MORTON, *Med. Record*, 1880.
(2) KRÜGER, *Ber. d. d. chem. Ges.*, Bd XXIX, 1896, p. 133.
(3) PELLACANI, *Arch. f. exp. Path. u. Pharm.*, Bd XVII, p. 388.
(4) BAILEY and GORDON, *Plants rep. poison.*, p. 5.

L'*Hibiscus Rosa sinensis* (L.) provoquerait l'avortement, tandis que l'attouchement de l'*H. urens* (L.) serait suivi d'urticaire.

L'écorce de *Bombax globosum* (Aubl.) provoque nausées et vomissements.

Gossypium herbaceum (L.). — Le tourteau de *coton en coque* employé comme fourrage a souvent provoqué la mort des moutons et des veaux par suite de la cachexie ou de la gastroentérite, de l'hématurie et de l'ictère. Les premiers symptômes consistent en ténesme douloureux et strangurie, bientôt suivis d'un état de parésie de la vessie : l'écoulement de l'urine s'effectue goutte à goutte, et, enfin, la miction cesse totalement. On a trouvé les reins et l'intestin enflammés et des transsudats dans les cavités naturelles. Il s'agit probablement ici d'une toxalbumine contenue dans les semences.

STERCULIACÉES

Outre la kolanine et le rouge de kola, le *Sterculia acuminata* (Beauv.) contient en abondance de la caféine. L'action stimulante est en grande partie attribuable à la présence de la caféine.

Les fruits de *Guazuma tomentosa* (H. B. et K.). auraient provoqué dans les Indes la mort subite d'un homme chez lequel on n'a observé que des phénomènes d'entérite.

TILIACÉES

Les semences de *Corchorus capsularis* (L.) sont toxiques. Une poignée tue un cheval. Le poison est un glucoside, **CORCHORINE**, qui tue un cheval en injections sous-cutanées à la dose de 0gr.003 par kilo d'animal (1).

Le *Grewia asiatica* (L.), le *G. mallococca* (L.) et d'autres espèces sont employés au Brésil et aux Moluques pour engourdir les poissons, et les fruits du premier donneraient dans l'Inde, par fermentation, une boisson alcoolique.

(1) Tsuno, *Monatshefte für Thierheilk.*, Bd VI, 1896.

LINACÉES

La *farine de graines de lin, Linum usitatissimum* (L.), contient un glucoside, la **LINAMARINE**, qui, en présence de l'émulsion de graines de lin, se dédouble en acide cyanhydrique, en sucre et en une cétone. Dans un cas d'intoxication d'un grand nombre de chevaux, on a pu observer : pouls petit, fréquent, mydriase, accélération de la respiration, coliques avec diarrhée ou constipation, engourdissement, etc. Les capsules de la graine de lin sont également toxiques ; on a vu des porcs en mourir. A l'autopsie on a trouvé : néphrite aiguë, œdème du poumon, transsudations sanguinolentes dans les cavités thoracique et abdominale, hémorrhagies capillaires dans les méninges cérébrales.

Les eaux dans lesquelles du chanvre a longtemps macéré et le lin roui sont vénéneuses.

Le *Linum catharticum* aurait provoqué la mort des chevaux au milieu de diarrhées profuses et de troubles cardiaques.

ERYTHROXYLON COCA (Lam.). — Les empoisonnements peuvent avoir pour causes la mastication excessive des feuilles de cet arbrisseau pratiquée dans l'Amérique du Sud, ainsi que l'usage thérapeutique et narcomaniaque de la **COCAÏNE** ($C^{17}H^{21}AzO^4$) qui est l'éther méthylique de la benzoylecgonine. L'alcaloïde est absorbé par n'importe quelle muqueuse.

L'élimination de la cocaïne introduite par la voie sous-cutanée ne se fait, chez les animaux, que par l'urine. Les chiens en éliminent environ 5 p. 100. Le reste se décomposerait dans l'économie. Elle ne s'accumule pas dans le foie, mais probablement dans le cerveau et la moelle. On ne retrouve pas l'*ecgonine* dans l'urine.

L'intoxication des grenouilles est produite par 0gr.002 de cocaïne. Les nerfs sensitifs et moteurs deviennent moins excitables, la respiration s'arrête et le cœur se ralentit jusqu'à arrêt en diastole. La dose léthale en injection sous-cutanée est de 0gr.1 par kilo de lapin et de 0gr.2 à 0gr.3 par kilo de chien. Surviennent chez eux des mouvements de pendule de la tête (phénomènes d'excitation du côté des canaux semi-circulaires) et finalement ils meurent en convulsions par paralysie du centre respiratoire. Mydriase chez les animaux à sang chaud.

L'administration des feuilles de coca à dose unique élevée, ou l'absorption de la cocaïne à dose élevée unique par une surface absorbante quelconque a été suivie d'un empoisonnement aigu pouvant persister des heures ou même plusieurs jours (jusqu'à sept) et se terminer par la mort. L'empoisonnement peut être provoqué déjà par 0gr.005 de cocaïne, et la dose léthale peut varier de 0gr.1 à 0gr.3 ; la dernière dose injectée sous la paupière a amené, dans un cas, la mort après cinq heures. Les conditions individuelles (cardiaques, buveurs, enfants) peuvent influencer l'intensité et l'issue de l'intoxication. Ainsi on a observé la guérison survenant dans un cas après l'administration de 1gr.5 de cocaïne et dans un autre cas après l'administration de 1gr.25 (dans le dernier on a prescrit, comme antidote, l'opium en grande quantité et une rechute s'est déclarée après amélioration apparente). Les premiers phénomènes d'intoxication peuvent apparaître dans l'espace d'un quart d'heure à trois heures et demie. Les effets consécutifs peuvent parfois persister durant des mois entiers.

Ont été observés comme *phénomènes d'intoxication* : accéléraration, plus rarement, ralentissement des battements cardiaques, palpitations, pâleur de la face, sueurs, refroidissement des extrémités, frisson, troubles de la parole et troubles respiratoires (respiration du type Cheyne-Stokes, etc.), avec ou sans cyanose et allant jusqu'à l'asphyxie et la paralysie du centre respiratoire. La conscience peut demeurer intacte, mais on a noté aussi la perte de connaissance. Parfois figurent au premier rang les troubles cérébraux que voici : céphalée, vertiges, abolition du sens musculaire, excitation psychique, manière d'agir ressemblant à celle d'un homme ivre, illusions, hallucinations, délires, angoisses, manie de persécution, ou plus rarement, alternant avec eux ou simultanément, dépression intellectuelle. Surviennent aussi, diversement groupés et combinés avec les symptômes ci-dessus ou qui vont encore être décrits : rigidité musculaire, tremblements, mouvements choréiformes, convulsions cloniques ou toniques localisées ou généralisées, mouvements forcés ; tous ces phénomènes peuvent être suivis de paralysies qui surviennent

quelquefois d'une façon indépendante, à l'état isolé. Apparaissent
en outre : anesthésies, paresthésies et hyperesthésies, insomnie,
troubles visuels, exophthalmie par suite de la dilatation de la fente
palpébrale, mydriase et pupilles ne répondant ni à la lumière,
ni à l'accommodation, scintillements, photophobie, macropsie,
amblyopie, amaurose et, après application locale, opacités cornéennes et même panophthalmie, ainsi qu'anosmie et ageusie ;
peuvent s'y associer : vomissements, troubles de la déglutition,
gastralgies, diarrhée, besoin impérieux d'uriner ou rétention
d'urine ou états érotiques, éruptions cutanées, etc.

Intoxication chronique par la cocaïne. — Le cocaïnisme
chronique peut avoir son point de départ dans l'accoutumance
à ce remède, et il est connu déjà depuis des siècles chez les mâ-
cheurs des feuilles de coca, les *Coqueros*. Jamais on ne voit
survenir d'immunité envers une dose de beaucoup supérieure
à celle dernièrement employée. Quelques individus prennent,
par vingt-quatre heures, 4 gr. de cocaïne toute seule ou encore
associée à la morphine. Chez quelques-uns, l'administration de
la cocaïne (par l'estomac, le tissu cellulaire sous-cutané, les
muqueuses) n'est suivie que d'euphorie, chez d'autres surviennent
en outre des symptômes désagréables appartenant à la série de
ceux décrits plus haut. La volonté et le sentiment moral sont atteints ; apparaissent encore : affaiblissement de la mémoire, hallucinations de tous les organes des sens, troubles de la vision,
de l'ouïe et de la parole (paraphasie), vertiges, plus tard aussi
confusion mentale, sentiment d'angoisse, délire, accès furieux,
hypoalgésie générale et sensibilité tactile émoussée, ataxie, tremblements et convulsions, ainsi que troubles vaso-moteurs et cardiaques, amaigrissement et parfois cachexie. Les morphinomanes
devenus cocaïnomanes, succombent plus facilement que les autres
sujets à l'action perverse de la cocaïne. La paranoïa hallucinatoire cocaïnique peut persister longtemps. Les cocaïnistes devraient être, au point de vue juridique, assimilés aux alcooliques.

Les lésions trouvées à l'autopsie des sujets ayant subi l'intoxication aiguë ou chronique par la cocaïne, *ne présentent rien de
caractéristique*. On rapporte seulement avoir trouvé les organes,

tels que reins, foie, etc., congestionnés ou, chez les animaux, le foie hypertrophié et stéatosé.

Recherche. — La cocaïne est enlevée à sa solution alcaline par l'éther. On la retrouve dans l'urine et le sang ; la plus grande partie en est rapidement décomposée dans l'organisme humain. La cocaïne étant isolée, on pourrait se servir, comme réactifs, de son action paralysante sur les nerfs gustatifs et les nerfs sensitifs (instillation dans l'œil). Chauffée, une solution de cocaïne évaporée en présence de l'acide azotique, se colorerait en violet par une solution de potasse dans l'alcool amylique. Si l'on mélange quelques gouttes d'une solution aqueuse de cocaïne avec 2 à 3 cent. cubes d'eau chlorée, puis qu'on y ajoute II à III gouttes d'une solution de chlorure de palladium à 5 p. 100, on obtient un précipité rouge. Est considérée comme réaction micro-chimique caractéristique la précipitation de la cocaïne par le chlorure d'or.

Traitement de l'empoisonnement aigu. — Position horizontale, ablutions froides et frictions ; contre les convulsions : enveloppements froids, inhalations de nitrite d'amyle, et en cas d'asphyxie : respiration artificielle et surtout tractions rythmées de la langue. Seraient à recommander en outre les injections sous-cutanées de caféine. Les doses élevées de morphine agiraient comme antagonistes. *L'intoxication chronique* exige l'internement dans un établissement. Quant aux chances de guérison, même après avoir échappé aux phénomènes graves d'abstinence, le malade n'en a pas beaucoup.

BASES DE LA COCA. — Outre la **COCAÏNE**, les feuilles de coca contiennent d'autres bases sans valeur aucune au point de vue toxicologique, par exemple, l'**HYGRINE** qui provoquerait une inflammation locale et de la mydriase : cette dilatation de la pupille disparaît sous l'influence de l'ésérine. L'**ISATROPYLCO-CAÏNE** (*cocamine*) cause des troubles cardiaques et amène la mort à la dose de 0gr.1 par kilo d'animal. L'**ECGONINE** (*acide oxypropionique-cocayle*) obtenue par dédoublement de la cocaïne, paralyse les muscles. La **BENZOYLECGONINE** qui est dépourvue de toute action anesthésique provoque : rigidité musculaire, hyperexcitabilité réflexe et convulsions toniques. L'**HOMOÉTHINECOCAÏNE** est un anesthésique local, et son action sur l'état général est analogue à celle de la cocaïne. L'**HOMOMÉTHINECOCAÏNE** et l'**HOMOPROPINECOCAÏNE** se comportent de la même façon. La **BENZOYLHOMOECGONINE** est dépourvue de toute action anesthésique locale et provoque chez les grenouilles : tonus musculaire augmenté, hyperexcitabilité réflexe et tétanos. La **COCAÏNE DEXTROGYRE** est un anesthésique rapide et, de par ses autres propriétés, rappelle la cocaïne. D'après mes recherches, l'anesthésie locale de l'œil du lapin se produit en une minute. Après cinq minutes, l'épithélium de la cornée devient trouble comme par la **COCAÏNE GAUCHE**. La toxicité est, pour les lapins, à peu près la même que pour cette dernière. Quant à la **COCAÉTHYLINE**, à part l'absence de la mydriase chez les chats, elle est en tous points identique à la cocaïne (1).

ZYGOPHYLLÉES

Le *Zygophyllum sessilifolium* (L.) et le *Z. spinosum* (L.) sont des plantes toxiques.

Dans quelques parties de l'Australie on considère *Tribulus cistoïdes* (L.) comme pouvant intoxiquer le bétail qui le mangerait à jeun (2).

GÉRANIACÉES

Le *Tropaeolum majus* (L.) produirait une dermatite et agirait comme vésicant.

RUTACÉES

La *rue*, *Ruta graveolens* (L.) contient l'*huile essentielle de rue* où l'on trouve de la **MÉTHYLNONYLCÉTONE** et de la **MÉTHYLHEPTYLCÉTONE**. La plante fraîche vient-elle en contact avec la *peau*, elle y provoquerait : démangeaisons, inflammation et érup-

---

(1) Consulter également : G. POUCHET, *Leçons de pharmacodynamie et de matière médicale*, 1re série, p. 446 à 564.

(2) BAILEY and GORDON, *Plants rep. pois.*, 1887, p. 7.

tions (1). On a observé des bulles groupées en séries, elles ont apparu accompagnées de démangeaisons, et de nouvelles bulles sont survenues encore après quatorze jours. Malgré les précautions prises, ce même individu recueillant la rue une année plus tard, a vu apparaître à la main droite des plaies étendues accompagnées de fièvre.

Donnée à doses élevées à l'état pur, l'huile peut tuer les lapins et les chiens. Les symptômes observés par moi ressemblaient à ceux provoqués par le camphre, et, à l'autopsie, on a trouvé l'estomac et l'intestin enflammés et ecchymosés. L'huile jouit de la réputation de *provoquer l'avortement*, ce qu'elle fait effectivement de temps en temps (2). « Fertur quod si praegnans mulier ex rutæ succo bibat, abortiat. Et si indies quindecim folia assumat, idem facit. » La plante fraîche produit, elle aussi, de la gastro-entérite et est douée de propriétés narcotiques (3). Les empoisonnements rapportés jusqu'à présent se sont terminés par la guérison.

[Il existe cependant, à ma connaissance, un certain nombre de cas d'empoisonnements mortels dont quelques-uns ont donné lieu à des poursuites judiciaires ; et je me rappelle avoir figuré comme expert, en 1884, dans une affaire de tentative d'avortement suivie de mort, dans laquelle l'intoxication mortelle fut certainement due à la rue, peut-être même à un mélange de sabine et de rue.

Je partage l'opinion émise par un assez grand nombre de médecins que l'action abortive de ces substances est, sinon tout à fait négligeable, au moins fort peu efficace ; et je pense que l'on ne voit l'avortement survenir que comme conséquence d'une perturbation intense apportée dans les grandes fonctions de l'organisme. En d'autres termes, l'avortement serait pour moi une conséquence banale et nécessaire de l'intoxication poussée jusqu'à un certain degré, mais ne relèverait en rien de propriétés spéciales inhérentes aux huiles essentielles seulement irritantes et drastiques].

Le *Phebalium argenteum* détermine l'éruption de bulles sur la peau de l'homme.

Peganum harmala (L.). — Les semences de cette plante contien-

(1) Soubeiran, *Bull. de thér.*, 1861, p. 420.
(2) Lewin und Brenning, *Die Fruchtabtreibung durch gifte*, Berlin, 1899, p. 235.
(3) Helié, *Ann. d'hygiène*, 1838, t. XX, p. 180.

nent les alcaloïdes **HARMALINE** ($C^{13}H^{14}Az^2O$) et **HARMINE** ($C^{13}H^{12}Az^2O$). Le *chlorhydrate d'harmaline* provoque, chez les animaux à sang froid, à la dose de 0gr.02, des paralysies ; chez les animaux à sang chaud, à la dose de 0gr.03 par kilo d'animal, des convulsions et des paralysies, et à la dose de 0gr.1 par kilo d'animal il amène des troubles circulatoires et la mort par arrêt de la respiration. L'*harmine* agit d'une manière analogue (1).

Melicope erythrococca (Benth.). L'écorce semble renfermer un poison cardiaque.

Le *Zanthoxylum scandens* (Blume.), le *Z. piperitum* (DC.) et le *Z. alatum* (Wall.) sont employés dans diverses parties de l'Asie orientale comme des poisons contre les poissons. Le *Z. veneficum* (Bailly), une plante originaire de l'Australie, provoque chez les animaux à sang chaud et à sang froid du tétanos ressemblant à celui occasionné par la strychnine et finit par paralyser le cœur.

Rabelaisia Philippensis (Planch.). — Les négritos des îles Philippines se servent de l'écorce de cet arbre [*Lunasia amara* (Bl..)] pour envenimer les flèches. Les expériences instituées par moi avec cette écorce (2), m'ont permis de découvrir un corps microcristallin, précipitant par les réactifs ordinaires des alcaloïdes, soluble dans l'eau et l'alcool : ce corps, ainsi que le fait l'écorce, provoque rapidement chez les animaux à sang chaud la parésie des membres, la respiration devient haletante et la mort par arrêt définitif du cœur a lieu en convulsions. La **LUNASINE**, c'est ainsi que j'ai dénommé ce corps, est un poison cardiaque. Un second corps jaune, que l'on peut extraire par l'éther, est inefficace.

On a trouvé récemment dans la plante un glucoside non azoté qui, entre autres, est coloré par l'acide sulfurique et la vanilline

(1) Neuner und Tappeiner, *Arch. f. exp. Path. u. Pharm.*, Bd XXXV, 1895, p. 69.
(2) Reçue du musée de Leyde. Mes résultats sont confirmés par Boorsma (*Bullet. de l'Inst. botan. de Buitenzorg*, 1900, n° 6).

en rouge passant graduellement au bleu (1). Les substances isolées par moi ne possédaient pas les caractères des glucosides.

Citrus vulgaris (Risso.). — Les ouvriers qui décortiquent les *oranges* et dont les mains sont arrosées par le jus sont atteints d'exanthèmes (érythème, tuméfaction, vésicules, pustules) aux mains et sur d'autres parties du corps, et présentent comme phénomènes généraux, à la suite de l'inhalation de l'huile essentielle évaporée : céphalée, vertiges, névralgies et, à ce que l'on prétend, aussi des convulsions épileptiformes.

C. limonum (Risso.). Deux enfants n'ayant rien mangé pendant un jour entier, ont avalé l'intérieur de trois *citrons*. Ils furent apportés à l'hôpital en collapsus avec visage pâle et pouls à peine perceptible : la guérison eut lieu en dix jours. L'emploi thérapeutique prolongé du *jus de citron* fut suivi quelquefois d'hémorrhagies pulmonaires graves. L'huile de citron dont on trouve environ 0gr.25 dans un citron produit chez les chiens, par voie d'injection intraveineuse, de l'excitation, des troubles de la coordination, du tremblement et des spasmes musculaires. Avec de plus fortes doses, la mort arrive par paralysie généralisée.

Amyris toxifera (Willd.). La sève en serait toxique.

Pilocarpus jaborandi (Holm.). — Les *feuilles de jaborandi* agissent grâce à la présence des alcaloïdes **PILOCARPINE** et **PILOCARPIDINE**. Les deux produits de décomposition de ces bases, la **JABORINE** et la **JABORIDINE**, seraient douées de propriétés qui les font ressembler à l'atropine. Les empoisonnements et les issues fatales provoquées par la pilocarpine sont dus à ce qu'on l'a prise pour un autre médicament et grâce à son emploi dans un but thérapeutique. L'action de la pilocarpine *sur les animaux* ressemble à celle de la nicotine : secousses cloniques, tremblements ; chez les pigeons : tétanos et troubles respiratoires et, à la suite des doses élevées, paralysies.

Le danger *chez l'homme* vient du côté du cœur. Il suffit déjà d'administrer 0gr.01 à 0gr.02 de pilocarpine pour voir parfois

(1) PLUGGE, *Arch. d. Pharmakod.*, t. II, 1896, p. 537.

le nombre des pulsations s'élever considérablement et la pression sanguine s'abaisser, les battements cardiaques deviennent plus tard ralentis, irréguliers et on voit apparaître : collapsus avec cyanose, frisson et troubles respiratoires. Le mucus sécrété en abondance *dans les poumons* peut provoquer des symptômes d'œdème pulmonaire aigu et de suffocation avec cyanose. La sécrétion du mucus dans les bronches produit de la toux avec, le cas échéant, crachats sanguinolents. La broncho-pneumonie pourrait s'y associer (1). Rappelons encore quelques autres symptômes qui peuvent survenir : formation de la cataracte (je l'attribue au déplacement de l'eau dans l'organisme), amblyopie, myosis, immobilité des yeux, bourdonnement d'oreilles, céphalée, vertiges, engourdissement, tremblements et convulsions, attaques de bâillement, vomissements, diarrhée, besoin impérieux d'uriner, rarement diminution de l'urine, dysurie, albuminurie, le cas échéant, avortement et inflammation par stagnation des glandes sudoripares. Le *P. pennatifolius* (Lem.) agit d'une façon analogue.

Recherche. — La benzine enlève la pilocarpine dans une solution alcaline. Le bichromate de potasse et l'acide sulfurique la colorent en vert.

Traitement. — Atropine en injections sous-cutanées, diurétiques salins, emplâtres vésicants sur le thorax.

Le *Quassia amara* (L.) et le *Picræna excelsa* (Lindl.) fournissent de la **QUASSINE**. La décoction du bois tue les mouches et les vers intestinaux et, ainsi que le fait la quassine, elle peut provoquer chez les animaux des paralysies transitoires. L'extrait de quassia tue les pigeons au milieu de vomissements. On trouve dans le gésier des extravasats sous-muqueux (2).

Un lavement de 180 gr. environ d'infusion de quassia a provoqué *chez un enfant :* pâleur, refroidissement des membres, immobilité des pupilles, petitesse du pouls, affaiblissement de la respiration, perte de connaissance et vomissements. Le collapsus

(1) L. Lewin, *Nebenwirkungen der Arzneimittel*, 1899, p. 584.
(2) Husemann, *Toxikol. Suppl.*, 1867, p. 79.

fut combattu par des bains de pied chauds et des analeptiques (1). L'usage thérapeutique du quassia a parfois causé du vertige et de la céphalée.

Le *Brucea sumatrana* (ROXB.) contient la substance amère non azotée **BRUCAMARINE** qui tue les cobayes à la dose de 0gr.02 (2).

Simaba cedron (PLANCH.). — Les semences de cette plante et de *Simaba valdivia* (PLANCH.) fournissent les amers (peut-être identiques) **CÉDRINE** et **VALDIVINE**. Les solutions de cette dernière deviennent mousseuses lorsqu'on les agite (saponine?). La mort arrive dans l'espace de cinq à six heures après l'administration de 0gr.002 (lapins) ou de 0gr.006 (chiens) de valdivine. Donnée à petite dose, elle provoque des vomissements chez l'homme et les animaux.

Simaruba versicolor (ST. HIL.) (*Paraïba*). — Son écorce et ses feuilles engourdissent. Les décoctions par trop concentrées peuvent causer : fièvre, hydropisie et mort. L'écorce pulvérisée tue la vermine.

L'*Ailanthus glandulosa* (DESF.) provoquerait une intoxication cutanée.

[L'*ailante glanduleux*, acclimaté de la Chine en France et très répandu maintenant dans nos régions sous le nom de *Frêne puant* ou *Faux vernis du Japon* (le véritable vernis du Japon est une térébinthacée, le *Rhus vernix*), possède une racine, douée de propriétés amères et nauséeuses, dont l'action a été comparée à celle de l'ipécacuanha. En Chine, où son activité toxique est notablement plus considérable que dans nos climats, elle a été surtout vantée à titre d'anthelminthique et d'antidysentérique. On en a isolé : une résine, une oléo-résine, une huile essentielle. L'odeur désagréable, spermatique, des fleurs épanouies, est due à cette essence constituée par un mélange de composés du groupe des aldéhydes et des cétones, notamment de la coumarine].

Balanites Roxburghii (PLANCH.). L'écorce succulente est employée dans l'Inde comme poison pour les poissons (3). Elle tue aussi les vers intestinaux.

(1) RECKIT, *Lancet*, 1880, II, p. 260.
(2) EJKEN, *Neder. Tijdschr. v. Pharm.*, 1894, p. 276.
(3) WATT, *Dictionary*, v. I, p. 363.

Samadera indica (GAERTN.) renferme, dans les semences et dans l'écorce, un principe cristallisable, amer, la **SAMADÉRINE**, qui paralyse chez la grenouille les muscles volontaires, accélère la respiration, et détermine de la paralysie chez les animaux à sang chaud (1).

BURSÉRACÉES

Outre l'**AMYRINE** et la **BRYOÏDINE**, *Icica icicariba* (DC.) fournit la *résine élémi* qui contient une huile (pinène, limonène). L'huile provoque : troubles fonctionnels de l'estomac et érosions hémorrhagiques ; dans l'intestin, hyperhémie, mouvements péristaltiques exagérés et sensation de douleur ; dans les reins, inflammation. La mort ne survient chez les lapins qu'à la suite des doses supérieures à 15 gr. : on constate la paralysie des nerfs sensitifs et du pneumogastrique et l'affaiblissement de la respiration (2).

Un onguent fait avec 100 gr. d'axonge et 30 gr. d'élémi produisit chez l'homme un exanthème très étendu avec vésicules et pustules. Une plaque de sphacèle se trouvait même au niveau du repli balano-préputial (3).

Hedwigia balsamifera (Sw.). Les branches et les racines renferment, à côté d'une résine, un alcaloïde toxique. Le second est un poison convulsivant qui abaisse en outre la température, la première produit des paralysies ressemblant à celle du curare et provoque la chute de la température. Un kilo de cobaye est tué par 0gr.16 d'extrait alcoolique, par 0gr.53 d'extrait aqueux des branches et par 0gr.65 d'extrait aqueux des racines. La température tombe, les paralysies progressent de bas en haut ; surviennent ensuite des convulsions et des pollutions involontaires, et la mort est précédée d'irrégularités de la respiration et de l'affaiblissement de l'énergie cardiaque. Les poumons et les viscères sont congestionnés (4).

(1) VAN DER MARCK, *Nederl. Tijdsch. voor Pharm.*, 1900 oct.
(2) MANNKOPF, *Virch. Arch.*, Bd XV, p. 192.
(3) CATHELINEAU, *Ann. de derm. et de syph.*, 1894, 3e série, t. V, p. 467.
(4) GAUCHET et COMBEMALE, *C. R. de l'Acad. des sciences*, t. CVII, p. 544.

MÉLIACÉES

Les ascarides et les ténias sont tués par le suc des feuilles et l'écorce de la racine de *Melia azederach* (L.). Les doses plus élevées de fruits peuvent causer chez l'homme : vomissements, diarrhée, vertiges, sommeil profond, troubles de la respiration et secousses. L'*Azadirachta indica* (Juss.) contient une huile qui tue les vers intestinaux.

Le *Dysoxylum arborescens* (Miq.) est employé à Sumatra comme poison pour poissons.

L'écorce de *Walsura piscidia* (Roxb.) engourdit, ou même tue les poissons qui demeurent néanmoins mangeables (1). Elle est réputée aux Antilles comme un vomitif et un abortif dangereux.

Contrairement à une assertion ancienne d'après laquelle le *Soymidia febrifuga* (Juss.) provoquerait des troubles du système nerveux, il peut être considéré comme non toxique.

Swietenia humilis (Zucc.) — La mastication d'une portion d'une semence a provoqué des vomissements persistant plusieurs heures et de la diarrhée (2).

DICHAPÉTALÉES

Le *Dichapetalum toxicarium* (Thon.) [*Chailletia toxicaria* (Don.)] est employé en Afrique comme poison pour les rats ; et au Brésil, comme poison pour les poissons. Le *Tapura guianensis* (Aubl.) engourdit les poissons.

SANTALACÉES [OLACINÉES]

Le *Ximenia americana* (L.) contient de l'acide cyanhydrique.

(1) Watt, *l. c*, v. VI, part. IV, p. 299.
(2) Merck's, *Bericht,* 1892, p. 105.

ILICINÉES

Ilex aquifolium (L.). — Données à doses élevées, les baies du *houx commun* peuvent provoquer même de la gastro-entérite se terminant par la mort. Quant à l'action toxique de l'*I. Paraguayensis* (St. Hil.) (**Maté**) et de l'*I. Cassine* (L.), elle ressemble en tout à celle du *Coffea arabica* (v. p. 690).

CÉLASTRACÉES [EVONYMÉES]

Toutes les parties de l'*Evonymus europœus* (L.) (*bonnet de prêtre*) sont toxiques. Les baies peuvent tuer, avec phénomènes de gastro-entérite, les insectes, les moutons, les chèvres et l'homme (trente-six baies environ) (1). L'*E. atropurpureus* (Jacq.) contient le poison cardiaque **ÉVONYMINE**.

Celastrus edulis (Vahl.). — Les feuilles de cet arbuste, *Catha edulis* (Forsk.), connues sous le nom de *Khât* ou *Tchaï* dans l'Yemen, le Harar, l'Ejssa-land, etc., y sont mâchées; dans quelques endroits elles sont employées en infusion. Ainsi que le fait le café, les feuilles agissent comme stimulant, chassent le sommeil et diminuent en outre la faim. Le principe actif jouirait des propriétés de la cocaïne (2). L'abus en est très nuisible.

[Au dire de certains voyageurs, les feuilles fraîches seraient énergiquement vénéneuses et capables même de provoquer la mort. On en a fait un antidote contre la peste et elle jouit, à ce titre, d'une réputation légendaire dans l'Arabie heureuse].

Le *C. scandens* (L.) est un vomitif. Le *C. paniculata* (Willd.) dont les semences renferment une huile (*oleum nigrum*), est un irritant local et est employé, entre autres, dans les Indes comme remède pour rendre l'intelligence plus subtile.

Lophopetalum toxicum (Loher.) habite les forêts de l'intérieur de l'île de Luçon. Les indigènes Negritos préparent avec l'écorce très vénéneuse de cet arbre un poison de flèches.

(1) Nasse, *Med. Jahrb.*, 1861, p. 774.
(2) Mosso, *Ann. di Chim.*, v. XIII, 1891 p. 319.

L'*Elæodendron glaucum* (Pers.) est, peut-être à tort, considéré dans les Indes comme toxique.

RHAMNACÉES

Les fruits de *Zizyphus vulgaris* (Lam.) sont considérés au Sénégal comme toxiques. Les feuilles altéreraient les perceptions gustatives.

Gouania. — Une espèce est employée au Mexique comme poison pour les poissons. L'écorce et les feuilles de *Gouania leptostachya* (L.) contiennent un alcaloïde qui provoque le tétanos.

Rhamnus cathartica (L.). — Données à doses par trop élevées, les baies de *nerprun commun* peuvent provoquer de la cholérine et de la néphrite. A l'état frais, l'écorce de *R. frangula* provoque : vomissements, coliques et même selles sanguinolentes. Le *Rh. purshiana* (DC.) se comporte comme le *R. frangula* (L.).

L'*Alphitonia excelsa* (Reissek.) paraît être une plante vénéneuse. Un *Dendrologus* nourri par lui finit par expirer (1).

SAPINDACÉES

Les **SAPONINES** sont très répandues dans la famille des sapindacées dont le Savonnier, *Sapindus saponaria* (L.), est le prototype. L'action toxique d'une partie de ces plantes est proportionnelle à leur teneur en saponines.

Le *Serjania ichthyoctona* (Radlk.), le *S. piscatoria* (Radlk.), le *S. inebrians* (Radlk.), le *S. erecta* (Radlk.), le *S. cuspidata* (St. Hil.), le *S. polyphylla* (Radlk.) et le *S. acuminata* (Radlk.) sont employés en majeure partie dans l'Amérique du Sud, pour la plupart sous la dénomination de « *Timbo* », pour empoisonner les poissons. Le *S. lethalis* (St. Hil.) peut aussi devenir dangereux à d'autres animaux et à l'homme. Le miel des lécheguanes (espèce de guêpe du Brésil) serait redevable de sa toxicité à ce serjania (2).

(1) F. v. Muller, *Zeitschr. d. oster. Apotek.-Vereins*, 1894, p. 178.
(2) Greshoff, *Mededeelingen*, Bd X, p. 35.

Paullinia cururu (L.). La racine et l'huile dans laquelle on a fait cuire les fruits exercent une action narcotique. Les semences, qui seraient employées au Brésil, toutes seules ou associées au strychnos, comme poisons des flèches, y servent comme poisons pour poissons. Mais le plus souvent on se sert dans ce but du *P. Pinnata* (L.) (1) qui est aussi connu sous le nom de « *Timbo* ». Il renfermerait l'alcaloïde **TIMBOÏNE**. Quant à un autre corps indifférent appelé aussi « Timboïne » que l'on prétend avoir obtenu du *P. pinnata* (L.) et qui est considéré comme un poison nerveux, il provient effectivement d'une papilionacée et est identique au derride (*Deguelia*). Les nègres esclaves auraient souvent servi à leurs maîtres le *P. pinnata* dans leurs tentatives d'homicide par empoisonnement. Le *P. costata* (SCHLECHT.) est un poison pour les poissons, les chiens, etc. Sont encore employés comme poisons pour les poissons : *P. macrophylla* (KUNTH.), *P. sorbilis* (MART.) (on se sert de cette plante qui contient de la caféine pour préparer la pâte appelée GUARANA) et *P. jamaicensis* (MACFAD).

Le *Sapindus rarak* (DC.), plante contenant de la saponine, tue les insectes et les poissons, ainsi que le fait le *S. saponaria* (L.).

L'ingestion de l'arille du *Cupania sapida* (VOIGT.) qui représente la partie comestible du fruit (pomme Aké), aurait été suivie d'empoisonnement et de mort. Les expériences entreprises à ce sujet ont démontré que les fruits verts seuls sont des émétiques et que les fruits à maturité trop avancée et en voie de se gâter sont très toxiques.

Le *Pometia glabra* (FORST.) tue la vermine.

Le *Dodonæa viscosa* (L.) est peut-être employé comme poison pour les poissons, et les propriétaires des troupeaux en Australie considèrent le *D. physocarpa* (F. v. M.) comme pouvant provoquer des empoisonnements.

---

(1) BATES, *The naturalist on the Amazonas*, 1863, v. II, p. 82.

Le *Harpullia arborea* (Radlk.) [(*Streptostigma viridiflorum* Thw.)] est employé aux Philippines comme poison pour les poissons. Le *H. thanatafora* (Blume) engourdit les poissons.

Magonia pubescens (St. Hil.) et *M. glabrata* (St. Hil.). — Les feuilles de la première plante et le liber de la racine de la seconde sont employés comme poisons pour les poissons.

Le *Schleichera trijuga* (Willd.) est employé pour la préparation de cosmétiques. Un dérivé cyanuré de la benzaldéhyde a été trouvé dans l'*huile de Macassar*.

HIPPOCASTANÉACÉES

Les coques vertes du marron d'Inde *Æsculus hippocastanum* (L.), ont provoqué à plusieurs reprises chez les enfants : mydriase, rougeur de la face, somnolence, délire, nausées et coliques. Tous les empoisonnements se sont terminés par la guérison. Par suite de sa teneur en saponine, la racine de *A. pavia* (L.) [(*Pavia rubra* (Lam.)] (*poison root*) est employée pour lotions. Elle est toxique et engourdit les poissons. Les fruits et les feuilles d'*A. ohioensis* (Michx.) sont doués de propriétés narcotiques énergiques.

MÉLIANTHACÉES

Le *Melianthus major* (L.) rendrait le miel toxique.

ANACARDIACÉES

Mis en contact direct avec la peau, le suc de *Mangifera kemanga* (Bl.) et *M. fœtida* (Bl.) peut en provoquer l'inflammation.

Les feuilles et les semences de *Pistacia integerrima* (Stew.) agiraient comme narcotiques (1).

(1) O'Shaugnessy, *Bengal. Dispens*, p. **282**.

Les fruits d'*Anacardium occidentale* (*Cassuvium pomiferum*) et de *Semecarpus anacardium*, appelés *noix d'acajou* ou *noix d'anacarde*, contiennent dans le péricarpe une substance oléagineuse, le **CARDOL**. La drogue aussi bien que le cardol provoquent de la dermatite.

Chez une femme qui s'était mis une demi-fève dans l'oreille, survint la tuméfaction de la face, des paupières, de la joue et de la région du cou jusqu'à la clavicule, puis des bulles apparurent dans le conduit auditif externe, à la conque et sur la peau avoisinante. Les sujets occupés à la préparation du cardol peuvent être atteints d'eczéma et, comme phénomènes consécutifs à son absorption, ressentir un malaise général. Le cardol provoque chez les animaux de la gastrite et, comme phénomènes secondaires, des paralysies motrices, ainsi que des troubles respiratoires (1). Le jus de fruits d'*A. occidentale* servirait au Goa pour la préparation, par distillation, d'une boisson narcotique.

Le *Gluta Renghas* (L.) est appréhendé à Sumatra à cause de son suc phlogogène.

Les espèces *Comocladia* et *Schinus* provoquent de la dermatite. Aux îles des Indes Occidentales, une mouche d'espèce particulière transporte le pollen de *Comocladia dentata* (L.) sur les hommes, particulièrement sur les yeux qui gonflent et se recouvrent de vésicules.

Le pollen et les émanations de *Lithræa venenosa* (Miers.) sont considérés au Chili comme toxiques.

Le *sumac vénéneux*, *Rhus toxicodendron* (L.), contient, surtout dans les feuilles, l'acide toxicodendrique réputé comme non toxique et vraisemblablement identique avec l'acide acétique, et un autre corps ressemblant au cardol. On l'a nommé **TOXICODENDROL** ($C^{21}H^{32}O^2$). Il est soluble dans l'alcool, l'éther, le chloroforme, etc., mais insoluble dans l'eau. Il se dédouble facilement par la chaleur. On peut provoquer avec 0 milligr. 001 de cette substance une dermatite, des démangeaisons, de la tumé-

____

(1) BASINER, *Vergift. mit Ranunkelöl*, Dorp., 1881.

faction et quelques douzaines de bulles ; avec une dose de
0 milligr. 02 des douleurs et l'agrypnie, et avec une dose de
0 milligr. 1 des centaines de bulles avec un œdème de l'avant-
bras. Le contact de la plante ou ses émanations provoquent de
la dermatite. Le suc laiteux pur n'est cause que du noircissement de la peau et nullement de son inflammation ; en effet,
l'application directe de ce suc sur la peau, ainsi que l'introduction dans les plaies et l'estomac des animaux se sont montrées
inoffensives. On peut en dire autant quant au suc exprimé, ainsi
que l'extrait de la plante. En revanche, l'introduction de l'*extrait
alcoolique* dans les plaies fait rapidement périr les animaux en
convulsions. La dermatite produite par l'attouchement ou les
émanations de la plante ne commence pas avant vingt-quatre
heures, souvent elle ne débute qu'après trois jours et même au
delà et s'étend à des parties du corps éloignées, fréquemment
jusqu'au scrotum. Les mains, les avant-bras et le visage sont
tuméfiés, œdématiés, démangent et se couvrent de bulles miliaires
dont le contenu s'écoule et se dessèche en croûtes. La desquamation survient après cinq à dix jours. Les lavages avec une
solution alcoolique d'acétate de plomb influenceraient favorablement la dermatite. Cinq garçons qui avaient mangé de la
racine de *R. toxicodendron* moururent après avoir présenté les
symptômes suivants : stupeur, dilatation de la pupille, nausées,
affaiblissement, irrégularités du pouls, tremblements, convulsions et, finalement, collapsus.

Rhus radicans (L.). Les extraits aqueux et alcoolique de la
plante fraîche tuent les animaux en provoquant des troubles respiratoires et moteurs. Les chiens ont supporté sans accident aucun 12 gr. de la plante pulvérisée. Les infusions de la plante
fraîche provoquent **chez l'homme** : gastralgies, nausées, démangeaisons aux doigts, vertiges et céphalée. Le *R. verniciferum*
(DC.) provoque la maladie des laqueurs connue en Chine et au
Japon. Le suc employé pour le vernissage n'est plus toxique
une fois desséché. Les ouvriers ne sont atteints pour la plupart
de cette affection qu'une seule fois, mais parfois jusqu'à cinq à
six reprises différentes. Surviennent : tension, œdème, quelque-

fois bulles purulentes sur le tégument cutané; conjonctivite, rhinite, tuméfaction des organes génitaux, œdème du scrotum ou des grandes lèvres et parfois phénomènes cérébraux. Le principe actif de la plante est le **TOXICODENDROL**. Le traitement consiste en badigeonnages avec le suc d'ail. Le *R. atrum* (FORST.) (*Oncocarpus Vitiensis* (GRAY.) renferme, dans les fruits aussi bien que sous l'écorce, un suc qui, porté sur la peau, y provoque immédiatement une sensation de douleur comme si c'était un fer chauffé au rouge. Il survient des pustules. Les pustules et la douleur térébrante persistent plusieurs mois.

L'*Iloligarna longifolia* (ROXB.), l'*II. ferruginea* (MARCH.) et d'autres espèces de sumacs à vernis, vernis du Japon (*Melanorrhœa*) fournissent un suc qui renferme un principe vésicant ressemblant au cardol.

CORIARIÉES

Les feuilles et les fruits de *Coriaria myrtifolia* (L.) fournissent la **CORIAMYRTINE** agissant à la manière de la picrotoxine. A la suite de 0gr.2, les animaux sont atteints de : vomissements, trismus et convulsions, et la mort survient dans l'espace d'une heure et demie. Les lapins sont tués par 0gr.08 (par la bouche) et 0gr.02 (en injection sous-cutanée) de coriamyrtine (1). Les grenouilles émettent le même cri qu'après l'administration de la picrotoxine. Je rappellerai encore que, déjà de l'avis de MANETTI, le suc ne produit pas de convulsions chez un chien.

Le *C. ruscifolia* (L.) (*poison Toot* de la Nouvelle-Zélande) provoque **chez l'homme** : coma, délire, convulsions ; et, pendant la convalescence, la perte de la mémoire et les vertiges persistent. Les empoisonnements sont causés par les baies (elles seraient non toxiques en l'absence des graines), les rejetons et les feuilles. Les animaux pourraient s'accoutumer au poison. Les chevaux, les chèvres et les cochons semblent jouir d'immunité envers l'action toxique de la plante, tandis que les bœufs et les moutons

(1) RIBAN, *C. R. de l'Ac. des Sc.*, t. LVII, p. 789, et t. LXIII.

en meurent. Dans quelques troupeaux il meurt jusqu'à 25,75 p. 100 de tout le bétail. Ont été observés comme phénomènes d'intoxication : convulsions, tremblements, mouvements de rotation, ruades et vertiges (1). Ce qui est étrange, c'est que les Maoris se servent des baies pour la préparation d'une gelée et d'un vin (2).

C. atropurpurea (DC.). L'ingestion des fruits provoque au Mexique un grand nombre d'intoxications chez les enfants. Sous la dénomination de *Tlalocopetate* la plante est employée pour tuer les chiens. Le *C. nepalensis* (WALL.) est également toxique.

CONNARACÉES

Le *Rourea oblongifolia* (HOOK.) (*Cangoura* au Salvador) est toxique. Les semences fraîches sont employées pour tuer des animaux. Les poules seraient douées d'immunité, mais les personnes ayant mangé ces oiseaux seraient intoxiquées par les semences qui n'ont pas nui aux poules. L'action sur le système nerveux central se manifeste lentement, mais peut persister jusqu'à vingt jours (3). Administrées à la dose de 4 gr., elles provoquent, après trois jours chez les chiens, entre autres : salivation, vomissements, abolition des mouvements volontaires, convulsions, écoulement d'un liquide sanguinolent par le nez, troubles respiratoires et coma (4).

LÉGUMINEUSES

La plante *Anagyris fœtida* (L.) était déjà connue dans l'antiquité comme émétique et laxatif. Ce sont surtout les fruits qui, à côté de la **CYTISINE**, contiennent l'alcaloïde **ANAGYRINE** (5). Administrée à doses élevées, cette dernière commence par provoquer : accélération des battements cardiaques, élévation de la

(1) LINDSAY, *Pharm. Journ. a. Transact.*, 1864-65, p. 372.
(2) MAIDEN, *The useful native plants of Australia*, p. 206.
(3) GOTERA, *Pharm. Journ.*, 1892, p. 983.
(4) KOBERT, *Centralbl. f. klin. Med.*, 1893, p. 44.
(5) PARTHEIL und SPASSKI, *Apoth.-Ztng.*, 1895, p. 903.

pression sanguine, vomissements, tremblements de tout le corps, paralysies motrices, et finit par amener la mort par arrêt de la respiration (1).

Le *Baptisia tinctoria* (R. Br.) contient de la cytisine (2). Elle abolit les mouvements volontaires et respiratoires chez les grenouilles et augmente l'excitabilité réflexe chez les animaux à sang chaud.

Comme d'autres espèces de ce genre, le *Gastrolobium grandiflorum* (F. v. M.) est une plante vénéneuse dangereuse. Elle décime notablement les troupeaux en Australie. On croit que la toxicité disparaît avec l'apparition des fleurs. On n'a pas réussi à obtenir un poison en partant des plantes sèches.

Sont aussi considérées dans quelques parties de l'Australie comme nuisibles au bétail certaines espèces appartenant aux genres *Isotropis*, *Gompholobium* et *Oxylobium*, par exemple; *Gompholobium virgatum* (Sieber.).

Les extraits de rameaux de *Templetonia glauca* (Sims.) provoquent chez les chiens et les pigeons : vomissements, augmentation de la respiration, convulsions cloniques et toniques, coma de six à huit heures de durée, le tout pouvant se terminer par la guérison ou la mort. Le *T. egena* (Benth.) serait doué des mêmes propriétés (3), tandis que *T. retusa* (R. Br.) est non toxique.

Le *Crotalaria sagittalis* (L.) appartient aux herbes indigènes les plus dangereuses de l'Amérique qui détruisent les troupeaux. Administré aux chats à la dose de 0gr.2, le mélange des alcaloïdes obtenus de cette plante tua les animaux au milieu des vomissements et du ptyalisme. Les semences de *C. retusa* (L.) et de *C. striata* (DC.) contiennent, elles aussi, des alcaloïdes toxiques. Le *C. panniculata* (Willd.) est employé dans l'Inde Orientale comme poison pour les poissons.

(1) Hardy et Gallois, *C. R. de l'Ac. d. Sc.*, 23 juillet 1888 ; — Gley, *C. R. de la Soc. de biologie*, 1888 et 1892, 23 juillet.
(2) Plugge, *Arch. d. Pharmacie*, Bd CCXXXIII, 1895, p. 294.
(3) Cornevin, *C. R. de la Soc. de Biol.*, t. V, 1893, p. 451.

La racine de *Moringa pterygosperma* (Gaertn.) provoque : vertiges, nausées, vomissements et symptômes chohériformes. A la dose de 15 gr., elle aurait provoqué l'avortement chez les ruminants.

LUPINS. — Outre l'asparagine, l'acide phénylamidopropionique et l'acide amidovalérianique, les fruits (*fèves de loup*) de *Lupinus luteus* (L.), *L. albus* (L.), *L. hirsutus* (L.), *L. angustifolius* (L.), etc., ont fourni la **LUPININE** ($C^{24}H^{40}Az^2O^2$) une diamine tertiaire cristalline, la **LUPINIDINE** ($C^8H^{15}Az$), la **LUPANINE** (obtenu du lupin blanc et bleu), l'**ARGININE** et beaucoup d'autres (1). Les décoctions de semences de lupin aussi bien que les alcaloïdes obtenus de la plante sont toxiques pour l'homme et les animaux. Donnée à des doses supérieures à 0gr.2, la *lupinidine* provoque chez les lapins et les chats : parésie des extrémités, secousses et convulsions généralisées à tout le corps, mydriase, dyspnée, hyperexcitabilité réflexe et la mort. Les convulsions sont des convulsions asphyxiques, la mort est due à l'asphyxie. L'action de la *lupinine* est analogue, mais moins intense. On voit apparaître aussi à sa suite la paralysie du centre respiratoire, des centres moteurs, de la musculature du corps et des centres cardiaques propres (2).

Le chlorhydrate de la *d-lupanine* paralyse le système nerveux central. Les animaux succombent avec 0gr.22 par kilo.

La *lupinose* survenant chez les animaux à la suite de l'ingestion du lupin n'est pas attribuable à ces alcaloïdes ; en effet, ils ne sont pas extraits suffisamment par la lixiviation dans l'estomac de ces animaux atteints de lupinose où on peut les y retrouver presque totalement (3). La cause de la lupinose est une substance que l'on peut extraire des lupins nuisibles par l'eau contenant de la soude et de la glycérine, à savoir l'*ictrogène* (4) (**LUPINO-TOXINE ?**) (5), qui se formerait sous l'influence de champignons

<hr>

(1) Baumert, *Annalen der Chemie*, Bd CCXXIV, p. 330.
(2) Lœwenthal, *Ueber die Eigensch. der Lupinen-Alkaloïdes*, Königsberg, 1868.
(3) Liebscher, *Ber. d. Versuchsanst. d. landw. Inst. Halle*, 1880, Bd II, p. 53.
(4) Kühn, *id.*, p. 115.
(5) Arnold, *Ber. d. chem. Gesellsch.*, Bd XVI, p. 461.

saprophytes. *Les lupins deviennent non-toxiques dès que l'on extrait ce corps*, c'est-à-dire, dès que l'on rend les lupins non amers ou après les avoir soumis, pendant plusieurs heures, à la vaporisation. Donnée à petites doses, l'*ictrogène* provoque la lupinose chez les animaux; on voit survenir : ictère et parésie du train postérieur (cette dernière est due à la dégénérescence granuleuse des muscles), fièvre, secousses, paralysie et, si l'intoxication devient chronique, stéatose du foie, cirrhose hépatique et néphrite parenchymateuse.

GENÊTS. — Outre la **SCOPARINE** ($C^{21}H^{22}O^{10}$), matière colorante diurétique non glucosidique, on a retiré du *genêt à balai* (*Sarothamnus scoparius* (Koch.), un alcaloïde volatil huileux, la **SPARTÉINE** ($C^{15}H^{26}Az^2$), qui paralyse la moelle épinière, les nerfs moteurs et les centres d'arrêt du cœur. Administrée à la dose de 0gr.15 à 0gr.2, elle provoque chez les animaux à sang chaud : vomituritions, troubles de la coordination motrice, somnolence, respiration d'abord accélérée, dyspnéique ensuite, battements cardiaques irréguliers, convulsions et la mort par paralysie du centre respiratoire. La respiration artificielle retarde l'issue fatale (1).

L'emploi du *Spartium scoparium* a provoqué **chez l'homme** : nausées, vomissements, diarrhée, palpitations, vertige, céphalée. Un thé préparé à l'aide des semences et des sommités des rameaux de *S. junceum* (L.) a fait apparaître chez une femme : vomissements, troubles visuels et sensation d'ivresse.

L'*Ulex europœus* (L.) (*genestière*) contient de l'**ULEXINE**, c'est-à-dire de la cytisine. L'herbe jeune est mangée par les bêtes sans inconvénient aucun. La plante est non-vénéneuse pendant certains mois.

CYTISE. — Toutes les parties de *Cytisus alpinus* (Lam.) et *C. laburnum* (L.) (*faux ébénier, aubour*), ainsi que de quelques autres espèces de cytises, par exemple, *C. adami* (Poit.), *C. pur-*

(1) Fick, *Arch. f. exp. Path. u. Pharmak.*, 1873, p. 397.

pureus (Scop.), *C. biflora*, *C. Weldeni*, sont très vénéneuses (à un moindre degré *C. elongatus* et peu vénéneux *C. nigricans* et *C. supinus*) grâce à la présence d'un alcaloïde, la **CYTISINE** ou l'**ULEXINE** ($C^{11}H^{14}Az^2O$) : c'est un dérivé de la pyridine qui se trouve aussi dans l'*Ulex europæus* et le *Baptisia tinctoria*. L'huile obtenue des semences de *C. laburnum* n'est pas toxique. Les *C. sessilifolius* et *C. capitatus* ne sont pas toxiques.

L'empoisonnement par le cytise survient chez les sujets qui en mangent les fleurs, les semences ou la racine, qui ressemble à celle de la réglisse (1), ou qui en ont seulement gardé longtemps à la bouche un rameau, ou qui se servent des fleurs dans un but thérapeutique (2), ou les ingèrent avec préméditation (3). Sur quatorze personnes ayant mangé un plat préparé avec des fleurs de cytise (aux lieu et place de celles d'acacia), treize sont tombées malades dont quatre avec symptômes cérébraux. On trouve consignées dans la littérature cent quarante intoxications environ causées par cette plante.

Douze fleurs (enfants) ou deux semences (adultes) produisent déjà des phénomènes d'intoxication qui peuvent apparaître après quelques minutes ou seulement après trois quarts d'heure à trois heures. D'ordinaire, les intoxications se terminent par la guérison, très rarement la mort survient dans une heure environ, mais parfois aussi après un à deux jours (4). Les poules et les pigeons ayant avalé des fruits d'aubour (6 gr. par kil.) meurent, et les vaches ainsi que les chevaux et les cochons en ayant ingéré les semences, les feuilles et les fleurs, tombent gravement malades. Les fruits tuent les chevaux à la dose de 0gr.5 par kilo dans l'espace de deux heures et demie. Les brebis et les chèvres possèdent une immunité relative. L'ingestion d'une infusion préparée avec 3gr.7 d'écorce, tue les lapins en deux minutes et demie avec paralysie de tous les nerfs; par contre, une dose de 10 gr. des semences ne tue que les jeunes lapins. L'azotate de

(1) Sedgwick, *Med. Times et Gaz.*, 3 janv. 1857.
(2) Pollak, *Wiener med. Presse*, 1868, n° 9.
(3) Chrostowski, *Deutsch. med. Gaz.*, 1843, oct.
(4) Husemann, *Deutsche Klinik*, 1873, p. 232; — *Deutsche Medicinalzeitung*, 1892, p. 38.

cytisine est un poison pour tous les animaux et, en injection sous-cutanée, il amène la mort : des lapins à la dose de 0gr.05, des chats à la dose de 0gr.03 et des chèvres jeunes à la dose de 0gr.3. La dose léthale minima de l'azotate de cytisine est à présent évaluée à 0gr.0063.

La cytisine passe rapidement dans l'urine, la salive et le lait, mais, administrée en injection sous-cutanée, elle ne paraît pas s'éliminer par l'estomac (1). L'empoisonnement d'un enfant par l'écorce de *C. laburnum* (L.) ou de *C. alpinus* (LAM.) a provoqué chez lui l'apparition d'une urine verte (2). Les chèvres qui mangent du cytise peuvent fournir du lait toxique (3).

Symptômes chez l'homme. — Salivation, sensation de brûlure à la gorge, soif, nausées, vomituritions, presque toujours vomissements sanguinolents pouvant persister plusieurs heures, gastralgies et coliques, diarrhée, expulsion de fragments de l'épithélium de la muqueuse intestinale, faiblesse générale — chez les animaux la paralysie débute par les terminaisons périphériques des nerfs moteurs — céphalée, somnolence, vertige, engourdissement, pâleur, refroidissement, rarement rougeur scarlatiniforme de la peau, cyanose, frisson, météorisme de l'abdomen, oligurie, ou même anurie (4) et pouls d'abord accéléré, plus tard ralenti et devenu arythmique (5). Dans des cas isolés, tandis que c'est la règle chez les animaux, des secousses musculaires, surtout aux membres supérieurs, accompagnées de : mutisme, perte de connaissance, mydriase (rarement myosis), délire ainsi que hallucinations. Dans la marche ultérieure de l'affection la température se relève, le pouls redevient normal, des sueurs apparaissent et la guérison a lieu peu à peu, ou bien la mort survient par asphyxie au milieu des convulsions (6).

A l'autopsie, on a trouvé, dans des cas isolés, de la gastro-entérite ; ordinairement c'est une anémie frappante de tous les organes

---

(1) MARMÉ, *Nachricht d. Gött. Societ. der Wissensch.*, 1871, p. 24.
(2) E. BULL, *Berl. klin. Wochenschr.*, 1877, p. 574.
(3) RADZIWILLOWICZ, *Dorp. Arbeit.*, 1888, Bd II, p. 56.
(4) SAAKE, *Deutsche med. Wochenschr.*, 1895, n° 23
(5) PERL, *Berliner klin. Wochenschr.*, 1877, n° 15, p. 204.
(6) PRÉVOST et BINET, *Rev. méd. de la Suisse rom.*, 1888, 20 nov.

qui est notée. Chez les animaux la constriction des vaisseaux a
été démontrée.

Recherche. — On retrouvera la cytisine surtout dans le cerveau et la moelle épinière, l'urine et le lait. Les glandes et les
muscles n'en contiennent pas ou presque pas. La cytisine peut
être extraite par le chloroforme. Elle bleuit lorsqu'elle est
chauffée avec le perchlorure de fer et l'eau oxygénée (1). L'examen microscopique a permis, dans un cas, de découvrir des enveloppes séminales dans le contenu stomacal.

Traitement. — Evacuation soigneuse de l'estomac et de l'intestin, frictions et réchauffement des extrémités, compresses chaudes sur l'épigastre et l'abdomen pour atténuer les douleurs, lavements stimulants, café, vin, teinture de musc, etc., et respiration
artificielle qui, continuée pendant longtemps, peut sauver la vie
à des animaux ayant reçu même des doses léthales.

Le *Melilotus altissimus* (Thuill.), le *M. officinalis* (Willd.) et
le *M. albus* (Lam.) peuvent intoxiquer des chevaux, des vaches
et des brebis par suite de leur teneur en **COUMARINE** (v. p. 539);
l'intoxication peut avoir lieu aussi quand l'herbe les contient en
abondance mélangés avec l'*Anthoxantum*. L'affection est accompagnée de paralysies. On a vu survenir la mort de chevaux dix
jours après leur avoir donné journellement deux à trois litres de
semences de mélilot (2).

Trigonella fœnum-græcum (L.). — Outre la choline, on a
retiré des *graines joyeuses* (*semences de lupinelle* ou *fenugrec*)
l'alcaloïde **TRIGONELLINE**. La plante est douée de propriétés
toxiques peu accusées. Elle tue les insectes.

Trifolium hybridum (L.). — Il paraît que des chevaux se sont
trouvés empoisonnés par cette plante, avec fièvre, ictère et
œdème des extrémités, et même mort consécutive.

Galega officinalis (L.). — Le galéga a empoisonné et tué des

---

(1) v. de Moer, *Over Cytisine*, Groningen, 1890.
(2) Carrey, *Journ. de médec. vét.*, 1888, p. 88 ; — Collas, *ibid.*, p. 124.

moutons qui d'abord n'avaient pas voulu manger de cette plante
et qui le firent ensuite poussés par la faim (1). Sur vingt moutons, dix devinrent malades au point qu'il fallut les abattre (2).

Le *Lotus australis* (ANDRZ.) jouit de la réputation d'être vénéneux. Le *Lotus arabicus* contient un glucoside cristallin, la
LOTOSINE, qui, décomposé par un ferment, la **LOTASE**, fournit
de l'acide cyanhydrique.

Le *Psoralea pentaphylla* (L.) contient un alcaloïde qui, administré en injection sous-cutanée à la dose de 0gr.25 à 0gr.5, provoque : vomissements, faiblesse musculaire et abaissement de
la température.

L'*Indigofera australis* (WILLD.) a intoxiqué à plusieurs reprises
des troupeaux entiers.

Le *Barbieria polyphylla* (DC.) et le *B. maynensis* (POPP. et
ENDL.) sont employés dans l'Amérique du Sud pour engourdir
les poissons.

Le *Tephrosia toxicaria* (PERS.), dénommé aussi *Timbo* au
Brésil, est employé pour engourdir les poissons, entre autres
chez les Makusis et les Arechunas (Heierri). Dans un grand
nombre d'autres régions, les plantes suivantes sont utilisées
dans le même but : *T. Vogelii* (HOOK.) (dénommé en Afrique :
Igougo), *T. densiflora* (HOOK.), *T. cinerea* (PERS.), *T. macropoda*
(HARV.), *T. coronillæfolia* (DC)., *T. tomentosa* (PERS.) et d'autres (3). Le *Tephrosia piscatoria* (PERS.) est aussi vénéneux
pour la volaille et les troupeaux ; le *T. rosea* (F. v. M.) se
trouve vraisemblablement dans le même cas.

Le *Mundulea suberosa* (BENTH.) contient le derride toxique et
est employé dans l'Inde Orientale pour engourdir les poissons.
Le *M. telfairii* (BAK.) est employé dans le même but à Madagascar.

(1) BLANCHARD, *Journ. de méd. vétér.*, 1888, p. 535.
(2) BIELER, *ibid.*, 1889, p. 247.
(3) GRESHOF, *Mededeelingen*, l. c., p. 49.

Le *Milletia sericea* (W. et A.) finement broyé est employé dans les Indes néerlandaises comme poison pour les poissons. Agissent de la même façon : *M. ferruginea* (BAKER), *M. caffra* (MEISSN.) et *M. piscidia* (WIGHT.). Le suc de la racine de *M. sericea* peut empoisonner et tuer les hommes avec les symptômes que voici : affaiblissement général, maux de tête, vomissements, diarrhée, ténesme et collapsus.

Robinia pseudo-acacia (L.). — L'écorce d'acacia, considérée depuis longtemps comme capable de déterminer des accidents toxiques, a provoqué, à plusieurs reprises, des accidents graves chez les enfants. Chez trois enfants l'ayant mâchée, survinrent après une heure : vomissements répétés, somnolence, stupeur, mydriase, mouvements convulsifs ; un de ces enfants était d'une pâleur cadavérique, avec le pouls imperceptible, les lèvres livides, les yeux excavés, et il était en état de prostration avec anesthésie totale. Les stimulants amendèrent leur état. Dans une intoxication en masse chez trente-deux garçons en ayant mangé l'écorce interne, survinrent des symptômes analogues rappelant l'empoisonnement par la cytisine (1). Les feuilles sont également toxiques et reconnues comme telles en Chine. Chez une femme les ayant mangées, il survint, après vingt-quatre heures, de la fièvre avec tuméfaction œdémateuse de la bouche tout d'abord et ensuite de tout le corps. Desquamation de toute la peau après huit jours (2). L'écorce renferme une nucléoalbumine, la **ROBINE**, soluble dans l'eau et coagulable lorsqu'on la chauffe à 70°-80°. La chaleur détruit son pouvoir toxique. En outre, l'écorce de *R. pseudo-acacia* contient des alcaloïdes, et peut-être aussi le glucoside **SYRINGINE**.

Swainsona galegifolia (R. BR.). — Cette plante vénéneuse de l'Australie décime surtout les moutons. Les animaux intoxiqués dénommés « mangeurs d'indigo » s'éloignent des troupeaux, sont atteints d'une affection cérébrale et n'engraissent jamais. Ils ne mangent plus d'herbe, mais s'entêtent à ingérer la plante

(1) EMERY, *Amer. Journ. of Pharm.*, 1887, p. 153.
(2) COLTMANN, *Med. a. surg. Rep.*, 1889, LXI, p. 236.

Toxicologie. 41

vénéneuse. Les chevaux deviennent stupides, les yeux leur sortent de la tête, etc. Vraisemblablement par suite des troubles visuels, ils donnent contre les arbres, rejettent la tête en haut et une fois tombés, ne se relèvent qu'avec difficulté. La mortalité est considérable (1). Le *S. Greyana* (LINDL.), lui aussi, est suspecté d'être vénéneux.

Oxytropis Lamberti provoque chez les chevaux et les bœufs : hallucinations, excitation cérébrale, crampes et finalement marasme.

L'*Astragalus mollissimus* (TORR.) appartient, dans l'ouest de l'Amérique, aux plantes les plus nuisibles au bétail. Après excitation préalable, il diminue l'excitabilité des nerfs moteurs, l'énergie et la fréquence des battements cardiaques, ainsi que la pression sanguine, il dilate les pupilles et produit de la macropsie et du tétanos. La mort des animaux est due à la paralysie cardiaque ou au marasme (2).

C'est sans doute à sa teneur en derride que l'*Ormocarpum glabrum* (T. et B.) est redevable de servir comme poison pour les poissons.

Ougeinia dalbergoides (BENTH.). L'écorce est employée dans l'Inde Orientale pour engourdir les poissons (3).

La *Coronilla varia* (L.) peut causer des empoisonnements. Absorbé par deux filles, à la dose de deux cuillerées à soupe, aux lieu et place de trèfle aquatique, le suc des feuilles a causé au bout de deux heures : vomituritions et vomissements, perte de connaissance, convulsions cloniques et toniques, et la mort s'ensuivit quelques heures plus tard. **A l'autopsie**, on trouva seulement de l'inflammation au cardia, au pylore et au duodénum. Quant aux expériences anciennes sur les chiens avec des décoctions de la plante, elles n'étaient suivies d'aucun phénomène

(1) BAILEY and GORDON, *l. c.*, p. 25.
(2) OTT, *Arch. d. Pharmacie*, 1883, p. 470.
(3) WATT, *Dictionary*, V, p. 657.

toxique ; le même résultat négatif fut obtenu dans une expérience sur un homme. Néanmoins, il est certain que *C. varia*, *C. scorpioides* (Koch.), *C. glauca*, *C. montana*, *C. vaginalis* contiennent dans leurs semences amères un glucoside agissant, chez les grenouilles, à la dose de 0gr.0005 et, chez les animaux à sang chaud, à la manière de la digitale et provoquant chez eux en outre des paralysies. La *C. emerus* ne contient l'alcaloïde que dans ses feuilles et rameaux. Chez un chien de 15 kilos, 0gr.001 de coronilline provoque des phénomènes d'intoxication. Les semences sont considérées dans le sud de la France comme poison pour les moutons (1). Les vomissements et la diarrhée sont survenus chez des cardiaques ayant absorbé le glucoside. Une chose digne de remarque, c'est qu'en donnant à deux moutons, pendant dix jours, deux cent quarante-deux pieds de *C. varia* le premier jour et cent vingt les jours suivants, il n'en résulta pour eux aucun trouble de la santé.

[D'expériences faites en 1818 par Lejeune, il résultait déjà que la toxicité de *C. varia* était sinon tout à fait nulle, au moins extrêmement faible, et que son extrait possédait de remarquables propriétés diurétiques].

Vicia faba (L.). — Grâce à la présence, surtout au printemps, dans les fleurs et les fruits de la *fève de marais* d'une substance particulière, l'inhalation de l'air imprégné de l'odeur des fleurs ou l'ingestion des semences auraient provoqué, chez certaines personnes prédisposées, des phénomènes d'intoxication caractérisés par : coloration ictérique de la peau, dépression du côté du système nerveux, vomissements bilieux, hémoglobinurie, etc., et pouvant se terminer par la mort.

LATHYRUS. — Différentes espèces de *Gesses* : *Lathyrus sativus* (L.), *L. cicera* (L.), *L. tuberosus* (L.), *L. clymenum* (L.), *L. aphaca* (L.), et d'autres, peuvent donner lieu à des empoisonnements chez l'homme et les animaux. L'affection qui est assez souvent endémique (2) commence par se présenter sous forme

(1) Schlagdenhauffen et Reeb, *Journ. de Pharmacodyn.*, vol. III, 1897, p. 5 ; — Gley, *La Semaine méd.*, 1889, p. 135.

(2) Proust, *Bull. de l'Ac. de Méd.*, 1883, t. XII, p. 829 ; — Cantani, *Il Morgagni* 1873, t. XV ; — Schuchardt, *Deutsch. Arch. f. klin. Med.*, Bd XL.

d'une myélite transverse ou d'hémorrhagie de la moelle suivie de dégénération des faisceaux latéraux. Tout récemment, on a attiré l'attention sur la concordance de ces symptômes avec l'affection connue sous le nom de paralysie spinale spasmodique. Ce sont les semences de gesse elles-mêmes qui sont nuisibles, et non leurs impuretés ou d'autres semences toxiques mélangées avec elles. Les extraits éthérés et alcooliques ou les extraits hydro-alcooliques provoquent chez les animaux, outre les vomissements et la diarrhée, des symptômes ressemblant à des paralysies accusées surtout aux membres. Le *L. cicera* contiendrait un alcaloïde volatil ou une substance albuminoïde toxique.

Chez les animaux (volailles, porcs, chevaux, etc.) surviennent principalement : paralysie du train postérieur ou paraplégie incomplète, paralysie des muscles du larynx (paralysie du nerf récurrent), dyspnée et asphyxie nécessitant la trachéotomie.

Chez l'homme on a constaté parfois au début : fièvre, névralgies, en outre tremblements, douleurs lombaires, incontinence d'urine, impuissance, et plus tard : anesthésie profonde des jambes, coliques néphrétiques, paralysie ou faiblesse (ressemblant à de la paralysie) des membres inférieurs et quelquefois aussi de la vessie et du rectum. La marche devient difficile, les membres se raidissent. Les talons ne touchent pas le sol. Le malade marche sur la pointe des pieds ; les gros orteils sont recroquevillés et les ongles sont usés. Ce sont surtout les articulations métatarso-phalangiennes qui travaillent. Le pied est en extension et en adduction. Le réflexe patellaire est exagéré. La flexion du pied jusqu'à angle droit provoque, dans certains cas, des mouvements épileptoïdes. Pas de mouvements désordonnés des jambes pendant la marche, mais elles sont jetées à droite et à gauche. Peuvent s'y associer des troubles nutritifs bizarres des membres et d'autres symptômes. Il est douteux que la gangrène observée de temps en temps aux membres inférieurs ait quelque chose à faire avec le lathyrisme. L'affection présente, dans la majorité des cas, une marche progressive, mais souvent elle ne progresse que lentement. La guérison survient souvent spontanément, mais surtout à la suite de l'usage externe de l'iode, de l'huile de croton et des applications de pointes de feu le long de la colonne vertébrale ou de l'ingestion du bromure de potassium.

Autopsie. — Chez les chevaux atrophie des muscles du larynx, chez l'homme on a trouvé l'accumulation banale de la graisse dans les muscles.

Le *Lathyrus piscidius* (Spr.) est employé pour la pêche.

A en croire des communications anciennes, la *vesce noire*, *Ervum ervilia* (L.) employée souvent comme aliment, pourrait donner lieu à des troubles ressemblant à ceux produits par les espèces de lathyrus. Les semences paralysent les chevaux, tuent les porcs et les poules, et les personnes ingérant avec le pain de la farine des semences sont atteintes de tremblements et de faiblesse des membres. Les moutons seraient doués d'immunité (1).

Le *Jequirity*, appellation vernaculaire de la *liane à réglisse*, *Abrus precatorius* (L.), fournit des semences toxiques (*petit pois Notre Père*) rouges munies d'une tache noire que l'on trouve malheureusement encore fixées sur les boîtes à coquilles. Le principe toxique est constitué par l'**ABRINE** qui est une albumose (2). Les semences pulvérisées insérées sous la peau des animaux amènent leur mort dans l'espace de deux jours avec de la fièvre. Chez l'*homme*, surviennent dans les mêmes conditions : fièvre, inflammation érysipélateuse au siège de la piqûre, et la mort s'ensuit par épuisement (3). Un garçon ayant mangé ces semences mourut avec des phénomènes de gastro-entérite.

Les infusions et les décoctions de semences agissent comme ces dernières. L'instillation dans l'œil d'une solution aqueuse de semences écossées (3 à 5 gr. p. 100 gr. d'eau) provoque une ophthalmie crouposo-diphtéritique qui atteint son apogée dans l'espace de douze à seize heures et s'accompagne de fièvre, de céphalée, d'insomnie et de coryza (4). Les doses de l'albumine active qui provoque ces altérations, sont inférieures à un cent-

(1) Valisneri, *Esperienze*, Venez, 1720; — Gmelin, *Gesch. d. Pflanzengifte*, p. 661.
(2) Warden and Waddel, *Chem. News*, 1884.
(3) Schuchardt, *Correspondenzbl. d. ärztl. Ver. f. Thüringen*, 1883, p. 11.
(4) Wecker, *Klin. Monat. b. f. Augenheilk.*, 1882 et 1883.

millième. L'injection sous-cutanée ou intra-abdominale de ces infusions tue **les animaux** dans l'espace de trente-six à quarante-huit heures. Il peut survenir de l'œdème, des phlegmons ou de la gangrène au lieu d'injection. L'animal une fois guéri serait immunisé contre n'importe quelle dose (1). J'ai démontré que l'immunité n'est conférée qu'envers la dose dernièrement administrée et non contre une dose de beaucoup plus élevée, et qu'en aucune manière il n'existe de « résistance absolue contre l'abrine » (2). Les animaux, dont la conjonctive traitée par ce remède a subi la dégénération cicatricielle, sont immunisés contre une nouvelle inoculation par le jequirity (3).

Le *Clitoria plumieri* (Turp.) et le *Cl. arborescens* (Ait.) sont employés en Amérique comme poison pour les poissons.

Ainsi que le démontre un cas d'intoxication en masse (4), les rameaux et les racines de l'arbuste de décoration *Glycine chinensis* (Sims.) renferment une substance toxique. Vingt jeunes filles ayant mâché ces parties de la plante à la dose de 1 à 6 gr., furent atteintes de : gastralgie, bientôt suivie de rougeur de la face, vomissements persistant pendant des heures, ainsi que diarrhée, faiblesse générale, pesanteur, plus tard pâleur de la face, refroidissement, mydriase, pouls faible à peine perceptible et chez quelques-unes aussi somnolence. Le café chaud, le thé chaud et les frictions combattirent rapidement ces symptômes.

Une espèce de *Camptosema* est employée au Brésil comme poison pour les poissons.

Erythrina corallodendron (L.), soit *E. Mulungu* (Mart). — L'écorce (en brésilien : *Casca de Mulungu*) contient un alcaloïde l'**ÉRYTHRINE**. Les extraits aqueux paralysent la motilité, la sensibilité et l'excitabilité réflexe chez les grenouilles et altèrent en outre l'énergie cardiaque ainsi que la respiration (5).

(1) Cornil et Berlioz, *C. R. de l'Ac. d. Sc.*, 1883, 17 sept.
(2) Lewin, *Deutsche med. Wochenschr.*, 1895, n° 47.
(3) Sattler et de Wecker, *L'ophthalmie jequirit.*, Paris, 1883.
(4) Léouffre, *Gaz. des hôp.*, 1880, n° 124, p. 990.
(5) Bochefontaine et Rey, *C. R. de l'Ac. des Sciences*, 1881 ; — Pinet et Duprat, *Soc. de Biol.*, 1886 ; — Hooper, Warden, Dymock, *Pharmacographia indica*, part. II, p. 453.

L'*E. (Stenotropis) Broteroï* (Hassk.) possède également un alcaloïde *érythrine* qui, à la dose de 0gr.02, provoque chez les poules des troubles respiratoires et l'abolition des mouvements volontaires (1). Chez les grenouilles et les lapins, la respiration s'arrête avant la cessation de l'excitabilité réflexe. Le cœur et les muscles sont à peine altérés. Donnée à doses élevées, elle paralyse, dans les derniers stades, les nerfs périphériques. L'*E. coralloïdes* (DC.), paralyserait les terminaisons périphériques des nerfs moteurs et provoquerait des convulsions et des vomissements. Données à la dose de 3 à 4 gr., les semences d'*E. aurantiaca* (Ridl.) tuent un chien.

L'*Hypaphorus subumbrans* (Hassk.) contient des alcaloïdes. L'**HYPAPHORINE**, inoffensive pour les animaux à sang chaud, provoque chez les grenouilles un tétanos apparaissant après deux heures environ et persistant pendant des journées.

Le *Canavalia ensiformis* (DC.) serait considéré en certains endroits de l'Inde comme doué de propriétés narcotiques.

PHYSOSTIGMA VENENOSUM (Balf.). — La **PHYSOSTIGMINE** (**ÉSÉRINE**), facilement décomposable, dont les solutions aqueuses se colorent en rouge, la **CALABARINE** et l'**ÉSÉRIDINE** sont extraites des *fèves de Calabar* (*Esere*) dont la face longitudinale convexe porte une rainure noire encadrée de chaque côté d'un bourrelet brun clair, ainsi que des *noix de Kali* et des semences de *Mucuna cylindrosperma* (Welw.).

Des empoisonnements accidentels surviennent dans les villes maritimes quand les fèves répandues sont mangées; quant aux empoisonnements voulus, on les rencontre en Afrique, où les fèves sont employées dans les Jugements de Dieu. La physostigmine fut employée dans des tentatives de suicides, et elle a provoqué des empoisonnements lorsqu'elle était employée dans un but thérapeutique (2). L'intoxication par la fève de Calabar se

____

(1) Greshoff, *Mededeelingen*, VII, p. 29 ; — Plugge, *Arch. f. exp. Path. u. Pharm.*, Bd XXXIII, p. 51.

(2) Harnack und Wittkowski, *Arch. f. exp. Path. u. Pharm.*, Bd V, 1876, p 404 ; —

termine ordinairement par la guérison. Sur quarante-six empoisonnements on n'en a observé qu'un seul de mortel (1). Une demi-fève suffit pour provoquer l'empoisonnement d'un homme. La mort des **lapins** est amenée par 0gr.5 environ de fèves de Calabar ou 0gr.003 à 0gr.005 de physostigmine. On a vu mourir quelques chevaux et bœufs à qui on avait injecté 0gr.05 à 0gr.1 d'ésérine, c'est-à-dire d'une physostigmine impure. Injecté sous la peau à la dose de 0gr.0005 à 0gr.001, le salicylate de physostigmine ne produit aucun changement dans l'état général de l'homme ; le sulfate de physostigmine provoque, chez les enfants, à la dose de 0gr.003 à 0gr.005, des phénomènes d'intoxication, et la guérison est survenue encore après 0gr.05. Les premiers symptômes toxiques peuvent apparaître après dix à quarante-cinq minutes et toute l'intoxication se dérouler dans le cours de vingt-quatre heures.

La physostigmine, qui est absorbée facilement aussi par les milieux de l'œil, s'élimine par l'urine, le lait, la salive, la bile (2). Appliquée directement sur l'œil, elle produit : myosis de dix à vingt-quatre heures de durée et spasme de l'acccommodation. Les larmes, la salive, la sueur sont sécrétées en plus grande quantité. L'alcaloïde exerce une action stimulante sur les muscles (secousses fibrillaires, contractions plus énergiques du muscle cardiaque, mouvements péristaltiques de l'intestin plus puissants, tétanos de l'intestin). La respiration, accélérée au début, est ensuite ralentie jusqu'à arrêt complet (paralysie du centre respiratoire). La mort par asphyxie a pour précurseurs des phénomènes paralytiques du côté du cerveau et de la moelle épinière.

Symptômes apparaissant après l'ingestion des fèves de Calabar chez l'homme. — Agitation, faiblesse musculaire, titubation, nausées, vomissements, parfois diarrhée, douleurs à l'épigastre, très rarement myosis (chez les chevaux, les injections de sulfate d'ésérine à doses élevées sont même toujours suivies de my-

LEIBHOLZ, *Vierteljahrsschr. f. ger. Med.*, 1892, III, p. 284 ; — LEWIN, *Nebenwirk. d. Arzneimittel*, 1899, p. 262.

(1) CAMERON and EVANS, *Med. Times and Gaz.*, 15 oct. 1864, p. 406.

(2) PANDER, *Beitrag z. ger.-chemisch. Nachweis d. Brucins, Emetins u. Physostigmins*, thèse de Dorpat, 1871.

driase), vision trouble, plus rarement diplopie, collapsus sans
perte de connaissance, sueurs profuses, face livide, énergie cardiaque modérément diminuée, dyspnée et, dans des cas rares,
convulsions. L'*injection sous-cutanée*, en trois jours, *de trois
doses de salicylate de physostigmine* de 0gr.0005 fut suivie chez
un épileptique, outre l'augmentation des accès épileptiques, de
la perte des forces et de confusion mentale particulière. L'emploi thérapeutique de la physostigmine a donné quelquefois
naissance à : ptyalisme, gastralgies, diarrhée, affaiblissement de
l'énergie cardiaque, rétention d'urine, dyspnée, rigidité musculaire spasmodique. Deux femmes qui, dans une tentative de suicide, avaient absorbé chacune 0gr.5 d'ésérine, s'affaissèrent,
restant sans connaissance avec la face vultueuse, des vomissements fréquents survinrent, mais elles récupérèrent la conscience après deux heures environ. Les pupilles, immobiles,
étaient dilatées. Elles se plaignirent de douleurs gastriques et
abdominales. Guérison après vingt-quatre heures.

Quant aux **lésions trouvées à l'autopsie**, elles sont en général
négatives chez l'homme et les animaux. Cependant on a trouvé
quelquefois chez des chevaux et des bœufs tués par l'ésérine
une rupture de l'estomac ou du colon, ou une torsion d'une
anse de l'intestin grêle.

Recherche. — 1. Les matières vomies, le contenu gastro-intestinal, l'urine, le foie, le sang, la bile, le tout alcalinisé, seront
traités, dans les conditions requises, par l'éther. — 2. Le produit
obtenu sera porté dans l'œil d'un chat pour produire du myosis ;
on peut aussi essayer de faire disparaître à son aide l'arrêt en
diastole du cœur de grenouille provoqué par la muscarine.
— 3. L'échantillon dissous dans I à II gouttes d'acide azotique
fumant, sera évaporé jusqu'à siccité : le résidu, chauffé au bain-
marie avec I goutte d'acide azotique, passera au bleu et donnera
une solution qui présentera petit à petit une coloration verte à la
lumière transmise et une coloration rouge sang à la lumière
réfléchie. La solution aqueuse de la matière colorante verte fournit plusieurs raies d'absorption. — 4. Les alcalis donnent primitivement naissance à une matière colorante rouge, la *rubrésérine.*
— 5. La solution d'ésérine dans une grande quantité d'ammonia-

que est-elle soumise à l'évaporation, on obtient un résidu bleu. L'alcool dissout la matière colorante. La solution bleue présente une raie d'absoption dans le rouge.

Traitement. — En cas d'ingestion, vomitifs et purgatifs, et, quel qu'ait été le mode d'administration, stimulants et excitants cutanés. Comme antidote, atropine (0gr.0005 à 0gr.001) et respiration artificielle. Quant à l'antagonisme entre la physostigmine et la strychnine, il est encore sujet à caution.

La *Calabarine* provoque du tétanos et ne rétrécit pas la pupille. L'*Éséridine* agit moins énergiquement que la physostigmine.

PHASEOLUS. — *Phaseolus lunatus* (L.) (*Pois d'Achéry*). Les semences multicolores et incolores dégagent 0,25 p. 100 environ d'acide cyanhydrique. Les symptômes d'intoxication par l'acide cyanhydrique (elle débute par des vomissements et des gastralgies) n'apparaissent que tardivement, ce qui tient à ce que les semences sont d'une digestion difficile (1). Les semences de *P. semi-erectus* (L). seraient employées pour engourdir les poissons. Les frictions de la main avec le *P. americanus* (?), à en croire une assertion ancienne, y produiraient des démangeaisons et provoqueraient de la dermatite.

Le *Stizolobium urens* (PERS.) [(*Mucuna urens*) (MEDIC.)], *pois à gratter* et le *S. pruriens* (MEDIC.) produisent : rougeur de la peau, tuméfaction et, le cas échéant, bulles. Le *Dolichos bulbosus* (L). est employé à Java et au Brésil comme poison pour les poissons. Il contient le même principe toxique que le *Derris*, à savoir le derride, principe énergiquement toxique (2).

Cylista piscatoria (BLANCO). — Les feuilles et les branches servent pour engourdir les poissons.

Le *Cajanus indicus* (SPR.) agit comme drastique et est employé dans l'Inde Occidentale pour provoquer l'avortement.

LONCHOCARPUS. — Diverses espèces, par exemple, *Lonchocar-*

(1) DAVIDSON and STEVENSON, *Practitioner*, 1884, XXXII, p. 435.
(2) GRESHOFF, *Mededeelingen*, X, Batavia, 1893, p. 65.

pus Nicou (DC.) [*Robinia scandens* (WILLD.)] *L. densiflorus* (BENTH.), *L. latifolius* (H. B et K.) et beaucoup d'autres, sont utilisées pour la pêche dans l'Inde Occidentale et l'Amérique du Sud : dans ce but, la bouillie laiteuse obtenue par broiement des racines à l'aide de massues en bois, est portée dans un ruisseau ou une rivière dont les eaux avaient été préalablement refoulées. Les poissons surnagent à la surface, respirent l'air par saccades, ouvrent largement les opercules et deviennent alors engourdis. Les poissons en agonie ont les pupilles très dilatées. La partie constituante active du *L. Nicou* (DC.) consiste en un corps cristallin soluble dans l'alcool qui intoxique déjà les poissons à la dose de 1/10 000 000 de gramme. L'injection sous-cutanée de ce principe toxique tue les lapins par paralysie cardiaque (1). L'excitabilité réflexe est exagérée.

DERRIS. — Le *Derris elliptica* (BENTH.) (*Deguélie*) renferme, entre autres, dans la racine riche en suc laiteux, un poison résinoïde, non azoté, qui n'est pas non plus un glucoside, soluble dans l'alcool, à savoir le *derride* (2) (*Tubaïne*). La décoction de la racine à 1 p. 750 000 tue 20 p. 100 des poissons (*Haplochilus javanicus*) que l'on y introduit ; la décoction à 1 p. 400 000 en tue 90 p. 100 ; dans une solution aqueuse de derride à 1 p. 300 000 tous les poissons périssent. D'autres poissons périssent déjà dans une solution de derride à 1 p. 5 millions. Cette plante, à ce que l'on prétend, serait mélangée à Malacca et à Bornéo aux poisons des flèches. J'en ai cherché en vain le principe actif dans un grand nombre de poisons des flèches de très diverses natures (3). Le *D. uliginosa* (BENTH.) est aussi employé dans l'Asie de l'Est, les îles de Fidji, etc., pour pêcher : au lieu de broyer la racine, on en forme des boules avec de l'argile, et cette amorce est ensuite jetée aux poissons qui l'avalent.

Hæmatoxylon campechianum (L). **L'HÉMATOXYLINE** coagule l'albumine en solution acide et provoque chez les animaux : élé-

(1) *Journ. de Pharm.*, 1892, t. XXVI, p. 455.
(2) GRESHOFF, *Mededeelingen*, VII, 1890, p. 12.
(3) L. LEWIN, *Die Pfeilgifte*, Berlin, 1894.

vation de la température avec soif, accélération du pouls, vomissements, anurie, coma et mort. Les matières fécales et l'urine sont colorées. Son usage externe contre le cancer a donné lieu à des phlébites (1).

Gymnocladus canadensis (Lam.) [*Guilandina dioïca* (L.)] *Chicot* ou *caféier du Kentucky*. Les feuilles sont employées comme mort aux mouches. Les fruits sont mangés grillés ou bus en infusion. Ils semblent renfermer comme principe actif de la saponine. Un extrait aqueux de la plante diminue, chez les animaux, la sensibilité et la motilité, provoque la rigidité des muscles et la parésie des membres, parfois aussi des secousses et abaisse l'énergie cardiaque et la pression sanguine (2).

Le *Cassia hirsuta* (L.), [*C. venenifera* (Rodsch.)] ainsi que d'autres espèces, servent à la Guyane pour la pêche. Les semences de *C. absus* (L.) (*semences-schichme*) exercent une action analogue à celle des semences d'*Abrus precatorius*.

Le *Bauhininia guianensis* (Aubl.) engourdit les poissons.

COPAIFERA OFFICINALIS (L.). — Le *baume de copahu* est pris sans prescriptions par des profanes : aussi les intoxications sont loin d'être rares. L'ingestion de l'*huile éthérée de copahu* fait apparaître dans l'urine une substance lévogyre, réduisant l'oxyde de cuivre; et, dès qu'on l'acidule par l'acide chlorhydrique, le rouge de copahu qui possède trois raies d'absorption dans l'orangé, le vert et le bleu. Les lapins périssent après l'administration de 30 gr. d'huile. Cette même dose a provoqué dans l'espace de trente-six heures **chez l'homme** : vomissements, diarrhée, abattement, lourdeur de tête et miction difficile. Donnée à la dose de 5 gr., la *résine de copahu* provoqua après une heure et demie des coliques tormineuses et, la dose ayant été répétée, sont survenus : cholérine, frissons, tremblements, douleurs lombaires et insomnie. L'intensité de l'action toxique du *baume de copahu* dé-

---

(1) Combemale, *Bull. gén. de thérap.*, t. CXXVII, 1894, p. 241.
(2) Bartholow, *Intern. Journ. of med. Sciences*, 1886, p. 582.

pend de la substance qui y prédomine, huile ou résine. Aux symptômes déjà énumérés peuvent s'associer : éruptions cutanées (érythème, papules, urticaire, vésicules, bulles, pétéchies), fièvre, albuminurie et hématurie, rétention d'urine, ainsi que démangeaisons et sensation de cuisson à la miction et parfois tremblements, convulsions (1) et hémiplégie. La résine qui passe dans l'urine y donne un trouble par l'acide azotique, mais ce trouble disparaît à l'ébullition.

Recherche. — L'urine, additionnée d'acide chlorhydrique, sera soumise à l'examen spectroscopique pour s'assurer de l'existence des raies d'absorption. Quant au **traitement**, il consistera dans l'emploi des calmants et des analgésiques.

Le *Detarium senegalense* (Gmel.) serait employé en Sénégambie pour envenimer les flèches. Les fruits, à saveur sucrée, provoquent à la gorge une sensation de raclement. Les perroquets les mangent.

ERYTHROPHLÆUM. — L'alcaloïde **ÉRYTHROPHLÉINE** (2) fut retiré de l'écorce de l'*Erythrophlæum judiciale* (Proct.) qui est employée pour la préparation d'un poison des flèches et dans les Jugements de Dieu (c'est cette écorce qui est appelée *Sassy*, écorce *Cassa-bambou*, tandis que *M' boundou* doit, sans doute, être rapporté au *Strychnos Icaja*). Donnée à la dose de 0 milligr. 5 à 2 milligrammes, l'érythrophléine provoque, chez les grenouilles, l'arrêt du cœur en systole, et, à la dose de 0gr.002 à 0gr.005 chez les lapins et les chats : convulsions ressemblant à celles causées par la picrotoxine (3) (elles sont peut-être dues à des impuretés), dyspnée, vomissements, diarrhée, élévation de la pression sanguine, battements cardiaques ralentis au début et accélérés vers la fin et mort par asphyxie. La solution de cet alcaloïde à 0,05 à 0,2 p. 100 est douée de propriétés anesthésiques locales énergiques (4). Quelquefois son application sur la

(1) Maestri et Pidoux, *Schmidt's Jahrb.*, Bd XCVII, p. 301.
(2) Gallois et Hardy, *Journ. de Pharm. et de Chimie*, t. XXIV, p. 25.
(3) Harnack und Zabrocki, *Arch. f. exp. Path. u. Pharm.*, Bd XV, p. 403.
(4) L. Lewin, *Arch., f. pathol. Anat.*, Bd CXXXIV, 1888; — *Berl. Klin. Wochenschr.* 1888, nº 4, und nº 11; — *Wien. med. Presse*, 1888, nº 8.

cornée fut suivie d'opacités transitoires et très rarement d'un glaucome de courte durée. Dans quelques cas isolés sont survenus après son absorption : nausées, envies de vomir, céphalée, vertiges et collapsus. La **MANCONINE** qui est un produit de décomposition de l'érythrophléine, provoque l'abolition des mouvements volontaires et l'exagération de l'excitabilité réflexe, de sorte que les excitations tactiles sont suivies de convulsions. Le cœur se paralyse.

[Le genre *Erythrophlæum* dont on n'a connu pendant longtemps qu'une seule espèce, l'*E. guineense* (Don.) [*Mancône, Tali*] que plusieurs auteurs pensent être identique avec le *Fillæa suaveolens* (Guill. et Perr.) et le *Mavia judicialis* (Bertol.) de la côte de Mozambique, a été plus particulièrement étudié, il y a quelques années, sous le nom de *Mancône*. Toutes les espèces sont plus ou moins riches en *Erythrophléine*, l'alcaloïde découvert par Gallois et Hardy, et retrouvé par eux dans l'*E. couminga* (H. Bn.) de Madagascar].

Parkia africana (R. Br.) [(*Inga senegalensis* (DC.)]. L'écorce et les semences engourdissent les poissons.

L'*Elephantorrhiza Burchellii* (Benth.) serait employé à Natal comme poison pour les poissons.

Entada scandens (Benth.). Cette liane est employée dans le même but dans l'Inde Orientale. Elle provoque des vomissements chez l'homme.

Leucæna glauca (Benth.). Chez les animaux non ruminants, l'ingestion de cette espèce de mimosa provoquait la chute des poils de la crinière et de la queue; chez les cochons, la chute de toutes les soies. Après suspension de ce mode d'alimentation, les poils croissaient de nouveau, mais ils étaient d'une couleur différente.

ACACIA. — Le suc frais d'*Acacia vera* (Willd.) sucé par des enfants sur l'aubier d'un arbre abattu qu'ils ont pris pour de la réglisse, aurait provoqué chez tous : nausées, gastralgies, vomissements, tremblements et frissonnement, cyanose de la face, refroidissement des extrémités, mydriase, abaissement de la température, petitesse du pouls, respiration suspirieuse et état de stupidité. Les frictions cutanées, les excitants combattirent rapidement ces phénomènes morbides (1). L'*A. falcata* (WILLD.), l'*A. penninervis* (SIEB.) et l'*A. salicina* (LINDL.) sont employés par les indigènes de l'Australie pour la pêche (2).

L'*Albizzia stipulata* (BOIV.) et l'*A. lebbekioides* (BENTH.) servent pour engourdir les poissons. L'écorce d'*A. saponaria* (BL.) est riche en saponine. L'écorce d'*A. anthelmintica* (*Moucenna*), dont j'ai retiré une saponine spéciale, a provoqué, à plusieurs reprises, chez l'homme : sueurs froides, pouls petit et faible, coliques violentes.

Le bétail mange volontiers les gousses du *Pithecolobium saman* (BENTH.). L'écorce contient un alcaloïde, la **PITHÉCOLOBINE**, dont les solutions sont mousseuses et qui est un poison du protoplasma. Les globules sanguins se dissolvent et, à ce que l'on prétend, la réduction de l'oxyhémoglobine serait entravée ; le système nerveux central et les nerfs périphériques, ainsi que la respiration et le cœur deviennent paralysés. L'action de cet alcaloïde ressemble donc, jusqu'à un certain degré, à celle des saponines (3).

L'*Enterolobium Timbouva* (MART.) est employé au Brésil comme poison pour les poissons.

L'*Euchresta Horsfieldii* (BENN.) contient dans les semences un alcaloïde qui, à la dose de 0gr.01, provoque chez les grenouilles, les poules et les chevaux : convulsions et perte de connaissance, ralentissement du pouls et de la respiration (4).

PISCIDIA ERYTHRINA (L.). — Cette plante est employée au Brésil comme poison pour poissons. Son extrait servirait aussi dans l'Inde Occidentale pour envenimer les flèches dans la chasse aux bêtes fauves. Donné dans un but thérapeutique, il a provoqué :

(1) BAYOND, *Journ. des connaiss. méd.*, nov. 1852, p. 603.
(2) MAIDEN, *Proceed. Linnean soc. New South Wales*, 1888, III, p. 359.
(3) GRESHOFF und PLUGGE, *Arch. f. exp. Path. u. Pharm.*, Bd XXXIII, p. 56.
(4) BOORSMA, *Ned. Tijdschr. v. Pharm.*, 1895, févr.

salivation, sueurs, vomissements, céphalée et engourdissement.
Une cuillerée à café de cet extrait a causé, chez une femme, après
vingt minutes : spasmes musculaires de une heure de durée et
paralysie diaphragmatique ayant persisté pendant six heures.

Le *Müllera moniliformis* (L.) est un poison pour poissons de
l'Amérique du Sud.

ANDIRA ARAROBA (AGUIAR.). — L'arbre fendillé fournit la *poudre
de Goa* dont on extrait par le benzol la **CHRYSAROBINE** cristalline.
Par oxydation en solution alcaline et dans l'organisme animal (1)
la chrysarobine se transforme en **ACIDE CHRYSOPHANIQUE**. Dans
certaines conditions, la chrysarobine provoque sur les muqueuses et l'épiderme : inflammation érysipélateuse avec sensation de cuisson, chaleur, frissons et insomnie. La peau, les ongles et les cheveux se colorent en rouge ou en violet-brun. Par
suite de l'absorption de ce remède on peut voir survenir : conjonctivite et ulcérations cornéennes. Pris à l'intérieur, il provoque
quelquefois : gastralgies, vomissements et diarrhée. On a observé chez les animaux (2) et l'homme (0gr.18) : hématurie et
albuminurie.

Le *Geoffræa Surinamensis* (BONDT.) [(*Andira retusa*) (H. B.)]
contient de la méthyltyrosine et tue les vers intestinaux.

SOPHORA. — Le *Sophora speciosa* (BENTH.) [(*S. secundiflora*
LAG.)], originaire de l'Amérique du Nord, possède des semences
toxiques dont on obtient l'alcaloïde **SOPHORINE**. Il tue par paralysie respiratoire. Donné au chat à la dose de 0gr.003, il agit
comme narcotique (3). Les grenouilles sont atteintes de paralysies
motrices et d'abolition de l'excitabilité réflexe. Les feuilles et
les semences provoqueraient du tétanos chez les animaux, et,
chez l'homme, d'abord de l'hilarité et ensuite de l'engourdisse-

(1) L. LEWIN, und ROSENTHAL, *Virchow's Arch.*, Bd LXXXV, 1881 ; — GLAISTER, *Glas-
gow med. Journ.*, 1881, p. 278.
(2) LEWIN und ROSENTHAL, *Archiv. f. pathol. Anat.*, Bd LXXXV, 1881 ; — GLAISTER,
l. c.
(3) ROTHROCK, *Pharm. Journ. and Transact.*, 1880, p. 664.

ment. L'injection sous-cutanée d'un extrait de feuilles a causé chez un chien : troubles respiratoires, paralysies, convulsions et mort. L'action de cet alcaloïde ressemble si intimement à celle de la cytisine que la présence de cette dernière ou d'un alcaloïde isomère devient vraisemblable (1). Le *S. tomentosa* (L.) contient un alcaloïde dont les propriétés correspondent à celles de la cytisine (2). Le *S. japonica* (L.) paraît être dénué de toute action toxique, du moins pour les brebis.

Le *Castanospermum australe* (A. Cunn.) jouit, chez les propriétaires des troupeaux en Australie, de la réputation (peut-être non justifiée) d'être vénéneux.

Le *Bowdichia major* (Mart.) (*Sebipira, Soukoupire*) contient un alcaloïde dextrogyre. L'engourdissement des grenouilles survient à la suite de 0gr.01 de cet alcaloïde, et celui des cobayes, après 0gr.1 ; chez les derniers il provoque en outre des convulsions et de la mydriase. Peut-être est-il employé comme poison pour poissons.

TOLUIFERA PEREIRÆ (H. Bn.). — Le *baume du Pérou* ou *de Tolu* retiré de cet arbre [*Toluifera balsamum* (L.)], et provenant également ment de plusieurs espèces de *Myroxylon* et de *Myrospermum* (Bentham et Klotzsch), a causé plusieurs phénomènes d'intoxication. Outre l'urticaire, des vésicules, l'eczéma, les malades ressentaient encore : chaleur, frissons, nausées, prurit. A la suite des frictions faites avec le baume, ont été observés encore : œdème de la face et des extrémités et urine contenant : sang, albumine, cylindres granuleux et hyalins, ainsi que cellules épithéliales vésicales et rénales surchargées de graisse. Peut-être s'agit-il dans des cas semblables d'un de ces produits artificiels qui, à Hambourg et ailleurs, se fabriquent sous la dénomination de baume du Pérou. Un enfant ayant été allaité à l'aide d'un bout de sein badigeonné de baume du Pérou, en a absorbé suffisamment pour présenter les symptômes que voici : agitation, gémis-

---

(1) Cornevin, *C. R. de la Soc. de Biol.*, 1893, t. V, p. 451.
(2) Plugge, *Arch. f. exp. Pathol. u. Pharm.*, Bd XXXIII, p. 52.
Toxicologie. 42

sements, peau couverte de sueur, cyanose des lèvres, pouls précipité, myosis. Dans le cours de la journée l'enfant cessa d'avaler, les lèvres étaient fortement serrées l'une contre l'autre, il survint des secousses cloniques, la respiration s'affaiblit et la mort ne tarda pas à arriver.

ROSACÉES

Le *Prunus cerasus* (L.), le *P. domestica* (L.), le *Pirus malus* (L.) contiennent de la **PHLORIDZINE** dans l'écorce de la racine. Ce glucoside provoque du diabète chez les animaux (1). Chez les chiens, cette glycosurie s'accompagne de diminution du poids du corps, de soif, de polyurie. Les injections sous-cutanées souvent répétées peuvent amener la mort. Malgré l'administration quotidienne du poison, le poids du corps des lapins reste quelquefois sans changement aucun (2). Administrée à la dose de 0gr.2, la phloridzine provoque aussi le diabète **chez l'homme**.

Les *noyaux frais de cerises et de prunes* ont souvent aussi intoxiqué et même tué des animaux au milieu de troubles respiratoires et de palpitations. Le principe toxique est l'acide cyanhydrique.

Prunus padus (L.). Le *putiet* (merisier à grappes) fournit de l'acide cyanhydrique. Les pépins contiennent 0,7 à 2,5 p. 100 d'amygdaline. Un enfant en ayant mangé les baies fut atteint au bout de cinq heures de : vertiges, céphalée, mouvements convulsifs des membres, perte de connaissance, délire furieux et troubles respiratoires. Les ablutions froides améliorèrent l'état du malade. Des animaux qui avaient été alimentés avec du feuillage de *P. padus* tombèrent malades et présentèrent de la perte de connaissance, de la dilatation pupillaire et de l'abaissement de la température.

Le *P. laurocerasus* (L.) devient toxique à cause de l'acide cyanhydrique qui se forme aux dépens de la **LAUROCÉRASINE**.

(1) v. MERING, *Zeitschr. f. klin. Med.*, Bd XIV.
(2) COOLEN, *Bull. de l'Ac. royale belge*, 1894, t. VIII, p. 8.

Le *Spiræa ulmaria* (L.) contient, dans la racine et les fleurs, l'éther méthylique de l'acide salicylique.

Les vomissements causés par le *Gillenia trifoliata* (Mœnch.) sont dus à un glucoside qu'il contient. Le pollen de cette plante provoque chez certaines personnes la tuméfaction des muqueuses accessibles. Le *G. stipulacea* (Nutt.) renferme un glucoside cristallin, la **GILLÉINE**, qui cause des nausées.

QUILLAYA SAPONARIA (Molin.). L'*Ecorce de Panama* contient la **SAPOTOXINE** toxique et l'**ACIDE QUILLAJAÏQUE** (v. saponine). L'absorption d'une infusion de 130 gr. fut suivie de : frissons avec sensation de refroidissement, cardialgie, sueurs froides, tremblements, syncope transitoire, peau moite, vomissements, nausées, angoisse précordiale, besoin impérieux d'uriner et polyurie. Guérison après trois jours (1). Le Quillaya tue les insectes.

BRAYERA ANTHELMINTICA (Kth.). La plante renferme de la **COSOTOXINE** $(C^{26}H^{34}O^{10})$ qui provoque chez les grenouilles la paralysie des terminaisons périphériques des nerfs moteurs et des fibrilles musculaires et affaiblit l'énergie cardiaque jusqu'à l'arrêt du cœur en diastole. Outre la paralysie des muscles du corps, la cosotoxine provoque chez les animaux à sang chaud des troubles respiratoires (paralysie des muscles respiratoires) qui en amènent la mort (2). L'emploi de cette substance provoque parfois chez l'homme : salivation, vomissements, diarrhée, raideur musculaire et collapsus, le cas échéant, avec issue fatale.

Le *Poterium canadense* (L.) irrite l'estomac jusqu'à produire des vomissements.

SORBUS AUCUPARIA (L.). Le *sorbier sauvage* contient dans les fruits une huile volatile à odeur âcre qui irrite les yeux jusqu'au larmoiement : c'est l'**ACIDE PARASORBIQUE**, composé

(1) Lessellier, *Bull. de thér.*, 1864, p. 330.
(2) Handmann, *Arch. f. exp. Path. u. Pharm.*, Bd XXXVI, p. 138.

huileux. L'*huile de sorbier* à la dose de 1 gr. provoque chez les chiens : salivation, vomissements et, en cas de vomissements empêchés, léger état d'ivresse, incertitude de la marche, etc. Un *garçon ayant mangé des sorbes* fut atteint de : gastrite, exanthème scarlatiniforme, glycosurie de quatorze jours de durée, albuminurie et mydriase (1).

Cratægus oxyacantha (L.). — Un enfant ayant mangé les fruits d'*aubépine*, mourut au bout de deux jours au milieu de vomissements : aussi cet arbre est-il considéré comme possédant des fruits toxiques. Jusqu'à plus ample informé cette toxicité, quelque invraisemblable qu'elle soit, doit rester pendante.

CRASSULACÉES

Sedum âcre (L.). — Le suc contenant des alcaloïdes produit, chez les sujets sensibles, l'inflammation de la peau et provoque chez les animaux : vomissements, engourdissement, anesthésie, troubles respiratoires et moteurs (2).

Kalanchoe spathulata (WALL.). — Il agit comme drastique chez l'homme et tuerait les chèvres. Les bêtes à cornes ne le mangent pas.

DROSÉRACÉES

Le *Drosera rotundifolia* (L.) contient un suc digestif provoquant chez l'homme l'inflammation de la peau et des muqueuses. Possèdent aussi une sécrétion digérant les albumines les plantes que voici : *Aldrovanda vesiculosa* (L.), *Dionæa muscipula* (L.) et *Byblis gigantea* (LINDL.).

COMBRÉTACÉES

Le *Combretum bracteatum* (WALL.) possède un fruit toxique (*Hiccup* ou *Umtandawa*), ainsi que le *C. erythrophyllum* (SOND.)

---

(1) DOEBNER, *Chem. Ber.*, 1894, p. 344.
(2) JÜNGST, *Arch. f. exper. Pathol. u. Pharm.*, Bd XXIV, p. 315.

(*Umduba*). Donnés à des doses supérieures à 15 gr. environ, ils amènent la mort.

Le *Quisqualis indica* (L.) tue les vers intestinaux. Il suffit parfois déjà de quatre à cinq semences pour provoquer des coliques chez l'homme.

L'*Illigera pulchra* (Bl.) contient un alcaloïde identique peut-être avec la **LAUROTÉTANINE** (1).

Le *Gyrocarpus asiaticus* (Wlld.) contient un alcaloïde paralysant.

Terminalia Bellerica (Roxb.). — Les pépins ont provoqué à plusieurs reprises des empoisonnements chez l'homme. Les symptômes principaux consistaient en : engourdissements, céphalée, nausées, vomissements, insensibilité, affaiblissement de l'énergie cardiaque et immobilité pupillaire.

MYRTACÉES

PUNICA GRANATUM (L.). — L'écorce du *grenadier* renferme des alcaloïdes volatils, **PELLETIÉRINE**, **PSEUDOPELLETIÉRINE** (*granatonine*), **ISOPELLETIÉRINE** et **MÉTHYLPELLETIÉRINE**. Grâce à sa teneur en tannin et aux bases, elle peut, donnée à doses élevées, provoquer des empoisonnements graves, même mortels — j'en connais trois — avec vomissements continus, hématémèses, vertiges, tremblements et collapsus. L'administration de la pelletiérine fut suivie après dix minutes de : troubles visuels avec mydriase, impossibilité de distinguer les objets les uns d'avec les autres, plus tard : céphalée atroce, vertiges, troubles gastriques, vomissements, diarrhée, prostration extrême avec troubles cardiaques et respiratoires, sueur froide à la tête et oligurie. Les troubles visuels ne disparurent qu'après trente-six heures (2). Un homme ayant pris une dose de 0gr.5 de sulfate

(1) Greshoff, *Mededeelingen*, VII, p. 96.
(2) Landis, *Univers. Med. Mag.*, 1889, I, p. 639.

de pelletiérine succomba quelques heures après dans le coma, après avoir présenté obnubilation de la vue, crampes, etc.

L'*Eucalyptus globulus* (LABILL.) et les autres espèces d'eucalyptus contiennent dans les feuilles l'**HUILE D'EUCALYPTUS** (*aldéhyde valérianique, aldéhyde butyrique, aldéhyde caprique, pinène, cinéol, ou cymol et aldéhyde cuminique, ou géraniol et citronellal,* etc.). Inhalée, l'huile d'eucalyptus peut provoquer de l'albuminurie chez l'homme et les animaux. Administrée à la dose de 4 gr., elle peut être suivie de phénomènes graves d'intoxication, et la mort peut être amenée à la suite de 15 à 30 gr. Un *garçon de dix ans* en ayant absorbé 15 gr. comme prophylactique contre le refroidissement, tomba malade peu de temps après l'ingestion de l'huile et mourut au bout de quinze heures, la mort était précédée de vomissements, pâleur des lèvres, pouls petit et incomptable, respiration haletante et dyspnée extrême. **A l'autopsie** on a trouvé du sang dans la cavité pleurale.

Myrtus communis (L.). — Donné à doses par trop élevées, le **MYRTOL** contenu dans l'huile éthérée de la plante provoque **chez l'homme** de la céphalée et de l'abattement. L'urine sent les violettes.

Le *Myrcia acris* (DC.) contient dans les feuilles une huile éthérée irritante (*myrcène, phellandrène, eugénol, chavicol*). Le *rhum-bay,* employé pour lavages du cuir chevelu, provoque parfois des éruptions cutanées qui sont peut-être attribuables en partie à l'huile.

EUGENIA. — *Eugénia caryophyllata* (THB.). — Les girofles fournissent de l'huile de girofle (**EUGÉNOL** $C^{10}H^{12}O$, **EUGÉNINE**), toxique pour les animaux inférieurs, et à doses élevées aussi **pour l'homme.** Donné à la dose quotidienne de 7 à 8 gr., l'eugénol provoque chez les chiens de la polyurie, quelquefois aussi de la diarrhée, chez l'homme les doses supérieures à 3 gr. sont suivies de vertiges et d'un état ressemblant à de l'ivresse (1); elle est

(1) DE REGIBUS, *Iahresb. f. Thierchemie,* 1886.

éliminée de l'organisme en combinaison avec l'acide sulfurique (1). L'absorption de 30 gr. d'huile de girofle a provoqué : perte de connaissance, cyanose, sueurs froides et vomissements. On n'a pas trouvé d'eugénol dans l'urine (2). L'*E. Chekan* (DC.) peut occasionner chez l'homme des gastralgies et des vomissements. L'*E. pimenta* (DC.) irrite la peau. Les fruits mûrs de *E. jambolana* (Lam.) servent pour la préparation d'une boisson enivrante.

Les fruits de *Careya arborea* (Roxb.) sont toxiques. L'écorce est employée comme poison pour poissons.

BARRINGTONIA. — *Barringtonia speciosa* (L.). Dans les îles de l'Océan Pacifique et ailleurs la noix broyée est employée pour engourdir les poissons. Comme le démontrent les homicides par empoisonnement, le suc constitue également un poison pour l'homme. Le *B. splendida* (Mies.), le *B. rubra* (Bl.), le *B. intermedia* (Vieill.), le *B. insignis* (Miq.) et d'autres espèces sont employées pour la pêche.

Gustavia augusta (L.) et *G. brasiliana* (DC.). L'écorce et les fruits sont toxiques et employés pour engourdir les poissons.

LYTHRARIACÉES

L'*Ammania baccifera* (L.) appliqué sur la peau, agit comme vésicant ; la formation des bulles est accompagnée de douleurs.

ONAGRARIACÉES

Les fleurs d'*Epilobium hirsutum* (L.) peuvent produire des convulsions. Un enfant de trois ans en ayant mangé eut les pupilles rétrécies, le ventre ballonné et fut agité de convulsions épileptiformes.

[L'*E. spicatum* (L.) (*laurier de Saint-Antoine*) renferme, dans ses feuilles, une substance active capable également de déterminer parfois des accidents d'intoxication].

(1) Kühling, *Ueb. Stoffwechselprod. arom. Körper*, Berlin, 1887.
(2) Pfeiffer, *Deutsche med. Wochenschr.*, 1895, n° 29.

LOASACÉES

Le *Loasa tricolor* (WEINM.), le *L. hispida* (L.), le *Mentzelia oligosperma* (NUTT.), le *Blumenbachia insignis* (SCHRAD.) agissent sur la peau comme l'ortie.

PASSIFLORACÉES

Carica Papaya (L.). La racine du *Figuier des Indes* renferme un ferment doué des propriétés de la myrosine et un glucoside analogue au myronate de potasse. La distillation fournit un liquide contenant de l'allyle (1). Les feuilles sont pauvres en glucoside, mais riches en ferment et contiennent en outre l'alcaloïde **CARPAÏNE** ($C^{14}H^{25}AzO^2$) qui, d'après toutes vraisemblances, n'est pas un poison cardiaque, ni respiratoire. De plus, les fruits fournissent la **PAPAÏNE** qui digère de l'albumine. Injectée sous la peau, elle provoque dans le tissu cellulaire sous-cutané des altérations peptiques ; elle serait inoffensive dans l'estomac, mais les injections intra-veineuses seraient suivies de paralysie du cœur et du système nerveux (2), ce qui, du reste, est contesté. Le *suc du tronc* a tué en quelques jours un homme avec des phénomènes de péritonite et d'entérite.

Carica spinosa (AUBL.). Le suc est un vésicant.

Adenia venenata (FORSK.). Je n'ai pas trouvé de poison dans l'alcool où étaient conservées les plantes apportées par M. SCHWEINFURTH. L'ingestion des jeunes pousses ferait gonfler le corps.

SAMYDÉES. — Le *Casearia graveolens* (DALZ.), [*Guidonia* (H. BN.], serait doué de propriétés toxiques.

[Dans la classification botanique adoptée en France, le *Carica papaya* fait partie de la famille des BIXACÉES, tribu des *Papayées*, dont les *Samydées* représentent une autre tribu. Si l'on en excepte les *Papayers* que Baillon et d'autres botanistes rangent dans la famille des Bixacées, la famille des PASSIFLORACÉES,

(1) GUIGNARD, *L'Union pharm.*, 1894, p. 202.
(2) ROSSBACH, *Zeitschr. f. klin. Med.*, Bd VI, H. 6.

voisine de celle des Cucurbitacées, ne renferme plus que des espèces peu intéressantes pour la toxicologie, en ce sens que les propriétés toxiques de la plupart des plantes de cette famille ne sont connues que par des récits plus ou
moins fabuleux et ne permettant pas de leur attacher grande créance.

Le *Papaya digitata* du Brésil [*Carica papaya* (Pœpp. et Endl.)] est considéré
comme un poison mortel, aussi terrible que l'*Upas* des Javanais. Son latex mis
en contact avec la peau y détermine des phlyctènes. Les fleurs mâles possèdent
une odeur excrémentitielle repoussante. La plupart des animaux s'abstiennent
de toucher à cette plante et, surtout, à ses fruits. D'autres espèces fournissent,
au contraire, des fruits comestibles, comme les *Carica cauliflora* (Jacq.),
C. dodecaphylla (Well.), *C. microcarpa* (Jacq.), *C. nana* (Benth.) et *C. pyri-
formis* (Hook. et Arn.). Beaucoup de fruits de Bixacées sont, d'ailleurs, comestibles.

L'*Hydnocarpus venenata* (Gærtn.), de la tribu des *Pangiées*, possède un
fruit très dangereux et toxique, servant à Ceylan pour empoisonner les rivières ;
mais le poisson qu'on se procure de la sorte peut causer à ceux qui le mangent
des accidents redoutables. A Amboine, les graines de *Pangium edule* (Reinw.)
sont utilisées pour l'alimentation après une macération prolongée dans l'eau
froide qui leur enlève leurs qualités nuisibles. L'amande est employée alors
comme aliment ou pour l'extraction d'une huile servant à la préparation des
aliments. Toutefois, cette huile détermine des effets purgatifs chez les personnes
qui n'y sont pas accoutumées. On a prétendu avoir retiré du *P. edule* de Java
un alcaloïde assez peu actif, analogue à celui signalé sous le nom de *Ménisper-
mine*, par Pelletier et Couërbe, dans la Coque du Levant.

Cette famille des Bixacées qui ne semble guère fournir, comme substance
toxique, que de l'acide cyanhydrique provenant vraisemblablement de la décomposition d'un glucoside (voir p. 606), contient des représentants offrant un
certain intérêt au point de vue de la Matière Médicale, notamment les *Rocouyers*
(*Bixa*) qui ont donné leur nom à la famille. La matière colorante rouge des
semences de *Bixa orellana* (L.) possède des propriétés éméto-cathartiques qui
ont fait comparer ces semences à la racine d'ipécacuanha et les ont fait employer
dans les pays chauds pour le traitement de la dysenterie. Un grand nombre
de *Samydées* se font remarquer par des propriétés astringentes, amères et
même purgatives. La tribu des *Turnerées* renferme des espèces réputées aphro-
disiaques dont le *Turnera aphrodisiaca* (L.-F. Ward), croissant dans la chaîne
des Andes occidentales du Mexique, a été préconisé, sous le nom de **Damiana**,
comme le représentant le plus remarquable. Il existe quelques faits d'accidents
causés par l'abus de l'extrait des feuilles de *Turnera* (*Damiana*), mais il est
impossible de les attribuer exclusivement à l'emploi d'une espèce bien déterminée de *Turnera*].

CUCURBITACÉES

Le *Telfairia pedata* (Hook.) est une plante vénéneuse de l'Afrique de l'est.

Le *Trichosanthes amara* (L.) tue les rats. La pulpe et la coque du *T. palmata* (Roxb.) sont douées de propriétés drastiques intenses et, comme cela est déjà arrivé (1), elles peuvent amener la mort chez l'homme. Le *T. cucumerina* (L.) agit comme émétique.

Le *Luffa acutangula* (Roxb.) provoque des vomissements et de la diarrhée.

Lagenaria vulgaris (Seringe). Les feuilles et les semences de cette plante provoqueraient des phénomènes ressemblant à ceux du choléra.

Cucumis myriocarpus (Naud.). Le fruit (*Cacur*) provoque chez l'homme des vomissements et de la diarrhée. Le fruit de *Cucumis trigonus* (Roxb.) provoque des vomissements et de la diarrhée, et dans quelques cas il fut administré dans le but de causer l'avortement criminel.

Cucumis sativus (L.). De petits cochons ayant mangé des épluchures de concombres périrent en proie aux symptômes d'une entérite.

BRYONIA ALBA (L.). — La teneur de la racine de *Couleuvrée* (Rave de serpent) *Br. alba* et *Br. dioica* (L.), en **BRYONINE** et en **BRYORÉSINE** (2) varie d'après les saisons. Longtemps conservée, la racine devient moins efficace (3). Son goût est âcre et elle provoque l'inflammation de la peau, soit des bulles. Incorporée aux plaies, la poudre en provoque l'inflammation et la suppuration et amène la mort dans l'espace de quatre à cinq jours. Chez les chiens elle est amenée par 15 gr. de *Navet du diable* en poudre ou en infusion. On trouve la muqueuse gastro-intestinale

(1) Kirtikar, *Poison. plants of Bombay*, fasc. I, p. 15.
(2) Masson, *Journ. de pharm. et de chim.*, t. XXVII, n° 6, p. 300.
(3) Wolodzko, *De mater. ad Elater. ord. pertin.*, Dorpat, 1857, p. 20.

enflammée, celle de l'estomac est, en outre, parsemée d'hémorrhagies (1).

Donné à la dose de 3gr.5 environ, il provoque **chez l'homme**
de la nausée et des vomissements, et, à doses plus élevées :
diarrhée, vertiges, collapsus et délire. La mort est survenue en
quatre heures, une fois après l'ingestion d'une infusion de 30 gr.
environ et une autre fois après l'administration en lavement
d'une infusion de la même quantité de racine. Des lambeaux de
la muqueuse rectale auraient été expulsés dans ce dernier cas
avant la mort. Les *baies de Bryone* auraient, entre autres, provoqué du tétanos (2). Les baies de *Bryonia laciniosa* (L.) ont
amené la mort d'un enfant de quatre ans.

ECBALION ELATERIUM (Rich.). — Le suc laiteux desséché des
fruits de *Concombre d'âne* fournit l'élaterium renfermant l'**ÉLA-
TÉRINE** active qui passe vraisemblablement en partie dans l'urine
sans changement aucun. Le contact prolongé de l'élaterium avec
la peau en provoque l'inflammation. Les chats meurent en cinq
heures à la suite de 0gr.12 d'élatérine (plus rapidement si elle
est administrée en injection intra-veineuse) ; la mort est précédée
de convulsions et de troubles respiratoires.

L'élatérine à la dose de 0gr.005 ou l'élaterium à la dose de 0gr.05
provoque **chez l'homme** : diarrhée avec coliques, salivation et
céphalée ; à la suite des doses plus élevées surviennent en outre
des convulsions. Donné à une dose supérieure à 0gr.6, le suc
pourrait parfois amener la mort (3). Toutefois l'issue fatale peut
survenir déjà après des doses inférieures (4). Chez les animaux
on trouve l'estomac enflammé et l'intestin ecchymosé.

Recherche. — Les objets à examiner seront extraits par l'alcool
bouillant, l'alcool sera évaporé, on ajoutera de l'eau bouillante
et le résidu, desséché à 110°, sera repris par l'éther de pétrole.
Traitée par un peu d'acide sulfurique et de phénol, l'élatérine se
colore en rouge carmin.

(1) Orfila, *Toxikol.* (trad. allem. par Krupp), 1854, Bd II, p. 86.
(2) Pritchard, *Gaz. hebdom.*, 1857.
(3) Fuchs, *De venenis libr.*, XXX, Francf., 1606.
(4) Graig, analysé dans Husemann und Hilger, *Pflanzenstoffe*, 1884, p. 1351.

CITRULLUS COLOCYNTHIS (Schrad.). — Les *Coloquintes*, les fruits de *Citrullus colocynthis* [*Cucumis colocynthis* (L.)], ont produit des empoisonnements même mortels (la mort est parfois causée par leur emploi pour provoquer l'avortement), le plus souvent employés en nature, mais aussi en décoctions, en infusions, en teintures. Le principe actif, la **COLOCYNTHINE**, tue les lapins à la dose de 0gr.3 ; les coloquintes amènent la mort des chiens à la dose de 6 à 8 gr. et celle de l'homme, à la dose de 4 gr. L'administration de 0gr.6 à 1 gr. de coloquintes est suivie **chez l'homme** de : douleurs stomacales et intestinales, selles aqueuses ou même sanguinolentes expulsées avec ténesme, gonflement de l'hypogastre qui est douloureux, vomissements, diurèse augmentée, plus tard rétention d'urine et pouls petit. A la suite des doses plus élevées, 2 gr. et au-dessus, peuvent s'y associer : faiblesse, lipothymies, angoisse, divagation et, en cas où ces symptômes ne sont pas combattus, on voit apparaître : collapsus, intermittence du pouls, gémissements, refroidissement des membres et enfin la mort arrive. A ce que l'on prétend, il suffirait quelquefois de faire bouillir de l'urine avec des coloquintes (dans le but de se débarrasser des punaises) pour voir survenir un empoisonnement par les vapeurs avec : vertiges, sensation de froid, céphalée et albuminurie.

Autopsie. — On a trouvé l'estomac et l'intestin enflammés ou ulcérés, les anses intestinales sont parfois agglutinées entre elles. Chez les animaux, la muqueuse du colon et du rectum est enflammée et parsemée d'ecchymoses. L'inflammation peut aussi se propager au péritoine, au foie, à la rate, aux reins et à la vessie. Dans un cas, les ventricules cérébraux étaient remplis de liquide, et il y avait de la congestion cérébrale et méningée.

Recherche. — En cas d'administration d'une préparation pharmaceutique de coloquintes, le contenu gastro-intestinal, l'urine, les reins pourront être extraits par l'alcool, l'alcool sera évaporé, le résidu sera bouilli avec un peu d'eau et filtré à chaud : la colocynthine sera précipitée dans le filtrat par le tannin, le précipité, mélangé avec du carbonate de plomb, puis desséché, sera extrait par l'alcool, et, après son évaporation, on trouvera de la colocynthine. Quant à la *colocynthéine* qui se forme lorsque la colocynthine est mélangée à des matières en putréfaction, elle se laisse extraire par la benzine. Les parties végétales seront soumises à un examen botanique.

Traitement. — Evacuation aussi parfaite que possible, avec lavages de l'estomac et de l'intestin, ensuite boissons enrobantes, huileuses ou mucilagineuses, glace, opiacés et, le cas échéant, excitants, ainsi que stimulation de l'énergie cardiaque.

Le *Corallocarpus epigœa* (Hook.) tue les vers intestinaux.

BÉGONIACÉES

Begonia Rex (Putz). Le suc tue les sangsues.

CACTÉES

ANHALONIUM LEWINII (Henn.). — J'ai démontré (1) que ce Mélocactus employé au Mexique comme inébriant (il y est appelé « *Peyotl* ») et que les cactées en général contiennent des poisons pouvant provoquer des phénomènes généraux. J'ai obtenu de l'*Anhalonium Lewinii* une base cristalline, l'**ANHALONINE**. Le chlorhydrate de cette base ($C^{12}H^{15}AzO^3$) empoisonne les lapins à la dose de 0gr.02 à 0gr.04 et les tue à la dose de 0gr.16 à 0gr.2 par kilo d'animal. Le symptôme le plus frappant, ce sont des convulsions ressemblant à celles causées par la strychnine ; elles peuvent être provoquées plusieurs jours durant chez les grenouilles par suite de l'hyperexcitabilité réflexe dégagée ou même persister pendant tout ce laps de temps. Outre l'anhalonine, la plante renferme les alcaloïdes **LOPHOPHORINE** ($C^{13}H^{17}AzO^3$), **MEZCALINE** et **ANHALONIDINE**. La lophophorine, à la dose de 0milligr.27, provoque des convulsions chez les grenouilles (2). La plante elle-même agit comme narcotique (le sommeil dure de un à trois jours), ou son administration est suivie

---

(1) L. Lewin, *Arch. f. exp. Path. u. Pharm.*, 1888, Bd XXIV et 1894, Bd XXXIV, et *Ber. d. botan. Gesellsch.*, 1894.

(2) Heffter, *Ber. d. deutsch. chem. Ges.*, 1896.

d'un état ressemblant au sommeil, entremêlé d'hallucinations ou interrompu par elles. Pendant ces interruptions les sujets se mettent à vociférer et à chanter. L'anhalonine provoque, elle aussi, le sommeil chez l'homme.

Recherche. — Voici les réactions caractéristiques trouvées par moi : au chauffage, l'acide sulfurique provoque une coloration rouge-violet, et l'acide azotique, une coloration rouge-violet foncé passant vite au brun.

L'*Anhalonium Williamsi* (Lem.) contient un alcaloïde, la **PELLOTINE** (1), dont l'action est analogue à celle de l'anhalonine et qui provoque des convulsions chez les animaux et le sommeil chez l'homme. Quant à l'*A. fissuratum* (Engelm.), il renferme l'**ANHALINE** qui paralyse le système nerveux central.

L'*A. Jourdanianum* contient un alcaloïde qui donne des sels et qui provoque des convulsions chez les grenouilles (2). L'*A. Visnagra* et le *Cereus peruvianus* (Mill.) agissent de même (3).

Le *Cactus grandiflorus* (L.) agirait à la manière de la digitale.

Quant aux : *Cereus grandiflorus* (Mill.), *C. flagelliformis* (Mill.), *Peirescia lychnidiflora* (DC.) et *Cactus pentagonus* (L.), ils sont doués de propriétés phlogogènes purement locales.

De mes observations, il résulte que le *Rhipsalis conferta* (Salm-Dyk) paralyse les muscles volontaires et arrête le cœur. Agit aussi comme paralysant l'*Echinocereus mammillosus*, tandis que l'*Astrophytum myriostygma* (Lem.), le *Phyllocactus Ackermannii* (Walp.) et l'*Epiphyllum Russelianum* (Hook.) contiennent des alcaloïdes.

FICOÏDÉES

Le *Gisekia pharnacioides* (L.) tue les vers intestinaux.

Trianthema monogyna (L.) et *T. pentandra* (L.). Les feuilles et la tige provoqueraient quelquefois de la diarrhée et des para-

(1) Heffter, *Arch. f. exp. Path. u. Pharm.*, Bd XXXIV, 1894.
(2) L. Lewin, *Ber. d. botan. Gesellsch.*, Bd XII, p. 283.
(3) Heffter, *Naturforschervers. z. Frankfurt a. M.*, oct. 1896.

lysies ; les feuilles et la tige de la seconde plante causeraient
aussi parfois l'avortement (1).

OMBELLIFÈRES

L'écuelle d'eau, Hydrocotyle vulgaris (L.), possède une saveur
cuisante âcre et provoque chez les moutons l'inflammation des
voies digestives supérieures et de l'hématurie. L'*H. Javanica*
(Thunb.) est employé à Java comme poison pour poissons. L'*H.
umbellata* agit comme émétique.

CONIUM MACULATUM (L.). — La *Ciguë officinale* possède une
racine fusiforme, une tige tachetée rouge-brun et porte ses fleurs
de juin à août. La racine contient de mai à juin très peu de poison, les feuilles et la tige ainsi que les semences sont très riches
en poison au mois de mai, tandis qu'en septembre la plante an-
nuelle est plus vénéneuse que la plante bisannuelle. La toxicité
est essentiellement due à la **CONICINE** [ou **CONIINE**, ou **CICUTINE**
($C^8H^{17}Az$)] qui est une *Propylpipéridine*. Cet alcaloïde liquide,
non oxygéné, à odeur repoussante, dont les solutions aqueuses
se troublent par le chauffage, se trouve, dans la plante entière,
dans la proportion maxima de 0,1 p. 100 et dans les semences
mûres jusqu'à 1 p. 100 environ. La teneur en alcaloïde varie
suivant le développement des semences (2). La ciguë contient
en outre un alcaloïde cristallin, la **CONHYDRINE** ($C^8H^{17}AzO$) qui
agit moins énergiquement que la conicine, et la **MÉTHYLCONICINE**
$C^6H^{19}Az$) toxi que.

Les empoisonnements par la ciguë ont pour causes : méprises
(les feuilles et les racines ont été prises pour persil (3), céleri,
panais, cerfeuil, etc.), rarement tentatives d'homicide et de suicide. Dans un cas d'homicide par empoisonnement, on se servit
de la conicine, tandis que dans l'antiquité le suc de ciguë était
employé pour punir les criminels (4). Le suc de ciguë soumis à

(1) WATT, *Dictionary*, VI, **2**, p. 77.
(2) FARR and WRIGHT, *Pharm. Journ. a. Transact.*, 1895, p. 188.
(3) BENNET, *Edinb. med. Journ.*, v. LXIV, 1845.
(4) PLATON, *Phédon* (trad. allem. par SCHLEIERMACHER), Bd V, p. 123.

l'ébullition aurait été pris sans inconvénient aucun à la dose de 15 gr., tandis que le suc non bouilli provoquait des empoisonnements. Donnée à la dose de I à II gouttes, la *conicine* donne naissance à des phénomènes d'intoxication ; les lapins sont tués par 1 goutte de conicine instillée dans l'œil ; la dose léthale est, pour les chiens, de 0gr.1 à 0gr.6. Les premiers phénomènes d'intoxication par la *ciguë* se manifestent dans l'espace de vingt à trente minutes. Certains empoisonnés peuvent pendant ce temps continuer à s'adonner à leurs occupations. La *conicine* agit plus rapidement. L'ingestion de fragments de ciguë amène la mort dans l'espace d'une à cinq heures. La conicine est absorbée même par la peau. Une petite portion du poison est vraisemblablement détruite dans l'organisme, tandis qu'une partie s'élimine par l'urine, et une autre partie par les poumons. D'après des données anciennes, on pourrait s'accoutumer à la ciguë. L'action locale de la conicine consiste en cautérisation et en inflammation.

Surviennent **chez les animaux** : sécrétion augmentée de la salive et des larmes et abolition des mouvements associés des yeux (1). La paralysie des rameaux cardiaques du pneumogastrique précède celle des nerfs moteurs ; la respiration, accélérée d'abord, s'arrête avant le cœur. La paralysie musculaire qui apparaît est attribuée à la paralysie des terminaisons périphériques des nerfs moteurs ou des centres moteurs (2). Les nerfs vasomoteurs sont, eux aussi, paralysés chez les grenouilles. La conicine vacuolise les globules sanguins de la grenouille. Administrée à doses élevées, elle provoque, chez les animaux à sang chaud, des convulsions asphyxiques qui peuvent être suspendues par la respiration artificielle (3).

Les chevaux supportent sans aucun inconvénient appréciable des quantités de 750 à 1000 grammes de la plante fraîche. Des vaches au fourrage desquelles avait été mélangée de la ciguë présentèrent : salivation, gonflement, douleurs abdominales et petitesse du pouls. La plante même desséchée les intoxique. Les

(1) Högyes, *Arch. f. exp. Path. u. Pharm.*, Bd XVI, p. 81.

(2) Kölliker, *Virchow's Arch.*, Bd X, 1856, p. 235 et Guttmann, *Berliner klin. Wochenschr.*, 1866, n° 5-8.

(3) Prevost, *Arch. de physiol. norm. et path.*, 1880, t. VII, p. 40.

moutons, les chèvres et les cochons succombent aussi aux effets toxiques de cette plante.

Symptômes de l'empoisonnement par la ciguë chez l'homme. — Sensation de brûlure à la gorge, vomissements, pesanteur et douleurs à l'estomac et à l'intestin, diarrhée, météorisme ; ou comme premiers symptômes : titubation, vertiges et sensation de chaleur subite ; les extrémités s'alourdissent, la peau devient pâle ou cyanosée, les malades se plaignent d'avoir froid dans tout le corps et des fourmillements aux membres, le pouls est petit, ralenti, la respiration est laborieuse et les pupilles sont dilatées ; les extrémités se paralysent, la déglutition est entravée, et le malade est tourmenté par la soif. S'y associent : perte de connaissance ressemblant à des syncopes, troubles du langage articulé ou mutisme et diplopie. La mort a lieu dans le coma profond (il est de courte durée), ou le malade ayant conservé la conscience jusqu'à la dernière minute. Rarement surviennent, immédiatement après le début de l'intoxication, des secousses musculaires ainsi que du délire (1). La faiblesse des membres peut persister encore un certain laps de temps après la guérison. L'inhalation de *vapeurs de conicine* peut faire apparaître : vertiges, nausées et céphalée supra-orbitaire. La *conicine* administrée à l'intérieur a provoqué : dysphagie, vertiges, illusions auditives (2), ptyalisme, engourdissement, somnolence, troubles visuels et auditifs et faiblesse des membres. **L'autopsie** des sujets ayant succombé à l'action de la conicine ou de la ciguë n'a révélé rien de caractéristique. On a trouvé ordinairement le tractus gastro-intestinal absolument intact, rarement ecchymosé, les vaisseaux cérébraux ont été trouvés congestionnés et les poumons œdématiés.

Recherche. — Examen botanique des restes du poison dans les matières vomies ou le contenu gastro-intestinal. Il faut surtout faire attention au manque complet de poils aux feuilles et aux pétioles. Broyés avec de la lessive sodique, les objets exhalent l'odeur assez caractéristique de la conicine. On réussira à isoler

____

(1) Bianchi, *Canstatt's Iahresber.*, 1857, p. 126.
(2) Reil, *Mat. med. d. Pflanzenstoffe*, 1857, p. 135.

Toxicologie.   43

la conicine qui résiste longtemps à la putréfaction en reprenant par l'éther les solutions alcooliques des matières vomies, du contenu gastro-intestinal, de l'urine, du foie, de la rate, des reins et du sang. Mais il faut remarquer qu'en agitant avec de l'éther, d'après le procédé de Stas-Otto, des quantités considérables de *conicine* sont enlevées par l'éther à la solution acide. Les matières colorantes étrangères et les ptomaïnes qui peuvent s'y trouver mélangées peuvent être séparées de l'alcaloïde grâce à ce que la conicine, obtenue par agitation avec l'éther, puis enlevée à l'éther à l'aide d'une solution étendue d'acide acétique, enfin mise en liberté dans cette dernière solution alcalinisée par de l'hydrate de baryte, est enlevée par épuisement à l'aide de l'éther de pétrole (bouillant de 40° à 60°). La conicine dégage l'odeur de l'urine des souris même dans une solution à 1 p. 100 000 ; sa solution aqueuse se trouble au chauffage, et elle se colore par l'acide chlorhydrique gazeux d'abord en rouge, ensuite en bleu. Si l'on ajoute quelques gouttes d'une solution acide de permanganate de potasse (1 gr. de permanganate de potasse dans 200 centi-cubes d'acide sulfurique concentré) à une petite quantité de conicine, la couleur passe du vert au violet (Vitali et Strappa). La base additionnée d'acide chlorhydrique est-elle desséchée à l'air, il se forme des cristaux étoilés en colonnes doués de biréfringence qui se perd si les cristaux sont laissés longtemps à l'air. Quant à la soi-disant *conicine cadavérique*, ce n'est autre chose que de la *cadavérine* (*pentaméthylènediamine*).

[La production de cette série de colorations (rouge plus ou moins nuancé de violet, passant au lilas, puis au violet franc) paraît due à la présence du noyau pyridique, car on observe la même réaction colorée, avec intensité et série de colorations identiques, dans la réaction de la solution sulfurique de permanganate de potasse sur les bases suivantes : *pyridine, picoline, lépidine, spartéine, pilocarpine, nicotine*. Les ammoniaques composées donnent une coloration bleue, intense mais fugace].

Traitement. — Enlèvement rapide du poison de l'estomac, de l'intestin et des reins (diurétiques) ; les symptômes morbides seront combattus par des excitants externes et internes, soit, le cas échéant, par la respiration artificielle longtemps continuée.

La **PARACONICINE** ($C^8H^{15}Az$), base obtenue synthétiquement, ainsi que l'**ISOCICUTINE** ($C^8H^{47}Az$) agissent d'une manière analogue à la conicine.

Le *Lichtensteinia interrupta* (E. MEY.) possède une racine toxique qui provoque de la céphalée, etc.

Les fruits de *persil*, *Apium petroselinum* (L.), contiennent une huile éthérée dont on peut obtenir l'**APIOL** cristallin. Donnés à la dose de 0gr.6 à 0gr.8, l'apiol et l'**ISO-APIOL** provoquent chez l'homme : pouls dicrote, arythmie cardiaque, céphalée, ivresse, troubles digestifs et fièvre. De par son action sur les grenouilles, l'apiol est identique au *Safrol*. Il provoque, chez les animaux à sang chaud, l'inflammation de la peau et des muqueuses (1).

CICUTA VIROSA (L.). — La *Ciguë vireuse* possède un rhizome poly-annelé vert, à saveur rappelant celle du persil ; à l'intérieur il est divisé par des cloisons transversales en loges où se trouve un suc laiteux à odeur repoussante. Le principe toxique du rhizome doit être cherché dans la **CICUTOXINE** résinoïde soluble dans l'alcool et l'eau chaude (2). Les causes des empoisonnements par le rhizome consistent en : méprises (on l'a pris pour la rave, le persil, le panais, l'acore), absorption du suc par des enfants qui voulaient en préparer un sifflet (3), et tentatives de suicide (4). La dose léthale de *cicutoxine* est de 0gr.002 à 0gr.003 pour les grenouilles et de 0gr.05 par kilo de chat. Comme c'était déjà connu il y a presque cent cinquante ans, le suc exprimé des tiges et des feuilles de ciguë aquatique est non toxique, et les chiens en supportent jusqu'à 15 à 180 gr. Les phénomènes toxiques se manifestent chez les animaux après quinze à trente minutes, chez les enfants ils sont survenus, dans quelques cas isolés, pendant qu'ils étaient en train de manger le rhizome ; la mort, chez l'homme, a lieu ordinairement dans l'espace de trois heures, dans un cas elle ne fut notée qu'après seize heures.

(1) HEFFTER, *Arch. f. exp. Path. u. Pharm.*, Bd XXXV, p. 365.
(2) BÖHM, *Arch. f. exp. Path. u. Pharm.*, Bd V, p. 284.
(3) *Canstatt's Iahresber.*, 1851, Bd V, p. 284.
(4) TROJANOWSKI, *Dorpat. med. Zeitschr.*, 1874, V, p. 181.

L'absorption et l'élimination de la *cicutoxine* s'effectuent avec lenteur. Le symptôme caractéristique consiste en ce que les animaux, outre l'hyperexcitabilité réflexe, sont atteints de convulsions cloniques ou toniques débutant par des cris violents, du tremblement et l'accélération de la respiration ; chez les grenouilles qui se gonflent comme à la suite de la picrotoxine, les convulsions persistent des journées entières et pendant tout ce laps de temps la respiration est arrêtée. Les doses élevées provoquent l'élévation de la pression sanguine (excitation des centres vaso-moteurs bulbaires) et l'accélération du pouls, tandis qu'à petite dose elle ralentit le pouls (excitation centrale du pneumogastrique).

L'administration de la *ciguë vireuse* provoque **chez l'homme :** nausées, vomissements, douleurs abdominales, diarrhée, gonflement de l'estomac, sensation de vertige et titubation comme dans l'ivresse alcoolique. Le pouls est petit, lent, parfois intermittent, la respiration est accélérée, stertoreuse, la peau se refroidit, la face pâlit et les pupilles sont dilatées et immobiles (1). La sensibilité, y compris le réflexe cornéen, peut être complètement abolie. La conscience est parfois conservée, mais ordinairement le malade est sans connaissance. Dans la plupart des cas surviennent par accès des convulsions épileptoïdes (les malades émettent un cri particulier), ou bien l'on observe du tétanos et du trismus : la face devient rouge-foncé, les lèvres sont cyanosées et de l'écume sanguinolente peut s'écouler. En cas d'opisthotonos, l'urine est évacuée en jet, tandis que le cœur et la respiration s'arrêtent transitoirement. La mort survient dans le stade convulsif ou dans le stade léthargique qui le suit ; la guérison n'a lieu, dans la majorité des cas, qu'après quelques jours.

Les **lésions trouvées à l'autopsie** ne sont nullement caractéristiques. Les cadavres résistent longtemps à la putréfaction. Lorsque l'estomac et l'intestin ne contiennent plus de restes de la plante, la **recherche** se fera en en extrayant le contenu par l'éther et en instituant des expériences sur les animaux avec le résidu après évaporation de l'éther. Les décoctions du rhizome de ciguë

(1) Meyer, *Med. Zeit. d. Vereins f. Heilk.*, 1842, p. 178.

aquatique donnent une fluorescence bleue (*ombelliférone = oxy-coumarine*).

Traitement. — Evacuation rapide de l'estomac et de l'intestin et administration consécutive de tannin ou de teinture de noix de galle dans une grande quantité d'eau. Les convulsions seront combattues par les opiacés et l'inhalation de chloroforme.

Pimpinella anisum (L.). — L'huile éthérée des *fruits d'anis* contient de l'**ANÉTHOL** ainsi que du **PARAMÉTHOXYPROPÉNYL-BENZOL.** L'ingestion de l'*huile éthérée d'anis* tue les lapins. L'application externe d'une petite quantité de cette essence suffit pour amener, chez les oiseaux, la mort avec des phénomènes narcotiques. L'anéthol provoque dans le tissu cellulaire sous-cutané une infiltration nécroso-purulente.

Carum carvi (L.). — Le *cumin des prés* fournit l'*essence de cumin* constituée de **LIMONÈNE** et de **CARVOL.** Les lapins périssent en cinq heures à la suite de 15 gr. d'essence qui s'élimine en partie par les poumons. Surviennent chez eux : parésie et hyperesthésie, pouls faible à peine perceptible, respiration laborieuse, abaissement de la température. Quant à l'**homme**, 4 gr. suffisent déjà pour provoquer : frissonnements, chaleur, céphalée, vertiges et délire (1).

Chærophyllum bulbosum (L.). — Les semences de *chérophylle bulbaire* provoqueraient de la céphalée et du vertige. Bouillies, les racines et les parties vertes pourraient, à ce que l'on prétend, être ingérées sans inconvénient aucun. — *Ch. temulum* (L.). Le *cerfeuil penché* provoque des phénomènes de dépression cérébrale et de l'inflammation locale, chez l'homme et les animaux : diarrhée, titubation, paralysies généralisées ; et le *Ch. silvestre* (L.) (*Persil d'âne, Cocuë*) provoque, en outre, de l'excitation psychique.

Sium latifolium (L.). Cette plante et d'autres espèces possèdent une racine vénéneuse : à ce que l'on prétend, elle provoquerait de la manie. Une poignée de la racine fragmentée détermina

(1) Lilienfeld, cité par Husemann et Hilger, *Pflanzenstoffe*, 1884, p. 938.

chez les bœufs des sueurs, du mugissement ; ils se roulaient par terre, frappaient la tête sur le sol, les yeux se convulsaient. Beaucoup de ces animaux succombèrent. Les feuilles sont mangées en salade.

Anthriscus vulgaris (Pers.). — Le *cerfeuil cultivé* provoquerait chez l'homme du vertige et de l'engourdissement.

Fœniculum capillaceum (Gilib.). — Les *huiles de fenouil* peuvent contenir : *anéthol, carvacrol, phellandrène, pinène, dipentène*. Administrée à la dose de 21 gr. environ, l'huile de fenouil provoque chez les lapins : dyspnée, affaiblissement de l'énergie cardiaque, hypo-esthésie avec diminution du pouvoir moteur, et la mort survient dans l'espace de trente-six heures.

ŒNANTHE CROCATA (L.). — Le *pensacre* (*persil laiteux*) contient un suc laiteux toxique qui ne tarde pas à prendre à l'air une coloration jaune foncé. Le principe toxique de l'œnanthe a déjà été envisagé dès 1830 comme une résine. Cette masse résinoïde brun-foncé appelée maintenant **ŒNANTHOTOXINE**, tue les grenouilles à la dose de quelques milligrammes et les lapins, à la dose de 0gr.015 par kilo, avec des convulsions rappelant celles causées par la picrotoxine (1). La racine a provoqué des empoisonnements chez les adultes et les enfants qui l'avaient prise pour du persil odorant, des carottes ou d'autres racines comestibles (2). Ainsi, en 1765, sur dix-sept soldats du régiment de Flandre l'ayant mangée, il en est mort deux ; en 1869 sur vingt-sept personnes il y en avait quatre de mortes ; et en 1880 sont survenues cinq issues fatales. La racine donnée dans un potage fut employée dans une tentative d'homicide, et un empoisonnement par la décoction de la racine eut lieu par méprise (3). La mortalité s'élève à 50 p. 100 environ. L'empoisonnement fut provoqué déjà chez l'homme par l'ingestion d'une partie de racine longue de un pouce, et la mort fut amenée par une racine et

(1) Pohl, *Arch. f. exp. Path. u. Pharm.*, Bd XXX, 1894, p. 259.
(2) Bampton, *Lancet*, 1881, 21 mai, p. 823 et 1891, I, p. 1189.
(3) Nicol, *Canstatt's Iahresber.*, 1856, Bd V, p. 142.

demie. La mort d'une vache fut provoquée par l'ingestion de la racine à la dose de 650 gr., et l'extrait alcoolique de 80 gr. de racine amena la mort foudroyante des porcs (1). 2 gr. de racine ont tué des cobayes (2). La mastication de la racine provoquerait dans la bouche de l'inflammation et des bulles (3). La tige et les feuilles de la plante ne sont pas toxiques. Les premiers phénomènes toxiques peuvent apparaître quinze minutes, ou bien tarder une à deux heures après l'ingestion de la racine; la mort a lieu après cinq minutes à une heure, mais aussi seulement après trois à quatre heures ou même le neuvième ou onzième jour.

Marche de l'empoisonnement chez l'homme. — Ou bien le malade s'affaisse brusquement, après un certain temps, en émettant un cri perçant, il survient des vomissements, la face devient verdâtre et il perd connaissance, ou la perte de connaissance est précédée de : sensation de brûlure à la bouche et au nez, renvois, vertiges, faiblesse, sensation de froid, agitation, secousses légères ou tressautements des muscles et des articulations, troubles du langage et, de temps en temps aussi, coliques. Dans des cas isolés, on a observé aussi des impulsions à exécuter des mouvements. Pendant la perte de connaissance surviennent : écume sanguinolente à la bouche, convulsions cloniques et toniques persistant parfois longtemps, ainsi que trismus et mydriase et quelquefois ralentissement des battements cardiaques. La respiration est, dans la majorité des cas, laborieuse, pouvant même aller jusqu'à l'orthopnée, et le malade est parfois atteint d'anesthésie générale. Dans les cas se terminant par la guérison, le malade revient graduellement à lui. Le malade peut avoir perdu la mémoire de l'empoisonnement. Le rétablissement peut avoir lieu dans l'espace de deux à trois jours.

Autopsie. — Dans des cas très rares, on a trouvé le tractus intestinal enflammé ou des hémorrhagies et des ulcères à la grande courbure de l'estomac et dans la portion supérieure de l'intestin.

(1) BELLANCY, *Canstatt's Iahresb.*, 1856, Bd VI. p. 24.
(2) ANDOUARD, *Gaz. hebdom.*, 1880, 18 juin, n° 25, p. 406.
(3) BRY, *Recueil périod. de la Soc. de Méd.*, t. LXXXII, p. 298.

Si les parties végétales ne se trouvent pas dans l'intestin, il est impossible de *déceler* le poison à l'aide des réactions chimiques.

Traitement. — Enlèvement du poison de l'estomac et de l'intestin, sinapismes aux cuisses et au thorax et bouteilles chaudes aux pieds, frictions, analeptiques. Mais même le lavage de l'estomac n'assure pas la marche favorable de l'empoisonnement.

L'*Œnanthe fistulosa* (L.) posséderait également un suc toxique.

ÆTHUSA CYNAPIUM (L.). — Le *persil de chien (éthuse faux-persil)* est considéré comme vénéneux. Tout récemment, sur six personnes l'ayant mangé à la place du persil et ayant été atteintes de cholérine, il y aurait eu deux morts (1). Il existe aussi des expériences sur les animaux témoignant de la toxicité du suc des feuilles et de la racine (il est vrai, administré à des doses extrêmement élevées) (2). Mais le contraire est aussi affirmé (3). Les vaches auraient présenté à la suite de son ingestion : ptyalisme, diarrhée, secousses, paralysie des membres, etc. D'autre part, les chèvres mangeraient volontiers la plante, mais le lait fourni par elles serait nuisible pour l'homme.

Le suc exprimé de la plante jusqu'à la dose de 120 gr., les doses élevées de teintures préparées avec des semences à tous les degrés de maturité, ainsi que la résine visqueuse jusqu'à la dose de 0gr.6 n'auraient provoqué **chez l'homme** aucun phénomène toxique. Les animaux domestiques herbivores supportent bien les feuilles ; par exemple, un cheval en a pu manger 500 gr. sans accident aucun. J'ai fait ingérer aux lapins la racine de la petite ciguë sans qu'ils en tombassent malades. Les soi-disant phénomènes toxiques chez l'homme consisteraient en : nausées, parfois vomissements, gêne de la déglutition, douleurs au pharynx et à l'estomac, pouls petit, convulsions et perte de connaissance (4).

Le *Ligusticum levisticum* (L.) bouilli dans de la bière, empoi-

(1) Kobert, *Lehrb. d. Intoxicat.*, p. 633.
(2) Orfila (trad. allem.), *Lehrb. d. Toxikol.*, Bd II, p. 448.
(3) Harley, *St. Thomas Hosp. Rep.*, 1877, XXVI, p. 8.
(4) *Magazin für die Heilk.*, Bd XXI, p. 248 et Bd XXXI, p. 375.

sonna deux filles dont une en mourut. La racine contiendrait un poison pendant la période de floraison.

Heracleum Sphondylium (L.). — La *Grande Berce* possède une racine remplie d'un suc laiteux jaune. Les fruits fournissent une huile éthérée. Le suc âcre s'écoulant lors du décollement des branches provoquerait l'inflammation érisypélateuse des tissus avec lesquels il vient en contact (1). La racine est mangeable comme légume. L'*H. lanatum* (Micux.) agit, lui aussi, comme vésicant.

La racine de *Daucus Carota* (L.) (carotte commune) tue les souris.

Le *Ferula Narthex* (Boiss.) et d'autres espèces de *Ferula* fournissent l'*Asa fœtida* qui, employé comme médicament, a provoqué à plusieurs reprises : irritation stomacale, intestinale et rénale, ainsi que phénomènes cérébraux dépressifs. Cette plante est vénéneuse en février et en mars. Les brebis y sont le plus sensibles. Les symptômes toxiques n'apparaissent chez ces animaux et chez d'autres qu'après une fréquentation des pâturages durant six à huit jours. Ce sont des épistaxis, de l'hématurie, des hémorrhagies intestinales, etc.

Le *Thapsia garganica* (L.) produit à la peau : démangeaisons et bulles et, en cas d'application prolongée, pustules et ulcérations. En sont atteints les ouvriers qui en préparent les extraits. Donné à l'intérieur, il est suivi de vomissements et de diarrhée.

Le *Pastinaca sativa* (L.), enfoui longtemps dans le sol, deviendrait vénéneux. La littérature médicale contient un grand nombre d'empoisonnements par de soi-disant *Pastinaca* caractérisés par : engourdissement, secousses, coma, troubles respiratoires et cardiaques, tuméfaction de la langue, etc. Vraisemblablement, il s'agit, dans ces cas, d'espèces de *Sium* ou d'autres ombellifères toxiques que l'on a pris pour cette plante.

(1) Martens, *Bull. de l'Acad. belge*, 1857, p. 9.

ARALIACÉES

L'*Aralia spinosa* (L.) irrite la peau.

Polyscias nodosa (Seem.) [*Eupteron nodosum* (Miq.)]. Les feuilles engourdissent les poissons.

Hedera Hélix (L.). — Les semences de *lierre commun* renferment un *acide hédérique*, les feuilles et les racines contiennent un glucoside (*hélixine* ou *hédéraglucoside*). Le sarcocarpe est toxique. L'ingestion des baies aurait amené la mort des enfants. La croyance qu'une boisson de lierre rendrait fou était répandue dans l'antiquité.

CORNACÉES

Marlea vitiensis (Benth.) diminue chez les grenouilles l'action du cœur et provoque du vomissement. Le principe actif serait un alcaloïde, peu soluble dans l'eau et l'alcool dilué, insoluble dans le chloroforme et l'éther.

CAPRIFOLIACÉES

LONICERA XYLOSTEUM (L.). — Les baies de *chèvre-feuille des haies* qui contiennent l'amer **XYLOSTÉINE**, ont provoqué **chez les enfants** des empoisonnements même mortels. Surviennent **chez** les lapins après l'ingestion de cinq à sept baies fraîches : respiration ralentie, polyurie, diarrhée, paralysie et convulsions, et la mort a lieu après quelques heures (1).

L'administration des baies fut suivie **chez les enfants** de : congestion intense vers la tête et la poitrine, vomissements, diarrhée même sanguinolente (2), rétraction de l'abdomen, coliques, engourdissement, secousses musculaires dans les membres couverts de sueurs froides, lèvres sèches, respiration profonde, face rouge,

(1) Blattmann, *Schweiz. Zeitschr. f. Heilk.*, N. F., Bd III, p. 213.
(2) Jahn, *Casper's. med. Wochenschr.*, 1834, p. 293.

mydriase, photophobie, conjonctives injectées et pouls irrégulier. La guérison peut survenir dans l'espace de trois jours.

Sambucus ebulus (L.) (*hièble*) et *S. racemosa* (L.) (*sureau à grappes*). — Des enfants ayant mangé les fleurs, les feuilles, l'écorce, le suc de la racine ou les baies (1) de cette plante furent atteints d'une affection caractérisée par : vomissements, état douloureux de la muqueuse buccale, diarrhée même sanguinolente, douleurs abdominales, cyanose, vertiges, céphalée, perte de connaissance et mydriase. La guérison peut survenir dans un délai de quatorze jours environ, mais l'affection peut aussi se terminer par la mort. L'écorce de *S. nigra* (L.) (*sureau noir*) provoque chez les animaux : polyurie, vomissements et diarrhée. Les mêmes symptômes surviennent chez l'homme à la suite des doses élevées de fleurs de sureau.

Viburnum tinus (L.). — La *viorne commune* dénommée aussi *Laurus tinus* possède des baies qui peuvent provoquer de la cholérine. Les feuilles de *V. cassinoïdes* (L.) provoquent, elles aussi, de la gastro-entérite et amènent même la mort.

Symphoricarpos racemosus (Michx.). — La **SYMPHORINE** est non toxique pour les lapins ; néanmoins quatre enfants en ayant mangé beaucoup, furent atteints des phénomènes d'intoxication que voici : cholérine, délire et état comateux. L'expulsion des baies par vomissements amenda leur état (2).

RUBIACÉES

Le *Cephalantus occidentalis* (L.) contient une substance amère, la **CÉPHALANTINE** qui, à la dose de 0gr.2 par kilo d'animal, amène la mort en décomposant le sang : les globules sanguins se dissolvent. On trouve dans l'urine de l'oxyhémoglobine, ou de la méthémoglobine. Surviennent : convulsions, vomissements, diarrhée, paralysies, ictère. Les canalicules urinifères s'obstruent (3).

(1) Leduc et Chevalier, *Journ. de chim. méd.*, 1844, oct.
(2) Amyot, *Brit. med. Journ.*, 1885, I, p. 986.
(3) Mohrberg, *Dorpat. Arb.*, VIII, 1892.

Le *Sarcocephalus esculentus* (AFZEL.) fournit l'*écorce Doundaké*
et renferme deux résinoïdes azotées (1). Quant à l'assertion ancienne d'après laquelle une partie constituante de cette écorce
produirait de la catalepsie et des troubles respiratoires et cardiaques, d'où son emploi par les indigènes du Rio-Nunez dans le
but d'envenimer les flèches, elle est sujette à caution jusqu'à
plus ample informé.

Mitragyna speciosa (KORTH.). — Les feuilles seraient employées
à la presqu'île de Malacca comme succédané de l'opium (2).

L'*Uncaria glabrata* (DC.), l'*U. pilosa* (ROXB.) et l'*U. ovalifolia*
(ROXB.) contiennent un alcaloïde qui paralyse la respiration.

CINCHONA (L.). — **QUININE.** — Les empoisonnements par la
quinine ont eu pour causes : erreurs dans la préparation, prescription des doses par trop élevées et méprises (on l'a prise pour
un autre médicament). Les enfants ont été intoxiqués par 1 à
2 gr., mais ils ont eu la vie sauve après 3 gr. (3); parfois on
rencontre des adultes qui n'en supportent pas même de petites
doses. Les doses de 3 à 4 gr. (en une seule fois) et de 5 à 7 gr.
(en vingt-quatre heures) peuvent être considérées comme doses
toxiques, parfois même léthales, quoique, dans certains cas, on
ait toléré des doses encore plus élevées. Ainsi, on prétend que,
dans un cas, 30 gr. de sulfate de quinine n'auraient provoqué
que de la surdité et un sommeil profond et, dans un autre cas,
11 gr. ont été suivis d'une maladie de quelques jours sans que
la mort s'ensuivît. Mais, en revanche, on l'a vue survenir dans
l'espace d'un jour et demi environ après l'administration de
3gr.5, dont les premiers 3 gr. furent pris le premier jour en
douze fois (4). L'apparition et la marche de l'empoisonnement,
dans un sens favorable ou défavorable, peuvent, dans des limites
extrêmement étendues, être influencées par l'individualité, l'idio-

<hr>

(1) HECKEL et SCHLAGDENHAUFFEN, *C. R. de l'Ac. d. Sc* , t. C, p. 69.
(2) HOLMES, *Pharm. Journ.*, 1895, n° 1801, p. 1095.
(3) WRIGHT, *New-York med. Journ.*, 1884, 2 fevr.
(4) *London med. Gaz.*, juin 1843.

syncrasie, l'accoutumance, les maladies (fièvre typhoïde, lésions cardiaques, etc.). Le remède s'élimine en majeure partie par l'urine où on peut le déceler chez les sujets bien portants après une à trois heures et, chez les malades (mal de Bright, tuméfaction chronique de la rate), plus tard : elle s'y trouve pendant plusieurs jours. Une partie se transformerait en dihydroxylquinine (1). De petites quantités de quinine passent aussi dans le lait, la peau, les larmes, la salive, l'intestin (2), la bile et le foie, ainsi que dans la circulation fœtale. Le nouveau-né élimine en soixante-douze heures, environ, la quinine prise par lui pendant la vie intra-utérine. D'après Merckel, 86 à 88 p. 100 de la quinine est entièrement détruite dans le corps des chiens. Les 12 à 14 p. 100 restant apparaissent dans l'urine comme un produit basique de métamorphose de la quinine, produit qui se forme aux dépens de cette dernière de telle sorte qu'il y ait eu en même temps alkylisation et oxydation de la molécule de quinine sans introduction directe d'oxygène dans la molécule.

Les mouvements amœboïdes des leucocytes sont abolis par la quinine (3), comme le font aussi un grand nombre d'autres substances (camphre, iodoforme, etc.). Donnée à doses élevées, elle abaisse la pression sanguine, paralyse le centre vasomoteur et diminue ou abolit l'excitabilité réflexe (4).

La quinine, à la dose de 2 gr., provoque **chez les chiens** : vomissements, mydriase, respiration laborieuse, immobilité, tremblements et convulsions, et la mort survient dans l'espace de vingt-deux heures (5); chez les lapins, c'est la paraplégie (train postérieur) qui se rencontre dans la majorité des cas.

Ont été observés **chez l'homme**, à la suite de l'administration des doses toxiques ou en cas d'idiosyncrasie (6) : parfois saignements de la gencive, gastralgies qui peuvent s'irradier au loin-

---

(1) KERNER, *Arch. f. d. ges. Phsiol.*, 1870, p. 93.
(2) WELITSCHKOWSKI, *Petersb. med. Wochenschr.*, 1876.
(3) BINZ, *Arch. für path. Anat*, Bd XLVII, p. 159.
(4) Voir G. POUCHET, *Leçons de pharmacodynamie et de matière médicale*, 3e série, qui contiennent la meilleure description des qualités biologiques de la quinine.
(5) MÉLIER, *Mém. de l'Ac. de Méd.*, t. X, 1843, p. 725.
(6) Pour la bibliographie, v. L. LEWIN, *Nebenwirk. d. Arzneim.*, 1899, p. 400.

tain, vomissements apparaissant après quelques heures, diarrhée parfois sanguinolente ; de plus, tuméfaction des lèvres, ou de la langue et de la face, et salivation. Quant à l'albuminurie, à l'ischurie et à l'hématurie (hémoglobinurie, méthémoglobinurie), elles ne surviennent que rarement. L'avortement survenant, dans n'importe quelle période de la grossesse, de cinq minutes à une heure après l'administration de la quinine, a été souvent observé, même sans que l'on pût en rendre responsable une fièvre concomitante (1). L'épistaxis et les hémoptysies ont été souvent observées après l'emploi de la quinine. Surviennent aussi : éruptions cutanées (érythème scarlatineux, inflammation cutanée érisypélatoïde ou gangréneuse, urticaire, eczéma, bulles, pétéchies, etc.) ainsi qu'œdème cutané (2) et enanthèmes. La fièvre peut accompagner les exanthèmes, mais elle peut aussi apparaître toute seule.

Voici les troubles nerveux observés : troubles mentaux (mélancoliques ou maniaques) persistant des heures ou des mois entiers, accompagnés ou non d'hallucinations des divers organes des sens, états d'angoisse, céphalée, vertige, hyperalgésie, rarement anesthésie aux membres, contractions idio-musculaires, tressautements des muscles, convulsions cloniques ou tétaniques et hémiplégie. Ces symptômes peuvent s'associer aux troubles visuels et auditifs suivants : immobilité pupillaire, diminution de l'acuité visuelle (lumière et couleurs), rétrécissement du champ visuel, diminution du sens lumineux et des couleurs, cécité transitoire ou persistante : dans ce dernier cas, les seuls signes objectifs trouvés à l'examen ophthalmoscopique sont la constriction très accusée des vaisseaux rétiniens et la pâleur des papilles, dont les contours sont parfois nuageux (3) ; ces troubles visuels sont souvent accompagnés de : bourdonnements d'oreilles, dureté de l'ouïe, surdité passagère ou permanente, probablement non de cause nerveuse, mais par suite de l'inflammation de l'oreille interne. La quinine provoquerait aussi du mutisme. Le collapsus

----

(1) LEWIN und BRENNING, *Die Fruchtabtreibung durch Gifte*, 1899, p. 244.
(2) HEUSINGER, *Berl. klin. Wochenschr.*, 1877, p. 364.
(3) Voir dans G. POUCHET, *Leçons de pharmacodynamie et de matière médicale*, 3e série, p. 217, la description des lésions de l'appareil nerveux de l'œil déterminées par la quinine

avec face cyanosée et peau [froide se rencontre assez fréquemment. La respiration peut devenir irrégulière, stertoreuse et s'associer à l'angoisse précordiale, à la toux ou à une sensation d'étouffement. La mort, par paralysie du centre respiratoire, peut avoir lieu dans le collapsus, précédée ou non de convulsions. Un homme atteint de rhumatisme articulaire aigu ayant pris 3gr.5 de sulfate de quinine, se mit brusquement à se rouler dans le lit, du délire violent éclata et la mort s'ensuivit dans quelques heures. Ordinairement, l'intoxication se termine par la guérison. La guérison ne survint que petit à petit dans un cas où 22 gr. de sulfate de quinine avaient été pris par méprise.

Les **lésions trouvées à l'autopsie** des sujets et des animaux morts empoisonnés par la quinine, à savoir, congestion des organes internes, sont sans valeur aucune au point de vue du diagnostic.

Recherche. — Une solution de quinine additionnée d'eau chlorée (ou bromée) fraîche et d'un peu d'ammoniaque, prend une coloration vert émeraude (*Thalléiochine, vert de Kœchlin*). Lorsqu'une solution alcalinisée d'un sel de quinine est agitée avec l'éther ou le chloroforme, la quinine extraite par ces dissolvants s'obtient à l'état amorphe après leur évaporation. Pour l'obtenir à l'état plus pur, elle sera traitée par l'éther de pétrole, le chloroforme, ou le benzol. Si le résidu obtenu est chauffé avec un mélange d'acide sulfurique dilué et d'une solution alcoolique d'iode diluée, on voit se former des cristaux en forme de petites feuilles présentant à la lumière incidente un éclat vert métallique (*Hérapathite*). Les solutions des sels de quinine sont lévogyres ; en solution dans l'acide sulfurique ils possèdent une fluorescence bleue et leur saveur est amère.

Traitement. — A l'exception des troubles visuels et auditifs plus accusés, la plupart des phénomènes d'intoxication quinique disparaissent spontanément. Contre les premiers, GRAEFE a eu recours, sans succès bien brillant, à la saignée locale aux tempes. Il serait plus utile de prescrire les inhalations de nitrite d'amyle. Le collapsus, dangereux pour la vie du malade, sera combattu à l'aide des frictions avec des draps chauds, des sinapismes et de l'administration des stimulants ; contre les troubles respiratoires, on pratiquera la respiration artificielle. Le poison se trouve-t-il encore dans l'estomac, on s'en débarrassera à l'aide des vomitifs ou des lavages de l'estomac. *Le meilleur procédé pour prévenir l'intoxication quinique dont souffre d'une façon inconsciente plus d'un voyageur soi-disant atteint d'une maladie des pays chauds, c'est d'administrer la quinine d'une manière intelligente, non routinière.*

La **QUINIDINE** ou la **CONQUININE**, contenue très souvent dans le sulfate de quinine, provoque des vomissements chez les chiens (1). Donnée à la dose de 1 gr. à 1gr.5, elle fut suivie chez l'homme de vomissements et affaiblissement du pouls, et, dans un cas où un typhique en avait pris 4 gr., il est survenu du collapsus avec perte de connaissance, respiration et pouls intermittents. La mort se produisit au bout de sept jours (2). On a observé en outre : troubles cérébraux et des organes des sens comme avec la quinine, œdèmes étendus du corps et même ascite.

CINCHONINE. — Donné à doses toxiques, cet alcaloïde peut, pendant plusieurs jours, être décelé dans l'urine (3). Les doses élevées diminuent l'excitabilité des muscles (4). Le chlorhydrate de cinchonine a provoqué chez les animaux : vomissements, écoulement de mucus par la bouche et convulsions (3). La dose léthale pour les chiens est de 0gr.15 par kilo d'animal. L'administration de 0gr.6 à 1gr.2 fut suivie **chez l'homme** de : sécheresse de la bouche, du pharynx et de l'arrière-cavité des fosses nasales (5), ou salivation, gêne de la déglutition, vomissements, céphalée, vertiges, coliques, ténesme, amblyopie, bourdonnements d'oreilles, accélération du pouls et lipothymies. Les solutions aqueuses de sulfate ne donnent pas de fluorescence, ne fournissent pas la réaction de la thalléiochine et sont dextrogyres.

(1) Chirone et Curci, *Lyon méd.*, 1884, n° 44.
(2) Strümpell, *Berliner klin. Wochenschr.*, 1878, n° 46, p. 684.
(3) Johansen, *Beitr. z. Kenntn. d. Cinchoninresorpt.*, Dorpat, 1870.
(4) Kobert, *Arch. f. exp. Path. u. Pharm.*, Bd XV, p. 49.
(5) Albertoni, *Arch. f. exp. Path. u. Pharm.*, Bd XV, p. 272.

CINCHONIDINE. — Cet alcaloïde isomère avec la cinchonine est lévogyre, son sulfate ne donne pas de fluorescence. La cinchonidine peut donner naissance à des empoisonnements et même amener la mort. Elle produit des convulsions chez les chats et les chiens (même indépendantes du cerveau), l'abolition de l'excitabilité réflexe et de l'ataxie (1). La dose léthale pour les chiens est de 0gr.2 à 0gr.4 environ par kilo d'animal.

Employée thérapeutiquement, la *cinchonidine* peut donner naissance à : exanthèmes, tuméfaction de la face, vomissements, gastralgies, troubles auditifs et visuels, vertiges, insomnie, céphalée, tremblements et tressautement des tendons. Chez un enfant ayant pris par mégarde 7gr.2 de sulfate de cinchonidine en six heures, on a vu survenir : convulsions et collapsus, hypothermie (jusqu'à 35°), pouls imperceptible, pâleur de la peau, mydriase et altérations de la conscience. Mort le lendemain matin. — **Autopsie** : Anémie cérébrale.

QUINOÏDINE. — Composée essentiellement de *quinine amorphe*, de *quinidine* et de *cinchonine*, elle amène chez les animaux, à doses relativement petites, la mort en quatre à six heures au milieu de vomissements et de convulsions. A la dose de 10 gr., elle a provoqué la mort d'un adulte, et, à la dose de 5 gr., celle d'un enfant en une demi-heure (2).

CINCHONAMINE. — Le sulfate de cet alcaloïde obtenu du *Remijia Purdieana* (WEDD.) produit : salivation, affaiblissement de l'énergie cardiaque jusqu'à arrêt en diastole et convulsions toniques. Les convulsions éclatèrent chez un homme à la suite de 1gr.2. Le chloroforme les fait cesser.

Le *Randia dumetorum* (LAM.) est employé comme poison pour poissons. Les semences agissent comme émétique.

Le *Chiococca anguifuga* (MART.) et le *Ch. racemosa* (L.) provoquent : nausées, vomissements et diarrhée.

(1) J.-E. WINTERS, *New-York med. Journ.*, 2 févr. 1884.
(2) M. TIDY, *Lancet*, 13 juillet 1872, p. 41.

Toxicologie.   44

COFFEA ARABICA (L.). — La **CAFÉINE** (*théine, triméthylxanthine, méthylthéobromine*) cristalline se trouve dans les semences de *Coffea arabica*, les feuilles de *Thea chinensis* (L.), d'*Ilex paraguayensis* (St. Hil.) (*Maté*) et d'*I. Cassine* (Walt.) (*thé des Apalaches*), les fruits de *Paullinia sorbilis* (Mart.) (*pâte Guarana*) et les fruits de *Sterculia acuminata* (Beauv.) *noix de Kola*. Les empoisonnements ont eu pour causes : méprises (on l'a prise pour une autre substance), doses thérapeutiques par trop élevées ou absorption des infusions par trop concentrées (1) pour provoquer l'avortement. L'accoutumance permet d'en supporter des doses plus élevées. L'empoisonnement peut déjà avoir lieu après 0gr.2 de caféine ou quatre tasses de café fort. Mais la guérison fut encore obtenue après 4 gr. de caféine (2), après l'absorption d'une infusion préparée avec deux cent cinquante fèves de café (3) et après l'absorption de trente-deux tasses de café fait avec cent vingt-huit fèves torréfiées (4). Prennent également part à l'action toxique les produits empyreumatiques des fèves de café torréfiées (*Caféone*) qui excitent le cerveau. La caféine a été fréquemment administrée à la dose quotidienne de 2gr.5, sans inconvénient aucun (5). Les chiens périssent à la suite de 0gr.5 de caféine par kilo en injection sous-cutanée, les chevaux avec 0gr.2, les bœufs et les cochons avec 0gr.3 par kilo.

La caféine à fortes doses élève la température du sang (6). Elle produit chez *Rana temporaria* une rigidité musculaire particulière ressemblant fortement à la rigidité cadavérique, chez *R. esculenta*, du tétanos réflexe (7); et **chez les animaux à sang chaud :** convulsions suivies de paralysies, salivation, accélération du pouls, abaissement de la pression sanguine à la suite des doses élevées et mort par paralysie cardiaque.

L'administration de la *caféine* fut suivie **chez l'homme** de : sensation de brûlure à la gorge, gastralgies, nausées, vomisse-

---

(1) Clemens, *Deutsche Klin.*, 1867, n° 1, p. 4.

(2) Routh, *Lancet*, 1883, 21 avril.

(3) Fort, *Journ. de méd.*, 1885, p. 8 ; — Curschmann, *D. Klin.*, 1873, p. 337.

(4) Troschel, *Preuss. Vereinszeit.*, 1843, n° 21, p. 92.

(5) Becher, *Wiener med. Blätter*, 1884, n° 21, p. 640.

(6) Binz, *Arch. f. exp. Path. u. Pharm.*, Bd IX, p. 32.

(7) Schmiedeberg, *Arch. f. exp. Path. u. Pharm.*, Bd II, p. 72.

ments, angoisse précordiale, engourdissement, bourdonnements d'oreilles, vertiges, agitation, tremblement des extrémités et collapsus avec pouls petit, irrégulier et refroidissement des membres. La conscience est conservée.

L'empoisonnement par l'*infusion de café* s'est manifesté immédiatement ou après une à deux heures par : chaleur insupportable et congestion vers la tête, angoisse, sueurs, dyspnée, palpitations, ralentissement du pouls, fièvre, céphalée, perte de la parole, vertiges, douleurs lancinantes à l'abdomen, besoin impérieux d'uriner avec impossibilité de vider la vessie, diminution de la puissance et de l'excitabilité sexuelles, tremblements et délire. L'*absorption du thé en quantités excessives* fut quelquefois suivie de la tuméfaction du foie. La guérison a lieu, dans la majorité des cas, dans le cours de vingt-quatre à quarante-huit heures. Dans un cas, l'abdomen était encore météorisé et dur le cinquième jour après l'absorption du café, surtout dans la région vésicale ; la vessie était très sensible à la pression. Une douleur tout à fait indépendante de la pression siégeait à la région sous-splénique. L'estomac était encore sensible, les aliments n'étaient pas tolérés. L'ischurie persistait toujours.

L'intoxication chronique par le café et le thé est fréquente, mais elle est rarement diagnostiquée. Ce sont les dégustateurs professionnels du thé qui en sont le plus fortement atteints. Les sujets jeunes, anémiques et décrépits, succombent à l'intoxication, parfois aussi les sujets robustes. On a observé : troubles gastro-intestinaux (anorexie, dyspepsie, douleurs épigastriques, nausées, vomissements, constipation), troubles cardiaques (palpitations, accès d'angoisse précordiale, troubles de la circulation sanguine), symptômes nerveux (affaiblissement du goût et de l'odorat, troubles visuels, bourdonnements d'oreilles, hystérie, neurasthénie, tremblements des mains, troubles du sommeil, hallucinations auditives), etc. Tout cela démontre que les *Teatotalers*, en substituant à l'alcool des quantités correspondantes de thé et de café, n'absorbent pas de boissons complètement inoffensives (1).

____

(1) L. Lewin, *Die Nebenwirk. d. Arzneimittel,* 3ᵉ édition, 1899, p. 247. — Voir éga-

Recherche. — La caféine est extraite de ses solutions acides ou alcalines par l'éther et aussi par le chloroforme. La caféine telle quelle n'est éliminée qu'en petite quantité par l'urine où la majeure partie arrive déjà à l'état de xanthine (1). Le produit obtenu sera évaporé au bain-marie en présence de l'acide azotique : le résidu additionné d'ammoniaque se colore en rouge pourpre (réaction de la murexide).

Traitement. — Vomitifs, excitations cutanées, inhalations de nitrite d'amyle, injections sous-cutanées de morphine, ainsi que respiration artificielle. L'ischurie a été combattue efficacement par les bains de siège de vapeur, les sangsues, ainsi que les compresses humides.

L'**ÉTHOXYCAFÉINE** provoque chez les grenouilles : hypoexcitabilité réflexe, paralysies d'origine centrale et mort. Les cobayes furent tués par 0gr.1 environ par kilo d'animal. Donnée à la dose de 0gr.5 à 1 gr., elle a provoqué **chez l'homme** : frissonnements, nausées, vomissements, gastralgies, céphalée, vertiges et engourdissement (2). La **MÉTHOXYCAFÉINE** est moins toxique que l'éthoxycaféine. C'est seulement à la dose de 0gr.2 que l'**HYDROXYCAFÉINE** agit sur les grenouilles à la manière de la caféine.

CEPHÆLIS IPECACUANHA (Rich.) — Outre l'alcaloïde **CÉPHÉLINE** peu étudié, la *racine d'ipéca* contient encore de l'**ÉMÉTINE**. Le broiement et la pulvérisation ont souvent provoqué des empoisonnements dans les pharmacies et les drogueries. L'émétine, à la dose de 0gr.6, fait périr les chiens dans l'espace de quinze heures environ, et, à la dose de 0gr.05 (3), elle tue les lapins par paralysie cardiaque. La mort est précédée d'abaissement de la pression sanguine (4).

---

lement, au sujet de l'action de la caféine comme prétendu agent d'épargne : G. Pouchet, Action de la caféine et des caféiques sur la nutrition, *Bulletin général de thérapeutique*, t. CXXXV, 1898, p. 753.

(1) Albanese, *Arch. f. exp. Path. u. Pharm.*, Bd XXXV, p. 461.
(2) Filehne, *Arch. f. Anat. u. Phys.*, 1885, p. 85.
(3) Magendie et Pelletier, *Journ. univers.*, 1816, t. IV, p. 322.
(4) Podwyssotzki, *Arch. f. exp. Path. u. Pharm.*, Bd XI, p. 231.

L'ipécacuanha et l'émétine provoquent l'inflammation des muqueuses et de la peau ; les frictions répétées font apparaître sur la peau des papules (1) ou des pustules ombiliquées (2). L'émétine en injections sous-cutanées peut s'éliminer en partie par l'estomac et l'intestin où elle peut aussi agir comme phlogogène. L'inhalation de *poussière d'ipécacuanha* fut suivie de : vomissements, sensation de constriction au pharynx, angoisse thoracique, asthme (3), toux convulsive, accès de suffocation, face livide (4), conjonctives injectées et tuméfiées et troubles visuels passagers ainsi que frissonnements. L'emploi thérapeutique de l'ipécacuanha provoque parfois : diarrhée avec ténesme, toux et dyspnée.

Lésions trouvées à l'autopsie des animaux : inflammation de la muqueuse de l'intestin et de l'estomac qui est ecchymosée, inflammation du parenchyme pulmonaire. L'émétine peut être *décelée* dans l'urine et la bile. L'éther l'enlève aux liquides alcalins. L'intoxication par l'ipécacuanha sera *traitée* par les décoctions de racine de ratanhia, ou une solution de tannin à 2 p. 100. Les muqueuses irritées par la poussière d'ipécacuanha seront arrosées d'une solution de tannin.

Lasianthus. Une espèce appartenant peut-être à ce genre est employée à Malacca comme poison des flèches *(Prual)*. La drogue provoque au lieu d'injection des extravasats sanguins et de la rigidité musculaire. Le « prual » est peut-être préparé aussi avec *Coptosapelta flavescens* (KORTH.).

Palicourea. Les feuilles et surtout les fruits de plusieurs espèces de ce genre sont doués de propriétés toxiques. Les fruits sont employés au Brésil pour empoisonner les souris. Le *P. Marcgravii* (ST.-HIL.) renferme un suc qui passe pour être toxique surtout pour les pigeons. Ce suc paraît contenir un alcaloïde, la **PALICOURINE**, et un acide myoctonique toxique. Le *P. rigida*

(1) BAZIN, *Leçons sur les aff. cut. artif.*, Paris, 1862, p. 106.
(2) DELIEUX, *Gaz. de Paris*, 1852, n° 6.
(3) GOTTSTEIN, *Bresl. ärztl. Zeitschr.*, 1881, n° 15.
(4) PRIEGER, *Rust's Mag.*, Bd XXXII, p. 182.

(H. B. K.) (*Douradinha*) renferme une base paralysant les grenouilles à la dose de 0gr.01 et un second corps toxique.

Asperula odorata (L.). La *reine des bois*, grâce à sa teneur en
Coumarine (v. ce mot), peut provoquer des phénomènes du côté
du système nerveux, mais elle peut aussi produire de la diarrhée
et des coliques. La céphalée consécutive à l'absorption de la
« boisson de mai » doit être attribuée à la coumarine.

VALÉRIANACÉES

La *valériane*, *Valeriana officinalis* (L.), contient : *essence de
valériane* (pinène, camphène, bornéol, formiate de bornyle,
etc.) et *acide valérianique* ($C^5H^{10}O^2$). Tous deux diminuent l'excitabilité réflexe après l'avoir exagérée d'une manière transitoire.
L'acide tue les lapins, à la dose de 6 à 8 gr., à la suite de gastroentérite. Donnée à doses élevées, la plante provoque **chez**
l'homme : coliques, nausées, renvois, diarrhée, céphalée, peut-
être aussi : vertiges, hallucinations, mydriase, délire, troubles
visuels, besoin impérieux d'uriner et battements cardiaques irréguliers.

COMPOSÉES

Le *Vernonia nigritiana* (Oliv. et Hiern) employé dans l'Afrique
de l'Est comme fébrifuge (*Batjentjor*) contient dans la racine la
VERNONINE (1) ressemblant légèrement, de par son action, à la
digitaline. Le *V. anthelmenthica* (Willd.) tue les vers intestinaux.

L'*Eupatorium perfoliatum* (L.) contient l'amer **EUPATORINE**
qui forme un azotate cristallin. L'eupatorine s'est montrée
toxique pour les souris.

L'*Ageratum conyzoïdes* (L.) (*herbe à pisser*) irrite les reins.

Mikania Guaco (L.). — L'extrait de cette plante connue comme

(1) Heckel et Schlagdenhauffen, *Bullet. de l'Ac. de méd.*, Paris, 1888, 23 mai.

antidote de la morsure des serpents, provoque chez les animaux : vomissements, diarrhée, accélération de la respiration qui devient en même temps plus superficielle, diminution de la fréquence du pouls, abaissement de la pression sanguine, albuminurie, abaissement de la température et mort (1). L'administration de la soi-disant partie constituante active, la **GUACINE**, est suivie **chez l'homme** de : vomissements et sueurs.

Grindelia robusta (Nutt.). Grâce à sa teneur en huile éthérée et en substances contenant de la saponine, il est aussi un poison pour l'homme.

L'*Eurybia Moschata* contient le glucoside **EURYBINE** qui, à la dose de 0gr.7, provoque des vomissements chez les chats et tue les grenouilles à la dose de 0gr.05.

Le *Pterigeron ascendens* (Benth.) passe en Australie pour vénéneux.

Le *Solidago odorata* (Att.) irrite la peau. Le *S. virga aurea* (L.) rend malades les chevaux qui en mangent en abondance et peut même les faire périr après un intervalle de deux semaines à trois mois, en déterminant les symptômes suivants : élévation de la température, œdème des cuisses et de l'abdomen, amaigrissement. La rate s'hypertrophie considérablement; elle peut arriver jusqu'à peser 5 kilos.

Le *Clibadium asperum* (DC.) possède une saveur amère et est employé dans l'Amérique du Sud pour engourdir les poissons, ainsi que le *Cl. Barbasco* (DC.). Les feuilles mélangées avec de la viande sont roulées en boules que l'on jette dans l'eau : dans la plupart des cas les poissons en meurent (2).

Echinacea angustifolia (DC.). La racine provoque : salivation et sécrétion profuse de la sueur.

(1) Butte, *Annales de la policlin.*, 1890, p. 35, 60 et suiv.
(2) Schomburgk, *Reise in brit. Guyana*, 1848, II, p. 434.

L'*Ichthyothere Cunabi* (MART.) est employé à la Guyane pour engourdir les poissons (1).

Le *Xanthium spinosum* (L.) est, dans certains stades de croissance, un poison pour les troupeaux. Plus désastreuse est encore l'action du *X. strumarium* (L.) qui, à l'état jeune et succulent, peut tuer jusqu'à 50 p. 100 du troupeau. Les expériences instituées à ce sujet ont démontré que, chez les bêtes à cornes, il provoque la paralysie cardiaque sans convulsions.

Montanoa tomentosa (LLAV. et LEX.). La décoction de feuilles incite prématurément les mouvements utérins. L'**ACIDE MONTANOÏQUE** agirait comme l'ergotine.

L'*Helianthus annuus* (L.) affaiblit l'énergie cardiaque chez les animaux à sang chaud et à sang froid, abaisse la pression sanguine et produit le sommeil. La rate diminue de volume (2).

Le *Spilanthes Acmella* (L.) sert dans les Indes pour empoisonner les poissons. Comme le *S. oleracea* (JACQ.), il semble posséder un principe âcre qui commence par irriter les muqueuses pour les anesthésier ensuite.

Le *Bidens frondosa* (L.) provoque l'irritation et l'inflammation de la peau.

Le *Schkuhria abrotanoïdes* (ROTH.) tue les insectes.

Inula Helenium (L.). Donné à doses élevées le stéaroptène de l'*aunée*, l'*huile d'aunée*, **HÉLÉNINE**, comme le font d'autres corps analogues, peut affaiblir l'énergie du cerveau et de la moelle épinière, d'où, entre autres, abolition de l'excitabilité réflexe, ou même paralysies.

Anacyclus Pyrethrum (DC.) [*Matricaria Pyrethrum* (H. BN.)]. La partie constituante active, la **PELLITORINE** est obtenue de la résine. Elle paraît être un dérivé de la pyridine; elle est analogue

<hr>

(1) COUDREAU, *Etudes sur les Guyanes*, 1887, p. 166.
(2) TSCHIRWINSKY, *Arch. f. exp. Path. u. Pharm.*, 1894, p. 162.

à la pipérovatine en ce qu'elle provoque des convulsions tétaniques (1). On vient d'obtenir de la *racine de camomille*, *Anthemis nobilis* (L.) [*Matricaria nobilis* (H. Bn.)], une **PYRÉTHRINE** cristalline fondant à 46°, soluble dans l'alcool, insoluble dans l'eau, les acides et les alcalis, à saveur brûlante et provoquant sur la langue une inflammation (2).

Leucanthemum vulgare (Lam.). Il provoquerait à la peau des sujets très sensibles à son action : inflammation avec démangeaisons, chaleur et formation de bulles.

L'*Anthemis Cotula* (L.) rubéfie la peau et, le cas échéant, y provoque la formation de bulles.

PYRETHRUM. — Le *Pyrethrum roseum* (Bieb.) [(*Chrysanthemum coccineum*, Willd.)], le *P. carneum* (Bieb.), le *P. caucasicum* (Willd.) et le *P. cinerarifolium* (Trev.) fournissent la *poudre insecticide*. Les fleurs renferment une huile éthérée, un acide pyréthrotoxique, l'acide chrysanthémique volatil. Le *C. cinerarifolium* contient l'alcaloïde **CHRYSANTHÉMINE** ($C^{14}H^{28}Az^2O^3$) (3). La poudre des plantes est un poison pour les insectes. Ses émanations provoqueraient de l'inflammation chez l'homme. Une femme qui en avait répandu beaucoup sur son lit fut atteinte de : céphalée, bourdonnements d'oreilles, pâleur de la face, douleurs à l'épigastre, nausées et phénomènes ressemblant à de la syncope (4). La déglutition de la poudre insecticide en grande quantité fut parfois suivie de troubles de la respiration et de perte de connaissance (5).

Le *Centipeda orbicularis* (Clarke) est suspecté dans quelques districts de l'Australie d'être un poison pour les troupeaux.

TANACETUM VULGARE (L.). — *L'herbe aux vers* renferme une

---

(1) Dunstan and Garnett, *Chemic. News*, 1895.
(2) Schneegans, *Naturforschervers. in Frankfurt a. M.*, oct. 1896.
(3) Zucco, *Rendic. d. Acad. dei Linc.*, VI, p. 571.
(4) Boucard, *L'Union méd*, 1858, p. 57.
(5) Ferrand, *Revue de thérap.*, 1897, 15 mars.

huile éthérée. Employées comme vermifuge (1) aussi bien que comme remède pour provoquer l'avortement, l'infusion de la plante et l'huile ont provoqué des empoisonnements à plusieurs reprises. Outre le camphre et le bornéol, *l'huile de tanaisie* contient la **THUJONE** (*tanacétone, hydrure de tanacétyle*, $C^{10}H^{16}O$), une méthylcétone. L'inhalation des vapeurs de tanacétone provoque **chez les grenouilles** : perte définitive des mouvements volontaires et réflexes et paralysie des terminaisons nerveuses intra-musculaires. **Chez les animaux à sang chaud,** les inhalations aussi bien que les injections sous-cutanées de tanacétone, comme le fait le camphre isomère, provoquent : convulsions, état ressemblant à de l'ivresse, salivation, abaissement de la température et arythmie cardiaque (2).

Des personnes ayant pris l'huile à la dose de 15 à 30 gr., moururent en deux à trois heures et demie au milieu de convulsions qui éclataient par accès à cinq ou dix minutes d'intervalle et se manifestaient quelquefois sous forme d'opisthotonos et de trismus (3). Les malades perdent connaissance, la face devient rouge, ils ont de l'écume aux lèvres, les pupilles dilatées sont immobiles et la respiration accélérée est stertoreuse. On a observé dans un cas d'intoxication par *l'infusion de la plante* : peau froide, myosis et paralysie des muscles volontaires. La mastication des fleurs peut donner naissance à la tuméfaction des lèvres et l'empoisonnement par l'huile peut s'accompagner d'éruptions cutanées.

Autopsie. — Les cavités naturelles présentent l'odeur de l'huile. On a trouvé de la gastrite, mais les organes génitaux n'étaient pas enflammés. L'empoisonnement sera traité par les vomitifs, les purgatifs, les lavements excitants et les stimulants.

ARTEMISIA ABSINTHIUM (L.). — *L'absinthe* dont un auteur ancien disait déjà : « At tetra Absinthi natura », contient une huile

---

(1) SPEIER, *Northwestern Lancet,* 1885, 1 févr. ; — BAILEY, *Saint-Louis Courier,* 1885, avr. ; *Med. News,* 1889, p. 408.
(2) PUTZEYS, *Bull. de l'Ac. de Méd. belge,* 3ᵉ série, t. XII, nᵒ 11.
(3) DALTON, *Schmidt's Jahrb.,* Bd LXXIV, p. 296.

éthérée toxique (*Thujone*) et une substance amère, l'**ABSINTHINE**. *L'essence d'absinthe* abolit chez les grenouilles l'excitabilité de la moelle épinière. Les doses moyennes élèvent la pression sanguine chez les animaux à sang chaud, tandis qu'elle est abaissée par les doses élevées. Le pouls restant normal, la respiration devient dyspnéique et la mort a lieu par paralysie du centre respiratoire. Les ulcères et l'inflammation de l'estomac et de l'intestin ainsi que des reins se rencontrent rarement. L'action nuisible de *l'absinthe* est attribuée principalement à sa teneur en essence d'absinthe. C'est surtout elle qui provoque l'épilepsie chez les buveurs d'absinthe. Déjà vers la fin du xviie siècle on rapporta que partout où l'on se servait, pour la préparation de la bière, de l'absinthe, aux lieu et place du houblon, les buveurs auraient ressenti des phénomènes très désagréables, tels que, par exemple, vertiges, céphalée atroce, etc.

L'absinthisme moderne n'est qu'en partie identique à l'alcoolisme. On a noté les symptômes que voici : fourmillements, tiraillements douloureux aux membres, hyperesthésie des nerfs cutanés, tremblements, amnésie, hallucinations et épilepsie. Il y a quelque temps on affirma que ni l'alcool, ni l'essence d'absinthe ne sont responsables de cet état, mais que tous les deux réunis en combinaison avec les autres essences contenues dans l'absinthe, par exemple, essence d'anis, essence de fenouil, etc., provoquent tout cet ensemble de phénomènes morbides (1). Donnée à petites doses, l'essence d'absinthe provoque chez les mammifères : tremblement musculaire et secousses musculaires saccadées qui s'étendent de la tête au corps tout entier. Les doses élevées sont suivies en outre de : trismus ou convulsions avec resserrement des mâchoires, respiration stertoreuse et évacuation involontaire de l'urine et des matières fécales. Ces accès se répètent à dix ou vingt minutes d'intervalle (2).

Prise à doses élevées, l'absinthe provoque **chez l'homme** : gastralgies, nausées, vomissements, probablement aussi vertiges et

---

(1) Cadéac et Meunier, *Rev. d'hygiène*, XI, p. 1060; — *Bullet. de l'Ac. de Méd.*, 1889, 10 sept.

(2) Magnan, *C. R. de l'Ac. d. Sc.*, t. LXXII, 5, 1871, et *Gaz. des hôp.*, 1869, p. 79-82, et suiv.; — Laborde, *L'Un. méd.*, 1889, p. 516.

engourdissement. Un homme ayant absorbé une *infusion con-centrée* d'absinthe, fut atteint de vertiges, faiblesse, tremblement des jambes, besoin impérieux d'uriner persistant longtemps et sensation de cuisson au gland. L'absorption de 12 gr. *d'essence d'absinthe* fut suivie chez un adulte de : convulsions, trismus et apparition d'écume aux lèvres (1). Les phénomènes morbides disparurent en quarante-huit heures. L'*absinthine* à doses élevées pourrait, elle aussi, provoquer du vertige et de l'engourdisse-ment. Les pigeons en supportent, sans accident aucun, jusqu'à 2 gr. (2). On a trouvé quelquefois des ecchymoses sur le péri-carde et l'endocarde des animaux empoisonnés par l'essence d'absinthe (3).

L'*artemisia Abrotananum* (L.) contient l'alcaloïde **ABROTINE** qui est un poison cardiaque pour les grenouilles.

ARTEMISIA MARITIMA (L.). — **SANTONINE**. — Les empoisonne-ments par les capitules de l'*A. maritima* et par la **SANTONINE** ($C^{15}H^{18}O^3$, cétosantogénènelactone) qui s'y trouve tout au plus dans la proportion de 1,3 p. 100 [elle est contenue aussi dans l'*A. gallica* (WILLD.)] ont pour causes : son emploi thérapeutique (surtout si l'on a recours aux tablettes de santonine dont le dosage est loin d'être toujours bien exact) ou des accidents. On a vu des empoisonnements graves suivre déjà l'administration de 0 gr. 06 ou de 0 gr. 15 de santonine en trois jours (4), et la mort survenir douze heures après l'ingestion de 0 gr. 06 de san-tonine répétée deux fois (5), ou deux jours après l'administra-tion de moins de 10 gr. de fleurs de *Cina* (6). Cependant, on a obtenu, chez des enfants, la guérison après 0 gr. 72 de santonine et il ne survint que des phénomènes d'intoxication légère à la suite de la dose de 0gr.18 répétée deux fois. Des adultes ont pris,

(1) SMITH, *The Lancet*, 1862, 6 déc.
(2) ROUX, *Bull. gén. de thér.*, 1884, 30 nov.
(3) Consulter également, au sujet des intoxications par l'absinthe et les essences : G. POUCHET, *Leçons de pharmacodynamie et de matière médicale*, 2ᵉ série, p. 293 et 309.
(4) DEMME, *Ber. d. Jenner'schen Spitals*, 1891.
(5) GRIMM, *Schweiz. Zeitschr. f. Med.*, 1852, H. 4, p. 492.
(6) LINSTOW, *Vierteljahrsschr. f. Ger. Méd.*, Bd XXI, 1874, p. 80.

sans accident bien notable, la santonine à la dose de 0gr.5 et de 1 gr., et la santonine sodique à des doses plus élevées encore.

La santonine se dissolvant dans la salive, la bile, le suc pancréatique (1) et le suc gastrique (2), elle est absorbée par les voies digestives supérieures. La santonine fut trouvée dans l'intestin grêle d'un sujet auquel on avait fait des injections sous-cutanées de santonine sodique. Ce qui démontre la justesse de mon assertion qu'une partie de la santonine absorbée par l'estomac et l'intestin est de nouveau éliminée par l'intestin, c'est que la santonine a été trouvée, sous forme d'une substance colorée en rose, de préférence dans les portions inférieures du tractus intestinal (3). La santonine, à ce que l'on prétend, ne passerait pas dans le lait : je crois cette assertion inexacte. L'urine jaunie après l'emploi de la santonine, est lévogyre (4) et, à côté de la **SANTOGÉNINE** (5), elle contient, pendant deux à trois jours, la santonine probablement sous une forme qui est due à une transposition moléculaire par suite de déshydratation (6). L'urine contenant de la santonine peut devenir rouge si elle entre en putréfaction. Le danger principal de la santonine, c'est que, s'éliminant lentement, elle peut exercer des effets cumulatifs. Quelques phénomènes d'intoxication peuvent persister deux à trois jours. L'empoisonnement peut aussi avoir parcouru tout son cycle dans le cours de six à huit heures. Outre la santonine, l'*huile éthérée* contenue dans les capitules joue aussi un certain rôle dans l'intoxication.

Dans un cas d'intoxication **mortelle par les fleurs de Cina**, les phénomènes suivants ont été observés : vomissements de deux jours de durée, douleurs épigastriques, convulsions, peau froide, pupilles dilatées presque immobiles, somnolence et asphyxie. **L'empoisonnement par la santonine** donne naissance aux phénomènes que voici : scintillements, pupilles immobiles et xanthopsie

(1) SCHAUR, *Ursach. d. versch. Verhalt. einiger Harze*, Dorpat, 1866.

(2) CASPARI, *Ueber d. Verhalten d. Santonins*, Berlin, 1883.

(3) NEUMANN, *Der Nachweis d. Santonins*, Dorpat, 1883.

(4) L. LEWIN, *Die Nebenwirk. d. Arzneim.*, Berlin, 1899, p. 617.

(5) JAFFÉ, *Zeitschr f. klin. Med.*, Bd XVII, H. 3 et 4.

(6) L. LEWIN, *Berliner klin. Wochenschr.*, 1883, n° 12.

(le malade voit parfois violet) persistant quelquefois plus de douze heures. Les surfaces blanches apparaissent jaune-verdâtre ; les surfaces sombres, violettes ; les surfaces bleues, vertes ; les surfaces orangées, rouge-pâle ; et les surfaces vertes, jaune-gris. La xanthopsie est probablement due à des troubles fonctionnels de la rétine. L'amblyopie et l'amaurose, ainsi que les hallucinations de l'odorat et du goût, se rencontrent plus rarement. Apparaissent en outre plus ou moins souvent : sensation de cuisson à l'urèthre pendant la miction, strangurie, hématurie, albuminurie, nausées, vomissements, salivation, diarrhée, ictère, sueurs, urticaire, bulles, etc., tuméfaction œdémateuse de la face (1), fièvre et splénomégalie. La céphalée et le vertige sont presque constants. Surviennent souvent : état ressemblant à l'ivresse (2), tremblements, marche titubante, dérobement des jambes, respiration stertoreuse, convulsions tétaniques et trismus avec perte de connaissance. Dans des cas isolés, les jambes devinrent parésiées. Les convulsions peuvent persister plusieurs jours, mais dans les cas où c'est le sommeil profond qui prédomine, elles sont peu accusées et localisées seulement dans des membres isolés (3). Elles cessent chez les grenouilles dès que l'on sépare la moelle épinière du bulbe (4). A l'autopsie des animaux on a trouvé : congestion des méninges cérébro-spinales et du cerveau lui-même (5).

Recherche. — Seront utilisés dans ce but l'urine (qui devient rouge après addition de la lessive sodique), les matières vomies, les selles, l'estomac et la portion inférieure de l'intestin. On ne réussit à déceler la santonine dans le sang qui si elle a été absorbée en grande quantité et si l'examen est pratiqué peu de temps après. L'objet à examiner sera, d'après DRAGENDORFF, traité par un lait de chaux, macéré avec de l'alcool ; l'alcool sera chassé par la distillation et le résidu hydro-alcoolique repris par la benzine pour le purifier, puis, pour décomposer la santonine calcique, le

(1) SIEVEKING, *Brit., med. Journ.*, 1871, p. 166.
(2) ROSE, *Arch. f. path. Anat.*, Bd XVI, p. 233, et Bd XVIII, p. 15.
(3) HEIMBECK, *D. Amer. Apoth.-Zeit.*, 1 oct. 1884.
(4) BINZ, *Arch. f. exp. Path. u. Pharm.*, Bd. VI, p. 30.
(5) KRAUSS, *Wirk. des Santonins u. Santoninnatrons*, Tübingen, 1869.

liquide sera alors acidulé par l'acide chlorhydrique et traité de nouveau par la benzine : la benzine chassée, c'est la santonine qui reste. Elle est lévogyre et devient rouge si on la chauffe jusqu'à fusion avec du cyanure de potassium, ou bien lorsqu'on l'additionne de lessive potassique alcoolique, ou qu'on la traite par l'acide sulfurique concentré et le perchlorure de fer dilué, ou avec de l'acide sulfurique et de l'alcool éthylique.

Traitement. — Vomitifs, lavages de l'estomac et purgatifs en grande quantité, narcose par l'éther ou le chloroforme, ou la paraldéhyde à l'intérieur pour faire cesser les convulsions, et, le cas échéant, stimulants cardiaques.

L'*essence de semen-contra* (*Oleum Cinae*, cinéol et dipentène) provoque chez les animaux des secousses musculaires, ainsi que de l'hyperesthésie : elle tue les lapins à la dose de 2 gr. (1).

Le **SATONINOXIME** qui est un dérivé de la santonine, agit comme celle-ci, mais moins énergiquement. On peut en dire autant quant à la **PHOTOSANTONINE**, à l'**ACIDE SANTONIQUE** et aux isomères et dérivés voisins.

ARNICA MONTANA (L.). — Les fleurs et les racines d'*Arnica des montagnes* renferment une essence et une substance amère, l'**ARNICINE**. Des expériences ont été faites sur l'homme et les animaux avec toutes les parties de la plante qui devient inefficace lorsqu'elle est conservée longtemps, et des empoisonnements par la *teinture d'arnica* ont été consignés dans la littérature médicale. Les *fleurs d'arnica en poudre* provoquent la congestion des muqueuses, et la teinture, filtrée ou non filtrée, appliquée sur la peau, y donne naissance à une éruption eczémateuse dont l'apparition s'accompagne de démangeaisons et de douleurs. Dans quelques cas, les altérations cutanées accompagnées de fièvre présentaient les caractères de l'érysipèle et étaient suivies de la formation de bulles (2). La présence des fibres minces de la base du réceptacle, munies de crochets pouvant s'enfoncer

(1) Rose, *Arch. f. path. Anat.*, Bd XVI, p. 233.
(2) Ochsenheimer, *Oesterreich. Wochenschr.*, 1844, n° 9.

facilement dans la peau, n'a rien à faire avec cette action phlogogène de l'arnica.

Données à doses élevées, les fleurs d'arnica provoquent, **chez les animaux** : vomissements, tremblements, miction et selles fréquentes, respiration accélérée et faiblesse. Les infusions de fleurs d'arnica, à la dose de 2 gr., produisent **chez l'homme** : sensation de raclement à la gorge, gastralgies, lourdeur et engourdissement de la tête, vertiges, oppression, nausées, vomissements, ainsi que tympanisme de l'abdomen (1). Un homme ayant absorbé par mégarde 70 gr. de teinture d'arnica en mourut dans l'espace de trente-six heures avec des douleurs stomacales. Le contenu stomacal évaporé provoqua des phénomènes d'irritation sur la peau d'un sujet bien portant (2). L'ingestion accidentelle d'un calmant à l'arnica fut suivie de : sensation de constriction à la gorge, dyspnée, spasme glottique et asphyxie, et la mort s'ensuivit malgré l'emploi de la pompe stomacale.

SENECIO CANICIDA (Heringq.). — Le *Ierba del Perro* contient, surtout dans la racine, un principe toxique pour les animaux à sang chaud et à sang froid qui provoque chez eux : convulsions, mydriase, polyurie et arrêt de la respiration. L'intoxication permet de reconnaître trois stades successifs, à savoir, excitation, dépression et convulsions. Huit grammes de la plante font périr un chien en une heure à une heure et demie. Le *S. vulgaris* (L.) contient deux alcaloïdes, la **SÉNÉCIONINE** et la **SÉNÉCINE**, dont l'un agirait à la manière du curare, et l'autre comme la digitale ; il en est de même quant au *S. Jacobæa* (L.) qui semble agir sur l'utérus.

Cacalia cervariæfolia (DC.). Donné à la dose de 0gr.1, l'extrait alcoolique paralyse les muscles et le cœur de la grenouille. La teinture, à la dose de 30 gr. a provoqué **chez l'homme** : vomissements, coliques, diarrhée et collapsus (3).

(1) JÖRG, *Materialien*, Leipzig, 1825.
(2) *Lancet*, 1880, II, p. 65.
(3) ALTAMIRANO, *Ther. Gazette*, 1884, p. 578.

L'*Echinops ritro* (L.), et d'autres espèces d'*Echinops*, renferment jusqu'à 1 à 2 p. 100 d'un alcaloïde cristallisable, amer et toxique, l'**ECHINOPSINE**, dont l'action rappelle faiblement celle de la strychnine. Le fonctionnement du cœur est également un peu troublé. Une dose de 0gr.25 suffit pour tuer des cobayes.

Carlina acaulis (L.). La *carline* renfermerait l'**ATRACTYLINE**, substance résineuse provoquant chez les animaux : à petites doses, des convulsions, et, à doses élevées, des paralysies. Bien que cette plante renferme de faibles quantités d'un alcaloïde, il semble cependant que sa prétendue toxicité repose sur une confusion avec l'*Atractylis gummifera*.

Cnicus benedictus (L.). Donnée à la dose de 0gr.36, la **CNICINE** obtenue du *chardon bénit* a provoqué : sensation de brûlure au pharynx et à l'œsophage, vomissements, coliques, diarrhée et fièvre (1).

L'*Atractylis gummifera* (L.) a provoqué, à plusieurs reprises, des empoisonnements après vingt-quatre à quarante-huit heures (2). Deux enfants mouraient en proie à la dyspnée et au coma. Les femmes arabes en feraient usage pour l'avortement. Surviennent, en outre, comme symptômes : vomissements, douleurs intestinales, anurie et convulsions précédant la mort.

Onopordon Acanthium (L.). La racine de *Grand chardon aux ânes* ou *aux écrevisses* tue les oiseaux, les chiens, etc., et empoisonne l'homme en provoquant chez lui : vomissements, diarrhée et convulsions. L'extrait aqueux, à la dose de 24 gr., tue un chien dans l'espace de neuf heures (3). Cette action de la plante est peut-être attribuable à sa teneur en *cnicine*.

Cynara Scolymus (L.). L'usage du lait provenant des vaches ayant mangé de l'*artichaut*, aurait provoqué chez les enfants des vomissements et de la diarrhée. SCHLAGDENHAUFFEN et REEB ont

<hr>

(1) SCRIBE, *C. R. de l'Acad. des Sciences*, t. XVI, 1842, p. 802.
(2) CURCENET, *Arch. de méd. et de pharm. milit*, 1892, p. 303.
(3) ORFILA, *Toxikol.* (trad. allem. par KRUPP), Bd II, p 135 et 260.

Toxicologie.   45

retiré des feuilles une résine visqueuse qui, traitée convenablement, fournit un corps soluble dans l'eau, ressemblant à un alcaloïde, et tuant les grenouilles en peu de temps. Des artichauts altérés peuvent produire une gastro-entérite (1).

Carthamus corymbosus (L.). Le suc de la racine provoquerait de la dermatite.

Les parties vertes (herbacées) de *Crepis lacera* passent pour avoir, à diverses reprises, provoqué **chez l'homme** des symptômes toxiques tels que : vomissements, diarrhée, délire, convulsions et collapsus ; et même pour avoir déterminé la mort au bout de trois jours.

LACTUCA VIROSA (L.). — La *laitue vireuse*, ainsi que le *L. sativa* (L.), le *L. scariola* (L.) et le *L. tartarica* (MEYER.) peuvent provoquer des empoisonnements. On prétend avoir trouvé dans le suc laiteux de laitue fétide non seulement de la **LACTUCINE**, mais aussi de l'*hyoscyamine*. Donné à la dose de 2 gr., l'extrait frais de suc de laitue vireuse amène la mort des chiens dans l'espace de deux heures ; la mort est précédée de : vomissements, parésie des extrémités et convulsions peu accusées (2). Le **LACTUCARIUM** en injection sous-cutanée provoque : ralentissement du pouls et de la respiration, abaissement de la pression sanguine, affaiblissement de la motilité, paralysie des nerfs moteurs et mort par paralysie cardiaque (3). L'administration du suc de laitue fut suivie **chez l'homme** de : pesanteur à l'estomac, vomissements, engourdissement, céphalée, vertiges, mydriase, ralentissement du pouls, oppression respiratoire, prurit cutané, ainsi que marche titubante (4).

Tragopogon (TOURN.). Les enfants mangent volontiers les bou-

<hr>

(1) ROGER, *Journ. d'hygiène*, 1898, 26 oct.
(2) ORFILA, *l. c.*
(3) SKWORZOFF, *Arb. d. Laborat. z. Moskau*, 1876, p. 167.
(4) Consulter également, à propos de l'action physiologique du lactucarium :
G. POUCHET, *Leçons de pharmacodynamie et de matière médicale*, 2e série, p. 545.

tons et les feuilles supérieures de *salsifis*. Un jeune garçon en ayant mangé beaucoup fut atteint de : céphalée, tuméfaction de la face, amblyopie, même amaurose qui persista sept jours environ, et de vertige ; le septième jour éclatèrent des spasmes provoquant l'extension des muscles. La guérison fut obtenue dans ce cas (1). L'empoisonnement fut peut-être dû à la présence, sur le salsifis, de champignons parasites.

GOODÉNIACÉES

Scævola Kœnigii (VAHL.). L'extrait de feuilles, de saveur amère, ralentit les battements cardiaques. On a trouvé dans la plante deux glucosides dont l'un irrite les muqueuses à la manière des saponines. La substance amère de la racine est non toxique. La plante serait employée comme poison pour poissons.

LOBÉLIACÉES

LOBELIA INFLATA (L.). — La substance active de *L. inflata*, c'est l'alcaloïde **LOBÉLINE** ($C^{18}H^{23}AzO^2$), à saveur cuisante rappelant celle du tabac ; cet alcaloïde s'y trouve à côté de la **PHYTO-STÉRINE** (*Inflatine*). Les empoisonnements sont causés par les feuilles et les semences administrées à doses par trop élevées, surtout par des charlatans en Angleterre et en Amérique (2). La dose toxique pour les feuilles est de 0gr.6 à 1 gr. ; la dose léthale, de 4 gr. (3) ; la mort arrive au bout de cinq à six heures, ou après trente-six heures. L'injection intra-veineuse de IV à V gouttes de *lobéline* provoque : d'abord ralentissement, ensuite accélération du pouls et abaissement de la pression sanguine au-dessous de la normale (4). A petites doses, la lobéline agit comme la nicotine ; et, à doses élevées, comme l'atropine : c'est un

(1) SCHAAL, *Württ. Correspondenzbl.*, 1894, p. 230.
(2) LETHEBY, *Med. Times and Gaz.*, mai 1854, p. 491.
(3) TAYLOR, *Die Gifte* (trad. allem. par SEYDELER), Bd III, p. 380.
(4) OTT, *Boston med. Journ.*, 1875.

poison respiratoire. Les centres respiratoire et vomitif, excités d'abord, sont ensuite paralysés. Les terminaisons du pneumogastrique dans le poumon sont de même paralysées (1).

Les *phénomènes d'intoxication* par la lobélie et sa teinture consistent, **chez l'homme**, en : nausées, vomissements, diarrhée, douleurs abdominales, prostration générale, sensation de cuisson dans les voies urinaires, sensation d'angoisse, vertiges, céphalée, tremblements, petitesse du pouls, gêne de la respiration, mydriase ou myosis, somnolence et secousses dans des groupes musculaires isolés. La mort peut avoir lieu au milieu de convulsions. Un homme ayant pris, pendant plusieurs jours consécutifs, quelques cuillerées à café de feuilles et de semences en poudre, mourut brusquement après que les dernières doses n'étaient plus suivies de vomiturition, ni de vomissements.

Dans un cas on a trouvé à l'autopsie une gastrite.

Recherche. — L'éther enlève la lobéline de sa solution alcaline. La base se colore en violet par le réactif de Frœhde.

On aura recours à un *traitement* exclusivement symptomatique.

Le *Lobelia syphilitica* (L.) et le *L. nicotianæfolia* (Heyne) agissent comme le L. inflata. L'odeur des fleurs de *L. Tupa* (L.) pourrait provoquer des vomissements chez l'homme.

L'*Isotoma longiflora* (Presl)., une plante à suc laiteux, contient un alcaloïde toxique, l'**ISOTOMINE**, qui tue une poule à la dose de 0gr.06 et un crapaud à la dose de 0gr.005. L'*isotomine* abolit les mouvements volontaires, produit des troubles de la coordination, et arrête le cœur et la respiration (2). La *plante* provoque de l'ophthalmie et, à ce que l'on prétend, les émanations causeraient de l'oppression thoracique.

Le *Pratia erecta* (Gaudich.), ainsi que le *Lobelia pratioïdes* (Benth.) sont soupçonnés, en Australie, d'être vénéneux pour les troupeaux.

(1) Dreser, *Arch. f. exp. Path. u. Pharm.*, Bd XXVI, 1890.
(2) Greshoff und Plugge, *Arch. f. exp. Path. u: Pharm.*, Bd XXXII, p. 286.

VACCINIÉES

Vaccinium uliginosum (L.). Prise à doses élevées, l'*airelle des marais* aurait provoqué une fois : céphalée, engourdissement, nausées et vomissements. Toutes les autres fois l'airelle des marais a été mangée sans qu'il s'ensuivît aucun accident.

ÉRICACÉES

Arctostaphylos Uva-Ursi (Spreng.). Les feuilles de *busserole* (*raisin d'ours*) contiennent le glucoside **ARBUTINE** qui met en liberté dans l'organisme de l'hydroquinone, d'où, comme je l'ai observé, la possibilité d'une urine de couleur vert-olive. Elle peut provoquer des troubles gastriques, et son emploi thérapeutique peut être suivi d'un exanthème médicamenteux (1).

GAULTHERIA PROCUMBENS (L.). — L'huile éthérée du *thé canadien* (*essence de Wintergreen*) est constituée d'*éther méthylique de l'acide salicylique* et de *gaultérylène*. L'essence de wintergreen, qui cause chez les animaux des convulsions et la paralysie du centre respiratoire (2), a provoqué chez un garçon, à la dose de 15 gr. : vomissements, diarrhée, gastralgie, pouls accéléré, respiration laborieuse et dureté de l'ouïe. La guérison n'est survenue qu'après quatorze jours. L'administration de 30 *gr. d'essence pris pour provoquer l'avortement* fut suivie non seulement des symptômes sus-nommés, mais encore de : besoin impérieux d'uriner, sueurs ; et après six heures : convulsions, perte de connaissance, évacuation involontaire de l'urine, et la mort survint au bout de quinze heures.

A l'autopsie on a trouvé : congestion rénale et gastrite (3). Une infusion trop concentrée de cette plante a provoqué des phénomènes d'intoxication grave chez quatorze soldats.

(1) L. Lewin, *Arch. f. path. Anat.*, Bd XCII, H. 3.
(2) Wood, *Therap. Gaz.*, 1886, no 2.
(3) Pinkham, *Boston med. Journ.*, 1887, 8 déc.

ANDROMEDA JAPONICA (THUNB.). — Cet arbrisseau peut amener la mort des chevaux, des vaches, des agneaux. Le principe actif toxique, l'**ASÉBOTOXINE** (1) ou **ANDROMÉTOXINE**, y est contenu dans les feuilles et le bois. Il en est de même quant à l'*A. polifolia* (L.), à l'*A. Catesbœi* (WALT.), à l'*A. calyculata* (L.) et à l'*A. Mariana* (L.). Injectée sous la peau à la dose de 0gr.003 par kilo d'animal, l'*asébotoxine* fait périr les lapins en provoquant chez eux des phénomènes d'intoxication ressemblant à ceux causés par l'acide cyanhydrique. L'administration chez les grenouilles de 0milligr.25 à 1 milligr. d'*andrométoxine* est suivie de : arrêt de la respiration, mouvements de vomissements, secousses fibrillaires et paralysie motrice. Surviennent chez les animaux à sang chaud : salivation, vomissements, convulsions et mort par paralysie du centre respiratoire. La solution alcoolique d'asébotoxine additionnée d'acide chlorhydrique dégage l'odeur du spiræa ulmaria et prend une coloration bleue virant, par le chauffage, vers le rouge-violet. Le réactif de FRŒHDE colore l'andrométoxine en bleu. L'*A. Leschenaultii* contient l'éther méthylique de l'acide salicylique.

Le *Kalmia angustifolia* (L.) contient de l'andrométoxine. Il fournit du miel toxique.

Les plantes ci-après peuvent aussi provoquer des empoisonnements, grâce à leur teneur en *andrométoxine : Pieris formosa* (D. DON), *P. ovalifolia* (D. DON), *Cassandra calyculata* (D. DON), *Monotropa uniflora* (L.) et *Azalea indica* (L.)

LEDUM PALUSTRE (L.). — Le *romarin sauvage* contient de l'*essence de romarin*, d'où son odeur engourdissante. Il renferme du *camphre de romarin* ($C^{15}H^{26}O$) qui est un poison pour les centres nerveux. La plante contient en outre de l'**ÉRICOLINE**. On s'en servait autrefois pour provoquer l'avortement. L'absorption d'une infusion concentrée de *Ledum palustre* et de *Marum verum*

(1) PLUGGE, *Arch. de Pharmacie*, 1893, p. 1 et 813 ; — EYKMANN, *New Remedies*, v. XI, p. 290.

fut suivie de : convulsions, congestion et gonflement de la face, respiration stertoreuse avec pouls fréquent, vomissements, météorisme abdominal, insensibilité aux excitations extérieures (1).

RHODODENDRON CHRYSANTHUM (Pall.). — Le *Rhododendron doré* (rose des neiges de Sibérie) dont les feuilles dégagent une odeur repoussante et possèdent une saveur âcre, est redevable à l'*andrométoxine* de son action vénéneuse sur l'homme et les animaux. On trouve, en outre, dans cette plante : de l'*Ericoline*, un glucoside non azoté la *Rhododendrine* et le *Rhododendrol ;* ces deux dernières substances n'ont pas d'influence sur les animaux à sang chaud. Une décoction de feuilles provoque chez l'homme : sensation de brûlure au pharynx, vomissements, diarrhée, fourmillements et douleurs aux membres, prurit cutané, larmoiement et état ressemblant à l'ivresse avec engourdissement. On a observé en outre : éruptions cutanées, ainsi que diurèse augmentée et oppression thoracique.

Le *Rhododendron ponticum* (L.) (*Azalea pontica*), le *Rh. hybridum* (Ker.-Gawl.), le *Rh. arboreum* (Sm.) et d'autres espèces de *rose des Alpes*, à l'exception du *Rh. ferrugineum* (L.) et du *Rh. hirsutum* (L.), possèdent des feuilles et des fleurs contenant de l'*andrométoxine*, d'où leur toxicité possible, et peuvent fournir un miel toxique. Le miel pontique a provoqué des désastres parmi les troupes de Xénophon. On a trouvé de l'*Arbutine* et de l'*Ericoline* dans le *Rh. maximum* (L.).

PLUMBAGINÉES

Plumbago rosea (L.). Appliquée sur la peau, l'écorce de la racine agit comme vésicant et, prise à l'intérieur, elle provoque l'avortement. Le *P. zeylanica* (L.) agit plus doucement. C'est la **PLUMBAGINE** qui est la partie constituante active.

(1) Oppler, *Casper's Wochenschr.*, 1844, n° 22.

PRIMULACÉES

CYCLAMEN EUROPÆUM (L.) — La racine de *cyclame d'Europe*
contient une saponine, le glucoside toxique **CYCLAMINE** (*Primu-
line, Arthanitine*). La racine, à la dose de 8 gr., amène la mort
des lapins (1), tandis que le suc de la racine, à la dose de 10 à 20 gr.,
est bien toléré (2). Les porcs mangent la racine sans inconvénient
aucun, d'où les noms de *pain de pourceau, marron de cochon*.
Les poissons périssent dans une solution de *cyclamine* à 1 p. 300
d'eau, les grenouilles sont tuées par 0gr.02 (3), tandis que 0gr.3
provoque **chez l'homme** : nausées, céphalée et gastralgies. La
décoction de racine provoque, à la dose de 8 gr., **chez l'homme** :
vomissements et diarrhée ; et, à doses plus élevées : vertiges,
sueurs froides et convulsions. Outre les convulsions survenant
quelquefois chez les animaux, l'administration de la *cyclamine*
fut suivie chez eux de : abaissement de la température, dyspnée,
affaiblissement de l'énergie cardiaque et hémoglobinurie (4).
L'excitabilité des muscles striés est abolie chez les grenouilles.
L'application de la cyclamine, comme c'est le cas pour la saponine, provoque chez les animaux à sang chaud de l'inflammation
et même de la gangrène *au lieu d'injection* ou sur les plaies.

Comme le *C. europæum*, le *C. hederæfolium* (WILLD), lui aussi,
est employé pour engourdir les poissons. Le *C. persicum* MILL.
est également vénéneux. On a vu survenir après son administration : vomissements, sueurs froides, engourdissement et convulsions.

Le *Primula veris* (L.) agit comme le cyclamen, et les feuilles
ainsi que les fleurs de *Primula obconica* (HANCE) (5) contiennent
dans les glandes des poils excréteurs une substance insoluble

(1) SCHROFF, *Zeitschr. Wiener Aerzte*,1859, nᵒˢ 21 et 22.
(2) CL. BERNARD, *Leçons sur les eff. des subst. toxiques*, 1857, p. 482.
(3) HARNACK, *Arch. f. exp. Path. u. Pharm.*, 1874, p. 301.
(4) CHIRONE, *Jahresber. f. d. ges. Med* , 1877, I, p. 427.
(5) BURDETT POOLEY, *Lancet*, 1893, II, p. 196 ; — OLDACRES, *Brit. med. Journ.*, 1889,
II, p. 719 ; — PIZA, *Deutsche med. Wochenschr.*, 1900, nᵒ 45.

dans l'eau qui provoque la tuméfaction et l'inflammation érysipélateuse de la peau. Sur une base fortement tuméfiée peuvent
apparaître de petites ou de grandes bulles (leur développement
est accompagné de démangeaisons ou de douleurs), et l'affection
peut s'étendre au loin (appareil génital). Le poison pur est inconnu. Les poils excréteurs eux-mêmes n'y jouent vraisemblablement qu'un rôle secondaire.

Anagallis arvensis (L.). Le *mouron* est employé dans l'Inde
pour empoisonner les poissons. Il agit comme la saponine, pourrait digérer la viande, et tue parfois les animaux. Les doses élevées cautérisent l'estomac.

Les genres *Androsace, Soldanella* et *Trientalis* sont doués de
propriétés semblables à celles des saponines.

MYRSINÉES

L'*Embelia Ribes* (Burm.), contient l'**ACIDE EMBÉLIASIQUE** et
tue les vers intestinaux.

L'*Ægiceras majus* (Gaertn.) [(*Rhizophora corniculata* (L.)]
ainsi que l'*Ægiceras minus* (Gaertn.) [(*Connarus microphyllus*
(Hook.)] sont souvent employés dans l'Asie de l'Est comme
poisons pour poissons.

Le *Jacquinia armillaris* (L.) (1), le *J. arborea* (Vahl), et le *J.
obovata* (Schrad.) sont employés dans l'Amérique du Sud pour
engourdir les poissons. On se sert dans le même but au Mexique
du *J. Seleriana* (Urb. et Loes.). Il résulte de mes recherches que
celui-ci contient un alcaloïde et un glucoside. Le premier fournit
un chlorhydrate cristallin. Les animaux à sang chaud et à sang
froid y succombent en présentant des phénomènes ressemblant à
des paralysies; ce sont les poissons qui périssent le plus rapidement. L'action sur les grenouilles et les lapins ne se manifeste

____

(1) Humboldt, *Reis.*, IV, p. 245 et 457.

que très lentement et persiste plusieurs heures jusqu'à mort
survenue. Le glucoside provoque des inflammations locales
graves ; c'est probablement une sapotoxine. Le réactif de
Frœhde commence par colorer l'alcaloïde en un beau vert passant ensuite au bleu.

SAPOTACÉES

Bassia latifolia (Roxb.) (*Mahua*). Les résidus du pressurage
agissent comme émétique et empoisonnent les poissons. Les
fleurs de cette plante, ainsi que celles de *B. longifolia* (Willd),
servent pour la préparation d'une boisson enivrante.

Le *Vitellaria mammosa* (Gaertn.) contient de l'acide cyanhydrique.

EBÉNACÉES

Diospyros montana (Roxb.). Les fruits sont toxiques et s'emploient à Travancore pour engourdir les poissons. Sont aussi
vénéneux : *D. Ebenaster* (Retz.), *D. acris* (Hemsl), etc., le dernier
grâce à son suc vésicant (1).

OLÉACÉES

Outre une substance amère, le *Jasminum glabriusculum*
(Blum.) contient une base peu toxique.

Ligustrum vulgare (L.). — Dans deux cas d'intoxication (2)
par les baies de *troène commun* sont survenus : diarrhée, douleurs abdominales, collapsus, pouls faible et convulsions avant
la mort qui peut aussi avoir lieu après une amélioration apparente. Les oiseaux mangeraient les baies sans inconvénient aucun.
Le ligustre contient un glucoside, la **SYRINGINE**, la **LIGUSTRONE**
et une substance amère, la **SYRINGOPICRINE**.

(1) Comins, *Pharm. Journ.*, 1895, 31 août, p. 391.
(2) Taylor, *Die Gifte* (trad. allem.), Bd III, p. 399 ; — Cheese, *Jahresber. f. d. ges.
Med.*, 1867, I, p. 485.

APOCYNACÉES

Donnés à doses élevées, l'*Allamanda cathartica* (L.) et d'autres espèces provoquent des vomissements et de la diarrhée et passent, à Ceylan, pour vénéneux.

L'écorce de *Melodinus monogynus* (Roxb.) [(*Whrightia piscidia* Don)] contient un poison qui tue les poissons ; l'écorce de *M. lævigatus* (Blume) renferme un alcaloïde qui est un poison cardiaque. Un crapaud succombe en convulsions avec 0gr.008 de cet alcaloïde. Le *M. laxiflorus* (Bl.) et le *M. Orientalis* (Bl.) sont, eux aussi, très vénéneux (1).

Le *Leuconotis eugenifolius* (A. DC.), contient un alcaloïde qui est un poison cardiaque ; il tue les crapauds à la dose de 0gr.004.

ACOKANTHERA. — L'*A. Schimperi* (A. DC.), l'*A. Ouabaïo* (Cathel.) et l'*A. Deflersii* (Schwfth.) dont on se sert en Afrique pour la préparation des poisons de flèches, contiennent un glucoside soluble dans l'eau, lévogyre et donnant avec l'acide sulfurique une fluorescence verte, l'**OUABAÏNE**, qui est un poison cardiaque (2). Il commence par ralentir, chez les grenouilles, les battements cardiaques et les mouvements péristaltiques du ventricule gauche qu'il finit par arrêter en systole aussi prononcée que possible. Immédiatement après l'introduction du poison, apparaissent chez les animaux à sang chaud : respiration haletante arrivant jusqu'à une dyspnée extrêmement violente, convulsions, et la mort s'ensuit. Les troubles respiratoires sont causés par la paralysie cardiaque qui ne cesse pas de progresser. On a obtenu aussi de l'*A. Schimperi* l'**ACOKANTHÉRINE** qui est un poison

---

(1) Greshoff, *Mededeelingen*, VII, p. 46, 48 et 56.
(2) L. Lewin, *Arch. f. path. Anat.*, Bd CXXXIV, 42 ; — L. Lewin, *Die Pfeilgifte*, 1894. Voir aussi les importantes recherches de M. Arnaud sur une ouabaïne cristalline (*C. r. de l'Ac. des sc.*, 1888 jusqu'à 1900) et de M. Gley (*ibid.*, 1888 et *C. r. de la Soc. de biol.*, 1895).

cristallin. L'*A. venenata* (G. Don) agit dans le même sens, mais il contient un autre principe voisin de l'*Ouabaïne*.

Le *Carissa ovata* (R. Br.) var. *stolonifera* (Bail.) possède dans l'écorce un glucoside amorphe, très amer, produisant des maux de tête, des vomissements, etc.

RAUWOLFIA. — Le *Rauwolfia serpentina* (Benth.) contient un alcaloïde, la **PSEUDOBRUCINE**, qui, aux points de vue chimique et toxicologique, se rapprocherait de la brucine. Le suc de la plante provoque des vomissements et de la diarrhée. Le *R. canescens* (W.) possède, lui aussi, un suc laiteux caustique qui peut amener même la mort ; l'écorce contient un alcaloïde. Le *R. Lamarki* (DC.) est employé dans les Indes occidentales pour provoquer l'avortement.

Le *Cyrtosiphonia spectabilis* (Miq.) et le *C. madurensis* (Teijsm et Binn) contiennent des alcaloïdes. Des alcaloïdes se trouvent aussi dans l'*Ophioxylon serpentinum* (L.).

Le *Hunteria corymbosa* (Roxb.) contient, dans l'écorce, un alcaloïde amer produisant sur la langue une sensation de brûlure (même dilué à 1 p. 10 000 d'eau) qui tue les crapauds et provoque au lieu d'injection une infiltration sanguine (1).

THEVETIA NERIIFOLIA (Juss.) Les fruits contiennent un glucoside toxique, la **THÉVÉTINE**, qui, soumis à l'ébullition avec des acides, met en liberté de la **THÉVÉRÉSINE**. Une seule semence tua un enfant âgé de trois ans. Les symptômes toxiques (2) consistaient, entre autres, en : vomissements, diarrhée, tremblements, agitation ou somnolence et convulsions. La *thévétine*, à la dose de 0gr.03, provoque chez les lapins : ralentissement et irrégularité des battements cardiaques, dyspnée, paralysie ; et la mort survient dans l'espace de deux à trois heures.

<hr>

(1) Greshoff, *l. c.*
(2) Balfour et Maclagan, *Canstatt's Iahresb.*, 1857, Bd V, p. 122.

En cas d'injection sous-cutanée, des nodules qui se mettent à suppurer se forment au lieu d'injection. La *thévérésine*, elle aussi, est toxique. Des lapins d'assez grande taille succombèrent avec 0gr. 02 à 0 gr. 03 de thévérésine (1). Le *Th. neriifolia* est très employé aux tropiques comme poison pour poissons.

Le *T. Ahouaï* (A. DC.) est employé au Brésil pour empoisonner les poissons et les noyaux sont employés aussi pour homicides par empoisonnement. Le *Th. Yccotli* (DC.) (*Yoyote*) est vénéneux. La **THÉVÉTOSINE**, qui s'y trouverait, provoquerait chez les animaux, à la dose de 0gr.05 : vomissements et troubles respiratoires, ces derniers causés par la paralysie des muscles de la respiration.

CERBERA ODOLLAM (Ham.). — Cet arbre est vénéneux dans toutes ses parties. Le noyau est employé dans les Indes pour homicides par empoisonnement : on en connaît onze dans les deux seules années 1885 et 1886. On y a trouvé la **CERBÉRINE** ($C^{27}H^{40}O$) cristalline, toxique, qui se rapproche de la thévétine et est isomère avec la *Tanghinine* (2). En se décomposant, la *Cerbérine* fournit de la *Cerbéritine* toxique. Un produit sirupeux amorphe, extrait des semences par le benzol, s'est manifesté comme un poison respiratoire et cardiaque. Quant à l'**ODOLLINE** toxique obtenue des noyaux, c'est un glucoside. Les semences provoquent chez l'homme : vomissements, diarrhée, collapsus et la mort. On a observé chez un enfant ayant mangé les noyaux : prurit cutané, sommeil profond, secousses musculaires; et la mort survint après seize heures. Le *C. Lactaria* (Hamilt.), était autrefois employé à Raratonga pour homicides par empoisonnement.

Grâce à un alcaloïde contenu dans le *Pseudochrosia glomerata* (Blume), il tue les crapauds à la dose de 0gr.006 environ (3).

(1) Husemann, *Arch. f. exp. Path. u. Pharm.*, 1886, Bd V, p. 228.
(2) Plugge, *Arch. d. Pharm.*, Bd CCXXXI, p. 10.
(3) Greshoff, *Mededeelingen*, VII, p. 56.

Le *Lactaria acuminata* (T. et B.) contient un alcaloïde qui paralyse le cœur chez les animaux à sang froid et à sang chaud.

Le *Kopsia flavida* (Bl.) est vénéneux. Ce sont surtout les semences de cette plante qui sont riches en un alcaloïde, coloré entre autres, en rouge-violet par l'acide sulfurique et le bichromate de potasse, et qui agit comme paralysant sur les animaux.

Le *Calpicarpum Roxburghii* (G. Don) et le *C. albiflorum* (T. et B.) contiennent des alcaloïdes amers provoquant le tétanos chez les animaux à sang froid.

TANGHINIA VENENIFERA (Poir.). — Les noyaux des drupes pointillées de vert et de pourpre du *Cerbera venenifera* (Steud.) étaient autrefois employés à Madagascar dans les Jugements de Dieu. La boisson toxique, préparée la plupart du temps avec deux graines, amenait souvent la mort pendant l'épreuve. Les *extraits de noyaux* finissent par provoquer chez les grenouilles : abolition de l'excitabilité neuromusculaire et arrêt du cœur. Surviennent chez les animaux à sang chaud : vomissements, diarrhée, convulsions et arrêt de la respiration. Donné à la dose de 0gr.15, l'extrait cause **chez l'homme** : coliques, vomissements, céphalée et faiblesse générale. Le principe actif est la **TANGHININE**, substance cristalline qui produit l'arrêt primitif du cœur.

ASPIDOSPERMA QUEBRACHO (Schl..) — L'écorce de québracho contient plusieurs alcaloïdes toxiques. Cette écorce, à la dose de 1 à 2gr.5, provoque chez les lapins : paralysies motrices, dyspnée et la mort. Administré à la dose de 0gr.01, le **CHLORHYDRATE D'ASPIDOSPERMINE** produit chez les grenouilles : paralysies et ralentissement des battements cardiaques (paralysie des ganglions cardiaques) (2). Les lapins succombent à la suite de 0gr.18 en présentant de la dyspnée et des paralysies musculaires et, de

(1) Quinquaud, *Journ. de l'Anat.*, 1886, p. 22 ; — Arnaud, *C. R. de l'Ac. d. Sc.*, 1889, 17 juin.

(2) Gutmann, *Arch. f. exp. Path. u. Pharm.*, Bd XIV, p. 451.

temps en temps, des mouvements convulsifs (1). La **QUÉBRA-CHINE** agit d'une manière analogue. Données à doses élevées, ces deux préparations ainsi que l'extrait alcoolique de québracho provoquent **chez l'homme** de la nausée et des vomissements (2). Ont été observés en outre : salivation, céphalée, chaleur et sueurs, vertiges, engourdissement ; tous ces phénomènes sont survenus après l'emploi thérapeutique de la drogue. C'est exclusivement l'**ASPIDOSAMINE**, en injection sous-cutanée à la dose de 0gr.03, qui provoque des vomissements chez les chiens (3). Le suc laiteux d'*Aspidosperma sessiliflorum* (FREIRE ALLEMAO) est employé pour engourdir les poissons.

Plumeria acutifolia (POIR.). L'écorce, employée dans les Indes comme drastique et pour provoquer l'avortement, a amené la mort dans un grand nombre de cas au milieu de : vomissements, affaiblissement de l'énergie cardiaque et mydriase. La dose employée consista une fois en un morceau d'écorce de un pouce carré de surface. On en a obtenu un **ACIDE PLUMIÉRIQUE** ainsi qu'une substance amère, la **PLUMIÉRIDE**. Le suc laiteux de *Pl. rubra* (L.) agit comme caustique. Le *Pl. phagedœnica* (MART.) est un anthelmintique.

Le suc laiteux de *Kickxia arborea* (BL.) contient une substance albuminoïde toxique.

Le *Vinca rosea* (L.) est un poison cardiaque par un alcaloïde.

ALSTONIA SCHOLARIS (R. BR.). — On a retiré de cet arbre les alcaloïdes amorphes **DITAMINE** et **ÉCHITÉNINE**, ainsi que l'**ÉCHI-TAMINE** cristalline qui est peut-être identique avec le glucoside **DITAÏNE**. Donnée à la dose de 0gr.005, la *Ditaïne* paralyse les terminaisons nerveuses, la moelle épinière, l'excitabilité réflexe et les terminaisons du pneumogastrique. Elle fait cesser l'arrêt

(1) PENZOLDT, *Berliner klin. Wochenschr.*, 1880, n° 40.
(2) MARAGLIANO, *Gaz. degli osp.*, 1883, n° 69.
(3) HARNACK und HOFFMANN, *Zeitschr. f. klin. med.*, Bd VIII, H. 6.

du cœur causé par la muscarine. Elle agit sur les lapins, à la dose de 0gr.1, comme le curare. La pression sanguine s'abaisse. La respiration artificielle retarde l'issue fatale.

Le *Blaberopus villosus* (Miq.) contient des alcaloïdes.

L'*Orchipeda fœtida* (Bl.) contient un alcaloïde à saveur âcre et amère.

Le *Tabernæmontana malaccensis* (Hook.) est employé comme poison des flèches. Le *T. sphærocarpa* (Bl.) contient un alcaloïde et agit comme poison sur les animaux à sang chaud et à sang froid (1).

Le *Tabernanthe Iboga* (Baill.) est réputé au Gabon pour posséder des propriétés enivrantes et excitantes.

Le *Geissospermum Vellosii* (Allem.) contient les alcaloïdes **GEISSOSPERMINE**, **PÉRÉIRINE** et **VELLOSINE** ($C^{23}H^{28}Az^2O^4$). La *vellosine*, identique, de par ses propriétés, avec la *brucine*, provoque chez les grenouilles, à la dose de 0gr.005, des phénomènes d'intoxication ; et, à la dose de 0gr.05, elle amène la mort après des convulsions qui sont suivies de paralysies. Les lapins sont tués en convulsions par 0gr.15 de vellosine par kilo d'animal ; la mort est causée par la paralysie du centre respiratoire (2).

Guachamaca toxicaria (De Gross) [(*Malouetia nitida* Spr.)]. Soumis à l'ébullition, le bois fournit un poison. Les grenouilles succombent à l'extrait en présentant des phénomènes d'intoxication ressemblant à ceux causés par le curare. Mais, contrairement à ce qui se passe avec le curare, la respiration continue à s'effectuer.

NERIUM OLEANDER (L.). — Les feuilles, les fleurs, l'écorce et le bois de *laurier-rose* (*laurose*, *oléandre*, *nérier*), qui n'a rien de

(1) Greshoff, *l. c.*, p. 65.
(2) Freund, Chauvet und Schultze, *Annal. d. Chemie*, CCLXXXII, p. 247

commun, au point de vue botanique, avec les lauriers et les rosiers, ont provoqué souvent des empoisonnements dont les causes sont : suicide, méprises (on les a pris pour d'autres substances) et usage thérapeutique (1). Les sujets ayant mangé de la viande embrochée sur du bois de nerium auraient été intoxiqués. Le bois est employé dans l'Europe du Sud comme poison pour rats. Le laurose contient : l'**OLÉANDRINE** amorphe provoquant chez la grenouille, à la dose de 0milligr.25, l'arrêt du cœur en systole, et la **NÉRIINE**. **La dose léthale pour l'homme** pourrait être évaluée à 6 gr. environ d'extrait de bois et d'écorce d'oléandre (2). Des vaches et des chevaux ayant mangé les feuilles d'oléandre, furent atteints de : salivation, agitation générale, anorexie, suppression de la sécrétion lactée, polyurie (mais aussi anurie et diarrhée même sanguinolente remplaçant la diurèse), ballonnement du ventre, pouls intermittent très accéléré, et convulsions suivies de paralysie. Guérison dans l'espace de cinq jours à trois semaines environ, ou la mort. Chez des oies qui avaient péri après avoir présenté des coliques et de la paralysie, on trouva des pseudomembranes dans l'œsophage, de l'inflammation croupale de la muqueuse gastrique et des hémorrhagies de la séreuse intestinale.

On a observé chez l'homme : vomissements, diarrhée dysentériforme, mydriase, pouls petit, intermittent, convulsions et, dans quelques cas, sommeil profond. La guérison peut survenir dans quelques jours, et la mort, dans l'espace de neuf heures. Le suc de la racine administré à la dose de 30 gr. provoqua des convulsions tétaniques, et la mort eut lieu après quatorze heures et demie. **Rien à l'autopsie.**

Recherche. — Diagnostic botanique des restes de la plante trouvés dans l'organisme ou les matières vomies. On pourrait essayer d'obtenir l'*Oléandrine* des objets à examiner en les extrayant par l'alcool, en précipitant par l'acétate de plomb et l'ammoniaque et en chassant l'alcool du filtrat. La coloration brune que donne l'oléandrine dissoute dans l'acide sulfurique

---

(1) LANDERER, *Zeitschr. d. œster. Apothekerver.*, 1883, n° 2.
(2) KURZAK, *Wiener Zeitschr.*, 1859, n°s 44, 50.

concentré passe au rouge vif après addition du bromure de potassium.

Traitement. — Évacuer le poison et prescrire des stimulants cardiaques.

Le *Nerium odorum* (Soland.) contient les poisons cardiaques glucosidiques appelés : **NÉRIODORINE** et **NÉRIODORÉINE**. Les tentatives de suicides avec l'écorce et le suc de ce nerium se rencontrent fréquemment dans les présidences de Bombay et de Madras : on en a enregistré vingt-neuf dans le cours de quinze ans. Les symptômes consistent en : nausées, vomissements, douleurs abdominales, engourdissement, battements cardiaques intermittents, parfois symptômes tétaniques.

STROPHANTUS HISPIDUS (DC.). — On se sert souvent, actuellement, dans l'Afrique de l'Est et du Nord-Ouest (estuaire du Gabon), pour la préparation des poisons de flèches, d'un poison (*Kombi*, *Inée*, *Onage*) que l'on obtient à l'aide des semences des diverses espèces de *Strophantus*. C'est la **STROPHANTINE** qui est la partie constituante active. Le *Kombi* est un poison cardiaque pour les animaux à sang froid et à sang chaud. Il tue les grenouilles à la dose de 0milligr.07 à 0milligr.095 (1). Le ventricule s'arrête avant l'oreillette. Le cœur devient alors inexcitable. Les muscles sont paralysés comme le cœur. L'administration, dans un but thérapeutique, des préparations galéniques des semences fut suivie parfois de : nausées, vomissements, diarrhée, collapsus, bourdonnements d'oreilles et douleurs de tête.

[L'action physiologique de la strophantine est encore incomplètement élucidée. Les interprétations différentes proposées par les physiologistes ou les cliniciens tiennent d'une part, à la purification imparfaite des produits sur lesquels ont porté les essais, d'autre part, à l'origine différente des strophantus qui ont servi à l'isolement des principes actifs. Une circonstance vient encore ajouter aux difficultés et aux incertitudes des conditions précédentes, c'est la variabilité d'action suivant les différentes espèces animales.

La strophantine diminue le pouvoir excito-moteur de la moelle ; on observe une paralysie neuro-motrice et musculaire graduelle allant du centre à la

____

(1) Valentin, *Zeitschr. f. Biol.*, 1874, p. 133.

périphérie. Sous l'influence de doses fortes d'emblée, on peut constater une action simultanée sur les deux extrémités nerveuses, centrales et périphériques. A très faible dose, la strophantine paraît être le stimulant cardiaque augmentant le plus la force et l'amplitude des contractions du myocarde. A dose toxique, elle agit plus rapidement et plus énergiquement que la digitaline et supprime les phases de ralentissement, de renforcement avec accélération arythmique et de régularisation avec augmentation de fréquence qui caractérisent l'évolution de l'action toxique de la digitaline. Aux doses faibles, l'action vaso-constrictive est considérablement moindre que celle de la digitaline ; et certains cliniciens vont même jusqu'à regarder cette action comme nulle.

L'action irritante locale de la strophantine est des plus énergiques. Elle se traduit, relativement à son élimination par les reins, par des lésions rénales fréquemment accompagnées d'hématurie. Avec cette action irritante locale, coïncide une action analgésiante des plus caractérisées].

Apocynum cannabinum (L.). Le *chanvre indien* contient deux substances appartenant au groupe digitale, à savoir, l'**APOCYNINE** et l'**APOCYNÉINE** dont la première provoque chez les grenouilles l'arrêt du cœur en systole. La plante est employée comme poison pour poissons. L'*A. androsæmifolium* (L.) est doué de propriétés identiques (1).

Aganosma caryophyllata (Don). Les rameaux et les feuilles sont employés au Malabar comme poison pour poissons.

Cercocoma macrantha (T. et B.). L'alcaloïde tue les crapauds à la dose de 3 milligrammes.

Chonemorpha macrophylla (G. Don.). Il contient un alcaloïde toxique.

L'*Adenium Bœhmianum* (Schinz.) est employé dans l'Afrique du Sud pour la préparation du poison des flèches appelé *Echuja*. On obtient du suc laiteux le glucoside **ÉCHUJINE** qui paralyse le cœur de la grenouille à la dose de 0milligr.1, tue les lapins à la dose de 1milligr.3 et les chiens à la dose de 0milligr.6 par kilo d'animal, au milieu de troubles respiratoires et de convulsions tétaniques. L'*A. somalense* serait employé par les Somalis

---

(1) Consulter également au sujet des principes actifs du *Chanvre indien* et de leur action physiologique : G. Pouchet, *Leçons de pharmacodynamie et de matière médicale*, 2e série, p. 844.

comme poison de flèches, et le suc d'*Adenium* est employé dans les Jugements de Dieu. Le suc amer d'*A. obesum* (ROEM. et SCHULT.) est employé pour empoisonner les poissons.

L'*Urechites suberecta* (MUELL.) contient les poisons cardiaques glucosidiques **URÉCHITINE** et **URÉCHITOXINE** (la dernière moins énergique) qui sont doués de propriétés cumulatives : aussi arrive-t-il que l'usage prolongé de la drogue ou des glucosides, malgré l'apparence d'un état général parfait, peut amener subitement la mort. Le cœur de grenouille est, dans l'appareil de WILLIAM, tué en neuf minutes par une solution d'uréchitine à 1 p. 200 000 (1). Les « Obis » de l'Inde s'en serviraient pour l'intoxication chronique de leurs victimes.

ASCLÉPIADÉES

ASCLEPIAS VINCETOXICUM (L.). — Le *Cynanchum Vincetoxicum* contient un glucoside, **VINCÉTOXICINE**, qui est non toxique à la dose de 1 gr. Un glucoside nommé **ASCLÉPIADINE** provoque chez les grenouilles : mouvements de vomissements et paralysies ; chez les animaux à sang chaud : arrêt de la respiration et convulsions asphysiques avec irrégularité des battements cardiaques aboutissant à la paralysie cardiaque (2). L'*A. curassavica* (L.) et l'*A. incarnata* (L.) renferment l'asclépiadine toxique. La plante peut être nuisible aux animaux.

Le *Cynanchum sarcostemmoïdes* (K. SCHUM.), sert dans l'Afrique orientale pour engourdir les poissons. Les Indiens de l'Amérique du Nord emploieraient le *C. macrophyllum* (PERS.), comme poison des flèches, et le *C. Caudatum* (MAX) provoque l'anesthésie et l'impossibilité de contrôler (gouverner) les mouvements des membres (3).

(1) STOCKMANN, *Med. Cronicle*, 1893, fèb.
(2) HARNACK, *Arch. f. exp. Path. u. Pharm.*, 1874, p. 302. — GRAM, *id.*, Bd XIX, H.6. — GRESHOFF, *Mededeelingen*, X, p. 105.
(3) GRESHOFF, *Schetsen van nuttige Planten*, Aflew. 2, p. 77 et 78.

Le rhizome frais d'*Asclepias cornuti* (Decne.) contient un principe volatil, âcre, qui provoque sur les mains des bulles dont l'apparition s'accompagne de démangeaisons.

L'*A. gigantea* (Willd.) [*Calotropis gigantea* (R. Br.)], fournit le *Madar* (en arabe : *Oschar*) et, grâce à son suc laiteux phlogogène, il cause : vomissements violents et diarrhée. Le suc de la plante servirait dans l'Inde et en Afrique pour la préparation des boissons enivrantes (*Bar* ou *Giya*) (1).

A. procera (Ait.) [*Calotropis procera* (R. Br.)]. Le suc est employé dans les Indes pour infanticide. Donné à la dose de 4 gr. environ, le suc tue un chien en provoquant chez lui des phénomènes d'intoxication semblables à ceux causés par l'acide cyanhydrique.

Les feuilles de *Cryptostegia grandiflora* (R. Br.), prises une fois à la dose de 5 gr., auraient amené la mort d'un homme ; la mort était précédée de vomissements et de beaucoup d'autres phénomènes d'intoxication. Les expériences sur les animaux ont démontré sa complète innocuité.

Le *Tylophora fasciculata* (Buch.-Ham.), employé dans les Indes comme mort aux rats, a provoqué à plusieurs reprises chez l'homme des intoxications caractérisées par : sensation de sécheresse au pharynx, soif, vomissements, mydriase, vertiges et perte de connaissance. Le *T. lutescens* renferme un alcaloïde âcre et toxique.

Le *Sarcolobus Spanoghei* (Miq). (*Walikambing*) contient une résine, la *Sarcolobide*, qui agit à la manière du curare et, ainsi qu'on le fait avec le *S. globosus* (Wall.), il est employé à Java, etc· pour empoisonner les bêtes fauves.

Le *Periploca græca* (L.) tue les animaux. Le *P. vomitoria* (Lesch.) agit comme émétique.

(1) Watt, *Dictionary*, vol. II, p. 47 et 49.

Grâce à sa teneur en **CONDURANGINE**, un glucoside toxique, le *Gonolobus Condurango* (Triana) provoque chez les animaux, outre les vomissements, des convulsions d'origine cérébrale comparables à celles causées par la strychnine et amène la mort par paralysie respiratoire.

Le *Sarcostemma australe* (R. Br.) est un poison mortel pour le bétail, mais en revanche le suc laiteux de *S. Brunoniana* se mange dans l'Inde sans inconvénient aucun.

Le *Hoya australis* (R. Br.) riche en suc laiteux tue les animaux qui le mangent.

Secamone emetica (R. Br.). La racine provoque des vomissements par irritation locale.

Metaplexis Stauntoni (Schult). Ses fruits sont vénéneux.

Le *Menabea venenata* (Baill.) serait employé à Madagascar, comme l'est le *Tanghinia venenifera*, dans les Jugements de Dieu.

LOGANIACÉES

GELSEMIUM SEMPERVIRENS (Ait.). — Les empoisonnements par le *faux jasmin (jasmin-jaune)*, employé par les Indiens comme poison pour poissons, sont causés principalement par l'usage thérapeutique de la teinture alcoolique de sa racine. La **GELSÉMINE** cristalline contenue dans la plante n'est pas toxique pour les animaux à sang chaud; mais, donnée aux grenouilles à la dose de 0gr.01, elle provoque chez elles : hyperexcitabilité réflexe persistant jusqu'à quatre-vingts heures et tétanos. Les doses plus élevées agissent à la manière du curare, et la dose de 0gr.02 tua par paralysie cardiaque. La **GELSÉMININE** amorphe, à la dose de 0gr.001, amène la mort des lapins en provoquant chez eux des symptômes d'une paralysie descendante du système nerveux central. La respiration est déjà arrêtée que le cœur continue encore à battre. La respiration artificielle peut sauver la vie (1). A doses élevées le *Gelsemium* cause chez les animaux : paralysie des centres moteurs cérébro-spinaux, tremblements, dans les stades ultérieurs abaissement de la température (peut-être par suite de l'affaiblissement de l'énergie cardiaque), et la mort, par arrêt de la respiration, a lieu en convulsions.

La dose mortelle pour l'homme serait de 36 gr. environ de teinture de gelsemium dont la concentration varie notablement d'un échantillon à un autre, et de 2 gr. pour les extraits (2). Un homme ayant pris en tout 75 gr. d'extrait fluide de gelsemium, mourut six heures après en avoir absorbé la dernière dose (3).

Symptômes chez l'homme : céphalée, vertiges, perte de la parole, impossibilité de mouvoir la langue et d'avaler, ptosis, affaiblissement de l'acuité visuelle (4), ou diplopie, mydriase (elle survient aussi après l'instillation du gelsemium dans l'œil), sensation de sécheresse à la bouche, tremblement des membres, faiblesse ou parésie ou rigidité des muscles, perte de connaissance (elle peut manquer), cyanose, dyspnée, orthopnée, coma et parfois trismus ou convulsions généralisées. Les troubles visuels, la faiblesse, etc., peuvent persister encore pendant quelques jours. Les grenouilles succomberaient en peu de minutes à 0gr.03, d'**ACIDE GELSÉMIQUE** (5).

Recherche. — L'éther enlève les alcaloïdes à leurs solutions alcalines. On peut aussi agiter les solutions acides à examiner avec du chloroforme ou de l'éther de pétrole, pour se débarrasser, entre autres, du corps à fluorescence bleue qui se trouve dans la racine de gelsemium et qui ne serait pas identique avec l'*Esculine* et, en fin de compte, après addition d'un peu d'ammoniaque, reprendre les bases par la benzine (6). La solution de gelsémine dans l'acide sulfurique, additionnée de bichromate de potasse, se colore en rouge-cerise passant graduellement au vert. En cas d'intoxication par la racine de gelsemium, la fluores-

(1) Cushny, *Arch. f. exp. Path. u. Pharm.*, Bd XXXI, p. 49.
(2) Moritz, *Arch. f. exp. Path. u. Pharm.*, Bd XI, p. 299.
(3) Seymour, *Philad. med. Times*, 1882, 28 janv.
(4) L. Lewin, *Nebenwirk. d. Arzneimittel*, 1899, p. 193.
(5) Wormley, *Amer. Journ. of. Pharm.*, 1883, p. 337.
(6) Schwarz, *Der forens. chem. Nachw. d. Gelsemins*, 1882.

cence de la solution permettrait de faire le diagnostic du poison.

Traitement. — Vomitifs, purgatifs, excitants, respiration artificielle. Quant aux injections de strychnine, elles sont dangereuses.

Le *G. elegans* (BENTH.), qui a provoqué en Chine des empoisonnements mortels, contient une substance basique.

Spigelia marylandica (L.). La racine renferme un poison qui paralyse la moëlle épinière, cause l'excitation centrale du pneumogastrique et amène la mort par arrêt de la respiration. On a observé chez les chiens : vomituritions, faiblesse musculaire, troubles respiratoires avec mydriase et coma (1).

Le *Buddleia brasiliensis* (JACQ.) (*Barbasco*) paraît être employé au Brésil comme poison pour poissons.

STRYCHNOS NUX VOMICA (L.). — Les fruits de *Vomiquier* contiennent, couchées dans une masse mucilagineuse toxique, des semences discoïdes couvertes de poils jaune-gris (*noix vomiques, œil de Corneille*). Les semences, ainsi que l'écorce du vomiquier (*Cortex Angosturae spurius*), ainsi que le bois et les semences de *Strychnos colubrina* (L.), les *fèves de Saint Ignace*, de couleur rouge-gris, semences du *Strychnos Ignatii* (BERG) (1 p. 100 environ), de même que le *Strychnos Gautheriana* (PIERRE) (*Hoang-Nan*), et enfin certains poisons des flèches de Bornéo (*Upas Tieuté* ou *U. Radja*) (2), obtenus du suc de l'écorce de la racine de *Strychnos Tieuté* (LESCH.) contiennent l'alcaloïde **STRYCHNINE** ($C^{21}H^{22}Az^2O^2$) probablement combinée à l'acide cafétannique (*acide igasurique*) (3) et, à l'exception de la plante nommée la dernière, aussi l'alcaloïde **BRUCINE**. Le *Str. axillaris* (COLEBR.), lui aussi, est vénéneux. La pulpe des fruits de noix vomique contient un glucoside, la **LOGANINE** (4). La strychnine, dérivé de

<hr>

(1) HARE, *Med. News*, 1887, n° 11, p. 286.
(2) L. LEWIN, *Die Pfeilgifte*, 1894, p. 121, et suiv.
(3) SCHÆR, *Schweiz. Wochenschr. f. Chemie*, 1895, p. 393.
(4) DUNSTAN and SHORT, *Pharm. Journ. a. Transact.*, 1884, n° 730.

l'aniline à la manière de l'acétanilide (1), est peu soluble, tandis que ses sels sont pour la plupart bien solubles dans l'eau et l'alcool. On obtient de la strychnine, par réduction, la *Désoxystrychnine* amère, encore toxique et l'alcaloïde non toxique *Strychnoline* tout à fait dépourvu d'oxygène. La *brucine* (qui est peut-être la *Diméthyloxystrychnine ?*) est, comme poison convulsivant, quarante à cinquante fois moins énergique que la strychnine (2). Chez les grenouilles (jamais chez les animaux à sang chaud), les convulsions sont souvent précédées de la perte de la motilité (3). Elle tue les lapins à la dose de 0gr.012 (4).

Les causes des empoisonnements par la strychnine chez l'homme sont : homicides par empoisonnement (5), suicides, méprises telles que absorption des préparations contenant de la strychnine employées pour la destruction des animaux (par exemple, « Battles vermine killer ») (6), ou bien parce qu'on l'a prise pour de la quinine, de la morphine ou des fleurs de zédoaire (7), et enfin doses thérapeutiques par trop élevées. **La dose toxique pour l'homme** peut être évaluée à 0gr.005 à 0gr.01 d'azotate de strychnine, les phénomènes toxiques sont plus accusés à la suite de 0gr.02 à 0gr.03. La mort est survenue chez un enfant après 0gr.004, chez les adultes, à la suite de 0gr.03, plus souvent à la suite de 0gr.12 à 0gr.36 (8). Mais en revanche, par suite de circonstances concomitantes particulières, la guérison fut obtenue après 0gr.045 (9), 0gr.24 et 0gr.6, même après des doses supérieures à 1 gr. et 5 gr., malgré l'apparition d'un tétanos bien caractéristique. Malgré les cas isolés où les noix vomiques étaient prises dans l'Asie Orientale comme prophylactiques contre le choléra, on n'a jamais observé chez l'homme d'accoutumance

---

(1) TAFEL, *Liebig's Annal.*, 1892, CCLXVIII, p. 229. — *Chem. Ber*, 1893. Bd XXVI p. 333.

(2) REICHERT, *Amer. med. New's*, 1893, p. 369.

(3) LIEDTKE, *Die phys. Wirk. d. Brucins*, Königsberg, 1875.

(4) HUSEMANN, *Arch. f. exp. Path. u. Pharm.*, Bd VIII, p. 119.

(5) PREITNER, *Ueber Strychninverg.*, Würzburg, 1870.

(6) BURTON, *Deutsche Amer. Ap.-Zeit.*, 1884.

(7) HUSEMANN, *Journ f. Pharmakodyn.*, Bd II, p. 179.

(8) CASPER, *Vierteljahrsschr. f. ger. Med*, N. F. Bd I, p. 1.

(9) PRIDEAUX, *Lancet*, 8 janv. 1881.

envers cet alcaloïde, au contraire, souvent il manifeste une action cumulative. C'est ainsi qu'un empoisonnement, parfois même mortel, éclate après que le malade avait supporté pendant un temps plus ou moins prolongé la strychnine à petites doses : cette éventualité peut se présenter également plusieurs jours après la suppression du remède. Les poules peuvent supporter la strychnine à une dose douze fois supérieure à la dose léthale pour les lapins (environ 0gr.002 par kilo), les cobayes, le quintuple de cette dose léthale (1), tandis que le corbeau cornu jouit d'une immunité telle que les semences de strychnos constituent son mets le plus favori. Les semences toxiques de *Strychnos Cobalongo*, à ce que l'on prétend, seraient aussi mangées par quelques mammifères, par exemple le *Dasyprocta Aguti*. Le fœtus du chat serait immunisé contre la strychnine. La dose léthale est de 0gr.75 à 3 gr. pour la *noix vomique*, et de 2 à 3 gr. pour la *teinture*. Les premiers symptômes apparaissent dans l'espace de trois à trente minutes ; les convulsions, parfois seulement après une à trois heures et au delà, et la mort survient en dix à vingt minutes, ordinairement une à trois heures après l'administration du poison, mais elle est encore possible au bout de neuf à vingt heures et même plus tard.

La strychnine absorbée par toutes les muqueuses et les plaies, ne se décompose pas dans l'organisme. L'élimination se fait en petites quantités par la salive (2) et le lait, mais de préférence par l'urine (3) où on peut la déceler déjà après cinq minutes ; l'élimination est terminée au plus tard après quarante-huit heures (4). L'urine évacuée plus de quarante-huit heures après l'administration de la strychnine à doses thérapeutiques, ne contient plus de strychnine (5). La strychnine (dont la saveur amère est encore perceptible dans une solution à 1 p. 40 000 d'eau) ne s'emmagasine pas dans les organes (6) dont la teneur

(1) Leube und Rosenthal, *Arch. f. Anat. u. Physiol.*, 1867, p. 629.

(2) Gay, *Centralbl. f. med. Wissensch.*, 1867, p. 49.

(3) Schulzen, *Arch. f. Anat. u. Physiol*, 1864, p. 491. — Hamilton, *Med. Rec.*, 1867, n° 25.

(4) Kratter, *Wien. med. Wochenschr.*, 1882, n° 8-10.

(5) Dixon Mann, *Med. Chronicle*, 1889, mai.

(6) Dragendorff, *Beitr. z. ger. Chemie*, III, p. 191.

en strychnine est plutôt proportionnelle à leur richesse en sang dans chaque cas donné, c'est-à-dire qu'elle prédomine dans les organes bien irrigués (foie, poumons) et les organes excréteurs principaux (reins), tandis que le cerveau n'en contient que relativement peu (1). Chez les grenouilles, c'est la moelle épinière qui a été trouvée l'organe le plus riche en strychnine, et, après des doses élevées, c'était le sang. Des poules ayant reçu 0gr.36 de strychnine dans l'espace de douze à seize jours, ont pondu des œufs ne contenant point de strychnine.

L'hyperexcitabilité réflexe de tout le système nerveux central, surtout de la moelle épinière, observée *chez les animaux*, est probablement due à l'excitation directe des centres réflexes. Comme conséquence, on voit éclater des accès de convulsions tétaniques provoqués par des excitants extérieurs, les excitants chimiques semblent être inefficaces chez les grenouilles. Les accès se suivent parfois à des intervalles si rapprochés qu'ils produisent l'effet d'être subintrants. Tous les muscles, y compris le diaphragme, peuvent participer à ces convulsions. Les centres respiratoire et vasomoteur sont atteints. La pression sanguine, élevée d'abord par suite de l'excitation du centre vasomoteur (2), s'abaisse ensuite. Le ralentissement du pouls, survenant chez les grenouilles, est causé par l'excitation du pneumogastrique. Le glycogène disparaît presque complètement du foie et des muscles. Même chez les animaux à sang chaud, la mort n'est pas due au spasme glottique, ni au tétanos du diaphragme et des muscles respiratoires, mais bel et bien à l'épuisement général qui survient, ou à la paralysie des systèmes nerveux et musculaire.

Symptômes chez l'homme. — Parfois sensation de brûlure à l'estomac, rarement vomissements ; comme phénomènes prémonitoires surviennent souvent : tressaillements, raideur ou douleurs dans les muscles masticateurs et ceux de la nuque, ainsi que secousses légères des muscles, par exemple des mollets où la contraction prédomine tantôt du côté des fléchisseurs, tantôt du côté des extenseurs. C'est à cela que peuvent se

(1) Ipsen, *Vierteljahrsschr. f. ger. Med.*, 1894, Bd IV, Heft 1.
(2) S. Mayer, *Wien. Sitzungsber.*, 1871, Bd LXIV.

borner toutes les manifestations de l'empoisonnement. Mais dans les cas plus graves, ordinairement à la suite d'un mouvement et, chez quelques sujets, pendant qu'ils poussent des cris perçants qui se continuent aussi pendant les convulsions, éclate un accès tétanique. La tête est rejetée vers la nuque, les poings sont serrés, les muscles sont tendus, le corps est raidi, les yeux se dévient, l'écume apparaît aux lèvres, la respiration est suspendue, la face est cyanosée, rarement rouge et vultueuse (1), les globes oculaires sortent des orbites, immobiles, les pupilles sont dilatées, la température est élevée et le pouls la plupart du temps imperceptible. Cet état ayant duré une minute environ, le tétanos cesse, les muscles se relâchent, le malade, qui a conservé la conscience pleine et lucide, se plaint d'avoir soif, de sécheresse à la bouche et de sensation d'oppression. Le hoquet ne survient que rarement. Mais cette rémission ne se maintient que pendant un court laps de temps, tout au plus pendant dix à quinze minutes : les excitations tactiles, optiques ou auditives, font éclater un nouvel accès tétanique que le malade angoissé sent venir dans la majorité des cas. Cependant les frictions légères du ventre peuvent soulager parfois le malade. Si les convulsions ne sont pas très violentes, des sueurs profuses se déclarent dans leurs intervalles. Le pharynx peut, lui aussi, prendre part aux convulsions. Le trismus s'associe de temps en temps au tétanos. Les rémissions deviennent d'une durée de plus en plus courte et le malade succombe après deux à cinq accès tétaniques (rarement davantage) pendant une rémission, avec la conscience intacte ou dans un sommeil profond, surtout si l'on a fait usage des opiacés dans le but d'atténuer ou d'empêcher les crises tétaniques. En cas de guérison, les convulsions vont en s'atténuant jusqu'à disparition complète. Pendant quelques jours les malades restent faibles, évacuent involontairement l'urine et les matières fécales ou bien ont les doigts rétractés. Dans un cas, il y avait une anurie complète durant trois jours, et l'urine enfin évacuée renfermait de l'hémo-

_____
(1) THOMSON, *Brit. med. Journ.*, 1893, I, p. 406.

globine et des cylindres. On a également vu survenir une apoplexie chez un individu.

Autopsie. — La rigidité musculaire peut exister ou être absente. Toute la musculature du corps peut se trouver en relâchement immédiatement après la mort (1) ; cet état peut être provoqué à volonté chez les animaux. On trouve, dans des cas isolés, des congestions et des extravasats dans la substance de la moelle épinière (2), du cerveau ou dans les muscles.

Recherche. — Seront utilisés : urine, sang et foie, ainsi que reins, rate, contenu stomacal, intestin grêle, cerveau et moelle épinière et enfin des fragments des objets sur lesquels est étendu le cadavre. La strychnine n'est que difficilement décomposée par la putréfaction (3). On l'a décelée encore après six mois dans l'estomac et le contenu stomacal d'un cadavre (4), dans du sang additionné de strychnine que l'on avait conservé pendant une année, et même après un an à un an et demi dans les liquides qui s'étaient écoulés du cadavre. Quant à la brucine, elle se trouve, entre autres, dans le foie et les reins. *L'empoisonnement a-t-il lieu à l'aide des noix vomiques pulvérisées*, l'examen microscopique permettra de poser le diagnostic botanique en étudiant les cellules allongées dont est constitué le revêtement de la noix vomique. En se servant de l'éther, du benzol ou du chloroforme en excès, on réussira à extraire la strychnine des liquides alcalins. La solution chloroformique ainsi obtenue sera agitée avec de l'eau, la solution aqueuse sera alcalinisée et reprise de nouveau par le chloroforme. On peut aussi (5) mélanger les matières à examiner avec du plâtre, soumettre le mélange à l'ébullition avec de l'alcool contenant de l'acide tartrique, chasser l'alcool et reprendre le résidu par l'eau. On filtrera alors pour se débarrasser de la graisse, le filtrat sera évaporé, mélangé avec de la lessive sodique et du plâtre, la masse sera extraite par le chloroforme et l'extrait sera additionné d'une solution d'acide oxalique

(1) Fegen, *Lancet*, 1889, II, p. 951.
(2) Schroeder van der Kolk, *Epilepsie*, 1859, p. 74 et 79.
(3) Maier, *Württ. Correspondenzbl.*, 1857, n° 25. — Ipsen, *l. c.*
(4) Sundrick, *Pharm. Centralh.*, 1884, p. 8.
(5) Chandelon, *Zeitschr. f. phys. Chemie*, Bd IX, p. 40.

dans l'éther : l'oxalate de strychnine traité par l'ammoniaque, mettra la strychnine en liberté. C'est grâce à ce procédé que l'on a réussi à déceler la strychnine dans le foie d'un lapin empoisonné par 0gr.04 de cet alcaloïde (1). Quant à l'*analyse quantitative* de la strychnine, elle repose sur sa précipitation par une solution de ferrocyanure de potassium de concentration connue. Si l'on sait la quantité totale des alcaloïdes, la différence fournira la teneur en brucine (2). On peut aussi différencier la brucine d'avec la strychnine en préparant leurs picrates respectifs (3). Comme *réactifs* de la strychnine, on fera tout d'abord attention à sa saveur amère. Une solution incolore de strychnine dans l'acide sulfurique concentré est-elle additionnée d'un petit cristal de bichromate de potasse ou bien d'oxyde de cerium, on voit se former, surtout si on agite la solution, des raies bleu-violet passant ensuite au rouge-brun. Une solution de une partie de vanadate d'ammonium dans cent parties d'acide sulfurique concentré est-elle additionnée de strychnine, on voit apparaître une coloration bleue passant bientôt au violet puis au rouge-vermillon et, après addition d'une petite quantité de lessive sodique, au rouge-rosé ou au rouge-pourpre persistant (4). Grâce à ces réactifs, on peut encore déceler 0gr.001 de strychnine. Si la strychnine est chauffée sur une plaque de porcelaine avec 1 goutte d'acide azotique dilué et que l'on y ajoute du chlorate de potasse, une couleur écarlate apparaît. L'amoniaque colore en brunâtre. Si l'on chauffe jusqu'à siccité complète, on obtient une matière colorante verte soluble dans l'eau (5). Les *têtes de pavots* contiendraient, à ce que l'on prétend, une substance fournissant les réactions de la strychnine (6). On entreprendra aussi des recherches physiologiques sur les souris ou la *Rana esculenta :* il suffit de moins de 0gr.001 de strychnine pour qu'éclate chez elles le tétanos. L'étude microchimique permet de découvrir la strychnine et la brucine dans

(1) Cuhmann, *Pharm. Centralh.*, 1895, p. 660, a proposé un nouveau procédé d'extraction de la strychnine.

(2) Holst und Beckurts, *Pharm. Centralh.*, 1887, p. 119.

(3) Gerock, *Arch. d. Pharm.*, 1889, Bd XXVII, p. 158.

(4) Mandelin, *Pharm. Zeitschr. f. Russl.*, 1883, n°s 22-24.

(5) Bloxam, *Chem. News*, 1887, LV, p. 155.

(6) Paul, *Prager med. Wochenschr.*, 1893, n° 17.

les cellules de l'endosperme et de l'embryon des semences de strychnos : le meilleur procédé par la strychnine, c'est la solution de vanadium décrite plus haut, la brucine sera décelée par l'acide azotique. Le contenu cellulaire se colore en violet, ou en jaune-orangé (1). L'acide sélénique contenant de l'acide azotique colore la *brucine* en rouge.

[La noix vomique possède une teneur assez variable en alcaloïdes. Elle en renferme de 18,58 à 22,50 p. 1000. Ce total se répartit ainsi : strychnine 18 à 20 p. 1000 ; brucine 3 à 5 p. 1000. La fève de Saint-Ignace est, au contraire, d'une composition plus constante. Elle renferme de 15 à 18 p. 1000 de strychnine et de 5 à 8 p. 1000 de brucine. L'écorce dite de *fausse angusture* n'est presque plus employée en thérapeutique et ne sert guère qu'à l'extraction des alcaloïdes. Elle contient de 20 à 25 p. 1000 de brucine et seulement de 3 à 5 p. 1000 de strychnine. Diverses autres espèces de Stychnos pourraient fournir de la strychnine. On peut citer le *Strychnos Tieuté* de Java, le *Strychnos Icaria* de l'Afrique tropicale qui fournit le M' Boundou, le *Strychnos Gaultheriana* du Tonkin dont le professeur Baillon fit la description il y a quelques années. A côté, se trouve le groupe des Strychnos à Curare étudiés par Boussingault. Enfin parmi ce groupe on trouve des espèces inoffensives comme le *Strychnos pseudoquina* qui est employé par les indigènes comme succédané du quinquina. L'Upas tienté renferme 60 à 65 p. 1000 d'alcaloïdes et la strychnine rentre pour la plus grosse part dans ce chiffre. On a même prétendu qu'il ne contenait, exclusivement, que cet alcaloïde.

La teinture de noix vomique, à 1 pour 5 comme il est prescrit par le Codex, contient environ 2 milligrammes d'alcaloïdes par gramme. L'extrait aqueux de noix vomique obtenu par macération représente le vingtième du poids de la poudre employée. L'extrait alcoolique en représente le dixième. Sa richesse en alcaloïdes (strychnine et brucine) varie de 52 à 115 milligrammes par gramme d'extrait. Un centigramme peut donc être une dose toxique et même mortelle et c'est un médicament dangereux à prescrire, en raison de sa grande variabilité de composition.

L'extrait de noix vomique de la pharmacopée allemande peut contenir jusqu'à 180 milligrammes d'alcaloïdes, alors que le nôtre n'en contient jamais plus de 115 milligrammes. MM. Wyndham Dunstan et Short ont publié, il y a quelques années, des résultats d'analyses d'extrait de noix vomique ; voici les chiffres qu'ils donnent :

Eau	de 13,60 à 19,70 p. 100.
Alcaloïdes	de 10,32 à 17,55 —
Strychnine	de 4,20 à 8,58 —
Brucine	de 6,13 à 10,43 —

(1) Souvan, *Journ. de pharm. et de chim.*, 1895, n° 10, p. 493.

Une femme de 50 ans mourut avec les symptômes d'une gastro-entérite intense, et des crises tétaniques, deux heures après avoir pris, en une seule fois, 16 centigrammes d'extrait de noix vomique. Un homme de vingt-six ans absorba, en une seule fois, 32 centigrammes d'extrait de noix vomique. Il eut des hémoptysies, des phénomènes de gastro-entérite grave, des crises tétaniques assez violentes, pourtant il ne mourut pas. Une femme de soixante-dix ans mourut en quelques minutes, après avoir absorbé, en une fois, 12 centigrammes d'extrait de noix vomique. Une fillette de sept ans et demi prit 5 centigrammes d'extrait et mourut en une demi-heure. Andral cite le cas d'une personne qui présenta des accidents très graves après avoir pris 5 milligrammes de strychnine. En résumé, 1 centigramme de strychnine est une dose toxique, 3 à 5 centigrammes sont presque fatalement mortels. La poudre de noix vomique à la dose de 1 gr. 50 amène la mort rapidement. La poudre de fève de Saint-Ignace donne la même terminaison fatale avec 75 à 80 centigrammes seulement. Gallard rapporte la mort d'une jeune fille de douze ans et demi, survenue deux heures après l'absorption de 1 centigr. de sulfate de strychnine en deux prises.

D'après Trousseau, si l'on représente par 1 l'activité de l'extrait de noix vomique, celle de la brucine serait représentée par 2 et celle de la strychnine par 6. Les doses mortelles minima de strychnine tuent trois fois plus rapidement que les doses mortelles minima de brucine. Enfin, d'après Palck jeune, la strychnine est trente-huit fois plus énergique que la brucine comme substance tétanisante. Il a fait à ce sujet des études comparatives avec les différentes substances tétanisantes et il arrive aux résultats suivants : La strychnine est vingt-quatre fois plus énergique que la thébaïne, quarante-neuf fois plus que la laudanine, quatre-vingt-cinq fois plus que la codéine et trois cent quarante fois plus que l'hydrocotarnine.

La strychnine excite et exalte toutes les sensibilités spéciales ; le système musculaire est de même excité par l'intermédiaire du système nerveux : bientôt il devient moins contractile par suite de modifications des propriétés physiologiques de la fibre-cellule, qui se traduisent par l'acidification de la substance, l'élévation de température, la rigidité et la putréfaction hâtives des muscles. La circulation est atteinte. Chez les animaux à sang froid, les contractions cardiaques sont diminuées ; elles sont au contraire augmentées chez les animaux à sang chaud. La systole est plus active, la diastole plus prolongée. La pression sanguine augmente dans de notables proportions par suite de l'action bulbaire, des contractions musculaires, et aussi de l'augmentation de l'acide carbonique dans le sang. Celui-ci, en effet, est presque dans l'impossibilité d'absorber de l'oxygène et de dégager son acide carbonique : sa capacité respiratoire est donc fortement diminuée. La respiration elle-même se fait très mal : les accès convulsifs immobilisent le thorax pendant la majeure partie de leur durée ; de plus, le centre respiratoire est le siège d'une excitation violente et un spasme glottique arrivant en pleine respiration arrête assez souvent définitivement les mouvements respiratoires.

En dehors de l'action irritante exercée par la strychnine à hautes doses sur la muqueuse gastrique et intestinale, il faut noter, même à faibles doses, la stimulation salivaire et l'augmentation des mouvements péristaltiques de l'intestin. Elle produit sur le foie, par excitation de la glande, une modification de la circulation, ou par son action directe sur les cellules hépatiques, une glycosurie artificielle. Elle diminue la sécrétion biliaire, n'a aucune action sur la sécrétion pancréatique et urinaire ; par contre, elle augmente d'une façon exagérée la sécrétion sudoripare. Dans la majorité des cas, on observe des sueurs profuses dues, d'une part, à l'excitation sécrétoire, d'autre part, à l'élévation de température à la suite des secousses musculaires. La strychnine n'atteint pas le cerveau, du moins primitivement ; elle agit sur les centres bulbaires et spécialement sur la substance grise. Elle excite concurremment le grand sympathique; elle abolit l'action des fibres nerveuses motrices sur les faisceaux musculaires.

Comment meurt-on par la strychnine ? Evidemment, l'asphyxie joue un rôle prédominant, mais le rôle du cœur est très considérable, car l'arrêt primitif du cœur, par retentissement sur les nerfs vagues de l'irritation réflexe, a été maintes fois constaté. Dans les cas où, après un traitement médical de l'empoisonnement, il y a eu survie de quelques jours, l'explication n'est pas satisfaisante ; aussi a-t-on émis diverses hypothèses pour expliquer cette fin brusque. On a voulu attribuer la mort à l'acidification de la substance contractile, ou à l'élévation de température produite par les crises tétaniques, ou bien encore au surmenage musculaire. La mort des animaux chloralisés tendrait à infirmer ces hypothèses. La seule hypothèse qui soit compatible avec la mort tardive, survenant après la cessation des crises tétaniques, consiste à admettre que cette mort est due à des modifications histologiques ou plutôt d'ordre physico-chimique du protoplasma des centres nerveux qui affectent surtout la substance grise et qui évoluent lentement, même après la cessation de l'intoxication. Cette hypothèse est surtout confirmée par les lésions nerveuses des fibres à myéline et l'on voit, dans certains troncs nerveux, cette substance manquer complètement après la mort. Elle est encore directement soutenue par l'échec de tous les traitements de l'empoisonnement : refroidissement, anesthésiques divers, qui empêchent bien les crises tétaniques de se produire, mais ne font que retarder l'issue fatale lorsque la dose ingérée est mortelle.

Dupuy (d'Alfort) constata chez des chevaux intoxiqués des taches violettes et des points rougeâtres disséminés sur toute l'étendue des muqueuses stomacale et intestinale. J. Cloquet retira de l'estomac d'une femme empoisonnée un liquide muco sanguinolent de couleur brunâtre : la muqueuse était teintée par places en rouge et en noir plus ou moins foncé. F. M. Coze, chez un homme mort accidentellement, vit l'estomac fortement enflammé, la muquéuse intestinale violacée et comme gangrenée en plusieurs points du duodénum : le gros intestin était relativement indemne. Le cœur est peu intéressé : il est vide, contracté ; le sang est fluide, on a signalé parfois des ecchymoses endocardiques. Les poumons sont toujours plus ou moins congestionnés ; ils présentent d'ordinaire des lésions asphyxiques étendues, quelquefois les vésicules pulmonaires superficielles sont rompues. Le système nerveux est fortement congestionné, on trouve quelquefois des épanchements dans l'intérieur de la substance cérébrale ; le plus souvent, ces épanchements se produisent entre la pie-mère et l'arachnoïde. On a noté plusieurs fois des épanchements sanguins de 7 à 800 gr. entre la moelle et les enveloppes médullaires ; on a également signalé un afflux séreux dans ces mêmes enveloppes.

Dans l'empoisonnement par la strychnine, on peut mourir en quelques minutes, en quelques heures, ou en quelques jours. Les accidents peuvent apparaître de suite ou au contraire tarder plus ou moins longtemps. L'absorption de la strychnine peut être influencée par diverses causes : plénitude ou vacuité de l'estomac, état d'ivresse. On cite le cas d'un homme qui, en état d'ébriété, prit vers minuit 1 gramme de strychnine ; le début des accidents ne commença que deux heures et demie après l'ingestion et d'une façon assez bénigne. Des crises tétaniques violentes survinrent environ dix heures après l'ingestion. Il entra dans le coma dix-neuf heures après et mourut dans cet état pendant son transport à l'hôpital. A l'autopsie, des cristaux de strychnine furent retrouvés intacts à la surface de la muqueuse stomacale. D'autre part, il est avéré que des doses fortes de strychnine sont plus lentes à agir que des doses faibles. Ainsi, un homme de quarante ans, après avoir pris 1 gr. 50 de poudre de noix vomique, ne présenta les premiers symptômes d'intoxication qu'au bout de deux heures. Un enfant de douze ans prit 15 centigrammes de sulfate de strychnine ; il éprouva les premiers accidents au bout de trois heures et mourut dix minutes après.

En général, le patient éprouve tout d'abord une exagération des sensibilités spéciales (odorat, ouïe, toucher), puis il manifeste de l'inquiétude, de l'anxiété. Les muscles commencent à manifester une certaine tension, les mouvements du thorax et la déglutition ne s'exécutent que difficilement ; les extenseurs commencent à tressaillir, puis ces tressaillements s'étendent à tous les muscles : ces phénomènes spasmodiques se manifestent au plus léger contact et finissent par prendre un caractère tétanique. Le trismus, l'opisthotonos, la rigidité des membres entrent alors en scène : la respiration devient très pénible par suite du spasme des muscles respiratoires ; la contraction des muscles du visage fait prendre à la physionomie une expression anxieuse et grimaçante. Tout à coup, jetant quelquefois un cri, le patient tombe dans un véritable accès de tétanos ; les dents se serrent spasmodiquement, la colonne vertébrale se courbe fortement en arrière ; les muscles des membres, de la poitrine, de l'abdomen offrent la rigidité du bois ; tout le corps forme un arc à concavité postérieure ; la respiration devient complètement impossible ; la face est rouge-sombre, les veines sont enflées. Cet état dure de quelques secondes à cinq minutes. La respiration revient, mais l'excitabilité reste excessive et la plus légère excitation suffit à provoquer une crise. L'homme résiste rarement à plus de trois ou quatre accès, et il meurt asphyxié pendant l'un d'eux ou bien il succombe à la paralysie générale qui leur succède. Dans ce dernier cas, après une période de crises tétaniques avortées, l'excitabilité du malade diminue et, après une survie de deux, trois et même de huit jours, il meurt brusquement sans crise appréciable.

A l'autopsie, l'aspect extérieur du cadavre frappe souvent par sa rigidité excessive et sa cambrure en forme d'arc. A l'ouverture du corps, tantôt on trouve quelques lésions anatomiques, tantôt au contraire on ne trouve rien. VULPIAN a expérimenté sur les animaux et n'a pu retrouver aucune lésion du système nerveux malgré les assertions de JACUBOWITSCH et ROUDANOWSKY qui prétendent avoir observé des lésions médullaires. Lorsqu'il y a des lésions anatomiques, l'appareil digestif est diversement impressionné, suivant que l'intoxication a été provoquée par des sels de strychnine ou par de la poudre soit de fève de Saint-Ignace, soit de noix vomique. Avec les sels, on observe une hyperémie plus ou moins grande de l'estomac et de l'intestin, mais rarement des ulcérations. Avec la poudre de noix vomique et la poudre de fève de Saint-Ignace, la gastro-entérite est toujours beaucoup plus intense et l'on trouve presque toujours de petites ulcérations du duodénum. WEPFER a pu constater une inflammation gangréneuse généralisée de l'estomac et de l'intestin. COZE, expérimentant sur des chiens avec de fortes doses d'extrait alcoolique de noix vomique, trouva, après la mort de l'animal, les voies alimentaires noirâtres et phlogosées.

L'expérimentation physiologique, réalisée sur la grenouille, constitue, à coup sûr, la réaction la plus sensible et la plus délicate pour caractériser la strychnine. Toutefois, cet essai n'acquiert toute son importance que s'il est exécuté dans des conditions spéciales qui le rendent absolument probant et qui permettent d'atteindre un degré de sensibilité infiniment supérieur à celui des réactions chimiques colorées les plus caractérisées.

Dans de bonnes conditions, c'est-à-dire en été, pendant la période durant laquelle les grenouilles réagissent avec la plus exquise sensibilité vis-à-vis des substances toxiques capables de les impressionner, UN CINQUANTIÈME de milligramme de strychnine (0 milligr. 02) suffit pour provoquer chez une grenouille du poids de 25 à 40 gr., après un laps de temps variable mais ne dépassant pas deux heures, une succession d'accès tétaniques des plus caractéristiques. C'est surtout avec ces faibles doses que la *forme* des accès, la *succession des phénomènes* qui les constitue et qui a été, pour la première fois, si minutieusement et exactement reproduite par VULPIAN dans ses *Leçons sur l'action physiologique des substances toxiques et médicamenteuses*, possède un caractère de netteté et de spécificité absolument caractéristique de la strychnine. Aucune autre substance possédant la propriété de provoquer chez les grenouilles des crises convulsives, *même en faisant abstraction de la question de doses*, ne détermine un syndrome aussi constant et aussi régulier. Aussi, pour ma part, j'accorde une importance capitale à cette expérimentation relativement à la caractérisation médico-légale de la strychnine.

A mesure que l'on s'éloigne des mois d'été, durant lesquels la sensibilité des grenouilles pour la strychnine se montre avec son maximum, il est nécessaire d'élever légèrement les doses pour obtenir les mêmes effets. Toutefois, il faut apporter la plus vigilante attention à ne pas dépasser notablement la dose suffisante pour provoquer les crises de tétanos caractéristique, sans quoi l'on risque de déterminer chez les animaux en expérience un état de paralysie flasque, ressemblant à celui que détermine chez eux le curare, et qui pourrait faire conclure à l'absence de la strychnine alors que l'on en aurait, au contraire, injecté une trop forte proportion.

Pour éviter cet écueil, je conduis mon expérimentation de la façon suivante. Lorsqu'à la suite du traitement des matières suspectes par les méthodes appropriées, j'ai obtenu, comme résidu d'évaporation de la benzine, une substance fournissant les réactions générales des alcaloïdes et présentant, plus ou moins nettement, les réactions colorées de la strychnine, j'en évalue le poids, si cela est possible, et je fais, à l'aide d'une trace d'acide acétique, une solution aqueuse contenant sensiblement 0 milligr. 1 de ce résidu par centimètre cube. En injectant cette solution à des grenouilles, par fractions de quart de centimètre cube, et en attendant au moins une heure avant de faire une nouvelle injection dans le cas où la première n'aurait pas été suivie d'accidents caractéristiques, il est impossible de ne pas réaliser, à un moment donné, la dose et les conditions optima pour voir éclater les crises tétaniques si caractéristiques du strychnisme chez les grenouilles].

Traitement. — Vomitifs (apomorphine, poudre de moutarde, sulfate de zinc), ou lavages de l'estomac le malade étant plongé dans la narcose chloroformique; administration de tannin (infusions de café) ou de teinture d'iode, soit solution de LUGOL, ce qui produit des précipités incomplètement insolubles. Le meilleur remède symptomatique, c'est la narcose chloroformique qui sera maintenue longtemps. Le chloroforme est préférable, sous tous les rapports, à la paraldéhyde (on peut tout de même y avoir recours) et à la morphine. Le chloral hydraté, il est vrai, fait cesser les convulsions, mais il est à redouter à cause de son action sur le cœur. C'est agir très brutalement que d'avoir injecté, dans un cas, 58 gr. de chloral hydraté en cinquante-neuf heures. Si les convulsions éclatent de nouveau lorsque le malade se réveille du sommeil chloroformique, le chloral hydraté peut être administré à petite dose. Rappelons encore que les médications ci-dessous, recommandées par divers auteurs, se sont montrées inefficaces dans des cas graves : bromure de potassium (jusqu'à 15 gr.), uréthane, cocaïne, curare (en injection sous-cutanée, III à X gouttes d'une solution de 0gr.06 p. 10 gr. d'eau), inhalations de nitrite d'amyle (1), charbon animal, graisses, eau chlorée, infusion de feuilles de nicotiana par la bouche ou par le rectum (0gr.3 à 0gr.5 p. 100 gr. d'eau), acide cyanhydrique, courant électrique et respiration artificielle. Celle-ci est sans valeur aucune chez les lapins (2).

MÉTHYLSTRYCHNINE. — L'action de la strychnine est modifiée par l'adjonction d'un radical organique. C'est ainsi que la méthylstrychnine agit chez les grenouilles à la manière du curare. Les fibres d'arrêt du pneumogastrique sont paralysées par 0gr.002 de sulfate de méthylstrychnine.

DÉRIVÉS NITRÉS DE LA STRYCHNINE ET DE LA BRUCINE. — La *Dinitrostrychnine* produit à la fois des symptômes d'excitation et de paralysie chez les grenouilles. — La *Cacostrychnine* $[C^{24}H^{22}(AzO^2)^3Az^2O^4]$, à dose mortelle (0gr.01), provoque chez les grenouilles des convulsions et de l'irrégularité des battements du cœur, puis de la paralysie ; chez les lapins (0gr.01 par kilo), surtout de la paralysie. — La *Dinitrobrucine* possède une action analogue à celle de la dinitrostrychnine. Un autre produit nitré de la brucine, la *Cacothéline* ($C^{24}H^{22}Az^4O^3$) provoque chez les animaux à sang chaud de la tachypnée et de la dyspnée, puis une exagération de l'excitabilité réflexe.

L'*Ipoh Aker* et l'*Aker Lampong* sont deux espèces de strychnos, *Str. Wallichiana* (BENTH.) et *Str. Maingayi* (CLARKE), employées chez les Semangs comme poisons des flèches et agissant à la manière de la digitale et du curare.

Un *Ipoh* dont se servent les Dayaks à Bornéo, contient de la strychnine (je l'ai démontré en la préparant à l'état pur) et est probablement obtenu du *Strychnos tieute*. Les feuilles de *St. suaveolens* (GILG.) contiennent un glucoside, tandis que l'écorce renferme de la brucine (3).

Des *semences de strychnos non toxiques* sont fournies par : *Strychnos brachiata* (RUIZ et PAV.), *Str. innocua* (DELILE), *Str.*

(1) HARE, *Bost. med. Journ.*, CXI, p. 481.
(2) ROSSBACH, *Centralbl. f. d. med. Wissensch.*, 1873, p. 371.
(3) ELFSTRAND, *Univ. Arskr. Upsala*, 1895, I.

potatorum (L.), *Str. Pseudo-Quina* (SAINT-HIL.), *Str. spinosa* (LAM.), *Str. angustifolia* (BENTH.), *Str. paniculata* (CHAMP.). Le *Str. bicirrhosa* (LESCH.) [*Str. colubrina* (L.)] est moins vénéneux que le Str. nux vomica.

CURARE. — Le *curare* (**Worara, Urari, Wurali**) est un extrait amer que les Indiens des bords de l'Orénoque et de l'Amazone préparent en soumettant à la cuisson l'écorce et le bois de diverses espèces de strychnos (*Strychnos toxifera* (SCHOMB.), *Str. Crevauxii* (PLANCH.), *Str. Castelnæana* (BAILL.) et autres) (1) auxquelles ils ajoutent d'autres plantes, par exemple un *Paganea* vénéneux et, peut-être aussi, du venin de fourmis et de serpents. On en a obtenu un alcaloïde amorphe, la **CURARINE**, soluble dans l'éther et dont les solutions aqueuses sont douées de fluorescence verdâtre, et l'alcaloïde **CURINE** précipitable par l'acide métaphosphorique. Suivant les qualités du curare, les phénomènes d'intoxication peuvent survenir chez l'homme à la suite de 0gr.05 à 0gr.12. Les lapins sont tués par 0gr.001 à 0gr.002 de curare de bonne qualité et un kilo de lapin est tué par 0milligr.35 de curarine. La mort des grenouilles est amenée par 0milligr.5 de curare ou 0milligr.003 de curarine. Les chiens et les lapins s'accoutument au curare (2). L'absorption s'effectue par les plaies et les muqueuses ainsi que par l'estomac (qu'il soit vide ou rempli). La tolérance extrême envers ce remède introduit dans l'estomac s'explique peut-être par sa rapide élimination par l'urine. Il n'est pas du tout inadmissible qu'une petite quantité de curare soit détruite par le suc gastrique (3). Il n'est pas retenu par le foie. En cas d'injection sous-cutanée, on observe parfois, au lieu d'injection, des indurations, des phlegmons et de l'œdème.

Le curare et la curarine paralysent les terminaisons des nerfs moteurs dans les muscles volontaires et les terminaisons du pneumogastrique dans le cœur, les doses élevées paralysent aussi les nerfs sensitifs. La température, élevée passagèrement, finit

(1) BÖHM, *Ludwig-Festschrift*, 1887, p. 173.
(2) STEINER, *Das amerikanische Pfeilgift Curare*, Leipzig, 1877, p 43.
(3) ZUNTZ, *Pflüg. Arch.*, 1891, Bd XLIX, p. 437.

par s'abaisser. Le curare à dose paralysante a-t-il été administré par la bouche, l'urine contient du sucre qui ne s'y trouve pas lorsque la respiration artificielle est immédiatement instituée (1). C'est la tête qui s'affaisse la première chez les animaux ; le cœur de grenouille continue à battre encore longtemps après paralysie survenue. Les animaux à sang chaud meurent par paralysie des muscles respiratoires. La **CURINE** agirait à la manière de la digitale, tandis que l'**HYDROXYDE DE MÉTHYLCURINE** agirait comme le curare. L'administration du curare à doses plus élevées (0gr.09) fut suivie chez l'homme de : relâchement des muscles, par exemple des paupières supérieures, salivation, plus rarement sensation de sécheresse à la bouche, vomissements, titubation comme dans l'ivresse alcoolique, tremblements des muscles, amblyopie ou diplopie, troubles de l'accommodation, fièvre de plusieurs jours de durée, frissonnements et chaleur, accélération du pouls, troubles de la coordination (2), parfois aussi secousses musculaires. Donné à la dose de 0gr.12 à 0gr.14, le curare a provoqué : diplopie, bourdonnements d'oreilles, troubles du langage et troubles des sens (3). Des symptômes analogues sont survenus chez les individus blessés par des flèches curarisées.

Recherche. — On se servira dans ce but de : urine, foie, estomac et cœur, ainsi que matières vomies. Les objets à examiner, acidulés, seront traités, d'une manière appropriée, par l'alcool à 95° ou par l'alcool amylique (4). Le produit obtenu pourrait, après purification (précipitation par le chlorure de platine), être expérimenté sur les grenouilles.

Traitement. — Le *curare sera enlevé* des plaies ou du tissu cellulaire sous-cutané *à l'aide des lavages, des incisions*, etc., et, en cas de troubles respiratoires, la respiration artificielle sera instituée. Il est également nécessaire d'avoir recours aux diurétiques.

Strychnos Icaja (BAILL.). Sur la côte Est de l'Afrique on em-

(1) SAUER, *Pflüg. Arch.*, 1891, Bd XLIX, p. 423.
(2) VOISIN et LIOUVILLE, *Études sur le curare*, Paris, 1866.
(3) BEIGEL, *Berl. klin. Wochenschr.*, 1868, p. 73 et 98.
(4) DRAGENDORFF und KOCH, *Nachw. d. Curare in thier. Flüssigk.*, Dorpat, 1870.

ploie, très rarement comme poison des flèches, dans la majorité des cas comme poison pour les Jugements de Dieu, l'*Akazga* ou l'*Icaja* : cet arbre ne contiendrait ni brucine (1), ni strychnine, mais l'alcaloïde *Akazgine* (2) ; mais, suivant une autre analyse, les feuilles et l'écorce ne renfermeraient que de la strychnine. L'akazga paralyse à petite dose et tue les lapins à la dose de 0gr.006 à 0gr.01 en provoquant chez eux un tétanos réflexe. La respiration artificielle permet de retarder la mort (3). Les indigènes du Gabon forcent l'accusé à sauter par dessus un bâton après l'avoir abreuvé de la décoction de la racine : il est déclaré coupable s'il ne peut l'exécuter par suite de la paralysie survenue, ou s'il ne peut évacuer quelques gouttes d'urine sur une feuille de banane. Les empoisonnés ayant perdu tout contrôle sur le sphincter vésical, l'urine sanguinolente s'écoule goutte à goutte sans interruption. La mort est précédée de tétanos en extension.

HYDROPHYLLACÉES

Wigandia urens (H. B. et K.). Le « **Brincamosa** » provoque à la peau une sensation de cuisson intense.

BORRAGINACÉES

Cynoglossum officinale (L.). Le *Cynoglosse officinal* peut provoquer chez l'homme des empoisonnements mortels. L'extrait alcoolique est suivi chez les animaux à sang chaud et à sang froid de phénomènes narcotiques (4). L'empoisonnement par cette plante a provoqué parfois chez l'homme un sommeil de quarante heures de durée. Hypo-excitabilité des nerfs moteurs et sensitifs, ainsi que des muscles. L'alcaloïde **CYNOGLOSSINE** contenu dans la plante est doué de propriétés identiques. Il n'y

---

(1) HECKEL et SCHLAGDENHAUFFEN, *Journ. de pharm.*, 1882.
(2) FRASER, *Prelimin. notice...*, London, 1867.
(3) RABUTEAU et PEYRE, *C. R. de l'Ac. d. Sc.*, t. LXXI, p. 353.
(4) MARMÉ und CREITE, *Götting. Nachr.*, 1870, p. 17.

a pas d'effets ressemblant à ceux causés par le curare (1). Le cœur, dont les battements sont rendus tout d'abord plus énergiques, s'arrête en diastole ; les pupilles se dilatent et le centre respiratoire se paralyse.

L'*Heliotropium europæum* (L.) contient de la cynoglossine. L'*H. parviflorum* (L.) est employé dans les Indes Occidentales pour provoquer l'avortement.

Anchusa officinalis (L.). Les extraits de la plante se sont montrés toxiques chez les grenouilles. Le principe actif commence par exciter, et finit par produire des paralysies à la manière du curare.

L'*Echium vulgare* (L.) contient l'alcaloïde **ÉCHIINE** qui, à la dose de 0gr.025, provoque chez les grenouilles des troubles respiratoires ainsi que de la raideur des membres et, à la dose de 0gr.1, des convulsions tétaniques (2). Un extrait de la plante peut provoquer chez les cobayes : mydriase, convulsions, paralysie et mort par asphyxie. La plante elle-même a déterminé chez des chevaux : vomissements et salivation.

CONVOLVULACÉES

IPOMŒA PURGA (Hayne). — Les tubercules de *jalap* contiennent une résine et un anhydride de divers acides, la **CONVOLVULINE**. Donnée à la dose de 0gr.3, la convolvuline agit comme drastique, tandis que la racine pulvérisée, ou la résine administrée à doses plus élevées, provoque des vomissements ; la résine tue les chiens à la dose de 2 gr. A l'autopsie, on trouve une gastro-entérite. Une teinture de jalap composée aurait amené la mort de deux malades (3). L'*I. Turpethum* (R. Br.) et l'*I. muricata* (Jacq.) peuvent

---

(1) Schlagdenhauffen et Reeb, *Journal de pharmacie d'Alsace*, 1891, no 11.
(2) Buchheim und Loos, *Ueber die pharmakol. Gruppe d. Curarins*, Giessen, 1869.
(3) *Brit. med. Journ.*, 1885, II, p. 317.

également provoquer des phénomènes de gastro-entérite. Le dernier tue les coléoptères.

SOLANACÉES

Dans la famille des solanacées il y a des espèces qui contiennent des substances identiques ou voisines aux points de vue chimique ou toxicologique, à savoir, les **TROPÉINES** et les **SCOPOLÉINES**, c'est-à-dire, des composés éthérés soit de tropine ($C^8H^{15}AzO$), soit de scopoline ($C^8H^{13}AzO^2$) avec des acides aromatiques.

ATROPA BELLADONA (L.). — La *Belle-dame* contient, outre un polychrome, de l'**ATROPINE** ($C^{17}H^{23}AzO^3$), de l'**HYOSCYAMINE** ($C^{17}H^{23}AzO^3$), de la **PSEUDOHYOSCYAMINE** ($C^{17}H^{23}AzO^3$), de la **BELLADONINE** ($C^{17}H^{21}AzO^2$), de la **SCOPOLAMINE** ($C^{17}H^{21}AzO^4$) et de l'**ATROPAMINE** ($C^{17}H^{21}AzO^2$). Ce sont les feuilles de belladone sauvage qui contiennent le plus d'atropine (0,5 p. 100); les baies en renferment 0,35 p. 100 (1). Les empoisonnements par les parties de la plante et les préparations galéniques ont eu pour causes : ingestion des baies et de leur jus (2) ou de la racine, absorption des solutions d'atropine prescrites pour l'usage externe (3) ou des calmants à la belladone (4), atropine (5) ou belladone ayant été données dans les pharmacies pour d'autres substances, ou adultérations (par exemple des fruits de rhamnus par les baies de belladone) (6), doses thérapeutiques par trop élevées, absorption par les muqueuses et les plaies de l'atropine en nature (7) ou des emplâtres à la belladone et des onguents à la belladone (8), suicides (9) et, très rarement, homicides. Le nom-

(1) GERRARD, *Lond. pharm. Journ.*, 1882, p. 190.
(2) ROSENBERGER, *Canstatt's Jahresber.*, 1843, p. 295.
(3) TRAVERS, *Brit. med. Journ.*, 1889, 1, p. 1051.
(4) GRATTAN, *Lancet*, 1881, n° 11.
(5) SCHÜLER, *Berl. Klin. Wochenschr.*, 1880, n° 46, p. 658.
(6) KRATTER, *Vierteljahrsschr. f. ger. Med*, 1886, Bd XLIV, p. 1.
(7) KJELLBERG, *Deutsch.-Amerik. Ap-Zeit.*, 1883.
(8) JENNER, *Med. Times a. Gaz.*, nov. 1856.
(9) MACHIAVELLI, *Jahresber. f. d. ges. Med*, 1880, p. 468.

bre des empoisonnements par l'atropine rapportés depuis
1850 monte à présent à cent quatre-vingts cas environ.

Les doses toxiques ou mortelles dépendent de la richesse de
la préparation en atropine. Les petits enfants supportent des
doses relativement plus élevées que les adultes. Il suffit déjà de
trois à quatre *baies de belladone* (1) pour provoquer des phénomènes d'intoxication ; mais on a vu la guérison survenir, chez les
enfants (2), après l'ingestion, de treize et même de trente baies,
et, chez les adultes, après cinquante baies. L'infusion de feuilles,
à la dose de 1gr.2 en deux lavements (3) et à 0gr.4, a donné lieu
à des empoisonnements ; et la guérison fut obtenue encore après
l'administration, en lavement, d'une infusion de 30 gr. d'herbe
de belladone (4). La décoction de racine, à la dose de 5 gr. en
lavement, amena la mort (5). Théophraste indique déjà que la
dose de 4 gr. provoque des délires, et que la dose de 12 gr. est
mortelle. L'*extrait de belladone* provoque des empoisonnements
bénins à la dose de 0gr.1 ; et à la dose de 0gr.5 à 1 gr., des empoisonnements graves. Peuvent aussi intoxiquer les *suppositoires*
trop riches en extrait ou les décoctions prescrites en lavement.
On a rapporté des cas de guérison à la suite de 2gr.5, de 4 gr.,
même après 30 gr. d'extrait. Un *onguent à la belladone* préparé
avec 4 gr. d'extrait, a provoqué des phénomènes d'intoxication
au bout de deux jours de contact sur une plaie. La guérison fut
obtenue dans un cas d'empoisonnement par un *calmant à la
belladone* à dose supérieure à 60 gr. Des empoisonnements
graves sont survenus à la suite d'un *emplâtre belladoné* laissé
pendant sept heures sur une région anomale du dos et après
son application sur les glandes mammaires (6). L'*atropine*, à la
dose de 0gr.01 à 0gr.06, peut provoquer des empoisonnements
et même amener la mort (7). Mais, en revanche, on a rapporté

(1) FINK, *Med. Annal.*, 1844, p. 445 ; — EVANS, *Brit. med. Journ.*, 1864, 24 sept.
(2) KAUDERS, *Wiener med. Wochenschr.*, 1881, n° 45, p. 1253.
(3) KNAPP, *Rust's Magaz.*, 1843, Bd LX, p. 299.
(4) PUTEGNAT, *Gaz. méd. de Paris*, 1837, n° 17.
(5) TAYLOR, *Die Gifte* (trad. allem. par Seydeler), Bd III, p. 370.
(6) WALKER, *Brit. med. Journ.*, 1894, 18 nov. ; — GRIFFITHS, *id.*, I, p. 1067 ; —
WILFERT, *Cincin. Lancet a. Clin.*, 1885, 4 avr.
(7) POUCHET, *La Sem. méd.*, 1888 ; — *An. d'Hyg. publ. et Méd. lég.*, 3e série, t. XXI, p. 139.

des cas de guérison après 0gr.03 en injection sous-cutanée, après 0gr.06 chez un enfant âgé de deux ans, après 0gr.25 et même après 0gr.5. L'intoxication peut avoir lieu quel que soit le mode d'application de la préparation sur les muqueuses, les plaies, etc.

Les herbivores jouissent d'une certaine immunité, mais pas d'une immunité absolue, envers les parties de la plante et l'atropine. Ainsi qu'on le savait déjà il y a cent cinquante ans environ, les cobayes et les lapins peuvent se nourrir longtemps de la belladone (feuilles, baies, racines). On réussit même à continuer cette nourriture pendant plusieurs générations consécutives, en faisant prendre l'été la plante fraîche et l'hiver la plante desséchée. Toutefois, suivant des recherches anciennes, ces animaux éliminent par l'urine un corps mydriatique, probablement de l'atropine. Les chiens et les singes, eux aussi, supportent l'atropine à doses élevées ; et les limaçons peuvent manger des feuilles de belladone durant des semaines entières. Ces animaux sont-ils mangés par l'homme, il peut en être empoisonné (1). D'autre part, on a rapporté un cas d'immunité chez un homme qui, à ce qu'on prétendait, aurait mangé souvent, pour se rafraîchir pendant la chasse, des baies de belladone à la dose de six baies (?). Il n'existe pas dans le sang des animaux peu susceptibles pour l'atropine une « antitoxine », car on ne réussit jamais à immuniser d'autres animaux avec le sérum de ceux que l'on a empoisonnés pendant longtemps par l'atropine.

Les premiers symptômes éclatent après quinze à trente minutes, dans des cas plus rares seulement après deux ou trois heures. La mort peut avoir lieu dans l'espace de cinq à quinze heures, même seulement après trente-sept ou bien encore soixante-dix-huit heures (en cas d'ingestion des baies en très grande quantité). L'élimination de l'atropine facilement absorbée, se fait par l'urine et, dans la majorité des cas, est terminée après dix à trente heures environ, mais elle peut durer aussi plus longtemps. Le chien élimine par les reins à peu près 33 p. 100 de l'atropine ingérée. On n'a pas pu retrouver dans l'urine la base *Tropine*, produit de décomposition de l'atropine.

(1) Lewin, *Deutsche med. Wochenschr.*, 1894, p. 257.

L'atropine instillée dans l'œil fut décelée dans l'humeur aqueuse. La *mydriase* absolument locale qui survient à la suite de l'atropine (elle manque chez les oiseaux et est plus difficilement reconnaissable chez les chats), est due à la paralysie des terminaisons de l'oculomoteur commun. La paralysie de l'accommodation est peut-être aussi en rapport avec cette action de l'atropine. Les battements cardiaques, accélérés d'abord, sont ensuite arrêtés (influence sur le pneumogastrique). Donnée à doses élevées, elle paralyse les centres cardiaques et le myocarde. La pression sanguine s'élève à la suite de petites doses et s'abaisse après des doses plus élevées ; le tonus vasculaire diminue, la respiration est ordinairement accélérée. Les *sécrétions des glandes* diminuent ou cessent complètement par suite de la paralysie des nerfs sécréteurs. L'excitation de la corde du tympan n'est plus suivie de la sécrétion de la salive. Donnée à doses plus élevées, l'atropine affaiblit les mouvements péristaltiques de l'intestin, ainsi que l'excitabilité des *nerfs sensi lifs*. Il survient de l'excitation psychique.

Symptômes de l'empoisonnement aigu.— L'ingestion des baies de belladone est parfois suivie de : nausées et vomissements (ceux-ci surviennent encore plus rarement à la suite de l'atropine). Le malade est tourmenté de soif et d'une sensation de brûlure et de constriction à la bouche et à la gorge. La dilatation des pupilles, qui deviennent immobiles, peut quelquefois aller jusqu'à ne laisser apercevoir l'iris que sous forme d'une frange étroite. Toutefois on a observé des cas d'empoisonnement par la belladone sans mydriase (1). Apparaissent en outre : diplopie et amblyopie, affaiblissement de l'acuité visuelle et même cécité complète et tuméfaction des paupières, hallucinations de la vue, photopsie (les malades voient les objets irisés, ou entourés d'une vapeur blanche ou teintés en jaune, en rouge, en bleu, en vert), dureté de l'ouïe, plus rarement surdité, parfois aussi (empoisonnement par les baies ou les infusions de belladone) coliques et rarement accès d'éternuement. Les malades ne peuvent bientôt ni marcher, ni rester debout ; les empoisonnés

_____

(1) Montgomery, *Med. News*, 1896, 25 janv.

chancellent, sont atteints de vertiges et d'angoisse ; le nombre des pulsations peut atteindre le chiffre de cent soixante-dix par minute. Chez quelques sujets, on voit apparaître une rougeur scarlatiniforme diffuse ou par plaques. Dans quelques cas, il y a des troubles de la déglutition. On observe parfois, dans les stades ultérieurs, que les malades ont peur d'accomplir l'acte de la déglutition (comme dans la rage), et il survient de plus des troubles dans l'articulation des mots ou aphonie complète. Dans la majorité des cas, les malades sont atteints d'une excitation angoissante, la face devient vultueuse — les sueurs n'ont été notées que dans des cas tout à fait exceptionnels — les carotides battent fortement, quelques groupes musculaires de la face ou des extrémités se mettent à se contracter isolément (comme dans le délire alcoolique), les malades perdent connaissance, et des hallucinations de tous les sens surviennent : les malades présentent des impulsions violentes à exécuter des mouvements, disent des choses incongrues, rient, aboient, se débattent, cherchent à attraper des objets imaginaires, grincent des dents ; ces délires auxquels peuvent s'associer aussi des convulsions, peuvent parfois durer des jours entiers et, pendant tout ce temps, les malades doivent être retenus de force pour qu'ils ne nuisent pas à eux-mêmes ou à autrui. La respiration est accélérée, stertoreuse ou ralentie ; la température du sang s'élève quelquefois de 1° à 2°, et l'évacuation de l'urine est entravée. L'excitation peut manquer et être remplacée par un sommeil profond ou plutôt un coma (1) qui survient peu de temps après l'empoisonnement et dure plusieurs heures. Dans quelques cas, le coma et l'excitation alternent à une ou deux heures d'intervalle jusqu'à ce que survienne la mort, précédée ou non de convulsions. En cas d'empoisonnement grave, la vessie et le rectum se paralysent quelque temps avant la mort. Si les cas doivent se terminer par la guérison, la mydriase s'atténue graduellement, la respiration et le pouls récupèrent un type plus normal et le malade revient à lui, parfois seulement après dix heures et même plus tard. La mydriase, ainsi

(1) BROUARDEL, OGIER et VIBERT, *Annales d'hyg. publ.*, t. XLIII, 3e sér., 1900, p. 91.

que les taches rouges au visage (principalement région malaire),
les troubles de l'appétit et la lassitude générale peuvent encore
persister pendant plusieurs jours. L'empoisonnement aigu proprement dit est terminé ordinairement dans l'espace de vingt-
quatre à quarante-huit heures. Chez une femme enceinte empoisonnée par mégarde, l'enfant fut extrait à l'aide du forceps sans
que la malade revenue à elle, après un coma de plusieurs heures
de durée, eût ressenti quoi que ce fût.

Intoxication chronique par l'atropine. — L'usage prolongé
des collyres atropinés (1) provoque une sorte d'intoxication
chronique par l'atropine qui se manifeste par une faiblesse
irritative et une assimilation extrêmement défectueuse.

On connaît des cas où un empoisonnement aigu a provoqué
des *affections consécutives de longue durée*. Outre la mydriase, on
a observé : anorexie, faiblesse des jambes, lassitude, céphalée,
photophobie, troubles de la miction, dépression générale du
système nerveux, gêne dans l'articulation des sons, idéation
paresseuse et changement d'humeur survenant à tous propos.
Un homme qui, pendant onze mois, avait reçu de sa femme,
avec son café, des décoctions de belladone, devint apathique,
maigrit, la miction était douloureuse, l'acuité visuelle s'affaiblit
et l'on vit apparaître : troubles de la déglutition avec soif
ardente, ainsi qu'excitation psychique se manifestant, entre
autres, par des actes menaçants à l'adresse de son entourage,
puis, finalement, confusion mentale générale. Guérison complète
à l'hôpital (2).

Des chiens ayant pris de l'atropine pendant un temps prolongé, tout en s'étant jusqu'à un certain degré accoutumés à ce
poison, n'en maigrirent pas moins et furent atteints de lassitude (3).

Comme *phénomènes secondaires à la suite de l'usage thérapeutique* d'un médicament quelconque contenant de l'atropine,
on a noté : éruptions cutanées (érythème, urticaire, vésicules,

---

(1) GRAEFE, *Arch. f. Ophthalm.*, Bd IX, 1868.
(2) MÜLLER, *Friedreich's Blätter*, 1895, Jahrg. XLVI, H. 2.
(3) ROSSBACH und ANREP, *Arch. f. d. ges. Physiol.*, Bd XXI, 1880.

gangrène cutanée), rétention d'urine, glycosurie (même après une seule instillation d'une solution d'atropine dans l'œil), épistaxis, troubles de la parole, troubles visuels (pupilles immobiles et mydriase, accès de glaucome, etc.), troubles moteurs, états d'excitation psychique, palpitations, troubles respiratoires, etc. (1).

Les lésions trouvées à l'autopsie chez des sujets empoisonnés par l'atropine et la belladone ne sont pas suffisamment caractéristiques pour que, même si toutes les altérations que nous allons énumérer étaient constantes, elles permissent de poser le diagnostic ferme d'empoisonnement. Les pupilles ont été trouvées plus ou moins dilatées; et l'inflammation, voire l'ulcération de la muqueuse de l'œsophage, de l'estomac et de la portion supérieure de l'intestin grêle, avec formation d'un exsudat fibrineux, pseudomembraneux, entremêlé de sang, a été notée à plusieurs reprises après l'ingestion des baies de belladone. En cas d'empoisonnement par l'atropine, l'estomac et l'intestin demeurent normaux. Après l'ingestion des parties de la plante on en trouve, dans la majorité des cas, des débris (comme c'est le cas pour les semences de belladone) dans les voies digestives. On peut trouver des ecchymoses sur le cœur.

Recherche. — Diagnostic botanique des parties végétales trouvées dans les matières vomies, l'estomac et l'intestin; ou analyse chimique de l'urine, du liquide cérébro-spinal, du sang, du foie et du contenu gastro-intestinal. L'atropine s'est maintenue intacte dans des matières fécales conservées pendant cinq mois, et il était possible de l'en extraire par le chloroforme (2). L'éther enlève l'atropine aux liquides alcalins. Les alcalis colorent en vert la matière colorante rouge-foncé des baies. Dissoute dans un peu d'acide azotique fumant et évaporée au bain-marie, l'atropine fournit un résidu incolore qui, refroidi, se colore en violet et ensuite en rouge cerise par l'addition de potasse en solution alcoolique (3). L'atropine se trouve-t-elle en grande quantité, le chauffage avec une solution alcoolique de sublimé fournit un pré-

<hr>

(1) L. Lewin, *Die Nebenwirk. d. Arzneimittel*, 1899, p. 177.
(2) Paltauf, *Wiener klin. Wochenschr.*, 1888, n° 5.
(3) Vitali, *Zeitschr. f. anal. Chemie*, 1881, p. 563.

cipité jaune qui ne tarde pas à passer au rouge-brique. L'hyoscyamine donne la même réaction (1). Le papier phénolphtaleiné est rougi par l'atropine. Si l'on chauffe dans une soucoupe de l'atropine avec de l'acide sulfurique jusqu'à dégagement de vapeurs, on perçoit un parfum agréable de fleurs qui devient plus accusé si l'on ajoute à la solution quelques gouttes d'eau ou un cristal de bichromate de potasse. Je peux vanter cette réaction comme ne manquant jamais. Dans un cas, on ne put pas déceler l'atropine; mais, en revanche, en épuisant l'urine par le chloroforme, puis, après avoir chassé le chloroforme, en dissolvant dans l'alcool dilué, précipitant par l'acétate de plomb et se débarrassant du plomb, on réussit à découvrir, grâce à sa fluorescence bleue, dans l'eau de lavage du sulfure de plomb soumis au lavage à l'ammoniaque et à l'alcool, le polychrome de la belladone, à savoir, *l'acide chrysatropique*. Il est de toute nécessité d'instituer des *recherches physiologiques* avec l'atropine ainsi obtenue que l'on aura acidulée préalablement. On instille la solution d'atropine dans l'œil d'un homme : la mydriase locale surviendra au bout de six à vingt minutes. De la sorte on réussira à découvrir 0milligr.01 d'atropine.

Traitement. — Vomitifs (chlorhydrate d'apomorphine à la dose de 0gr.02), entéroclysmes, si des parties de la plante ont été ingérées; morphine à la dose de 0gr.01 à 0gr.02, que je considère comme l'antidote le plus sûr, autant du moins que l'on peut attendre sûrement aide d'un médicament en cas d'intoxication, mais qui néanmoins a été proclamée comme inutile, soit même comme nuisible (2), pilocarpine jusqu'à 0gr.03 (en injection sous-cutanée), et acide cyanhydrique à l'intérieur. On a recommandé aussi, dans le but de remédier aux troubles cardiaques, de prescrire le salicylate de physostigmine en injection sous-cutanée (jusqu'à 0gr.002 par dose) et les inhalations de nitrite d'amyle. Les inhalations de chloroforme, continuées jusqu'à produire la narcose, ont fourni des succès. On peut aussi avoir recours en même temps aux sachets de glace sur la tête, aux lavements

____

(1) Gerrard, *Pharm. Journ. a. Transact.*, série III, n° 715.
(2) Gross, *Amer. Journ. of med. Scienc.*, v. LXIII, 1869, p. 401.

Toxicologie.   48

avec du vinaigre, etc. Autrefois dans des cas semblables on pratiquait aussi la saignée (300 gr. de sang).

TROPÉINES. — Contrairement à l'atropine, la base **TROPINE** est un stimulant pour le cœur, elle augmente probablement l'excitabilité des ganglions cardiaques. Agissent d'une manière analogue quelques tropéines, telles que l'**ACÉTYLTROPINE**, la **SUCCINYLTROPINE** et la **LACTYLTROPINE**. Outre la diminution peu notable du nombre des pulsations, elles provoquent : systole plus énergique et plus prolongée, et mise en mouvement du cœur arrêté par la muscarine. La base tropine, ainsi qu'un grand nombre de tropéines, comme la **SALICYLTROPINE** et la **CINNA-MYLTROPINE** sont dépourvues de toute action mydriatique dont est douée la *lactyltropine*. Quant aux phénomènes généraux d'intoxication produits par les tropéines énumérées, à l'exception de *l'acétyltropine*, ils sont peu accusés.

HYOSCYAMUS NIGER (L.). — La *jusquiame noire* contient de l'**HYOSCYAMINE** et de la **SCOPOLAMINE** (*hyoscine*). Les empoisonnements ont été causés par : homicides (1), méprises (on a pris les feuilles et les racines de jusquiame pour les feuilles et les racines de panais, de chicorée, d'endive), ingestion des pousses de jusquiame (2), enfants en ayant mangé les semences (3) ou les feuilles (4), ainsi que doses thérapeutiques par trop élevées. La tribu des Touaregs se servit d'une espèce de jusquiame, *H. Falezlez* (Coss.), pour empoisonner l'expédition FLATTERS. Les chameaux et les chèvres mangeraient cette plante sans inconvénient aucun. Quelques espèces de jusquiame, par exemple, l'*H. muticus* (L.), sont vraisemblablement employés en Asie pour provoquer l'ivresse et aussi pour endormir les victimes que l'on a l'intention de dépouiller. De petites doses de semences et de racines de jusquiame noire suffisent déjà pour provoquer des phénomènes d'intoxication. Cependant la guérison fut obtenue

(1) SONNENSCHEIN, *Handb. d. ger. Chemie*, 1869, p. 185.
(2) CHOQUET, *Journ. de Méd.*, 1813, t. XXVI, p. 353.
(3) EITNER, *Med. Zeit. d. Vereins f. Heilk.*, 1842, p. 195.
(4) WAGNER, *Hufeland's Journal*, 1838.

encore après l'absorption de 24 gr. de teinture de jusquiame — des vomissements, il est vrai, sont survenus immédiatement, — et après l'administration, en lavement, d'une infusion de 12 gr. de feuilles. Les symptômes toxiques commencent à apparaître dix à quinze minutes après l'ingestion des parties de la plante.

Symptômes. — Engourdissement progressif interrompu quelquefois par des vomissements, face rougie, mydriase, troubles visuels comme à la suite de la belladone, vertiges, titubation, sensation de sécheresse à la bouche, ralentissement du pouls, tremblements et tressautements, ou état parétique des membres, confusion mentale, grincement des dents, carphologie, respiration gênée, balbutiement incompréhensible et paroles ainsi que actes confus. C'est la dépression qui prédomine en fin de compte : … « sopiuntur et omni sensu carent ». Les délires sont de préférence calmes. L'absorption d'*hyoscyamine* est aussi suivie plutôt de sommeil que d'excitation. L'empoisonnement se termine ordinairement par la guérison qui peut avoir lieu dans l'espace de vingt-quatre à quarante-huit heures. *Administrée à doses thérapeutiques*, la jusquiame a donné naissance aux effets secondaires fâcheux que voici : érythèmes, urticaire, pustules, purpura, ainsi qu'à certains des symptômes énumérés plus haut. L'usage prolongé du médicament provoquerait : catarrhe nasal, tuméfaction des parotides et ptyalisme.

Autopsie. — On trouve les premières voies digestives congestionnées et une hyperémie veineuse intense, ce qui n'a aucune valeur au point de vue du diagnostic.

Recherche. — Diagnostic botanique des semences, des feuilles et des racines qui se trouvent dans les matières vomies ainsi que dans le contenu gastro-intestinal (dans certaines circonstances il fut possible de les reconnaître dans le cadavre deux, trois ou quatre ans après la mort) (1), ou extraire l'hyoscyamine des objets à examiner. L'hyoscyamine cristallise en aiguilles par évaporation de sa solution chloroformique, tandis que de l'éther elle s'obtient à l'état amorphe. Traitée par l'acide sulfurique, elle dégage le même parfum que l'atropine. On pourrait aussi l'ins-

(1) Gossow, *Vierteljahrsschr. f. ger. Med.*, Bd X, H. 2.

tiller dans l'œil de l'homme pour s'assurer de son action mydriatique.

Traitement. — Le même que pour la belladone. Le jus de citron était très vanté autrefois.

HYOSCYAMINE ($C^{13}H^{23}AzO^3$). — Cette base peut provoquer des phénomènes d'intoxication lorsqu'elle est donnée à la dose de 0gr.005 (1). Administrée en injection sous-cutanée, elle manifeste son action sur le cœur dès la troisième ou quatrième minute. Ont été observés encore les effets secondaires fâcheux que voici : vertiges, hallucinations de tous les sens, délires ou stupeur, parésie ou paralysie transitoire des membres, secousses, spasme des muscles de l'appareil de la déglutition, vomissements, sueurs et, après administration prolongée, troubles nutritifs. La paralysie de l'accommodation fait souvent défaut et les pupilles, dilatées pendant la veille, se rétrécissent pendant le sommeil (2).

SCOPOLAMINE (*hyoscine*, $C^{17}H^{21}AzO^4$). — La dose toxique peut être évaluée à 0gr.001. La mort en collapsus est survenue à la suite de cette dose de chlorhydrate de scopolamine (3). Les empoisonnements ont eu pour causes : méprises et emploi thérapeutique. Ont été observés dans un cas : engourdissement, ensuite coma profond, trismus, convulsions cloniques (membres et, de temps en temps, maxillaire inférieur), pâleur de la face, pupilles immobiles dilatées au maximum, accélération du pouls, rétention d'urine et de matières fécales. Après avoir absorbé 5 milligrammes d'alcaloïde, le malade s'affaissa subitement, de l'écume lui vint à la bouche, le réflexe cornéen disparut, les lèvres et les ongles se cyanosèrent ; du tremblement avec des accès de tétanos et d'apnée vint s'ajouter à ces symptômes. Les convulsions ayant disparu grâce à la morphine, il est survenu : rigidité des muscles du tronc et ensuite sommeil profond. La

(1) EMPIS, *Gaz. des hôp.*, 1879, p. 949.
(2) GNAUCK, *Arch. f. Psychiatr.*, 1881, p. 466.
(3) OSTERMAYER, *Allg. Zeitschr. f. Psych.*, 1891, Bd XLVII, p. 304.

guérison fut obtenue en peu de temps (1). Outre les symptômes que nous venons d'énumérer, peuvent encore apparaître : spasme pharyngien, diminution du poids du corps, après l'emploi prolongé, diarrhée, voix rauque (les paroles ne sont prononcées qu'avec difficulté), lipothymies, collapsus, céphalée, vertige, délires, jactitation, hallucinations visuelles et auditives, tremblements, respiration stertoreuse et convulsions.

Recherche. — L'urine sursaturée de carbonate de soude sera agitée avec l'éther, et le résidu d'évaporation de cet éther, dissous dans l'acide chlorhydrique, sera traité par le chlorure d'or : on obtiendra de la sorte le chlorure double d'hyoscine et d'or (point de fusion : 198°). L'extrait de chlorhydrate légèrement alcalinisé sera instillé dans l'œil du chat.

Traitement. — Le même que pour la belladone.

L'**ATROPAMINE** (*apoatropine*, $C^{17}H^{21}AzO^2$) que l'on peut obtenir de l'hyoscyamine (2), provoque chez les lapins : élévation de la pression sanguine et paralysie des terminaisons intra-cardiaques du pneumogastrique ; pas de mydriase, pas de diminution des sécrétions glandulaires ; la mort est causée par l'arrêt de la respiration (3).

L'**HOMATROPINE** ($C^{16}H^{21}AzO^3$) résultant de la combinaison de l'acide amygdalique avec tropine a provoqué souvent les phénomènes fâcheux que voici : sensation de sécheresse à la gorge, dysphagie, ralentissement du pouls, sueurs froides, perte de connaissance, excitation, vertiges, faiblesse des membres et glaucome (4).

DATURA STRAMONIUM (L.). — La *pomme épineuse* contient : **ATROPINE**, **DATURINE** (?), **HYOSCYAMINE** et **SCOPOLAMINE**. Les empoisonnements ont pour causes : les semences prises pour

---

(1) ADLER, *Berliner klin. Wochenschr.*, 1891, p. 258.
(2) HESSE, *Annal. d. Chemie*, 1893, Bd CCLXXVII, p. 290.
(3) MARCACCI, *Ann. di Chimica e di Farm.*, 1885, p. 94.
(4) ZIEM, *Centralbl. f. Augenheilk.*, 1887, août ; — BERTHEAU, *Berliner klin. Wochenschr.* 1880, p. 581.

les semences de pavot (1) ou de nigelle, déglutition des semences en jouant avec elles (2), les feuilles prises pour d'autres (3), les racines mangées aux lieu et place du panais, l'ingestion des résidus du pressurage des semences (4), les suicides et homicides par empoisonnement, l'usage pour exciter les fonctions sexuelles ou pour réaliser un remède domestique contre la pleurésie, l'emploi thérapeutique des infusions de feuilles ainsi que des cigares au stramonium. Les Tsiganes de la Sibérie préparent avec la belladone et l'herbe aux sorciers une poudre « **Dur** », qu'ils vendent aux femmes qui veulent se débarrasser de leurs maris. Les empoisonnements par le datura sont les plus fréquents de tous dans l'Inde : on en a observé des centaines au Bengale, à Lahore, à Bombay, soit à titre d'homicides, soit dans le but de voler les sujets empoisonnés. Le poison est administré mélangé avec les aliments, le tabac et les boissons. La mortalité s'élève à 10 ou 20 p. 100 (5). Les ânes, ainsi que les animaux que nous avons dénommés en parlant de la belladone, sont immunisés contre la stramoine. Des empoisonnements peuvent même survenir chez des sujets ayant mangé l'*Hélix pomatia* nourri avec des feuilles de stramoine. Les phénomènes toxiques se manifestent déjà à la suite de 2 gr. de semences (en infusion). Vingt semences ont provoqué des empoisonnements graves ; et la mort a été amenée : chez un enfant par quinze, et chez des adultes par cent semences (1 gr. environ). Une femme est morte après avoir ingéré 4 gr. de semences. Cependant, chez un enfant en ayant mangé deux poignées, on réussit à obtenir la guérison : la pilocarpine fut injectée en profusion (6). L'extrait peut amener la mort à la dose de 1 gr. La mort peut avoir lieu dans l'espace de six heures, mais aussi après deux jours seulement.

Symptômes toxiques. — Sensation de sécheresse à la gorge,

(1) Schlesier, *Canstatt's Iahresber.*, 1843, Bd IV, p. 297.
(2) Heim, *Verm. med. Schrift.*, 1836, p. 1.
(3) Rubio, *Siglo med.*, 23 janv. 1881 ; — *Lancet*, 1892, 30 juillet.
(4) Ernst, *Mus. d. Heilk.*, Bd I, p. 81.
(5) Madras, *Quarterly Journ.*, v. XI, p. 167 et ailleurs.
(6) Roth, *Wiener med. Blätter*, 1885, p. 1028.

mydriase, rarement chloropsie (1), vertiges, tremblements et refroidissement des membres, dysphagie, engourdissement et vomissements. La peau se tuméfie, devient chaude, et une éruption cutanée (taches, bulles, pétéchies) apparaît surtout à la face et à la poitrine ; la conscience commence à s'évanouir ; les malades exécutent avec leurs mains des mouvements automatiques, ils croient se trouver dans une pièce en mouvement et ne tardent pas à tomber : il peut y avoir évacuation involontaire de l'urine ; la respiration est souvent laborieuse, le pouls accéléré, le visage exprime l'exaltation ; les malades battent la campagne ou sont maniaques ; certaines parties du corps tremblent (2) ou sont secouées, les dents grincent, rarement il survient de l'excitation génésique. Un sommeil de plusieurs heures se produit ensuite dans la majorité des cas. L'amélioration peut commencer graduellement après le réveil et la guérison peut être complète dans l'espace de vingt-quatre heures, mais parfois la mort a lieu après une amélioration apparente ou dans un sommeil très profond. Dans un cas, on a observé, plusieurs soirs consécutifs après le rétablissement, de la mydriase et de la sécheresse des lèvres (3). L'autopsie ne permet pas de découvrir la cause de la mort. Les semences ont été retrouvées, dans un cas, exclusivement dans le cœcum et le colon.

Pour la recherche et le **traitement** voir **BELLADONE**.

Le *Datura fastuosa* (L.) employé pour homicides par empoisonnement (dans le tabac, etc.), le *D. Metel* (L.) agissent d'une manière semblable. Le dernier est employé souvent dans l'Asie Orientale pour empoisonner les sujets que l'on veut dépouiller. Le poison est administré à l'intérieur avec des condiments ou insufflé dans le nez des personnes endormies, de sorte qu'il est absorbé par la muqueuse nasale. Le *D. alba* (NEES), peut-être identique avec le *D. fastuosa*, contient les mêmes parties constituantes que le *D. stramonium*. Au Japon, on le fume avec du tabac dans le but de traiter les catarrhes, etc.

(1) HUSEMANN, *Journ. f. Pharmakod. u. Toxik.*, Bd II, p. 191.
(2) CONNERS, *Lond. med. Rec.*, 1888, p. 299.
(3) VERGELY, *Gaz. des hôp.*, 1876, p. 445.

Le *Physochlaina prœalta* (MIERS) dilate les pupilles comme la belladone. Mise en contact avec la bouche, la plante en provoquerait la tuméfaction et sa déglutition serait suivie d'un empoisonnement narcotique de plusieurs jours (1).

DUBOISIA MYOPOROIDES (R. BR.). — Cette plante contient : **DUBOISINE, PSEUDOHYOSCYAMINE** et **SCOPOLAMINE**. L'instillation dans l'œil de 0gr.0005 à 0gr.001 de *Duboisine*, alcaloïde qui n'est peut-être pas une entité chimique, fournie par cet arbuste australien que l'on devrait ranger, à proprement parler, parmi les scrofulariacées, fut parfois suivie des troubles psychiques et moteurs que voici ; agitation, vertiges, excitation et délire (2), plus rarement vomissements, bourdonnements d'oreilles, dureté de l'ouïe, refroidissement de la peau, parésie des mains et des jambes, parfois aussi convulsions et respiration laborieuse, voire stertoreuse (3), mydriase persistante, ainsi que conjonctivite folliculaire. Les effets consécutifs (sueurs, excitation, etc.) peuvent persister pendant plusieurs jours. L'injection sous-cutanée de *duboisine* à la dose de 0gr.0005 a provoqué chez l'homme : sensation de sécheresse à l'arrière-gorge ainsi que troubles visuels ; et à la dose de 0gr.001 : rougeur de la peau et collapsus, angoisse précordiale, ainsi que perte de connaissance et besoin impérieux d'uriner.

Les feuilles de *Duboisia Hopwoodi* (MULLER), **Pitury**, contiennent un alcaloïde liquide, la **PITURINE**, proche parente de la nicotine. Quelques gouttes d'une solution de 1 p. 20 provoquent chez les chats : sécheresse de la bouche précédée de salivation, mydriase, respiration laborieuse et convulsions (4).

Franciscea uniflora (POHL). L'injection sous-cutanée des préparations obtenues avec la racine provoque l'arrêt de la respiration.

---

(1) WATT, *Dictionary*, 1892, VI, v. 1, p. 226.
(2) DAVIDSON, *Lancet*, 1879, 6 sept. ; — CHADWICK, *Brit. med. Journ.*, 1887, I, p. 327.
(3) BERNER, *Med. Times a. Gaz.*, 1881, 26 févr.
(4) RINGER and W. MURREL, *Journ. of Physiol.*, 1879, p. 377.

ATROPA MANDRAGORA (L.). — La *racine de mandragore* employée dans l'antiquité et au moyen âge comme narcotique et dans des buts mystiques, contient quatre bases, à savoir : l'**HYOSCYAMINE**, l'**HYOSCINE**, la **PSEUDOHYOSCYAMINE** et la **MANDRAGORINE**. On se sert du suc de la plante fraîche, de l'écorce de la racine desséchée et des fruits jaunâtres. Ainsi qu'on l'avait démontré il y a déjà deux cent cinquante ans, la racine ou son suc provoque : sommeil profond, dysphagie, rougeur de la face, prurit et sensation de brûlure au tronc, sécheresse à la gorge, délire ou mélancolie. Prise à la dose de 0gr.5 environ, la racine amena parfois la mort dans l'espace de douze heures.

L'écorce de *Solandra grandiflora* (Sw.) est toxique.

Grâce à sa teneur en un alcaloïde, le *Nicandra physaloïdes* (Gærtn.) agirait à la manière de la belladone.

Le *Lycium barbarum* (L.) renfermerait une tropéine de constitution inconnue. Les chameaux qui en mangent succombent à l'empoisonnement.

SCOPOLIA. — Le *Scopolia japonica* (Maxim.) contient vraisemblablement de la scopolamine. La racine agit comme narcotique. Les extraits de la racine sont fluorescents.

S. mutica (Dun.) [*Hyoscyamus muticus* (L.)]. Pris à une dose inférieure à 0gr.06, l'extrait de la racine a provoqué les phénomènes d'intoxication que voici : dysphagie, troubles visuels, mydriase, hallucinations de tous les sens, angoisse, vertiges, besoin impérieux d'uriner, accélération du pouls et troubles de la conscience. La faiblesse générale persista encore le septième jour (1).

Le *S. atropoïdes* (Bercht et Presl) contient de la **SCOPOLAMINE** ($C^{17}H^{21}Az\,O^4$). L'extrait, à la dose de 0gr.06, a provoqué les mêmes symptômes que l'extrait de la plante précédente (2). Le *S. lurida* (Dun.) [*Anisodus luridus* (Link et Otto)], agit sur la pupille comme la belladone. Les semences, le feuillage et la racine ne contiennent que de l'hyoscyamine.

(1) Schroff, *Oester. Zeitschr. f. prakt. Heilk.*, 1861, p. 27.
(2) Lippich, *Med. Jahrb.*, Bd XX, p. 582.

SOLANUM. — Le *Solanum dulcamara* (L.) (*douce-amère, vigne de Judée*), le *S. nigrum* (L.), le *S. lycopersicum* (L.) etc., l'embryon, le feuillage et les baies du *S. tuberosum* (L.) (*pomme de terre*), peut-être la pomme de terre elle-même, mais seulement à l'état de traces, contiennent la **SOLANINE** cristalline, glucoside basique agissant à la manière de la sapotoxine. Soumise à l'ébullition avec des acides, la solanine se dédouble en sucre et en **SOLANIDINE** dont l'action est identique à celle de la solanine. La solanidine est préformée dans les germes de la pomme de terre. La douce-amère contient de plus la **DULCAMARINE**, elle aussi, d'après toutes probabilités, une saponine. Les feuilles de pomme de terre et le *S. nigrum* semblent renfermer encore une tropéine mydriatique. Les empoisonnements sont survenus chez l'homme : dans des cas isolés, par suite de l'ingestion des baies de diverses espèces de solanum (1), par exemple, *S. nigrum, S. verbascifolium* (L.), à la suite de doses thérapeutiques par trop élevées des décoctions de tiges de vigne sauvage (2) et après l'ingestion des pommes de terre non mûres et germées (3). Ce sont surtout les petites pommes de terre poussant sur les tubercules-mères qui peuvent devenir nuisibles à cause de leur teneur en solanine atteignant jusqu'à 0gr.6 par kilo (4).

Les enfants sont empoisonnés par dix baies de *douce-amère*. On a vu une intoxication légère éclater à la suite d'une décoction de 2 gr. de tiges de *S. dulcamara* (5). Les lapins périssent après l'administration de 15 gr. *d'extrait de douce-amère*. La *solanine*, en injection sous-cutanée, tue les lapins à la dose de 0gr.2, et les pigeons à la dose de 0gr.15 (6). Les bœufs et les brebis supportent de 1 à 3 gr. de solanine sans aucun symptôme fâcheux.

(1) *Lancet*, juin 1856 ; — *ibid.*, 1889, II, p. 673.

(2) Schlegel, *Hufel. Journ.*, 1822, p. 27.

(3) Kahlert, *Clarius u. Radius, Beitr. z. Heilk.*, Bd I ; — Rahn, *Gaz. de Santé*, 1785, v. IV, p. 93 ; — Heim, *Arch. f. med. Erfahr.*, 1808, Bd XIII, p. 311 ; — Munke, *Med. Annal.*, 1845, Bd XI, p. 298 ; — Cortial, *Arch. de méd. mil.*, 1889, XIV, p. 2.

(4) Meyer, *Arch. f. exp. Path. u. Pharm.*, Bd XXXVI, p. 361 ; — Schmiedeberg, *ibid.*, p. 373.

(5) Stein, *Prager med. Wochenschr.*, 1892, n° 12.

(6) Husemann und Balmanya, *Arch. f. exp. Path. u. Pharm.*, Bd IV, p. 309.

Donnée à la dose de 0gr.2 à 0gr.4, elle provoque chez l'homme des phénomènes d'intoxication légère. L'*empoisonnement par la Solanine* se manifeste chez les animaux par : tremblements musculaires, vomissements, hématurie, abaissement de la température, paralysie du centre respiratoire et accélération du pouls, les pupilles restant normales. La mort est causée par l'asphyxie. La *Solanidine* provoque chez les animaux : élévation de température, paralysie descendante d'origine centrale (le centre respiratoire est paralysé lui aussi), paralysie des ganglions cardiaques (1), mydriase chez les lapins et convulsions. Les animaux nourris avec des *pommes de terre en germination* deviennent amaigris et cachectiques. Apparaissent en outre : paralysie des extrémités, du rectum, de la vessie et de la paupière supérieure, opacités et ulcères de la cornée.

Les lésions trouvées à l'autopsie sont essentiellement identiques avec celles causées par les sapotoxines.

Les vomissements, la diarrhée et la céphalée sont fréquents chez les hommes empoisonnés par la solanine ou des plantes la contenant, par exemple, pommes de terre non-mûres. Apparaissent en outre : sensation de constriction, raideur de la langue, yeux hagards, gastralgies, vertiges, adynamie générale, sensation d'angoisse, mydriase ou myosis, pesanteur aux yeux, troubles visuels, pouls lent ou intermittent — il peut aussi demeurer normal (2), — sueurs froides, pâleur de la face, tremblements et tressautements des membres, troubles du langage hallucinations et perte de connaissance. Le rétablissement ne se fait que lentement ; par exemple, il n'était complet qu'après quatre à huit jours chez cent soldats ayant mangé des excroissances de pommes de terre anciennes. On ne peut rapporter l'intoxication d'une façon absolument certaine et exclusivement à une proportion exagérée de solanine dans les pommes de terre insuffisamment mûres ou vieillies et pourvues d'excroissances, ou anormales pour toute autre cause. **Peut-être des produits de décomposition de nature albuminoïde jouent-ils encore ici un rôle plus ou moins important.**

(1) Pèrles, *Arch. f. exp. Path. u. Pharm.*, Bd XXVI, p. 88.
(2) Bourneville, *Gaz. des. hôp.*, 1864, p. 35.

Recherche. — Si l'on a recours au procédé de STAS-OTTO, la solanine, dans la majorité des cas, se transformera probablement en solanidine qui est enlevée à ses solutions alcalines par l'éther et qui se colore en violet par l'acide sulfurique concentré. La solanine n'est pas extraite de sa solution alcaline par l'éther, mais par l'alcool amylique. Chauffée en présence de l'alcool et de l'acide sulfurique, elle se colore en rouge ; le séléniate de soude et l'acide sulfurique la colorent en violet ; le vanadate d'ammonium et l'acide sulfurique, en rouge. La solanine et la solanidine se prennent en gelée après dissolution à chaud dans l'alcool amylique. On peut aussi faire l'analyse quantitative exacte de la solanine dans les pommes de terre, etc. (1).

Solanum pseudocapsicum (L.). — Un enfant en ayant mangé trois à quatre fragments, fut atteint de : nausées, coliques, somnolence et mydriase. Chez un autre, les convulsions ne sont survenues qu'après quelques heures. Le *S. paniculatum* (L.) (**Jurubéba**) contiendrait un alcaloïde. Les extraits de la drogue abolissent, chez les animaux à sang chaud et à sang froid, l'excitabilité réflexe et rendent les battements cardiaques lents et irréguliers. Le *S. Carolinense* (L.) contient le poison dans l'écorce de la racine ; il peut provoquer chez les chevaux et les vaches des empoisonnements graves et chez l'homme, de la somnolence. Le *S. esuriale* (LINDL.) a provoqué des intoxications dans la Nouvelle Galles du Sud.

CAPSICUM ANNUUM (L.). — Les fruits de *piment, poivre d'Espagne, poivre long, poivre de Cayenne, poivre d'Inde, poivre rouge (Paprika)* contiennent le **CAPSICOL** liquide dont on a isolé la **CAPSICINE** cristalline. Le capsicol provoque sur la peau et les muqueuses : rougeur, brûlure et inflammation. A part les vomissements, les chiens supportent bien jusqu'à 50 gr. de poivre long, mais le capsicol introduit dans l'estomac à la dose de 1 cc., provoque : tremblements passagers, frisson et un état semi-somnolent (2). Donné à doses élevées, le capsicum provoque chez

(1) G. MEYER, *l. c.*
(2) HÖGYES, *Arch. f. exp. Path. u. Pharm.*, Bd IX, p. 123.

l'homme : renvois, sensation de brûlure à la bouche et au pharynx, envies de vomir, coliques et diarrhée. L'intoxication pourrait même se terminer par la mort.

Withania somnifera (Dun.). La plante contient un alcaloïde narcotique dont l'application locale n'est pas suivie de mydriase. Dans un cas d'empoisonnement par les *semences* on a observé : vomissements, anesthésie, perte de connaissance, mydriase, et secousses tétaniques de portions localisées du corps.

NICOTIANA TABACUM (L). — La production totale de tabac sur la terre est évaluée à plus de 1300 millions de kilogr. La nicotine ($C^{10}H^{14}Az^2$), isomère avec les deux hexahydrodipyridilènes connues, est contenue dans le tabac, suivant sa provenance, au taux de 0,5 à 8 p. 100 : c'est le tabac de peu de valeur qui est le plus riche en nicotine, tandis que le tabac de la Havane en contient le moins. Elle se présente sous forme d'un liquide volatil prenant graduellement à l'air une coloration brun-rougeâtre, miscible à l'eau, l'alcool et l'éther; elle est dextrogyre. C'est la nicotine qui serait la seule partie constituante toxique de la *fumée de tabac*. Le cigare en brûlant ne détruit que très peu de nicotine (1). L'essence de tabac est non toxique (2).

Les **empoisonnements aigus** ont été causés par : a) *nicotine pure* : homicide (3) ou suicide (4) ou encore, comme je l'ai observé chez un chimiste, solution de nicotine répandue sur les vêtements qui ont mouillé la peau ; b) *tabac fumé* à l'excès, pari à qui fumera le plus ; c) *tabac* : ingéré à dessein (5) ou tombé par hasard dans les aliments ou les boissons (6) ou enroulé autour du corps nu par des contrebandiers (7), emploi thérapeutique

(1) Kissling, *Chemiker-Zeitung*, 1883.
(2) Schmiedeberg, *Grundz. d. Arzneimittellehre*, 1895, p. 100.
(3) *Annales d'hygiène*, 1851, p. 167.
(4) Fonssagrives et Bernou, *An. d'hyg.*, 2e série, t. XV, p. 404.
(5) Skae, *Med. Centralzeit.*, 1856, p. 94.
(6) Barkhausen, *Preus. Vereinszeit.*, 1836, n° 7.
(7) Namias, *Gaz. des hôp.*, 1864, p. 336; — Hildebrand, *Hufeland's Journal*, 1801, p. 157.

(infusions de tabac en lavement (1), décoction pour compresses contre la gale et tabac en poudre contre le favus) ; d) *jus qui s'accumule dans les pipes* : soit versé par bravade dans l'eau-de-vie (2), soit employé pour l'usage externe (frictions) contre la gale et d'autres affections cutanées ou pour l'usage interne comme ténifuge (3); enfin e) *tabac à chiquer ou à priser* pris ou administré à autrui à doses par trop élevées (4). Des raisins aspergés d'une préparation de tabac pour détruire les insectes et ingérés six semaines plus tard, auraient provoqué chez l'homme des vomissements et de la syncope.

L'intoxication chronique est causée, dans la majorité des cas, par le tabac fumé ou chiqué à l'excès.

La valeur de la dose toxique et léthale dépend, entre autres, de l'accoutumance du sujet au tabac. L'opinion d'après laquelle l'accoutumance à ce poison ne consisterait que dans la capacité de l'organisme de produire une antitoxine, est dénuée de tout fondement. *L'accoutumance n'est autre chose que l'adaptation des organes atteints par les poisons.* En élevant graduellement, chez les animaux, les doses de nicotine administrées, on a réussi aussi à provoquer chez eux une certaine tolérance envers cet alcaloïde. La nicotine tue les grenouilles à la dose de un quart de goutte, les chiens à la dose de I à II gouttes. Grâce à l'accoutumance, les animaux finissent par en supporter II à III gouttes. II gouttes de nicotine suffisent déjà pour provoquer chez l'homme des phénomènes d'empoisonnement. La mort fut amenée par 30 gr. de tabac découpé et 4 à 12 gr. de tabac pris en décoction, l'empoisonnement fut provoqué par 2 gr. et la guérison fut obtenue après un lavement avec 15 gr. de feuilles de tabac. Un grand fumeur mourut après avoir, en travaillant et en se nourrissant mal, fumé, pendant douze heures environ, quarante cigarettes et quatorze gros cigares. Pris à l'intérieur, le jus de tabac des pipes amènerait la mort à la dose de 30 gr., et le tabac à priser, à la

(1) KRAUSS, *Württemb. Correspondenzbl.*, Bd X, p. 82.
(2) SONNENSCHEIN, *Ger. Chemie*, 1869, p. 200.
(3) WESTRUMB, *Rusl's Magaz.*, Bd XLII, H. 3.
(4) REIL, *Journ. f. Pharmakod.*, Bd II, 1860, p. 249.

dosé de 2 gr. Un enfant de deux ans ayant sucé la pipe de son père, mourut après quelques heures.

Les phénomènes d'intoxication par la nicotine se manifestent quelques minutes après l'absorption du poison, la mort survient dans l'espace de trois à cinq minutes à la suite de la nicotine pure et dans l'espace de trois quarts d'heure à sept heures à la suite du tabac et de ses préparations. L'alcaloïde est absorbé par les muqueuses, l'absorption s'effectue plus rapidement par l'intestin que par le tissu cellulaire sous-cutané. L'urine en élimine peu. Mise en contact direct avec les globules sanguins rouges, la nicotine les dissout; elle cautérise les muqueuses. Le tabac à priser projeté par l'orifice de la trompe d'Eustache dans la caisse du tympan quand l'éternuement a lieu la bouche fermée, provoque une otite moyenne grave. Les battements cardiaques sont secondairement (paralysie du pneumogastrique) accélérés, deviennent irréguliers, intermittents et finissent par s'arrêter (paralysie du cœur lui-même). Le spasme des vaisseaux et l'élévation de la pression sanguine sont dus à l'excitation du centre vasomoteur. La respiration, accélérée d'abord, finit par se ralentir. Les mouvements péristaltiques de l'intestin sont activés, peut-être par suite de la paralysie des nerfs inhibitoires des mouvements intestinaux. L'élévation de la pression sanguine s'accompagne, dans la majorité des cas, de tétanos intestinal et de contractions utérines. Le myosis est constant à la suite de l'application locale de la nicotine, et fréquent après son administration à l'intérieur. Donnée à une dose supérieure à 0gr.0055, la nicotine annihile chez les lapins l'action centrale (au delà du ganglion) de l'oculomoteur commun sur la pupille. Survient ensuite la paralysie du ganglion cervical supérieur, plus tard celle des terminaisons de l'oculomoteur commun, de l'oculomoteur externe et du pathétique dans les muscles externes des yeux, et enfin celle des terminaisons intramusculaires du trijumeau et du facial (1). Chez les animaux à sang chaud et à sang froid, on a observé des secousses fibrillaires et des convulsions qui cèdent plus tard à la paralysie des ter-

---

(1) LANGLEY and ANDERSON, *The Journ. of Physiol.*, XIII, p. 460.

minaisons nerveuses intramusculaires. La mort est due à la paralysie du centre respiratoire.

Empoisonnement aigu par la nicotine ou les préparations contenant de la nicotine. — Il peut se manifester chez l'homme par : sensation de brûlure et de raclement à la gorge, même après usage externe, ptyalisme, nausées, vertiges, céphalée, tremblements, vomissements, de temps en temps affaissement brusque, ainsi que pâleur de la face et décomposition des traits. Les yeux sont entourés de cercles bleuâtres, la peau est froide et couverte de sueurs ; les pupilles, rétrécies le plus souvent, sont exceptionnellement extrêmement dilatées. Le lavement au tabac fut une fois suivi de troubles visuels allant jusqu'à cécité complète pendant quatre heures, avec mydriase et anesthésie de la conjonctive. Surviennent en outre : faiblesse, respiration laborieuse, irrégulière (aux points de vue de la fréquence et de l'amplitude), parfois stertoreuse, air expiré et sueurs dégageant l'odeur du tabac, affaiblissement de l'énergie cardiaque, battements irréguliers, petitesse du pouls, angoisse, lipothymies, gastralgies, ainsi que douleurs abdominales lancinantes exacerbées par le contact, de temps en temps selles aqueuses ou sanguinolentes ainsi que dysurie ; faiblesse musculaire ressemblant à des paralysies (du reste, les muscles peuvent aussi être complètement soustraits à la volonté). Dans un cas terminé par la mort, les jambes étaient courbées et tordues. Il peut y avoir troubles du langage et de la conscience. Peuvent s'y associer encore : délires, tremblements et convulsions, et la mort par arrêt de la respiration peut survenir les pupilles étant dilatées. Un lavement de tabac fut immédiatement suivi, chez un homme, de perte de connaissance et délire. Si l'empoisonnement se termine par la guérison, quelques symptômes morbides persistent souvent, par exemple : faiblesse, tremblements, raucité et, surtout, arythmie cardiaque.

A l'autopsie des sujets morts peu de temps après l'empoisonnement, les cavités naturelles dégagent l'odeur du tabac. On a trouvé parfois : muqueuse stomacale ecchymosée, intestin grêle et gros intestin contracturés tétaniquement, leur muqueuse couverte de mucosités sanguinolentes et les glandes intestinales hypertrophiées. Mais parfois on ne découvre rien dans le tractus intestinal, surtout si le tabac était employé pour l'usage externe.

Intoxication chronique par la nicotine. — L'intoxication chronique par la nicotine dont le danger, quant au tabac à fumer, va en décroissant des cigarettes, aux cigares, aux pipes et aux narguilehs, provient aussi de l'habitude de chiquer ou de priser le tabac et se manifeste chez les sujets occupés dans les manufactures de tabac (1) ou séjournant habituellement dans des localités remplies de fumée de tabac qui se trouve aussi mélangée à une certaine quantité d'oxyde de carbone. Le nicotinisme chronique ne survient, dans la majorité des cas, qu'après une dizaine d'années d'abus de tabac. S'il y a accoutumance au poison, il n'existe point d'immunité envers lui. On a observé les symptômes que voici : pharyngite chronique, leucoplasie buccale, rhinite et laryngite, gastralgies et, dans des cas isolés, aussi troubles dyspeptiques et asthmatiques avec battements cardiaques faibles, intermittents (2), ou angine de poitrine (cette dernière aussi à la suite du séjour dans des chambres remplies de fumée), palpitations et d'autres phénomènes morbides constituant ce que les Anglais appellent « *weakened heart* ». La nicotine est peut-être la cause la plus importante de quelques troubles cardiaques. Surviennent en outre : angoisse précordiale, tressautements musculaires et rachialgie, de même que parfois sensation de raideur et d'incertitude dans les mouvements (3), convulsions épileptoïdes ou lipothymies. Apparaissent quelquefois : amaigrissement, atrophie de la puissance génératrice et même anaphrodisie et impuissance, faiblesse des sphincters ressemblant à des paralysies. Il est avéré que les ouvriers occupés dans les manufactures de tabac, mais aussi les individus fumant à l'excès, sont atteints de : bronchite, laryngite et emphysème pulmonaire. Partout où existe une prédisposition aux dégénérescences caséeuses du poumon, celles-ci ne tarderont pas à se produire.

(1) CHAPMAN, *Virgin. med. Monthly*, nov. 1891, p. 638 (*Intoxication par la fumée de tabac*).

(2) DECAISNE, *C. R. d. l'Ac. d. Sc.*, 1864, t. LVIII, p. 1017.

(3) RICHTER, *Arch. f. Psychiatrie*, Bd X, H. 1.

Toxicologie.

Très fréquents sont les troubles visuels, comme, par exemple, scintillements, pesanteur aux yeux, vision voilée et amblyopie. L'affection peut être uni- ou bi-latérale. Il s'agit, dans la plupart des cas, d'un scotome central pour le rouge et le vert, plus rarement d'un scotome moins accusé pour le bleu, ainsi que de petites pertes du champ visuel central et de rétrécissement périphérique. La cécité ne survient que rarement. L'acuité visuelle ne tombe pas, dans la majorité des cas, au-dessous de 6/200. L'ophthalmoscope laisse apercevoir la région temporale de la papille présentant une coloration lactescente atrophique et des vaisseaux amincis. S'observent plus rarement : dureté de l'ouïe, affaiblissement de la mémoire, humeur larmoyante, capricieuse ou peureuse et même illusions, hallucinations de tous les sens, manie, etc., etc. Les psychoses tabagiques surviendraient le plus souvent chez les priseurs et les chiqueurs. On trouve de plus : lourdeur de tête, vertiges, céphalée, névralgies et angoisse précordiale. La mort peut être subite.

Autopsie. — Sont sans valeur aucune au point de vue du diagnostic : anémie cérébrale, vaisseaux de la pie-mère à demi remplis et flaccidité du cœur qui ne contient pas de caillots. Chez un garçon qui, à force d'avoir fumé énormément de cigarettes, fut atteint de vomissements, perdit connaissance, présenta des troubles cardiaques et mourut après six heures environ, on trouva : ventricules cérébraux remplis de sang coagulé, ventricule gauche hypertrophié et lésion aortique. Dans ce cas, soit le tabac fumé, soit les vomissements n'étaient que des causes occasionnelles de l'hémorrhagie cérébrale.

Recherche. — On utilisera dans ce but : sang, urine, salive, estomac, intestin avec contenu, ainsi que foie. La nicotine est enlevée à sa solution alcaline par l'éther. L'éther chassé (pour déshydrater on peut l'additionner d'un peu de chlorure de calcium fondu), la nicotine apparaît sous forme d'un liquide huileux. La nicotine est aussi obtenue en faisant évaporer l'éther de pétrole ayant servi à épuiser une solution ammoniacale, ainsi qu'en soumettant les objets à examiner à la distillation en présence de la lessive potassique. L'iode et la nicotine dissous dans l'éther fournissent une masse oléagineuse, d'où cristallisent petit à petit des aiguilles rouge-rubis, d'un bleu-foncé chatoyant à la lumière réfléchie (cristaux de Roussin). La nicotine fut retirée des poumons et du foie d'un homme ayant prisé du tabac pendant des années. Les poils des feuilles de tabac ne sont pas suffisamment caractéristiques pour permettre de faire le diagnostic. **Les expériences sur les grenouilles sont absolument indispensables** pour tirer une conclusion médico-légale. Presque immédiatement après l'injection d'une minime quantité de nicotine, la grenouille rabat en arrière les extrémités antérieures et les applique contre les parois latérales de l'abdomen ; les cuisses sont à angle droit avec l'axe longitudinal de l'animal et les jambes sont en flexion complète, de sorte que les tarses se mettent en contact sur le bassin (1). On fera aussi attention aux secousses fibrillaires des muscles.

Traitement.— Evacuation et lavages de l'estomac et de l'intestin, le cas échéant, avec une grande quantité de teinture de noix de galles diluée ou la solution de Lugol (0gr.5 p. 500 gr. d'eau), — les vomitifs (apomorphine en injection sous-cutanée) présentent dans ce cas un certain danger à cause des variations de la pression sanguine, — lait tiède, compresses chaudes sur le ventre, boissons alcooliques, teinture d'opium. On considère la morphine comme antagoniste de la nicotine (2). Les inhalations de nitrite d'amyle seront prescrites pour combattre le spasme des vaisseaux. **Quant à l'intoxication chronique par la nicotine,** on commencera par proscrire le tabac à fumer ou la chique et on prescrira l'hydrothérapie et l'électrothérapie. L'iodure de potassium activerait l'élimination du poison. La pilocarpine en injections sous-cutanées s'est montrée utile contre les troubles visuels. L'amélioration de l'acuité visuelle peut être déterminée à l'aide de l'optomètre (3). Au point de vue prophylactique, la loi devrait défendre de vendre du tabac à des adolescents au-dessous de quinze ans et les écoliers ne devraient pas avoir la permission de fumer. Les enfants ne devraient même pas inhaler la fumée de tabac.

(1) Van Praag, *Arch. f. path. Anat.*, 1855, Bd VIII, p. 56.
(2) Bonaccorsi, *Pharm. Journ. a. Transact.*, 30 juin 1883.
(3) Coursserant, *Gaz. des hôp.*, 1885, n° 20.

Le *Nicotiana suaveolens* (Lehm.) est vénéneux à cause d'un alcaloïde dont l'action est analogue à celle de la nicotine. On a noté en Australie la cécité chez 25 p. 100 de chevaux l'ayant ingéré ; l'amblyopie était encore plus répandue parmi eux. L'affection débute par l'héméralopie. L'affection reste stationnaire si on déplace les animaux.

[La famille des Solanacées intéresse le médecin à bien des points de vue ; c'est qu'en effet, l'hygiène alimentaire et la thérapeutique lui font de larges emprunts : d'un autre côté, la toxicologie relève d'assez nombreux cas d'intoxication produits par des plantes de cette famille. La toxicité de bon nombre de Solanacées se manifeste par une action élective sur le système nerveux et cette toxicité se révèle, la plupart du temps, à des doses extrêmement faibles. On a pu, grâce à des propriétés physiologiques différentes, établir dans cette famille divers types de toxicité : 1° Le type ATROPA (jusquiame, belladone, datura), à action stupéfiante et non pas narcotique. — 2° Le type NICOTIANA, à action plutôt en rapport avec les poisons jadis appelés *narcotico-âcres* et dont la vératrine peut être regardée comme le principal représentant. — 3° Le type STRYCHNOS convulsivant ou curarisant.

Les principes immédiats toxiques peuvent se rencontrer dans toutes les parties de ces plantes : la richesse de ces parties en principes actifs est variable suivant l'âge de la plante ou son degré de maturité ; enfin la quantité de principes actifs qu'on peut recueillir varie avec la portion de la plante qui la fournit : en effet, les racines, les tiges, les feuilles, les fleurs, les fruits, les semences et même diverses parties de ces organes ou de ces produits en renferment des proportions fort différentes.

Les racines ou les tiges souterraines sont, de tous les organes végétaux, ceux qui généralement sont le plus riches en principes actifs et, de fait, les racines de belladone, de scopolia, de jusquiame, de mandragore, de nicotiane sont toxiques. Par contre, les tubercules féculents du *Solanum tuberosum* et ceux du *Solanum bulbocastanum* jouissent de propriétés alimentaires extrêmement appréciées, mais il ne faut pas perdre de vue qu'ils peuvent être toxiques au moment de la germination, c'est-à-dire à une époque où ils peuvent renfermer dans leur tissu de la solanine. On a même cherché jadis à utiliser les propriétés irritantes des pommes de terre germées en prescrivant leur pulpe sous forme de cataplasme. Les racines du *Solanum trilobatum* dans l'Inde, celles du *Solanum sodomeum*, au Cap, sont utilisées à titre d'amer comme succédanés du Colombo. On a vanté comme diurétiques les racines du *Solanum mammosum* ; enfin, à Madagascar, celles du *Solanum undatum* sont regardées comme fébrifuges.

Les feuilles de belladone, de scopolie, de jusquiame, de datura sont toujours plus ou moins toxiques. Les feuilles jeunes ou mieux encore les jeunes pousses de morelles sont utilisées, pour l'alimentation, à Saint-Domingue, à l'Ile-de-France et jusque dans le midi de la France. Les feuilles jeunes du *Solanum oleraceum*, originaire des Antilles, et celles du *Solanum sessifolium* du Brésil sont comestibles, lorsqu'elles ont été soumises à la cuisson. Les tiges de la douce amère passent pour dépuratives, celles du *Solanum pseudoquina* du Brésil, du *Bellonia aspera* des Antilles sont fébrifuges. Pour les autres espèces, les propriétés des tiges sont en rapport avec celles qu'offrent les feuilles ou les racines.

Les fruits du *Solanum esculentum*, du *Solanum lycopersicum*, du *Solanum edule* sont comestibles lorsqu'ils sont mûrs ; mais, à l'état vert, ils peuvent renfermer des proportions variables de *Solanine* et, par suite, devenir la cause d'accidents plus ou moins graves. Les baies d'alkekenge, à la fois condiment et purgatif léger, ont vu le calice persistant qui les enveloppe vanté comme fébrifuge ; les fruits du *Physalis pubescens* sont comestibles. Les fruits de belladone, de scopolie, de mandragore, de datura, du *Cestrum venenosum* du Cap, du *Solanum mammosum*, des *Solanum fuscatum* et *Carolinense* de l'Amérique septentrionale, du *Solanum acanthifolium* des Antilles et ceux de morelle et de douce-amère ont une action toxique plus ou moins violente, manifeste surtout sur les centres nerveux. Les fruits des divers *Capsicum* ont des propriétés différentes : on les utilise comme irritants. Les semences provenant de plantes toxiques sont toujours toxiques.

Les premiers essais d'extraction des principes actifs renfermés dans les Solanacées remontent à 1818. A cette époque, Brandes retira du datura, de la belladone et de la jusquiame trois substances qu'il nomma respectivement daturin, atropin, hyosciamin. En 1832, Mein en Allemagne et Sims aux Etats-Unis signalèrent dans la belladone une substance présentant tous les caractères d'un alcaloïde et qu'ils nommèrent *Atropine*. Depuis cette époque, Geiger et Hesse, Otto, Baumann, Planta, Kraut et Lossen, Ladenburg, Merling, Willstætter ont multiplié leurs études sur les propriétés chimiques et physiologiques de ce corps.

La *Solanine* fut isolée par Desfosses, en 1820, dans la morelle, plus tard dans la douce-amère et les tiges de pommes de terre. En 1825, Payen et Chevallier la retrouvèrent dans le *Solanum verbascifolium*, et, en 1834, Otto de Brunswick confirma sa présence dans la pomme de terre. Foderé et Hecht trouvèrent également de la solanine dans les fruits verts de la tomate, Pelletier l'isola dans ceux du *Solanum ferox*, Marcano la trouva dans la *Pomme-poison*.

La *Nicotine*, entrevue par Vauquelin en 1809, fut isolée par Posselt et Reimann, étudiée par Ortigosa, Boutron et Henry, Barral, Melsens, Cahours et Etard.

La *Strychnine* et la *Brucine* furent trouvées par Pelletier et Caventou en 1817 dans la noix vomique, recherchées dans le curare par les mêmes savants, et plus tard par Boussingault et Roulin, Pelletier et Petroz. En 1865 Preyer isola la *Curarine* du curare.

Je crois qu'il est nécessaire d'entrer dans quelques détails sur les alcaloïdes renfermés dans les solanacées proprement dites ; ces détails sont utiles parce que ces alcaloïdes sont des substances fort importantes, aux points de vue pharmacologique et toxicologique, et parce que la question a été suffisamment embrouillée pour qu'il soit nécessaire de la remettre au point. Quelques mots sur la constitution chimique de ces alcaloïdes permettront de voir comment cette question peut être élucidée et comment il est possible de l'envisager à l'heure actuelle. Je laisse de côté la strychnine, la solanine et la nicotine, qui ne sont pas comparables à l'atropine, et je ne parlerai que des alcaloïdes renfermés dans les belladone, datura, jusquiame, mandragore, scopolia et duboisia.

Les plantes sauvages sont toujours plus riches en principes actifs que les plantes cultivées. Pour la belladone, notamment, on constate que la richesse en alcaloïdes est variable suivant l'âge de la plante, le climat sous lequel elle s'est développée et l'époque où elle a été récoltée. Gerrard a dressé le tableau suivant, de la teneur différente en principes actifs de la plante sauvage et de la plante cultivée ainsi que des diverses parties de ces plantes.

QUANTITÉ P. 100 D'ALCALOÏDES

Belladone

	Sauvage	Cultivée
Racines	0,45	0,35
Tiges	0,11	0,07
Feuilles	0,58	0,40
Fruits	0,34	0,20

La racine de belladone s'appauvrit en principes actifs à mesure qu'elle vieillit. Une racine âgée de deux ans est plus riche en atropine que les feuilles du même âge, mais à partir de la quatrième année par exemple, la proportion d'atropine décroît chez elle au point de devenir inférieure à celle que renferment les feuilles. Je crois donc qu'il est préférable, dans tous les cas, de s'adresser aux feuilles dont la richesse en atropine est sensiblement constante et représente environ 4 à 4,5 p. 1000 de leur poids. Toutes les autres espèces énumérées renferment des substances alcaloïdiques et c'est ici que se montre surtout l'inconvénient que présente la multiplicité des dénominations. Suivant que ces alcaloïdes ont été retirés de la belladone, de la jusquiame, du datura, du duboisia, du scopolia on les a appelés : atropine, hyosciamine, daturine, duboisine, scopolamine.

Ces noms seraient excellents s'ils représentaient des individualités différentes ; malheureusement il n'en est rien et, presque toujours, ils s'appliquent à des mélanges, en proportion plus ou moins définie, de différentes substances, devenues la source de discussions dont la multiplicité n'exclut pas la confusion. Je ne saurais trop insister sur le danger que présente l'emploi de ces mélanges, non seulement parce que leur étude est encore incomplète, mais en outre parce qu'ils renferment certainement, à côté de corps connus, des substances encore indéterminées dont l'action physiologique, l'activité sont loin d'être nettement établies.

Il se peut que les alcaloïdes constituant ces mélanges ne diffèrent que par la seule isomérie physique : dès lors leur action physiologique pourrait être, sinon différente, au moins variable par l'intensité. Je ne vois pas la nécessité de revêtir de noms très différents des substances au moins extrêmement voisines les unes des autres ; les divers aconits renferment des produits actifs à constitution chimique très rapprochée, or je ne sache pas qu'il ait été nécessaire, pour leur étude, de les désigner par des noms différents. Cette isomérie physique a été démontrée pour les plus importants des alcaloïdes fournis par les solanées.

L'atropine ordinaire, que le commerce fournit en cristaux aciculaires, est un mélange d'*Atropine* inactive sur la lumière polarisée et d'*Hyosciamine* lévogyre. Ladenburg a émis l'hypothèse que cette atropine présentait avec l'hyosciamine une isomérie physique, analogue à celle qui existe entre l'acide tartrique racémique et l'acide tartrique gauche. C'est ainsi que l'hyosciamine donne de l'atropine lorsqu'on vient à la chauffer en tubes capillaires à une température de 109°-110° ou lorsqu'on la soumet, en solution alcoolique à 10 p. 100, à l'action d'une lessive de soude.

Mais la meilleure étude, au point de vue pharmacologique, qui ait été encore faite jusqu'à présent sur les alcaloïdes des solanées est due à J. Regnauld. En tenant compte de l'action physiologique, de la composition chimique et des réactions fournies par l'hyosciamine, il arriva à constater que cet alcaloïde présente les plus étroites analogies avec l'atropine, et il proposa de substituer à ce nom d'hyosciamine celui d'ATROPIDINE qui fait mieux voir quels liens de parenté unissent ces deux corps : il se basait sur ce qui avait été fait pour la quinidine isomère de la quinine et pour la cinchonidine isomère de la cinchonine.

L'action physiologique de l'*Atropine* et de l'*Atropidine* est identique à l'intensité près, qu'il s'agisse de l'action de ces substances sur les centres nerveux, sur le pneumogastrique, sur les fibres sécrétoires de la corde du tympan, ou sur la pupille. L'atropidine est plus active que l'atropine, c'est-à-dire qu'une proportion plus faible de cette substance déterminera l'apparition de phénomènes qu'une dose plus élevée d'atropine pourrait produire.

Regnauld a démontré que ces deux produits seuls étaient nettement définis et qu'il était possible de les séparer l'un de l'autre, en mettant à profit des propriétés différentes de leurs chloraurates. Celui d'atropine se présente sous forme de cristaux blancs, ternes, fusibles à 139°-140°, liquéfiables dans l'eau à 100°. Le chloraurate d'atropidine, par contre, est constitué par des cristaux jaunes, brillants, fusibles entre 159° et 160°. L'*Atropine* fond à 114°; elle est inactive sur la lumière polarisée. L'*Atropidine* fond à 109°; elle dévie à gauche le plan de la lumière polarisée. La belladone en renferme plus que la jusquiame. L'atropine du Codex renferme deux tiers d'atropidine et fond à 104°-105° comme le produit artificiel qu'on peut réaliser en mélangeant les deux corps dans les proportions ci-dessus. Tous les deux répondent à la même formule $C^{17}H^{23}AzO^3$ et tous deux se dédoublent, par fixation d'eau, en tropine et acide tropique.

$$C^{17}H^{23}AzO^3 + H^2O = C^8H^{15}AzO + C^9H^{10}O^3$$

On peut dès lors comprendre comment l'atropidine combinée ou mélangée à des proportions variables d'atropine peut former de la daturine, de l'hyosciamine, de la duboisine, de la mandragorine, de la scopolamine, etc.

Une dernière preuve de l'identité presque absolue de ces deux corps, atropine et atropidine, est fournie par ce fait que les deux substances, traitées par l'acide sulfurique, donnent le même sulfate. Regnauld a en effet démontré que leur forme cristalline est identique et que tous deux fondent à la même température de 184°. Au point de vue pratique, ce dernier fait a une importance capitale parce qu'il rend comparables toutes les médications réalisées avec le sulfate d'atropine, quelle que soit son origine. Il explique, en même temps, que l'on n'ait pas vu se produire, avec des sulfates d'atropine de provenance différente, les irrégularités, les inconstances d'action et même les accidents qui ont été signalés au sujet de l'emploi des iodhydrate, bromhydrate d'hyoscine, de scopolamine, etc.

Malgré les très nombreuses publications parues dans ces dernières années relativement à ces alcaloïdes, leur individualité ne me paraît pas suffisamment démontrée, tant par les données d'ordre purement chimique que par celles d'ordre physiologique, et je crois que les différences de toxicité, ainsi que les différences d'intensité dans l'action physiologique peuvent s'expliquer, comme pour les digitalines, par le mélange de principes actifs avec des produits inconnus, peut-être des albumoses, que les procédés de purification séparent au fur et à mesure que l'on obtient des alcaloïdes plus purs et mieux définis quant à leur composition chimique. Il est remarquable, en effet, que la toxicité, en d'autres termes l'impressionnabilité des organismes supérieurs à l'influence toxique, est plus considérable avec les produits incomplètement purifiés, c'est-à-dire se rapprochant davantage de l'état sous lequel ils existent dans la plante même. Ces observations sont également applicables à la solanine et aux plantes qui sont capables d'en fournir.

J'ai insisté à dessein sur les propriétés de ces deux corps, atropine et atropidine, car, à l'heure actuelle, la littérature médicale est véritablement encombrée de faits touchant ces substances, ce qu'on aurait pu éviter en suivant le judicieux avis de Regnauld. J'ai fait remarquer que l'atropine gauche ou atropidine était la plus active. Il semblerait même que certains composés ou mélanges encore mal définis, tels que ceux désignés sous les appellations d'hyoscine, de scopolamine, etc., possèdent une activité toxique encore beaucoup plus considérable. Il faut sans doute faire intervenir, pour interpréter ce phénomène, la notion du rapport existant entre la constitution moléculaire des corps et leur action physiologique, notion sur laquelle les toxicologues ont, depuis longtemps et par de nombreux exemples, appelé l'attention. C'est ainsi que le phosphore rouge n'est pas toxique alors que le phosphore blanc est doué de propriétés énergiques : ce fait, il est vrai, n'est guère susceptible de vérification expérimentale, car nous sommes en présence d'un corps simple, mais des exemples capables d'être expliqués abondent dans le domaine des composés organiques.

Lorsqu'on vient par exemple à faire passer un courant d'acide carbonique dans une solution de phénol sodé, on obtient l'*orthoxybenzoate* ou salicylate de soude, doué de propriétés thérapeutiques énergiques. Si, par contre, on substitue dans cette préparation la potasse à la soude, on obtient non pas le sel de potasse de l'acide orthoxybenzoïque, mais le sel de son isomère, l'acide *paroxybenzoïque*, absolument dépourvu des propriétés thérapeutiques du sel précédent, et cependant ces deux acides possèdent la même composition centésimale, les mêmes fonctions chimiques ; seule, une isomérie dite de position les distingue. Cela ne peut donc être que par suite de la modification déterminée par la vibration moléculaire de chacun de ces deux corps que l'un est actif sur les cellules de l'organisme, l'autre, au contraire, inactif. Je pense qu'il sera possible d'interpréter de la même manière l'action des toxines et des antitoxines, faits qui sont exactement de même ordre et que l'on ne peut s'empêcher de comparer aux précédents, lorsqu'on voit des quantités impondérables d'une antitoxine suffire pour annuler des quantités à peu près impondérables, bien que beaucoup plus grandes, d'une toxine virulente.

J'ai appelé tout à l'heure l'attention sur les différences que présentaient, au point de vue physiologique, les combinaisons des deux acides oxybenzoïques ; or il est aisé de constater avec quelle facilité on peut former des isomères avec la base provenant du dédoublement de l'atropine. Les recherches de LADENBURG, notamment (et plus récemment encore, celles de M. WILLSTÆTTER confirmant et précisant davantage les faits), ont démontré que l'atropine pouvait être considérée, en quelque sorte, comme le chef de file d'une classe importante de composés, à fonction chimique bien déterminée, auxquels il a donné le nom de *Tropéines*. Ces tropéines prennent naissance dans les circonstances suivantes. Une base pyridique hydrogénée possédant une fonction alcool, base appelée *Tropine*, perd, en se combinant avec une molécule d'un acide aromatique, les éléments de l'eau et engendre ainsi un éther d'amine-alcool, c'est-à-dire une *Tropéine*. Nous prendrons comme exemple la formation de l'homatropine :

$$C^8H^{15}AzO \quad + \quad C^8H^8O^3 \quad = \quad C^{16}H^{21}AzO^3 \quad + \quad H^2O$$

Tropine	Acide Oxytoluique	Homatropine	Eau

L'un des termes constants du dédoublement des tropéines est la base $C^8H^{15}AzO$, appelée *Tropine*, base qui peut elle-même se présenter sous plusieurs modifications isomériques.

Mais ce qui vient encore compliquer la notion d'isomérie des tropéines et, par conséquent, les propriétés physiologiques possibles de ces composés, c'est que des produits isomériques peuvent être fournis, d'une part par les différents isomères de la base tropine, et d'autre part à l'aide des isomères de l'acide qui peut s'y combiner. C'est ainsi que trois acides isomères, par exemple, les acides tropique, atrolactique, phényllactique, combinés respectivement à une molécule de tropine, donnent, tous les trois, une tropéine présentant la même composition centésimale, la même fonction chimique, mais dont les propriétés physiologiques doivent être différentes, si je m'en rapporte aux propriétés différentes des deux acides isomères oxybenzoïques.

Je crois donc qu'il est absolument indispensable, pour éviter des accidents analogues à ceux que relatait une communication récente, faite par le Dr Valude à la Société de médecine légale, de ne s'adresser, dans la pratique médicale, qu'à l'*Atropine* ou à l'*Atropidine*, seuls produits absolument définis, et d'éviter ces alcaloïdes d'origine étrangère, presque toujours impurs, et dont l'étude chimique et physiologique est à peine ébauchée.]

SCROFULARIACÉES.

Verbascum Thapsus (L.). — Les semences de *bouillon-blanc* ainsi que celles de *V. thapsiforme* (SCHRAD), *V. phlomoïdes* (L.), *V. nigrum* (L.) et d'autres molènes engourdiraient les poissons.

Le *Linaria vulgaris* (MILL.) est un poison pour les insectes. L'*Antirrhinum Orontium* (L.) (*gorge-de-lion, muflier*) était considéré autrefois comme vénéneux. Les chevaux se montrent particulièrement impressionnables à l'action de cette plante. On voit survenir à sa suite : stupeur, perte du sentiment, accélération du pouls et de la respiration, sueurs et démarche titubante.

Les **SCROFULARIÉES** provoquent chez le bétail de l'entérite et de l'hématurie. *Scrofularia nodosa* (L.) détermina chez une vache : faiblesse, tarissement de la sécrétion lactée, démarche vacillante et diarrhée.

GRATIOLA OFFICINALIS (L.) — L'*herbe au pauvre homme* contient les glucosides **GRATIOLINE** et **GRATIOSOLINE**. Administré par la bouche à la dose de 14 gr., l'extrait aqueux de la plante provoque chez les chiens : vomissements, diarrhée, convulsions et la mort (1). L'administration de l'herbe fraîche (1 gr.) ou de

(1) ORFILA, *Toxikol.* (trad. allem. par KNAPP), Bd II, p. 125.

son infusion ou de l'extrait en lavement fut suivie **chez l'homme**
de : vomissements, coliques, diarrhée, ainsi que lipothymies et
nymphomanie. Ces effets toxiques semblent être attribuables à
la gratiosoline ; en effet, administrée à la dose de 0gr.12, elle
provoque chez les lapins des troubles cardiaques et respiratoires et, à la dose de 0gr.3 : diarrhée, avortement, convulsions
et la mort.

Vandellia diffusa (L.) peut provoquer des empoisonnements.

DIGITALIS PURPUREA (L.). — Les empoisonnements par la
digitale pourprée (doigtier, gant de Notre-Dame) ou ses parties
constituantes actives ont pour causes : infusions de feuilles à
doses par trop élevées (1), ainsi que granules de digitaline
d'HOMOLLE (à 0gr.001 de digitaline) (2), ou teinture de digitale,
feuilles prises pour celles d'autres plantes (3), l'extrait ou la
teinture de digitale, en outre le suc de digitale employé pour
provoquer l'avortement (4), et la digitaline pour suicide ou
homicide par empoisonnement (5). **L'intoxication chronique par la
digitale** peut avoir pour origine l'emploi de la plante dans un
but thérapeutique ou son usage abusif dans le but d'être réformé
du service militaire (6).

La composition chimique des semences diffère de celle des feuilles (7). Les assertions sur les parties constituantes actives sont
passablement contradictoires. Voici ce qui semble bien établi :
Les *feuilles de digitale* contiennent un glucoside, la *digitoxine* :
c'est à elle et à d'autres glucosides que la digitale est redevable
de son action cardiaque. Elles ne renfermeraient pas de *digitonine*, ni de *digitaline*, ce qui a été contesté dernièrement. Il y
a une *digitonine* cristalline et une autre amorphe. Les *semences
de digitale*, outre la *digitaline*, sont très riches en *digitonine* et
contiennent de petites quantités de *digitoxine* (0,5 p. 100).

(1) A. MARTIN, *L'Un. méd.*, 1883, p. 491.
(2) MAWER, *Lancet*, 1880, v. I, p. 167.
(3) MAZEL, *Gaz. des hôp.*, 1864, p. 301.
(4) CAUSSÉ, *Canstatt's Iahresber.*, 1859, Bd V, p. 103.
(5) TARDIEU et ROUSSIN, *Gaz. des hôp.*, 1864, p. 330.
(6) KŒHNHORN, *Vierteljahrschr. f. ger. Med.*, Bd XXIV, p. 402.
(7) KILIANI, *Arch. d. Pharm.*, Bd CCXXXIII, 1895, p. 307.

Quant à la *digitaléine*, son existence est sujette à caution. Jusqu'ici on admettait, d'après SCHMIEDEBERG, la présence dans les feuilles des glucosides : digitaline, digitaléine, digitonine agissant à la manière des saponines, et digitoxine qui ne serait pas un glucoside. La digitaline NATIVELLE contient principalement de la digitoxine, tandis que la digitaline du commerce est un mélange de digitaléine, de digitoxine, de digitonine et de produits de décomposition.

Malgré les objections présentées, il est vrai que la digitale sauvage est plus riche en parties constituantes actives que la digitale cultivée, et que les feuilles de digitale conservées longtemps sont moins efficaces que les feuilles fraîches. Les sujets atteints d'affections rénales seraient prédisposés à être intoxiqués par elles, peut-être à cause de l'élimination entravée.

La **digitaline allemande** ou la **digitaline Nativelle** peut provoquer des phénomènes d'empoisonnement à la dose de 0gr.003 à 0gr.005, la **digitaline Homolle**, à la dose de 0gr.006. Mais la guérison peut encore être obtenue après 0gr.056 de celle-ci. Prise par KOPPE à la dose de 0gr.002, la **digitoxine** a provoqué un empoisonnement (1) ; elle tue les chiens à la dose de 0gr.008. La **digitaléine**, à la dose de 0gr.00025 à 0gr.001 *, provoque chez les grenouilles l'arrêt du cœur en systole. Deux infusions de feuilles de digitale, à 3gr.5, prises en deux heures, ont amené la mort ; mais, d'autre part, la guérison fut obtenue après 45 gr. de digitale en infusion. De même aussi la mort est survenue à la suite de 2gr.4 de *digitale en poudre*, et la guérison eut lieu après 4 gr. Tandis que, dans des cas isolés, la vie fut sauvée après 50 et même 100 gr. (2) de *teinture de digitale*, l'issue fatale fut observée déjà après 30 gr. environ (3) de cette dernière et après 1gr.2 d'extrait de digitale. Les vomissement précoces rendent vraisem-

<hr>

(1) KOPPE, *Arch. f. exp. Path. u. Pharm.*, Bd III, p. 274.
(2) JOUSSET, *Gaz. des Hôp.*, 1876, p. 858.
(3) RAMES, *Gaz. des Hôp.*, 1876, p. 756.

* [Je prie le lecteur de vouloir bien se reporter à l'addition en petit texte insérée à la suite de ce chapitre *digitale* (p. 785) pour comprendre l'importance capitale de la synonymie à ce sujet].

blable la terminaison favorable. Les phénomènes d'empoisonnement apparaissent dans l'espace de une à quatre heures, ou seulement après quelques jours, et la mort survient soit après cinq
à treize jours, soit brusquement au milieu d'une santé complète (1).

Les parties constituantes de la digitale sont absorbées difficilement par l'estomac et d'une manière non uniforme, par suite de
leur solubilité variée. On ne sait rien sur les altérations qu'elles
subissent dans l'organisme animal. A ce qu'il paraît, elles ne
passent point dans l'urine. L'injection sous-cutanée de digitaline
provoque souvent de l'inflammation et de la tuméfaction locales
la digitoxine en injection sous-cutanée produit aussi des phlegmons. L'analyse des effets, quantitativement différents, de la
digitaline, de la digitaléine et de la digitoxine a fourni les résultats suivants : chez les animaux à sang froid aussi bien que chez
ceux à sang chaud, l'élévation de la pression sanguine dans le
système artériel est due à l'augmentation de l'amplitude des pulsations cardiaques (2). L'élasticité du myocarde subirait des
changements d'après SCHMIEDEBERG. Le ralentissement du pouls
est causé par l'excitation du pneumogastrique ; la paralysie du
pneumogastrique ou les altérations ultérieures du myocarde
peuvent amener l'arrêt du cœur. L'arrêt du cœur en systole est,
chez les grenouilles, précédé de mouvements péristaltiques des
ventricules. Il est certain à présent que, sous l'influence de la
digitale, les vaisseaux se rétrécissent partout dans l'organisme
(comme par la digitoxine) ou seulement dans le rayon des nerfs
inhibitoires des mouvements intestinaux (comme par la digitaline). La respiration s'affaiblit ; chez les animaux à sang chaud, il
peut survenir de la dyspnée. Les vomissements semblent être
attribuables à une action locale sur l'estomac. La *digitonine* de
KILIANI provoquerait du tétanos chez les grenouilles. Quant aux
produits de décomposition des parties constituantes de la digitale, par exemple, *digitalirésine, toxirésine*, ils agissent comme
convulsivants (3).

(1) JORET, *Arch. génér. de méd.*, t. XXXIV, p. 405.
(2) WILLIAMS, *Arch. f. exp. Path. u. Pharm.*, Bd XIII, p. 1.
(3) [Voir au sujet de l'action physiologique de la Digitale et de ses principes

Il n'y a pas d'accoutumance à la digitale ; elle est, au contraire, douée de la qualité d'accumulation chimique et fonctionnelle si on l'introduit souvent en faibles doses dans l'organisme. Le crapaud jouirait d'immunité envers la digitale.

Les symptômes toxiques chez l'homme peuvent débuter par de la céphalée et du vertige qui s'accuse surtout pendant les mouvements. Les premiers phénomènes sont souvent : envie de vomir et, le cas échéant, vomissements de plusieurs jours de durée, soif et quelquefois douleurs épigastriques intolérables survenant immédiatement ou seulement plus tard. S'y associent : mydriase, aussi sensation de froid, refroidissement des membres couverts de sueurs, coliques avec ou sans évacuation des selles, respiration ralentie, suspirieuse, pouls ralenti et irrégulier, abattement, angoisse précordiale, insomnie, tressautements des muscles, amblyopie, diminution de l'acuité visuelle centrale, scintillements, chloropsie ou xanthopsie, rarement cécité, bourdonnements d'oreilles, névralgies, hoquet persistant, hallucinations, délires, troubles de la miction (besoin impérieux, rétention, miction douloureuse ou involontaire) et, le cas échéant, avortement et métrorrhagies. La conscience est, dans la majorité des cas, conservée longtemps. La mort arrive au milieu de convulsions, soit en dyspnée, souvent dans une tentative de se mettre debout. En cas de guérison, les pulsations augmentent graduellement de fréquence, la dyspnée disparaît, mais le rétablissement ne s'effectue que dans l'espace de trois à onze jours. Au cours de la convalescence (comme, du reste, aussi pendant la période d'état) peuvent survenir : éruptions cutanées (érythème, dermatite érisypélatoïde, papules, urticaire), soit aphasie transitoire, soit ruptures vasculaires.

Sur soixante-dix *chevaux* ayant mangé de la digitale avec du trèfle deux succombèrent après être devenus aveugles, et les autres montrèrent comme symptômes : faiblesse des membres, larmoiement et salivation, soif, diarrhée et pouls intermittent.

L'intoxication chronique consécutive à l'usage prolongé de la digitale

actifs : G. POUCHET, article DIGITALE du *Dictionnaire de physiologie* de Charles Richet, t. V, p. 1 ; dans lequel j'ai longuement discuté la question de synonymie et les modes d'isolement des principes actifs].

se manifeste par : amaigrissement rapide, dégoût, anorexie, scintillements, engourdissement, faiblesse des membres, arthralgies (1), parfois aussi diminution de la puissance virile et affaiblissement de la mémoire (2), lipothymies et, à côté des irrégularités du cœur, accès de vertiges (3).

Autopsie. — Les lésions trouvées chez l'homme sont absolument banales. De temps en temps on a noté des phénomènes d'irritation ou d'inflammation stomacale chez l'homme et les animaux.

Recherche. — On recherchera avec soin les parties de la plante dans les matières vomies, ainsi que dans le contenu gastro-intestinal. L'examen microscopique permet de découvrir des poils de feuilles pluricellulaires ou céphalophores qui, tout en n'étant pas caractéristiques, sont au moins suspects. Les restes du poison et les autres objets seront, pour l'examen chimique, extraits par l'alcool à 90° chaud. La digitaline qui s'y dissout en profusion doit être soumise ultérieurement à l'épuration. La digitaline française se dissout aussi dans le chloroforme. Si elle est pure, elle se sépare sous forme de granulations. L'acide sulfurique concentré la colore en jaune et cette solution jaune est colorée transitoirement en rouge-violet par l'eau bromée. La digitaline colore en bleu-verdâtre l'acide sulfurique alcoolisé (mélange à parties égales) et le perchlorure de fer. La digitoxine, l'oléandrine, l'adonidine et la sapotoxine, elles aussi, fourniraient cette réaction de LAFON. La solution de sulfate de fer (1 cc. d'une solution à 5 p. 100) dans l'acide sulfurique concentré (100 cc.) est recommandée comme réactif pour les principes actifs de la digitale : elle colore en rouge-violet la digitaline (en petite quantité), en rouge ou brun la digitoxine, tandis que la digitonine reste telle quelle. Si un mélange de digitaline et de digitoxine est additionné d'acide acétique glacial contenant du fer (1 gr. sulfate de fer p. 100 cc. d'acide acétique glacial) et si l'on verse dessus, en

(1) STADION, *Prag. Vierteljahrschr.*, 1862, Bd II, p. 97 et 135.
(2) BERG, *Württ. Correspondenzbl.*, Bd XXXIV, p. 29.
(3) L. LEWIN, *Nebenwirk. d. Arzneimittel*, 1899, p. 557.

couche surnageante, l'acide sulfurique contenant du fer décrit plus haut, au bout de trente minutes, l'acide acétique sera coloré en bleu-indigo (digitoxine) et l'acide sulfurique, en rouge-violet (1). Des fractions de milligramme de digitaline suffisent pour instituer l'expérience sur une grenouille ; injectées sous la peau, elles provoquent : ralentissement des mouvements cardiaques, mouvements péristaltiques des ventricules, arythmie et finalement arrêt du cœur en systole ; chez les animaux à sang chaud, l'arrêt a lieu en diastole.

Traitement. — Enlever le poison, analeptiques, sinapismes contre les douleurs épigastriques, immobilité. En cas de vomissements spontanés opiniâtres (on les combattra à l'aide de glace, des eaux gazeuzes ou des opiacés) qui ne permettent pas de nourrir les malades par la bouche, les lavements nutritifs seront prescrits. Le *Serpentaria virginica* a été recommandé comme antidote (2).

Le *Digitalis nervosa* (STEUD.), le D. *gigantea* (FISCH.), le D. *parviflora* (JACQ.), le D. *ambigua* (MURR.), le D. *eriostachya* (BESS), et d'autres espèces agissent comme le *D. purpurea*, mais le D. *ferruginea* (L.) environ dix fois plus énergiquement (3). Ce sont les semences qui contiennent le plus de digitaline, viennent ensuite les feuilles, les capsules et les tiges.

Le *Pedicularis palustris* (L.) possède une saveur brûlante, âcre, tue les insectes, et provoquerait de l'hématurie chez les bêtes à laine et à cornes ainsi que chez d'autres animaux.

Le *Rhinanthus Alectorolophus* (POLLICH) est un poison pour les insectes. Le *Rh. minor* (EHRH.), le *Rh. hirsutus* (LAM.), et le *Rh. angustifolius* (GMEL.) semblent être non vénéneux pour l'homme et le lapin (4).

(1) KILIANI, *Arch. d. Pharm* , Bd CCXXXIV, 1896.
(2) ADELMANN, *Bayr. Med. Correspondenzbl.*, 1843, p. 330.
(3) GOLDENBERG, *Unters. üb. Digitalis-Species*, Dorpat, 1892.
(4) LEHMANN, *Arch..f. Hyg.*, Bd V, p. 124.

Le *Melampyrum silvaticum* (L.) et d'autres espèces provoquent l'engourdissement des lapins et des souris nourris par ces plantes. Les semences de *M. silvaticum* contiennent de la **RHINANTHINE** toxique. *Chez l'homme* il surviendrait : céphalée et vertige.

[Il y aurait un très grand intérêt, aussi bien au point de vue de la physiologie et de la toxicologie qu'à celui de la thérapeutique, à s'entendre pour uniformiser les appellations des principes actifs de la digitale. J'ai essayé de faire les premiers pas dans cette voie en rédigeant l'article **Digitale** du *Dictionnaire de physiologie* dont j'utilise ici les passages se rapportant plus particulièrement aux choses intéressant la toxicologie. Cette confusion dans la dénomination de principes d'activité très variable a déjà donné lieu à des accidents fort regrettables et il me paraît absolument nécessaire de la faire cesser. J'ai exposé, avec tous les détails circonstanciés, dans l'étude précitée, les arguments qui me paraissent militer en faveur de l'opinion que j'ai adoptée et que j'expose à nouveau ici.

Un certain nombre de principes actifs d'origine végétale, neutres, non azotés, et dont la plupart sont constitués par des glucosides, possèdent, à l'intensité près, sur le cœur des différentes espèces animales, aussi bien à sang chaud qu'à sang froid, une action tellement semblable qu'il est absolument avantageux, au point de vue pharmacodynamique, de grouper leur étude : et en effet l'action de chacun d'eux pris isolément peut servir de type pour l'étude de tous les autres. Le myocarde, aussi bien que le système nerveux, système nerveux intrinsèque et système nerveux central, sont également affectés par ces substances dont les principes actifs contenus dans la digitale sont le plus habituellement choisis comme type.

Bien que ces substances aient été, depuis une soixantaine d'années surtout, l'objet d'un nombre considérable de recherches ayant donné lieu à de remarquables travaux, l'étude de leur action physiologique est plus éclaircie aujourd'hui que celle de leur composition chimique ; et les physiologistes sont beaucoup plus d'accord lorsqu'il s'agit de reconnaître les effets produits chez l'homme et les animaux par la digitale que ne le sont les chimistes lorsqu'il s'agit de distinguer les principes immédiats tour à tour désignés par l'appellation de **Digitaline**.

On a donné ce nom à ce que l'on a cru d'abord constituer le principe actif de la digitale. En réalité, les principes actifs contenus dans les diverses variétés de digitale sont assez nombreux ; et il est même difficile, actuellement, de résumer ce sujet d'une façon claire et précise, au milieu du grand nombre de mémoires et de travaux contradictoires auxquels il a donné lieu. Dans ces dernières années, la pureté de la digitaline cristallisée, type NATIVELLE, a été mise en doute, au moins en Allemagne, et on a tenté de lui substituer, comme seul principe défini, la **Digitoxine**, substance encore plus énergiquement active que la digitaline cristallisée de NATIVELLE, mais aussi inconstante dans ses effets et ne présentant certainement pas des caractères de pureté plus incontestables que ceux du produit isolé par NATIVELLE.

Qu'il y ait dans la digitale, à côté de la digitaline chloroformique cristallisable, un autre produit encore plus actif et plus toxique sur le cœur et la circulation, cela n'aurait rien d'extraordinaire ; mais la digitaline cristallisée française n'en constitue pas moins un produit nettement défini, constamment identique et actif, lorsqu'on a pris soin de le préparer par des procédés convenables et de le purifier exactement.

C'est à lui que j'accorderai la plus grande importance. Elle me paraît justifiée, tant par sa prédominance au point de vue de l'action toxique et thérapeutique, que par les belles et intéressantes recherches de physiologie qu'il a inspirées à FRANÇOIS-FRANCK.

La digitale sauvage est beaucoup plus active que celle cultivée dans les jardins ; mais le terrain, le climat, c'est-à-dire l'humidité, la température, l'exposition à la lumière, les variations atmosphériques, et, probablement, d'autres circonstances encore inconnues exercent une action prépondérante sur la synthèse des principes toxiques. Ces considérations sont des plus importantes au point de vue des applications à la thérapeutique. Ainsi, comme le fait remarquer HUCHARD, à Edimbourg, la dose usuelle de 15 grammes de feuilles en infusion est bien tolérée, tandis qu'à Londres on observe des troubles gastriques avec les quantités beaucoup moindres, quoique très élevées encore, de 4 à 8 grammes.

La variabilité de composition de la digitale est extrême : l'infusion ou la macération de poudre de feuilles peut donner des effets médicamenteux depuis la dose de 25 à 30 centigrammes ; et on a pu employer, en Roumanie notamment, jusqu'à 12 et 15 grammes de poudre de feuilles sans avoir d'effets toxiques. La digitale des Vosges, récoltée dans certaines conditions déterminées, est celle qui paraît la plus constante dans son action.

Il est impossible de savoir si la toxicité de la digitale était connue des Anciens ; dans tous les cas, cette plante n'était d'aucun emploi, et c'est LÉONARD FUCHS, de Tubingue, qui lui donna, vers 1542, le nom de digitale, en raison de la forme en doigt de gant de ses fleurs, et en fit la première description botanique précise dans son ouvrage *De historiá stirpium commentarii insignes*. Elle ne fut admise qu'en 1721 dans la pharmacopée de Londres, d'après MURRAY, et inscrite seulement à partir de 1788 dans les traités concernant les drogues simples.

Il faut en effet arriver jusqu'à WITHERING, en 1775, pour voir attirer l'attention des thérapeutes sur ses propriétés hydragogues ; dix ans plus tard, en 1785, WITHERING et CULLEN, frappés de l'action sédative qu'elle exerce sur le cœur, la dénomment *opium du cœur* ; l'année suivante, en 1786, SCHIEMAN constate, par l'expérimentation sur les animaux, le ralentissement du cœur ; en 1801, BEDDOES note l'augmentation de la pression sanguine et, cette même année, KINGLAKE constate qu'elle exerce son action tonique à la fois sur le cœur et sur les vaisseaux. Enfin, BEAU, en 1839, montre que la comparaison faite par

WITHERING et CULLEN n'est pas rigoureusement exacte, que les qualités toniques de la digitale l'emportent de beaucoup sur ses qualités sédatives; et il l'appelle, en conséquence, le *quinquina du cœur*. C'est à une époque très récente que l'action physiologique des principes actifs de la digitale a été élucidée, au moins en partie, grâce aux travaux de STANNIUS, de TRAUBE, de VULPIAN, de LAUDER-BRUNTON, de MÉGEVAND, de GOURVAT, mais surtout de FRANÇOIS-FRANCK.

Relativement à la composition immédiate de la digitale, les premiers essais d'analyse immédiate sont ceux de PAUCQUY, d'Amiens, en 1820. LEROYER, de Genève, isola en 1824 un principe actif auquel il donna le nom de **digitaline**, et qu'il décrit comme cristallisant très difficilement sous forme de cristaux microscopiques formés par des prismes droits à base rhombe. En 1834, LANCELOT publie un travail très documenté d'analyse immédiate inséré dans l'*Observateur de l'Indre*, et il signale, comme principe actif de la digitale, une substance *presque incolore, comme cristalline*, verdissant le sirop de violettes et ramenant au bleu le papier de tournesol rougi, soluble dans les acides et précipitant par addidion d'eau en excès : c'est avec ce produit que BRETONNEAU fit ses essais d'application à la thérapeutique. HENRY, de Phalsbourg, reprit ces essais en 1837 sans arriver à des résultats plus précis.

C'est en réalité du travail de HOMOLLE et QUÉVENNE, en 1844, que datent nos premières connaissances précises relativement aux principes actifs de la digitale. Leur digitaline était une substance amorphe, mélange en proportions variables des différents principes actifs; et il était réservé à NATIVELLE d'isoler de la digitale, en 1868, un principe défini, bien cristallisé, possédant une activité constante et dont le mélange aux autres principes, plus ou moins actifs, leur imprimait une énergie variable. Depuis cette époque, un grand nombre de travaux sont venus compliquer et embrouiller, comme à plaisir, cette question déjà fort obscure : les travaux de SCHMIEDEBERG, de KILIANI, notamment, ont tenté de faire considérer la digitaline cristallisée de NATIVELLE comme un produit non défini; et, d'autre part, des appellations différentes appliquées à une même substance extraite de la digitale sont encore venues contribuer à augmenter le chaos dans lequel il est aujourd'hui difficile de se reconnaître.

L'insolubilité de la digitaline dans la plupart des dissolvants est un gros écueil relativement à sa préparation et à sa purification; et les méthodes d'extraction jouent évidemment un rôle considérable dans la nature et la composition des produits obtenus.

Quelques mots sur la composition immédiate de la digitale, et pour compléter ce que j'ai dit sur la richesse des diverses parties de la plante en principes actifs. Les feuilles, les fleurs, les graines, présentent une richesse croissante, mais leur activité n'est pas due exclusivement à la digitaline; aussi les feuilles (le limbe seul) dont la composition et la richesse en principes actifs sont plus constants sont-elles seules utilisées pour la thérapeutique. Les nervures des feuilles, les tiges, les racines, sont, au contraire, fort pauvres et les proportions de principes actifs très inconstantes : on peut observer une différence de plus de 50 p. 100 entre la richesse de ces parties de la plante et celle des graines, des fleurs ou des feuilles.

Les substances ci-après ont été mentionnées comme faisant partie de la composition immédiate de la digitale : digitaline, digitoxine, digitaléine, digitonine, digitine, digitalose, digitalin, digitalide, acide digitalique, acide antirrhinique, acide digitaléique, acide tannique, inosite, amidon, sucre, cellulose, pectine, matière mucilagineuse (surtout dans les graines), matières albuminoïdes, matières colorantes, chlorophylle, huile volatile, sels minéraux.

Parmi ces nombreuses substances, quelques-unes sont constituées par un même principe immédiat désigné par des noms différents, d'autres sont dépourvues de tout intérêt, aussi bien au point de vue chimique que physiologique ; d'autres enfin, quoique inactives par elles-mêmes (digitonine et certains albuminoïdes, par exemple), ont une grande importance parce qu'elles permettent la dissolution d'autres principes extrêmement actifs.

KILIANI a déterminé les formules et les métamorphoses subies par les différents corps qu'il a isolés de la digitale et qu'il réduit à trois : **digitonine**, inactive, n'exerçant aucune influence toxique sur le cœur ; **digitaline**, très active, poison cardiaque ; et **digitoxine**, très active, poison cardiaque. Toutes trois sont des glucosides : sa digitonine est soluble dans l'eau, cristallisable ; sa digitaline vraie est presque insoluble dans l'eau, soluble dans l'alcool, amorphe ; la digitoxine est insoluble dans l'eau, soluble dans l'alcool et le chloroforme, cristallisée. Le tableau suivant résume les dédoublements par hydrolyse de chacun de ces corps.

$$
\text{Digitonine } (C^{27}H^{46}O^{14}). \quad \ldots \quad \left\{ \begin{array}{l} \text{Dextrose } C^{6}H^{12}O^{6}. \\ \text{Galactose } C^{6}H^{12}O^{6}. \\ \text{Digitogénine } C^{15}H^{24}O^{3}. \end{array} \right.
$$

$$
\text{Digitaline } (C^{35}H^{54}O^{13}). \quad \ldots \quad \left\{ \begin{array}{l} \text{Dextrose } C^{6}H^{12}O^{6}. \\ \text{Digitalose } C^{7}H^{14}O^{5}. \\ \text{Digitaligénine } C^{22}H^{30}O^{3}. \end{array} \right.
$$

$$
\text{Digitoxine } (C^{34}H^{54}O^{11}). \quad \ldots \quad \left\{ \begin{array}{l} \text{Digitoxose } C^{6}H^{12}O^{4}. \\ \text{Digitoxigénine } C^{22}H^{32}O^{4}. \end{array} \right.
$$

Par oxydation chromique, la digitaline et la digitoxine fournissent un même dérivé cétonique : la **toxigénone** $C^{19}H^{24}O^{3}$. — Ce sont donc deux composés extrêmement voisins au point de vue de leur constitution, sinon même absolument identiques ; et cela explique leurs similitudes de réactions chimiques et physiologiques.

J'ai tenu, avant de résumer les travaux antérieurs et d'exposer la manière de voir que j'ai adoptée et développée dans mon enseignement depuis 1895, à reproduire les méthodes relatives à la préparation des principales variétés de digitaline (1), afin que le lecteur puisse juger, en toute connaissance de cause,

(1) Voir pour l'exposé de ces méthodes : *Dictionnaire de physiologie de Charles Richet*, t. V, p. 4 à 13.

des résultats plus ou moins comparables, plus ou moins identiques parfois même, que ces méthodes peuvent donner. Si l'on tient compte de ces comparaisons ainsi que des recherches analytiques très documentées d'ARNAUD et des essais de HOUDAS, on arrive à conclure qu'en schématisant et synthétisant quelque peu ces résultats, il est possible de rapporter à trois groupes, trois chefs de file en quelque sorte, les principes immédiats les plus importants, par leur activité physiologique ou leur quantité, que l'analyse permet d'isoler des diverses variétés de digitale.

A. Digitonine. — Analogue aux saponines. Elle est inactive, comme la plupart des saponines lorsqu'elles sont extraites de plantes desséchées d'une part, et qu'elles ont subi, d'autre part, l'action altérante des réactifs nécessaires pour leur extraction : mais il est fort probable que si l'on pouvait l'isoler directement de la digitale fraîche, sans l'intermédiaire d'aucun réactif, son action sur l'organisme animal serait bien loin d'être négligeable. KOBERT a d'ailleurs signalé sa puissante action hémolytique, une des plus considérables des diverses variétés de *Saponines*. Elle est soluble dans l'eau, susceptible de cristalliser dans des conditions particulières ; et c'est en grande partie à sa présence qu'il faut attribuer la solubilité, dans les infusions aqueuses, des autres substances actives, insolubles ou fort peu solubles dans l'eau. Aussi, voyons-nous les diverses variétés de digitalines amorphes être d'autant plus solubles dans l'eau qu'elles renferment une proportion plus considérable de digitonine. Cette digitonine, elle-même, est d'autant plus soluble dans l'eau qu'elle est moins pure, c'est-à-dire accompagnée de produits amorphes, notamment des albuminoïdes qui se dissolvent en même temps qu'elle pendant l'action exercée par l'eau sur la digitale.

B. Digitaléine (Synonymie : *digitalinum verum* de KILIANI ; se trouve en proportion plus ou moins considérable dans les diverses variétés de *digitalines amorphes* auxquelles elle donne une activité physiologique variable avec cette proportion). — Je crois bon de conserver pour cette substance l'appellation de digitaléine qui lui a été donnée autrefois par NATIVELLE : s'il est juste de reconnaître que ce produit a été nettement défini et préparé à l'état parfaitement pur par KILIANI, cela ne me semble pas une raison suffisante pour lui enlever l'appellation qui lui fut donnée par celui qui le découvrit et reconnut le premier ses principaux caractères, tant chimiques que physiologiques.

C. Digitaline (Synonymie : *digitoxine* de SCHMIEDEBERG et de KILIANI ; *digitaline cristallisée chloroformique*). — La même raison qui me faisait préférer précédemment le nom de digitaléine me fait préférer ici celui de digitaline. NATIVELLE a, le premier, c'est absolument incontestable, donné ce nom au produit cristallisé et presque chimiquement pur qu'il a retiré de la digitale. SCHMIEDEBERG, d'abord, et surtout KILIANI, plus récemment, ont mieux défini ce produit, l'ont obtenu dans un plus parfait état de pureté. KILIANI a donné une méthode de préparation certainement plus simple et plus efficace que celle de NATIVELLE ; mais tout cela ne me paraît pas une raison pour changer une dénomination que seul l'auteur de la découverte aurait eu le droit de changer.

C'est vouloir, comme à plaisir, porter la confusion dans une question déjà fort obscure et difficile, que de changer, sans raisons valables, les dénominations attribuées aux substances par ceux qui les ont obtenues et décrites en premier lieu. Autant il est équitable de reconnaître l'utilité et la portée des travaux de ceux qui ont perfectionné l'étude d'une substance, autant il est injuste de vouloir, par un changement inutile d'appellation, enlever tout mérite à l'auteur de la découverte qui s'est trouvé aux prises avec toutes les difficultés d'une question encore inexplorée et a ouvert, en définitive, la voie à ceux qui s'y sont engagés après lui.

L'identité existant entre les digitoxines allemandes et les digitalines cristallisées chloroformiques françaises, ne peut plus actuellement faire de doute ; et c'est, non seulement rendre justice aux travaux, remarquables pour leur époque, de HOMOLLE et QUÉVENNE et de NATIVELLE, mais encore simplifier autant que possible la question de l'étude des principes actifs des digitales que d'adopter la classification et les dénominations que je viens d'exposer.

Maintenant, à côté de ces trois groupes de substances, digitonine, digitaléine, digitaline, existerait-il, dans les digitales, une autre substance, plus ou moins analogue à ces toxines d'une activité presque prodigieuse, telles que l'ouabaïne et la tanghinine ? C'est là l'opinion de HOUDAS, opinion que je partagerais assez volontiers, pour ma part, bien qu'elle ne paraisse pas fondée jusqu'ici sur des preuves expérimentales inattaquables. Dans tous les cas, l'impression que me produirait cette substance, c'est qu'elle doit être éminemment altérable, à un degré encore plus accentué que les saponines, par les différents réactifs ou dissolvants neutres auxquels on est obligé d'avoir recours pour isoler les divers principes immédiats.

Je me demande même s'il ne s'agirait pas d'une substance albuminoïde, d'une albumose, comme celle que j'ai isolée il y a quelques années des oronges vénéneuses, albuminoïde dont il serait difficile de séparer complètement les produits cristallisables, et dont l'action toxique viendrait s'ajouter à celle du glucoside ou même l'exalter. Ce que j'ai vu relativement à l'action que les albuminoïdes des *Amanita muscaria et A. bulbosa* exercent lorsqu'ils sont unis à la muscarine, me paraît permettre d'accorder quelque créance à cette hypothèse. Dans tous les cas, ces matières albuminoïdes me semblent jouer un rôle assez important, bien que cependant inférieur à celui de la digitonine, dans la dissolution des principes actifs insolubles dans l'eau à l'état isolé et pur. On peut trouver encore dans ce fait une explication des difficultés que l'on éprouve à isoler les différents glucosides à l'état de pureté parfaite.

Cela expliquerait, précisément, pourquoi les diverses variétés de digitalines amorphes que l'on peut se procurer dans le commerce de la droguerie et qui sont, évidemment, moins pures que les variétés de digitalines cristallisées, possèdent une activité physiologique beaucoup plus considérable que celle correspondant à la somme des proportions de digitaline pure et de digitaléine qu'elles renferment. Cela expliquerait encore cette observation, confirmée par les essais d'expérimentation physiologique de FRANÇOIS-FRANCK, que certaines préparations officinales de digitale manifestent une toxicité de neuf à douze fois plus forte que ne le laisserait supposer la somme des quantités de digitaline et de digitaléine que l'on peut extraire du poids de feuilles qui leur correspondent. La macération aqueuse de 1 gramme de poudre de feuilles de digitale, bien préparée, équivaut, au point de vue toxique, à 12 ou 15 milligrammes de digitaline et digitaléine ; et elle en renferme, tout au plus, de 4 à 6 milligrammes. Peut-être faut-il aussi compter dans ce cas avec la digitonine, dont l'activité propre se manifesterait tout en entraînant la solubilisation d'autres produits actifs.

Peu importe à présent, je pense, la présence, dans la digitale, de produits autres que ceux que je viens d'étudier, au point de vue chimique, avec les détails justifiés par leur importance. L'action physiologique, au moins douteuse sinon tout à fait nulle, de la plupart de ces substances, comme la digitine qui ne paraît pas être un principe immédiat bien défini, ne présente pour le physiologiste ou le thérapeute aucun intérêt.

Je crois devoir étendre cette remarque à la *digitoflavone* ($C^{15}H^{10}O^6$-H^2O, dérivée de la phénopyrone) composé phénolique que FRANZ FLEISCHER vient d'isoler tout récemment de la digitale, en traitant par une solution diluée de soude l'éther ayant servi à épuiser le macératum de poudre de feuilles de digitale dans l'alcool à 50 p. 100, distillant l'éther et épuisant le résidu par le chloroforme qui laisse la digitoflavone à l'état insoluble. Cette substance serait insoluble dans l'eau et le chloroforme, soluble dans l'alcool et l'éther ; très difficile à séparer complètement de la digitoxine.

Toutes ces substances me paraissent ne présenter qu'un intérêt bien restreint, inférieur de beaucoup à celui que peut présenter le ou les albumoses dont je viens de parler ; et il ne me reste plus qu'à indiquer les caractères généraux des glucosides et à signaler quelques réactions qui ont été données comme plus ou moins caractéristiques de ces diverses substances.

Tout d'abord, la digitaline se dissout dans le chloral anhydre qui prend alors une coloration rose passant peu à peu au rouge-vineux pour devenir finalement bleu-verdâtre.

On avait observé depuis longtemps que les divers glucosides de la digitale donnent lieu à des colorations particulières lorsqu'on fait réagir sur eux l'acide sulfurique concentré en présence d'un oxydant, tel que le brome, le perchlorure de fer, l'acide azotique : KILIANI a donné, en 1896, les procédés d'essai suivants. Le réactif qu'il préfère est composé de 100 centimètres cubes d'acide sulfurique concentré pur additionnés de 1 centimètre cube d'une solution aqueuse de sulfate ferrique pur à 5 p. 100. On verse dans un tube à essai de 4 à 5 centimètres cubes de ce réactif, et on y fait dissoudre une parcelle du glucoside à essayer, en mélangeant au besoin avec un agitateur pour favoriser la dissolution de la substance.

La *digitaléine* se colore, au début, en jaune-d'or et fournit ensuite une solution rouge qui passe au rouge-violet persistant pendant une journée : si l'on a ajouté le glucoside en trop forte proportion, la solution reste rouge, et la couche superficielle se colore seule en violet par agitation. Le produit de l'hydrolyse de ce glucoside, la *digitaléigénine*, donne lieu aux mêmes colorations et se montre même plus sensible à l'action du réactif ; c'est-à-dire qu'il en faut une quantité moindre pour donner une réaction colorée aussi intense.

La *digitaline* brunit au premier moment, comme si elle était carbonisée, puis fournit une solution de couleur rouge-brun sale. Le produit de l'hydrolyse de ce glucoside, la *digitaligénine*, ne noircit pas comme la digitaline, mais fournit une coloration rouge spéciale en même temps que le liquide devient fortement fluorescent.

La *digitonine* et son produit d'hydrolyse, la *digitogénine*, ne donnent pas de coloration lorsqu'on opère sur de très petites quantités, cependant suffisantes pour donner les réactions ci-dessus : à doses trois ou quatre fois plus fortes, elles donnent seulement lieu à une coloration jaune peu accentuée.

La réaction fournie par la digitaline est banale, un grand nombre de substances organiques ayant la propriété de se colorer en brun puis en rouge plus ou moins brunâtre sous l'influence de l'acide sulfurique. Une autre réaction, due à KELLER, est plus caractéristique : elle consiste à dissoudre la digitaline dans l'acide acétique, à ajouter une goutte de perchlorure de fer, puis à verser avec précaution, dans le mélange, de l'acide sulfurique concentré pur, de façon à superposer les couches liquides ; à la surface de séparation, il se produit une zone foncée et, au-dessus, dans la solution acétique par conséquent, un anneau de couleur bleu-foncé.

KILIANI a montré qu'on pouvait reconnaître simultanément la présence de la digitaléine et celle de la digitaline en modifiant ce procédé de la façon suivante. L'acide acétique et l'acide sulfurique utilisés pour cette réaction sont additionnés, chacun de leur côté, de 1 centimètre cube pour 100 de la solution aqueuse à 5 p. 100 de sulfate ferrique ; on dissout quelques dixièmes de milligramme du mélange de glucosides dans 3 ou 4 centimètres cubes de l'acide acétique, puis on ajoute, avec précaution et en ayant soin d'éviter le mélange intime des liquides, un égal volume de l'acide sulfurique. Il se produit alors au niveau de la surface de séparation des deux liquides une zone de couleur très foncée ; au bout de quelques minutes, se montre au-dessus une bande colorée en bleu par la digitaline et cette coloration gagne peu à peu la totalité du liquide acétique : ce phénomène s'est produit au bout d'une demi-heure environ, et quelques heures plus tard, cette coloration passe au bleu-verdâtre. Quant à l'acide sulfurique de la couche inférieure, il est coloré en rouge-violacé par la digitaléine.

La réaction de LAFON est également fort sensible : elle consiste à humecter

la digitaline avec une très petite quantité d'un mélange à parties égales d'acide
sulfurique et d'alcool, à chauffer très légèrement, sur un bain-marie, jusqu'à
apparition d'une teinte jaunâtre, puis à additionner le mélange d'une goutte
de perchlorure de fer très dilué (solution à 1 p. 100 de perchlorure de fer
sublimé) ; on obtient une magnifique coloration bleu-verdâtre, dans laquelle
la couleur bleue prédomine d'autant plus que la digitaline est plus pure.

La réaction indiquée par Dragendorff est également assez nette, mais
s'applique à des glucosides non rigoureusement purifiés, ce qui est sans doute
le cas se présentant le plus fréquemment. L'acide sulfurique concentré pur
fournit, au contact de la digitaléine, une coloration vert-jaunâtre sale, devenant successivement jaune-brun, brun-rougeâtre, puis rose-cerise : des traces
de brome, de perchlorure de fer, d'acide nitrique, ainsi que les réactifs
d'Erdmann et de Frœhde font passer la coloration au rouge-pourpre. La meilleure manière d'effectuer cette réaction consiste à ajouter un tout petit cristal
de bromure de potassium à la solution sulfurique des glucosides.

L'acide chlorhydrique concentré fournit, à froid, une coloration vert-jaunâtre avec la digitaline et avec la digitaléine ; cette coloration est peut-être un
peu plus intense avec la digitaline. La coloration, d'abord jaune, puis devenant peu à peu verdâtre, tarde d'autant plus à apparaître que la digitaline est
plus pure : la digitaline cristallisée donne une solution qui reste un moment
incolore avant de devenir jaune, puis verte. A l'ébullition, la coloration jaune-
verdâtre est d'autant plus altérée que la digitaline et la digitaléine sont moins
pures. La digitonine donne avec l'acide chlorhydrique une coloration jaune
devenant rouge-grenat à l'ébullition ; en même temps la solution mousse
abondamment : avec l'acide sulfurique dilué (1 de SO^4H^2 pour 2 à 3 H^2O) et à
l'ébullition, la coloration est aussi d'un rouge-violacé, ou violet-rose si la
quantité de digitonine est très petite.

Toutes ces colorations sont d'ailleurs assez variables, suivant la pureté du
produit sur lequel on les essaie. On les voit se modifier successivement à
mesure que, partant des glucosides mélangés provenant d'un premier traitement de la digitale, on applique ces réactions à des produits de plus en
plus purifiés et différenciés. Pour ne prendre que deux exemples, l'acide
chlorhydrique donne, à froid, une coloration verte d'autant plus accentuée
que les glucosides sont plus purs ; et, au contraire, la coloration rouge-violacé
à l'ébullition est d'autant plus nette que les produits sur lesquels on l'exécute
sont moins purs. Cela se comprend facilement puisque cette réaction est due à
la digitonine qui se trouve surtout dans les glucosides de premier jet. Avec
l'acide sulfurique concentré, la coloration du début est variable ; la digitonine
donne une coloration jaune-brun, la digitaléine donne une coloration brun-
rouge, et la digitaline semble se carboniser : l'addition du cristal de bromure
de potassium provoque une coloration qui peut varier du brun-verdâtre avec la
digitaline absolument pure au rouge-violacé (on l'a comparée, non sans raison,
à celle des fleurs de la digitale) au rouge-pourpre vif et même au violet-bleuâtre,

Au reste, comme toutes les réactions colorées, ces réactions ne peuvent être considérées comme absolument caractéristiques, même lorsqu'elles sont réalisées sur des produits rigoureusement purs. Une réaction colorée produite par des matières organiques en présence de réactifs déshydratants et oxydants est d'un déterminisme éminemment variable et ne saurait offrir la certitude des réactions colorées produites par des composés minéraux, par exemple la coloration bleu-azur des composés de cuivre dissous dans l'ammoniaque. Aussi, en toxicologie, est-il absolument indispensable de contrôler ces réactions colorées, qui doivent être considérées seulement comme des indications, par la constatation de propriétés plus exclusives, plus particulières à chaque substance toxique, l'action physiologique notamment.

Les réactions colorées prétendues caractéristiques des glucosides de la digitale sont précisément l'un des meilleurs exemples que l'on puisse fournir de l'infidélité de ces colorations. Les réactions de KILIANI, si nettes en présence de glucosides parfaitement purifiés, peuvent être reproduites avec la plus étroite analogie à l'aide des extraits d'écorces de *Quinquina* et de *China cuprea*, comme l'a signalé récemment A. BEITTER. D'après ce dernier observateur, cette coloration serait due à la présence de l'acide quino-tannique, et le tannin de guarana la fournirait également. J'ai, en effet, vérifié ces faits qui démontrent combien il faut être circonspect en matière de réactions colorées, dites caractéristiques, des alcaloïdes et des glucosides.

Voici les caractères des glucosides purs :

Digitonine. — Masse amorphe quand elle provient de l'évaporation d'une solution aqueuse ou d'une solution dans l'alcool fort ; cristaux aiguillés lorsqu'elle provient de l'évaporation d'une solution dans l'alcool à 85 p. 100 : ces cristaux renferment cinq molécules d'eau et sont beaucoup plus difficilement solubles dans l'eau que la variété amorphe. Elle fond vers 225°.

Ses solutions aqueuses précipitent par le tannin, l'hydrate de baryte, et les acétates de plomb : le tannate est soluble dans l'alcool fort et décomposable par les hydrates de zinc et de plomb.

Elle présente de très étroites analogies avec les diverses variétés de *Saponines*, notamment avec celle que l'on peut extraire du bois de Panama.

Digitaléine. — Poudre composée de sphérules cristalloïdes, mais non cristallisés, de couleur presque complètement blanche. Insoluble dans le chloroforme, dans le benzol et dans l'éther, se gonflant dans l'eau et s'y dissolvant même dans la proportion d'un millième environ : cette solubilité est fortement accrue par la présence de la digitonine et il semble même que, de son côté, la digitaléine facilite aussi la dissolution dans l'eau de la digitonine. La digitaléine est soluble dans 100 parties environ d'alcool à 50 p. 100 et beaucoup plus soluble dans l'alcool absolu.

Quelques parcelles de digitaléine introduites dans un tube à essai avec 2 centimètres cubes de solution aqueuse de potasse à 10 p. 100 doivent fournir une solution incolore, au moins pendant quelques minutes : la présence d'impuretés (oléo-résines, autres glucosides amorphes, etc.) serait révélée par une coloration jaune immédiate.

On fait avec la digitaléine et de l'eau une pâte fine et on y ajoute, en agitant, 22 parties d'alcool amylique pour 100 parties d'eau employée, puis l'on place le tout dans un flacon bouché : s'il y a de la digitonine, elle se sépare, après vingt-quatre heures, en petites masses cristallines agglomérées.

Quand elle est pure, la solution aqueuse de digitaléine ne précipite pas en présence de l'acétate ou du sous-acétate de plomb. Elle empêche même la précipitation de la digitonine par ces réactifs. Elle n'est pas précipitée non plus par l'hydrate de baryte en solution.

Ses solutions aqueuses ou dans l'alcool très dilué précipitent par le tannin : le tannate est soluble dans l'alcool fort et décomposable par les hydrates de zinc et de plomb.

Digitaline. — Prismes d'aspect nacré, chatoyants, complètement insolubles dans l'eau qui ne contracte aucune amertume, même après ébullition. Comme pour la digitaléine, la présence de la digitonine (peut-être même aussi celle de la digitaléine) facilite sa dissolution dans l'eau. La digitaline est insoluble dans le benzol, peu soluble à froid dans l'alcool et l'éther, presque complètement insoluble dans l'éther exempt d'alcool, beaucoup plus soluble dans l'alcool chaud, très soluble dans le chloroforme qui en dissout lentement de grandes quantités. Les cristaux abandonnés par le chloroforme sont anhydres; ils fondent à 245-250° : les cristaux abandonnés par l'alcool (à 85-95 p. 100) contiennent une molécule d'eau et fondent à 145°-150°.

Les solutions dans l'alcool ne précipitent ni par la baryte, ni par les acétates de plomb, ni par le tannin, le tannate étant soluble dans l'alcool. Ce tannate ne se précipite que par dilution dans une grande quantité d'eau : il est décomposé par les hydrates de zinc et de plomb.

Action physiologique de la digitale. — Très discutée, au moins quant à son mécanisme, l'action physiologique de la digitale a été considérablement élucidée dans ces dernières années, grâce aux belles expériences de FRANÇOIS-FRANCK. Ses recherches ont démontré avec la plus entière certitude que la digitaline exerce à la fois son action, mais à des degrés différents, sur le myocarde, sur son appareil nerveux, sur les vaisseaux. L'action sur le myocarde est directe, elle n'affecte pas plus spécialement un des ventricules que l'autre ; et les vaisseaux pulmonaires paraissent seuls échapper à cette action directe.

A côté de l'action cardiaque et circulatoire qui domine, de beaucoup, toute son action thérapeutique ou toxique, la digitale exerce, *occasionnellement*, une action diurétique dont on peut tirer les effets les plus avantageux. Quant à son action sur l'appareil gastro-intestinal, elle est déjà, lorsqu'elle se manifeste par des symptômes attirant l'attention, l'indice d'un début d'action toxique : c'est en effet par des phénomènes violents intéressant l'estomac et les intestins que se manifestent les premiers symptômes de l'intoxication, qu'elle soit primitive ou qu'elle succède à une administration inconsidérément prolongée de la substance médicamenteuse.

L'action physiologique exercée par la digitaline d'une part, par la digitaléine d'autre part, sont, de tous points, identiques : tout au plus pourrait-on faire quelques réserves relativement à l'intensité de cette action et dire que la digitaline est, à poids égal, plus énergiquement active que la digitaléine. Mais si l'on peut dire que l'action physiologique de la digitale peut être calquée sur celle de la digitaline, elle ne lui est certainement pas absolument identique, superposable ; et la différence très accentuée dans les résultats thérapeutiques obtenus, d'une part avec la digitaline, d'autre part avec les préparations galéniques de digitale, est une des meilleures et des plus incontestables preuves de l'utilité de ces préparations galéniques, en même temps que des différences, très minimes et de détail, il est vrai, dans l'action physiologique. En d'autres termes, la digitaline ne résume pas *exclusivement* l'activité de la digitale ; et, en dehors de la digitonine dont l'activité, ou tout au moins l'intervention ne doit pas être négligeable, il faut compter encore avec des albuminoïdes sur le rôle desquels je viens de m'expliquer précédemment.

Comme toujours, c'est l'isolement d'un principe nettement défini qui a permis de pénétrer les mécanismes de l'action physiologique exercée par la digitale ; et c'est l'étude de l'action exercée sur l'organisme animal par la digitaline (digitoxine allemande, digitaline cristallisée chloroformique française, voir plus haut la synonymie), qui va nous servir de type. La digitaline est, en effet, le poison-médicament cardiaque type ; et la connaissance de son action rend plus aisée la détermination de celle des autres substances du même groupe.

Les diverses espèces animales sont très inégalement sensibles à l'action de la digitaline. Chez le chien, la dose mortelle est de 1 milligramme par kilo. Chez les animaux à sang froid, l'action de la digitaline est lente, irrégulière dans la succession et la durée de ses manifestations. Malgré cela elle est identique, dans ses grandes lignes, à celle que ce poison exerce sur le cœur des mammifères. Le plus souvent, lorsque la dose injectée est efficace, on observe la mort brusque, avec le cœur en tétanos : le ventricule est inexcitable par les courants faradiques. La lenteur dans la façon dont les phénomènes toxiques se développent, la brusque apparition des accidents mortels, lorsque la dose est suffisante, font des animaux à sang froid de mauvais sujets d'expérimentation et rendent absolument indispensable la nécessité d'expérimenter sur des mammifères chez lesquels les phénomènes toxiques se déroulent plus lentement et de façon à permettre de les étudier. Mais on se heurte alors à des difficultés considérables de technique qui n'ont été résolues, au moins en grande partie, que dans ces dernières années, grâce aux travaux de KAUFMANN (d'Alfort) et de FRANÇOIS-FRANCK.

L'exploration des changements de la pression intra-ventriculaire associée à l'inscription des pulsations des ventricules permet de vérifier l'indépendance de l'énergie des impulsions ventriculaires par l'excitation des nerfs accélérateurs : l'action *cardio-tonique* se dégage ainsi de l'action *cardio-accélératrice*, et l'on voit augmenter d'une façon très notable la puissance des systoles, en même temps que l'on observe de brusques et énergiques variations de pression, sans que la fréquence et l'amplitude des pulsations ait varié proportionnellement. Ces changements de pression intra-ventriculaire sont appréciés au moyen de sondes manométriques à ampoule élastique.

Le grand nombre de travaux, tant cliniques qu'expérimentaux, et visant tous plus particulièrement certains points de l'action thérapeutique ou toxique, n'ont pas fourni de résultats indiscutables. Les méthodes d'appréciation expérimentale étaient jusqu'alors insuffisantes et avaient permis d'arriver à des conceptions erronées, en opposition absolue les unes avec les autres, de l'action physiologique de la digitaline. Les interprétations admises par les divers physiologistes peuvent se rapporter à trois théories principales.

La première, celle de STANNIUS, rapportait les effets de la substance active à l'action qu'elle exerce sur le tissu musculaire du cœur ; l'excitabilité du myocarde serait complètement abolie. La théorie de TRAUBE attribue à l'action exercée sur le fonctionnement de l'appareil nerveux cardiaque une prépondérance qui relègue au second plan l'influence exercée sur le myocarde : en admettant même, comme l'ont fait certains partisans de la théorie de TRAUBE, une action plus puissante sur les ganglions intra-cardiaques, cela ne suffit pas à interpréter complètement et exactement les phénomènes.

Enfin, la théorie de VULPIAN envisage cette action comme complexe et portant à la fois, sur le système nerveux central, sur le système nerveux intra-cardiaque et sur le myocarde.

L'ablation de la totalité du myélencéphale chez la grenouille n'empêche pas l'extrait d'inée introduit sous la peau d'arrêter le cœur ; seulement cet arrêt est retardé, par suite de l'affaiblissement extrême de la circulation périphérique qui entraîne une lenteur exagérée dans l'absorption de la substance toxique. POLAILLON et CARVILLE avaient, par cette constatation, démontré que l'expérience ayant servi de point de départ à l'hypothèse de TRAUBE est inexacte ; et il fut reconnu, en effet, que la section des nerfs vagues est, presque toujours, sauf circonstances accidentelles spéciales, incapable d'empêcher l'action de la digitale sur le cœur. D'autres procédés expérimentaux sont encore capables de démontrer que, si l'influence exercée par la digitaline sur le bulbe rachidien et sur les nerfs vagues est insuffisante pour interpréter complètement le mécanisme par l'intermédiaire duquel se produit cette action, il en est de même du rôle que l'on peut attribuer aux extrémités cardiaques des nerfs vagues, c'est-à-dire aux extrémités des fibres nerveuses cardiaques fournies aux pneumogastriques par les nerfs accessoires de Willis. VULPIAN a montré que la digitaline, injectée dans une des veines crurales chez un chien curarisé soumis à la respiration artificielle, déterminait l'arrêt du cœur : cet arrêt se produit même après section préalable des deux nerfs pneumogastriques. GOURVAT a répété ces expériences, rapportées en détail dans sa thèse inaugurale. De même, Polaillon et Carville ont vu l'extrait d'inée déterminer l'arrêt du cœur sur des chiens chez lesquels la curarisation avait été poussée assez loin pour abolir l'action des nerfs vagues.

Il faut, toutefois, reconnaître que cet arrêt déterminé par la digitaline est plus lent et plus inconstant que sur un animal non curarisé : ainsi, il est difficile d'obtenir l'arrêt du cœur chez une grenouille complètement curarisée, et l'expérience nous a appris que le curare abolit, chez ces animaux, l'action des nerfs pneumogastriques sur le cœur ; mais il y a lieu également de compter avec la lenteur de l'absorption et la diminution d'activité de la circulation périphérique chez les animaux curarisés.

L'amoindrissement du volume des ondées sanguines lancées par le cœur, chez un animal soumis à l'influence d'une dose un peu considérable de curare, amoindrissement dû autant à l'action du curare sur le cœur qu'à la vaso-dilatation des vaisseaux munis d'une tunique musculaire, peut empêcher la digitaline de se trouver en quantité suffisante dans le sang pour que son action propre sur le myocarde puisse se produire. En expérimentant avec des poisons du cœur notablement plus énergiques, upas-antiar, inée ou son principe actif strophantine, ouabaïne, tanghinine, l'arrêt du cœur est déterminé d'une façon constante et plus facilement ; il n'y a plus qu'un simple retard, comme dans les expériences de Polaillon et Carville, dans la production du phénomène.

On est donc autorisé à dire avec Vulpian que si la digitaline agit sur le cœur par l'intermédiaire du système nerveux, son influence ne se produit pas *exclusivement* par une excitation des nerfs vagues, soit au niveau de leurs extrémités centrales, soit au niveau de leurs extrémités périphériques, ni même par une influence irritante exercée sur les ganglions avec lesquels ces nerfs entrent en relation dans l'épaisseur du myocarde.

L'action exercée directement par la digitaline sur le myocarde est démontrée nettement par l'état caractéristique du ventricule chez la grenouille. La contractilité est diminuée d'abord ; et, quelques instants après l'arrêt, le myocarde est devenu complètement inexcitable. C'est d'ailleurs là un effet commun à tous les muscles à fibres striées dont la contractilité est abolie plus rapidement, sous l'influence de la digitaline, que si la circulation avait été purement et simplement arrêtée par ligature ou excision du cœur.

L'influence sur le système nerveux central se trouve prouvée par l'expérience de Traube qui consiste à pratiquer la section transversale de la moelle dans la région cervicale : on observe alors que la digitaline produit encore le ralentissement du pouls, mais sans augmentation de la tension artérielle, les vaisseaux se trouvant soustraits à l'action du myélencéphale (partie supérieure du bulbe rachidien et partie inférieure, contiguë, de la protubérance), centre principal des actions vaso-motrices : la vaso-constriction se produit si l'on vient à faradiser le segment inférieur de la moelle. On est ainsi conduit à considérer l'action produite par la digitaline sur les vaisseaux comme indépendante et distincte de celle exercée sur le cœur. Cette conception de l'action indépendante sur le cœur et les vaisseaux ne peut, bien entendu, être absolument rigoureuse, car il est impossible de faire abstraction des influences réciproques qu'exercent les modifications éprouvées par le myocarde sur les vaisseaux, d'une part, et, d'autre part, le retentissement sur le rythme et l'énergie des contractions cardiaques des variations du calibre des vaisseaux : le cœur et les vaisseaux sont, en effet, dans des relations tellement étroites, soit directement, soit par l'intermédiaire du système nerveux, qu'on ne peut prendre au sens étroit du mot la qualification « d'action indépendante » exercée par une substance toxique sur l'un ou l'autre de ces appareils.

D'un autre côté, l'action sur les extrémités terminales intra-cardiaques se trouve prouvée par le ralentissement, empêché ou tout au moins notablement retardé par l'atropine, et par ce fait que la pression, abaissée au bout d'un certain temps, remonte et dépasse même la valeur normale si l'on vient, comme l'ont fait CARVILLE et GOURVAT, à sectionner les deux nerfs dépresseurs au milieu de la hauteur du cou. Sous l'influence de cette excitation des extrémités intra-cardiaques des nerfs dépresseurs, les vaisseaux des diverses régions, mais surtout ceux de la cavité abdominale se dilatent, et il en résulte une diminution de la quantité de sang lancé par chaque ondée ventriculaire dans l'aorte et toute ses branches : la pression artérielle doit donc s'abaisser, comme lorsqu'on excite les nerfs dépresseurs par un courant faradique.

Pour ces diverses raisons, VULPIAN estimait que l'on est en droit d'affirmer que les effets produits sur le cœur, tant par la digitaline que par les autres poisons du cœur, ne sont pas dus à des modifications primitives des vaisseaux ; c'est-à-dire que les changements dans la force, la fréquence et le rythme des mouvements du cœur ne sont pas sous la dépendance des modifications subies par la circulation périphérique. Les autres modifications fonctionnelles, telles que les troubles gastro-intestinaux, l'algidité, la diurèse, sont encore moins facilement explicables par des altérations fonctionnelles de l'appareil vaso-moteur.

Tout cela vient d'être rigoureusement confirmé par les expériences de FRANÇOIS-FRANCK ; mais, avant d'entrer dans leur détail, en raison de leur importance capitale, je crois devoir dire quelques mots de certaines interprétations qui ont eu cours à un moment.

GERMAIN SÉE pensait que la digitaline exerçait une action élective sur le cœur droit, tandis que OPENCHOWSKI localisait cette action élective dans le cœur gauche. Ces deux opinions sont absolument erronées ; et les recherches de FRANÇOIS-FRANCK ont démontré d'une façon péremptoire que si les apparences semblent confirmer l'opinion de GERMAIN SÉE, l'étude approfondie du déterminisme expérimental doit la faire rejeter.

On voit, relativement à la façon dont se produit la mort du cœur, une divergence apparente absolue suivant que l'on expérimente sur les animaux à sang chaud ou sur les animaux à sang froid. On a dit que le cœur mourait en systole chez les animaux à sang froid, en diastole chez les animaux à sang chaud, sans s'arrêter à ce qu'avait de vraiment anti-physiologique l'énonciation de deux résultats, aussi précisément opposés, inconciliables, appliqués à l'influence exercée par une même substance toxique. Les recherches de FRANÇOIS-FRANCK ont encore élucidé ce point et montré qu'il ne saurait y avoir pareille divergence dans la manière dont les propriétés fonctionnelles d'un même organe sont affectées par une même substance.

La détermination précise de l'état du cœur au moment de la mort a une importance d'autant plus considérable, comme le fait justement remarquer FRANÇOIS-FRANCK, que l'idée que l'on se fait du genre de mort du cœur influe nécessairement sur la conception du mode d'action physiologique d'un poison cardiaque. Si l'on envisage la mort du cœur comme l'expression maxima de l'action physiologique, on conçoit d'une façon très différente la succession des phénomènes qui l'ont précédée, suivant que l'on a vu ce cœur mourir en diastole ou en systole. La mort en diastole fait supposer soit une élongation plus complète de la fibre musculaire cardiaque, soit une élasticité plus marquée du myocarde pendant sa diastole ; on est tout naturellement entraîné à attribuer l'augmentation de travail du cœur à une réplétion diastolique plus abondante, et c'est ainsi qu'a pu s'établir la théorie de l'action diastolique de la digitale, par effet passif ou actif, suivant l'opinion qu'on s'est fait de la nature du phénomène. La mort en systole évoque une série de renforcements d'action du myocarde, survenant à chacune des phases de l'action du poison, pour interpréter l'exagération évidente d'énergie du myocarde soumis à l'action de la digitaline. Les conclusions se ressentent naturellement de ces interprétations ; et tandis que l'on fait de la digitaline un poison toni-cardiaque si l'on a vu le cœur mourir en systole, on en fait, au contraire, un poison diastolique si l'on a vu ou cru voir le cœur mourir en diastole.

Les expériences, aussi nombreuses que variées et ingénieusement conduites, de FRANÇOIS-FRANCK ont démontré que, *chez tous les animaux*, le cœur meurt en état de tétanos ; tétanos dissocié et passager, suivi de relâchement continu et plus ou moins rapide chez les mammifères, les animaux à sang chaud ; au contraire, tétanos parfait, indéfiniment prolongé, chez les animaux à sang froid. Ainsi s'explique l'apparente contradiction que je signalais tout à l'heure.

On peut résumer de la façon suivante la succession de ces phénomènes : 1° Excitation, puis dépression toxique des appareils modérateurs ; 2° Excitation, suivie de dépression toxique des appareils accélérateurs qui résistent beaucoup plus longtemps que les premiers ; 3° Excitation du myocarde énervé qui ne peut subir longtemps la stimulation et meurt brusquement après un court accès de tétanos à secousses dissociées, puis subit, chez les mammifères, le relâchement de tout muscle à la fin du tétanos provoqué.

Cœur et circulation. — Ralentissement, régularisation du cœur préalablement arythmique, quelle que soit la cause de cette arythmie, et cela avec un synchronisme parfait et constant, tels sont, sous l'influence des doses faibles de digitaline, les effets caractéristiques accompagnés d'une augmentation d'énergie du myocarde. Avec des doses fortes, ou la continuation de faibles doses, à cette première phase succède une période d'arythmie caractérisée par des systoles redoublées, avortées, des accès de palpitations, du renforcement de l'accélération arythmique, une exagération de la tachycardie à laquelle succède un retour apparent des deux ventricules à la régularité et à l'énergie, puis on observe la mort subite et synchrone des deux ventricules après quelques rares accès demi-tétaniques bientôt suivis de trémulation fibrillaire.

La digitaline exerce sur les vaisseaux contractiles une action constrictive intense. Deux mécanismes président à cette vaso-constriction. L'influence exercée par le système nerveux central est indéniable. J'ai déjà parlé de cette expérience qui consiste à pratiquer une section transversale de la moelle dans la région cervicale, section à la suite de laquelle on observe que la digitaline produit bien encore le ralentissement du pouls, mais sans augmenter la tension artérielle comme cela se produit lorsque la moelle n'est pas isolée du myélencéphale, centre principal des actions vaso-motrices. Mais les variations locales du calibre des vaisseaux aortiques tendent à faire admettre une action constrictive indépendante du système nerveux central. Les circulations artificielles dans des tissus isolés de l'organisme et dont l'innervation a été supprimée par le fait même de leur séparation des centres, prouve mieux encore l'action sur l'appareil musculaire des vaisseaux. Cette intervention active des éléments contractiles vasculaires est même tout à fait démontrée par la suppression de l'activité des muscles vasculaires au moyen de la cocaïnisation préalable du tissu soumis à la circulation artificielle.

Cette action vasculaire périphérique montre que l'intervention du surcroît d'énergie du myocarde n'est pas indispensable pour produire l'augmentation de la tension artérielle : la résistance à la propulsion de l'ondée ventriculaire gauche se trouve par suite augmentée. Le surcroît d'énergie du myocarde vient certainement contribuer pour sa part à cette augmentation de tension artérielle ; mais il était logique de se demander si le ralentissement du cœur n'était pas subordonné à cette augmentation de tension, et cette hypothèse a été, en effet, acceptée et défendue par quelques physiologistes. La tachycardie simple ou arythmique des phases toxiques pourrait même à la rigueur être subordonnée à cette augmentation de la pression artérielle, puisque, à une certaine période, comme nous le verrons bientôt, les appareils d'arrêt du cœur sont paralysés et que les accélérateurs conservent seuls leur activité. MAREY a depuis longtemps démontré que le cœur se ralentit sous l'influence d'une augmentation de pression artérielle déterminée par la compression incomplète de l'aorte abdominale, ou par la constriction d'un vaste territoire aortique réalisée, par exemple, au moyen de l'excitation des nerfs splanchniques. Ce ralentissement se produit toujours lorsque le cœur est pourvu de ses organes nerveux modérateurs ; mais il fait place à une accélération lorsqu'on l'a mis dans des conditions où il est incapable de réagir par ralentissement, par exemple, lorsque l'action des appareils d'arrêt est paralysée par l'atropine.

Toxicologie.   51

L'analyse minutieuse des phénomènes montre cependant des différences remarquables dans ces expériences et dans celles que l'on peut réaliser à l'aide de la digitaline. Avec la digitale, l'augmentation d'énergie porte sur les deux ventricules ; dans les expériences d'augmentation artificielle de tension artérielle, les deux ventricules sont effectivement ralentis, mais leur énergie n'est pas augmentée simultanément, et le ventricule gauche *seul* développe un effort systolique plus considérable, tandis que l'effort du ventricule droit diminue. Avec la digitale, l'expansion diastolique ventriculaire est proportionnée à l'augmentation d'énergie de la systole, dans l'autre cas, les diastoles du ventricule gauche sont, au contraire, moins amples. Avec une haute tension artérielle, la pression s'abaisse dans l'artère pulmonaire, tandis qu'elle s'y élève sous l'influence de la digitaline.

On pourrait, il est vrai, penser que la digitaline exerce également une action vaso-constrictive sur les vaisseaux pulmonaires. Une expérience réalisant une élévation parallèle de pression dans les réseaux aortique et pulmonaire, par exemple la provocation simultanée d'un spasme aortique et pulmonaire déterminé par l'excitation des nerfs vaso-constricteurs, ou la compression simultanée d'une bifurcation de l'artère pulmonaire et de la portion inférieure de l'aorte, détermine des effets généraux rappelant l'augmentation simultanée d'énergie que la digitaline produit dans les deux ventricules ; cependant, une différence persiste, l'expansion diastolique n'est toujours pas proportionnée à l'augmentation de vigueur de la systole et les minima diastoliques sont même moins accentués qu'à l'état normal, les ventricules résistant à la surcharge par une augmentation permanente de la tonicité de leur tissu.

D'ailleurs, si l'action vaso-constrictive exercée par la digitaline sur le réseau pulmonaire, comme sur le réseau aortique, est légitime, elle est, par contre, absolument hypothétique, et l'on ne possède jusqu'ici aucune preuve directe et irréfutable de cette action. D'autre part, la disparition de l'excitabilité des nerfs d'arrêt ne coïncide pas, d'une façon absolue et suffisante, avec cette phase de l'intoxication où le cœur réagit par accélération à l'influence exercée sur lui par l'excès de résistance : on observe, par exemple, une accélération considérable en même temps qu'une haute pression, puis un renforcement de la fréquence alors que la pression artérielle redescend, pendant la phase toxique ; les tracés de FRANÇOIS-FRANCK sont, à cet égard, des plus démonstratifs.

On ne peut donc subordonner les changements de fréquence et de rythme du cœur aux variations déterminées primitivement dans les deux circulations aortique et pulmonaire ; et il faut admettre que la digitaline exerce sur le cœur une influence primitive, à laquelle vient s'ajouter l'intervention, à titre d'effet mécanique, du spasme vasculaire. Chacune de ces actions réagit effectivement sur l'autre, mais chacune d'elles, isolément, est insuffisante pour interpréter exactement et complètement les phénomènes.

La démonstration de cette action directe, primitive, exercée sur le cœur par la digitaline a été fournie, voici déjà longtemps, par les expériences de circulations artificielles pratiquées sur le cœur des animaux à sang froid à l'aide de sang défibriné ou de sérum chloruré. Un cœur de tortue, ainsi soustrait à toute influence extérieure d'innervation ou de résistance variable, montre toutes les phases de ralentissement, de régularisation, d'arythmie, d'accélération, comme le cœur en rapport avec le système nerveux central et les vaisseaux périphériques.

François-Franck a cherché à réaliser, dans la mesure du possible, de semblables expériences sur les animaux à sang chaud. N'ayant pu parvenir à soumettre le cœur des mammifères à une circulation artificielle, il a réussi à réduire le circuit aux vaisseaux pulmonaires-coronaires, en conservant la propre circulation de l'animal, et à rendre ainsi le cœur indépendant, non seulement du système nerveux central, mais aussi des variations de la pression artérielle ; les variations de résistance vaso-motrice qui peuvent alors se produire dans ce circuit sont négligeables, en raison de leur faible importance mécanique. Le chien sur lequel était pratiquée cette expérience était installé dans la baignoire-étuve imaginée par François-Franck pour éviter le refroidissement. Son bulbe était détruit, et la respiration artificielle maintenue pendant toute la durée de l'opération. Après ligature de la veine cave supérieure, et de la veine azygos, des artères aortiques supérieures, de l'aorte à la partie inférieure du thorax et de la veine cave inférieure, la circulation se trouve réduite au circuit pulmonaire et au circuit coronaire. La masse du sang se trouvant ainsi réduite, il faut diminuer dans une proportion adéquate la quantité de digitaline injectée, de manière à obtenir une dilution sanguine équivalente, et pratiquer des injections partielles par le tronçon cardiaque de la veine azygos, afin d'éviter le contact rapide et brutal d'une trop grande quantité de poison avec le myocarde. Le cœur était isolé du système nerveux central par la section ou la ligature des nerfs extrinsèques, précaution d'ailleurs à peu près inutile, par suite de la perte rapide d'action des centres nerveux anémiés. Les branches de l'aorte étant liées, on évite ainsi la répercussion des variations de résistance du circuit aortique. Un large circuit était ménagé de l'aorte à la veine cave pour éviter une trop grande surcharge ventriculaire, les tronçons artériels et veineux pouvant, par leur extensibilité, servir de trop-plein, et le dispositif permettant d'enlever à volonté le sang digitaliné. L'expérience ne réussit qu'avec des cœurs préalablement refroidis d'une façon graduelle.

L'action exercée par la digitaline sur l'élément anatomique musculaire intervient pour une large part dans la production de cette action constrictive.

Diurèse. — L'action diurétique de la digitaline est incontestable, bien qu'elle ait donné lieu à un assez grand nombre de discussions ; mais elle me paraît très efficacement favorisée par des produits qui l'accompagnent dans la digitale.

Faire de la diurèse une conséquence de l'augmentation de tension artérielle est une hypothèse plus qu'insuffisante et qui ne résiste pas à l'analyse. Les expériences, effectuées il y a déjà longtemps par Lauder-Brunton et Power, n'étaient cependant guère favorables à cette interprétation. Ces observateurs avaient montré que, sous l'influence d'une injection de digitale dans la circulation d'un chien, on notait une élévation de la pression sanguine, mais, en même temps, une diminution, voire même un arrêt de la sécrétion urinaire : les artères rénales, fort contractées, mettaient obstacle à la circulation du sang dans le rein ; et l'on peut voir apparaître un faible degré d'albuminurie, comme après la ligature ou la compression de l'artère rénale. Lorsque la diurèse s'établissait, cela coïncidait avec l'abaissement de la pression artérielle ; de sorte que la quantité d'urine émise est minima alors que la pression sanguine est maxima. Ces expériences ont été vérifiées à maintes reprises ; et l'on savait d'ailleurs, par les observations cliniques, que l'action diurétique de la digitale se manifeste chez des sujets présentant une tension vasculaire tantôt élevée, tantôt abaissée, d'autres fois absolument normale.

D'un autre côté, la digitaline n'exerce, très probablement, aucune action sur l'épithélium rénal ; elle ne s'élimine pas en nature, et jamais, il n'a été possible de la déceler dans l'urine : il est vrai que cela ne préjuge rien de l'action que ses produits de transformation pourraient exercer sur cet épithélium.

Ce qui rend le mieux compte du mécanisme de cette diurèse, ce sont les modifications qui se produisent dans la circulation rénale, c'est l'action exercée par la digitaline sur la vitesse du courant sanguin et sur l'amplitude des systoles et des diastoles : le cœur est vidé plus complètement pendant la systole dont l'énergie est accrue, il est distendu davantage pendant la diastole, qui permet la pénétration d'une plus grande quantité de sang ; et il en résulte une accélération de vitesse, malgré l'augmentation de tension artérielle, et après une diminution passagère.

L'accélération du cheminement d'un liquide dans un tube poreux augmente l'intensité des phénomènes d'endosmose ; et ce fait permet d'interpréter l'action diurétique que la digitaline exerce chez les individus affectés d'hydropisie ou d'œdème. Cette action était, d'ailleurs, bien connue des cliniciens, et, en 1870, Lorain disait : « On pourrait croire que les litres d'urine que la digitale a fait rendre en vingt-quatre heures sont empruntés aux tissus, tandis qu'ils appartiennent à la résorption du liquide épanché (anasarque et ascite), d'où il suit que la diurèse est plus facile chez les hydropiques qui ont du liquide en réserve. Ainsi, la digitale serait d'un effet réellement efficace et rapide dans les maladies du cœur avec anasarque et ascite. » Il ne faisait, par cette phrase, que donner plus de précision aux assertions de Withering qui avait fait la même observation près de cent années auparavant, et à celle de Vassal qui, déjà en 1809, affirmait la nécessité d'un état d'infiltration pour que l'action diurétique de la digitale se manifestât.

C'est donc à juste titre que C. Potain qualifie la digitale (et du même coup la digitaline) de « *diurétique indirect*, dont l'action consiste à faire rentrer dans la circulation, pour les éliminer par les reins, les liquides des hydropisies et des œdèmes », et que SIDNEY RINGER fait observer que cette résorption est *la cause et non la conséquence* de son action diurétique. Telle est également l'opinion de HUCHARD, qui trouve sa confirmation dans le fait, signalé par NEUBAUER et VOGEL, de l'augmentation, parfois considérable, des chlorures, liée à la diurèse digitalinique : il n'est pas rare de voir l'élimination urinaire des chlorures atteindre 20, 30, 40, et jusqu'à 50 grammes par vingt-quatre heures, après l'administration bien appropriée de la digitale ; et ces chlorures ne peuvent provenir que des liquides d'infiltration.

Je pense donc qu'il faut conclure en disant que la digitaline est un *diurétique occasionnel* qui ne déterminera cette action que lorsque les conditions physico-chimiques favorisant l'endosmose dans le liquide sanguin se trouveront réalisées. Que cette action diurétique soit facilitée, non par une augmentation, mais bien par des *variations* de la tension sanguine, cela me paraît certain et concordant avec ce mécanisme. Je crois, en effet, qu'il y a, dans les variations de pression sanguine déterminées par le spasme artériel suivi du relâchement des artérioles favorisant la diurèse (et cela quelle que soit la substance solicitant cette diurèse) un *point critique*, analogue à celui que l'on observe dans la liquéfaction des gaz, au-dessus ou au-dessous duquel l'action diurétique est plutôt entravée.

Système nerveux. — En dehors de ce que j'ai exposé précédemment, relativement à son influence sur le système nerveux cardiaque, le système nerveux n'éprouve pas de modifications appréciables sous l'influence de la digitaline employée à doses thérapeutiques et pendant peu de temps. On constate plutôt une sédation du système nerveux central qui doit jouer un rôle efficace dans la régularisation de la circulation. Mais, si la dose est trop forte, ou bien si l'administration de doses faibles est trop longtemps prolongée, on voit survenir des phénomènes d'intolérance qui se traduisent par de l'excitation, de la susceptibilité aux bruits, des soubresauts tendineux, des mouvements tumultueux du cœur. L'atteinte supportée par le système nerveux se traduit encore par de l'inquiétude, de la pesanteur de tête, des vertiges, des hallucinations, des bourdonnements d'oreilles, de la dilatation pupillaire, de l'amblyopie, quelquefois même du délire : un indice très sensible de la saturation de l'organisme et de la démonstration que le système nerveux commence à ressentir l'influence toxique de la digitaline est le délire nocturne, analogue au délire alcoolique, et que l'administration de la digitale détermine avec une grande facilité chez les alcooliques. Toutes ces manifestations sont précédées, en général, de l'apparition brusque, on pourrait dire de l'explosion, d'une céphalalgie sus-orbitaire intense et particulière qui constitue l'un des symptômes les plus importants de l'intolérance : elles aboutissent, le plus souvent, à une syncope, qui est comme le signal de l'apparition des accidents graves, parfois irrémédiablement mortels.

Je m'occuperai spécialement, tout à l'heure, des accidents gastro-intestinaux qui éclatent à ce moment avec une intensité remarquable. La part du système

nerveux consiste dans la paralysie du système nerveux moteur de la vie de
relation, puis du système nerveux de la vie organique, que suit bientôt la
perte de l'intelligence, un état comateux avec insensibilité générale. La moelle
subit une diminution graduelle de son excito-motricité qui a disparu à peu
près complètement, avant que les muscles ne soient atteints.

Certains phénomènes caractérisant l'action de la digitaline à doses thérapeutiques sont certainement pour une large part, sinon même entièrement, des
manifestations de l'influence exercée sur le système nerveux. C'est ainsi que la
vaso-constriction du début est bien plutôt un phénomène consécutif à l'excitation du sympathique (excitation des vaso-constricteurs des capillaires artériels)
qu'à celle de la tunique musculaire des vaisseaux contractiles : ce n'est qu'à la
période toxique, que l'élément musculaire a pu être suffisamment influencé
par la digitaline pour répondre par une contracture tétanique. Ici, comme
pour le cœur, il est assez difficile de dissocier les phénomènes et de déterminer
exactement la part qui revient à l'élément nerveux et celle qui est l'apanage de
l'élément musculaire. Cependant, l'expérience de TRAUDE confirmée par LAUDER-
BRUNTON et A. BERNARD MEYER, prouvant que la digitaline, *à petite dose*, ne
produit plus d'augmentation de la tension artérielle, après section de la moelle
épinière dans la région cervicale, bien que le ralentissement des contractions
cardiaques se manifeste encore, cette expérience paraît bien démontrer l'intervention efficace d'une action de la digitaline sur le sympathique : si, à plus
fortes doses, cette augmentation de la tension artérielle se manifeste, c'est
parce qu'on a dépassé la dose thérapeutique et que l'action sur le système
musculaire peut alors entrer en jeu.

Dans son étude sur l'action physiologique de la digitale, GOURVAT donne
comme preuve de l'action exercée par la digitaline sur les vaso-moteurs une
expérience qui me paraît plutôt justifier l'interprétation précédente. Il pratique, chez un lapin, la section du sympathique au cou d'un seul côté ; il en
résulte la vascularisation de l'oreille et de l'œil, la dilatation de l'artère auricu-
laire centrale dont les pulsations deviennent nettement isochrones avec celles
du cœur, une augmentation de la température de l'oreille, de l'atrésie pupillaire par congestion de l'iris. L'animal reçoit alors une injection de digitaline,
à faible dose : au bout de quelque temps, rien n'est changé du côté de la
section, tandis que de l'autre côté, l'artère centrale est diminuée de volume, à
peine perceptible sous le doigt ; l'oreille pâle ; la pupille dilatée. Si l'on vient
alors à pratiquer une injection de digitaline dans l'oreille énervée, la vaso-
constriction se produit.

VULPIAN estimait que cette expérience ne prouvait pas l'action de la digitaline
sur les nerfs vaso-moteurs enx-mêmes, attendu que la digitaline, apportée par
la voie circulatoire dans l'oreille énervée, pouvait encore atteindre les terminaisons du cordon cervical du grand sympathique, et, par conséquent, les extrémités périphériques des fibres qu'il fournit aux vaisseaux. Cette objection est
très juste et se présente immédiatement à l'esprit, mais il faut tenir compte aussi

de la dose ; et ce qui me paraît le prouver, c'est le fait de la vaso-constriction par injection directe de digitaline dans l'oreille énervée. Telle dose de digitaline, capable de déterminer la vaso-constriction lorsque les fibres terminales du cordon cervical du grand sympathique sont en relation normale avec le myélencéphale, est peut-être insuffisante lorsque ce cordon est sectionné et que l'influence vaso-motrice sympathique se trouve réduite à celle exercée par les ganglions de la tunique vasculaire : il faut, dans ce cas, l'intervention de la contracture musculaire, ce que me semble produire l'injection directe de la solution de digitaline dans le tissu de l'oreille énervée.

Système musculaire. — La digitaline exerce, localement, aussi bien sur les muscles à fibres lisses que sur les muscles à fibres striées, une action tétanisante analogue à celle de la vératrine, ou mieux encore de la caféine. Le muscle meurt en état de contracture persistante, et le nerf n'est pas affecté. C'est ce que l'on peut vérifier aisément en mettant un gastrocnémien de grenouille au contact d'une solution de digitaline.

Par la voie de la circulation générale, l'action de la digitaline sur le système musculaire se traduit d'abord par de l'excitation, bientôt suivie de paralysie : le muscle meurt en état de tétanos, comme le myocarde. L'action sur les muscles à fibres lisses est plus lente et plus prolongée que sur les muscles à fibres striées. Cette influence sur les muscles lisses se traduit par les évacuations alvines, les vomissements, la fréquence des envies d'uriner (je ne dis pas la fréquence des mictions, car l'anurie est souvent à peu près complète), les contractions utérines ; tous phénomènes que l'on observe couramment au cours des intoxications. Quand on expérimente sur les grenouilles, on constate que les muscles striés perdent leur excitabilité environ huit à dix heures après la mort lorsqu'elle a été déterminée par la digitaline, alors que cette excitabilité persiste plus de dix-huit heures lorsque la mort a été déterminée, comparativement, par excision du cœur.

De la comparaison de ces phénomènes avec ceux qui caractérisent l'action de la digitaline sur le myocarde, il résulte que ce poison exerce une action *élective sur la fibre musculaire cardiaque ;* et que l'intervention de doses relativement massives est nécessaire pour que l'impression sur les autres muscles se manifeste. L'expérience montre en effet que le cœur est déjà tué et la circulation suspendue alors que les appareils nerveux (central et périphérique), musculaire et respiratoire sont encore intacts. Cela résulte des expériences effectuées par VULPIAN sur la grenouille et par CADIAT sur des roussettes (*Scyllium canicula*).

Respiration. Température. Nutrition. — La diminution du nombre des mouvements respiratoires est la règle, avec les doses faibles, thérapeutiques, de digitaline : aux doses toxiques, on observe une accélération suivie de ralentissement.

Ce ralentissement circulatoire et respiratoire concordant avec un abaissement, parfois notable, de la température, facilité par la constriction vasculaire et le resserrement des artérioles, comme dans l'expérience de GOURVAT, tend à démontrer une diminution dans les échanges organiques, un ralentissement dans la dénutrition. Des expériences de Mégevand, effectuées à l'aide de la variété de digitaline portant dans le commerce la dénomination de *digitaline* d'Homolle et Quévenne, ont confirmé ces déductions. Sous l'influence de l'absorption, par la voie gastrique, de un quart de milligramme de cette digitaline, Mégevand observa le ralentissement du pouls jusqu'à 60 et même 40 pulsations par minute ; la température s'abaissa de 1° à 1°5 ; il se produisit une légère diurèse aqueuse et l'urée tomba de 21 à 15 grammes par vingt-quatre heures. Ces effets se prolongèrent encore pendant quelques jours après la cessation de l'absorption de la digitaline.

Toutefois, ces effets sur la nutrition peuvent être variables, car il résulte d'expériences de Lauder-Brunton que l'élimination de l'urée et de l'acide carbonique exhalé est plus considérable qu'à l'état normal durant la période d'augmentation de la tension artérielle. Ce résultat concorde avec les expériences de Guido Cavazzini qui aurait constaté, à cette même période, une augmentation de la capacité du sang pour l'oxygène.

A l'inverse de ce qu'on observe sous l'influence de la caféine, on constate la production d'une hypothermie centrale, tandis que la température périphérique s'élèverait de quelques dixièmes de degré.

Ces résultats sont assez discordants et nécessiteraient de nouvelles recherches.

Appareil digestif. — L'appareil digestif n'est intéressé que par l'introduction brusque de fortes doses d'emblée, ou bien lorsqu'il éclate tout à coup des phénomènes d'intolérance succédant à une administration trop longtemps prolongée. La sécheresse de l'arrière-bouche, des nausées, des éructations, des vomissements, des coliques, de la diarrhée, sont les manifestations d'une action irritante locale en rapport avec l'élimination de la substance toxique. C'est, en effet, seulement dans ces déjections, alvines et stomacales, que l'analyse chimique permet de déceler la présence de la digitaline et de démontrer ainsi, en quelque sorte, l'effort de la *natura medicatrix* pour se débarrasser du poison. Ces phénomènes se produisent aussi bien, quelle que soit la voie d'introduction du poison : gastro-intestinale, sous-cutanée, veineuse. Les troubles gastro-intestinaux constituent toujours une manifestation grave de l'intoxication digitalinique : ils traduisent la stimulation du péristaltisme intestinal, sans hypersécrétion nécessaire, et se montrent souvent sous forme de coliques sans diarrhée, témoignant de la tétanisation des fibres musculaires lisses de l'intestin. Quant aux vomissements, ils sont caractérisés par leur ténacité et leur caractère laborieux, la violence des efforts, la douleur persistante et à caractère pongitif qu'ils produisent, ainsi que par leur tendance à reparaître spontanément après une certaine période de calme relatif.

Accumulation. Espèces réfractaires. — Je ne saurais terminer cette étude de la digitaline sans dire quelques mots de deux phénomènes plutôt susceptibles d'intéresser la pratique thérapeutique, mais qu'il faut au moins signaler.

Chez les mammifères, et surtout chez les mammifères supérieurs, on n'observe

pas d'accoutumance à l'action de la digitaline. Bien mieux, il se fait une sorte
d'accumulation si l'on introduit journellement dans l'organisme des doses faibles et incapables, isolément, de déterminer des accidents ; et l'on voit éclater
tout à coup ces accidents d'intoxication, comme si l'on venait d'administrer
brusquement, en une seule fois, une dose toxique. En administrant, par exemple, à un chien du poids de 20 kilos une quantité de digitaline de 5 milligrammes pendant plusieurs jours de suite, on voit, vers le septième où le huitième
jour et sans que rien ait pu le faire prévoir, survenir tout à coup des accidents
d'intoxication aussi violents et aussi subits que ceux qui résulteraient de l'introduction, en une seule fois, dans l'organisme du même animal d'une dose de 35
à 40 milligrammes de digitaline ; absolument comme si les doses journalières
s'étaient ajoutées les unes aux autres, attendant pour démasquer leur action que
la dose toxique fût atteinte.

C'est de cette façon que, chez l'homme, l'usage prolongé de digitaline, ou de
préparations de digitale, détermine tout à coup l'apparition de ces accidents
d'intolérance, toujours extrêmement graves, souvent même mortels. Pour donner une idée de la gravité de ces accidents, il faut ajouter qu'il n'existe pas
d'antidotes réels de la digitaline ; et rappeler que l'action élective sur le myocarde peut en déterminer la mort, par une tétanisation irrémédiable, avant que
l'action de la digitaline ne se soit manifestée d'une façon évidente sur les autres
appareils.

Cette accumulation de la digitaline est en rapport avec ce fait que l'expérience
vérifie et sur lequel j'ai déjà attiré l'attention. La digitaline ne s'élimine que
très lentement de l'organisme, et sous une forme encore inconnue, car on l'a
toujours vainement recherchée dans l'urine et les diverses excrétions. Elle n'apparaît dans les déjections alvines et stomacales que lors des accidents graves
d'intoxication, et parce que, alors, elle s'élimine en nature par les glandes de la
muqueuse gastro-intestinale. Elle paraît offrir une résistance notable aux actes
physico-chimiques qui s'accomplissent dans l'organisme vivant, et ne subir que
très lentement les modifications qui la rendent inoffensive ; de là son action
médicamenteuse à longue portée.

Certains animaux sont réfractaires à l'action de la digitaline. Vulpian avait
signalé le fait pour le crapaud qu'il considérait comme le seul animal vraiment
réfractaire à l'action toxique de la digitale. Cette observation était d'autant plus
intéressante que ce même expérimentateur avait démontré l'action du venin de
crapaud sur le cœur de la grenouille dont il arrête les mouvements avant d'abolir la motricité des nerfs de la vie animale ou la contractilité des muscles des
membres. Depuis, des recherches nouvelles ont permis d'envisager le rat, sinon
comme absolument réfractaire, au moins comme tout particulièrement résistant. On a pensé que le sang de cet animal exerçait peut-être une action antitoxique sur la digitaline ; et cette hypothèse a inspiré à Binet (de Genève) la pensée de pratiquer quelques essais de sérothérapie qui n'ont pas confirmé ces pré-
visions. Ses recherches ont, en effet, abouti aux résultats suivants : le sérum du

sang de rat, injecté à un cobaye, n'atténue en aucune façon l'action exercée sur cet animal par la digitaline. D'autre part, le sérum de rat intoxiqué par la digitaline ne s'est pas montré toxique pour le cobaye, mais il n'a pas non plus atténué l'action toxique d'une injection subséquente de digitaline.

Dans une thèse reproduisant les recherches et les essais de BINET, L. SCOFONE énonce les conclusions ci-après. La digitaline ne perd pas son pouvoir toxique après macération à l'étuve avec divers tissus organiques appartenant à une espèce insensible à ce toxique (rat, couleuvre, crapaud). Le sang et le sérum des animaux insensibles à l'action de la digitaline n'exercent pas de pouvoir anti-toxique vis-à-vis de cette substance. Les animaux sensibles à l'action de la digitaline ne sont pas rendus réfractaires à ce toxique par l'injection de sérum appartenant à un animal insensible à cette substance.

Il serait néanmoins intéressant de reprendre ces essais avec du sang de crapaud, ou de salamandre aquatique, dont le venin exerce sur le cœur de la grenouille une action analogue à celle du venin de crapaud.]

LENTIBULARIÉES

Pinguicula vulgaris (L.). Les feuilles de *grassette* rendent le lait épais. Les bêtes ne mangent pas cette plante qui, entre autres, agit comme purgatif et transforme l'albumine en peptone. Elle pourrait tuer les moutons.

Utricularia. — Les bêtes ne mangent pas les espèces d'utriculaire, mais les canards les mangent. Certaines espèces, par exemple, *U. neglecta* (LEHM.), contiennent une substance digérant l'albumine.

BIGNONIACÉES

Le *Bignonia crucigera* (L.), le B. *Catalpa* (L.), le B. *petiolaris* (DC.) [*Tecoma leucoxylon* (MART.)], le B. *radicans* (L.) et le B. *procera* (WILLD.) sont vénéneux, irritent la peau et font partie des substances employées dans l'Amérique du Sud pour engourdir les poissons.

ACANTHACÉES

Grâce, vraisemblablement, à la présence d'un alcaloïde volatil, l'*Adhatoda Vasica* (NEES.) est vénéneux pour les animaux inférieurs, les insectes, les grenouilles, les sangsues, etc. ; il ne le serait pas pour les animaux supérieurs.

Le *Paulowilhelmia speciosa* (Brown) est une plante africaine dont on se sert comme poison pour poissons.

Le *Ruellia suffruticosa* (Roxb.) est employé dans certaines régions de l'Inde pour la préparation de la bière de riz (1).

Le *Strobilanthes callosus* (Nees) provoque de la gastro-entérite (2).

MYOPORINÉES

Les baies et les feuilles de *Myoporum deserti* (A. Cunn.) et de M. *acuminatum* (R. Br.) mangées par les troupeaux de moutons en Australie, les déciment d'une manière effrayante, par exemple cinq cents cas mortels sur sept mille moutons.

Eremophila maculata (F. Muell.). Les *moutons* qui ne sont pas accoutumés à cette plante, succombent en présentant : exophthalmie, gonflement et écoulement d'une sécrétion nasale. La mort d'un mouton est amenée par quatre fruits.

SÉLAGINACÉES

GLOBULARIA ALYPUM (L.). — On a retiré de la *Globulaire frutescente* (*Herbe terrible, Séné des Provençaux, Globulaire-turbith*) le glucoside **GLOBULARINE** et, comme produit de décomposition, la **GLOBULARÉTINE**. Donnée à la dose quotidienne de 0gr.15 à 0gr.45, la globularine provoque **chez l'homme** : oligurie et ralentissement du pouls. Son administration à la dose de 0gr.5 fut suivie de : coliques, diarrhée, angoisse précordiale, vertiges, céphalée, frissons, douleurs aux membres et abaissement de la température. A la dose de 0gr.1 à 0gr.3, elle provoque chez les grenouilles :

(1) Watt, *Dictionary*, II, p. 259, VI, p. 7.
(2) Kirtikar, *Pois. plants of India*, fasc. I.

ralentissement du pouls et de la respiration, abolition de l'excitabilité réflexe et de la motilité, et les animaux meurent en deux heures environ. On trouve des ecchymoses aux lieux d'injection. La globularétine, à la dose de 0gr.1 à 0gr.4, agit chez l'homme comme purgatif, diurétique et drastique (1).

VERBÉNACÉES

Lippia dulcis (TREVIR.). — L'*huile de lippia* contenue dans la plante provoque du malaise et le **LIPIOL**, à la dose de 0gr.2, produit chez les chats : vomissements, agitation, sommeil.

Verbena officinalis (L). — Les chevaux et les vaches ne mangent pas cette plante.

[Le nom vulgaire d'*Herbe aux Sorcières* donné à la verveine officinale rappelle les propriétés fabuleuses qui ont été faussement attribuées à cette plante ; elle est simplement amère et aromatique. Les *Lippia nodiflora* et *pseudo-thea* servent à préparer des infusions digestives et sudorifiques].

LABIÉES.

Lavandula. — L'*essence de lavande* et l'*huile de Spic* obtenues du *Lavandula vera* (DC.) et du *L. Spica* (DC.) sont toxiques. Donnée à la dose de 3gr.6, la dernière provoque chez les lapins : troubles respiratoires, secousses et mort rapide. Chez un homme dans la poche duquel une bouteille remplie d'essence s'était brisée, l'essence de lavande inhalée ou absorbée par la peau a donné naissance à : nausées, vomissements, céphalée et frissonnements (2). Chez une dame à laquelle on avait pratiqué par mégarde une injection sous-cutanée d'*huile de Spic*, il est survenu : céphalée, douleurs au lieu d'injection, abcès, ainsi que vésicules blanches dans la bouche. Les huiles de *Serpyllum*, *Melissa*, *Thymus*, *Ruta*, sont douées de *propriétés paralysantes*, comme l'essence de lavande.

(1) HECKEL, *Gaz. hebd.*, 1882, p. 409 et 424.
(2) CRUCIS, *Action de la Thérébenth.*, Paris, 1874, p. 26.

Mentha piperita (L.). La *menthe poivrée* contient une huile éthérée qui, ainsi que le fait le *menthol* ($C^{10}H^{20}O$) que l'on peut en obtenir, irrite d'abord les muqueuses pour les anesthésier ensuite, amène de l'hypoleucocytose, provoque de l'hypoexcitabilité réflexe et, à doses élevées, élève la pression sanguine et agit sur le cœur comme le camphre (1). La solution de menthol dans le chloroforme additionnée d'un peu d'iode, prend une coloration bleu-indigo.

Mentha Pulegium (L.). — L'essence de *chasse-puce* qui contient de la **PULÉGONE**, est employée pour provoquer l'avortement; donnée à la dose de 5 gr. environ, elle a produit : collapsus avec refroidissement des membres, perte de connaissance, salivation, battements cardiaques irréguliers et affaiblis. Les vomitifs et le brandy amenèrent la guérison (2).

Origanum vulgare (L.). L'essence d'*origan sauvage* appartient au groupe des huiles éthérées (*Calamintha*, *Mentha*, *Ocimum Basilicum* (L.) *Satureia*, *Angelica*, *Camomilla*, *Valeriana*) qui provoquent des paralysies précédées d'excitation (3).

Thymus vulgaris (L.). — L'essence de *thym*, à la dose de 0gr.03 environ par kilo de chien, provoque chez ces animaux : abolition de l'excitabilité réflexe, contractures, tremblements et contorsions.

Le *thymol* ($C^{10}H^{14}O$) que l'on en peut retirer produit sur les muqueuses des taches corrosives blanches qui s'évanouissent après expulsion de la couche épithéliale (4). Administré, à la dose de 3 à 4 gr. en injection sous-cutanée et à la dose de 5 à 6 gr. dans l'estomac vide, le thymol tue les lapins (5), par arrêt de la respiration en provoquant chez eux : abaissement de la pres-

---

(1) Pellacani, *Arch. f. exp. Path. u. Pharm.*, Bd XVII, p. 314.

(2) Girling, *Brit. med. Journ.*, 1887, p. 1214 ; — Flynn, *ibid.*, 1893, II, p. 1270 ; — *Proc. med. Journ.*, 1894, p. 466.

(3) Consulter à ce sujet : G. Pouchet, *Leçons de pharmacodynamie et de matière médicale*, 2° série, p. 295.

(4) L. Lewin, *Arch. f. path. Anat.*, Bd LXV, 1875.

(5) Husemann, *Arch. f. exp. Path. und Pharm.*, Bd IV, p. 280.

sion sanguine et coma. L'urine contient : albumine, cylindres, parfois sang, indican. La respiration artificielle peut sauver la vie. Il peut y avoir néphrite et stéatose du foie.

Le thymol, à la dose de 6 à 10 gr., a parfois provoqué chez l'homme : vomissements, gastralgies et coliques, diarrhée, vertiges, bourdonnements d'oreilles, dureté de l'ouïe et collapsus.

Le *thymol*, en présence de l'acide acétique glacial et de l'acide sufurique concentré, prend une coloration violette et, à l'examen spectroscopique, fournit des raies d'absorption. Dissous à chaud dans la lessive potassique et additionné de chloroforme, le thymol se colore en violet. Il se trouve dans l'urine des sujets ayant pris du thymol, sous forme de : chromogène d'une matière colorante verte, acide thymolglycuronique, acide thymolsulfurique et acide thymolhydroquinonesulfurique (1).

Thymus Serpyllum (L.). — L'essence de serpolet, à la dose de 3 gr. environ, provoque chez les chiens : anesthésie, abolition de l'excitabilité réflexe, incoordination motrice et la mort.

Hedeoma pulegioides (Pers.). — L'absorption d'une cuillerée à café d'essence (*essence poley* ou *pennyroyal*) associée à l'ergotine, pour provoquer l'avortement, fut suivie de : perte de connaissance, refroidissement des membres, tremblements, opisthotonos et contractions tétaniques des membres avec rémissions. La faiblesse musculaire a persisté quelque temps après la guérison (2).

Hyssopus officinalis (L.). L'huile d'hysope provoque des convulsions comme l'huile de sauge.

Salvia officinalis (L.). — L'injection intra-veineuse de 0gr.05, d'huile de sauge, qui est une partie constituante de l'eau d'Arquebuse bue en France, suffit pour provoquer chez les chiens des accès épileptiformes. Les contractions cloniques succèdent à

<hr>

(1) Blum, *Zeitschr. f. physiol. Chemie*, XVI, H. 6; — Bayer und Heinrich, *Ber. d. d. chem. Ges.*, XXVIII, p. 652.

(2) Wingate, *Gaillard med. Journ.*, 1889, p. 162.

la rigidité tonique. La dose léthale pour les chiens est de 0gr.2 à 0gr.5 (1).

Le *S. pratensis* (L.) augmenterait le pouvoir enivrant de la bière et nuirait au bétail. Agissent comme convulsivants, outre l'essence de sauge, les essences de : *fenouil, absinthe, romarin, cina* et *cèdre.*

Rosmarinus officinalis (L.). — L'essence de romarin empoisonne les lapins à la dose de X gouttes et les tue par paralysie du centre respiratoire à la dose de 1gr.2 ; la mort est précédée de convulsions épileptiformes et d'abolition de l'excitabilité réflexe. La pression sanguine s'abaisse et le pouls devient lent et dicrote. L'intoxication chronique se manifeste par : hémorrhagies stomacales, albuminurie, cylindrurie et stéatose du foie et des reins (2). Un enfant est mort après avoir absorbé une cuillerée à soupe d'un mélange de six parties d'huile de romarin et de deux parties d'huile de cina.

Stachys arvensis (L.). Cette mauvaise herbe tue en Australie un grand nombre d'animaux. Les chevaux sont atteints de vertige, se mettent à trembler et peuvent périr de même que les bœufs de somme, ou deviennent inaptes au travail. On a trouvé l'estomac cautérisé.

Le *Leonurus cardiaca* (L.) est soupçonné d'être vénéneux. On lui attribue une action sur le cœur et l'utérus.

L'*Eremostachys superba* (ROYLE) serait employé dans l'Inde pour engourdir les poissons.

Teucrium Scordium (L.). La germandrée donne au lait de vache un arrière-goût d'ail.

Ajuga. Les vaches ne mangent pas ces plantes.

(1) CADÉAC et MEUNIER, *C. R. de la Soc. de Biol.*, 1891, p. 230.
(2) SCHREIBER, *Ueber Rosmarinöl, Halle,* 1878

ILLÉCÉBRACÉES

Le *Dysphania myriocephala* (BENTH.) est vénéneux pour les moutons ; la mort a lieu quelques minutes après l'apparition des premiers symptômes morbides.

AMARANTHACÉES

L'*Achryanthes aspera* (L.) provoque de l'entérite ; il est employé dans l'Asie Orientale pour produire l'avortement.

CHÉNOPODIACÉES

L'*Ansérine anguleuse* ou *Patte d'oie, Chenopodium hybridum* (L.) aurait provoqué dans un cas : vertige, obscurité devant les yeux, tremblements, mydriase et cyanose, soit ictère persistant longtemps. Le *Ch. vulvaria* (L.) (*Ansérine fétide, Vulvaire*) contient de la triméthylamine. Prise avec de l'essence de térébenthine, l'essence de *Ch. anthelminticum* (L.) a provoqué à dose élevée : céphalée, bourdonnements d'oreilles, dureté de l'ouïe, perte de connaissance, mydriase et vomissements. L'état semi-conscient persista cinq jours (1). Le *Ch. Quinoa* (WILLD.) agit comme vomitif.

PHYTOLACCACÉES

La *Morelle des Indes, Phytolacca decandra* (L.), possède des baies rouge-foncé employées pour la teinture. La plante ne serait plus vénéneuse après cuisson. C'est la **PHYTOLACCOTOXINE** agissant à la manière de la picrotoxine, qui constituerait la partie constituante active de la plante (2). Les empoisonnements, même avec issue fatale, ont été observés aussi bien avec la racine

(1) *Med. Rec.*, 1880, p. 349.
(2) KASHIMUVA, *Pharm. Journ. a. Transact.*, 1891, p. 1170.

(on l'a prise pour la racine d'autres plantes) (1) qu'avec les baies (2).

Les phénomènes toxiques surviennent après une heure environ et consistent en : dégoût, pesanteur à la région épigastrique, vomissements, soif, sensation de faiblesse ; de plus : diarrhée sanguinolente, refroidissement et cyanose de la peau, petitesse et irrégularité du pouls, mydriase, tuméfaction de la muqueuse buccale et engourdissement. La guérison peut avoir lieu dans le cours de vingt-quatre heures. La déglutition de petits morceaux de glace et les analeptiques l'activeront.

P. stricta (Hoffm.). La « pomme de terre sucrée sauvage du Cap » a provoqué souvent des empoisonnements.

Le *Petiveria alliacea* (L.) est employé dans les Indes occidentales pour provoquer l'avortement.

POLYGONACÉES

Les expériences sur les animaux ont démontré les propriétés ectrotiques de *Polygonum hydropiperoides* (Pursh.) qui serait aussi employé comme poison pour poissons. Donné à doses élevées, l'extrait alcoolique de la plante a provoqué, entre autres, chez les chats : mouvements musculaires incoordinés, paralysies généralisées et coma (3). Il faut ajouter que l'extrait était injecté dans la cavité péritonéale, ce qui rend les résultats presque sans valeur aucune. De même que *P. maritimum* (L.), la plante est douée de propriétés irritantes locales. Le *P. barbatum* (L.) serait employé dans les Indes néerlandaises pour engourdir les poissons.

P. Fagopyrum (L.). — L'ingestion du blé sarrasin (probablement attaqué par des champignons) a provoqué parfois chez des

____

(1) Fumani, *Canstatt's Jahresber.*, 1857, V, p. 116.
(2) Morris, *Philad. med. Report.*, XLII, p. 505.
(3) Bartholow, *Intern. Journ. of med. Scienc.*, 1886, p. 582.

Toxicologie.

moutons, porcs, bœufs, etc. de couleur claire des affections se manifestant par : convulsions, mouvements de rotation, inflammation des voies respiratoires supérieures, dermatite (tuméfaction, vésicules, vésicules purulentes, gangrène de la peau), surtout à la tête et aux parties du corps de couleur claire. La lumière solaire semble exercer une influence sur cet état.

[Des accidents se rapprochant de ceux groupés sous la dénomination de *lathyrisme* ont été, à plusieurs reprises, observés chez des hommes dont la farine de sarrasin formait l'alimentation presque exclusive ; mais des recherches suivies et attentives ont presque toujours démontré l'intervention de champignons parasites auxquels ces accidents devaient être rapportés. Toutefois, j'ai pu constater la présence d'une substance toxique (*saponine* (?) ou *albumose*) dans la graine incomplètement mûre du blé noir].

Le *Rumex acetosa* (L.) [*Oseille vulgaire, Lapathum pratense* (Lamk)], est suspect d'être vénéneux, non à cause de sa teneur en bioxalate de potasse (10 p. 100 environ), mais par suite d'une substance inconnue, qui ne s'y trouve qu'exceptionnellement et qui, d'après toute vraisemblance, constitue un champignon inférieur, vénéneux (1). Des garçons en ayant mangé beaucoup, sont tombés malades et l'un d'eux est mort, il est vrai qu'il avait, en dernier lieu, ingéré de la lessive ce qui avait peut-être occasionné une aggravation de la maladie (2). Sur vingt brebis qui avaient ingéré beaucoup d'oseille dans un pacage, sept tombèrent dangereusement malades. Cinq se rétablirent et deux moururent. Les symptômes consistaient en : refroidissement des extrémités, adynamie, diminution du nombre des battements du cœur, accélération respiratoire et diarrhée.

[J'ai vu un cas d'empoisonnement mortel, *chez l'homme*, à la suite de l'ingestion d'une grande quantité de décoction d'oseille. Les symptômes furent, en tous points, ceux de l'intoxication par l'acide oxalique, ou mieux par les oxalates acides. Voir p. 458].

(1) Lewin, *Deutsche Med. Wochenschr.*, 1899, n° 30.
(2) Suckling, *Lancet*, 1886, II, p. 228.

ARISTOLOCHIACÉES

L'*Asarum europæum* (L.) (*Cabaret, Oreille d'homme, Nard sauvage*) et l'*A. canadense* (L.) sont vénéneux pour les animaux et l'homme. Ils provoquent des phénomènes de gastroentérite et, en outre, irritent probablement la peau qui prend un aspect érisypélatoïde. L'asaret d'Europe est aussi employé comme ectrotique dans quelques endroits de l'Allemagne (1).

L'*Aristolochia Clematitis* (L.) (*Rateline, Poison de terre*), l'*A. rotunda* (L.) et l'*A. longa* (L.) contiennent l'aristolochine, mieux dénommée **ACIDE ARISTOLOCHIASIQUE** ($C^{32}H^{22}Az^2O^{13}$), qui, inefficace chez les grenouilles, provoque, à la dose de 0gr.15, chez les lapins : irritation rénale allant jusqu'à la nécrose des éléments épithéliaux des reins, hématurie, paralysie des membres ; et chez les chiens : vomissements, diarrhée, abaissement de la pression sanguine, accélération du pouls et dégénérescence graisseuse du foie (2). L'ingestion de l'*A. clematitis* par les chevaux fut suivie, entre autres, de : selles sanguinolentes, polyurie, titubation et convulsions. Il empoisonne encore les poissons. L'*A. grandiflora* (Sw.) n'est mangé que par des cochons qui en meurent. L'*A. indica* (L.) est employé dans l'Inde comme ectrotique. L'*A. bracteata* (Retz.) tue les vers intestinaux et l'*A. cymbifera* (Mart. et Zucc.) est un émétocathartique. On a obtenu un alcaloïde, l'**ARISTOLOCHINE**, de l'*A. argentina* (Grieseb.) (3).

PIPÉRACÉES

Le poivre noir est le fruit non mûr et desséché de *Piper nigrum*, tandis que le poivre blanc en est le fruit mûr. Le poivre

(1) Maschka, *Vierteljahrsschr. f. ger. Med.*, 1865, Bd V, p. 54.
(2) Pohl, *Arch. f. exp. Path. u. Pharm.*, 1891, Bd XXIX, p. 282.
(3) Hesse, *Arch. d. Pharm.*, 1895, Bd CCXXXIII, p. 684.

contient : l'alcaloïde **PIPÉRINE** ($C^{17}H^{19}AzO^3$) dont l'on obtient la
PIPÉRIDINE et l'**ACIDE PIPÉRINIQUE**, et la **CHAVICINE** (résine
âcre de poivre) (1).

[Le *Poivre long, Piper longum* (L.) [*Chavica Roxburghii* (L.)], et le *Poivre
des boutiques, Piper officinarum* (DC.) [*Chavica officinarum* (Miq.)] renferment les mêmes principes actifs. La racine aromatique du dernier est considérée par les Indous, les Persans et les Arabes comme un médicament précieux].

La *Pipéridine* ($C^5H^{11}Az$) paralyse chez les grenouilles les terminaisons des nerfs sensitifs, tue les lapins à la dose 0gr.19, par
arrêt du cœur en systole, et provoque : mydriase, hypoesthésie
et hypoexcitabilité réflexe (2).

L'action locale du poivre sur la peau peut aller jusqu'à la vésication. Il en est redevable à la pipérine qui, à la dose de 0gr.6 à
1gr.2, provoque : sensation de brûlure à la bouche et au pharynx,
rougeur des yeux et tuméfaction des paupières, du nez et des
lèvres (3). Le poivre, à la dose de 50 à 60 gr., peut causer : soif,
sensation de brûlure dans les voies digestives supérieures, coliques, pâleur, frissons, laryngite, perte de connaissance, secousses, plus tard aussi vomissements et, probablement, urticaire (4).

P. darienense (DC.) [*Ottonia glaucescens* (Miq.)]. Les feuilles
sont employées dans l'Amérique du Sud pour engourdir les poissons. Le *P. plantagineum* (Schlecht.) fournit dans les Indes Occidentales une boisson enivrante. Le *P. ovatum* (Vahl.) contient
une résine dont on peut obtenir la **PIPÉROVATINE** cristalline qui
cause des convulsions ressemblant à celles provoquées par la
strychnine (5).

Piper Betle (L.). Le *Tamboul* qui est employé comme masti-

(1) Buchheim, *Arch. f. exp. Path. u. Pharm.*, Bd V, p. 463.
(2) Kronecker, *Ber. d. chem. Ges.*, Bd XIV, p. 712.
(3) Chiappa, *Schmidt's, Jahrb.*, Bd XIII, p. 153.
(4) Reuscher, *Rust's Magazin*, Bd XXV, p. 94; — Jæger, *ibid.*, Bd XXI, p. 549.
(5) Dunstan and Garnett, *Chem., News*, 1895, v. LXXI, p. 33.

catoire, contient une essence dont les parties constituantes, suivant sa provenance, sont : **CHAVICOL** (paraoxyallylphénol) et **BÉTELPHÉNOL** à côté du **CADINÈNE**. Injectée à la dose de 0gr.2, l'essence excite les lapins à exécuter des mouvements, ce qui les laisse ensuite très fatigués (1).

Les drupes non-mûres de *Piper Cubeba* (L.) [*Cubeba officinalis* (Miq.)] contiennent de l'**ACIDE CUBÉBÉNIQUE** et une essence. Donné à la dose de 10 gr. dans l'espace de six heures, l'acide cubébénique provoque : renvois, sensation de brûlure dans l'estomac et l'urèthre, diurèse augmentée, coliques et céphalée (2). Par suite de sa teneur en résine, l'urine se trouble lorsqu'elle est traitée par l'acide azotique. L'essence tue les lapins à la dose de 30 gr. Prise à doses réfractées (en tout 6 à 10 gr.), elle provoque chez l'homme : renvois, vomissements, gargouillement abdominal, diarrhée, vertiges et besoin impérieux d'uriner. Elle passe dans l'urine sous forme de résine.

Les cubèbes peuvent produire à la dose de 8 à 20 gr. : nausées, vomissements, diarrhée avec ou sans douleurs abdominales ; et même à doses moins élevées : fièvre avec ou sans (3) tuméfaction de la peau, éruptions cutanées (érythème, papules, urticaire, bulles et même pustules ressemblant à celles de la variole), prostration, douleurs aux membres, irritation rénale, pouls faible, perte de connaissance, secousses, myosis (4), délire ou coma. La mort peut avoir lieu en asphyxie. **Traitement** : remèdes huileux ou muqueux, opium et diurétiques.

L'écorce de Kawa, *Piper methysticum* (FORST.), contient la **KAWAÏNE** non-efficace et une résine jouissant de propriétés narcotiques et analgésiques locales (elle peut se dédoubler en deux parties constituantes) (5). Le Kawa est employé par les insulaires de l'Océan Pacifique pour la préparation d'une boisson

(1) L. LEWIN, *Ueber Areca Catechu*, Stuttgart, 1889, p. 78.
(2) BERNATZIK, *Vierteljahrsschr. f. pr. Heilk.*, Bd LXXXI, p. 9, Bd LXXXV, p. 81.
(3) PUEL, *Froriep's Notizen*, 1825, X, p. 221.
(4) PAGE, *Lancet*, 1843, p. 672.
(5) L. LEWIN, *Ueber Piper methysticum*, Berlin, 1886.

enivrante. La face pâlit, la vision se trouble, il survient de la diplopie et les sujets ne peuvent marcher, ni se tenir debout. La conscience est conservée, mais la direction des mouvements des jambes devient impossible. La macération de Kawa prise à doses élevées, peut provoquer un sommeil profond de longue durée. L'usage prolongé du Kawa provoquerait des affections du foie et une maladie de la peau, ressemblant à la lèpre, qui s'accompagne d'amaigrissement et d'épuisement.

MYRISTICACÉES

Myristica fragrans (HOUTT.). — Les noix de muscade, probablement déjà connues des Égyptiens (1), contiennent l'huile éthérée de muscade (*Pinène, Myristicine*); les arilles (*Macis*), l'huile de macis; et les feuilles, l'huile de feuilles de muscade au taux de 10 p. 100 environ (cette huile dégage un parfum délicat). Ces huiles sont proches voisines aux points de vue chimique et toxicologique. Donnée à la dose de 8 à 21 gr., l'essence de muscade provoque chez les lapins : faiblesse musculaire, accélération du pouls, hématurie et diarrhée; la mort arrive dans l'espace de treize heures à cinq jours. Chez les chiens, elle provoque le sommeil et, à doses élevées, l'abolition de l'excitabilité réflexe. L'huile de macis, à la dose de 0gr.03, paralyse les muscles de la grenouille.

L'huile de muscade provoque chez l'homme une sensation de brûlure et la rubéfaction de la peau. Grâce à l'essence, les noix de muscade (dont on disait dans les temps anciens : « *Unica nux prodest, nocet altera, tertia mors est* ») sont toxiques à doses élevées. L'injection intraveineuse de 0gr.5 d'huile éthérée de muscade amena la mort d'un chien de 6 kilos au bout de douze heures, 1gr.25 entraîna celle d'un chien de 9 kilos 5 en une heure et demie, et 2gr.75 fit périr un chien de 20 kilos en cinq minutes (2). Quant aux falsifications toxiques étrangères, elles

(1) BONASTRE, *Journ. de Pharm.*, 1823, IX, p. 281.
(2) CADÉAC et MEUNIER, *Journ. de Méd. vétér.*, 1889, p. 1.

n'entrent que très rarement en ligne de compte. Les empoisonnements (1) dont trente environ sont rapportés dans la littérature, ont pour causes : tentatives d'avortement criminel, emploi thérapeutique des noix, ou absorption dans des philtres (Java). Dans la majorité des cas, il suffit d'une seule noix pour causer un empoisonnement. La guérison fut obtenue encore après six noix (22 gr. environ). Outre la soif, les nausées, la rougeur et la tuméfaction de la face, les sueurs profuses, le besoin impérieux d'uriner, l'oppression thoracique et l'accélération du pouls, ce sont principalement les phénomènes d'excitation ou de dépression du système nerveux central qui prédominent : céphalée, rire spasmodique, hallucinations, divagation, agitation, vertiges, envie de mordre, la conscience étant conservée, ou engourdissement, somnolence, amblyopie, stupeur, collapsus avec cyanose, paralysie des sphincters, etc., etc.

Traitement : Vomitifs, purgatifs, compresses froides sur la tête et, en cas de besoin, analeptiques.

MONIMIACÉES

Le *Daphnandra repandula* (F. v. M.) est vénéneux pour les poissons, les mollusques et les infusoires (2). Dans l'écorce, se trouveraient des alcaloïdes se rapprochant de la digitale par leurs effets toxiques

LAURACÉES

Le *Cryptocarya australis* (Benth.) contient un alcaloïde qui provoque chez les animaux à sang chaud des troubles respiratoires se terminant par l'asphyxie et la mort (3).

Le *Haasia firma* (Bl.) (*Dehaasia*) et le *H. squarrosa* (Miq.)

---

(1) Mitscherlich, *Pr. Vereinszeit.*, 1848, n° 29 ; — Gaulke, *Prakt. Arzt.*, 1880, n° 10 ; — Gillepsie, *Philad. med. Times*, 1887, 6 août. — *Med. Rec.*, 1889, p. 349. — Reading, *Ther. Gaz.*, 1892, p. 585. — Hammond, *Brit. med. Journ.*, 1891.
(2) Maiden, *Usef. nat. Plants of Austr.*, 1889, p. 167.
(3) Bancroft, *Austral. Journ. of Pharm.*, 1887.

contiennent l'alcaloïde **LAUROTÉTANINE** qui provoque des convulsions chez les crapauds (1).

Le *Persea gratissima* (Gaertn.) est employé dans les Indes Occidentales comme ectrotique.

Le *Nothaphœbe umbelliflora* (Bl.) contient, lui aussi, le poison convulsivant *Laurotétanine*.

Cinnamomum Cassia (Bl.) [*Laurus Cassia* (Ait.)]. L'huile d'écorce de cannelle exerce sur les animaux une influence à peu près aussi délétère que l'huile de muscade. Les lapins meurent sous l'influence de 24 gr. absorbés en cinq heures. Une femme enceinte qui avait ingéré une grande quantité de cannelle et que j'ai pu observer, présenta de la méthémoglobinurie, de l'hématinurie, avec albuminurie et cylindrurie. Un avortement fut la conséquence de cet empoisonnement.

Sassafras officinale (Nees.). — L'écorce, le bois et la racine contiennent l'huile éthérée de sassafras (*Safrol, Safrène* et *Eugénol*) très employée dans l'Amérique du Nord pour aromatiser le tabac, les boissons, etc. L'essence, à la dose de II gouttes, tue les souris en convulsions, tandis que l'injection sous-cutanée de 4 gr. d'essence a provoqué chez un chat une anesthésie absolue, mais l'animal ne tarda pas à se rétablir. Chez un homme ayant avalé deux gorgées d'essence, on a noté immédiatement : pâleur, perte de connaissance, refroidissement, pouls fréquent et filiforme ; la guérison survint en peu de temps. Il persista encore longtemps de la lassitude. L'essence peut provoquer aussi des exanthèmes. L'empoisonnement aigu par le *Safrol* se manifeste chez les grenouilles par la narcose et l'hypoexcitabilité réflexe ; chez les chats et les lapins surviennent des phénomènes analogues et la mort a lieu par arrêt de la respiration. L'injection sous-cutanée produit une cachexie généralisée et la mort survient après un certain temps. A l'autopsie, on trouve le foie et les reins

(1) Greshoff, *Mèdedeelingen*, VII, p. 77.

ayant subi la dégénérescence graisseuse. L'*Isosafrol* est, de beaucoup, moins toxique (1).

L'*Actinodaphne procera* (Nees) contient de la **LAUROTÉTANINE** ou un alcaloïde s'en rapprochant qui, à la dose de 0gr.003, a provoqué du tétanos chez un crapaud.

Grâce, également, à sa richesse en *Laurotétanine*, le *Litsea chrysocoma* (Bl.) provoque du tétanos chez les animaux à sang chaud et à sang froid. Le *L. latifolia* (Bl.) et le *L. javanica* (Bl.) agissent de la même manière (2).

Le *Tetranthera citrata* (Nees.), le *T. amara* (Nees), le *T. lucida* (Hassk.) et le *T. intermedia* (Bl.) agissent comme les précédents.

Aperula. Quelques espèces de ce genre contiennent de la *Laurotétanine*.

LAURUS CAMPHORA (L.). — Le camphre ($C^{10}H^{16}O$), ainsi que ses solutions, l'huile camphrée et l'alcool camphré provoquent souvent des empoisonnements lorsqu'ils sont administrés à doses par trop élevées (par la bouche et par le rectum) dans un but thérapeutique, ou pour provoquer un avortement criminel (3), ou pris par mégarde, ou inhalés en vapeurs. Des issues mortelles furent observées à plusieurs reprises. Ce sont les solutions alcooliques ou huileuses de camphre, surtout celles absorbées par le rectum, qui agissent le plus énergiquement chez les personnes individuellement susceptibles envers cette substance. Des cas de guérison ont été notés après 6 à 10 gr., même en solution alcoolique, et après 9 à 15 gr. de camphre en poudre. L'administration de 0gr.9 de camphre fut suivie chez un enfant de onze ans de : convulsions et collapsus, et la mort fut amenée par 2 gr. (4). La dose

---

(1) Heffter, *Arch. f. exp. Path. u. Pharm.*, Bd XXXV, p. 342.
(2) Greshoff, *l. c.*
(3) Kuby, *Friedreich's Blätt.*, 1881, no 4 ; — Pollak, *Wiener med. Pr.*, 1874, p. 258; — Lederer, *ibid.*, p. 121.
(4) Schaaf, *Gaz. méd. de Strasbourg*, mai 1850 ; — Davies, *Brit. med. Journ.*, 1887. I, p. 726 : Mort d'un enfant âgé de 2 ans 1/2 ayant mangé « un morceau » de camphre.

toxique pour les adultes peut être évaluée à 2 gr. Une cuillerée à café d'huile camphrée amena la mort d'un enfant âgé de cinq ans.

L'action se manifeste peu de temps après l'administration, au plus tard en deux heures et peut persister vingt heures, tandis que la mort peut n'avoir lieu, même chez les enfants, que dans l'espace de dix-huit heures. Le camphre est absorbé par les muqueuses et les plaies. Le camphre appliqué sur celles-ci peut donner naissance, chez les animaux, à un empoisonnement mortel. L'élimination se fait, en partie, par les poumons et le lait. Les nourrices peuvent de la sorte empoisonner leurs nourrissons. On trouve dans l'urine des acides camphoglycuroniques non-toxiques et un acide conjugué amorphe azoté (1).

Le camphre provoque sur les muqueuses : sensation de brûlure, douleurs et inflammation. Il tue les insectes. Il cause, chez les animaux à sang froid, la paralysie des terminaisons périphériques des nerfs moteurs ainsi que de la moelle épinière, chez les animaux à sang chaud il excite les centres sudoral et respiratoire dans le bulbe, ainsi que le centre convulsivant (2), d'où éclosion des convulsions. Les petites doses sont suivies, chez les grenouilles, de l'augmentation de l'énergie cardiaque (3), tandis que les doses élevées paralysent le cœur (4). L'excitabilité réflexe diminue et, chez les animaux à sang chaud, il y a abaissement de la température (5).

Symptômes d'intoxication chez l'homme. — On observe, après 0gr.7, un état ressemblant à l'ivresse, et, après 2gr.4 : sensation particulière dans les muscles qui force les sujets à exécuter des mouvements, hypoesthésie, fuite des idées, hallucinations visuelles, perte de connaissance, face congestionnée et mouvements convulsifs (6) ; et après des doses encore plus élevées : sensation de brûlure dans les premières voies digestives, nausées, vomissements, sensation de brûlure violente dans l'es-

(1) SCHMIEDEBERG und MEYER, *Zeitschr. f. physiol. Chemie*, Bd III, p. 422.
(2) WIEDEMANN, *Arch. f. exp. Path. u. Pharm.*, Bd VI, p. 216.
(3) HARNACK und WITTKOWSKI, *Arch. f. exp. Path. u. Pharm.*, Bd V, p. 427.
(4) *Arch. f. Heilk.*, Bd XI, p. 334.
(5) BINZ, *Arch. f. exp. Path. u. Pharm.*, Bd V, p. 109 et Bd VIII, p. 50.
(6) PURKINJÉ *Neue Bresl. Samml.*, Bd I, p. 428.

tomac, soif, céphalée, bourdonnements d'oreilles, yeux brillants, obscurcissement de la vision, scintillements, hallucinations visuelles, vertiges, sensation d'angoisse, pâleur, cyanose, sueurs froides et abaissement de la température. Apparaissent en outre : fourmillements, respiration laborieuse, quelquefois mydriase ou plus rarement myosis, pouls rarement normal, la plupart du temps petit, irrégulier, lipothymies, tremblement des lèvres, secousses cloniques et toniques ou plusieurs accès épileptiformes (dans leurs intervalles la conscience est conservée), délires et manie. Des accès semblables sont survenus vers minuit chez une femme qui, ayant absorbé 3 gr. de camphre dissous dans l'alcool, s'était endormie sans avoir présenté aucun phénomène d'intoxication (1). L'anurie ou la strangurie se rencontrent souvent. L'urine peut contenir des leucocytes et des érythrocytes. La paralysie de la vessie et du rectum ne survient que dans des cas rares. La convalescence peut durer plusieurs jours ou deux à trois semaines. Ce sont surtout les nausées et les vomissements qui persistent.

L'administration chronique du camphre fait naître chez les animaux la prédisposition à des accès de convulsions épileptiformes se répétant à des intervalles plus ou moins rapprochés. Un homme ayant tenu habituellement du camphre à la bouche pour se préserver du choléra, fut atteint de : faiblesse musculaire, marche chancelante et tremblement des mains.

Lésions trouvées à l'autopsie des animaux : cavités naturelles, surtout le crâne, dégageant l'odeur du camphre ; en cas d'introduction du camphre en morceaux, inflammation et ulcérations de l'estomac ; ecchymoses à l'endocarde.

Recherche. — L'extraction des objets à examiner par l'alcool ou le chloroforme et la précipitation de ces extraits par l'eau fournit du camphre non décomposé (point de fusion : 175°, dextrogyre). L'acide camphoglycuronique cristallin qui se trouve dans l'urine, est lévogyre ; le camphérol que l'on en obtient, à l'aide des acides, dévie à gauche le plan de polarisation.

(1) CHODOUNSKY, *Wiener med. Presse*, 1889, p. 262.

Traitement. — Enlèvement rapide du poison (lavages de l'estomac et de l'intestin), ablutions froides, excitations cutanées et opiacés. On s'abstiendra des remèdes alcooliques et huileux qui dissolvent le camphre.

L'*Amidocamphre* [$C^{10}H^{14}(AzH^2)OH$] agit comme le camphre : paralysies et secousses fibrillaires chez les grenouilles, convulsions chez les animaux à sang chaud (1).

La *Bornylamine* (C^8H^{14}. CH^2. $CHAzH^2$) provoque : élévation de la pression sanguine, arythmie, petitesse du pouls.

Camphérol. Donné à la dose de 0gr.01, ce dérivé hydroxylé du camphre abolit chez les grenouilles l'excitabilité spontanée et réflexe; chez les mammifères, il donne naissance à des convulsions et ralentit les battements cardiaques (2).

Bromocamphres. Le camphre donne deux composés bromés, le monobromocamphre ($C^{10}H^{15}BrO$) et le dibromocamphre ($C^{10}H^{16}O$. Br^2). Les bromocamphres tuent les grenouilles à la dose de 0gr.05, les lapins en supportent 1 gr. Donnés par la bouche à la dose de 0gr.3 à 0gr.5, ils provoquent chez les chiens : mouvements convulsifs des membres, salivation, dyspnée et hyperexcitabilité réflexe extrême. Les battements cardiaques diminuent de fréquence et augmentent d'énergie. L'empoisonnement par 1 à 3 gr. de monobromocamphre s'est manifesté **chez l'homme** par : lourdeur et pesanteur de tête, asthme, refroidissement du corps, ralentissement du pouls, secousses dans les membres, plus tard secousses généralisées et perte de connaissance. Les malades sont revenus à eux dans l'espace de six heures grâce à l'administration de l'éther, soit après vomissements survenus (3).

Le *Cassytha filiformis* (L.) contient peut-être de la *Laurotétanine*.

(1) ALEXANDER, *Arch. f. exp. Path. u. Pharm.*, Bd XXVII, p. 226.
(2) PELLACANI, *Arch. f. exp. Path. u. Pharm.*, Bd XVII, p. 372.
(3) ROSENTHAL, *Wien. med. Blätter*, 1881, n° 44.

Grâce à leur teneur en *Laurotétanine* ou un autre alcaloïde s'en rapprochant, le *Hernandia sonora* (L.) et le *H. ovigera* (L.) donnent naissance à des convulsions (1) suivies de paralysie.

THYMÉLÆACÉES

DAPHNE MEZEREUM (L.). — Les empoisonnements par le *Bois-gentil* ont eu pour causes : emploi des fruits rouges (*Semina Coccognidii*) soit par erreur, soit dans un but thérapeutique comme purgatif, emploi de l'écorce comme rubéfiant, ou mastication d'un rameau. Ces empoisonnements sont dus à la teneur de ces parties en anhydride de l'**ACIDE MÉZÉRÉIQUE**. Sur treize cas d'intoxication, on en connaît quatre de mortels (2). La mort des adultes fut amenée par douze baies, tandis que d'autres guérirent encore après soixante baies (3) et qu'un enfant se rétablit après douze baies (4). Comme le fait l'*anhydride de l'acide mézéréique*, les parties de la plante sus-énumérées produisent : tuméfaction des tissus, vésicules et ulcérations guérissant lentement, parfois couvertes de pustules. Les éruptions peuvent aussi apparaître sur des régions du corps éloignées du lieu primitif de l'exanthème (auto-contagion). A côté des altérations locales graves surviennent parfois, par suite de l'absorption cutanée (plante pulvérisée, suc des feuilles), des symptômes morbides généraux, tels que : céphalée, sécheresse au pharynx et délire. Donnée à la dose de 6 gr., la poudre de *Lauréole femelle* ou *Faux-Garou* provoque chez les chiens des intoxications caractérisées par : vomissements et lassitude ; elle les tue à la dose de 12 gr.

L'ingestion des baies fut suivie chez l'homme de : tuméfaction des lèvres et de la langue, sensation de brûlure dans les voies supérieures, dysphagie, soif, vomissements, selles aqueuses, parfois sanguinolentes, coliques, hématurie, albuminurie, engourdissement, face pâle, sueurs froides, accélération du pouls et

---

(1) Greshoff, *l. c.*
(2) Springenfeldt, *Beitr. z. Geschichte d. Seidelbastes*, Dorpat, 1890.
(3) Pluskal, *Oester. med. Wochenschr.*, 1843, p. 478.
(4) Eagar, *Brit. med. Journ.*, 1887, II, p. 239.

respiration laborieuse. On a observé aussi chez les enfants des symptômes narcotiques et des secousses. La guérison survient ordinairement après des semaines ou des mois.

Autopsie. — La poudre de daphné a donné naissance chez les chiens à : ulcères de l'estomac, hémorrhagies stomacales, ainsi que phénomènes inflammatoires dans les portions supérieures de l'intestin. Outre des lésions analogues, on peut trouver encore chez l'homme des néphrites.

Recherche. — Les parties de la plante obtenues, le cas échéant, de l'estomac et de l'intestin, ou leurs extraits éthérés, seront examinés au point de vue de leurs propriétés rubéfiantes.

Traitement. — Boissons huileuses et mucilagineuses après évacuation suffisante de l'estomac, opiacés et sinapismes, sangsues à la région épigastrique.

Le *Daphne Gnidium* (L.) et le *D. Cneorum* (L.) agissent comme le *D. Mezereum*, et sont probablement employés quelquefois comme poisons pour poissons; le *D. Cneorum* serait aussi employé comme ectrotique. Le *D. Laureola* (L.) possède des feuilles si vénéneuses qu'elles peuvent tuer même des chevaux. On rapporte aussi des empoisonnements chez les chameaux par les feuilles de *D. oleoides* (Schreb.). Le *D. Genkwa* (Sieb. et Zucc.) est vésicant.

Le *Schœnobiblus daphnoides* (Sieb. et Zucc.) serait une partie constituante du curare.

Le *Dirca palustris* (L.) cause des vomissements et de la diarrhée (1) et, sur la peau, bulles et ulcères.

Le *Pimelea hæmatostachya* (F. Muell.) agit comme le *D. Mezereum* et tuerait en Australie les moutons par centaines. Le *P. pauciflora* (R. Br.) est lui aussi réputé comme vénéneux pour les moutons, et le *P. simplex* (F. Muell.) est considéré comme vénéneux.

(1) Greshoff, *Mededeelingen*, X, p. 122.

Stellera Chamæjasme (L.). La racine employée autrefois en Russie comme drastique, aurait provoqué la mort de plusieurs personnes.

Le *Daïs octandra* (L.) provoque des vomissements.

Le *Wickstræmia indica* (C. A. Mey.) empoisonnerait en Australie les bêtes à cornes qui le mangent en temps de disette. Il est aussi employé comme poison pour poissons.

Le *Lasiosiphon eriocephalus* (Decne.) sert dans l'Inde comme poison pour poissons. Il est vésicant.

SANTALACÉES

Santalum album (L.). — Administrée à l'intérieur, l'essence de santal blanc [*Santalol* $C^{15}H^{26}O$ et un *aldéhyde* $C^{15}H^{24}O$] a provoqué chez l'homme : éruptions cutanées, troubles du côté de l'estomac et de l'intestin, dysurie, hématurie, etc., etc. Contrairement à l'urine renfermant de l'essence de copahu, l'urine contenant de l'essence de santal ne donne aucune réaction colorée par addition d'acides minéraux et ne montre rien de particulier à l'examen spectroscopique. Elle renferme un acide résineux qui se sépare au moyen de l'addition d'acide chlorhydrique concentré. Elle est réductrice à cause de la présence de la combinaison glycuronique. Ces propriétés ne persistent que pendant douze à quinze heures après l'ingestion du médicament.

EUPHORBIACÉES

L'incision pratiquée sur diverses espèces d'*Euphorbe*, laisse s'écouler un suc qui, à l'état sec, prend une coloration blanc-jaunâtre ou brun-jaunâtre ; ce suc provoque des phénomènes toxiques généraux et locaux. Les indigènes de l'Afrique et des Indes Orientales entourent leurs fermes, pour les protéger, de haies formées par des euphorbes : le suc laiteux s'écoulant après cassure de leurs parties qui se détachent avec facilité, est un caustique

violent. Le suc des euphorbes tropicales, par exemple d'une
euphorbe arabe appelée *Uwâr*, provoque de la kératite et amène
parfois la cécité. Certains herbivores ingèrent sans inconvénient
des euphorbes vénéneuses, mais leur lait (1) peut alors devenir
nuisible à l'homme.

L'*Euphorbia resinifera* (Berg) fournit le suc d'euphorbe dont
la partie constituante active est l'anhydride de l'**ACIDE EUPHOR-
BIQUE**. L'euphorbe donnée à dose par trop élevée ou employée
indûment, a provoqué des empoisonnements. Le suc pulvérisé de
bonne qualité provoque des phénomènes d'irritation du côté des
muqueuses, par exemple : éternuement et parfois épistaxis,
hémorrhagies bronchiques, conjonctivites, kératite, etc., inflammation des plaies. Une solution alcoolique d'euphorbe provoque
même une dermatite. La dose léthale est de 15 gr. d'euphorbe
pour les chiens (2). Prise à l'intérieur à doses élevées (0gr.5 et
au-dessus), elle provoque **chez l'homme** : symptômes de gastro-
entérite et leurs conséquences, lipothymies, arythmie des
pulsations et convulsions (3). A l'autopsie des animaux empoisonnés on a trouvé : gastroentérite, hémorrhagies ou ulcères
gastro-intestinaux. Seront prescrits pour le traitement : remèdes
mucilagineux, pilules de glace, opiacés.

L'*Euphorbia canariensis* (L.) et l'*E. Cyparissias* (L.) [*Tithymalus Cyparissias* (Lam.)] (*Rhubarbe des pauvres*) agissent d'une
manière analogue à l'*E. resinifera*. Ils peuvent tuer des moutons. D'après des rapports anciens (mais peut-être ne sont-ils
pas bien dignes de confiance quant au diagnostic des plantes),
ces drogues en lavement et l'ingestion des racines auraient
provoqué chez l'homme plusieurs cas d'empoisonnement avec
issue fatale. Les frictions avec le suc sont suivies de desquamation de la peau. Le suc peut aussi causer une kératite
purulente.

E. Peplus (L.) [*Tithymalus Peplus* (Gaertn)]. Le suc provoque

____

(1) Orfila, *Lehrb. d. Toxikol.* (trad. allem. par Krupp), 1854, p. 104.
(2) Orfila, *Lehrb. d. Toxikol.*, traduction de *Krupp*, 1854, p. 104.
(3) Timæus a Güldenklee, *Opera medic.*, 1677, p. 312.

à la peau : sensation de brûlure, tuméfaction et inflammation érisypélateuse avec vésication.

L'*E. Esula* (L.) provoque à la peau : inflammation, tuméfaction, nécrose, douleurs, et administré à l'intérieur, ainsi qu'en lavement (décoction), il a amené la mort chez l'homme en peu de temps. La dose léthale pour les semences est de 2 gr. environ. La kératite provoquée par lui peut causer la cécité.

L'*E. verrucosa* (Lam.) possède, également, un suc laiteux phlogogène. Une femme l'ayant pris en décoction, est morte trois jours plus tard avec des symptômes de gastroentérite (vomissements, hématémèses, diarrhée). La muqueuse pharyngée et stomacale était congestionnée et parsemée de vésicules. La mort subite est survenue après une amélioration apparente. L'*E. marginata* (Pursh.) a provoqué une fois à la peau : inflammation et vésication, et l'*E. corollata* (L.), surtout à l'état frais, agit de même. L'*E. Ipecacuanha* (L.) qui, à petite dose, agit comme vomitif, provoque en outre à doses élevées : vertiges, sensation de chaleur, etc. L'*E. helioscopia* (L.) (*réveille-matin* ou *lait de chienne*) provoque des ulcérations à la peau et, après absorption, aussi des phénomènes généraux. *E. pilulifera* (L.): le suc de cette plante, employée à présent contre l'asthme, est un poison pour les serpents et d'autres animaux. Il paralyse le cœur et la respiration.

E. Tirucalli (L.). Ainsi que je m'en suis assuré sur moi-même, le suc provoque l'inflammation intense de la peau. Cette plante est aussi employée pour entourer les fermes. On s'en sert aussi pour tuer les bêtes fauves et, au Goa, pour la pêche. Sont aussi utilisés dans ce dernier but : *E. neriifolia* (L.), *E. aleppica* (L.), *E. platyphyllos* (L.), *E. Sibthorpii* (Boiss.), etc.

E. Drummondii (Boiss.). Cette plante australienne, ingérée à l'état frais (la plante sèche est inoffensive) par les moutons, provoque chez eux : tuméfaction énorme de la tête (les animaux ne pouvant la porter, la traînent par terre), tuméfaction des oreilles qui suppurent. Les parties de l'estomac venues en contact avec la plante sont d'une coloration noire. Une petite dose suffit pour tuer les moutons. L'*E. eremophila* (A. Cunn.), serait vénéneux pour les moutons. L'*E. cotinifolia* (L.) engourdit les poissons.

Toxicologie.   53

Le suc laiteux d'*E. Lathyris* (L.) (*Épurge, Grande-Catapuce*) empoisonne les chats à la dose de 1gr.2. Les semences (*Semina Cataputiæ, Grana regia minora*) contiennent un noyau oléagineux agissant comme poison grâce à l'huile qu'il renferme et peut-être aussi par une substance albuminoïde analogue ou identique à celle signalée il y a quelques années par G. Pouchet dans le suc d'Euphorbe. L'empoisonnement par les semences provoque chez l'homme les phénomènes que voici (1): sensation de brûlure à la bouche, vomissements, diarrhée, mydriase et collapsus avec pâleur, rigidité et refroidissement extrême du corps, sueurs froides, pouls arythmique; de plus, vertiges, délire, parfois secousses et accélération du pouls; et finalement peau chaude et sueurs profuses.

Diagnostic de l'empoisonnement par l'euphorbe. Extraction des masses organiques par l'alcool et examen du résidu alcoolique au point de vue de son aptitude à enflammer la peau aux endroits où elle est plus tendre. Si l'on extrait de nouveau par l'éther de pétrole, on pourra obtenir de l'*Euphorbone* cristalline. Les semences d'*E. lathyris* seront soumises au diagnostic botanique ou seront extraites par l'alcool et l'éther pour obtenir l'huile. On réussira parfois à y démontrer la présence de l'*Æsculétine*.

Synadinium piscatorium (Pax.). Ce sont probablement les semences et les rameaux qui sont employés dans l'Afrique Orientale pour engourdir les poissons.

Le *Pedilanthus tithymaloïdes* (Porr.) contient dans toutes ses parties un suc laiteux âcre provoquant rapidement à la peau des phlyctènes et, administré à l'intérieur, des phénomènes toxiques généraux. Il aurait aussi été employé comme poison des flèches aux Antilles.

Le *Beyeria viscosa* (Miq.) est vénéneux pour les animaux.

---

(1) Sudour et Caraven-Cachin, *C. R. de l'Acad. d. Sc.*, séance du 10 oct. 1881.

Buxus sempervirens (L.). Le buis contient un alcaloïde, la **BUXINE** (*Pelosine, Bibirine*), la **PARABUXINE** et la **BUXINIDINE** amorphe. La dose léthale de buxine est, pour le chien, de 0gr.8. Les phénomènes d'intoxication consistent en : vomissements, diarrhée, tremblements et vertiges (1). Administrés aux grenouilles, les extraits de buis provoquent chez elles : affaiblissement de la motilité et de l'excitabilité réflexe, tétanos et paralysie d'origine spinale (2).

Le *Bridelia montana* (Will.) et le *B. retusa* (Spreng.) tuent les vers intestinaux.

Le *Cleistanthus collinus* (Benth.) [*Andrachne Cadishaw*] contient un poison produisant de la gastroentérite ; on s'en sert dans l'Inde comme caustique et comme poison pour poissons. On l'a employé aussi pour suicide et homicide.

Le *Phyllanthus Conami* (Sw.), le *Ph. piscatorum* (H. B. et K.), le *Ph. falcatus* (Sw.) sont employés à la Guyane et au Brésil comme poisons pour poissons. Le *Ph. Niruri* (L.) contient une substance amère toxique cristalline dont la solution aqueuse à 1 p. 10000 tue les poissons en convulsions (3).

Cicca disticha (L.). Le suc blanc de la racine provoque des vomissements et de la diarrhée.

Les espèces *Fluggea* sont employées dans les Indes Orientales comme poisons pour poissons, par exemple, *Fluggea obovata* (Baill.) et *F. Wallichiana* (Baill.).

Andrachne cordifolia (Muell.) Les rameaux et les feuilles tueraient les bovidés.

Hyœnanche globosa (Lamb.). — On a retiré des semences une substance amère cristalline chimiquement indifférente, qui passe

(1) Conzen, *Unters. üb. Ersatzm. d. Chinins*, Bonn, 1869.
(2) Ringer and Murrel, *Med. Times*, 1876, II, p. 76.
(3) Ottow, *Ned. Tijdschr. voor Pharm.*, 1891, p. 128, 160.

chez les animaux dans l'urine et provoque : vomissements, trismus et tétanos. La dose léthale est de 0gr.003 pour les chats et de 0gr.014 pour les lapins. Une préparation amorphe, obtenue autrefois, provoquait chez les chiens, à la dose de 0gr.06, des convulsions, et amenait la mort dans l'espace d'une heure et demie. Pas d'hyperexcitabilité réflexe. Les lésions gastro-intestinales sont très peu accusées (1).

Le *Piranhea trifoliata* (BAILL.) est peut-être employé comme poison pour poissons.

Daphniphyllum bancanum (KURZ.) [*Mentjena*]. Le liber contient un alcaloïde toxique qui paralyse la respiration ainsi que le cœur et ses ganglions (2).

JATROPHA CURCAS (L.). — Les semences de cette plante (*Semina ricini majoris*) agissent moins énergiquement que celles de croton. L'huile (*Oleum infernale*) obtenue de ces semences agit comme purgatif à la dose de XV gouttes. L'ingestion de quinze à vingt semences provoque des phénomènes d'intoxication analogues à ceux que causent les semences de ricin à cause d'une phytalbumose. L'ingestion de cinq semences fut suivie de : sensation de brûlure à la bouche et au pharynx, douleurs, vomissements, diarrhée, chaleur, vertiges, délire et perte de connaissance. Le malade revint à lui, mais la pâleur et le refroidissement du corps persistaient et le nombre des pulsations atteignit cent dix par minute. Ont été observés aussi : secousses musculaires, surdité, diminution de l'acuité visuelle et affaiblissement de la mémoire.

J. multifida (L.) (*Arbre au corail*) : les semences provoquent parfois dans l'Inde des empoisonnements avec phénomènes de gastroentérite. Le *J. gossypifolia* (L.), (*Médicinier sauvage*), est employé dans les Indes Occidentales comme ectrotique.

(1) HENKEL, *Arch. d. Pharm.*, 1858, Bd XCIV, p. 14. — ENGELHARDT, *Dorpat. Arb.*, 1892, VII, p. 1.
(2) GRESHOFF und PLUGGE, *Arch. f. exp. Path. u. Pharm.*, Bd XXXIII, p. 277.

JATROPHA MANIHOT (L.). — Les maniocs (au Vénézuéla : *Yuca* ; à la Guyane : *Cassade ;* au Brésil : *Mandioca*) possèdent une racine remplie de suc laiteux. Celui-ci enlevé, on obtient un amidon non toxique introduit dans le commerce sous le nom de : *Cassava, Tapioca, Arrow-root.* Le suc laiteux frais contient de l'acide cyanhydrique, à savoir : 0,017 p. 100 dans le manioc doux, et 0,027 p. 100 dans le manioc amer. Peut-être y existe-il encore un autre poison. L'injection sous-cutanée de 20 cc. environ de suc provoque chez les chiens des vomissements et des troubles moteurs. A doses plus élevées, le suc provoque des convulsions qui surviendraient plus rapidement après son introduction intra-stomacale. L'énergie du cœur s'affaiblit. La mort est amenée par l'arrêt de la respiration. Les Indiens de la Guyane se servent du *Potalia amara* (AUBL.) comme antidote du suc de *Manihot utilissima.*

Johannesia princeps (VELL.). L'écorce et les semences sont employées comme poisons pour poissons. Les dernières sont douées de propriétés drastiques.

Aleurites triloba (FORST.). Les doses élevées de semences provoquent : vertiges, diarrhée et coliques.

CROTON TIGLIUM (L.). — L'huile des graines (*Grana Tiglii*) provoque l'inflammation des tissus et la formation de pustules, d'après l'opinion ayant régné jusqu'à présent, par suite de sa teneur en acide crotonique libre, soit en glycéride de cet acide qui le met en liberté dans l'intestin. L' « acide crotonique » vient de se dévoiler comme constitué d'acides gras inactifs et d'une résine de croton vésicante. Les empoisonnements (1) par l'huile de croton ont pour causes : emploi thérapeutique à doses par trop élevées, confusion avec une autre huile, ou homicide (2) dans des cas isolés ; ces empoisonnements surviennent plus rarement par suite de l'ingestion, de l'emballage et de l'exploitation des graines de croton. Les feuilles et les racines de la plante sont vénéneuses elles aussi. On se servait autrefois du

(1) HIRSCHEYDT, *Dorpat. Arb* , IV, 1890, p. 5.
(2) MAYET et HALLET, *An. d'hyg. publ.*, janv. 1871.

bois et des semences pour engourdir les poissons. Les phénomènes d'empoisonnement sont déjà provoqués par I à II gouttes d'huile de croton (0gr.04 à 0gr.08) ; dans d'autres cas, des doses de beaucoup plus élevées se seraient montrées inoffensives (1). La mort fut amenée par XX gouttes ; mais, en revanche, on a vu la guérison survenir après 4gr. et même 15gr. (2). Ces différences s'expliquent si l'on prend en considération l'existence ou l'absence des vomissements précoces et profus, ainsi que le degré de plénitude de l'estomac. Quant aux graines, quatre peuvent tuer un homme, huit à dix un chien et quinze graines, environ, un cheval. Les premiers symptômes surviennent dans l'espace de cinq à dix minutes ; la mort peut survenir au bout de quatre à douze heures, ou la guérison se produire après six à dix jours.

L'huile de croton produit à la peau : sensation de brûlure et taches rouges à base tuméfiée et, après douze à vingt-quatre heures environ, vésicules dont le contenu devient purulent. Les pustules éclatent ou se dessèchent et ne laissent pas de cicatrice. Les lésions cutanées peuvent aussi se produire secondairement sur d'autres régions du corps. Portée dans l'œil, l'huile de croton provoque : inflammation violente, bourdonnements d'oreilles et vertiges.

Symptômes. — Sensation de brûlure et de râclement à la bouche et au pharynx, vomissements qui, dans des cas rares, peuvent manquer ou n'apparaître que tardivement, oppression et agitation, selles aqueuses évacuées avec douleurs, céphalée, engourdissement, vertiges, prostration et collapsus. Les membres froids sont couverts de sueurs froides. Peuvent aussi survenir : cyanose, pouls petit, ralenti, parfois arythmique, ralentissement de la respiration, abaissement de la température et adynamie. La mort peut arriver par asphyxie. En cas de marche vers la guérison, le collapsus disparaît, la diarrhée et les douleurs diminuent à leur tour.

Les lésions trouvées à l'autopsie (hommes et animaux) ne sont

(1) KEITH, *Monthly Journ.*, nov. 1843, n° 35.
(2) SMOLER, *Wièn. Med.-Halle*, 1863, et *Gaz. des Hôp.*, 1861, p. 399.

pas caractéristiques. L'estomac était trouvé tantôt presque intact, tantôt enflammé et ecchymosé. Ont été notés dans le tractus intestinal : hémorrhagies, ainsi que inflammation, ulcérations et décollement de la muqueuse.

Recherche. — Les restes du poison ou l'extrait chloroformique du contenu intestinal, soit des masses fécales évacuées ou du contenu stomacal, seront examinés au point de vue de leur aptitude à provoquer la formation de pustules par application sur la peau, ou mieux par inoculation.

Traitement. — Comme pour l'huile de ricin.

Le *Croton moluccanus* (L.) et les autres espèces de croton agissent à la manière du Croton Tiglium.

Le *Chrozophora tinctoria* (Juss.) serait la plante vénéneuse connue en Perse sous la dénomination de *Tatuleh :* quelques personnes l'ayant mangée par mégarde auraient succombé après trois jours environ en ayant présenté : perte de connaissance, gémissements, coloration jaune de la face, mydriase, vomissements, epistaxis. L'urine contenait du sang et présentait une coloration ictérique. Les données sur la toxicité de cette plante qui serait appelée « *Tatuleh* » en Perse, semblent reposer sur une erreur. Si dans les cas décrits c'est bien le tatuleh qui était administré, l'empoisonnement était alors dû au *Datura stramonium* var. *Tatula* (WILLD.), quoique certains symptômes, comme l'ictère et l'hématurie, ne concordent pas bien avec cette supposition. Le *C. plicata* (Juss.) est extrêmement vénéneux par toutes ses parties.

Claoxylon angustifolium (MUELL.) passe en Australie pour une plante toxique pour le bétail.

Une euphorbe cactoïde non définie plus en détail qui est appelée *Oro* à Sierra-Leone et est employée pour suicide, provoque : bulles à la bouche, vomissements, diarrhée, œdèmes généralisés et, après quelques heures, la mort en collapsus.

Mercurialis perennis (L.). On a trouvé dans la *Mercuriale* de

la *Mercurialine*, c'est-à-dire de la méthylamine ($CH^3 . Az H^2$).
L'ingestion de la mercuriale serait suivie de : vomissements,
diarrhée, engourdissement et même mort. Chez les porcs elle
provoquerait de l'hématurie. Elle empoisonne aussi les moutons.
Les expériences faites avec un extrait fluide, n'ont fourni comme
résultat qu'une diurèse augmentée. Le *Mercurialis annua* (L.)
[*Foirolle*] est aussi un poison qui produit entre autres symptômes
chez des animaux (chevaux, vaches, porcs, etc.) : hématurie,
cylindrurie, lait sanguinolent. Bien qu'elle soit moins énergiquement toxique que la précédente, elle peut cependant entraîner
la mort.

Le *Macaranga spinosa* (MUELL.) est employé au Sikkim comme
poison pour poissons.

RICINUS COMMUNIS (L.). — Les empoisonnements sont causés
chez l'homme par les semences (*Semina Cataputiæ majoris*) de
Palma-Christi, très rarement par l'huile, chez les animaux quelquefois par l'ingestion du tourteau resté après expression de
l'huile. Ce sont les semences qui contiennent le poison des fruits
de ricin, les enveloppes des semences (testa) ne le renfermeraient point, ce qui est faux. Les empoisonnements se rencontrent fréquemment. C'est ainsi, que, en 1886, un grand
nombre d'ouvriers au chemin de fer ayant mangé des semences
de ricin tombées d'un sac éclaté, furent intoxiqués et quelques-
uns d'entre eux en moururent. La guérison fut encore obtenue
après l'ingestion de dix-sept semences ; une jeune fille en
ayant mangé vingt, est morte après cinq jours (1). La dose
léthale pour les enfants serait de cinq à six semences ; trois à
quatre provoqueraient une intoxication grave. Le tourteau de
ricin, à la dose de 2 gr., a causé un empoisonnement grave (2).
Le principe toxique des semences serait un albuminoïde agissant à la manière des ferments, la *Ricine*, qui possède la faculté
agglutinante pour les erythrocythes. D'après les dernières

(1) TAYLOR, *Die Gifte* (trad. allem. par SEYDELER, Bd. II, p. 565.
(2) CALLOUD, *Journ. de pharm. et de chim.*, 1848, p. 189.

recherches la ricine ne serait pas un albuminoïde. Ce qui n'est pas digéré par la ricine produit dans les vaisseaux intestinaux des coagulations, les obstrue, et il survient des ulcérations par autodigestion. Un homme pourrait être empoisonné par 0gr.03 de ricine (1). On a obtenu des enveloppes de semences de ricin la *Ricinine*, substance azotée bien que non alcaloïdique, qui, d'après Giacosa, exciterait les centres de la moelle épinière.

Symptômes. — Peu de temps après ingestion des graines apparaissent des nausées auxquelles succèdent : vomissements persistant pendant quarante-huit heures, gastralgies, ainsi que sensation de brûlure au pharynx, plus tard, douleurs abdominales. La diarrhée, sanguinolente ou aqueuse, peut faire complètement défaut. La face exprime la souffrance (2), devient pâle et cyanosée, la peau est visqueuse, le pouls, fréquent et petit, la température tombe au-dessous de la normale, et il y a anurie. Parfois survient la perte de connaissance dans laquelle peut avoir lieu la mort au milieu de convulsions. Les vomissements, la dysphagie et les douleurs cessent dans la majorité des cas, et le rétablissement s'effectue en trois à dix jours.

A l'autopsie d'un sujet mort empoisonné on a trouvé : muqueuse gastro-intestinale partiellement décollée et enflammée, parsemée d'ulcères et d'ecchymoses. La muqueuse intestinale peut être atteinte toute seule sans participation de la muqueuse stomacale.

Recherche. — Diagnostic botanique des restes de graines que l'on aura trouvées, ou extraction de l'huile.

Traitement. — Compresses froides, morceaux de glace et boissons mucilagineuses ou huileuses, opium, bains chauds, diurétiques salins et analeptiques. Au point de vue prophylactique, il est absolument urgent d'interdire les plantations de ricin dans les jardins, les promenades publiques, etc.

Baliospermum montanum (Muell.). Les semences, à doses élevées, provoquent de la cholérine et, appliquées sur la peau, elles causent une dermatite. Le *B. axillare* (Bl.) est également vénéneux.

(1) Stillmark, *Dorpat. Arb.*, 1889, Bd III, p. 59.
(2) Langenfeldt, *Berl. klin. Wochenschr.*, 1882, p. 9.

Cnesmone javanica (Blume) (en malais : *Djélatang*). Les très grosses feuilles poilues provoquent à la peau un urticaire intense et une dermatite plus grave encore. Le principe actif est sans doute volatil, les préparations qui m'ont été envoyées de Sumatra s'étant montrées inefficaces (1).

Le *Homalanthus populifolius* (R. Grah.) tue le bétail. C'est l'hématurie qui constitue un des symptômes frappants de l'empoisonnement.

HIPPOMANE MANCINELLA (L.). — Le *Mancenillier* ou *Figuier vénéneux* fournit dans les fruits, ainsi que dans toutes les autres parties, un suc laiteux toxique employé autrefois comme poison des flèches et dont les émanations provoqueraient de l'engourdissement : cette dernière affirmation n'est pas démontrée. Mais en revanche, le suc, même à petite dose, provoque à la peau, souvent déjà après une demi-heure : rubéfaction, tuméfaction, bulles. La pluie dégouttant des feuilles de mancenillier produirait le même effet. Le suc introduit dans l'œil y provoque une inflammation violente. Mais certaines personnes en sont peu incommodées. Son application sur des plaies peut provoquer chez les animaux : vomissements, adynamie et mort. Administrés à doses élevées, les fruits causent chez l'homme : gastro-entérite, fièvre, paralysies et, le cas échéant, mort. Mais la dose léthale paraît être assez élevée ; en effet, l'ingestion de vingt-quatre fruits fut encore suivie de guérison (2). Sont considérés généralement comme antidotes : le *Bignonia leucoxylon* (L.) qui croît dans la majorité des cas en compagnie de l'hippomane, ou l'eau de mer fraîche.

Stillingia silvatica (L.). Le suc de la racine verte provoque l'inflammation et la tuméfaction de la peau.

L'écorce de *Sapium Aucuparium* (Jacq.) et celle de *S. insigne* (Trimen) contiennent un suc toxique qui provoque, par exemple,

(1) L. Lewin, *Die Pfeilgifte*, 1894, p. 105.
(2) Peyssonel, *Journ. de méd.*, t. VII, p. 412.

des phlegmons à la face et, pris à l'intérieur, amène quelquefois la mort. Agit de même le *S. indicum* (Wlld.) qui est employé comme poison pour poissons et pour former des haies qui mettent à l'abri des voleurs. Le suc laiteux pourrait causer de la cécité. Le *S. illicifolium* (Willd.) tue les vers.

L'*Excœcaria Agallocha* (L.) [*Stillingia Agallocha* (Baill.)] (*faux Bois d'aigle*) fournit un suc laiteux caustique et phlogogène. Introduit dans l'œil, il cause une cécité persistant plusieurs jours. La fumée du bois embrasé, employée pour le traitement de la lèpre est, elle-même, douée de propriétés corrosives (1). Les bêtes en ayant mangé le feuillage périssent. L'*E. Dallachyana* est, lui aussi, vénéneux. L'*E. virgata* (Zoll. et Mor.) est employé aux Moluques comme poison pour poissons.

Le suc laiteux de *Sebastiania Palmeri* sert comme poison des flèches (2).

Hura crepitans (L.). Ingérées plusieurs à la fois, les semences de *Sablier élastique* peuvent amener la mort chez l'homme. Les singes, les agoutis, etc., les mangent. Le suc laiteux employé comme poison des flèches et pour poissons, contient l'**HURINE** cristalline et provoque à la peau : inflammation, bulles et pustules, et à l'œil : suppuration, ou même cécité. C'est l'embryon qui constitue la partie la plus toxique de la semence. Il s'agit probablement ici d'une toxalbumine. L'eau des fleuves ou des ruisseaux dans lesquels tombent des semences, provoquerait de la fièvre intermittente chez les personnes qui la boivent souvent.

URTICACÉES

Le *Trema aspera* (Bl.) aurait fait périr les troupeaux qui l'avaient mangé. Le *Tr. amboinensis* (Bl.) a provoqué à plusieurs reprises des empoisonnements mortels chez les taureaux.

(1) Lewin, *Deutsche Med. Wochenschr.*, 1899.
(2) Riley, *Pharm. Journ. a. Transact.*, 1894, n° 1100, p. 64.

Le bois de *Gironniera reticulata* (Thw.) contient du scatol et
dégage l'odeur des masses fécales.

HUMULUS LUPULUS (L.). — Les fructifications du houblon (*lupulin*) peuvent causer des empoisonnements, peut-être par suite de
leur teneur en huile essentielle ou en alcaloïdes. Le houblon est
employé dans quelques pays comme ectrotique, dans la plupart
des cas sans succès. Donné à doses élevées, le lupulin produit :
céphalée, dégoût, anorexie et ralentissement du pouls (1). Le
séjour prolongé dans les magasins à houblon suffirait pour provoquer de l'engourdissement et de la somnolence. Un garçon
ayant cueilli du houblon dans un lieu clos, fut atteint de : vomissements, sommeil profond, délire, respiration ronflante, ralentissement du pouls, tressautements des tendons, mydriase, pulsations violentes des artères temporales, transpiration exagérée,
rétention des selles et d'urine. Un érythème scarlatiniforme ap-
parut sur la peau, le troisième jour, et plus tard survinrent des
pustules. Les vomitifs, les laxatifs et les lavements vinaigrés
furent suivis d'une guérison lente. Mais, même après des mois,
les pupilles demeuraient dilatées et les fonctions psychiques et
motrices s'accomplissaient paresseusement (2). L'empoisonnement semble avoir même pour cause le contact du houblon avec
la peau. Chez une jeune fille ayant mis ses doigts gelés et crevassés dans une caisse remplie de houblon, il survint rapidement : prurit douloureux, érythème, somnolence puis sommeil
de vingt-quatre heures de durée pendant lequel elle se plaignait
quelquefois d'avoir mal à la tête. En même temps, il survint du
gonflement des mains et de la face qui se couvrirent de bulles
dont la disparition s'effectua après desquamation préalable.
On connaît l'ophthalmie survenant chez les sujets occupés à
cueillir le houblon : elle est due exclusivement à la pénétration
du houblon dans les yeux.

[L'action nocive exercée sur l'organisme par l'huile essentielle de houblon
me paraît suffisamment établie pour que je n'hésite pas à lui attribuer un rôle

(1) JAUNCY, *Edinb. med. Journ.*, 1858, févr.
(2) BAUMANN, *Württemb. Correspondenzbl.*, 1864, p. 151.

étiologique dans les déterminations de l'alcoolisme chez les grands buveurs de bière (1)].

CANNABIS INDICA (Lam.). — Les effets du *Chanvre Indien* sont dus à plusieurs substances dont quelques-unes ont été obtenues à l'état pur, mais dont aucune ne donne naissance à tous les symptômes que l'on observe à la suite de l'emploi de la plante sous les tropiques. La *Cannabine* agirait comme narcotique ; la *Cannabinone*, qui est une résine visqueuse, provoque : paralysie de la volonté et des mouvements spontanés, hallucinations, vertiges, états maniaques et secousses ; la *Tétanocannabine* causerait des convulsions à la manière de la strychnine ; le *Baume de Cannabis* a produit dans plusieurs cas : hallucinations, collapsus, etc. ; et l'administration de la *Cannabindone* aurait été suivie d'hallucinations désagréables.

Sont employés chroniquement dans l'Inde : *Gânjâh*, c'est-à-dire, les inflorescences femelles dont la résine est exprimée mécaniquement ; *Charas* ou *Churus*, la résine des feuilles, des tiges et des fleurs ; et *Bhang*, la plante mûre et fécondée qui n'est pas fumée, mais dont on prépare une boisson enivrante, le *Haschisch*, ou des sucreries, le *Majun*. Le chanvre indien, sous la dénomination de *Liamba* et sous d'autres noms, est aussi employé dans presque toutes les parties de l'Afrique. A Tunis cette préparation s'appelle *Schira*. Les **empoisonnements aigus** sont, dans la plupart des cas, produits par l'extrait (pour amener l'ivresse) (2) ou par des doses thérapeutiques par trop élevées (3) (extrait aussi bien que parties constituantes actives susénumérées). Les doses toxiques s'élèvent à 2 à 3 gr., mais les bonnes préparations peuvent causer des empoisonnements déjà à la dose de 0gr.5 à 1 gr. On n'a rapporté jusqu'ici qu'un seul cas d'empoisonnement avec issue fatale. Les premiers phénomènes toxiques peuvent apparaître après une demi-heure, mais seulement aussi après trois heures. On a observé chez

---

(1) Voir à ce sujet : G. Pouchet, *Leçons de pharmacodynamie et de matière médicale,* 2e série, p. 379.

(2) Riedel, *Deutsche Klinik*, 1866, n° 19.

(3) Strange, *Brit. med. Journ.*, 1883, 7 juillet.

l'homme : refroidissement et engourdissement des extrémités, anesthésie et angoisses, mydriase et pupilles ne répondant ni à la lumière, ni à l'accommodation. Apparaissent en outre : impulsions énergiques à exécuter des mouvements, hallucinations auditives et visuelles pour la plupart grotesques, perte incomplète de connaissance, diplopie, scintillements et photopsie, délires, expression bruyante de ses sentiments (1), confusion mentale, impulsions motrices intenses, tressautements des tendons, paresthésies aux extrémités, troubles cardiaques, nausées, vomissements et, dans des cas isolés, convulsions.

Ce stade d'excitation est ordinairement suivi de dépression sous forme de faiblesse généralisée ou d'un état ressemblant à la catalepsie. La guérison a lieu, la plupart du temps, dans le cours de quarante-huit heures. Outre les remèdes pour se débarrasser du poison, seront prescrits : ablutions froides et, dans le stade de dépression, analeptiques (2).

Cannabinisme chronique. — Plusieurs millions de personnes en Asie et en Afrique prennent des préparations de chanvre indien, et quoique l'accoutumance puisse, jusqu'à un certain degré, avoir lieu, néanmoins, un si grand nombre d'individus tombent malades, que cette affection doit être considérée pour toutes ces régions de la terre comme constituant une calamité sociale. Dans les asiles du Bengale, sur deux cent trente-deux sujets atteints d'affections mentales, il y en avait soixante-seize pour lesquels le chanvre constituait la cause de la maladie, et la guérison ne fut obtenue que chez trente-quatre personnes. Pour les années 1891 et 1892, le taux des personnes tombées malades par suite de l'abus du *Gànjàh* s'éleva même, dans ces asiles, jusqu'à 53 p. 100. Nous ne possédons pas de statistique quant à l'Afrique, autrement, le nombre des malades, p. ex. dans le bassin du Congo à lui seul, atteindrait un chiffre énorme. Le cannabinisme chronique tire son origine de la passion de s'enivrer ; de se procurer, à l'aide des doses appropriées, la sen-

---

(1) Prentiss, *Ther. Gaz.*, 1892, p. 104. — Hamaker, *ibid.*, 1891, p. 808.

(2) Consulter également : G. Pouchet, *Leçons de pharmacodynamie et de matière médicale*, 2e série, p. 844.

sation particulière, agréable, d'aliénation mentale entremêlée de visions et d'hallucinations. Le sujet ivre est tout heureux, il est devenu immatériel, les notions de temps et d'espace ne le concernent plus, il entend des harmonies, et le rayon du soleil qui atteint sa rétine se transforme en des astres qui font miroiter devant sa vision interne les jouissances les plus merveilleuses. Cette folie délicieuse se renouvelant après chaque dose, ces doses sont répétées de plus en plus fréquemment; les troubles graves de l'activité cérébrale persistant aussi à l'état de veille surviennent inévitablement, les malades deviennent des fous maniaques ou mélancoliques (1).

Trophis anthropophagorum (SEEM.). Le suc provoque à la peau des douleurs persistant des semaines, soit des mois.

D'après l'opinion répandue jusqu'à ces derniers temps, le *Streblus asper* (LOUR.) et l'*Homoioceltis aspera* (BL.) auraient contenu un principe actif analogue à l'antiarine; mais on vient de trouver dans le *St. asper* la substance amère toxique **STREBLIDE** (2), et le *Streblus mauritianus* (BLUME) renfermerait une toxalbumine.

Le *Dorstenia contrajerva* (L.) contiendrait de la **CAJAPINE** et de la **CONTRAYERBINE**. Les extraits hydro-alcooliques sont toxiques pour les animaux. Introduits dans l'estomac, ils tuent les animaux à sang chaud à la dose de 6gr., environ, par kilo d'animal. Les petites doses abolissent les mouvements, les doses élevées provoquent du tétanos et l'affaiblissement de l'énergie cardiaque.

Ficus amboinensis (KOSTEL). La racine engourdit les poissons. Le *F. hispida* (L.) agit comme émétique et contiendrait de la saponine. Le *F. procera* (RNWDT.) est employé comme poison pour poissons. Le *F. cordifolia* (ROXB.) et le *F. toxicaria* (L.)

(1) L. LEWIN, *Die Nebenwirk d. Arzneim.*, 1899, p. 151.
(2) VISSER, *Neder Tijdschr. voor Pharm.*, 1896, juillet.

irritent localement et provoquent en outre des phénomènes généraux.

ANTIARIS TOXICARIA (LESCH.). — L'antiar vénéneux (1) (*Ipo, Pohon-Upas*) possède un suc laiteux jaunâtre qui, une fois desséché, représente la partie essentielle du poison des flèches, l'*Upas-Antiar*, employé à Malacca, chez les Bataks à Sumatra et les Dayaks à Bornéo sous le nom de *Siren*. Outre l'azotate de potasse, une résine et l'**ANTIAROL** (éther triméthylique de phénététrol) (2), il contient le glucoside **ANTIARINE**. C'est un poison cardiaque qui tue par arrêt du cœur. Il fait périr les chiens en neuf minutes à la dose de 0gr.001 à 0gr.002 en injection intraveineuse (3) et à la dose de 0gr.02 à 0gr.03 s'il est administré d'une autre façon ; les grenouilles meurent en vingt-quatre heures à la suite de 0 milligr. 009. La pression sanguine s'élève, l'action inhibitoire du pneumogastrique sur le cœur est diminuée. Les muscles striés et les nerfs moteurs se paralysent. La mort est précédée de : arythmie des battements cardiaques, dyspnée et convulsions. Quoique niée, l'action du suc d'*Antiaris* introduit dans l'estomac a bien lieu (4). Les semences de la plante renferment un glucoside toxique très amer et, à ce qu'il paraît, non identique avec l'antiarine. L'acide chlorhydrique dédouble l'antiarine en *Antiarigénine* et *Antiarose*.

Cecropia mexicana (HEMSL.). Le suc laiteux est un caustique violent.

URTICA. — *Urtica urens* (L.). L'ortie grièche cause localement une éruption ortiée à la peau. Jusqu'à présent on était d'avis de l'attribuer à l'acide formique contenu dans les glandes pilaires, mais le résidu desséché des glandes exerçant les mêmes effets et l'acide formique ayant dû s'évaporer par la dessiccation, on croit maintenant qu'elle est due à un ferment albuminoïde

(1) L. LEWIN, *Pfeilgifte*, 1894, p. 103. — GORODETZKY, *Antiaris toxic.*, Moscou, 1894.
(2) KILIANI, *Arch. d. Pharm.*, B. CCXXXIV, 1896, p. 439.
(3) SCHROFF, *Wien. med. Jahrb.*, 1874.
(4) L. LEWIN, *l. c.*

non organisé. L'ortie contient aussi un alcaloïde cristallin qui tue les grenouilles à la dose de 0gr.01, par paralysie d'origine centrale et arrêt du cœur, mais agit peu sur les animaux à sang chaud. Récemment on a nié la présence des alcaloïdes, mais on considère comme probable l'existence d'un glucoside facilement décomposable. L'organe élaborant le poison consiste, comme dans le *Cajophora*, en une cellule sécrétante placée sur une base pluricellulaire. Le sommet de la cellule casse en cas de lésion. Une décoction d'*U. urens*, prise à l'intérieur, a provoqué une fois : eczéma de la face et rétention d'urine.

U. baccifera (L.). L'attouchement de cette ortie arborescente peut causer de la fièvre. L'*U. dioïca* (L.) agit comme l'*U. urens*.

U. furialis (Boj.) (à Madagascar *Amiana*). Les feuilles causent la même sensation de brûlure que celles de l'ortie commune.

L'*U. nivea* (L.). [*Bœhmeria nivea* (Gaud.)] est ajouté aux poisons des flèches des indigènes de Malacca, principalement pour renforcer l'action de l'antiaris toxicaria.

Le *Fleurya æstuans* (Gaud.) [*U. æstuans* (L.)] est employé aux Indes néerlandaises comme poison pour poissons.

Le *Laportea moroïdes* (Wedd.) est une des pires plaies de Queensland. Les feuilles munies de stimules à leurs deux faces provoquent chez les animaux et l'homme des douleurs atroces qui s'irradient au loin. Les ganglions correspondants deviennent tuméfiés, les malades sont tourmentés d'insomnie; et des douleurs sont ressenties encore après des semaines, surtout si l'on mouille d'eau les endroits empoisonnés. A l'attouchement de la feuille, les chiens hurlent comme s'ils étaient possédés, les chevaux se roulent par terre en souffrant le martyre et peuvent se blesser mortellement en exécutant ces mouvements violents.

[Baillon et un certain nombre d'autres botanistes répartissent dans deux familles différentes quelques-unes des plantes classées ici dans la seule famille des *Urticacées*.

Toxicologie.. 54

Les *Ulmacées* (comprenant les Artocarpées et les Morées d'un grand nombre d'auteurs) sont subdivisées par BAILLON en quatre séries : I *Ulmées*, dont les *Trema* (*Sponia*) forment un des genres principaux ; II *Morées*, comprenant les genres *Trophis*, *Streblus*, *Dorstenia* ; III *Artocarpées*, comprenant les genres *Antiaris*, *Ficus*, *Cecropia* ; IV *Cannabinées*, comprenant les genres *Cannabis* et *Humulus*. Deux de ces tribus sont plus particulièrement intéressantes au point de vue de la toxicologie : celle des *Artocarpées* et celle des *Cannabinées*.

RUMPHIUS et, surtout, LESCHENAULT DE LA TOUR ont démontré ce qu'il y avait d'exagéré dans les récits que l'on avait faits autrefois de la toxicité de l'*Antiaris toxicaria*. Le contact ou seulement le voisinage de cet arbre passait pour être fatal à l'homme ; on prétendait que les esclaves fugitifs périssaient sous ses branches, dans les forêts où ils se réfugiaient ; le sol était jonché de cadavres dans les « vallées de la mort » où croissait l'arbre redouté et au-dessus desquelles les oiseaux mêmes ne pouvaient voler sans périr. LESCHENAULT a pu recevoir sans inconvénient, sur différentes parties du corps, le suc laiteux découlant d'incisions pratiquées à l'arbre, mais il a constaté aussi la production d'accidents par le contact du latex avec les muqueuses (conjonctive) ou la peau dans les régions où elle est fine et délicate. Plusieurs des Javanais qui furent employés à abattre et à débiter les arbres éprouvèrent des douleurs, des nausées, des vomissements, des vertiges. L'action toxique du suc est plus intense quand il est introduit dans l'organisme par voie d'injection hypodermique. Cette action est variable avec l'espèce animale. On assure que les animaux tués par ce poison peuvent être mangés sans inconvénients.

Les *Antiaris innoxia* (BL.) et *A. Bennettii* (SEEM.) ne sont pas toxiques ; le dernier est utilisé aux îles Viti pour préparer et teindre les écorces servant à la fabrication de grossiers vêtements. A Ceylan, l'*A. saccidora* (DALZ.) est employé pour les usages domestiques. Parmi les *Piratinera* (AUBL.) [*Brosimum* (SW.), *Galactotendron* (H. B. K.)] les uns, tels que *P. spuria* (H. BN.) des Antilles renferme un latex âcre et caustique, tandis que celui du *P. utilis* (H. BN.), *Palo de vaca* ou *Arbre à la vache* de l'Amérique équinoxiale, constitue, à la rigueur, un aliment. Les graines du *P. Alicastrum* (H. BN.) sont comestibles, de même que celles de plusieurs autres *Artocarpus* dont le représentant le plus remarquable à cet égard est l'*A. incisa* (L. F.), dit *Arbre à pain* en raison de la grande quantité de fécule contenue dans le parenchyme de son fruit.

Les *Ficus* et, surtout, les *Castilloa* ont des latex particulièrement intéressants en raison de leur richesse en caoutchouc.

Les *Urticacées* ont été subdivisées par H. A. WEDDEL en cinq tribus : I *Urticées*, II *Procridées*, III *Bœhmériées*, IV *Pariétariées*, V *Forskohléées*. La première seule sollicite l'attention du toxicologue. L'irritation provoquée par la piqûre des poils des *Urticées* (ou *Urérées* de WEDDEL), irritation utilisée thérapeutiquement en Europe avec les espèces *Urtica dioica*, *U. urens* et, plus rarement, *U. pilulifera*, peut atteindre une intensité qui rend certaines espèces tropicales vraiment redoutables. LESCHENAULT a publié la relation d'une piqûre qu'il se fit, dans le jardin botanique de Calcutta, avec une espèce de *Laportea* dont les Indiens redoutent particulièrement les atteintes et qu'ils appellent *Mealum-ma*. Quoique trois doigts seulement eussent été piqués, il survint des accidents graves, une douleur intense, des manifestations inflammatoires et tétaniques qui ne disparurent qu'au bout de huit jours. On prétend même que la piqûre de cette plante a pu causer une fièvre violente et, parfois, occasionner la mort. Dans la Nouvelle-Zélande, l'*Urtica ferox*, *Ogna-wa* des indigènes, détermine, à la suite de sa piqûre, des douleurs persistant jusqu'à quatre jours, au dire de Collenso; et l'*U. urentissima* (Bl.) de Timor, vulgairement appelée *Daoun setan*, *Feuille du diable*, passe pour causer des blessures dont les effets pourraient durer une année et même amener la mort.

D'après Duval-Jouve, il y a, dans nos orties communes, trois sortes de poils : 1° des poils courts, non urticants, non visibles à l'œil nu, à tige cylindrique unicellulée, à tête renflée et formée de deux à trois phytocystes ; 2° des poils allongés, coniques, unicellulés, à paroi finement ponctuée, également non urticants ; 3° des *Stimuli* ou poils urticants, simples, longuement coniques, unicellulés formés d'un bulbe basilaire renflé, d'un poinçon conique lui faisant suite et d'un petit sommet incliné, renflé en boule. Ce poil n'est autre chose qu'un phytocyste épidermique allongé. Il constitue un appareil creux rempli d'un liquide acide, irritant, qui produit une sensation douloureuse de brûlure quand le poil se brise dans sa portion supérieure et qu'il y a inoculation du liquide par suite de la pénétration de la portion basilaire dans le derme. La base du stimulus est entourée d'une gaine de cellules saillantes appartenant au parenchyme sous-épidermique. C'est à cet ensemble de cellules qu'on attribue la sécrétion du liquide irritant qui passe ensuite dans la cavité du poil où il reste en réserve.]

PLATANÆACÉES

Platanus occidentalis (L.). Les feuilles sont couvertes de poils duvetés qui, aspirés dans les voies respiratoires, provoquent des accès de toux persistante.

[Pour Baillon, les *Platanées* constituent une des vingt séries dans lesquelles il a subdivisé la famille des *Saxifragacées*, groupe énorme représentant une famille par enchaînement comme celle des *Renonculacées*, des *Rosacées*, etc. Ces vingt séries sont composées de : I *Saxifragées*, II *Penthorées*, III *Céphalotées*, IV *Parnassiées*, V *Francoées*, VI *Hydrangées*, VII *Philadelphées*, VIII *Escalloniées*, IX *Brexiées* (*Vénanées*), X *Pittosporées*, XI *Ribésiées*, XII *Bauérées*, XIII *Cunoniées*, XIV *Codiées*, XV *Bruniées*, XVI *Hamamélidées*, XVII *Liquidambarées*, XVIII *Platanées*, XIX *Myosurandées*, XX *Datiscées* (?). Les feuilles du *Cephalotus* sont regardées comme carnivores, propriété qu'elles dévraient à une diastase peptonisante analogue à la papaïne ; les *Datisca* ont été signalés comme doués de propriétés antipériodiques ; les *Parnassia* jouissaient autrefois d'une réputation bien imméritée dans les affections oculaires, on pourrait en dire autant des prétendues propriétés lithontriptiques des *Saxifrages*. Les *Ribésiées*, les *Liquidambarées*, et les *Hamamélidées* sont les seules renfermant des produits utilisés actuellement en thérapeutique].

CUPULIFÈRES

. *Fagus silvatica* (L.). — Les faînes fournissent l'huile de faîne et une substance toxique, la **FAGINE**, qui tue un chat en neuf heures à la dose de 0gr.4 (1) ; le tourteau du pressurage contient une base de la série de la choline (2). On a observé chez l'homme et chez des animaux des empoisonnements même mortels (3). Les moutons, les cochons, les bœufs, les écureuils et les oiseaux semblent jouir d'immunité envers la faîne. Les empoisonnements ont été causés par : graines fraîches et desséchées, leurs infusions ou émulsions, l'épisperme brun des noix, l'huile exprimée chaude et le tourteau du pressurage donné en nourriture aux animaux.

Symptômes chez l'homme : nausées, gastralgies, vomissements, coliques, céphalée, troubles respiratoires et engourdissement ; rarement état ressemblant à la rage. Ont été observés chez les chevaux : titubation, tremblements, dyspnée, parésie du train postérieur, plus tard : convulsions cloniques ou tétaniques (à la suite de 1 kilo à 1 kilo 5) (4) et, plus rarement, épistaxis.

[La toxicité des faînes niée par beaucoup d'auteurs a cependant été signalée depuis fort longtemps et à maintes reprises. Dans sa *Dissertatio de venenis vegetabilibus generatim* (Erlangen, 1785) et sa *Materia venenaria regni vegetalis* (Leipzick, 1785), l'UEHN assure que les faînes possèdent une action narcotique et que si l'on mange une certaine quantité de ces fruits, on éprouve des maux de tête, on tombe dans une sorte de tristesse et de torpeur, on court même le risque de devenir hydrophobe. *Effectus : torpor, tristitia, imbecillitas, cepha-*

(1) HERBERGER, *Arch. d. Apothekerver.*, Bd XXXV, 1830.

(2) BÖHM, *Arch. d. Pharm.*, févr. 1884, p. 159.

(3) GOTTSCHED, *Act. Havn.*, v. II, p. 160; — KORTUM, *Beitr. z. prakt. Arzneiw.*, 1795, p. 145.

(4) WAMBER, *Berl. thierärztl. Wochenschr.*, 1890, p. 53.

lalgia, febris acuta, hydrophobia lethalis. Jean Bauhin, Simon Pauli, Schmi-
del, Murray, d'autres observateurs reproduisent ces assertions sans toutefois
apporter de preuves à l'appui.

Dans tous les cas, les éleveurs savent bien que les faînes, ingérées d'une façon
trop continue, rendent la chair molle et la graisse diffluente, surtout chez les
solipèdes, les ruminants et les porcs.

Si je m'en rapporte à des recherches personnelles un peu superficielles et qui
demanderaient à être reprises et confirmées, le principe toxique serait une albumose localisée dans la coque (induvie) enveloppant les graines].

SALICACÉES

Populus candicans (Lodd.). Les teintures provoquent chez certaines personnes : dermatite ou exanthèmes.

ORCHIDACÉES

Vanilla planifolia (Andr.). — Les conceptacles de la vanille
contiennent de la **VANILLINE** (*aldéhyde méthylprotocatéchique*)
que l'on peut aussi obtenir des fruits non mûrs et par oxydation
de la **CONIFÉRINE**. Le suc des rameaux renferme de l'oxalate de
chaux en aiguilles aiguës qui provoqueraient à la peau de l'urticaire. Chez les ouvriers occupés au triage et au nettoyage de la
vanille, surviennent parfois : blépharite chronique et coryza, ou
prurit à la face et aux mains; la peau se couvre d'une éruption
prurigineuse, gonfle et desquame après quelques jours. Cette
affection est causée par un acare qui ne pénètre pas sous la peau,
mais agit seulement par contact. Surviennent dans d'autres cas,
surtout si l'on travaille avec de la vanille de moindre qualité :
céphalée, engourdissement, vertiges, raideur, myalgies et irritation de la vessie qui empêchent l'ouvrier de s'adonner à son
métier (1). D'après une autre manière de voir, l'affection locale ne
serait point provoquée par un acare, mais par le *Cardol* provenant de l'*Anacardium occidentale* qui pénètre dans la silique de
la vanille pendant son enjolivement.

(1) Layet, *Ann. d'hyg.*, 1883, II, p. 361.

La vanilline, qui est douée de propriétés antiseptiques, provoquerait, chez les grenouilles, d'abord des convulsions, ensuite des paralysies (1) et élèverait la température. On l'a considérée, sans raison aucune, comme étant la cause de l'empoisonnement par les glaces, les crèmes ou les aliments vanillés. Il ne faut pas non plus rendre responsables de ces accidents le cuivre, le zinc ni le plomb que les aliments ou les boissons vanillés auraient enlevé aux ustensiles, pas plus que le *Baume du Pérou* ou le *Styrax* qui serviraient parfois pour falsifier la vanille, ni l'action mécanique de l'oxalate de chaux sus-mentionné, ni enfin l'ingestion possible des siliques de vanille non mûres. Après avoir soumis toutes les circonstances à une analyse critique, il me semble que, dans un grand nombre de ces cas, il s'agit de poisons de décomposition (*poisons putrides, ptomaïnes*) provenant des œufs gâtés employés pour la préparation de ces aliments. Quant à la teneur de la vanille en *Cardol* ou en d'autres parties constituantes végétales vénéneuses qui peuvent se trouver dans les siliques de la vanille par suite de son voisinage avec des arbres vénéneux (*Jatropha curcas*), elle ne peut en être rendue responsable que plus rarement.

Symptômes.— Vomissements, gastralgies, évacuation de selles douloureuses (les selles sont parfois sanguinolentes), mydriase, crampes aux mollets, ainsi que cyanose et refroidissement du corps. La guérison peut avoir lieu dans l'espace de dix heures à six jours. La sensation de brûlure et l'inflammation du pharynx peuvent persister pendant un court laps de temps (2).

Cypripedium spectabile (SALISB.), *C. pubescens* (WILLD.) et *C. parviflorum* (SALISB.). Les feuilles provoquent à la peau de l'homme : rougeur et inflammation dont la guérison demande une dizaine de jours. Les poils courts des glandes contiennent un suc cellulaire acide.

Phalænopsis amabilis (LINDL.) contient, d'après Boorsma, un alcaloïde toxique.

<hr>

(1) GRASSET, *Arch. de méd.*, 1886, août.

(2) SCHROFF, *Wiener med. Wochenschr.*, 1863, nº 52 ; — ROSENTHAL, *Berl. Klin. Wochenschr.*, 1874, p. 115 ; — DAVENPORT, *Bost. med. Journ.*, 1886, II, p. 140.

ZINGIBÉRACÉES

Kæmpferia rotunda (L.). Le suc des tubérosités provoque chez l'homme : salivation et vomissements (1).

BROMÉLIACÉES

Bromelia silvestris (VELL) [*Ananas silvestris*]. Le suc est employé au Brésil comme ectrotique. Les fruits causent : cholérine et diarrhée sanguinolente. La **BROMÉLINE** qui y est contenue (2) fournit les réactions d'un alcaloïde.

IRIDACÉES

Iris germanica (L.). Un morceau d'une racine fraîche d'iris (*Giaggioli*) introduit dans une plaie a provoqué, pendant tout le temps qu'on l'y laissait, fièvre et diarrhée. L'*I. fœtidissima* (L.) (*Iris jambon*), l'*I. Pseudo-acorus* (L.) (*Flambe des marais, Acore batard*), et l'*I. sibirica* (L.) provoquent à l'état frais : vomissements, coliques, et, le cas échéant, selles sanguinolentes. Le suc de ces plantes produit sur les muqueuses une sensation de brûlure.

L'*Homeria aurantiaca* (SWEET.), passe en Australie pour être une plante pernicieuse pour les vaches.

AMARYLLIDACÉES

Le *Narcissus Pseudo-Narcissus* (L.)., à l'état naturel ou sous forme d'extrait aqueux, provoque chez les animaux : vomissements, diarrhée et paralysie s'il y a gastroentérite (3). Je con-

---

(1) KIRTIKAR, *Poison. plants of Bombay*, fasc. I, part. II.
(2) PECKOLT, *Pharm. Rundsch.*, 1895, p. 237.
(3) ORFILA, *Lehrb. f. Toxik.* (trad. allem. par KRUPP), Bd II, p. 122; — MELLE, *Canstatt's Jahresber.*, 1856, Bd VI, p. 24.

sidère comme inexact que les rhapides provoquent les effets
locaux d'irritation, même si les limaçons rongent la couronne
accessoire (*parapétale*) dépourvue de rhapides (1). *N. poëticus*
(L.) : deux hommes ayant mangé quatre bulbes de *genette des
jardins* furent atteints de : vomituritions, vomissements, gastralgies, obnubilation des sens, lipothymies, sueurs froides,
tremblement des membres et diarrhée avec coliques (2). Le
N. orientalis (L.) contient un glucoside et un alcaloïde. Le *N.
Tazetta* (L.) passe au Japon pour être vénéneux.

Le *Galanthus nivalis* (L.) est âcre et agit comme émétique.

Leucojum æstivum (L.). On a observé dans le cours d'un
empoisonnement en masse : nausées, vomissements, céphalée et
vertiges ; un individu fut atteint en outre de : douleurs au cou,
mydriase, accès ressemblant à des coliques et sommeil profond (3).

Le *Crinum angustifolium* (R. Br.) ainsi que le *Cr. pedunculo-
tum* (R. Br.) sont considérés comme étant vénéneux pour
les troupeaux. Le *C. asiaticum* (L.), mais surtout la racine de
C. zeylanicum (L.), enflamment la peau et les muqueuses
jusqu'à vésication.

L'*Amaryllis formosissima* (L.), qui agit comme émétique, et
l'*A. Belladonna* (L.) fournissent deux alcaloïdes actifs, à savoir,
l'**AMARYLLINE** et la **BELLAMARINE**. Les bulbes d'*A. belladonna*
se présenteraient, dans certaines conditions, comme un poison
provoquant : gastroentérite et troubles nerveux et amèneraient
la mort à la dose de 2 à 3gr. Les Caraïbes s'en serviraient comme
d'un poison des flèches.

Le *Lycoris radiata* (Herb.) contient dans le bulbe deux alcaloïdes,
dont un, la **LYCORINE**, est toxique, et l'autre, la **SÉKISANINE**,

<hr>

(1) Lewin, *Deutsche med. Wochenschr.*, 1900, nᵒˢ 15 et 16.
(2) Pfau, *Canstatt's Jahresber.*, 1844, p. 246.
(3) Brandis, *Deutsche Klinik*, 1856, nᵒ 33, p. 341.

est inactif. La lycorine provoque : vomissements, diarrhée et collapsus.

Hæmanthus toxicarius (L.). Un extrait aqueux de la plante employée dans l'Afrique du Sud comme poison des flèches, provoque chez les chats : somnolence, faiblesse, tremblements, tétanos, troubles visuels, vomissements, paralysie de la motilité. L'ingestion de la plante est suivie chez l'homme de : faiblesse, délire, sécheresse de la bouche, diurèse augmentée et mydriase.

Le *Pancratium illyricum* (L.) contient un poison cardiaque.

L'*Agave americana* (L.) fournit la *Pulque* enivrante.

Crocus sativus (L.). — Les empoisonnements par le safran, les stigmates des fleurs de crocus, peuvent avoir pour causes : inhalation prolongée de ses parties constituantes volatiles ou ingestion du safran en trop grande quantité. C'est, probablement, une essence qui constitue la partie toxique. Quant à la matière colorante du safran, la **CROCINE** (*Polychroïte*) et à ses produits de décomposition, leur action n'est pas encore étudiée.

D'après des relations anciennes, des empoisonnements graves, même avec issue fatale, seraient survenus chez des personnes ayant dormi sur ou près du safran (1). On a observé dans ces cas, ainsi qu'après ingestion du safran en grande quantité comme ectrotique : douleurs abdominales intenses, lassitude générale, engourdissement, céphalée, vertiges, délire; plus rarement, métrorrhagies de plusieurs jours de durée. Les résultats négatifs que l'on a obtenus en expérimentant sur des hommes et sur des animaux, sont peut-être dus à la mauvaise qualité des préparations employées. La décoction de safran, ingérée à plusieurs reprises, a amené l'avortement dans l'espace de trois jours. La dose léthale de safran était évaluée dès l'antiquité à 12gr.

Gladiolus communis (L.). Le suc de la racine irrite les muqueuses.

(1) Borellus, *Histor. et observ.*, Cent. IV, obs. 35, p. 303.

DIOSCORÉACÉES

Dioscorea hirsurta (Bl.) (*Gadong*). Les bulbes des racines sont vénéneux et sont employés à Malacca comme poisons des flèches et à Java pour engourdir les poissons. On peut les rendre non-vénéneux à l'aide de manipulations appropriées. La plante contient un alcaloïde amorphe toxique, amer, la **DIOSCORINE**, qui tue les chevaux à la dose de 0gr.01, en les engourdissant, et un alcaloïde volatil, moins toxique, à odeur rappelant celle de la conicine, la **DIOSCORÉINE** qui, en injection sous-cutanée à la dose de 0gr.04, tue les lapins par paralysie du centre respiratoire avec des symptômes de paralysies généralisées. Le *D. villosa* (L.) contient une saponine. Les bulbes aériens se développant dans les aisselles des feuilles de *D. bulbifera* (L.), contiennent un glucoside paralysant les grenouilles (1). La plante empoisonne aussi d'autres animaux. Le tubercule souterrain est non-vénéneux. On peut rendre les bulbes non-vénéneux en les faisant macérer après les avoir coupés en disques, ou en les plongeant dans des cendres de bois avant de les soumettre à l'ébullition. Le *D. pentaphylla* (L.) et le *D. dæmona* (Roxb.) sont également vénéneux. Les Carens (tribu indigène de l'Asie dans la région de l'Assam) les mangeraient en temps de disette, mais probablement après les avoir rendus non vénéneux.

Tamus communis (L.). — Les baies de *Vigne noire* peuvent provoquer des empoisonnements, même mortels. Les jambes des chiens deviennent comme paralysées pendant plusieurs jours après l'ingestion de vingt baies, et l'administration de la teinture alcoolique provoque des secousses chez les grenouilles. Un enfant de deux ans, empoisonné par elles, fut atteint de coliques et vomissements (2).

(1) HECKEL et SCHLAGDENHAUFFEN, *analysé in Pharm. Zeit.*, 1892, p. 770.
(2) COUTAGNE, *Lyon méd.*, t. XLVI, 1884, p. 239.

LILIACÉES

Smilax Sarsaparilla (L.). La salsepareille contient le glucoside **SMILACINE** qui est une saponine. Son administration, sous n'importe quelle forme, est parfois suivie de : ptyalisme, dégoût, vomissements, coliques, diarrhée et fièvre. La smilacine provoque en outre : sueurs, faiblesse, toux et lipothymies.

CONVALLARIA MAJALIS (L.). — Ce sont surtout les fleurs du muguet qui contiennent, en quantité variable suivant le moment de la récolte, le glucoside **CONVALLAMARINE** qui, à la dose de 0gr. 015 à 0gr.03, commence, chez les chiens, par affaiblir l'énergie cardiaque, pour l'activer plus tard et finit par arrêter le cœur(1). Les extraits de muguet, en solutions aqueuses, provoquent chez les chiens : diarrhée, vomissements, faiblesse, somnolence, dyspnée et ralentissement du pouls (2). L'énergie cardiaque s'affaiblit chez l'homme, et il peut survenir : diarrhée, nausées, vertiges et faiblesse (3). La **CONVALLARINE** agit comme purgatif.

ALOE. — L'aloès, suc épaissi des feuilles de diverses espèces d'*Aloë*, employé comme ectrotique, provoque des empoisonnements. La mort peut survenir dans l'espace de douze heures à la suite de 8 gr. (4). Ayant ingéré 16gr. d'aloès, l'empereur Othon II, ainsi que je l'ai découvert, en est mort en présentant les symptômes d'une gastro-entérite compliquée d'hémorrhagies (5). On voit donc que la dose léthale, pour un adulte, peut être évaluée à 10 à 20 gr. La partie constituante active de l'aloès, l'**ALOÏNE**, tue les chiens à la dose de 0gr.1 par kilo d'animal et, en injection sous-cutanée, à la dose de 0gr.3 par

(1) Marmé, *Gotting. Nachr.*, 1867, p. 167.
(2) Troitzki, *Deutsche med. Wochenschr.*, 1882, p. 479.
(3) Desplats, *Journ. des sciences méd. de Lille*, t. IV, p. 731.
(4) Taylor, *Die Gifte* (trad. allem.) Bd II, p. 564.
(5) Richeri, *Histor. libr.* III, p. 96. « Post cum ex indigestione Romae laboraret et intestini squibalas ex melancolico humore pateretur aloën ad pondus dragmarum quatuor avidus sumpsit. »

kilo de lapin (1). La mort des souris a lieu en convulsions. Introduite directement dans les vaisseaux, l'aloïne cause l'abaissement de la pression sanguine. A l'autopsie on trouve toujours, à côté d'une néphrite parenchymateuse, une gastrite hémorrhagique ou ulcéro-hémorrhagique. La muqueuse stomacale est parsemée d'ecchymoses nombreuses entourées pour la plupart d'une auréole rougeâtre. On rencontre, dans des cas isolés, des ulcérations fraîches au niveau des replis du rectum et des hémorrhagies dans les reins. L'urine contient, chez les animaux, des leucocytes et des cylindres finement granuleux. L'épithélium des canalicules contournés est trouble et granuleux, le noyau a disparu, et les cellules sont remplies d'une masse granuleuse, calcaire.

Recherche. — Le contenu gastro-intestinal, l'urine, etc. seront soumis à l'évaporation, repris par l'alcool et l'extrait alcoolique sera agité avec le double de son volume de benzine. Quand celle-ci aura pris une coloration vert-jaunâtre, elle sera décantée, additionnée d'ammoniaque et chauffée : l'ammoniaque se colorera en rouge violet. Les acides font disparaître la coloration (2). Les solutions diluées d'aloès additionnées d'un peu de sulfate de cuivre, se colorent en jaune, et l'addition ultérieure de chlorure de sodium et d'alcool fournit une coloration rouge ou violet-rosé. L'urine contenant de l'aloïne sera agitée avec l'éther acétique qui sera décanté et additionné de pipéridine : il apparaîtra une coloration rouge-violet ou jaune (3).

Le *Yucca baccata* (Torr.), le *Y. angustifolia* (Pursh.) et d'autres espèces contiennent une saponine et, administrés à doses élevées, peuvent provoquer les effets correspondants.

Asphodelus fistulosus (L.). Le suc de la racine irrite localement.

Le *Bulbine bulbosa* (Haw.) est extrêmement vénéneux pour les bêtes à cornes, les chevaux et les moutons. Les animaux s'affais-

(1) Kohn, *Berliner klin. Wochenschr.*, 1882, n° 5.
(2) Borntraeger, *Zeitschr. f. anal. Chemie*, 1880, p. 165.
(3) Meyer, *Arch. f. exp. Path. u. Pharm.*, Bd XXVIII, 1891, p. 186.

sent ; les chevaux se mordent eux-mêmes ; un mucus vert-jaunâtre s'écoule du nez, et l'urine serait colorée en vert. Les moutons meurent après trois jours ; les chevaux, après huit jours. Le *B. semibarbata* (Haw.) agit de même.

Le *Chlorogalum pomeridianum* (Kunth) contient une saponine.

Les baies de *Dianella intermedia* (Endl.) auraient provoqué chez l'homme des empoisonnements graves. Le *D. nemorosa* Lam.) serait employé par les Malais du Malacca pour empoisonner les rats.

Allium sativum (L.). L'ail et d'autres espèces d'*Allium* irritent la peau et les muqueuses, même jusqu'à vésication. Le jus d'ail à doses très élevées ou l'ingestion de quatre bulbes peuvent, après absorption, provoquer des phénomènes d'intoxication grave : sensation de brûlure intense à l'hypogastre, besoin impérieux d'uriner, cystite, fièvre.

SCILLA. — *Scilla maritima* (L.) [*Urginea Scilla* (Steinh.)]. La *Squille rouge* dont les parties constituantes sont : **SCILLITOXINE** (1) (glucoside *Scillaïne*) (2) et **SCILLIPICRINE**, a provoqué des empoisonnements qui peuvent même être mortels si le bulbe pulvérisé est administré à la dose de 1 gr. ou de une cuillerée à soupe, ou l'extrait à la dose de 6 gr., ou à la suite de l'absorption du sirop de scille à doses élevées (20 à 30 gr.). La *Scillitoxine*, à la dose de 0 milligr. 5, tue les grenouilles par arrêt du cœur en systole. La mort des chiens et des lapins a lieu à la suite de 0gr. 1 à 0gr. 5. La *Scillipicrine* arrête le cœur en diastole. Le jus des bulbes provoque à la peau de l'inflammation. Je considère comme inexact d'en rendre responsables les rhaphides qui s'enfonceraient dans la peau et l'épithélium des muqueuses (3). **Les animaux** ayant reçu de la scille sont atteints de : vomissements, tremblements, raideur, accélération de la respiration, ra-

(1) Mœller, *Ueb. Scillipicrin, etc.*, Göttingen, 1878.
(2) Jarmerstedt, *Arch. f. exp. Path. u. Pharm.*, Bd XI, p. 22.
(3) Lewin, *Deutsche med. Wochenschr*, 1900, n°s 15 et 16.

lentissement du pouls, dyspnée, et, le cas échéant, la mort, par arrêt de la respiration, est précédée d'arrêt du cœur en systole et d'élévation de la température (1).

Symptômes chez l'homme : nausées, vomissements, coliques, strangurie, hématurie, refroidissement des extrémités, cyanose (2), accélération de la respiration, petitesse du pouls et convulsions. Dans un cas, on a trouvé à l'autopsie une gastrite.

Traitement. — Enlèvement du poison, émollients, camphre, café.

[La différence considérable de toxicité que l'on observe entre la scille fraîche (*Scillitoxine*) et la scille desséchée (*Scillaïne*) est le plus remarquable exemple des différences de propriétés physiologiques que les conditions physiques déterminent chez les *Saponines*. Peut-être la *Scillitoxine* extraite de la scille fraîche et possédant les propriétés nécrosantes des *Saponines* les plus actives diffère-t-elle par sa composition de la *Scillaïne* qu'on peut retirer des scilles sèches et dont les propriétés se rapprochent davantage de celles de la digitaline. Mes observations tendraient, en effet, à me faire admettre l'intervention, dans tous ces produits frais, c'est-à-dire non encore soumis à aucune réaction physique ou chimique, d'une ou de plusieurs albumoses éminemment altérables dont l'action propre viendrait compliquer celle de la Saponine ; cela expliquerait, en même temps, l'intensité et la gravité des accidents que réalise l'inoculation de la scillitoxine par l'intermédiaire des raphides avec les bulbes frais, ainsi que l'ébranlement profond et durable du système nerveux qui est consécutif à ces intoxications.

Dans tous les cas, l'action violemment toxique de la scille fraîche est un fait bien avéré ; et l'on rapporte même qu'en Afrique des champs entiers contenant cette plante sont laissés intacts par les animaux, les chameaux qui broutent les herbes les plus coriaces ne se laissent pas séduire par la luxuriante végétation des champs de scille.

Un individu fit macérer pendant quarante-huit heures 15 gr. de scille sèche dans 280 centimètres cubes de vin blanc et ingéra en une seule fois la moitié du liquide, ce qui représente à peu près 5 gr. d'extrait. Il éprouva bientôt après des nausées, de violentes tranchées, un malaise des plus pénibles. Après vingt-quatre heures, on constata un abaissement notable de la température, les extrémités étaient froides, le pouls petit et fuyant ; et la mort se produisit dans le courant du deuxième jour. A l'autopsie, on trouva des ecchymoses et du sphacèle de la muqueuse intestinale, ainsi que des ecchymoses sous-péricardiques.

(1) Husemann, *Arch. f. exp. Path. u. Pharm.*, 1876, Bd V, p. 253.
(2) *Ther. Gaz.*, 1886, p. 788.

La scille renferme encore, comme substances actives : *Scillipicrine*, substance résineuse colorée, surtout diurétique, et *Scilline* douée de propriétés émétocathartiques (1).]

L'action d'*Ornithogalum altissimum* (L.) et d'*O. caudatum* (Jacq.) ressemble à celle de la scille.

Fritillaria imperialis (L.). Le bulbe de fritillaire possède une odeur désagréable et une saveur brûlante. L'administration du bulbe ou de son suc provoque chez les chiens : vomissements, tremblements, secousses et la mort. Elle est aussi vénéneuse pour l'homme. La période de végétation semble exercer une influence sur la toxicité.

Toutes les parties de *Tulipa Gesneriana* (L.) contiennent l'alcaloïde **TULIPINE**. Il provoque du ptyalisme, agit sur le bulbe et les nerfs sensitifs, est un poison musculaire et arrête le cœur de la grenouille en systole.

COLCHICUM AUTUMNALE (L.). — Le colchique d'automne (*Tuechien, Faux Safran*), vénéneux dans toutes ses parties, contient la **COLCHICINE**, non basique, cristalline, qui se trouve surtout dans la racine bulbeuse, active avant les fleurs, et dans les semences. L'**OXYDICOLCHICINE** active, qui se trouve dans les préparations galéniques de colchicine, peut se former à ses dépens, par oxydation, aussi dans l'organisme animal. La colchicine, en se dédoublant, donne naissance à la **COLCHICÉINE**, qui est l'éther méthylique de la colchicine. Au point de vue qualitatif, ces trois produits agissent d'une manière identique. Les empoisonnements par le colchique et ses préparations pharmaceutiques ont pour causes : ingestion des semences mûres et non mûres (2), des fruits (3) ou des feuilles préparées en salade avec du vinaigre (4)

(1) Consulter : G. Pouchet, Scille et Saponaires. Etude pharmacologique, *Bulletin général de thérapeutique*, t. CXXXV, 1898, p. 193.
(2) Werner, *Würt. med. Correspondenzbl.*, 1884, p. 269.
(3) Hafner, *Würt. med. Correspondenzbl.*, 1855, n° 44.
(4) Tartarin, *Gaz. des hôp.*, 1881, n° 54, p. 427.

et des fleurs, confusion avec d'autres préparations (teinture de colchique aux lieu et place du vin de quinquina, colchicine au lieu de cotoïne) (1), à plusieurs reprises suicide (absorption de la teinture de la racine) (2), emploi thérapeutique impropre, fleurs bouillies dans du lait comme purgatif (3), ou décoctions par trop concentrées des semences). Les tubes des calices avec le torus (réceptacle de la fleur), les styles et les étamines sont, eux aussi, si riches en poison que, dans un cas, leur manipulation a permis aux doigts d'en déposer assez sur une tartine pour provoquer un empoisonnement. Le lait des chèvres et des moutons ayant mangé la plante serait toxique. Le *Safran des prés* peut provoquer chez les vaches : salivation, coliques, diarrhée sanguinolente, tremblement et faiblesse des membres. Néanmoins j'ai observé, sur les prés des Alpes, de vieilles vaches mangeant, sans inconvénient aucun, de grandes quantités de *Tue-chien*; peut-être cette immunité est-elle due à l'accoutumance?

La colchicine est douée d'effets cumulatifs. La mort est amenée par 60 gr. de feuilles, ou une cuillerée à soupe de décoction des semences; XIV gouttes de teinture de semences ont provoqué une fois l'intoxication, tandis que, dans un autre cas, la guérison fut encore obtenue après 30 gr. (il est vrai qu'une fois la même dose a amené la mort). Le vin de colchique a provoqué la mort à la dose de 14 à 60 gr., tandis que la guérison est survenue après 12, 20 et même 30 gr. L'extrait a tué des adultes en ayant pris 1gr.5, et même 0gr.66 en trois fois, et une jeune fille est morte après avoir mangé trois fleurs. Prise à l'intérieur à la dose de 0gr.01, la *Colchicine* du commerce produit des empoisonnements. La guérison fut encore obtenue chez un sujet en ayant ingéré 0gr.045; et une femme mourut, en cinquante-deux heures, après l'ingestion de 0gr.4, pris en deux fois (4). En cas d'introduction dans l'estomac, la dose léthale pourrait être évaluée à 0gr.00125 par kilo d'animal. La mortalité est, dans les empoi-

---

(1) Roux, *L'Un. méd.*, 1855, no 36.
(2) Caffe, *Frank's. Magaz.*, I, p. 453.
(3) Vogt, *Pharmakodyn.*, Bd II, p. 278.
(4) Casati, *An. di Chim.*, 1890, p. 169.

sonnements par la colchicine, de 90 p. 100 environ. Ce sont les animaux à sang froid qui résistent le plus au poison, les carnivores y succombent plus facilement que les herbivores. La dose léthale de colchicine du commerce est, pour les grenouilles, de 0gr.005 à 0gr.02, mais la colchicine pure serait tolérée par elles encore à la dose de 0gr.06 à 0gr.1 (1); elle tue les lapins, en cinq à douze heures, à la dose de 0gr.02; les chiens succombent en quinze heures à 0gr.1 (2).

Les premiers symptômes toxiques se montrent rarement chez l'homme immédiatement après son administration; dans la plupart des cas, ils ne surviennent que dans l'espace de cinq à six heures. La mort a lieu entre sept heures (3) et un jour et demi; dans des cas très rares, plus tard encore. L'absorption de la colchicine s'effectue très lentement par les muqueuses; chez les animaux elle aurait lieu aussi après frictions cutanées. L'élimination se fait par l'urine, les fèces et le lait. La colchicine provoque à la bouche et au pharynx une sensation de brûlure. L'injection sous-cutanée, outre la sensation de brûlure, donne naissance à une dermatite locale avec tuméfactions et douleurs. L'injection de colchicine est suivie, chez les animaux, d'élévation de la pression sanguine qui finit par s'abaisser vers la terminaison de l'empoisonnement (4); le cœur se ralentit (excitation du pneumogastrique) (5). Surviennent aussi : accélération du pouls et arythmie cardiaque, tandis que la respiration s'éteint graduellement par suite de la paralysie du centre respiratoire. Les appareils nerveux logés dans les parois intestinales sont excités, d'où phénomènes de gastro-entérite. Les lésions des muscles striés sont identiques avec celles causées par la vératrine; il y a paralysie des terminaisons périphériques des nerfs sensitifs, ainsi que des centres moteurs bulbaires et spinaux. Le cœur continue à battre longtemps après la mort, même chez les animaux à sang chaud.

(1) JACOBY, *Arch. f. exp. Path. u. Pharm.*, Bd XXVII, p. 125.
(2) ROSSBACH, *Würzb. pharmak. Unters.*, 1876, II, p. 1.
(3) TAYLOR, *Die Gifte* (trad. allem. par SEYDELER), Bd II, p. 540.
(4) ARONOWITZ, *Ueber Colchicin*, Würzburg, 1876.
(5) SCHAITANOW, *thèse de Saint-Pétersbourg*, 1869.

Symptômes. — L'empoisonnement par la colchicine ressemble souvent au choléra. Ont été observés, diversement combinés : vomituritions, sensation de brûlure dans les premières voies digestives, vomissements, soif, parfois aussi dysphagie, douleurs lancinantes à l'estomac et à l'abdomen rétracté ; ténesme et selles riziformes, muqueuses ou sanguinolentes ; angoisse précordiale, sensation de constriction à la poitrine et douleurs, par ex., dans la région sus-orbitaire, au dos, aux bras et aux jambes. Dans le cours ultérieur de l'empoisonnement surviennent, accompagnés la plupart du temps de vomissements et de diarrhée : pâleur et amaigrissement de la face, prostration générale, refroidissement et cyanose des membres, souvent mydriase et petitesse du pouls avec ralentissement, très rarement accélération, mais arythmie, parfois exanthème rouge, scarlatiniforme, augmentation ou diminution de la diurèse et besoin impérieux d'uriner. S'y associent : tremblements et secousses, surtout à la face, aux bras, aux jambes, mais aussi secousses cloniques et toniques du tronc (elles peuvent être persistantes ou éclater par accès) et respiration geignante, dyspnéique. Quant aux tressautements des tendons, aux troubles de la parole, aux vertiges, à l'engourdissement, au sommeil profond et au délire, ils ne se rencontrent que rarement. La conscience reste presque toujours intacte jusqu'à peu de temps avant l'arrivée de la mort. Dans les cas à marche favorable, les convulsions cessent petit à petit, tandis que les vomissements, la diarrhée et la soif ardente peuvent persister encore deux à quatre jours. Les forces augmentent graduellement, et la guérison a lieu dans l'espace de cinq à huit jours. Les rechutes avec issue fatale surviennent parfois encore après un à deux mois. Dans un cas semblable, des stries cornéennes apparurent le troisième jour de l'empoisonnement et une cataracte capsulaire ensuite ; après disparition de ces manifestations, les jointures se mirent à se tuméfier.

Autopsie. — Chez les animaux empoisonnés par la colchicine, on a trouvé des hémorrhagies ponctiformes ou en stries dans l'estomac et l'intestin au-dessous du pylore et au passage de l'iléon dans le gros intestin, soit des ulcérations dans le duodénum. On peut aussi rencontrer des hémorrhagies dans la plèvre, le péricarde et le péritoine (1). On a constaté une néphrite parenchymateuse. On n'a rien trouvé chez les personnes empoisonnées par la colchicine. Ce n'est que dans quelques cas que l'on a noté des ecchymoses sous-muqueuses dans l'estomac, le tractus intestinal étant demeuré intact, ou la tuméfaction des glandes intestinales (2).

Recherche. — Seront utilisés pour la découverte de la colchicine : urine, sang, lait, matières vomies, contenu gastro-intestinal, ainsi que reins et vessie (3). La colchicine résiste à la putréfaction pendant trois mois environ. Il sera souvent possible de trouver encore des parties de la plante dans les matières vomies ou le contenu gastro-intestinal. L'éther, le chloroforme ou l'alcool amylique enlèvent la colchicine et l'oxydicolchicine à leurs solutions acides. La colchicine additionnée d'acide azotique, ou d'acide sulfurique concentré et de I goutte d'acide azotique, se colore en bleu-violet ne tardant pas à passer au brun et au jaune et, après addition de potasse caustique, au rouge sang framboisé (4). Traitée par l'acide azotique, elle dégage une odeur rappelant celle du cuir de Russie.

Traitement. — Lait chaud, tisane d'avoine, morceaux de glace. On peut appliquer à la région épigastrique : sinapismes, ou bien sangsues ou ventouses scarifiées, compresses chaudes et humides sur le ventre, et administrer à l'intérieur : opiacés, extrait de belladone et excitants. Ce qui importe le plus pour moi, ce sont les diurétiques (tartrate borico-potassique) (5).

Le *Chamælirium luteum* (A. GRAY) contient de la saponine (chamælirine).

La racine de *Gloriosa superba* (L.) possède une saveur âcre et

(1) PASCHKIS, *Wien. med. Jahrb.*, 1883, p. 258.
(2) ANDREAE, *Preus. Vereinszeit.*, 1834, p. 135.
(3) OBOLONSKI *Vierteljahrsschr, f. ger. Med.* 1888, Bd XLVIII, p. 105.
(4) WARDEN, *Pharm. Journ. a. Transact.*, 1880.
(5) Consulter également : BROUARDEL, POUCHET, OGIER, Accusation d'intoxication par la colchicine. Affaire Ribout. *Annales d'hygiène publique et de médecine légale*, 3e série, t. XV, p. 230, 1886.

d'une amertume nauséabonde; elle est toxique et agit comme drastique. La substance amère qui y est contenue, la **SUPERBINE** (identique avec la scillitoxine ?) tue un chat à la dose de 0gr.047 (1). On a décrit plusieurs cas d'empoisonnement mortel chez l'homme. Les symptômes consistaient en : vomissements, convulsions et douleurs.

Le *Trillium pendulum* (Willd.), le *T. erectum* (L.) et d'autres espèces contiennent un principe produisant une irritation locale intense qui, entre autres, provoque des vomissements. Ils renfermeraient des glucosides et des alcaloïdes. L'extrait aqueux paraît agir à la manière de la digitale.

La parisette (*Paris quadrifolia*) (L.) contient les glucosides **PARIDINE** et **PARISTYPHNINE**. Toutes les parties de la plante sont vénéneuses, mais surtout les feuilles ; les semences mûres seraient seules non-vénéneuses. La paridine (*Parilline*) agit à la manière de la saponine. Outre la céphalée et le vertige, on a décrit depuis l'antiquité les symptômes toxiques que voici : gastralgies, vomissements, coliques et diarrhée (2).

Le *P. obovata* (Ledeb.) et le *P. polyphylla* (Sm.) sont, eux aussi, considérés comme étant doués de propriétés irritantes locales et narcotiques.

SABADILLA OFFICINARUM (Brandt). — La cévadille [*Schœnocaulon officinale* (A. Gr.), *Asagrœa officinalis* (Lindl.), *Herbe aux poux, Petite orge*] rapportée parfois, à tort, au genre *Veratrum*, contient un alcaloïde cristallin, la **VÉRATRINE** (*Cévadine*) qui possède encore deux modifications amorphes, peut-être isomères avec elle, mais en tout cas identiques avec elle au point de vue toxicologique. L'acide vératrique non-toxique contenu dans la cévadille donne naissance, en se décomposant, au vératrol, diméthylpyrocatéchine [$C^6H^4(OCH^3)^2$], provoquant,

<hr>

(1) Warden, *Pharm. Journ and Transact*, 1880.
(2) Schroff, *Histor. Stud. über Paris quadr.*, 1890.

d'après Vermersch, un état ressemblant à l'ivresse auquel succèdent des paralysies. Les empoisonnements par la vératrine ont eu pour causes : accidents (absorption de vinaigre contenant de la vératrine), emploi thérapeutique de la vératrine à doses par trop élevées, usage externe de la poudre de cévadille contre la vermine et la gale, et enfin on l'a prise pour d'autres substances. La guérison est survenue dans la majorité des cas ; la mortalité est peu élevée. Les empoisonnements peuvent survenir à la suite de 1 gr. environ de *poudre de cévadille* ou de 0gr.005 de *vératrine*. La guérison fut encore obtenue même après l'ingestion de 0gr.06 de vératrine. Les chiens périssent à la suite de 0gr.2 environ.

La vératrine est absorbée aussi par la peau (les frictions avec l'onguent vératriné ont parfois été suivies de phénomènes généraux) (1), et s'élimine en partie par l'urine. Les vomissements et la diarrhée survenant aussi après l'injection sous-cutanée de vératrine, il est probable qu'une partie de la vératrine introduite de la sorte s'élimine par l'estomac et l'intestin. Les frictions de la peau avec l'onguent vératriné ou la solution alcoolique de vératrine, provoquent : sensation de brûlure et de picotement, ordinairement sans inflammation, rarement rougeur fugace ou éruption varicelloïde. Sur les muqueuses on voit survenir : sensation de raclement et de brûlure, phénomènes d'irritation, par exemple, éternuement, larmoiement, etc. Chez les animaux, les nerfs moteurs sont paralysés à un moindre degré que les nerfs secrétoires et sensitifs (ces deux derniers présentent une hyperesthésie transitoire). Lorsqu'on excite les muscles striés de la grenouille, il se contractent comme à l'état normal, mais ne reprennent que très lentement leur longueur initiale. Le même effet se manifeste sur le cœur par le passage lent de la systole à la diastole. Les doses élevées paralysent le cœur, par suite de l'influence exercée par elles sur les centres du cœur et le myocarde. La pression sanguine et la température s'abaissent, il survient de la glycosurie (2), et la mort a lieu, vraisemblablement, par paralysie du centre respiratoire.

(1) Forcke, *Phys.-ther. Unters. ub. Veratrin*, 1837, p. 24.
(2) Lépine, *C. R. de la Soc. de Biol.*, 1892, IV, p. 544.

Symptômes de l'empoisonnement par la cévadille ou la véra- trine chez l'homme. — Parfois tuméfaction de la langue, la plupart du temps sensation de raclement et de brûlure depuis la bouche jusqu'à l'estomac, soif, sensation de constriction au pharynx, ptyalisme et vomissements qui, dans des cas rares, ne surviennent qu'après deux à huit heures, coliques avec selles aqueuses, parfois aussi muco-sanguinolentes et ténesme. La di- minution de la diurèse est suivie de strangurie. L'empoison- nement débute parfois par le ralentissement et l'affaiblissement du pouls. Surviennent ensuite : collapsus avec vertiges et obnu- bilation de la vision, prostration, et arythmie du pouls persis- tant souvent pendant des jours entiers. En cas de collapsus grave, il peut y avoir perte de connaissance et, en son absence, tremblements, secousses et délire. La poudre de cévadille em- ployée comme diapasme sur le cuir chevelu, a parfois provoqué des empoisonnements avec mort survenant au milieu des con- vulsions.

La guérison peut avoir lieu dans l'espace de vingt-quatre heures, mais on peut voir encore persister pendant plusieurs jours : céphalée et lourdeur de tête, de même qu'anesthésie sur diverses parties du corps; quant aux taches ressemblant aux piqûres de puces, elles n'apparaissent que rarement.

Autopsie. — On trouve parfois chez les animaux empoisonnés par la vératrine : hyperémie de l'intestin, parfois aussi ulcères de la muqueuse duodénale.

Recherche. — On recherchera la vératrine dans : urine, sang, contenu gastro-intestinal, matières vomies et muscles. L'alca- loïde qui, à des doses atteignant la dose quotidienne maxima, n'est pas altéré par les moisissures, est enlevé par le chloroforme à une solution légèrement acide. Bouillie avec l'acide chlorhy- drique, la vératrine rougit; l'acide sulfurique la colore en jaune en passant graduellement au rouge-cerise. La solution jaune est- elle triturée avec du sucre de canne, le liquide devient vert, ensuite bleu foncé. On peut remplacer le sucre de canne par une solution de furfurol et de l'acide sulfurique. On instituera aussi des expériences sur les grenouilles.

Traitement. — Évacuation du poison, notamment à l'aide des diurétiques, opium à l'intérieur ; injections sous-cutanées de : teinture de musc, solution de caféine dans le benzoate de soude, etc. ; enfin atropine ou même chloroformisation contre les convulsions.

VERATRUM ALBUM (L.). — Outre la **JERVINE** toxique et des alcaloïdes sans importance aucune, le *varaire blanc* (*Hellébore blanc*), ainsi que le *V. Viride* (Air.) (*Hellébore vert*), le *V. nigrum* (L.) (*Hellébore noir*) et d'autres espèces contiennent la **PROTOVÉRATRINE** (1) qui en est la partie constituante la plus active. Les empoisonnements par cette plante ont eu pour causes : méprises (2) (racine prise pour la racine de galanga, de cumin, etc., ou teinture de veratrum prise pour la teinture de valériane), administration de la poudre de varaire dans un but d'homicide (3), et emploi thérapeutique de la teinture à des doses par trop élevées (4). La mort est survenue à la suite de l'ingestion de 1 à 2gr. de *racine* pulvérisée de varaire blanc ; mais, d'autre part, la guérison fut encore obtenue après 15gr. de racine et même après une infusion de 60gr. de racine. A part la courbe musculaire qui reste normale, l'action de la *protovératrine* est identique avec celle de la *vératrine*. Mais elle est pour les grenouilles environ cinq fois plus toxique que la vératrine cristalline, et pour les lapins (0 milligr.1 par kilo d'animal) environ vingt-cinq fois. Elle agit comme anesthésique local et paralyse le pneumogastrique. Les animaux à sang chaud sont atteints de dyspnée et de salivation, les lapins, souvent, de convulsions et, en cas d'empoisonnement grave, de glycosurie ; les animaux à sang froid, principalement de paralysies (5). La *jervine* provoque : secousses fibrillaires, faiblesse musculaire et secousses clonico-toniques persistant jusqu'à ce que la mort s'ensuive par paralysie des muscles respiratoires. L'é-

(1) Salzberger, *Arch. d. Pharm.*, 1890, Bd CCXXVIII, p. 462.
(2) *Arch. f. med. Erfahrungen.*, Bd XXVIII, p. 1002 ; — Wagner, *Rust's Magaz.*, Bd XIV, p. 547 ; — Hager, *Untersuch.*, 1871, II, p. 205.
(3) Nivet et Giraud, *Gaz. hebdom.*, 1861, n° 31, 2 août, p. 499.
(4) Fleischmann, *Prag. med. Wochenschr.*, 1876, p. 189.
(5) Watts Eden, *Arch. f. exp. Path. u. Pharm.*, Bd XXIX, p. 440.

nergie cardiaque, affaiblie d'abord, se relève dans les derniers stades de l'empoisonnement (1). La **VÉRATROÏDINE** est probablement identique avec la protovératrine.

Les symptômes de l'empoisonnement par le *veratrum album* ou ses préparations galéniques sont très analogues à ceux provoqués par la *vératrine* : sensation de brûlure dans les premières voies digestives, vomissements, diarrhée, impossibilité d'avaler, besoin impérieux d'uriner, collapsus avec ou sans perte de connaissance, insensibilité, vertiges, paralysie des extrémités ou encore convulsions légères. Le traitement serait le même que pour l'empoisonnement par la vératrine.

Le *Zygadenus venenosus* (S. WATS.) agit comme le colchique et provoque de la diarrhée chez les chevaux.

L'*Amianthium muscætoxicum* (A. GRAY) sert de mort aux mouches.

[Nos connaissances actuelles sur la nature des principes actifs des *Veratrums* et du *Schœnocaulon* sont encore incertaines. La *Vératrine*, à laquelle on a attribué la formule $C^{32}H^{49}AzO^9$, paraît un principe bien défini. Il en est de même pour la *Jervine* dont la formule serait $C^{26}H^{37}AzO^3$. La vératrine brute des drogueries est assez constante comme action et constitue un produit dans lequel prédomine la vératrine.

Il existe, sur beaucoup de points, une très étroite ressemblance entre l'action physiologique de cette vératrine brute et celle de la digitaline brute, comme d'ailleurs entre l'action des varaires et celle des digitales. Dans l'un comme dans l'autre cas, la toxicité des principes actifs à l'état brut est notablement plus considérable que celle des principes purifiés et mieux définis chimiquement. Il existe certainement dans ces plantes des substances facilement altérables et encore inconnues qui sont éliminées au cours des manipulations effectuées pour séparer et purifier les principes actifs mieux connus. Je me suis déjà expliqué à ce sujet à propos de la digitale (voir p. 785).

Il existe même des différences d'action toxique, de degré pourrait-on dire, entre les diverses espèces de *Veratrum*. Le *V. album* est plutôt paralysant, le *V. nigrum* plutôt convulsivant, émétique, déterminant une moindre hypercrinie et moins constamment drastique. Le *V. viride* (*Indian Poke* aux États-Unis) se rapproche plus du *V. album*, ses effets sur le tube digestif sont moin-

(1) WOOD, *Am. Journ. of med. Scienc.*, v. CXVII, p. 36.

dres ainsi que sa toxicité ; tandis que son action dépressive sur la respiration, la circulation et la température est très accentuée : c'est l'espèce la plus riche en *Jervine*. La Cévadille manifeste la plus énergique toxicité, ce qui est en rapport avec sa richesse plus considérable en *Vératrine*. L'action éméto-cathartique et l'excitation sécrétoire sont beaucoup moins marquées avec les alcaloïdes (et cela d'autant moins que leur *pureté* est plus grande) qu'avec les plantes qui les renferment. La toxicité de la racine de *V. album* ou *nigrum* n'est pas sensiblement diminuée par la dessiccation, et l'on assure même que la plante peut contaminer le foin en séchant. Un gramme de la racine fraîche par kilo d'animal suffit pour tuer un cheval et 2 gr. par kilo pour faire périr les ruminants.

Les manifestations gastro-intestinales qui dominent la scène toxique lorsque les plantes sont absorbées en nature sont assez atténuées lorsqu'il s'agit de l'absorption des alcaloïdes. Une quantité de 3 à 5 milligr. d'acétate de vératrine détermine : vertiges, obnubilation visuelle, sentiment de faiblesse générale et d'affaissement, accélération cardiaque bientôt suivie de ralentissement, faiblesse et irrégularités du pouls, nausées, vomissements, coliques, diarrhée, pâleur, refroidissement, et hoquet spasmodique durant parfois pendant plusieurs jours. Lorsque l'intoxication doit avoir une issue fatale, les mouvements respiratoires deviennent rares et pénibles, le pouls lent et extrêmement irrégulier, la température s'abaisse énormément, l'individu est en proie à une céphalée violente avec dilatation pupillaire, on observe des spasmes musculaires erratiques, des lipothymies, le pouls devient imperceptible, le sujet tombe dans le collapsus et la mort arrive précédée de syncopes. Pendant tout ce temps, l'intelligence est conservée.

De tout temps, les propriétés toxiques des Veratrums ont été connues et signalées. Lucrèce dans son poème « *De rerum naturâ* » signale à la fois cette action toxique et l'immunité dont jouissent à son égard la chèvre et la caille Mattniole rapporte que les animaux blessés avec des flèches imprégnées du suc de ces plantes périssent rapidement. Vicat, dans son « *Histoire des plantes vénéneuses de la Suisse* », cite l'observation suivante qui montre l'énergie toxique du *V. album*. Un tailleur, sa femme, ses enfants et ses ouvriers mangèrent de la soupe dans laquelle on avait mis par mégarde de la poudre d'hellébore blanc au lieu de poivre. Peu de temps après, ils furent tous atteints d'accidents sérieux caractérisés par un état lipothymique durant lequel leur tégument se couvrait d'une sueur glaciale, leur faiblesse était extrême, leur pouls insensible, ils semblaient complètement privés de sentiment. Les enfants commencèrent, après de violents efforts, à vomir copieusement ; puis ce même phénomène se montra chez les autres malades. Ces vomissements furent favorisés par l'administration d'un mélange d'eau tiède et d'huile, suivie de l'ingestion de thé de mauve avec du miel. Quelques heures après, tous les malades se trouvaient assez bien, ne ressentant plus qu'une grande faiblesse accompagnée de parésie et de tremblements des membres inférieurs.

On a rapporté également un certain nombre de cas d'intoxication causés par la *Cévadille* employée inconsidérément comme anthelminthique, et l'on a même relaté des exemples d'intoxication mortelle chez des brebis galeuses dont on avait frotté la peau avec une pommade composée de beurre et de suc d'hellébore. MURRAY cite l'exemple d'un jeune homme qui perdit la raison pendant quelques jours après avoir saupoudré sa tête avec une grande quantité de cévadille. On a noté aussi des vomissements violents provoqués par l'emploi de poudre de racine d'hellébore ou de poudre de graines de cévadille employées topiquement pour la destruction de la vermine. L'action irritante exercée par la plante en nature sur le tégument cutané détermine l'absorption du principe actif qui s'élimine ensuite par la muqueuse gastro-intestinale en provoquant ses manifestations habituelles, c'est-à-dire les vomissements et la diarrhée. J'ai déjà fait remarquer que l'action éméto-cathartique de la plante entière était notablement plus énergique que celle des principes actifs.

En plus de son action topique fortement irritante, presque caustique, déterminant une irritation violente de la muqueuse du tube digestif qui se traduit par des vomissements et une superpurgation, la *Vératrine* exerce encore une action énergique sur les systèmes musculaire et nerveux. Tous les animaux sont sensibles à son action : 5 à 10 milligrammes constituent une dose toxique pour l'homme et la plupart des mammifères supérieurs. L'alcaloïde agit, presque sans exception, sur les terminaisons périphériques de tous les nerfs sensitifs, moteurs, secrétoires, et notamment sur les régions du système nerveux central situées dans la moelle allongée. L'excitation du début, particulièrement intense sur les extrémités périphériques des nerfs sensitifs et se révélant par l'apparition de : éternûments, toux, picotements, démangeaisons, brûlures, etc., fait bientôt place à de la paralysie. De même, après une phase passagère d'excitation, le nombre des mouvements respiratoires et cardiaques subit une notable diminution. On remarque un abaissement considérable de l'activité cardiaque et une vaso-dilatation intense par suite de la paralysie des centres vaso-moteurs. Cet affaiblissement des grandes fonctions cardiaque et respiratoire entraîne comme conséquence un abaissement, quelquefois considérable, de la température.

Une grande part dans les modifications causées par la *Vératrine* sur le cœur et la respiration doit être attribuée à l'influence élective exercée par ce poison sur le muscle. Chez les animaux à sang froid, la grenouille notamment, le tracé de la courbe de contraction musculaire est tout particulièrement remarquable et revêt une importance primordiale au point de vue du diagnostic de la substance toxique. La période d'excitation latente et la forme ainsi que l'amplitude de la courbe ascendante restent normales ; mais la courbe descendante, *la période de retour* est de quarante à soixante fois plus longue que normalement.

Il s'agit ici d'une lenteur dans la décontraction et non pas de tétanos du muscle ; en effet, on n'observe pas de contraction induite de la patte galvanoscopique, cette sorte de contracture se produit malgré la section de la moelle, ou celle de tous les nerfs moteurs, ou la paralysie de la substance unissante des plaques motrices terminales intra-musculaires par le curare. Au contraire, aucune modification de la courbe normale ne se produit sur les muscles d'une patte de grenouille préparée suivant le procédé de CLAUDE BERNARD, c'est-à-dire isolée par une ligature de toutes les parties molles de la cuisse sauf le nerf sciatique. Il s'agit donc bien d'une action élective sur la fibre musculaire et non d'une action se produisant par l'intermédiaire du système nerveux.

Sous l'influence d'excitations à courts intervalles, la courbe perd ces caractères et la forme des secousses se rapproche de la normale. La courbe caractéristique de la vératrine réapparaît par le repos. Sous l'influence d'excitations très rapprochées, il se produit du tétanos, une contraction nouvelle étant déterminée avant la fin de la précédente. Il existe également, comme je l'ai démontré pour certains alcaloïdes de la putréfaction, des substances capables d'entraver plus ou moins complètement cette action de la vératrine sur l'élément musculaire (1).

Sous l'influence de la *Vératrine*, les contractions musculaires sont plus énergiques ; et un muscle épuisé par des excitations successives très fréquentes se rétablit et se contracte plus énergiquement qu'auparavant, mais cette phase est passagère. On a même prétendu, mais sans que ce fait soit établi sur des bases certaines, que la contraction musculaire vératrique produirait une quantité de chaleur plus considérable que la contraction musculaire normale.

Chez la grenouille, 0 milligr. 05 suffit pour provoquer une remarquable modification des mouvements musculaires qui deviennent lents et pénibles ; l'animal semble ramper. La puissance musculaire n'est pas abolie mais en raison de la lenteur de la détente ainsi que de la contracture simultanée des muscles antagonistes, les mouvements ne s'exécutent plus dans les conditions de liberté normale ; ils sont comme partiellement enchaînés, la lenteur de progression des ondes musculaires retardant plus ou moins considérablement le passage de l'état d'activité à l'état de repos. Avec de fortes doses, cette série de modifications est moins nette, parce que le cœur est frappé et se paralyse avant que les muscles aient pu être nettement influencés.

Chez les animaux à sang chaud, les modifications diffèrent sensiblement : les muscles deviennent rigides et se maintiennent quelque temps dans un état spasmodique faisant place ensuite à la résolution musculaire. Enfin, aux doses élevées, le muscle n'est plus directement excitable.

Les alcaloïdes appelés : *Sabadilline, Sabatrine, Vératramarine, Protovératrine, Rubijervine, Pseudojervine, Vératralbine, Cévadine, Vérine, Vératroïne Vératroïdine*, etc., ne me paraissent pas suffisamment définis pour qu'on puisse en admettre incontestablement l'existence. Ce sont des mélanges].

____

(1) G. POUCHET, Influences perturbatrices apportées par les ptomaïnes dans les résultats de l'expérimentation physiologique en toxicologie : application à la recherche de la vératrine (Juillet 1887) ; *Annales d'hygiène publique et de médecine légale*, 3e série, t. XXIII, p. 188.

PALMACÉES

Les semences de Palmier-arec [*Areca catechu* (L.)]. employées comme aliment (1) contiennent l'alcaloïde **ARÉCOLINE** ($C^{13}H^{18}AzO^2$) dont 0gr.025 tue un lapin, 0gr.01 un chat, et 0gr.5 un cheval, tandis que 0gr.05 empoisonne gravement un chien. Il y a accoutumance à ce poison. On peut citer comme principaux symptômes : affaiblissement de l'énergie cardiaque suivant la dose, accélération ou ralentissement de la respiration, hyper-excitabilité réflexe, convulsions suivies de paralysies, rarement myosis, diarrhée accompagnée de coliques, et augmentation des sécrétions salivaire, nasale et bronchique. La noix d'aréquier contient, à côté de l'arécoline, encore d'autres bases homo-logues (2). Les fruits d'*A. lutescens* (Bory) provoquent aux lèvres et à la langue une sensation de brûlure intense, à ce que l'on prétend, mais à tort, grâce aux rhaphides se trouvant dans le mésocarpe.

Arenga saccharifera (Labill.). Le péricarpe du fruit mûr irrite énormément les muqueuses avec lesquelles il vient en contact. Les Tagales s'en servent comme poison pour poissons.

Corypha umbraculifera (L.) [*Gembanga rotundifolia* (Blume)]. Les fruits sont employés pour engourdir les poissons. Le suc des feuilles de *C. silvestris* (Mart.) agit comme émétique.

Borassus flabelliformis (L.). Le *Toddy* enivrant est obtenu de son suc, ainsi que des *Caryota urens* (L.), *Cocos nucifera* (L.) et *Phœnix silvestris* (Roxb.). Les fruits de ce dernier provoque-raient parfois des empoisonnements (3).

Cycas media (R. Br.). Le fruit non préparé est vénéneux. Les indigènes de l'Australie battent, rôtissent et font tremper le noyau.

(1) L. Lewin, *Ueber Areca Catechu, etc.*, Stuttgart, 1890.
(2) Jahns, *Ber. d. chem. Ges.*, Bd XXI, p. 3404; et Marmé, *Gött. Nachr.*, 1889, p. 125.
(3) Watt, *Dictionary*, VI, 1, p. 311.

TYPHACÉES

Typha latifolia (L.). Le Roseau des étangs serait vénéneux. Des vaches ayant mangé la plante fraîche furent atteintes de : raideur des extrémités et accélération de la respiration.

AROÏDACÉES

Le *Symplocarpus fœtidus* (Nutt.) provoque de la dermatite.

Le *Calla palustris* (L.) (Porcelle, Calle des marais) et d'autres espèces de *Calla* possèdent, à l'état frais, un poison phlogogène. Sous le nom de « Calla Lily » on a rapporté l'empoisonnement prétendu d'un enfant en ayant sucé les tiges. Il fut atteint dans la nuit de : rigidité, pâleur, vomissements, lividité, intermittence du pouls et convulsions. Des exanthèmes papulo-hémorrhagiques sont survenus après trois jours.

Le *Lasia Zollingeri* (Schott), ainsi que le *Cyrtosperma Merkusii* (Schott) et d'autres espèces de *Cyrtosperma* sont vénéneux par suite de leur teneur en acide cyanhydrique.

Pythonium Wallichianum (Kunth). Toutes les parties de la plante provoquent : inflammation locale, surtout à la bouche et au pharynx, tuméfaction et œdème. L'ébullition les rend non-vénéneuses.

La racine et les semences d'*Amorphophallus campanulatus* (Bl.) contiennent une substance irritant considérablement les muqueuses. La teneur de la plante en oxalate de chaux n'entre pas essentiellement en ligne de compte pour cet effet. Une espèce d'*Amorphophallus* est employée à Malacca pour être ajoutée aux poisons des flèches (Lekyer) (1) : il s'agit de l'*A. prainii* (Hook.). Il en est de même quant à l'*Epipremnum giganteum* (Schott). Il résulte de mes expériences que les extraits aqueux des deux

____

(1) L. Lewin, *Die Pfeilgifte*, 1895, p. 105.

premières plantes provoquent une inflammation locale dans le tissu cellulaire sous-cutané. Le *Synantherias sylvatica* (Schott) est aussi doué des propriétés irritantes appartenant à ce groupe de plantes.

Montrichardia arborescens (Schott). Le suc agit comme caustique.

L'*Homalomena cordata* (Schott) est employé dans les Indes néerlandaises comme poison pour poissons. Une espèce d'*Homalomena* est employée à Sumatra comme poison des flèches.

Le *Philodendron guttiferum* (Kunth), le *Ph. Imbe* (Schott) et quelques autres espèces possèdent un suc caustique et agissent comme drastiques ; l'usage externe prolongé contre l'orchite causerait l'atrophie complète des testicules.

Dieffenbachia Seguine (Schott) [*Caladium seguinum* (Vent.)]. Le suc cause à la peau une sensation de brûlure et une inflammation érisypélatoïde et, pris à l'intérieur : tuméfaction de la langue et pharyngite. La mort surviendrait chez l'homme à la suite de 3 à 4 gr. de suc. Le suc des feuilles teint le linge en noir foncé. C'est probablement à cette plante qu'il faut attribuer l'empoisonnement survenu après l'ingestion de sa racine et d'un radis et se caractérisant par : inflammation des voies digestives supérieures, mutisme de trois jours de durée, toux et tuméfaction de l'épiglotte. Un enfant ayant avalé une fleur de *Dieffenbachia rex* (probablement une modification de *D. seguinum*) fut atteint de : tuméfaction des lèvres et de la langue, salivation, impossibilité de parler et accélération du pouls. Les vomitifs ont amené la guérison.

Caladium bicolor (Vent.). Le suc âcre, caustique provoque, à doses élevées, une entérite. Le *C. arborescens* (Vent.) agit de même.

Le *Colocasia macrorrhiza* (Schott) est considéré dans quelques régions de l'Australie comme étant vénéneux pour les troupeaux.

Le *C. virosa* (KUNTH) passe dans l'Inde pour être vénéneux (1), et l'*Alocasia indica* (SCHOTT) agit comme irritant local.

Les tubérosités de *Sauromatum pedatum* (SCHOTT) sont âcres.

ARUM. — Les feuilles de gouet commun (*Pied de veau*) *Arum maculatum* (L.). auraient provoqué chez les enfants des empoisonnements mortels. Les symptômes consistaient en : tuméfaction de la langue et convulsions. Surviennent aussi : mydriase, ainsi que anesthésie et perte de connaissance. L'ingestion de la racine de cette plante amène la mort des chiens dans l'espace de trente-cinq heures environ (2). Les limaçons ne touchent point aux feuilles ni aux tubérosités, même après plusieurs jours de jeûne (3). La racine produit un suc contenant de la saponine qui irrite la peau. Il est inexact d'admettre que les rhaphides seuls causent les symptômes locaux. L'*A. italicum* (MILL.) qui irrite localement contiendrait, lui aussi, une saponine.

Arum venenatum surinam (*Punkin*). Les feuilles, longues de un pied, ainsi que toutes les autres parties de la plante sont vénéneuses. Le suc, à la dose de 0gr.06, tue les chiens en un quart d'heure. L'attouchement des feuilles avec la langue en provoque la tuméfaction, ainsi que celle des lèvres, etc. et fait apparaître des bulles. La plante prise à l'intérieur produit : dysphagie et gastralgies. Le sang demeurerait liquide longtemps après la mort. La plante bouillie ou desséchée devient non-vénéneuse. La tubérosité fraîche de *A. Rumphii* (GAUDICH.) contient un poison causant des phénomènes d'irritation locale ; la tubérosité soumise à la lixiviation n'est plus vénéneuse. Agissent de même : *A. triphyllum* (L.), *A. Dracunculus* (L.), *A. fornicatum* (ROXB.) et beaucoup d'autres.

Arisæma triphyllum (SCHOTT). Le suc de cette plante, ainsi que celui d'*A. Dracontium* (SCHOTT), provoquent l'inflammation de la peau. L'*A. curvatum* (KUNTH) et l'*A. speciosum* (MART.)

(1) WATT, *Dictionary*, II, p. 511.
(2) ORFILA, *Toxikol.* (trad. allem. par KRUPP), B. II, p. 136 ; — MURRELL, *Brit. med. Journ.*, 1881, 7 mai.
(3) STAHL, *Jenaische Zeitschr.*, 1888, p. 641.

provoqueraient aussi des phénomènes d'intoxication générale ; et l'*A. tortuosum* (Schott) tue la vermine des bêtes.

Le *Lagenandra toxicaria* (Dalz.) est considéré comme vénéneux dans l'Inde méridionale.

ALISMACÉES

Alisma Plantago (L.). Le *Plantain d'eau* (*Pain de crapaud*), de saveur âcre, ferait périr les bêtes à cornes qui le mangent. Il contient un principe irritant la peau, vésicant. Les chèvres mangent volontiers plusieurs espèces d'*Alisma*.

CYPÉRACÉES

Le *Carex brevicollis* (DC.) engourdit et fait chanceler les chevaux (1).

GRAMINÉES

Avena sativa (L.). — Le péricarpe de l'avoine contiendrait un alcaloïde (**AVÉNINE**) qui excite les centres moteurs et causerait aussi, à ce que l'on prétend, l'excitation psychique que l'on observe chez les chevaux ayant mangé l'avoine à profusion. Ce même effet est amené chez les cobayes par 0gr.006 (2).

L'*Anthoxanthum odoratum* (L.) contient de la coumarine (voir ce mot), aussi, grâce à la présence de cette plante, comme lorsque le foin contient encore beaucoup de mélilot, les animaux peuvent être atteints de : coliques, engourdissement, accélération du pouls.

ZEA MAYS (L.). V. Schizomycètes, p. 896.

Paspalum scrobiculatum (L.). Les semences provoquent souvent dans l'Inde des empoisonnements caractérisés par : vomis-

---

(1) Janka, *Oester. bot. Zeitschr.*, 1884, p. 273.
(2) Samson, *Journ. d'Anat. et de Physiol.*, 1888, p. 81.

sements, délire, perte de connaissance, tremblements, pouls faible et troubles respiratoires.

Le *Sorghum halepense* (Pers.) nuirait parfois au bétail dans l'Inde.

L'*Alopecurus geniculatus* (L.) rendrait, à ce que l'on prétend, les moutons malades. Les chevaux et les vaches mangent la plante.

Glyceria aquatica (Presl.) est une plante suspectée de causer des empoisonnements. On a observé des animaux qui, après l'ingestion de cette plante, étaient tombés malades d'une façon foudroyante.

Arundo phragmites (L.). Des empoisonnements d'animaux par le *Roseau* ont été fréquemment rapportés. Il est vraisemblable que la plante n'est pas toxique par elle-même, mais qu'elle le devient par suite des champignons qui pullulent sur elle, tels que *Scirrhia rimosa*, etc.

LOLIUM TEMULENTUM (L.). — L'ivraie enivrante se trouvant au milieu de l'avoine et de l'orge, surtout dans les années humides, peut s'insinuer ainsi dans le blé et rendre toxique le pain ou la bière. Une des parties constituantes actives, c'est la **TÉMULINE** ($C^7H^{12}Az^2O$), base pyridinique bi-acide, très soluble dans l'eau (1). La plante contient encore un autre corps agissant sur l'estomac et l'intestin. Il y a plus de trente ans, on a obtenu en France, à l'état impur, en extrayant la plante par l'éther, un corps narcotique et un corps semi-solide non-narcotique dont le premier est soluble dans l'eau. On admet que la toxicité de l'ivraie n'est pas détruite par la chaleur de cuisson, ni la chaleur d'ébullition.

Les empoisonnements, autrefois épidémiques, surviennent à

(1) Hofmeister, *Arch. f. exp. Path. u. Pharm.*, Bd XXX, p. 202.

Toxicologie.   56

présent à l'état isolé, p. ex. par l'ingestion d'une pâte de farine
d'avoine mélangée avec de l'ivraie, ou l'absorption de l'huile de
graines de lin obtenue des graines de lins contenant du *Lolium
temulentum*. Les· vieillards et les buveurs seraient surtout susceptibles à l'action de l'ivraie. L'ivraie à doses élevées empoisonne aussi les chevaux, les bovidés, mais surtout les chameaux (Mongolie), tandis que certains oiseaux de basse-cour
nourris avec l'ivraie engraissent, et que l'homme, à ce que l'on
prétend, la mangerait avec de la choucroute sans inconvénient
aucun. L'extrait de *Lolium*, à la dose de 1gr. environ, provoque
des phénomènes d'intoxication (1). Les chiens, qui supportent
bien 8 gr. de poudre d'ivraie, sont intoxiqués par 15 gr., mais
la mort n'est pas amenée même par 90 gr. (2).

La *Témuline* tue les grenouilles à la dose de 0gr.02, et les
chats à la dose de 0gr.25 par kilo d'animal. Les symptômes
consistent en : engourdissement, somnolence, abolition des
mouvements volontaires, titubation, tremblements, mydriase,
respiration d'abord accélérée ensuite ralentie et devenue plus
superficielle, abaissement de la température suivie d'élévation,
altération des muscles lisses comme par l'atropine, et ralentissement du pouls par suite de son action sur les ganglions automatiques du cœur.

L'empoisonnement par l'ivraie se caractérise **chez l'homme** par
les symptômes suivants : douleur et lourdeur de tête, vertiges,
titubation, engourdissement, bourdonnements et tintements
d'oreilles, somnolence, divagation (3), angoisse précordiale,
quelquefois obnubilation de la vue ou chloropsie, nausées,
vomissements, gastralgies, dysphagie (4), coliques, constipation
ou diarrhée. Apparaissent encore ordinairement : mictions fréquentes, quelquefois difficiles, sueurs froides, pouls petit, irrégulier et tremblement des membres. La mort peut avoir lieu en

---

(1) FANTONI, *Jahrb. f. prakt. Chem.*, Bd VI, p. 5.
(2) HARTWIG, *Bresl. Samml.*, 1829, p. 407.
(3) SCHNEIDER, *Henke's Zeitschr.*, 14 Ergh., p. 76 ; — CAMERARIUS, *Misc. cur. Dec.*
II, ann. 8, 1690, p. 430.
(4) HUSSA, *Prager. Vierteljahrsschr.*, 1856, Bd II, p. 40.

convulsions, ou la guérison survient dans le cours des premières vingt-quatre heures.

Autopsie. — Chez les chevaux morts empoisonnés par l'ivraie, on n'a rien trouvé, ou seulement une gastro-entérite insignifiante.

Recherche. — Examen microscopique du blé, du pain ou des matières vomies. Les corpuscules d'amidon, très petits, présentent une structure réticulaire et les glumes sont munies de poils particuliers. Pour être en état de faire le diagnostic chimique, il serait nécessaire d'isoler la témuline, ce qui doit ne réussir que rarement, l'ivraie n'en contenant que 0,06 p. 100.

Traitement. — Vomitifs et purgatifs, ainsi que stimulants. Les semences vénéneuses seront soigneusement enlevées du blé.

Le *Lolium perenne* (L.) (*L. remotum*) constituerait un bon herbage.

Stipa viridula provoque chez les chevaux et les bœufs : incapacité des mouvements, manque de respiration et troubles de la miction.

[Les accidents, à allure parfois épidémique, déterminés par l'ivraie, ressemblent étroitement, sur nombre de points, aux accidents d'ergotisme et de lathyrisme. A côté de l'alcaloïde *Témuline* signalé ci-dessus, la plante renferme encore une *Saponine* à laquelle il faut, à mon avis, attribuer une bonne part des phénomènes observés].

GNÉTACÉES

L'*Ephedra vulgaris* (Rich.) fournit l'alcaloïde **ÉPHÉDRINE** qui provoque la mydriase par excitation du dilatateur, et amène la mort par arrêt du cœur et de la respiration chez les animaux à sang chaud, après avoir préalablement causé : convulsions et élévation de la température. La **PSEUDO-ÉPHÉDRINE** obtenue d'autres espèces d'Ephedra, est douée de propriétés analogues.

CONIFÈRES

PINUS PINASTER (Aɪᴛ.). — Le *P. Laricio* (Poɪʀᴇᴛ), le *P. Australis* (Mɪcʜ.), le *P. Tæda* (L.) et d'autres abiétinées fournissent l'**ESSENCE DE TÉRÉBENTHINE** ($C^{10}H^{16}$) qui a provoqué des empoisonnements aigus dont les causes sont : suicide (1), méprises (on l'a prise pour une autre essence), doses thérapeutiques par trop élevées (p. ex. comme ténifuge), et inhalation de vapeurs soit trop prolongée, soit pratiquée par des sujets débiles (2). Quelques personnes supportent, sans inconvénient aucun, de grandes quantités d'essence de térébenthine. Un enfant est mort en quinze heures environ à la suite de 15gr. (3), et un adulte à la suite de 180 gr. La guérison fut encore obtenue après l'ingestion d'un verre à bordeaux d'essence de térébenthine. L'absorption s'effectue en peu de temps, même par la peau ; l'élimination se fait par l'urine, les voies respiratoires et la peau. L'urine, qui sent les violettes, contient l'essence de térébenthine telle quelle et conjuguée avec l'acide glycuronique.

L'essence de térébenthine provoque à la peau et sur les muqueuses : rougeur et inflammation ; et, en injection sous-cutanée : inflammation et suppuration sans intervention de microorganismes (suppuration aseptique) (4). Les doses toxiques finissent par arrêter la respiration, abaisser la température, abolir l'excitabilité réflexe et paralyser les fonctions cérébrales. La pression sanguine tombe, la sécrétion des glandes tarit et il survient de l'hyperleucocytose. Les doses peu élevées sont suivies d'effets contraires. La mort survient dans l'espace de quelques heures : chez les lapins, à la suite de 10 à 15 gr. ; chez les chiens, à la suite de doses plus élevées.

Symptômes chez l'homme. — Nausées, expulsion par vomisse-

---

(1) Tʜᴏᴍsᴇɴ, *Vierteljahrsschr. f. ger. Med.*, Bd 5, 1866, p. 337.
(2) Cʀᴜᴄɪs, *Act. phys. et morb. de la téréb.* 1874.
(3) Mɪᴀʟʟ, *Lancet*, 1869, I, p. 360.
(4) Usᴋᴏғғ, *Virchow's Arch.*, Bd LXXXVI, 1881, p. 150.

ment de masses sentant l'essence de térébenthine, rougeur de la face, ptyalisme, douleurs à la gorge, soif, météorisme, diarrhée et coliques Peuvent s'y associer : refroidissement des membres, pouls petit, parfois fréquent, et respiration irrégulière; l'air expiré sent quelquefois les violettes. Dans quelques cas isolés peut s'établir un état d'ivresse accompagné de : excitation, vociférations, tapage, la conscience étant complètement ou partiellement intacte, marche chancelante, secousses (surtout aux bras), strangurie, sensation de brûlure à la miction, hématurie, albuminurie, glycosurie, érections douloureuses et éruptions cutanées (érythème, papules, urticaire, vésicules, bulles). La mort a lieu dans un coma profond. Chez deux femmes ayant inhalé longtemps les vapeurs de térébenthine dans une chambre récemment peinte (1), on a observé entre autres : nausées, accès de coliques, pâleur de la face, refroidissement et affaiblissement des membres et pouls ralenti à peine perceptible. Les stimulants ont amené la guérison. Il peut y avoir aussi des phénomènes d'irritation du côté des bronches. La mort arrive chez les lapins et les chats ayant séjourné vingt à trente-quatre minutes dans une caisse peinte à l'essence de térébenthine (2). Le sang des animaux tués par l'essence de térébenthine est noir, on trouve dans les poumons des hémorrhagies ponctiformes, et dans l'estomac et l'intestin une desquamation intense de l'épithélium ainsi que des érosions hémorrhagiques.

Recherche. — L'essence de térébenthine bout entre 150° et 160°; l'essence américaine est dextrogyre, les essences française et allemande, lévogyres. L'essence détone lorsqu'elle est mélangée avec de l'iode pulvérulent.

Traitement. — Bains chauds, frictions, bouteilles chaudes, boissons mucilagineuses, café.

HUILE DE HARLEM. Ce remède secret (soufre soumis à l'ébullition avec l'huile de cade et l'essence de térébenthine) a provoqué souvent des empoisonnements. On a noté, en un an et demi,

(1) Marchal, *C. R. de l'Ac. de Sc.*, t. XLI, p. 1041.
(2) Liebsch, *Vierteljahrsschr. f. ger. Med*, Bd XXII, p. 232.

douze cas, dont deux avec issue fatale, présentant comme symptômes une néphrite violente et d'autres phénomènes d'intoxication par l'essence de térébenthine.

THUYA OCCIDENTALIS (L.). — La partie constituante la plus active de l'*Arbre de vie*, c'est l'huile de thuya dont on a obtenu : *Pinène, Thujone* et *Carvacrol*. D'après les doctrines anciennes, elle appartient aux substances qui sont phlogogènes pour les muqueuses ; et, grâce à la propagation de l'inflammation de l'intestin aux organes du petit bassin, et peut-être aussi grâce à son action directe sur l'utérus ou sur les membranes de l'œuf, elle peut provoquer l'avortement. C'est dans ce but qu'est employé le thuya. Les doses élevées mettent toujours en danger la vie de la mère et de l'enfant. Une décoction concentrée de thuya a provoqué : la même nuit, coliques ; le lendemain, diarrhée ; après douze jours, œdème des membres inférieurs, vomissements ; le quatorzième jour, accès d'éclampsie, anurie, coma, albuminurie, cylindrurie ; après seize jours, expulsion d'une partie nécrosée de la muqueuse vésicale ; le vingt-huitième jour, accouchement d'un enfant vivant, infarctus placentaires ; et, comme suite des couches, thrombose des veines saphènes. Ces accidents furent suivis de guérison. Parfois le poison est expulsé par vomissement, ce qui explique l'absence de tout phénomène d'intoxication.

JUNIPERUS COMMUNIS (L.). — On obtient des baies de genévrier commun l'huile de genièvre (*Pinène, Cadinène*) qui, introduite dans l'estomac, est éliminée par les poumons et les reins. L'urine dégage l'odeur de l'huile. Donné à la dose de 15 gr., le genévrier provoque chez les lapins : affaiblissement de l'énergie cardiaque (1), respiration laborieuse, faiblesse des extrémités, diarrhée, cylindrurie et la mort survient dans l'espace de vingt-deux heures. On a observé de l'hématurie chez l'homme. La cavité abdominale dégage, chez les animaux, l'odeur de l'huile, et l'on

(1) Semon, *Berl. Vereinszeit*, 1844, n° 19, p. 85.

trouve dans l'estomac et l'intestin des cellules épithéliales desquamées et de petites hémorrhagies.

Juniperus virginiana (L.). L'huile se présente sous forme d'une masse cristalline et est constituée de *Camphre de cèdre* et de *Cédrène*. L'empoisonnement (pour provoquer l'avortement) s'est manifesté chez la femme par : picotements dans tout le corps, convulsions toniques, perte de connaissance, rigidité des membres, vomissements, dyspnée et cyanose, délire peu accusé et pouls accéléré. La dose léthale est de 15 gr. environ, mais la guérison fut encore obtenue après cette dose (1).

Le *Cupressus thyoïdes* (L.) contient une huile, l'*Huile de cèdre blanche*, qui, administrée à l'intérieur à la dose de XVI gouttes, provoque : trismus et convulsions (2).

Le suc des feuilles de *Cephalotaxus Fortuni* (Hook.) et de *C. pedunculata* (Sieb. et Zucc.) contient un poison, soluble dans l'alcool, qui provoque chez les chiens : secousses musculaires, vomissements, ralentissement du pouls et de la respiration, narcose ; et la mort par arrêt du cœur survient dans le coma. On a trouvé les organes internes congestionnés.

TAXUS BACCATA (L.). — L'*If* commun, connu déjà des anciens comme étant vénéneux, provoque souvent chez l'homme et les animaux des empoisonnements graves ou mortels. Le roi des Eburons s'est empoisonné par l'if pour ne pas tomber dans les mains de César. Les empoisonnements ont pour causes **chez l'homme** : usage (comme ectrotique) des feuilles et des tiges en poudre ou en décoction, plus rarement leur emploi comme anthelmentique, ainsi que accidents. Les animaux ayant rongé les haies d'if ne tardent pas à expirer. La partie constituante active de la plante, l'alcaloïde **TAXINE**, se trouve dans toutes les parties de l'if, mais les feuilles en sont plus pourvues que les semences (3).

(1) Brown, *Med. News*, 1893, II, p. 15.
(2) *Jahresber. f. d. ges. Med.* 1872, I, p. 400.
(3) Marmé, *Centralbl. f. med. Wissensch*, 1876, n° 6, p. 97.

La *Taxine* tue les grenouilles à la dose de 0gr.05 à 0gr.09 et les chats, en quinze à vingt minutes, à la dose de 0gr.03 à 0gr.05 par voie d'injection intra-veineuse. Les feuilles d'if tuent les chiens à la dose de 30 gr., les chevaux, à la dose de 500 gr., en quarante-cinq minutes (1). L'extrait éthéré fait périr les chevaux à la dose de 3 à 15 gr., et les lapins à la dose de 1 gr. (2). L'extrait aqueux n'est pas toxique pour les animaux. Les décoctions, à la dose de 50 à 100 gr., ont provoqué la mort des adultes ; l'ingestion d'une cuillerée de feuilles d'if, ou les baies rouges d'if mangées en trop grande quantité, ont amené la mort des enfants. Quant à l'accusation souvent répétée que c'est seulement la plante mâle qui contient la taxine (3), elle est inexacte ; l'if femelle (rameaux) est aussi vénéneuse. Les pousses printanières sont moins dangereuses tout le temps qu'elles gardent leur belle couleur vert-clair ; les animaux les mangent sans inconvénient aucun. Plutarque rapporte que l'if ne devient nuisible que quand il commence à fleurir.

Les premiers symptômes apparaissent, **chez l'homme**, dans l'espace d'une demi-heure à une heure et demie ; la mort parfois a lieu, elle aussi, après une heure et demie ou dans l'espace de dix à vingt-quatre heures. Des chevaux ont été vus expirant brusquement trois heures après l'ingestion du poison.

On voit survenir : vomissements, gastralgies, coliques, pâleur de la face, vertiges, engourdissement, abaissement des paupières comme si le sujet allait s'endormir, et albuminurie. Les membres et le tronc peuvent se couvrir de taches pourprées, et le cœur peut commencer à battre irrégulièrement, tandis que la respiration devient stertoreuse. La mort par asphyxie a lieu ordinairement en convulsions (4).

Autopsie. — Inflammation et production d'ecchymoses dans l'estomac et l'intestin : ces lésions n'ont rien de caractéristique. Chez les animaux, inflammation rénale. La présence de débris

(1) Chevallier, Duchesne, Reynal, *An. d'hyg. publ.*, 1855, p. 35, 335.
(2) Schroff, *Zeitschr. d. Aerzte zu Wien.*, 1860, n° 24.
(3) Wortley, *Pharm. Journ. a. Transact.*, 1892, 1158.
(4) Borchers, *Untersuch. über Taxin.*, 1876.

de feuilles, que l'on peut retrouver dans certains cas, possède une importance capitale.

Recherche. — Diagnostic botanique des parties végétales (feuilles, baies rouges) trouvées dans l'estomac et l'intestin, ou reprise du contenu gastro-intestinal par le chloroforme et, après avoir chassé celui-ci, attouchement du résidu par l'acide sulfurique concentré : la taxine se colorera en rouge. Si l'on ajoute un peu d'acide azotique concentré au résidu de la solution éthérée de taxine, une coloration bleue apparaît (1).

Traitement. — Évacuation du poison et stimulants cardiaques.

JUNIPERUS SABINA (L.). — Les sommités des rameaux de sabine (summitates sabinae) fournissent une huile éthérée (*Pinène, Cadinène*) à saveur cuisante. Elles renfermeraient en outre un anhydride d'un acide toxique. L'essence de sabine est absorbée par les muqueuses et les plaies, les dernières absorbant aussi la poudre de sabine (2). Elle est éliminée par les poumons et les reins. L'urine dégage l'odeur de l'essence. Les lapins meurent en sept heures et demie à la suite de 7gr. (3) ; les chats sont empoisonnés par 3gr.6 d'essence de sabine (4). L'essence, à la dose de II gouttes, provoque des empoisonnements chez l'homme. Administrée à la dose de 14 à 22 gr., la poudre de sabine amène la mort des chiens en provoquant chez eux : salivation, miction difficile, tremblements, accélération du pouls, dyspnée, abaissement de la température et paralysies. Les frictions avec l'essence produisent la rubéfaction de la peau. Elle provoque l'inflammation des muqueuses et paralyse le système nerveux central.

La poudre ou les infusions de sabine employées comme ectrotique (5), provoquent assez souvent des empoisonnements chez la femme : j'en ai trouvé rapportés dans la littérature douze cas, dont neuf avec issue fatale. Il est vraisemblable que, en

<hr>

(1) VREVEN, *Annales de Pharm.*, Louvain, 1896, n° 4.
(2) ORFILA, *Lehrb. d. Toxikol.* (trad. allem. par KRUPP), Bd II, p. 143.
(3) DEUTSCH, *Med. Verein's Zeit.*, 1851, n° 38.
(4) HILLEFELD, *Experim. circa venena quædam*.
(5) LEWIN und BRENNING, *Die Fruchtabtreibung durch Gifte*, 1899.

une seule année, il en survient davantage dans l'Allemagne toute seule sans que rien en transpire. On a observé les **symptômes d'intoxication** que voici : sensation de brûlure au pharynx et à l'estomac, vomissements, coliques, selles liquides, parfois sanguinolentes, métrorrhagies, hématurie, troubles de la miction, respiration stertoreuse et perte de connaissance. La mort peut survenir dans un espace de temps variant depuis quelques heures jusqu'à cinq jours. L'expulsion du fruit sans la mort de la mère ne réussit que dans des cas rares. Un auteur ancien a dit : « Sanguinem per urinam educit et partus expellit! » Parfois, malgré l'administration des doses élevées, l'avortement ne se fait pas. Quant à son mécanisme, il est le même que dans le cas du thuya.

Autopsie. — Chez la femme aussi bien que chez les animaux : inflammation ou parfois hémorrhagies de la muqueuse pharyngée et gastrique, entérite, néphrite, métrite, péritonite, cystite. La vessie peut aussi présenter des ecchymoses.

Recherche. — Faire attention à l'odeur de la sabine. Diagnostic botanique des parties végétales trouvées dans les cavités naturelles. Les sommités des rameaux de sabine sont entourées de folioles rangées en quatre lignes portant sur leur dos une cannelure pour l'huile *. L'essence peut être extraite par l'éther.

Traitement. — Emollients contre l'inflammation des organes internes, ainsi qu'évacuation aussi rapide que possible du poison.

CYCADACÉES

Macrozamia. — Mangées crues, les noix d'une espèce de Macrozamia provoquent chez les animaux une affection particulière. C'est une résine qui constituerait le poison (1).

---

* [On distingue une *Sabine femelle* ou à *feuilles de Tamarix*, bien plus petite dans toutes ses parties que la *Sabine mâle* ou à *feuilles de Cyprès*. Leurs propriétés sont les mêmes.]

(1) Lauterer, *Chemist and Druggist*, 1896, XLVIII, p. 822.

B. CRYPTOGAMES

ALGUES

Cladothrix. — Une espèce de cladothrix provoquerait l'érysipèle du doigt.

Crenothrix polyspora. — L'eau contenant cette algue peut produire de la diarrhée pendant les mois chauds de l'été.

CHAMPIGNONS

Dès l'antiquité on était renseigné sur l'action toxique des champignons supérieurs. Sénèque appelait les champignons : *voluptuarium venenum*, Pline : *ancipitem cibum*, et Juvénal rapporte, avec son humeur mordante habituelle, comment Agrippine a empoisonné Claude à l'aide d'un mets de champignons (probablement on y avait ajouté aussi un poison quelconque). Pendant des siècles on croyait que la toxicité des champignons était due à leur habitat. Tout le monde s'est rallié à présent à l'opinion que j'ai émise, il y a dix-sept ans, à savoir, que s'il y a des champignons vénéneux et non-vénéneux, ces derniers, en se décomposant sous l'influence des conditions extérieures, **peuvent devenir vénéneux.** La toxicité des champignons affirmée pour un grand nombre d'entre eux, n'a été démontrée que quant à un nombre relativement petit. Les renseignements les plus sûrs que nous possédions à cet égard, nous les devons à l'observation des médecins et aux expériences. Le nombre des champignons « suspects » va nécessairement en diminuant. On pourrait se passer préalablement de la démonstration chimique exacte, il suffirait d'étudier leur action sur les êtres vivants. Dans beaucoup de cas, les différences des effets observés doivent être mises sur le compte de la préparation culinaire : en effet, un champignon sera qualifié de non-vénéneux par une personne qui ne l'aura mangé qu'après l'avoir échaudé à plusieurs reprises et avoir rejeté l'eau de lavage bouillante, tandis que ce même champignon pourra nuire à une autre personne qui l'aura mangé de but en blanc, sans avoir pris les mêmes mesures de précaution. Il ne faut pas oublier que presque tous les champignons peuvent être rendus non-vénéneux si on les soumet à la lixiviation. Il n'est pas non plus impossible d'admettre que quelques champignons contiennent plus ou moins de poison suivant la période de végétation, ce qui peut occasionner des opinions erronées sur leur toxicité. De plus, les intoxications peuvent être dues à la décomposition du champignon, et, en outre, diverses personnes se comportent différemment envers certains champignons, ce qui dépend de dispositions tout à fait individuelles. Il n'existe pas de caractère extérieur ou chimique qui permette de dire catégoriquement si l'on a affaire à des champignons vénéneux ou non-vénéneux. Seul, le diagnostic du champignon est en état de nous renseigner là-dessus. Dans ce qui va suivre, nous ne rapportons que les faits incontestables concernant les champignons vénéneux, qu'il s'agisse des champignons supérieurs ou inférieurs. Le nombre des observations douteuses est, de beaucoup, plus considérable.

Les symptômes d'intoxication par les champignons se montrent : 1º de préférence dans le tractus gastro-intestinal (fungisme gastro-entéritique), 2º simultanément dans le sang (fungisme hématique), 3º dans le cerveau (fungisme cérébral), 4º du côté du cœur (fungisme cardiaque). L'empoisonnement peut aussi être produit par les extraits de champignons.

SCHIZOMYCÈTES

MICROCOQUES. — **A.** **Streptocoques.** Il y a des streptocoques non pathogènes (*St. brevis*) et pathogènes. Parmi ces derniers (*St. longus*) : *St. pyogenes* (*St. erisypelatis*) qui provoque chez les souris, et en partie chez les lapins une septicémie mortelle. Le St. pyogenes accompagne fréquemment les suppurations progressives graves, la pyohémie, etc.

B. Parmi les **Staphylocoques** il faut mentionner les *St. pyogenes aureus et albus* comme étant les agents pathogènes principaux de la suppuration (panaris, abcès chaud, empyème, abcès de la glande mammaire, impétigo, etc.). De temps en temps, on trouve des staphylocoques aussi en cas d'inflammations séreuses.

c. Parmi les **Diplocoques** on trouve le *Gonocoque* qui provoque la blennorrhagie. Les cultures des gonocoques, injectées dans la cavité abdominale des souris blanches et des cobayes, provoquent une péritonite purulente.

Le *Pneumococcus* (Fraenkel-Weichselbaum) est considéré comme la cause de la pneumonie, on le trouve, entre autres, aussi dans l'otite moyenne ; il existe parfois dans la salive des sujets bien portants et provoquerait la septicémie salivaire.

D. **Tetragenus.** Le *Microccus tetragenus* se trouve dans certains abcès et dans le poumon des phthisiques, il provoque chez les animaux (souris blanches et cobayes) et l'homme : abcès et septicémie. Il se trouve aussi dans la salive de l'homme normal.

E. **Sarcina.** Le *Sarcina ventriculi* cause des troubles des fonctions stomacales.

BACILLES. — Injecté dans les veines des animaux, le *Bacillus prodigiosus* ne provoque chez eux aucune affection, mais il a empoisonné des personnes qui l'avaient ingéré en grande quantité avec du pain. Il semble décomposer le pain. On a observé chez ces sujets : diarrhée, céphalée, gastralgies, vomissements, mydriase, affaiblissement du pouls, peau chaude, etc. Il fabrique un principe phlogogène.

Le *Bacillus Diphteriæ* est l'agent pathogène de la diphtérie ; sa toxine, inefficace sur les rats et les bovidés, tue les cobayes et agit moins énergiquement sur les oiseaux et les lapins.

Le *B. œdematis maligni* est pathogène et peut aussi amener la mort chez l'homme.

Bacilles de la septicémie hémorrhagique. Plusieurs bacilles voisins produisent un grand nombre de maladies infectieuses chez les animaux, par exemple, le choléra de la poule et du canard, le rouget du porc, le typhus des souris, la septicémie du lapin et beaucoup d'autres.

Le *B. proteus* (Haus.) peut être obtenu de la levûre putréfiée et se rencontre dans les suppurations putrides et phlegmoneuses chez l'homme. L'ictère fébrile (maladie de WEIL) serait, lui aussi, dû au proteus (1). La culture pure provoque chez les animaux le tableau de l'intoxication par la **SEPSINE** (infiltrations hémorrhagiques dans l'intestin, tuméfaction des glandes mésentériques, etc.). Introduit dans le torrent circulatoire, il cause aussi des abcès métastatiques (2). Le poison est un corps chimique bien défini. On a isolé ce bacille dans l'intestin des personnes tombées malades après avoir mangé de la viande gâtée (3). Cultivé sur la viande, le proteus produit : choline, éthylènediamine, gadinine et triméthylamine, c'est-à-dire, les mêmes substances que l'on rencontre dans la viande en putréfaction. La choline aurait la propriété d'immuniser les animaux contre le proteus.

Outre le *B. proteus*, d'autres champignons appartiennent au groupe du *Bacterium coli commune*. Ce champignon, dont la virulence est très variable, se trouve dans le gros intestin des sujets sains et, grâce au poison contenu dans son corps cellulaire, il est apte à donner naissance aux phénomènes et aux lésions de gastro-entérite. Le bouillon de culture est virulent (4). Le *B. coli commune* fut trouvé dans le pus d'un abcès du ligament de Poupart survenu chez une femme en couches, ainsi que dans l'urine (5), et dans l'exsudat en cas de péritonite par perforation (6).

B. intestinalis (ESCHERICH). L'injection du bouillon de culture a provoqué chez les animaux : secousses fibrillaires, mydriase, paralysies, somnolence, convulsions, nystagmus, contractures tétaniques, opisthotonos, etc. (7).

Le *B. Enteritidis* (GAERTNER) cause chez les souris, les cobayes, et les lapins, entérite aiguë et hémorrhagies de la plèvre et du péricarde.

---

(1) JAEGER, *Zeitschr. f. Hyg.*, 1892, XII, p. 525.

(2) BRUNNER, *Münch. med. Wochenschr.*, 1895, n° 5.

(3) LEVY, *Arch. f. exp. Path. u. Pharm.*, Bd XXXIV, p. 342 ; — Consulter également G. POUCHET : Bactériologie appliquée à la médecine légale ; *Ann. d'hyg. publ. et de méd. lég..* 3ᵉ série, t. XXXVII, p. 209.

(4) ROGER, *C. R. de la Soc. de Biol.*, 1893, p. 459.

(5) EISENHART, *Arch. f. Gynäkol.*, 1894, Bd XLVII, p. 189.

(6) LARUELLE, *Bakteriol. Jahresber.*, 1889, p. 335.

(7) GILBERT, *C. R. de la Soc. d. Biol.*, 1893, V, p. 214.

Le *B. Enteritidis sporogenes* (Klein), qui se transmet par le lait, provoque de la diarrhée sanguinolente (1).

Le *B. Typhi abdominalis* se trouve, en cas de fièvre typhoïde, dans : parois intestinales, rate, foie, reins, moelle osseuse, etc. Il est inoffensif pour les animaux. Cultivé sur de la viande, il fabrique quelquefois la *Typhotoxine* basique (2) qui rend les animaux comme paralysés. **Cette substance n'a rien à faire avec les symptômes de la fièvre typhoïde.** Les germes de la fièvre typhoïde conservent, pendant des semaines, leur vitalité dans l'eau *.

Le *B. Anthracis* (*Bactéridie charbonneuse*) est moins pathogène pour l'homme que pour les moutons, les bovidés, les chevaux, les souris, les cobayes; et il est inoffensif pour les chiens, la plupart des oiseaux, les grenouilles et certaines espèces de rats.

Le *Bacille du charbon symptomatique* est pathogène pour les bêtes à cornes, les moutons, les chèvres, les cobayes; tandis que les chiens, les cochons, les chats, les lapins, les poules, les pigeons, les souris jouissent d'immunité.

Le *B. Mallei* (*Bacille de la morve*) est virulent pour l'homme et les animaux.

Le *B. Tuberculosis* provoque chez l'homme, les singes, les bovidés (*Perlsucht, maladie des glandes, mal français*), etc., de la tuberculose locale et générale.

Le *B. lepræ* fut transmis aux lapins et, à ce que l'on prétend, aussi à l'homme (?).

Le *B. Tetani* empoisonne l'homme et les animaux. Les lapins, les rats, les chiens, les pigeons et les poules sont peu susceptibles. Cultivé sur de la viande, il fournit la base *Tétanine* (qu'on n'a pas réussi jusqu'à présent à obtenir à l'état pur) qui provoque des convulsions cloniques et tétaniques, **mais n'a rien à faire avec le virus tétanique spécifique.**

* [A la condition qu'il s'agisse d'eau assez pure, comme je l'ai démontré par de longues et nombreuses recherches (3).]

(1) Klein, *Centralbl. f. Bacteriol.*, 1896, n° 24.
(2) Brieger, *Ptomaine*, 1886, p. 86 et 89.
(3) G. Pouchet, Essais sur les conditions de développement et de conservation du bacille typhique; *Bull. de l'Acad. de méd.*, 1887, t. XVII, 2e série, p. 505.

Le *B. meningitidis* inoculé provoque des phénomènes convulsifs et d'autres phénomènes d'intoxication (1).

Le *B. influenzæ* ne se développe que dans un milieu contenant de l'hémoglobine et, inoculé aux singes, il provoque chez eux une grippe catarrhale (2).

Le *B. pyocyaneus* (3) cause parfois la mort chez l'homme soit directement quand il pénètre dans le torrent circulatoire, soit indirectement par les produits toxiques élaborés par lui. Parmi ceux-ci se trouve aussi une substance pyogène pour l'homme et les animaux.

L'inoculation du *B. capsulatus* amène la mort des souris dont la rate a été trouvée tuméfiée (4).

BACILLUS MAYDIS (Maj.) (Trev.). — Lorsque le maïs est attaqué par les *Bacilles du maïs*, il se forme alors des produits de décomposition, albuminoïdes et basiques, de constitution inconnue qui provoquent le **Maïdisme** ou la **Pellagre** chez les personnes se nourrissant avec ce maïs. On a cru pouvoir prétendre que dans le tableau symptomatologique de la pellagre se rangent aussi les phénomènes d'intoxication dus aux produits fabriqués par les hyphomycètes agissant sur le maïs (*Penicillium glaucum* et *Aspergillus niger*). Je ne partage pas du tout cette opinion. Les animaux inoculés avec le bouillon de culture du maïs gâté, ont présenté un tableau clinique qui se rapprochait de la pellagre (5). L'affection est très répandue dans l'Italie du Nord et un grand nombre de personnes y succombent (6). Apparaissent comme phénomènes prodromiques : faiblesse, céphalée, vertiges, sensation de brûlure aux membres, et alors se montre aux parties exposées à la lumière un érythème accompagné de démangeaisons et de gonflement qui, se répétant

<hr>

(1) Centanni, *Arch. per le scienze med.*, t. XVII, n° 1.
(2) Pfeiffer, *Zeitschr. f. Hyg.*, Bd XIII, 1893.
(3) Kossel, *Zeitschr. f. Hyg.*, 1894, XVI, p. 368.
(4) Pfeiffer, *Zeitschr. f. Hyg.*, Bd VI, 1889.
(5) Vittige Tirelli, *Arch. it. d. Biol.*, t. XXV, 1896, p. 45.
(6) Lombroso, *La Pellagra*, Roma, 1878; — Küttner, *Zeitschr. f. Hyg.*, Bd XIX, p. 263.

à plusieurs reprises, rend la peau épaissie, rude, fendillée. Le malade est encore affaibli davantage par : sensation de brûlure à la bouche, crevasses de la langue, dysphagie, hémorrhagies gingivales, diarrhée ; et, si le maïs continue à servir de nourriture, éclatent des troubles incurables du système nerveux central comme dans l'empoisonnement par le seigle ergoté : ptosis, troubles visuels, souvent avec lésions de la rétine et de ses vaisseaux, convulsions portant le cachet de l'épilepsie corticale et délire. Les malades meurent parfois au milieu de symptômes typhiques. Dans la plupart des cas, c'est une affection mentale qui se dessine : mélancolie avec stupeur, plus rarement manie, souvent un tableau clinique ressemblant à la démence paralytique ; les extrémités sont en demi-flexion, les extenseurs sont paralysés, le phénomène du genou très accusé jusqu'à produire le clonus patellaire (1), et d'autres symptômes morbides du côté de la moelle épinière (paresthésies, contractures, paraplégies) peuvent s'y associer. On a trouvé dans presque tous les cas semblables des lésions symétriques des faisceaux postérieurs et postéro-latéraux de la moelle épinière.

C'est le traitement prophylactique seul qui est essentiellement applicable. Le changement de pays et de nourriture est peut-être capable de faire rétrocéder une affection peu grave, tandis que les cas graves paraissent ne pas être influencés par ces mesures.

La *Pelade* (*Maïdisme Colombien*), à ce qu'il paraît, est attribuable à des produits de décomposition du maïs analogues aux précédents.

Sur les *Bacilles encapsulés*, et spécialement sur le *Bacillus aerogenes sputigenus capsulatus* qui est toxique, v. HERLA, *Arch. de Biol.*, 1896, p. 403.

SPIRILLES. — *Vibrio Cholerœ asiaticœ* (KOCH). Inoculé d'une certaine manière, le bacille-virgule du choléra empoisonne les animaux et produit un poison, la choleratoxine, qui ne provoque qu'un petit nombre des symptômes morbides du choléra (2).

(1) TUCZEK, *Neurol. Centralbl.*, 1887, p. 440 ; — *D. med. Wochenschr.*, 1888, p. 222.
(2) G. POUCHET, *Compt. rend. de l'Acad. des Sc.*, 1885, t. CI, p. 510.

L'inoculation du *Vibrion de Finkler-Prior* provoque parfois chez les animaux le tableau clinique du choléra nostras.

Le *Vibrion de Metchnikoff* empoisonne les oiseaux et les cobayes.

Le *Spirochete Obermeïeri* est l'agent pathogène de la fièvre récurrente.

ACTINOMYCES. — L'*Actinomyces* qui, microscopiquement, ressemble à un groupe de cristaux, provoque au maxillaire, dans les poumons, au pis des bêtes à cornes et de la truie des tumeurs blanchâtres qui présentent, sur les coupes, des foyers ressemblant à des abcès d'où l'on peut exprimer les corpuscules actinomycotiques. Il se fraye un chemin à travers les tissus de l'homme, produit des abcès, des trajets fistuleux, des phlegmons, l'angine de Ludwig, de la périostite, des abcès pulmonaires s'ouvrant à l'extérieur ou dans les bronches, etc., et enfin de la pyohémie. L'intestin peut aussi être atteint et les abcès peuvent s'ouvrir dans la cavité péritonéale, etc.

BLASTOMYCÈTES

SACCHAROMYCES. — Les espèces de *Saccharomyces* ne sont pathogènes que pour une très petite quantité d'entre elles et provoquent tout au plus des processus de fermentation anormale dans l'estomac. Le *S. ovalis* (Bizz.) et le *S. sphæricus* (Sacc.) ont été trouvés dans les écailles du cuir chevelu, soit dans un eczéma ; et le *S. capillitii* causerait le pityriasis du cuir chevelu.

On a décrit sous le nom de *Saccharomycose* une maladie infectieuse causée par une espèce de levure pathogène et présentant le tableau clinique de la pyohémie chronique. On se trouve en présence d'une nécrose purulente de la peau, de la cornée, des os, des poumons, des reins et de la rate. La levure pathogène se trouve, en partie, en dehors et, en partie, en dedans des cellules des tissus détruits par elle (1).

(1) Busse, *Virchow's Arch.*, Bd CXL, p. **23**.

Sur cinquante espèces de levures, on en a trouvé sept qui se sont montrées inoffensives pour les cobayes, tandis qu'elles étaient toutes constamment pathogènes pour les souris et parfois aussi pour les lapins.

HYPHOMYCÈTES

Parmi les **Mucorinées** il y a plusieurs genres pathogènes.

A. *Mucor rhizopodiformis* (Cohn), *M. corymbifer* (Cohn), *M. septatus* (Bez.), *M. racemosus* (Fres), et *M. pusillus*. Si l'on injecte les spores de ces champignons dans les vaisseaux ou la cavité abdominale des lapins, ceux-ci meurent en cinquante heures environ, et l'on trouve les myceliums dans les reins, la rate et la moelle osseuse. Ils se fixeraient aussi dans les ulcérations cornéennes. Le *M. piriformis* (Leers) et le *M. stolonifer* (Ehrenb.) qui se trouvent sur les pommes et les poires, sont, eux aussi, nuisibles s'ils sont pris en grandes quantités.

Mucor stolonifer, par voie d'injection dans la cavité abdominale, tue les cobayes et les rats, dans un espace de trois à vingt-cinq jours, avec péritonite et formation de pseudo-membranes fibrineuses. L'injection hypodermique de mucorinées provoque une inflammation locale sans abcès.

B. L'*Aspergillus glaucus* (L.), l'*A. niger* (v. Thiegh.), surtout l'*A. fumigatus* (Fresen) et l'*A. flavescens* (Wred.) dont l'action pathogène est démontrée, ont pour habitat le pain où ils consomment les hydrates de carbone et fabriquent des produits de décomposition. L'ingestion d'un pain semblable provoque souvent une affection caractérisée par : vomissements, tuméfaction de la face, soif, coliques, abattement et céphalée. Chez un cheval qui avait ingéré un demi-kilo de pain couvert de moisissures, on vit se produire : coliques, oscillations du train postérieur, respiration haletante, forte accélération du pouls, pétéchies sur la conjonctive, et coma suivi d'excitation motrice. L'ingestion d'une plus grande quantité de ce même pain, 3 kilos, entraîna la mort au milieu de convulsions. A l'autopsie, on trouva, entre autres lésions, de l'entéro-colite et des hémorrhagies dans le cerveau. L'injection des espèces pathogènes dans le torrent circulatoire provoque la mort des animaux. Tous les organes sont gorgés de mycélium. Les oiseaux ayant inhalé les spores d'*A. fumigatus* sont atteints de pneumonie.

Chez l'homme les lésions de la cornée sont suivies d'une kératomycose aspergillienne (kératite purulente avec mycéliums d'aspergillus), et le conduit auditif externe ainsi que la membrane du tympan sont infiltrés de mycéliums des *A. niger, A. fumigatus, A. nidulans* (Eid.) et *Eurotium malignum* (Lindt.). Le tissu pulmonaire malade peut, dans des cas rares, être attaqué par l'aspergillus (pneumo-mycose aspergillienne). On a observé une mycose aspergillienne dans l'antre d'Highmore (1).

c. Les espèces de **Penicillium** sont en général inoffensives. Des troubles gastriques peuvent néanmoins être causés par de grandes quantités de *P. glaucum* (Link.) qui contient une substance phlogogène, et de *P. olivaceum* (Wehm.) et de *P. italicum* (Wehm.) qui ont l'orange pour habitat.

d. Parmi les espèces d'**Oïdium**, l'*O. Tuckeri* (Berk.) est aussi pathogène pour l'homme. L'*Oïdium albicans* cause le muguet. On admet à présent que le *Monilia candida* (Bon.) fournit le champignon du muguet qui se développe sur les muqueuses (des douleurs surviennent alors), pénètre profondément dans les tissus et provoque : nécrose, suppuration, etc. L'injection intra-veineuse du champignon provoque une mycose généralisée (muguet dans les reins, le cœur, le foie, la rate), et la mort ne tarde pas à survenir. Il peut donc causer une infection générale (2). Des bovidés ayant mangé des feuilles de vigne infectée par la rouille (*Oïdium Tuckeri*) tombèrent malades, présentant : troubles de l'appétit, difficulté de la respiration, diarrhée et tarissement de la sécrétion lactée. Les vaches peuvent avorter à la suite de ces accidents.

L'*Oospora porriginis* (Mont. et Berk.) (Sacc.) [*Achorion Schœnleinii* (Remak.)] provoque le favus ; le *Tricophyton tonsurans*, la teigne tondante ; et le *Microsporon furfur* (Rob.), le pityriasis versicolor.

(1) Mackenzie, *New York. med. Journ.*, 1894, 25 août, p. 238.
(2) Ostrovsky, *Rech. expér. sur le champignon du muguet*, Paris, 1896.

Outre une *Gibberella* et un *Helmintosporium*, on a trouvé le *Fusarium roseum* (Link.) et le *Cladosporium herbarum* (Pers.) dans des céréales russes dont l'ingestion avait provoqué de la titubation.

Sterigmatocystis Ficuum (Reich.) (P. Henn.). Dans un cas où l'ingestion d'une petite quantité de figues crues et de figues endaubées servies en compote fut suivie immédiatement de coliques et de diarrhée, on a trouvé dans l'intérieur des sycones une masse noire de spores qui appartenaient à l'*Ustilago Ficuum* (Reich.). Est proche parent de ce champignon l'*Ustilago Phœnicis* (Corda) ou mieux le *Sterigmatocystis Phœnicis* des dattes.

OOMYCÈTES

Le *Peronospora viticola* (de Bary) a empoisonné des vaches qui avaient mangé des feuilles de vigne qui en étaient recouvertes.

URÉDINÉES

L'ingestion des baies de groseille, à grappes ou à maquereau, recouvertes d'*Aëcidium Grossulariæ* (Pers.) qui se trouvait sur les feuilles de ces plantes, a provoqué une intoxication mortelle chez des enfants. Les expériences instituées avec ce champignon sur les lapins ont donné des résultats douteux. Peut-être le champignon a-t-il provoqué des processus de décomposition dans les baies ?

Puccinia coronata. Ce champignon cause chez les chevaux qui l'ingèrent avec leur fourrage : perte de l'appétit, troubles de la motricité, somnolence, accélération respiratoire, palpitations de cœur et sécheresse de la langue. A l'autopsie on trouve de l'inflammation du gros intestin.

Puccinia arundinacea. Des bœufs qui avaient ingéré cette Urédinée avec leur fourrage présentèrent de la paralysie du train postérieur, de l'hématurie, de la fièvre et de l'écoulement salivaire. A l'autopsie, inflammation de l'intestin et des reins.

Puccinia graminis. Des chevaux tombèrent malades sous son

influence et présentèrent : mydriase, troubles moteurs, troubles de la déglutition, dysurie, hématurie, etc.

[La variété de *Puccinia* vulgairement appelée *Rouille noire* qui attaque le grand roseau du sud de l'Europe (*Arundo Donax, Canne de Provence*) détermine, par l'intermédiaire de ses spores, de violents maux de tête et d'autres désordres chez les ouvriers qui coupent ces roseaux pour en faire des couvertures de chaume. On a même accusé ces spores parasites de différentes variétés de roseaux (*Arundo Donax* et *Phragmites*) de produire une éruption confluente à la face, accompagnée d'enflure et de quelques autres symptômes alarmants. SALISBURY a émis l'opinion que la *Rougeole des armées* était provoquée par le *Puccinia graminis* dont les pseudospores germent dans la paille humide, disséminent dans l'air ambiant les corps qui en proviennent et causent ainsi la maladie. Jusqu'à présent, cette assertion manque de sanction expérimentale et n'a jamais pu être vérifiée].

USTILAGINÉES

L'*Ustilago hypodites* (SCHLECHT.), qui a pour habitat l'*Arundo Donax*, provoquerait l'inflammation et la tuméfaction des tissus avec lesquels il vient en contact.

Ustilago maydis. Ce champignon (*Rouille du maïs*) anéantit le régime du maïs et produit sur les feuilles et les tiges des masses remplies de spores. Le maïs rouillé occasionne facilement l'avortement chez les animaux. Les spores âgées sont sans action.

Ustilago carbo (TUL.). Ce champignon de la rouille, qui s'attaque aux glumelles, intoxique les bovidés et peut même amener leur mort, dans l'espace de quinze à dix-huit heures, au milieu des manifestations suivantes : salivation, paralysie de la langue, coliques, écoulement lacrymal, coma, etc.

Tilletia caries (TUL.). Des chevaux qui en avaient ingéré une grande quantité s'abattaient brusquement et moururent dans l'espace de six à vingt heures. Les animaux en état de gestation avortèrent.

BASIDIOMYCÈTES

Clavaria Botrys (Pers.). Cette clavaire, appelée vulgairement *Barbe de bouc*, possède, à l'état bien développé, une saveur amère et provoquerait des phénomènes de gastro-entérite. On l'apporte souvent au marché et elle est très fréquemment mangée. Il en est de même quant au *Cl. flava* (Schaeff.).

Merulius lacrimans (Wulf.). Le champignon des maisons (*Mérule, Polypore destructeur*) qui répand une odeur repoussante peut, s'il se trouve en grande quantité dans des pièces habitées, provoquer chez les habitants : engourdissement, vertiges, sommeil profond, ainsi que des angines. Ces affections sont peut-être attribuables à l'inhalation des produits de décomposition gazeux fabriqués par lui et, à un moindre degré, à l'inhalation prolongée de ses spores. On prétend avoir observé un empoisonnement mortel provoqué par lui.

Le *Polyporus officinalis* (Fr.) [*Boletus laricis* (Jacq.)] contient l'**AGARICINE** qui est un acide bibasique. L'emploi thérapeutique du champignon ou de l'agaricine peut donner lieu à : vomissements, diarrhée et céphalée.

Le *Boletus luridus* (Schaeff.) (*Champignon des sortiléges, Gâteau de loup*) dont le sarcocarpe prend rapidement une coloration bleu-sombre, contient : **ACIDE LURIDUSIQUE** qui constitue la matière colorante du champignon, **MUSCARINE** en petite quantité et beaucoup de **CHOLINE**. La teneur du champignon en poison diffère d'une année à l'autre. Aussi quoiqu'il soit mangé par les chiens sans avoir provoqué de phénomènes d'intoxication et qu'il ait été assez souvent, sans inconvénient aucun, mangé par l'homme, vaut-il mieux s'en abstenir. L'ingestion intentionnelle d'un morceau de sarcocarpe du chapeau a provoqué un empoisonnement grave présentant le tableau clinique du choléra : crampes, perte de connaissance, etc. (1).

(1) Phoebus, *Deutschlands kryptog. Gewächse*, Berlin, 1838, p. 81, note 500.

Le *B. erythropus* (Pers.) a causé dans quelques cas : nausées, vertiges, perte de connaissance, rougeur de la peau, secousses ainsi que tétanos et trismus, délire et collapsus (1). Les vomitifs et les injections de strychnine se sont montrés efficaces. Le suc de *B. edulis*, qui est inoffensif introduit dans l'estomac, empoisonne les lapins lorsqu'il est administré en injection sous-cutanée.

Boletus Satanas (Lenz.) (*Poulpiquet, Champignon du diable*), Ce cèpe présente un chapeau brun-grisâtre ou brun-verdâtre. Sur la coupe, le sarcocarpe prend une coloration rougeâtre et ensuite bleu-foncé. Il provoque : vomissements persistants, parfois sanguinolents, coliques, diarrhée sanguinolente, collapsus et crampes musculaires. Il s'agit très probablement ici d'une toxalbumine.

Le *Boletus lupinus* (Fr.) agit d'une manière analogue, quoique moins énergiquement. Le *B. piperatus* (Bull.), à chapeau brunâtre, de saveur très amère, est suspect. Le *B. pachypus* (Fr.), à sarcocarpe prenant sur la cassure une coloration bleuâtre, est extrêmement amer, aussi est-il non mangeable, ainsi que le *B. felleus* (Bull.). Le *B. calopus* (Fr.) est soupçonné d'être vénéneux, cependant on le mangerait tout de même.

Cantharellus aurantiacus (Wulf.). La *Chanterelle orangée, Fausse gyrolle*, ressemble de près à la gyrolle. Les spores de la première ont un bord jaunâtre et une surface lisse, celles de la dernière, un bord incolore et une surface inégale. Ce champignon est au moins suspect. Gleditsch a observé des coliques et de la diarrhée après son ingestion. On le rend aussi responsable de trois cas de mort survenue après quatre jours et précédée de : vomissements, coliques et perte de connaissance.

[J'ai vu, récemment, des accidents graves causés, dans la région de Chevreuse, par l'ingestion de Chanterelle orangée ; et Mlle Belize a communiqué à la Société mycologique de France un cas d'empoisonnement grave provoqué par ce même champignon dans la région de Rambouillet (2). Les accidents débu-

(1) Kœnigsdorffer, *Ther. Monatsh.*, 1893, p. 571.
(2) Marguerite Belize, *Bull. Soc. mycol. de France*, 1900, XVII, p. 94.

tent tardivement et consistent surtout en manifestations gastro-intestinales, cholériformes. Voir page 924 les additions et annotations relatives aux empoisonnements par les champignons].

RUSSULA — L'agaric meurtrier [*Russula emetica* (Schaeff.), *Roumanet*] à lamelles blanches et à sarcocarpe blanc, est toxique. Il provoque : vomissements violents, diarrhée, gastralgies de longue durée, vertiges et collapsus, et il aurait même amené la mort dans des cas isolés.

Voici quelques détails que j'emprunte à mes recherches encore en cours sur ce champignon. Les exemplaires originaires du Grunewald, près Berlin, dont le diagnostic botanique est aussi exact que possible, ont une saveur âcre, cuisante, persistante. L'alcool en a extrait de la mannite en abondance. Le magma est-il agité à plusieurs reprises avec de l'éther, on obtient, après avoir chassé l'éther, une huile jaune-clair dont les quantités les plus minimes provoquent sur la langue, non immédiatement, mais à l'expiration de deux minutes, des douleurs intolérables persistantes non soulagées par l'eau froide, sans qu'il soit survenu aucune altération locale des tissus. Laissée en repos, l'huile ne tarde pas à se décomposer : on voit apparaître à sa place des cristaux d'un ou de plusieurs acides gras qui sont inefficaces. La solution éthérée se conserve plus longtemps. L'extrait alcoolique ou aqueux du champignon fournit deux raies d'absorption, une première, large, à la partie initiale du vert, une seconde, étroite, à la limite du bleu. Desséché à 40° ou 50°, le champignon ne conserve qu'une saveur amère.

Le *Russula fragilis* (Pers.) et le *R. rubra* (DC.) sont vénéneux eux aussi. Le *R. fœtens* (Pers.) à odeur nauséabonde, est incontestablement nuisible, même en décoction. Le *R. cyanoxantha* (Schaeff.) est suspect. Le *R. sanguinea* (Bull.) possède une saveur cuisante et le *R. nauseosa* (Pers.) une odeur fétide.

Hypholoma fasciculare (Huds.). L'agaric fasciculaire (*Souchette soufrée*) est amer et suspecté d'être vénéneux. Il provoque de la cholérine et les symptômes qui l'accompagnent.

Hebeloma fastibile (Fr.) et *Inocybe rimosa* (Bull.) provoquent des phénomènes d'intoxication ressemblant à ceux causés par la muscarine, l'atropine agit envers eux comme antagoniste.

Pleurotus noctilucius (Inoko). L'agaric vénéneux japonais (Kumachirataka), quel que soit le mode d'emploi, ne provoque qu'après un temps assez prolongé : vomissements et diarrhée, symptômes cérébraux dépressifs et paralysie cardiaque, ainsi que arrêt de la respiration. A l'autopsie, on trouve une gastrite catarrhale. L'ingestion de la chair des animaux empoisonnés par le pleurotus est aussi nuisible à l'homme (1).

Le *Lepiota Vittadinii* est incontestablement vénéneux; il provoque : vomissements et diarrhée.

AMANITA MUSCARIA (Fries). — L'*Amanite tue-mouches* (*Fausse oronge*) est rouge-écarlate, parsemé de tubercules blancs et porte un anneau blanc à la partie moyenne du stipe. La partie constituante toxique pour les mouches s'évanouit à la dessiccation. Les champignons desséchés contiennent, eux aussi, la base toxique **MUSCARINE** (*Mycéto-muscarine*, $C^5H^{15}AzO^3$), un corps agissant à la manière de l'atropine, et de la **CHOLINE** ($C^5H^{15}AzO^2$) dont on peut obtenir, par oxydation, une **MUSCARINE SYNTHÉTIQUE** (*Cholino-muscarine*) (2). Le champignon contient vraisemblablement encore d'autres substances actives. La cause ordinaire de l'empoisonnement par la fausse oronge, c'est qu'on la prend pour un autre champignon, p. ex. pour l'agaric impérial ou *Oronge vraie* (*A. Cæsarea*).

Les Samoïèdes, les Kamtchadales, les Tchouktchi, etc. emploient l'amanite mouchetée, même à l'état sec, dans le but de s'enivrer, comme, d'après la légende, l'avaient fait les guerriers du Nord (*Bersekers*) qui l'auraient prise pour échauffer par leurs propres paroles leur fureur guerrière. Ce n'est pas la muscarine, mais une substance agissant à la manière de

(1) Inoko, *Mittheil. d. Univ. Tokio*, 1889, I, p. 313.
(2) Harnack und Schmiedeberg, *Arch. f. exp. Path. u. Pharm.*, Bd VI, p. 101.

l'atropine (**MYCÉTO-ATROPINE**) qui est la cause de l'ivresse. L'urine évacuée dans cet état est également douée de propriétés enivrantes.

L'action toxique de la fausse oronge, qui serait le plus accusée dans le chapeau, se perd si on la soumet à la macération dans l'eau contenant du vinaigre, qu'on porte à l'ébullition pendant une demi-heure et qu'on jette l'eau. Quatre champignons peuvent tuer un homme. Le suc est toxique pour les chiens à la dose de 12gr., tandis que, pour les moutons, une dose de 20gr. du suc et une dose plus élevée du champignon même est inefficace. La *Mycéto-muscarine* tue les chats à la dose de 0gr.004 à 0gr.008 et empoisonne l'homme à la dose de 0gr.003 à 0gr.005. Les premiers symptômes surviennent, en cas d'empoisonnement par le champignon, soit immédiatement (1), soit après une demi-heure à deux heures, parfois après dix heures seulement ; la mort a lieu ordinairement dans l'espace de dix heures à trois jours.

L'absorption de la *Mycéto-muscarine* est suivie de myosis et de spasme de l'accommodation, qui peuvent néanmoins survenir indépendamment l'un de l'autre (2). La muscarine naturelle, ainsi que l'*Anhydromuscarine* (base de BERLINERBLAU), instillée dans l'œil des oiseaux, ne provoque pas de mydriase comme celle qui survient à la suite de la muscarine synthétique (3). La muscarine excite les nerfs sécrétoires, d'où sécrétion augmentée de : salive, sueurs, larmes, bile, sperme et suc pancréatique (4). Grâce à l'excitation des ganglions inhibitoires du cœur, les battements cardiaques se ralentissent, ou même le cœur s'arrête en diastole ; les doses élevées paralysent le myocarde (5) et abaissent la température (6). La respiration, accélérée d'abord, devient ensuite dyspnéique et lente (action de la muscarine sur le centre respiratoire). Les mouvements péristaltiques de l'intestin sont exagérés jusqu'à produire du tétanos,

---

(1) MINICH, *Wien. Med.-Halle*, 1863, nᵒˢ 14 et 15.
(2) KRENCHEL, *Arch. f. Ophthalm.*, Bd XX, p. 135.
(3) W. MEYER, *Apotheker-Zeit.*, 1893, p. 168.
(4) PRÉVOST, *C. R. de l'Ac. des Sc.*, 1874, 10 août.
(5) WILLIAMS, *Arch. f. exp. Path. u. Pharm.*, Bd XIII.
(6) ALISON, *C. R. d. l'Ac. d. Sc.*, t. LXXXII, p. 669.

la vessie et l'utérus sont contracturés. La muscarine provoque chez les animaux à sang chaud un œdème du poumon, qui est considéré comme œdème par stase, par suite du spasme du myocarde (1), ou est attribué aux systoles cardiaques insuffisantes et au ralentissement du pouls. La muscarine synthétique paralyse, chez les grenouilles, les terminaisons intramusculaires des nerfs, la muscarine naturelle ne le fait pas. L'anhydromuscarine n'agit ni sur le cœur, ni sur l'œil des chats, mais elle augmente les sécrétions des glandes et tue par arrêt de la respiration. Les extraits de fausse oronge agissent d'une manière analogue, et, en injection sous-cutanée, ils provoquent les mouvements péristaltiques de l'intestin, mais ne sont pas suivis de phénomènes narcotiques (2). L'atropine agit comme antagoniste contre presque tous les phénomènes causés par la muscarine. Non seulement l'atropine, mais aussi l'*Helléboréine* (3) et la *Digitaline* (4), en très petites quantités, combattent l'arrêt du cœur causé par la muscarine, tandis que celle-ci exerce encore son influence après des *doses élevées d'Helléboréine* et immédiatement avant l'arrêt du cœur en systole (5).

L'ingestion de fausse oronge fut suivie chez l'homme de : dégoût, vomissements, soif, coliques, selles muqueuses et sanguinolentes, salivation, lipothymies, souvent aussi état ressemblant à l'ivresse avec engourdissement et titubation, secousses musculaires légères, mydriase, dans des cas isolés troubles visuels ou même cécité passagère, délire, hallucinations, fureur, cyanose, refroidissement des extrémités, respiration laborieuse, perte de connaissance et rarement convulsions accompagnées de trismus. La guérison peut avoir lieu dans l'espace de cinq à vingt-quatre heures. Mais, dans la majorité des cas, la lassitude et la mydriase persistent pendant un certain temps. A part une légère gastrite et duodénite, ainsi que l'œdème du poumon, l'autopsie fournit des résultats négatifs.

(1) GROSSMANN, *Wien. med. Wochenschr.*, 1887, p. 335.
(2) BOGOSSLOWSKY, *Centralbl. f. med. Wissensch.*, 1870, p. 99.
(3) GOTTLIEB, *Arch. f. exp. Path. u. Pharm.*, Bd XXXVII, p. 229.
(4) BÖHM, *Pfluger's Arch.*, Bd V, p. 162.
(5) KAISER, *Zeitschr. f. Biol.*, Bd XXX, p. 393

Recherche. — Diagnostic botanique des débris caractéristiques du champignon. On pourrait aussi obtenir la muscarine en extrayant par l'alcool absolu le contenu gastro-intestinal desséché, ainsi que l'urine et, après avoir chassé l'alcool, la muscarine sera purifiée et reprise par l'eau : cette solution aqueuse arrêtera le cœur de grenouille en diastole.

Traitement. — Vomitifs et purgatifs, café noir, tannin, éther sulfurique, atropine en injections sous-cutanées, peut-être aussi injections de strychnine (à 0gr.001) et compresses froides sur la tête. En cas d'excitation, on s'abstiendra de l'atropine ou bien on ne l'emploiera qu'avec circonspection.

AMANITA PHALLOÏDES (Fr.). — L'amanite phalloïde [*Amanite bulbeuse, Agaricus bulbosus* (Bull.)], au chapeau d'abord vert-jaunâtre, plus tard blanchâtre, et dont les lambeaux de la volva primitive ainsi que la chair et les feuillets sont blancs (ceux du champignon pour lequel on prend l'amanite, ne sont jamais blancs, mais de couleur variant du rouge-rosé jusqu'au brun) provoque souvent des empoisonnements avec une mortalité de 80 p. 100 environ. De six adultes et six enfants qui avaient mangé ce champignon, la mort n'a épargné qu'un seul enfant (1). On avait admis jusqu'à présent, comme substances actives, deux alcaloïdes, la **BULBOSINE** et la **PHALLOÏDINE** qui provoquent : paralysies, dyspnée et convulsions. J'avais indiqué autrefois l'existence d'une substance donnant lieu à des phénomènes d'irritation locale. On a encore trouvé : mycozymase, un enzyme qui n'empoisonnerait qu'injecté dans le tissu cellulaire sous-cutané, et **PHALLINE**, une toxalbumine. Il est tout à fait inadmissible d'attribuer à la phalline les symptômes essentiels d'empoisonnement par ce champignon, surtout les phénomènes nerveux ; en effet, la phalline introduite par la bouche perd la majeure partie de sa toxicité : or, l'ingestion d'un petit nombre de champignons a déjà provoqué chez l'homme des empoisonnements graves ; de plus, les champignons cuits demeurent vénéneux, tandis que la phalline est décomposée par la cuisson.

(1) Schroeter, *Bresl. ärztl. Zeitschr.*, 1883.

La phalline provoque chez les animaux : dissolution des globules sanguins rouges, hémoglobinurie, méthémoglobinurie, ictère, coagulation du sang, gastro-entérite et, à ce que l'on prétend, elle serait aussi un poison du protoplasma des cellules ganglionnaires. Mais, à l'encontre de ces assertions, on a démontré que les extraits d'*A. phalloïdes* n'altèrent nullement le sang et que l'hémoglobinurie n'appartient point au tableau clinique de l'empoisonnement par l'*A. phalloïdes*, chez l'homme non plus que chez les animaux. L'ingestion du champignon, du suc, ainsi que de l'extrait alcoolique provoque, surtout chez les souris, plus difficilement chez les chiens et les chats, des phénomènes morbides ressemblant au choléra : vomissements, diarrhée, tremblements et convulsions.

Les premiers symptômes s'observent, chez l'homme, dans l'espace de dix à vingt-quatre heures, la mort survient ordinairement au cours des trois premiers jours, mais aussi après huit jours seulement.

On peut distinguer deux formes d'intoxication : — 1° forme gastrique, se terminant dans la majorité des cas par la guérison, et caractérisée par : diarrhée, vomissements, coliques, soif, prostration, collapsus, pouls petit, accéléré, parfois aussi irrégulier, lèvres livides, sueurs froides, tout à fait exceptionnellement sang ou matière colorante de la bile dans l'urine, de temps en temps rétention d'urine (1) et phénomènes cérébraux peu accusés ; — 2° forme cérébrale avec : céphalée, somnolence, douleurs aux mollets, trismus, opisthotonos, contractures dans les muscles des bras, mouvements de rotation spasmodiques du tronc, mouvements de la tête de droite à gauche, projection de l'extrémité supérieure gauche et adduction saccadée de l'extrémité inférieure gauche, vertiges, gémissements, lamentations, cris hydrocéphaliques (2), mydriase et aussi amaurose.

Autopsie. — Tantôt il n'y a pas de gastro-entérite et on ne trouve que : glandes de PEYER et follicules clos tuméfiés, soit état trouble de la muqueuse gastro-intestinale ; tantôt on tombe

(1) TRASK, *Am. Journ. of. med. Sc.*, 1883, p. 358.
(2) STUDER, SAHLI, SCHÆRER, *Schwammvergiftungen*, Berne, 1885.

sur une gastro-entérite intense avec hémorrhagies soit muqueuses, soit sous-pleurales et intra-pulmonaires. Le foie, les reins, le myocarde, etc. sont surchargés de graisse, et en même temps la couche graisseuse sous-cutanée peut être atrophiée.

Le pronostic est grave.

Traitement. — Vomitifs et purgatifs salins (tartrate bisodique), analeptiques ; en cas de prédominance des phénomènes cérébraux, saignée.

L'*Amanita mappa* (Batsch), au chapeau jaune et aux pustules blanches, provoque les mêmes symptômes que l'*A. muscaria*, à l'exception de l'arrêt du cœur en diastole.

Amanita pantherina (DC.), au chapeau brun nuancé de vert, jaune, blanc ou bleu, aux lamelles et à la chair blanches. Outre la choline, l'amanite panthérine contient encore en petite quantité une base identique avec la *Muscarine* obtenue de la fausse oronge (1). Au Japon, il est employé, à l'état frais, comme mort aux mouches ; desséché, il perd sa toxicité. Ce qui est étrange, c'est que ce champignon, *après dépouillement de l'épiderme*, est mangé avec prédilection dans le cercle saxon de Voigtland et l'Erzgebirge. Les animaux (cobayes, oiseaux) ayant reçu le champignon ou ses décoctions succombent principalement avec des symptômes du côté du cerveau, tandis que chez ceux auxquels était administrée la base (chats), la mort est précédée de : salivation, vomissements, diarrhée, dyspnée, myosis, etc. D'après des données anciennes, le foie et les reins semblent devenus très friables, c'est-à-dire, contenir de la graisse anomale. Les empoisonnements chez l'homme et un homicide ont présenté les symptômes que voici : délire, hallucinations avec collapsus, dans quelques cas aussi phénomènes de gastro-entérite (2). Le traitement est le même qu'en cas d'empoisonnement par l'*Ag. muscarius*.

Le sous-genre *Collybia* semble renfermer aussi des champignons à action narcotique.

(1) Böhm, *Arch. f. exp. Path. u. Pharm.*, Bd XIX, p. 78.
(2) Inoko, *Mitth. d. Univ. Tokio*, 1889, I, p. 313.

Amanita rubescens (Fr.). Ce champignon, ainsi que le précédent, est mangé dépouillé de l'épiderme en Silésie, dans la Saxe, etc. Il doit tout de même être déclaré vénéneux. Sont encore soupçonnés d'être vénéneux : *A. excelsa* (Fr.) et *A. solitaria* (Bull.). Le suc d'*Agaricus campestris* et d'*A. cæsareus* est, chez les lapins, dépourvu de toute action toxique s'il est introduit dans l'estomac, mais il les empoisonne s'il est injecté dans le tissu cellulaire sous-cutané.

LACTARIUS TORMINOSUS (Sch.). Malgré l'affirmation contraire, la toxicité de l'amanite pernicieuse [*Agaric meurtrier, Agaricus necator* (Auctt.)] est hors conteste. Quant à beaucoup d'autres lactaires, p. ex., *L. scrobiculatus* (Scop.), *L. insulsus* (Fr.), etc., etc., les avis des auteurs sont passablement contradictoires (1).

Plus que suspects, en partie déjà par suite de leur âcreté, sont les champignons que voici : *Lactarius piperatus* (Scop.), *L. vellereus* (Fries), *L. pyrogalus* (Bull.) et, *L. rufus* (Fries) [*Lactaire roux* et *Lactaire brûlant*, que certains mycologues considèrent comme les plus dangereux des lactaires]. Outre les remèdes mucilagineux, gommeux, on prescrira les opiacés contre les empoisonnements par ces champignons.

Phallus impudicus (L.). La morille fétide est non mangeable. Son odeur provoque chez certaines personnes : sensation de raclement à la gorge, enrouement, nausées et vomissements. Ingérée, elle causerait parfois l'avortement, outre d'autres phénomènes toxiques.

Scleroderma vulgare (Hornem). Le scléroderme est vénéneux. Il conserve sa toxicité même après avoir été soumis à deux reprises à l'ébullition. Quant aux spores sèches, je les ai introduites dans l'estomac des lapins sans qu'il survînt aucun phénomène d'intoxication.

Le *Schizophyllum lobatum* (Bref.), un champignon se rencon-

---

(1) Phoebus, *Krypt. Giftgew.*, Berlin, 1838.

trant à Java sur des tiges mortes de bambou, etc., produit sur le mycélium de courtes ramifications latérales à l'extrémité desquelles se forment des gouttelettes de sulfure de carbone (1).

ASCOMYCÈTES

Le *Phialea temulenta* (Prill.) et son stade conidien, l'*Endoconidium temulentum* (Prill. et Delacr.) ont été trouvés dans des céréales de provenance française ayant provoqué des phénomènes d'ivresse et de délire. Le seigle (seigle enivrant) était infiltré de mycélium de champignons. Le pain préparé avec ces céréales a provoqué : vertiges, titubation, somnolence et inap·titude au travail pendant vingt-quatre heures (2).

Le *Scirrhia rimosa* (Alb. et Sch.), qui a pour habitat l'*Arundo phragmites*, empoisonnerait les animaux qui le mangent.

Le *Pseudopeziza trifolii* (Fuck.) avait tellement infesté une luzernière que le lait des vaches ayant mangé ce trèfle aurait provoqué de la diarrhée chez des enfants (3).

HELVELLA ESCULENTA (Pers.) L'helvelle comestible, dont le chapeau est plissé et scrobiculeux, a provoqué assez souvent des empoisonnements même mortels. On les a décrits il y a déjà plus de cinquante ans. Ils sont attribuables à un poison existant **dans les helvelles fraîches,** dont la quantité varie en dépendance des conditions extérieures ; et ce n'est qu'exceptionnellement qu'il faut en rendre responsables l'habitat du champignon, la présence des vers et des larves d'insectes, la putréfaction de la plante, etc. Les morilles et les helvelles se gâtent à la suite d'une pluie tombée et même se corrompent rapidement déjà préparées, ce qui les rend alors d'autant plus nuisibles. Si on soumet l'helvelle, à plusieurs reprises, à l'ébullition dans l'eau qu'on jette chaque fois qu'elle entre en ébullition, on peut de la sorte la

(1) Went, *Ber. d. deutsch. bot. Ges.*, 1896, Bd XIV, p. 156.
(2) Prillieux, *la France méd.*, 1891, p. 279.
(3) Alt, *Deutsche med. Wochenschr.*, 1896, n° 5.

Toxicologie.   58

rendre non vénéneuse, tandis que mangée en potage ou rôtie au beurre elle provoque des empoisonnements. C'est l'**ACIDE HEL-VELLIQUE** non-azoté, volatil, soluble dans l'alcool, qui constituerait le poison de l'helvelle (1). Je ne crois pas que cette substance représente tout le poison à elle seule. Le poison, insoluble dans l'eau froide, se dissout peu dans l'eau tiède et facilement dans l'eau chaude (2), est soit volatil, soit décomposable à la dessiccation, quand il est conservé, ainsi qu'à l'évaporation de sa solution (3). L'helvelle desséchée âgée de six mois, est non-vénéneuse. Aussi c'est la décoction d'helvelle fraîche qui est le plus toxique, celle d'helvelle à demi desséchée l'est moins et celle d'helvelle complètement desséchée est dépourvue de toute action toxique. La décoction préparée avec 100gr. de champignons frais fait périr les chiens. Les helvelles fraîches, à la dose de 1 p. 100 du poids total des chiens, les empoisonnent et à la dose de 2 p. 100, les tuent. Les premiers symptômes apparaissent chez l'homme après cinq à sept, plus rarement douze heures; la mort a lieu dans l'espace de vingt à quarante-huit heures.

Le poison des helvelles provoque la dissolution des globules sanguins rouges et produirait de la méthémoglobinémie. **Les chiens** empoisonnés par des helvelles fraîches ou leur décoction, sont atteints de : vomissements, lassitude, ictère hémaphéique et hémoglobinurie de deux à trois jours de durée, cylindrurie, albuminurie, cholurie persistant même dix jours durant. Le sang des sujets empoisonnés par les helvelles prend parfois la coloration du goudron, et l'on y voit apparaître des globules sanguins rouges plus ou moins décolorés en forme d'haltères ou pyriformes, ainsi que le stroma des globules. Les doses léthales sont suivies de : raideur des membres, convulsions et mort.

Ont été observés **chez l'homme** : douleurs lancinantes à l'hypogastre, dégoût, vomissements persistants, dysphagie, soif, coliques et météorisme abdominal, diarrhée muqueuse ou sanguinolente, aspect cholériforme, lividité de la face, ictère de

(1) Böhm und Külz, *Arch. f. exp. Path. u. Pharm.*, Bd XIX.
(2) Bostroem, *Deutsches Arch. f. klin. Med.*, Bd XXXII, p. 209.
(3) Ponfick, *Arch., f. path. Anat.*, Bd LXXXVIII, p. 445.

plusieurs jours de durée, faiblesse, céphalée, refroidissement des membres, troubles visuels (1), oppression, vertige, angoisse, agitation, respiration laborieuse, sommeil profond et convulsions, ou bien trismus et tétanos (2), ainsi que délire. La mort a lieu dans le coma. Dans les cas à marche favorable, la guérison survient dans l'espace de deux à six jours. **A l'autopsie**, on a trouvé chez l'homme la rate congestionnée et tuméfiée; chez les animaux : émiettement et fonte des cellules de la rate, altérations analogues dans la moelle osseuse, ictère, hyperémie et relàchement de la muqueuse stomacale, et, chez les chiens, néphrite. Les canalicules urinifères sont gorgés de cristaux d'hémoglobine et de masses granuleuses d'hémoglobine.

Recherche. — Découvrir des restes du champignon.

Traitement. — Vomitifs et purgatifs salins, lavages de l'estomac, lait, boissons mucilagineuses, ainsi que, aussitôt que possible, diurétiques (solution d'acétate de potasse ou borax tartrique, à la dose de 5gr. chaque fois). En cas d'apparition de l'ictère, il serait peut-être à recommander de pratiquer une infusion d'une solution de sel de cuisine à 6 p. 1000, avec ou sans saignée préalable. L'helvelle ne sera jamais mangée sans avoir été échaudée à plusieurs reprises à l'eau bouillante.

Morchella conica (Pers.). La *morille conique* a provoqué plusieurs fois des phénomènes d'intoxication (vomissements et beaucoup d'autres). Haller attribua ces accidents à des « vers putréfiés et cachés » dans le champignon.

CLAVICEPS PURPUREA (Tul.). — Le *seigle ergoté*, mycélium vivace de *Cl. purpurea*, se forme aux dépens des ovaires des jeunes fleurs de seigle. Ce champignon vit aussi en parasite sur d'autres graminées (froment, orge, etc.). Parmi les parties constituantes de l'ergot de seigle non complètement connues encore, nous énumérerons celles récemment découvertes, mais dont l'existence est au moins douteuse pour quelques-unes d'entre

(1) Schüler, *Berliner klin. Wochenschr.*, 1880, p. 658.
(2) Maurer, *Aerztl., Intelligenzbl.*, 1881, nos 1 et 2.

elles, à savoir : la **SPHACÉLOTOXINE** (*spasmotine*), jaune, non
azotée, insoluble dans l'eau, l'*ergotoxine*, substance pulvérulente
basique (1), et parmi les parties constituantes découvertes il y a
déjà un certain temps : l'alcaloïde (?) sirupeux *cornutine* facilement décomposable (2), l'**ACIDE ERGOTINIQUE** (*sclérotinique*)
azoté qui est un glucoside. L'**ERGOTININE** (3) cristalline vient
d'être qualifiée récemment de seule partie constituante active
de l'ergot de seigle (4). Quant à la *choline*, elle est sans importance aucune dans l'ergot de seigle. Les empoisonnements aigus
par l'ergot de seigle et ses préparations ont pour causes : emploi
comme ectrotique (dans la plupart des cas, la mère est gravement atteinte) ou usage thérapeutique à doses par trop
élevées ; et les empoisonnements chroniques sont causés par :
usage thérapeutique trop prolongé ou ingestion fréquente de
farine ergotée ou de pain préparé avec cette farine. L'ergotisme
chronique survient, à l'état d'épidémie et jusqu'aux temps les
plus récents même en Allemagne, dans les années humides et
après de mauvaises récoltes, partout où la culture du sol et les
conditions hygiéniques sont peu développées. Il arrive que quelques membres d'une famille vivant dans les mêmes conditions
que les sujets atteints, restent néanmoins indemnes (5). Les
nourrissons restent souvent en bonne santé malgré l'affection de
la mère, tandis que les enfants âgés de deux à sept ans et les
personnes débilitées sont très susceptibles envers ce poison. Sur
2500 personnes habitant quinze communes de la Hesse il y en
avait 500 atteintes, dont treize d'affections mentales.

La richesse de l'ergot de seigle en substances actives varie suivant l'âge et la provenance de la drogue. Une préparation fraîche
peut provoquer un empoisonnement grave à la dose de 4gr.,
mais la guérison peut avoir lieu encore après 8 à 10gr. Mais, en
revanche, on a vu survenir des gangrènes multiples et la mort
déjà à la suite de 0gr.8. L'extrait aqueux d'ergot de seigle, à la

(1) Jacobi in Schmiedeberg, *Grundzüge der Arzneimittellehre*, 1895, p. 185.
(2) Kobert, *Arch. f. exp. Path. u. Pharm.*, Bd XVIII, p. 316.
(3) Tanret, *Journal de pharm. et de chim.*, 1885, 15 mars.
(4) Keller, *Schweizer. Wochenschr. f. Chemie u. Pharm.*, 1896, 21 févr., p. 65.
(5) F. Siemens, *Arch. für Psych.*, Bd XI, p. 108 et 366.

dose de 5gr., a provoqué des phénomènes d'intoxication persistant pendant trois jours (1) ; l'injection sous-cutanée de 0gr.05 à 0gr.3 a provoqué à plusieurs reprises des effets fâcheux (2). La farine peut déjà provoquer des intoxications chroniques (3) si elle contient 0,1 p. 100 d'ergot de seigle, et plus facilement si elle en contient 2 p. 100 (4) et davantage. *Il faut protester contre la tentative de déclarer comme admissible la teneur de la farine en ergot de seigle au taux de 2 p. 100* (5). Les symptômes peuvent éclater déjà après cinq minutes à la suite d'une injection sous-cutanée de l'extrait, mais à la suite de son administration à l'intérieur, ils peuvent aussi apparaître seulement après neuf heures environ. L'ingestion de la farine ergotée est suivie d'empoisonnement après cinq jours, plus rarement après quatorze à vingt et un jours (6), ou après quatre à huit semaines. En cas d'empoisonnement aigu, la mort peut avoir lieu dans l'espace de quelques heures et ne survient que depuis trois jours jusqu'à plusieurs mois dans l'intoxication chronique. Grâce à des expériences instituées sur des animaux (administration de l'ergot de seigle ou de ses parties constituantes isolées à l'état impur), on a réussi à provoquer chez eux, dès le siècle précédent, les symptômes observés chez l'homme dans l'empoisonnement par l'ergot de seigle, p. ex. : convulsions, paralysie des extrémités, phénomènes typhiques, gangrène avec élimination de parties du corps, comme, p. ex., des oreilles et des membres.

Outre ces symptômes, on observait dans ces dernières années chez le bétail alimenté avec des herbages contenant de l'ergot, ou qui ingérait aussi *Agrostis vulgaris* et *Elymus Virginicus* : formation de bulles, destruction de l'épithélium, éventuellement gangrène de la bouche ; en outre, vertiges, marche titubante, mydriase, dépression alternant avec excitation, avortements,

---

(1) Debierre, *Bull. gén. de thér.*, 1884, 30 janv.
(2) Langenbeck, *Berl klin. Wochenschr.*, 1869, p. 117.
(3) Flinzer, *Vierteljahrsschr. f. ger. Med.*, Bd VIII, p 360.
(4) Menche, *D. Arch. f. klin. Med.*, Bd XXXIII.
(5) Moeller, *Zeitschr. f. Nahrungsmittel-Unters.* 1895, n° 10.
(6) Bonjean, *C. R. de l'Ac. d. Sc.*, t XIX, 1844, et Aschoff, *Casp Wochenschr.*. oct. 1844.

parésie des membres, tuméfaction suivie de nécrose débutant par la fente du sabot puis gagnant les jambes, la queue, les mamelles et même les oreilles. On a vu des chevaux, des brebis et des cochons demeurer indemnes dans les mêmes conditions.

La *sphacélotoxine* et l'*ergotoxine* produisent des gangrènes et excitent les mouvements de l'utérus gravide. L'administration de ces substances est suivie chez les coqs, déjà après quelques heures, de gangrène de la crête et du jabot, et les ailes peuvent être éliminées à leur tour. Il s'agit dans ces cas de thromboses hyalines des ramuscules artériels, par suite de la constriction prolongée (1). Outre ces effets, on a vu l'administration de l'*acide sphacélinique* être suivie de : vomissements et diarrhée, et les gros orteils se sont gangrenés encore plusieurs semaines après la suspension du poison. Les animaux ayant supporté une fois la gangrène sont doués jusqu'à un certain degré de tolérance envers le poison, tandis que la gangrène ne survient jamais chez les lapins, les chats et les cobayes. L'empoisonnement aigu par la *sphacélotoxine* se manifeste chez les lapins par des paralysies, tandis que l'intoxication chronique provoque des troubles moteurs et sensitifs. Le centre vasomoteur est irrité, d'où élévation de la pression sanguine. Outre les vomissements et la diarrhée, la *cornutine* provoquerait chez les mammifères : raideurs des extrémités et convulsions épileptoïdes. L'utérus est animé de mouvements ondulatoires ; la pression sanguine s'élève, les vaisseaux sont rétrécis (excitation du centre vasomoteur), et la mort par asphyxie survient après un accès tétanique. L'acide *ergotinique* presque non toxique chez les animaux à sang chaud, cause des paralysies chez les animaux à sang froid. L'*ergotinine* a provoqué chez l'homme de la syncope dans des cas isolés.

Empoisonnement aigu par l'ergot. — Il peut débuter chez l'homme par des vomissements et une soif ardente, ou par : coliques, dyspnée, dysphagie, salivation, perte de connaissance passagère et angoisse précordiale. Surviennent ensuite : douleurs lancinantes et térébrantes à la langue, à la poitrine, à l'épigastre, aux extrémités, sensation de vertige, fourmillements et picote-

---

(1) v. RECKLINGHAUSEN, *Hand. d. allgem. Pathol.*, 1883.

ments dans les membres, engourdissement, ou insensibilité de la peau à l'égard de la douleur, du chaud et du froid, obscurcissement de la vision, aphonie, troubles moteurs, frissonnements et sensation de froid. Les convulsions épileptoïdes suivies de contractures des fléchisseurs peuvent s'associer plus tard à ces symptômes. Ont été observés aussi : petitesse du pouls, abaissement de la température, perte de connaissance, ainsi que divagation. Les femmes enceintes sont atteintes souvent de coliques néphrétiques et il survient chez elles des fausses couches et des hémorrhagies. L'ergot de seigle a-t-il été administré pendant un temps assez long, il peut arriver dans des cas très rares, parfois même un mois et demi seulement après la dernière dose administrée, qu'une gangrène, circonscrite ou se propageant à plusieurs membres, se déclare accompagnée parfois d'œdème cutané, ou survenant aussi sous forme d'abcès multiples. Les contractions utérines peuvent tuer le fœtus. La guérison ne survient que petit à petit dans les cas graves. L'anesthésie, la dyspnée et l'angoisse précordiale vont en s'atténuant et la guérison peut avoir lieu dans l'espace de trois à quatre jours, mais quelques troubles, p. ex. cataracte, peuvent persister.

Intoxication chronique par l'ergot de seigle. — L'ergotisme chronique (ignis sacer, ignis St. Antonii) se présente sous forme de : *ergotisme convulsif* [morbus spasmodicus, convulsivus, comme on l'appelait il y a trois cents ans] ou *ergotisme gangréneux* ; ces deux formes peuvent survenir isolées ou associées. L'ergotisme règne ordinairement à l'état épidémique et peut éclater peu de temps après l'ingestion de l'ergot de seigle, mais il est encore possible après deux mois (1). Les malades commencent par ressentir de la lassitude pendant des semaines et des mois, il y a céphalée ou engourdissement et troubles de l'appétit. C'est alors que se dessine une des deux formes de l'ergotisme.

1. Ergotisme convulsif. — Surviennent dans des cas légers : anorexie ou boulimie, diarrhée, rarement constipation, vomissements et gastralgies. La faiblesse des membres va en s'accen-

____

(1) M AISONNEUVE, *Gaz. des hôp.*, 1854, n° 18.

tuant, et on peut voir s'y associer : sensation de vertige, insomnie, engourdissement ou fourmillement, rarement albuminurie. Ces symptômes peuvent disparaître quelque temps après la suppression des aliments ergotés. En cas d'affection plus grave, des douleurs lancinantes dans les membres se déclarent à côté de l'adynamie et du teint terreux de la face, de plus, on observe : soif intense, rétention d'urine avec ténesme vésical, ainsi que fourmillement localisé aux mains ou aux pieds ou généralisé. La sensibilité peut demeurer intacte ou s'altérer par places, les réflexes tendineux sont abolis, et des contractures persistant pendant quelques minutes ou plusieurs jours, ainsi que mains et pieds en griffes, peuvent survenir alors. Quelques sujets souffrent le martyre, sont engourdis, et se plaignent d'être dévorés par un feu qui consume leurs mains et pieds, de voir comme à travers un brouillard et d'avoir le ventre en état de tension spasmodique (1). Ce sont surtout les extenseurs qui sont contracturés aux bras et aux cuisses; les jambes sont quelquefois attirées en arrière et forment un angle aigu avec les cuisses. Les orteils sont en flexion plantaire, le gros orteil est parfois en flexion dorsale (2). Apparaissent encore de temps en temps : opisthotonos avec sensation d'angoisse et cris de détresse poussés par les malades, dyspnée, douleurs précordiales et sensation de boule remontant le long de l'œsophage (spasme du diaphragme et des muscles pharyngiens), spasmes toniques, plus rarement cloniques de groupes musculaires isolés (spasme de la mâchoire), tétanos et hoquet, suivis d'épuisement et de sommeil. On a observé, dans des cas isolés, l'atrophie des muscles des avant-bras et des jambes (3). Les convulsions épileptoïdes peuvent être accompagnées d'imbécillité et de mélancolie, plus rarement de manie et de délires. On a observé comme phénomènes terminaux : démarche tabétique, douleurs en ceinture, titubation les yeux étant fermés (*Signe de Romberg*), douleurs fulgurantes, parole hésitante et scandée. La mort peut survenir en convul-

(1) Hussa, *Prager Viertelj*, Bd L, p. 38.
(2) Heusinger, *Studien über den Ergotismus*, 1856, voir la figure ci-après.
(3) Leyden, *Klinik der Rückenmarkskrankheiten*, Bd II, p. 287.

sions, ou le malade sera atteint des années entières de convulsions avec démence secondaire, ataxie, etc. (1).

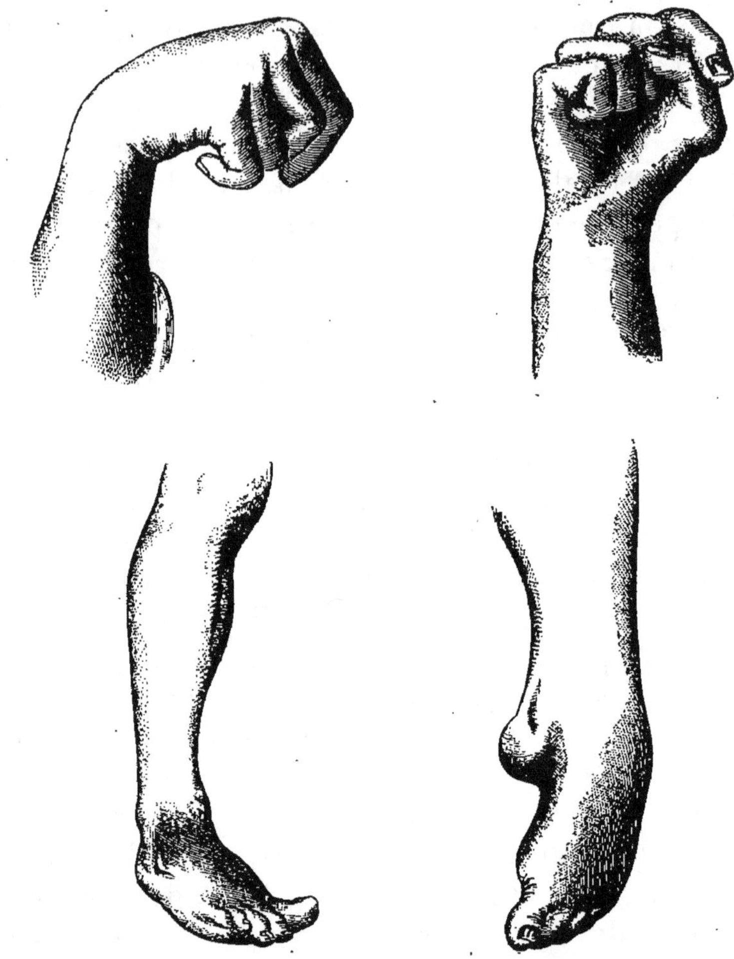

Fig. 11. — Contractures et rétractions spasmodiques observées au cours de l'ergotisme convulsif.

2. **Ergotisme gangréneux.** — Il débute par fourmillement — qui peut aussi faire défaut, — obnubilation de la vue, vertiges, convulsions, douleurs aux membres, après quoi apparaissent à quelques parties du corps : anesthésie, sensation de froid et, accompagnées de douleurs et de phénomènes d'inflammation,

____

(1) WALKER, *Arch. f. Psych.*, Bd XXV, H. 2.

vésicules de gangrène à contenu d'abord séreux, ensuite luride.
La gangrène, la plupart du temps sèche, peut s'étendre, le cas
échéant, des doigts et des orteils même jusqu'au coude, ou jusqu'au genou, et ces parties finiront par être expulsées. Les membres supérieurs et le tronc ne sont atteints que rarement. En cas
de gangrène cutanée étendue, le malade répand une odeur cadavérique et la mort ne tardera pas à survenir précédée de :
coliques, diarrhée, délires, gémissements, lipothymies et coma.
Dans d'autres cas, l'état subjectif des malades, à part les douleurs, est moins altéré et il demeure presque sans changement
aucun après l'élimination des parties gangrenées, par exemple,
d'une ou des deux jambes (cette élimination peut se faire sans
hémorrhagie). Quant à la gangrène du poumon et à l'opacité du
cristallin suivie après trois mois à un an de cataracte, ils ne se
rencontrent que très rarement. La guérison peut être obtenue
après plusieurs semaines, mais la mort par épuisement peut
aussi avoir lieu après des semaines ou des mois.

A l'autopsie des sujets morts à la suite d'un empoisonnement aigu
par le seigle ergoté on a trouvé quelquefois (1) des ecchymoses
et des suffusions sanguines aux poumons, aux reins, à l'utérus,
sur le péritoine, les intestins et l'estomac. Chez les sujets ayant
succombé à l'empoisonnement chronique par l'ergot de seigle on a
noté l'existence d'une affection médullaire, surtout à la région
dorsale, qui ne différait en rien d'une sclérose des faisceaux
postérieurs type, à cela près qu'ici le volume de la moelle épinière n'était pas encore diminué (2). Les causes vraisemblables
de ces troubles nutritifs, ce sont la constriction des vaisseaux
et les thromboses hyalines. Les artères afférentes des parties gangrenées étaient trouvées enflammées (3). Chez les coqs ayant
succombé à l'administration répétée de *l'acide sphacélinique*, on
a constaté dans le tractus digestif : catarrhe folliculaire, ainsi
qu'extravasats sanguins, tuméfaction, infiltration, etc., des follicules clos et des plaques de PEYER.

(1) *Petersb., med. Wochenschr.*, 1884, p. 105.
(2) TUCZEK, *Arch. f. Psych.*, Bd XIII, p. 99.
(3) BARRIER, *Gaz. hebdom.*, 1855, n° 31.

Recherche du seigle ergoté dans la farine et le pain. — La matière à examiner sera agitée avec de l'alcool contenant de l'acide sulfurique ou avec de l'éther acidulé. Le filtrat rouge (*sclérérythrine*) fournit, à l'examen spectroscopique, deux raies d'absorption dans le vert et le bleu (à gauche des lignes *E* et *F*). Les raies se déplacent davantage vers le rouge si l'on se sert d'une solution alcalinisée par le bicarbonate de soude. La solution éthérée acide est-elle reprise par l'eau ammoniacale, cette dernière présente trois raies d'absorption : 1° entre *D* et *E*, 2° au-dessus et à droite de *E*, 3° au-dessus et à gauche de F (1). On peut aussi extraire l'objet à examiner, à la température de 40°, par l'alcool à 40 p. 100 contenant de l'ammoniaque, filtrer, ajouter de l'acétate de plomb, recueillir le précipité et le faire digérer dans une solution de borax : ce dernier enlève à l'ergot de seigle la matière colorante violette. Ce procédé permet de déceler encore 0gr.05 p. 100 de seigle ergoté (2). C'est seulement après saccharification de l'amidon de la farine, par la diastase, que l'on reconnaîtra à l'examen microscopique le tissu irrégulier des hyphes de l'ergot de seigle.

Les parties cadavériques seront, pendant douze heures, digérées à plusieurs reprises à la température de 40° dans l'alcool à 80 p. 100, l'extrait évaporé dans le vide, le résidu repris par l'eau acidulée contenant de l'alcool, et la solution sera agitée avec l'éther de pétrole ou l'éther acétique. L'éther se colore en rosé et présente les raies d'absorption sus-décrites (3). Le pain ergoté présente souvent sur la surface de section des taches violettes, et son odeur est désagréable.

Traitement de l'empoisonnement aigu par l'ergot. — Evacuation du poison à l'aide des vomitifs et des purgatifs, inhalations de nitrite d'amyle (III gouttes dans 4 gr. d'éther). **En cas d'ergotisme chronique**, on pourra prescrire en outre : belladone, morphine, le cas échéant aussi inhalations de chloroforme et bains chauds contre les convulsions. Il est nécessaire de changer les

(1) Mjoen, *Forschungsber. üb. Lebensm., Hyg. u. Pharmakogn.*, 1895, II, p. 346.

(2) Palm, *Zeitschr. f. an. Chemie*, Bd XXII, p. 319.

(3) Pouchet, *An. d'hyg. et de méd. lég.*, 3° série, t. XVI, 1886, p. 253 ; — Hartwich, *Schweiz. Wochenschr. f. Chem.*, 1895, p. 12.

malades de place et de leur fournir une nourriture tonique. Si la gangrène a déjà éclaté, on tâchera de prévenir la pyémie. Quant à l'élimination des parties gangrenées, elle se fait spontanément, sans intervention chirurgicale. **Au point de vue prophylactique**, on fera attention à ce que l'ergot de seigle soit enlevé déjà pendant le battage du blé. Les meuniers devraient refuser de moudre le blé non débarrassé de l'ergot (1). ·

Le *Claviceps microcephala* (WALLR.) qui a pour habitat le *Molinia cœrulea* (MŒNCH), l'*Arundo phragmites* (L.), le *Diplachne serotina* (LK.) et le *Nardus*, se comporte chimiquement et toxicologiquement comme le *Cl. purpurea :* en effet, on observa des cas d'empoisonnement analogue chez les animaux qui avaient mangé les plantes que nous venons d'énumérer.

[La part faite dans les pages précédentes, notamment en ce qui concerne les *Amanites*, aux albuminoïdes toxiques me semble insuffisante. Plus on étudie attentivement la symptomatologie de l'intoxication par les champignons, surtout lorsque les investigations permettent de rapporter l'empoisonnement à une espèce nettement déterminée, et plus on est obligé de reconnaître l'importance capitale du rôle joué par des principes encore peu connus, fort incomplètement étudiés, et dont la *Phalline* de KOBERT peut être choisie pour type.

L'étude des manifestations toxiques provoquées sur les animaux par les divers extraits : éthérés, alcooliques, aqueux, salins, etc. de plusieurs variétés de champignons, tant vénéneux qu'alimentaires, m'avait amené à envisager ces végétaux comme une sorte de culture bactérienne et à attribuer, en conséquence, dans les accidents toxiques, une part prépondérante à ces produits englobés sous la dénomination de *Toxines*, produits mal définis quant à leur composition et à leur constitution chimiques, mais bien spécifiés par l'appellation précédente quant à leur origine et à leur action nocive. J'ai mis en évidence, par une série d'essais sur les animaux, le rôle important joué par certains composés albuminoïdes, et j'ai fait déjà ressortir précédemment, au sujet de la digitaline et de la vératrine, notamment, que cette notion permettait d'interpréter certains phénomènes, en apparences contradictoires (2).

(1) Consulter également à ce sujet : G. POUCHET, L'action abortive de l'ergot de seigle et son action sur les centres nerveux, *Revue internat. de Thérap. et Pharmacologie*, t. VI, 1898, p. 121.

(2) Voir à ce sujet : G. POUCHET, Des empoisonnements causés par les champignons, *Progrès médical*, 3e série, t. V, no 9 (27 février 1897), p. 129. — Importance de l'action exercée par certains albuminoïdes sur la variation de toxicité des alcaloïdes et des principes actifs, *Bull. gén. de thérap.*, t. CXXXVII, 1899, p. 901.

D'après mes recherches, on peut reconnaître actuellement dans les sucs végétaux, comme d'ailleurs dans les bouillons de culture de bactéries, en plus des principes actifs de nature alcaloïdique ou glucosidique, deux groupes de substances dont la considération est des plus importantes au point de vue de l'interprétation des phénomènes de toxicité. L'un de ces groupes se rapproche, se confond même plus ou moins avec les albuminoïdes (*toxalbumines, albumoses*, etc.), le second se rapproche des résines et je serais assez disposé à l'envisager comme une sorte de terme de transition entre le groupe des albuminoïdes et celui des alcaloïdes. Les actions nocives exercées par ces substances peuvent être rapportées à deux ordres de phénomènes principaux : les unes déterminent simplement une action irritante, phlogogène, dépouillant les muqueuses de leur épithélium et favorisant l'absorption en exagérant sa rapidité et son intensité ; les autres déterminent la dissolution des hématies, d'où résulte une polycholie avec toutes ses suites. La *Phalline* isolée et étudiée par Kobert en 1890 est le représentant le mieux qualifié de ce dernier groupe en ce qui concerne les champignons (1).

La discussion sur le point de savoir si la phalline est ou n'est pas une toxalbumine parce qu'elle résiste à l'action de la chaleur, n'a que fort peu d'importance et même d'intérêt. Les propriétés physiologiques de cette substance toxique ont été très nettement déterminées par l'auteur de sa découverte et elles revêtent une importance considérable dans l'étude de l'intoxication par les champignons vénéneux.

Le pouvoir hémolytique de la phalline est un des plus élevés que l'on connaisse. Une dilution au 125000e produit encore l'hémolyse avec toutes ses conséquences, c'est-à-dire mise en liberté de l'hémoglobine qui va circuler dans l'organisme en même temps que ses produits de métamorphose, et coagulations multiples du sang par suite de la mise en liberté de l'agent producteur de fibrine. [Il n'est pas hors de propos de faire remarquer ici, à l'appui de ce que je disais précédemment, que des substances à pouvoir hémolytique presque aussi considérable ont été trouvées dans le suc des végétaux ci-après : *Paris quadrifolia, Cyclamen europæum, Digitalis purpurea*]. Pour en revenir à la phalline, une injection veineuse de 0 milligr. 5 par kilo d'animal provoque chez le chien, le chat, le lapin, une dissolution des hématies telle que le sang retiré par saignée, trente minutes après l'injection, a son sérum fortement coloré en rouge et que l'urine présente une teinte vineuse.

On comprend sans peine que le passage par le rein de l'hémoglobine et de ses produits de métamorphose, des acides et des pigments biliaires, sans préjudice de l'action topique que peuvent exercer pour leur propre compte la phalline et les autres principes actifs des champignons vénéneux, détermine une altération de l'épithélium expliquant l'anurie et même les symptômes d'u-

____

(1) Kobert, *Berichte der Dorpater Naturforschr.*, IX, 1891, p. 535. — *Lehrbuch der Intoxicationen*, Stuttgart, 1897, p. 457.

rémie observés parfois comme accidents tardifs, alors qu'une néphrite parenchymateuse est devenue la conséquence de ces processus.

La présence de la phalline dans certains champignons imprime à la symptomatologie des phénomènes d'intoxication un caractère tellement spécial que, dans une très bonne et intéressante étude, M. GILLOT a voulu en faire un syndrome particulier (1). Il range sous deux chefs, *Syndrome phallinien* et *Syndrome muscarinien*, la série des manifestations symptomatiques que l'on peut voir se produire au cours des intoxications par les différentes variétés de champignons. Comme toutes les représentations schématiques, cette dissociation a l'inconvénient d'exagérer la part faite à chacun des symptômes rentrant dans les deux cadres ci-dessus, mais elle présente, d'autre part, l'avantage de faciliter l'étude ainsi que de mieux grouper et faire ressortir les différents ordres de manifestations.

Le *Syndrome muscarinien* est constitué par l'ensemble des manifestations suivantes : incubation (c'est-à-dire période de temps s'écoulant entre l'ingestion des champignons et les premières manifestations de l'empoisonnement) de courte durée (dépasse rarement quatre heures) ; début rapide et bruyant ; symptômes consistant essentiellement en troubles gastro-intestinaux précoces, sans rémissions, anurie, excitation cérébro-spinale, incoordination motrice, délire (*folie muscarinienne*), troubles de l'intelligence et de la mémoire. La guérison est la règle, et la durée moyenne de l'affection est de un à deux jours.

Le *Syndrome phallinien* est caractérisé par : incubation de longue durée (variable de dix à trente heures et même plus) ; début tardif, insidieux ; symptômes plus complexes et plus graves que les précédents, troubles gastro-intestinaux tardifs avec rémissions fréquentes et suivis de violentes douleurs épigastriques ; augmentation de volume du foie, souvent ictère, hémorrhagies, urines fortement colorées, diminuées ou même supprimées, dépression nerveuse (ataxo-adynamie, stupeur), intelligence et mémoire intactes. La guérison est l'exception et la durée moyenne de la maladie varie de deux à trois jours, quelquefois même plus.

Pour montrer tout ce que cette division a d'insuffisant et d'artificiel, car c'est à ces deux groupes de symptômes que M. GILLOT veut rapporter *tous* les empoisonnements produits par les champignons, il suffit de remarquer que les espèces, comme certains *Bolets*, dont les principes nocifs sont, sinon exclusivement au moins pour la majeure partie, constitués par des substances irritantes éméto-cathartiques, mais dépourvues d'influence sur le système nerveux central, ne peuvent être rangées parmi celles déterminant l'un ou l'autre des symptômes phallinien et muscarinien. Les alcaloïdes (muscarine, choline, bétaïnes, etc.), les albuminoïdes (phalline, albumoses, etc.), les résinoïdes déterminant, chacun pour leur part, un syndrome plus ou moins nettement différencié lorsqu'ils sont purs, il est évident que leur mélange, dans les différentes espèces et variétés de champignons, arrivera à provoquer des manifestations très

---

(1) V. GILLOT, Etude médicale sur l'empoisonnement par les champignons, *Thèse de Lyon*, 1900.

diverses parmi lesquelles pourront prédominer celles caractérisant tel ou tel de ces trois groupes de principes immédiats suivant que la proportion en sera plus considérable ou que l'intensité, la bruyance de ses manifestations le mettra plus en évidence. Cette gravité, cette bruyance des manifestations, la *Phalline* les possède au plus haut degré, aussi est-il juste de lui attribuer la prééminence dans l'évolution des phénomènes toxiques. Mais cela ne doit pas faire perdre de vue les autres principes immédiats dont l'association à la phalline revêt alors une importance d'autant plus considérable, l'action irritante, nécrosante même de certains résinoïdes ouvrant la voie à l'absorption rapide et complète de substances qui, sans leur intervention, auraient pu traverser l'organisme sans lui causer grand dommage (1).

La comparaison que je faisais précédemment des champignons à une culture bactérienne me paraît permettre d'interpréter l'influence du milieu de culture sur la nature des produits dont les cellules du végétal réalisent la synthèse (ainsi que les travaux de RAULIN l'ont démontré pour le zinc par rapport à l'*Aspergillus niger*, ou comme la nature du milieu de culture d'une bactérie influe sur sa virulence) et de comprendre comment telle espèce, réputée vénéneuse ou suspecte dans une région déterminée, est considérée et utilisée ailleurs comme comestible. Une observation séculaire nous a appris combien est variable en principes actifs de toutes sortes (alcaloïdes, glucosides, acides, etc.) la richesse d'une même plante cultivée ou sauvage, soumise à des conditions climatériques différentes, en présence ou en l'absence de tel ou tel principe élémentaire ou immédiat. C'est seulement ainsi que l'on peut comprendre les divergences d'opinions émises à propos d'une même espèce par des observateurs également autorisés et incapables d'une erreur de diagnostic mycologique pour un champignon facile à caractériser. Pour ce qui regarde l'*Amanita muscaria*, par exemple, les observateurs les plus dignes de foi l'ont, à maintes reprises, signalée, les uns comme tout à fait inoffensive, les autres comme suspecte, d'autres enfin comme constamment toxique. Et en réalité on a relaté de nombreux accidents graves et même mortels, par suite de la confusion de cette espèce avec l'Oronge vraie (*Amanita Cæsarea*), tandis qu'il existe, d'autre part, de nombreux exemples de l'emploi alimentaire de la fausse oronge (*Amanita muscaria*) sans qu'il en soit résulté le moindre évènement fâcheux. BULLIARD dit en avoir mangé deux onces (61 gr.), à l'état cru, sans inconvénients, et il le considère cependant comme certainement toxique. DESMARTIS assure que les paysans du Bordelais le consomment couramment après l'avoir fait griller sur des charbons ardents. LECLERC (de Tours) rapporte dans la *Gazette des hôpitaux* qu'en Crimée il a suppléé, pour lui et ses soldats, au manque de légumes par des salades de champignons au nombre desquels se trouvait l'*A. muscaria*. Beaucoup d'auteurs assurent, d'ailleurs, que cette espèce est comestible en Russie; et je tiens de source fort autorisée que, dans certaines

(1) Voir à ce sujet : G. POUCHET, *Leçons de pharmacodynamie et de matière médicale*, 2e série, p. 18.

parties des Vosges, on fait un usage courant de ce champignon, après macération dans le vinaigre et sans rejeter le liquide de macération. Pour ma part, je partage l'opinion de Bulliard et de quantité de mycologues, et je pense qu'il est fort dangereux d'utiliser cette espèce comme aliment.

L'évolution d'un empoisonnement par les champignons peut être rapportée à trois périodes : A, période d'incubation ; — B, période d'état ; — C, période de terminaison

A. Période d'incubation. — Sa durée varie suivant que les principes immédiats de nature alcaloïdique, résinoïde ou albuminoïde sont plus ou moins abondants dans l'espèce de champignon ingérée. Les phénomènes toxiques peuvent débuter depuis moins d'une heure jusqu'à trente ou quarante-huit heures et plus après l'ingestion : *Amanita muscaria*, de une à deux heures ; *A. pantherina*, de deux à trois, rarement quatre heures ; *Boletus luridus*, *B. Satanas*, *Russules*, *Lactaires*, *Helvelles*, de trois à sept heures (c'est à peu près la moyenne pour les espèces douées de propriétés éméto-cathartiques, âcres et irritantes) ; *Amanita phalloïdes* [*A. bulbosa*], *A. mappa*, *A. Verna*, *A. excelsa*, *Volvaria gloïocephala*, *V. speciosa*, *V. Viperina*, *Lepiota helveola*, de dix à quinze, vingt, trente et même quarante-huit heures ou davantage. Au surplus, cette durée de la période d'incubation est également sous la dépendance d'un certain nombre de causes accessoires dont les plus importantes sont : la quantité de champignons absorbée, les divers modes de préparation culinaire auxquels ils ont été soumis (leur richesse en substances toxiques varie en effet, suivant qu'ils ont été ingérés crus, ou grillés, ou ébouillantés, ou lavés, ou macérés dans de l'eau simple ou additionnée d'un dissolvant comme alcool, vinaigre, sel marin, etc.), le mélange de diverses espèces et la prédominance des espèces douées de propriétés âcres, purgatives, émétiques, hémolytiques, etc. Enfin, le sommeil joue un rôle considérable, noté par tous les observateurs, en reculant l'explosion des accidents. Les symptômes manifestent une acuité progressivement croissante. Quelques vertiges signalent le début des accidents, puis survient un sentiment de faiblesse générale, de somnolence, accompagné d'anxiété à la région épigastrique. Le sujet se trouve dans un état d'agitation, d'inquiétude, de malaise indéfinissable presque toujours accompagné de légers troubles sensoriels comme bourdonnements d'oreilles, éblouissements. On passe alors, presque sans transition, à la seconde période.

B. Période d'état. — Les symptômes qui la caractérisent concernent surtout l'appareil digestif et le système nerveux. Dans quelques cas et avec certaines espèces de champignons ne renfermant guère, en fait de substances toxiques, que ces principes immédiats que j'ai appelés le groupe des *Résinoïdes*, le système nerveux ne réagit pas directement sous l'influence de la substance toxique, mais secondairement, comme conséquence plus ou moins éloignée des troubles gastro-intestinaux.

Les Troubles digestifs consistent en : nausées, douleurs abdominales et stomacales plus ou moins aiguës, vomissements, diarrhée. L'épigastre est le siège d'une sensation de chaleur ardente, la soif est vive avec constriction et séche-resse de la gorge, la déglutition devient pénible et l'on constate même parfois de l'aphonie. La respiration est difficile ; le sujet, en proie à des suffocations, est couvert de sueurs froides, d'une pâleur cadavérique et en état presque continuel de lipothymie. D'abondants vomissements viennent, en général, apporter quelque répit à cette première phase ; mais ils s'accompagnent toujours de douleurs épigastriques aiguës, pongitives, constrictives, avec irradiation dans les hypochondres et dans les lombes, que la palpation, la toux, la respiration, le moindre effort exaspèrent et rendent intolérables. Parfois, principalement avec les champignons riches en substances toxiques du groupe des albuminoïdes on voit les vomissements devenir excessivement fréquents, voire incoercibles, et s'accompagner de spasmes douloureux et violents au point de provoquer des hématémèses. Des coliques violentes, suivies de déjections diarrhéiques, caractérisent l'action de la substance toxique sur le tube intestinal. Les douleurs sont presque toujours tellement intenses que l'abdomen est rétracté et les membres inférieurs fortement fléchis sur le ventre. La diarrhée revêt une allure cholériforme ou dysentériforme, avec soif extrême et crampes douloureuses. Les déjections alvines sont d'une extrême fétidité, et leur apparition tardive est un signe fâcheux et d'une gravité particulière. Des troubles hépatiques accentués caractérisent encore les symptômes déterminés par les substances toxiques du groupe des albuminoïdes ; cette atteinte portée au foie se révèle par une augmentation de son volume (le foie a été trouvé gros et très congestionné dans les cas où la mort fut rapide ; volumineux, ramolli, de couleur jaunâtre dans les cas où la mort fut tardive) et par la coloration foncée des urines ; souvent même il apparaît de l'ictère. On voit aussi quelquefois se produire une fièvre tardive, symptomatique des lésions inflammatoires.

Les *Troubles nerveux* peuvent différer suivant qu'ils sont sous la dépendance du groupe des albuminoïdes, ou du groupe des alcaloïdes, ou d'un mélange de substances de ces deux groupes. L'excitation, se traduisant par une gaieté exagérée, une ivresse passagère à délire furieux (*folie muscarinienne*), caractérise les troubles provoqués par le groupe des alcaloïdes (1) ; la dépression, revêtant

(1) Il a été question (p. 906) des boissons enivrantes, signalées pour la première fois par Pallas dans son « *Voyage dans plusieurs parties de la Russie* (1768) », préparées à l'aide de l'*Amanita muscaria* par les peuplades du Kamtchatka et de la Sibérie, les Ostiaks et d'autres habitants de la Russie asiatique. On utilise pour cela le champignon cru ou sa décoction. La macération du champignon s'effectue fréquemment dans une décoction d'*Epilobium* ou de *Vaccinium.* L'ivresse ainsi obtenue rappelle, tout à la fois, l'ivresse alcoolique et l'état spécial résultant de l'influence de l'opium ou de la belladone. Le sujet arrive à perdre complètement son libre arbitre : chez les uns, on voit prédominer les émotions du plaisir, manifestées par la joie, l'exaltation, les chants, la danse ; chez les autres, au contraire, on voit se manifester de la tristesse. Les scènes de violence sont tout à fait habituelles, et il est fréquent de voir ces individus en proie à des spasmes et à des convulsions. D'ailleurs, déjà en 1650, dans son « *Historia plantarum universalis* » Jean Bauhin rapporte qu'en Alle-

souvent une allure ataxo-adynamique, caractérise ceux provoqués par le groupe
des albuminoïdes. Des troubles psychiques, moteurs, sensitifs, sensoriels, des
alternatives d'exaltation et de dépression constituent les phénomènes le plus
fréquemment observés. Les troubles intellectuels consistent en : délire, hallucinations, perte de connaissance, perte de mémoire. Les troubles moteurs sont
caractérisés par : titubation, incoordination motrice, ataxie, tremblements,
convulsions (partielles ou générales, cloniques ou toniques), hoquet, spasme
pharyngé (surtout au début), spasme intestinal, trismus, contractures (apparence tétanique), crampes (aspect cholériforme), rétraction des membres inférieurs. L'état de rigidité musculaire qui accompagne la phase d'exaltation,
disparaît pendant la phase de dépression. Parfois l'adynamie est le seul symptôme d'ordre nerveux. On voit alors : prostration, collapsus, vertiges, délire,
hallucinations, abolition de la motilité, secousses fibrillaires, tendance à la
parésie ou à la paralysie (la paraplégie s'observe fréquemment), algidité, cyanose, mictions et évacuations alvines involontaires, analgésie plus ou moins
généralisée. Un fait très frappant et qui imprime à l'intoxication par certaines
espèces de champignons (notamment *Amanita pantherina*) un caractère particulier consiste dans un état de somnolence, un état spécial de narcose allant
même jusqu'à reproduire le sommeil de l'anesthésie générale. Ce phénomène
est remarquable, surtout, chez certains sujets affaiblis et chez les enfants. La
stupeur, qui caractérise surtout les substances toxiques du groupe des albuminoïdes, se traduit par : résolution complète, réflexes lents et paresseux, parfois
même retard de la sensibilité. On peut observer toutes les nuances depuis la
simple indifférence jusqu'à l'imbécillité consciente. L'hébétude, la fixité du regard alternent quelquefois avec de l'excitation, des tremblements, des mouvements spasmodiques. Cet état, sinon de stupeur, au moins d'indolence, peut
persister pendant la convalescence, parfois assez longue. Les troubles sensoriels
sont variables et fugaces, ils consistent principalement en sifflements ou bourdonnements d'oreilles, éblouissements, diplopie, amaurose passagère, convulsions des globes oculaires, chromatopsie. Lorsque l'issue de l'empoisonnement
doit être mortelle, le sujet tombe peu à peu dans un état d'insensibilité complète, de coma ; le cœur est affaibli et irrégulier, la température considérablement abaissée (l'algidité est un phénomène constant), le tégument se recouvre
de marbrures livides, la respiration s'embarrasse, se ralentit, devient stertoreuse, irrégulière et le malade s'éteint.

magne on appelait la fausse oronge le *Champignon des fous*, parce qu'il fait perdre
l'esprit à ceux qui le mangent. Les propriétés enivrantes de la liqueur préparée avec
l'Amanite tue-mouches se retrouvent dans l'urine de ceux qui en font usage, aussi
n'est-il pas rare de voir des individus boire leur urine pour continuer à se procurer
cette ivresse Les domestiques et les gens pauvres n'ont d'autre moyen de se livrer
à cette orgie que celui résultant de l'ingestion d'une pareille urine. Ce fait semblerait prouver la rareté excessive, dans ces régions, de l'*Amanita muscaria* que, seuls,
les gens riches ou aisés pourraient réussir à se procurer.

Au cours de l'évolution des phénomènes toxiques les hémorrhagies sont fréquentes (épistaxis, hématémèse, hémoptysie, hémorrhagie intestinale, pétéchies) et le sang est très liquide et difficilement coagulable. Cette particularité paraissant, au premier abord, en contradiction avec la mise en liberté du fibrinogène par suite de la dissolution des hématies, s'interprète cependant facilement, grâce à cette observation de Alexandre Schmidt, que lorsque le sang a subi antérieurement un processus de coagulation, sa tendance à se coaguler se trouve ensuite diminuée. Les recherches de ce même expérimentateur et de ses élèves ont démontré que les coagulations capables de se produire dans l'organisme à la suite d'une influence hémolytique étaient d'autant plus considérables et plus graves, que le système circulatoire, et par conséquent l'animal en expérience, était de plus grande taille. Cela explique comment Kobert n'a pas réussi à trouver de thromboses nettement accusées chez les petits animaux soumis à l'influence de la phalline, tandis que, chez l'homme sous l'influence des champignons phallinifères, on a pu constater de nombreuses hémorrhagies que ce savant attribue à l'embarras circulatoire résultant des tromboses des petites artères dues à des caillots fibrineux. Malgré cette atteinte profonde portée au sang, les troubles de l'appareil circulatoire ne se manifestent comme importants que lorsqu'intervient l'influence des alcaloïdes. Ces troubles sont d'ailleurs fort variables. La pollakiurie, et, plus fréquemment, l'anurie plus ou moins prolongée sont encore des manifestations assez constantes au cours de l'intoxication. Parmi les troubles sécrétoires, il convient encore de mentionner les hypersécrétions salivaires, nasales, lacrymales, intestinales, sudorales. Ces dernières sont souvent particulièrement intenses au moment où se réalise le summum de l'intoxication, et elles constituent alors ce que nos ancêtres appelaient un *Phénomène critique judicateur* marquant le début certain de la période de retour à l'état normal. Quant à l'hypersécrétion salivaire, elle est surtout observée dans l'expérimentation sur les animaux.

C. Période de terminaison. — Les empoisonnements par les champignons ne sont fréquemment mortels qu'avec les Amanites à phalline. La mortalité atteint alors de 70 à 80 p. 100, en ne tenant compte que des cas dans lesquels la nature du champignon qui a provoqué l'empoisonnement a été nettement déterminée. L'issue fatale se produit, en général, du troisième au huitième jour qui suit l'ingestion, rarement plus longtemps après. On a vu cependant des sujets succomber après douze et quinze jours ; mais ces cas sont tout à fait exceptionnels, et peut-être même discutables.

La guérison s'effectue très rapidement, on pourrait même dire brusquement, sauf avec les champignons à phalline. Tandis que, dans le premier cas, on voit des individus qui paraissaient en danger de mort guérir du jour au lendemain et reprendre immédiatement leurs occupations ; dans le second cas, au contraire, des troubles digestifs, de l'inappétence, de l'embarras gastrique, de la céphalalgie, une sensation de brisement des membres, des évacuations sanguines fréquentes, de la parésie des membres inférieurs avec crampes persistent pendant plusieurs jours et parfois même pendant des semaines. L'*Amanita phalloïdes*, le *Volvaria speciosa*, le *Pleurotus olearius*, les *Helvelles* sont particulièrement remarquables par la longueur de la convalescence et la persistance des manifestations succédant à la période aiguë de l'intoxication.

Autopsie. — Lésions inflammatoires du tube digestif, phlogose intestinale, congestion dans la région pylorique, ou même plaques gangréneuses de l'intestin, telles sont les lésions qui furent observées le plus fréquemment. La décomposition du cadavre est rapide ; des gaz fétides distendent l'intestin. Des lividités cadavériques, des ecchymoses de couleur ictéroïde sont disséminées à la surface du tégument. La rigidité cadavérique est tardive et peu prononcée. Le sang est noir, fluide, quelquefois légèrement poisseux. Les cavités du cœur et des gros vaisseaux sont remplies de caillots. On remarque des hémorrhagies viscérales multiples. Le plus habituellement, les reins sont normaux, mais on a cependant signalé des lésions de néphrite aiguë, lorsque la mort a été tardive. Le foie, volumineux, est généralement dur et parsemé d'ecchymoses simulant, à la coupe, le *foie muscade*, ou bien ces ecchymoses forment de larges plaques à la surface ; dans d'autres cas, ce viscère est en voie de dégénérescence graisseuse, pâle et ramolli.

La plupart de ces lésions, qui ne présentent d'ailleurs par elles-mêmes rien de caractéristique, sont probablement sous la dépendance des substances toxiques du groupe des résinoïdes et, surtout, du groupe des albuminoïdes. Sous l'influence de la phalline seule, les altérations de la muqueuse gastro-intestinale sont, en effet, des plus frappantes, même si le poison a été introduit dans l'organisme par voie veineuse. Comme cela arrive également pour une quantité de substances toxiques de toute nature : albumoses, saponines, toxines microbiennes, alcaloïdes, et même poisons minéraux, l'élimination hors de l'organisme s'effectue, pour une forte part, au moyen de la muqueuse gastro-intestinale sur laquelle se produit, en conséquence, une forte part de l'action nocive. Déjà à la dose de 0 milligr. 5 par kilo d'animal, l'intestin présente une coloration rouge intense, depuis le pylore jusqu'à l'anus, avec surface veloutée complètement homogène dans laquelle il devient impossible de distinguer les petits flots blanchâtres visibles à l'état normal. La muqueuse est excessivement injectée. Le contenu de l'intestin est constitué d'abord par de la sérosité sanguinolente, plus tard, par une sorte de bouillie sanglante dans laquelle on trouve des amas de cellules épithéliales et des débris de la muqueuse. Cette forme de gastro-entérite caractérise d'ailleurs les poisons hémolytiques. A la mort de l'animal, les nombreuses glandes de l'estomac et de l'intestin sont entièrement détruites et il ne reste plus, comme après l'empoisonnement par le phosphore, qu'une membrane mince et lisse. En outre, on trouve des suffusions sanguines dans tous les organes (spécialement sous l'endocarde du ventricule gauche) et des transsudats sanguinolents dans les cavités séreuses.

Les troubles gastro-intestinaux, l'ictère, la polycholie, l'anurie avec manifestations urémiques, les hémorrhagies interstitielles caractérisent l'intoxication expérimentale, chez les animaux, par la phalline ; et cette symptomatologie concorde avec les effets que produisent, chez l'homme, l'empoisonnement par certaines espèces de champignons, dans les cas qui évoluent en présentant la symptomatologie de l'ictère grave. Si l'on songe que les produits de métamorphose des hématies (pigments sanguins se transformant en pigments biliaires, acides biliaires provenant du stroma ou de la matière colorante) exercent de leur côté, une action nocive (dissolution des hématies, dégénérescence des capillaires favorisant les hémorrhagies multiples), on sera moins surpris de l'influence néfaste exercée par une très faible quantité de phalline, en même temps que l'on comprendra l'importance du degré de dilution suivant lequel elle circule dans l'organisme. Ce degré de dilution exerce, en effet, une influence de premier ordre, non seulement sur l'action hémolytique, mais encore sur la rapidité avec laquelle les centres nerveux sont impressionnés par la phalline. D'ailleurs, l'influence du degré de concentration des solutions sur la gravité des manifestations que peut provoquer une seule et même substance toxique est également des plus nettes et des plus remarquables avec la *Cocaïne* (1) ; et un certain nombre d'exemples de ce genre impose de tenir compte, à l'avenir, de ce facteur nouveau dans les études et les recherches de toxicologie. KOBERT a montré, au cours de ses expériences, que les injections intraveineuses de phalline en solution à 1 p. 1000 produisaient la mort brusque, dès la première minute, par suite de la paralysie du cœur et de la respiration ; en solution à 1 p. 5000, la mort se produit encore au bout de trois minutes ; et il est nécessaire d'employer les solutions à 1 p. 50000 si l'on veut voir l'animal survivre quelques jours. Dans ces cas où la mort se produit tardivement, on découvre d'importantes lésions du rein, conséquences de l'élimination par cette voie des produits de métamorphose des hématies notamment, et de l'inflammation parenchymateuse qui a succédé à cette influence nocive.

Fait des plus importants à considérer, la phalline est remarquablement stable et se retrouve, avec toutes ses propriétés toxiques, dans l'eau dans laquelle on a fait bouillir pendant une demi-heure des Amanites phalloïdes, ainsi que dans l'extrait aqueux ou le suc obtenu par expression et desséché. D'après de récentes expériences, ce suc conserverait encore son activité au bout de onze mois (2).

Ces faits expliquent la redoutable toxicité de ces Amanites, quelles que soient la façon dont elles ont été employées ou les préparations culinaires auxquelles elles ont été soumises, du moment que le liquide de macération est ingéré.

L'*Acide helvellique* est, comme la phalline, un poison hématique produisant l'hémolyse et la dégénérescence graisseuse du foie. Toutefois, il est soit volatil, soit altérable ; la cuisson et, surtout, la dessiccation détruisant la toxicité des

---

(1) G. POUCHET, *Leçons de pharmacodynamie et de matière médicale*, 1re série, p. 454.

(2) PIETRO PELLEGRINI, Recherches sur le poison des champignons, *Rev. d'Igiena sanita publica*, 1899.

Helvelles qui causent parfois des accidents en Allemagne parce qu'on les y com-
somme à l'état frais, tandis qu'ils n'en occasionnent jamais en France où on ne
les emploie que desséchés].

LICHENS

Le *Parmelia parietina* (L.) doit, jusqu'à plus ample informé,
être considéré comme non-vénéneux (1).

Evernia vulpina (Ach.) [*Lichen vulpinus* (L.)]. *L'évernia-re-
nard* employé pour empoisonner les renards (2), contient l'**ACIDE
VULPIQUE** qui est un poison pour les grenouilles et les animaux
à sang chaud. L'administration de 0gr.03 par kilo de chat
amène la mort de cet animal précédée de : dyspnée et convulsions.
L'**ACIDE PULVIQUE** (anhydride de l'*acide diphénylcétipique*) est
moins toxique que l'acide vulpique.

Le *Cetraria Pinastri* (Ach.) contient l'**ACIDE PINASTRIQUE** (3)
agissant comme l'acide vulpique, mais moins énergiquement.
Il en est de même, à ce qu'il paraît, quant au *C. juniperina*
réputé comme vénéneux.

POLYPODIACÉES

ASPIDIUM FILIX MAS (Sw.). — La *fougère mâle* dont les parties
constituantes actives sont l'**ACIDE FILICIQUE** amorphe et une
essence, semble différer de virulence suivant sa provenance. C'est
surtout son extrait éthéré qui a provoqué des empoisonnements,
même mortels, avec des phénomènes de paralysie cérébro-spinale
ou des convulsions (4). Outre les substances déjà connues, on

(1) KOBERT, *Dorpat. Narturf. Gesellsch.*, 1892, déc. ; — *Zeitschr. d. œster. Apothekerver.*, 1894, p. 30.

(2) FRIES, *Lichenograph. scandin.*, p. 105 : « *Vulpibus non vero lupis canibusque perni-
ciosum hunc lichenem perhibent rusticolæ Herjedalenses.* »

(3) ZOPF, *Liebig's An.*, Bd CCLXXXIV, p. 108.

(4) POULSSON, *Arch. f. exp. Path. u. Pharm.*, Bd XXIX, p. 1 ; — EICH, *Deutsche med·
Wochenschr.*, 1891, no 32 ; — SCHLIER, *Münch. med. Wochenschr.*, 1890, p. 553 ; — PAL-
TAUFF, *Prager med. Wochenschr.*, 1892, no 5 ; — HOFMANN, *Wiener klin. Wochenschr.*,
1890, p. 493 ; — GRAWITZ, *Berliner klin. Wochenschr.*, 1894, no 52.

vient de trouver dans la racine de *fougère mâle* (1) : **ASPIDINE** ($C^{23}H^{32}O^7$) qui provoque, à la dose de 0gr.003, la mort des grenouilles précédée de troubles moteurs et respiratoires, ainsi que de convulsions ; l'empoisonnement ne survient chez les lapins qu'à la suite d'une injection sous-cutanée ; **ALBASPIDINE** ($C^{23}H^{28}O^7$) qui paralyse les grenouilles ; **ACIDE FLAVASPIDIQUE** peu efficace ; **ASPIDININE** qui cause des paralysies et arrête le cœur en le paralysant.

Sur quarante-trois empoisonnés, cinq sont morts et quatorze devinrent aveugles. La dose léthale variait de 4gr.5 à 7gr.5, et même 22 à 34 gr. L'amaurose uni ou bilatérale fut observée aussi bien expérimentalement chez 35,7 p. 100 de tous les chiens auxquels on donnait, par vingt-quatre heures et par kilo de poids, 0gr.1 d'extrait de fougère mâle pendant plusieurs jours consécutifs (2), que chez l'homme, par exemple, après son administration, à la dose quotidienne de 3gr., pendant douze jours ou après son administration en une seule fois : l'amaurose est survenue après quarante-huit heures ou plus rapidement. Les résultats fournis par l'examen ophthalmoscopique sont pour la plupart négatifs ; ce n'est que dans des cas isolés que l'on rapporte avoir observé l'atrophie grise de la papille. Les pupilles sont immobiles, ne réagissent ni à la lumière, ni à l'accommodation, parfois aussi dilatées. L'acuité visuelle revient complètement ou partiellement dans le cours de quatorze jours environ. Comme phénomènes prémonitoires, on a observé quelquefois : vomissements, diarrhée, coliques et sommeil profond. Surviennent en outre les symptômes que voici : parfois seulement après un certain laps de temps collapsus persistant longtemps, faiblesse générale, sanglotement spasmodique, fièvre, dyspnée, ictère qui serait dû aux lésions du tissu hépatique, céphalée, tremblements; durant l'état de somnolence, trismus et convulsions localisées aux membres et évacuation involontaire d'une urine contenant de l'albumine, du sucre et quelquefois des éléments morphologiques.

(1) Böhm, *Arch. f. exp. Path. u. Pharm.*, 1896, Bd XXXVIII, p. 35.
(2) Katayama und Okamoto, *Vierteljahrsschr. f. ger. Med.*, Bd VIII, 1894, p. 148.

L'essence brute de fougère mâle tue les animaux inférieurs, surtout le ténia (1).

Autopsie. — Hyperémie gastro-intestinale, imbibition de la muqueuse par le sang, sans extravasats sanguins, mais parfois des extravasats tout seuls. Chez les animaux : épanchements séreux dans le cerveau et la moelle épinière, hémorrhagies dans les méninges cérébrales et néphrite.

Traitement. — *On s'abstiendra de tous les dissolvants de ce remède* (huiles, graisses, ou éther en injection sous-cutanée). On fera des lavages de l'estomac avec de l'eau tenant en suspension du charbon animal, et l'on prescrira en outre : acétate de potasse dissous dans beaucoup d'eau, enveloppements chauds, frictions, mucilages et lavements au camphre.

L'*Aspidium spinulosum* (Sw.) contient deux **ACIDES POLYSTI-CHUMIQUES** qui tuent les grenouilles à la dose de 0gr.002, et les lapins à la dose de 0gr.03 à 0gr.05 par kilo d'animal. La mort par arrêt de la respiration est précédée de : hyperexcitabilité réflexe et paralysies motrices accompagnées de convulsions (2). On a obtenu du rhizome de *A. athamanticum* (KUNZE), (*Rh. Pannæ*), un **ACIDE PANNASIQUE** qui est un poison musculaire pour les grenouilles, tandis qu'il est inefficace à l'égard des lapins (3).

Pteris aquilina (L.) (*Fougère femelle*) a empoisonné des chevaux auxquels on l'avait donnée pendant longtemps. On a observé d'abord de la rougeur des conjonctives, une coloration ictérique de la sclérotique, mydriase, exagération de l'émotivité, parésies et convulsions. L'animal présentait un état de raideur généralisée avec la tête en extension dans l'axe du corps, les jambes étaient projetées en avant par saccades et la démarche était celle d'un ataxique. Au moment où la tête déviait de sa position primitive, l'animal perdait l'équilibre. La conscience

(1) EHRENBERG und KOBERT, *Arch. d. Pharm.*, CCXXI, p. 345.
(2) POULSSON, *Arch. f. exp. Path. u. Pharm.*, Bd XXXV, p. 97.
(3) BÖHM, *Arch. f. Path. u. Pharm.*, Bd XXXV, p. 1.

était conservée. La mort peut survenir dans l'espace de vingt-quatre à quarante-huit heures. La nécropsie démontra une méningite dans les régions cérébelleuse et médullaire.

L'*Allosurus crispus* (Bernh.) passe, en Norvège, pour vénéneux.

L'*Actiniopteris dichotoma* (Bedd.) tue les vers intestinaux.

ÉQUISÉTACÉES

Equisetum hiemale (L.). Dans un cas où presque tout l'herbage était composé de *queue-de-cheval* (*Prêle*), il survint chez les chevaux : titubation et paralysie du train postérieur. La prêle peut provoquer chez les bêtes à cornes et les moutons : avortement et hématurie. Agissent d'une manière analogue l'*E. palustre* (L.) et l'*E. limosum* (L.), dont le premier empoisonne, ou même tue en convulsions les bovidés et les moutons, tandis que le second s'attaque surtout aux chevaux.

Les effets de *E. palustre* (L.) et *E. arvense* (L.) ainsi que *E. limosum* (L.) qui contiennent tous des alcaloïdes se ressemblent. Les bœufs, les brebis, surtout les chevaux sont intoxiqués et parfois tués au milieu de convulsions dans un espace de six à quinze jours.

LYCOPODIACÉES

Le *Lycopodium Selago* (L.) (*lycopode sélage, herbe aux porcs*) est un drastique et un émétique violent. Il enflamme toutes les muqueuses qui viennent à son contact. Un onguent préparé avec lui produit des pustules. L'administration en grande quantité de ce lycopode amène la mort des chevaux précédée de : gastro-entérite, convulsions, etc. Donné pendant la grossesse, il peut provoquer l'avortement. Les personnes empoi-

sonnées par lui ont présenté : irritation du pharynx, vomissements, vertiges, titubation, perte de connaissance.

Le *L. Saussurus* contient l'alcaloïde toxique **PILIGANINE** qui
agit comme éméto-cathartique (1).

(1) Adrian, *C. R. de l'Ac. des Sc.*, 1886, 7 juin.

V. — POISONS ANIMAUX

Dans plusieurs classes animales se trouvent des individus qui renferment des poisons pour d'autres êtres vivants. Ces poisons peuvent exister tout préparés dans des réservoirs spécialement disposés pour cela (hydroméduses), ou être sécrétés d'une façon continue dans des glandes (serpents, poissons aiguillonnés virulents, hyménoptères), ou se trouver dans toutes les parties de l'animal ou seulement dans quelques parties (cantharides, espèces de tétrodon) ou seulement à certaines périodes et dans certains états de leur existence (œufs de barbeau). Les poisons consommés (poissons, serpents, etc.) sont remplacés ordinairement grâce à l'activité des glandes, chez les animaux inférieurs, peut-être aussi par suite de la diffusion directe du venin du système vasculaire dans les réservoirs du venin ou les parties vénéneuses du corps. En cas de consommation excessive, la reproduction peut, pour un certain temps, devenir faible ou se tarir complètement. La consommation a lieu dans le but de s'emparer de la proie ou pour la défense. Outre le venin, un grand nombre d'animaux possèdent des appareils à l'aide desquels ils font parvenir le virus sur ou dans le corps des êtres à empoisonner. Ils peuvent se présenter sous forme de filaments ou de piquants, d'aiguillons ou de dents particuliers Chez quelques animaux, ces appareils sont munis de crochets ou disposés en dents de scie (méduses, guêpes, etc.), chez d'autres ils sont sulciformes ou traversés d'un canal dans toute leur longueur (serpents).

Le venin est ordinairement inoffensif pour les individus de la même espèce. Il y a toutefois des exceptions à cette règle ; le venin du triton, p. ex., introduit dans la cavité abdominale, amenant la mort de ce même animal. Quelques animaux, comme cela arrive par rapport à d'autres poisons, jouissent d'une immunité plus ou moins accusée contre ces venins. Quant à la nature de ces venins se formant, dans les processus physiologiques, grâce à l'individualité de l'animal correspondant, nous ne possédons pas jusqu'ici de données bien certaines là-dessus, en partie à cause des difficultés que l'on éprouve à obtenir le venin en quantité suffisante, en partie par suite des difficultés que présente leur étude. Cependant, il paraît être établi **qu'il s'agit, dans la plupart des cas, de substances albuminoïdes**, très rarement de corps de la série grasse, d'acides ou de bases organiques.

Les causes de ces empoisonnements sont : accidents, imprudences, très rarement homicide ou suicide ; ils présentent toutes les terminaisons possibles dans n'importe quels autres empoisonnements. Tout à fait à part de ces groupes que nous venons d'énumérer se trouvent les poisons qui prennent leur origine grâce à la **décomposition du corps de l'animal** ou de certaines de ses parties **avec formation de dérivés albuminoïdes toxiques**. Ces produits ne sont pas constants, mais varient par suite de causes internes ou externes. Nous les étudierons, en partie dans les paragraphes qui vont suivre, en partie en parlant des poisons de la putréfaction.

PROTOZOAIRES

Les protozoaires, qui forment la transition du règne végétal au règne animal, sont proches parents des infusoires et des amibes. Ce sont des masses plus ou moins sphériques de protoplasme vivant à l'état parasite. Un grand nombre d'entre eux émettent de leur corps cellulaire des pseudopodes, des flagellums, des cils. Les avis diffèrent quant à l'action pathogène de ces êtres vivants. Depuis ces derniers temps on n'admet leur rôle pathogénique bien démontré que dans : la malaria, la pébrine, cette affection qui décimait les vers à soie et dont la nature nous est connue grâce au génie de PASTEUR, le papillome intracanaliculaire des voies biliaires, vraisemblablement aussi le molluscum contagiosum et la dysenterie. Quant à leur rôle dans la genèse des tumeurs, on n'en possède jusqu'ici aucune preuve absolument certaine et indiscutable (1).

RHIZOPODES. — L'*Amœba coli* (Loesch.) doit être considéré comme l'agent pathogène de la dysenterie. Il pénètre aussi dans les vaisseaux sanguins, ou même jusqu'au foie, et les bactéries transportées par lui provoquent souvent des abcès. On a trouvé encore des amibes dans la vessie, d'où ils peuvent cheminer dans les reins et y provoquer diverses affections.

SPOROZOAIRES. — Les *Grégarines* pluriarticulées n'exercent pas d'influence notable sur les affections cellulaires, ni sur leur hôte (2).

Nous savons peu de chose sur l'action des *Psorospermies* que l'on rencontre sur ou dans l'intérieur des poissons.

Les *Coccidies* sont des parasites spécifiques de l'épithélium ; elles peuvent provoquer la destruction d'un grand nombre de cellules épithéliales du foie et de l'intestin.

Les lapins infectés de *C. perforans* sont atteints d'entérite avec ulcères du gros intestin ; il existe une dysenterie coccidienne chez les bovidés. On rencontre aussi des coccidies chez l'homme.

Parmi les *Sarcosporidies* nuisibles, il faut signaler les *Tubes de Miescher* qui se trouvent dans les muscles du cochon et aussi chez l'homme. L'inoculation de ces tubes ou de l'extrait glycériné, en grande quantité, provoque chez les lapins : élévation de la température, collapsus, et la mort survient en convulsions.

Les *Microsporidies* sont les agents pathogènes de la pébrine.

(1) Hauser, *Biol. Centralbl.*, 1895, nᵒˢ 18 et 19, p. 676 et 689 ; v. aussi Török, *Internat. Congress für Hygiene*, 1894.
(2) L. Pfeiffer, *Correspondenzbl. von Thüringen*, 1893, XXII, p. 132, et *Die Zellerkrankungen*, Iéna, 1893.

Les *Hémosporidies* se trouvent dans les globules sanguins rouges, au cours de la malaria et en doivent être considérés comme les agents pathogènes (1). Les parasites de la malaria se rapprochent étroitement des coccidies, mais, selon toute vraisemblance, ils forment un groupe à part différencié par ce fait qu'ils se nourrissent des globules rouges du sang dont on peut retrouver des débris, sous forme de pigment, dans leur plasma. On distingue : 1° gros parasites, a) le parasite de la fièvre tierce (*Hemamœba vivax*), b) le parasite de la fièvre quarte (*Hemamœba malariæ*, sive *Laverania*) ; 2° petits parasites (à forme circulaire) parasites des fièvres tropicales (*Hœmomonas Laverania*).

Malgré les doutes exprimés plus haut, il est possible que d'autres protozoaires parasites jouent un rôle dans la genèse des tumeurs carcinomateuses et sarcomateuses (2), le molluscum contagiosum, la maladie de Paget, peut-être aussi les exanthèmes aigus, p. ex. la variole. On a trouvé dans le liquide ascitique d'un cancéreux un rhizopode amœboïde, le *Leydenia gemmipara* (Schaud.) (3). Quelques affections chez les poissons (barbeaux, tanches, etc.) sont attribuées, avec raison à ce qu'il semble, à une infection par les *Myxosporidies*.

INFUSOIRES. — Parmi les *Flagellés* qui se trouvent, entre autres, dans les crachats, en cas de gangrène du poumon, sont considérés comme agents pathogènes pour l'homme : *Plagiomonas urinaria*, que l'on a trouvé dans la cystite purulente ; *Trichomonas vaginalis* (Donné), trouvé dans le mucus vaginal acide chez la femme et, à ce que l'on prétend, constaté aussi une fois dans l'urine pyo-sanguinolente d'un homme atteint en même temps de ténesme vésical (4) ; *Trichomonas hominis* (Dav.) et

(1) Voir relativement à leur rôle et à leur évolution dans l'organisme : G. Pouchet, *Leçons de Pharmacodynamie et de matière médicale*, 3e série, p. 286.

(2) Clarke, *Centralblatt für Bacterienkunde*, 1894, XVI, no 20. Les myomes seraient aussi causés et activés par des protozoaires ; — Vedella, *Centralbl. f. Bacterienkunde*, 1895, XVII ; — Bra, *Le parasite du cancer*, Paris, 1901.

(3) v. Leyden und Schaudinn, *Ber. d. Akad. d. Wissensch.*, Bd XXXIX, 1896.

(4) Dock, *Med. News*, 22 déc. 1894.

Cercomonas hominis (Dav.), qui cause ou aggrave la diarrhée ;
le *Lamblia intestinalis* (Lambl.) [*Megastoma entericum* (Grassi)],
considéré par les uns comme un commensal inoffensif, et regardé
par d'autres comme pouvant causer des affections intestinales.
Quelques infusoires *Ciliés* vivent aussi en parasites chez l'homme.
Le *Balantidium coli* vit dans l'intestin du porc et, transmis à
l'homme, il peut provoquer des affections du gros intestin. Quant
aux *Vorticelles*, leur action pathogène est, jusqu'à présent, encore
sujette à caution. On prétend que le *Vorticella ascoïdium* peut
pénétrer dans les organes internes, y former des kystes et exercer
une action pathogène dès qu'il pénètre dans les plaies. Ce serait
lui qui donnerait naissance aux *tubes de Miescher* (1).

CŒLENTÉRÈS

Les classes des *Hydrozoaires*, des *Actinozoaires* et des *Cténo-
phores*, contiennent de nombreux êtres vivants dont les appareils
venimeux (dont le nombre atteint parfois des millions) sont
constitués par des organes urticants particuliers, appelés *nématocystes*. Leur forme peut varier, mais dans la plupart des cas
ils se composent d'une capsule avec une membrane de revêtement
qui se continue par un tube invaginé et, plus en dehors, par un
filament long, à ce qu'il paraît creux, et qui est barbelé comme
le tube. Les nématocystes viennent-ils en contact avec un objet,
ils s'entr'ouvrent, le tube est projeté tout le premier et s'enfonce
dans le corps étranger avec le crochet trempé dans le venin, et
ensuite le filament vénénifère se déroule et touche seulement la
proie ou, ce qui est plus vraisemblable, s'y enfonce. Les *Polypes*
présentent, dans certaines parties bien déterminées, des nématocystes dont les filaments, à l'état de repos, sont enroulés
fortement en spirale (batteries de nématocystes). L'attouchement
des *Orties de mer*, des *Siphonophores*, des *Anémones de mer*,
de l'*Anthea cereus*, etc., provoque, pendant plusieurs heures, à
la peau : sensation de brûlure, rubéfaction, urticaire ou tuméfaction du membre atteint, parfois aussi des phénomènes gé-

(1) Lindner, *Deutsch. Med.-Zeitg.*, 1896, p. 697.

néraux. Ils peuvent causer sur les muqueuses, p. ex. celle de la langue : inflammation et suppuration. Le venin n'est pas acide, et, desséché, il peut agir encore après des mois. Une *collidine* a été retirée des polypes en putréfaction.

ECHINODERMES

Toxopneustes lividus (AGASS.), (*Oursin*). On trouve déjà dans Hippocrate que les oursins provoquent de la diarrhée. Des auteurs récents (1) affirment que, pendant la période de reproduction, ces animaux fabriquent un poison qui cause des symptômes cholériformes.

Solaster papposus (FORB.), (*Etoile de mer*). Cette astérie et d'autres espèces tuent des crustacés et des mollusques à l'aide d'un suc venimeux. Elle tue les chats dans l'espace d'un quart à deux heures. Des expériences instituées il y a plus de cent ans ont démontré que trois étoiles de mer peuvent tuer un chien. Suivant des recherches expérimentales, leur frai agit comme caustique sur les mammifères et les poissons.

VERS

DISCOPHORES. — On rapporte de l'Asie Orientale et du nord de l'Afrique que les morsures, à mon avis virulentes, de quelques sangsues, par exemple *Hirudo ceylanica*, etc., ont provoqué l'inflammation et la suppuration des membres, et que l'on fut même obligé de les amputer. Leur introduction dans le nez, le pharynx, l'estomac, causerait non seulement des douleurs, mais amènerait aussi la mort des animaux et de l'homme. L'*H. vorax*, à l'état jeune, s'insinue dans la cavité nasale, la trachée, etc., et peut provoquer des hémorrhagies et d'autres lésions. La sangsue s'attache à la conjonctive, elle mord la conjonctive bulbaire sans aucun préjudice pour l'œil. Au centre de la cornée

(1) MOURSON et SCHLAGDENHAUFFEN, *C. R. de l'Ac. des Sc.*, t. XCV, p. 791.

et de la capsule du cristallin, la sangsue laisse une cicatrice sous la forme d'un V, et, à la périphérie de la cornée, une synéchie antérieure. L'action d'une espèce particulière de sangsue produirait, dit-on, au Mexique, une affection gangréneuse des paupières.

PLATHELMINTHES. — Je considère comme venimeux, parmi les *Trématodes*, les espèces de *Distome*, et, parmi les *Cestodes*, le *Tænia solium* (RUD.), le *Cysticercus cellulosæ*, ainsi que beaucoup d'autres.

NÉMATODES. — Le *Strongyloïdes intestinalis* (BAV.), le *Filaria sanguinis* (LEWIS), l'*Oxyuris vermicularis* (L.), l'*Ascaris lumbricoïdes* (L.), le *Trichina spiralis* (OWEN), l'*Anchylostoma duodenale* (DUB.) sont, comme les précédents, des êtres vivants qui, parasites de l'homme, le rendent malade non seulement par suite de l'irritation mécanique de l'organe où ils ont choisi leur siège, mais aussi grâce à leurs produits d'échange ou de décomposition, et provoquent : fièvre, cachexie, hématurie, chylurie (*Filaria sanguinis*), ou bien : diarrhée, fièvre, délire (*Trichina spiralis* (Ow.), etc. Le liquide des échinocoques contient un poison. L'*Ascaris lumbricoïdes* fabrique vraisemblablement un poison volatil corrosif.

ACANTHOCÉPHALES. — L'*Echinorynchus gigas* (GOEZE), empoisonne le trou perforé par lui dans la muqueuse.

MOLLUSQUES

CÉPHALOPODES. — Les *Sépiaires*, par exemple *Octopus vulgaris* (LAM.) (le *Polypus* des anciens), ont été mangés, mais le sommeil après ces repas ne serait pas tranquille.

GASTROPODES. — Les *Limaçons*, suivant des rapports anciens, auraient à plusieurs reprises provoqué chez l'homme des empoisonnements même mortels. On a attribué ces accidents à la présence dans ces animaux des matières gâtées ou toxiques qu'ils se seraient incorporées, et on a conseillé, pour s'en mettre à l'abri, de conserver les limaçons dans des vases propres.

Aplysia depilans (L.) (*Lièvre marin*). Les Romains et les Grecs lui ont attribué des effets toxiques particuliers et, des expériences instituées au siècle dernier, on a inféré que le suc de l'animal provoque l'inflammation et la tuméfaction de la peau. On les a mises en doute. L'animal contient une matière colorante d'aniline qu'il rejette aussi spontanément.

Murex brandaris (L.). Le *mollusque purpurifère*, mangé en potage, a amené la mort précédée de phénomènes de gastro-entérite, prurit cutané, convulsions.

LAMELLIBRANCHES. — Quelques espèces d'ostracées ont souvent provoqué chez l'homme des empoisonnements dont la cause n'est pas bien connue jusqu'à présent. Il en est ainsi quant au *Cardium edule* (L. (*Bucarde*) et à l'*Arca Noæ* (L.) : ce dernier provoqua la mort précédée de convulsions et de phénomènes de gastrite.

MYTILUS EDULIS. — Voilà déjà presque trois cents ans que l'on décrivait des empoisonnements par la *Moule*, et un grand nombre d'expériences ont été instituées avec elle il y a déjà cent ans. Les expérimentateurs et les observateurs récents ne sont, malheureusement, pas toujours renseignés, d'une manière satisfaisante, sur les données toxicologiques déjà existantes, aussi rapportent-ils comme nouveaux des faits déjà connus depuis longtemps. Les tentatives de différencier des moules venimeuses d'avec des moules inoffensives d'après les valves, n'ont pas amené des résultats acceptables. Quant à l'éventualité (sur laquelle on insistait autrefois) que les moules seraient devenues toxiques par suite des *matières fécales de l'homme et des animaux* qui auraient pénétré de l'eau dans leur corps, elle peut parfois s'effectuer puisque des moules saines, mises dans l'eau corrompue, s'enveniment (1). Il n'est pas

(1) SALKOWSKI, *Arch., für pathol. Anat.* Bd CII, p 578 ; — VIRCHOW, *Berliner klin.*

douteux que, à plusieurs reprises, des empoisonnements ont été provoqués par un seul ou plusieurs exemplaires d'entre les moules retirées toutes d'une eau de bonne qualité, de sorte que parmi tous les convives il n'y eut d'empoisonné que celui qui avait mangé les exemplaires venimeux. **Il est malaisé de comprendre pourquoi, sur toute une troupe de moules vivant dans des conditions extérieures identiques, il n'y en aurait qu'une ou deux qui se seraient incorporé le poison se trouvant dans leur habitat.** On admettait autrefois que les moules tomberaient malades en avalant les pseudo-embryons gélatiniformes et corrosifs des astéries, des méduses, etc., ou en se fixant à du bois en décomposition, ou par suite de la période de fécondation. Ne s'agirait-il pas plutôt d'une affection morbide de quelques souches des moules ? Il a été impossible de le démontrer jusqu'à présent. On a rapporté à plusieurs reprises que des moules semblables avaient présenté une saveur âcre et cuisante. Ce qui est le plus probable, c'est que le venin se forme par décomposition dans l'organisme des moules. Prenant en considération la variété des symptômes survenus dans ces empoisonnements, j'en conclus que *l'affection n'est pas causée toujours par une même substance toxique, mais par des produits toxiques variant* suivant les processus de décomposition qui se passent dans le corps de l'animal. C'est la **MYTILOTOXINE** qui constituerait un de ces poisons. Traitées par des réactifs chimiques, les moules venimeuses, à côté d'autres bases, ont fourni cette base agissant à la manière du curare. Cet alcaloïde perd sa toxicité dès qu'il devient inodore. *Je ne le considère pas,* pour cette raison déjà, *comme un poison spécifique jouant un rôle dans l'empoisonnement par les moules,* et il est peut-être un produit artificiel se formant dans le corps de la moule si facilement décomposable sous l'influence des réactifs chimiques énergiques. A ce que l'on prétend, c'est le foie qui contiendrait le poison.

Les *symptômes d'empoisonnement aigu,* qui surviennent peu de temps après l'ingestion des moules ou seulement après trois ou quatre heures, peuvent affecter plusieurs modes de manifestation :

Wochenschr., 1885 ; — Werlhof, *Opera med.*, 1776, III, p. 769 ; — *Behrens, ibid.*, II, p. 589 ; — Griffiths, *Chem. News*, 1890, p. 17 ; — Bardet, *Soc. de Méd.*, sept. 1893.

1° *Forme exanthémateuse*. Un urticaire accompagné de picotement ou de démangeaison se déclare, ou une éruption cutanée d'une autre espèce, souvent avec tuméfaction phlegmoneuse à la face et œdème aux extrémités.

2° *Forme cholérique*, s'associant aussi à la forme exanthémateuse. Outre l'exanthème, surviennent : vomissements, diarrhée, coliques, frisson, engourdissement, angoisse précordiale, troubles visuels, mydriase, lipothymies, sueurs froides, décharges motrices exagérées et convulsions.

3° *Forme paralytique*. Elle s'associe d'ordinaire à une des deux formes précédentes et, contrairement à elles, ne se développe que lentement. Son pronostic est le plus grave. Elle se caractérise par : phénomènes d'anesthésie et de paralysie, paresthésies dans les membres, sensation de constriction au pharynx, troubles respiratoires, titubation, vertiges et engourdissement des mains. La mort sans convulsion peut survenir dans l'espace de deux à cinq heures, le malade ayant conservé la conscience. Les nourrissons tomberaient malades même si les nourrices mangent des moules saines. L'ingestion des moules vénéneuses amène aussi rapidement la mort des animaux. **A l'autopsie** des personnes empoisonnées, on a trouvé, entre autres : hypertrophie de la rate, rougeur et tuméfaction de la muqueuse intestinale, et infarctus hémorrhagiques dans le foie.

Pour *rendre les moules non-vénéneuses*, elles seront préalablement conservées, pendant un certain temps, dans l'eau pure salée. Le vinaigre ne leur enlève pas le poison, peut-être y réussirait-on en les traitant par des carbonates alcalins.

Traitement. — Evacuation énergique de l'estomac et de l'intestin (aussi à l'aide des entéroclysmes) et diurétiques ; éther, injections de caféine, camphre et, le cas échéant, strychnine en petite quantité.

OSTREA EDULIS (L.). — On a décrit anciennement et récemment (1) des empoisonnements et des cas de mort survenus après

(1) *Brit. med. Journ.*, 1895, 20 avr.; — *ibid.*, 1887, II, p. 444; — *Deutsche Vierteljahrsschr. f. Gesundheitspfl.*, Bd XX, suppl., p. 72.

l'ingestion des *Huîtres* ; ces empoisonnements, aigus ou sub-aigus, ont été caractérisés par : nausées, vomissements, gastral-gies, coliques, diarrhée, troubles visuels (1), dysphagie, saliva-tion, lourdeur de tête. D'autres cas (parfois à l'état d'épidémie) ont présenté le tableau de la fièvre typhoïde ou du choléra, et l'on admettait que les huîtres déposées par les marchands, avant leur ingestion, dans l'eau courante, se seraient incorporé les bacilles de la fièvre typhoïde ou du choléra venant des eaux de déjection des lieux habités. **La cause des empoisonnements aigus est sans doute à chercher dans l'albumine décomposée du corps des huîtres,** cette décomposition est surtout à redouter du mois de mai jusqu'au mois de septembre.

CRUSTACÉS

Astacus fluviatilis (L.). — Les *Écrevisses* peuvent nuire par-fois en cas d'idiosyncrasie envers elles (exanthèmes avec ou sans démangeaison, céphalée, etc.), ou toujours dès qu'elles sont cor-rompues par suite d'une maladie ou de la décomposition surve-nant après leur mort (vomissements, sensation d'angoisse, etc.). Il en est de même quant au *Homarus marinus* (*homard*) ; ce sont surtout les homards de conserve qui provoquent des symptômes cholériformes.

Crangon vulgaris (Fabr.). — Les *Crevettes* mortes peuvent, dans certaines conditions spéciales extérieures ou intérieures déterminées, provoquant une **décomposition particulière de leur albumine,** provoquer des empoisonnements, même mortels, épi démiques, cholériformes, qui surviennent même chez les per sonnes n'en ayant mangé qu'un petit nombre. Les symptômes apparaissent trois à quatre heures après l'ingestion des cre-vettes, et consistent en : soif, gastralgies, nausées, angoisse précordiale, coliques, tremblements, vomissements, cyanose, diarrhée, faiblesse et convulsions. Les animaux cuits, conservés pendant un laps de temps assez long dans un air humide et chaud, deviennent facilement vénéneux. Les *Palémons* (*Crevette rose, Bouquet*) mortes avant la cuisson ne deviennent pas rouge-

(1) Brosch, *Wiener klin. Wochenschr.*, 1896, n° 13.

écrevisse à l'ébullition, mais blanchissent, leur chair est molle
et la queue n'est pas recourbée vers le thorax.

Brachyures. — Les *Crabes* peuvent, eux aussi, provoquer des
empoisonnements dans certaines conditions et amener la mort
précédée de phénomènes morbides cholériformes.

ARACHNIDES

SCORPIONIDES. — Les *Scorpions* des tropiques : *Buthus afer* (L.),
Androctonus funestus (Ehr.), *Heterometrus*, etc., provoquent
chez l'homme des altérations au lieu de piqûre et une intoxication générale qui peut même être mortelle ; les scorpions euro-
péens, *Euscorpius europæus* (L.), déterminent seulement des
altérations locales, et encore à un moindre degré. Les scorpions
possèdent un post-abdomen pluri-articulé dont le dernier article
renflé renferme deux glandes à venin dont le contenu clair, acide,
soluble dans l'eau, pesant 0gr.002 environ chez le *S. Orvitanus*
par exemple, est lancé à travers deux orifices de l'aiguillon aigu,
corné, recourbé. Le venin qui est considéré comme un dérivé
isocyanique, peut-être amylcarbylamine, mais est, suivant moi,
une toxalbumine, dissout les globules sanguins rouges des
oiseaux et des animaux à sang froid, mais non ceux de l'homme.
Il est très vraisemblablement excrété dans la bouche, l'estomac
et l'intestin. Les Boschimans une fois piqués, semblent être
doués d'immunité contre des piqûres ultérieures (1).

Le *Scorpio occitanus* provoque **chez les grenouilles** : hyperexcitabilité réflexe ou tétanos, secousses fibrillaires (2) et ensuite
paralysies. Les oiseaux et les chiens succombent à ce venin dans
l'espace de quelques minutes jusqu'à quatre heures.

Le venin pur du *Buthus australis* fut obtenu par Phisalix et
de Varigny en électrisant l'appareil à venin. Ce venin tue, à la dose
de 0milligr.1, un cobaye de 500 à 600 gr. en douze heures, et, à
la dose de 0gr.001 à 0gr.0015 en injection intra-veineuse, un chien

(1) Schinz, *Gesellsch. f. Erdkunde*, 1887, juillet.
(2) Valentin, *Zeitschr. f. Biol.*, Bd XII, p. 170.

de 15 à 20 kilos ; la mort est précédée de : sécrétion exagérée des glandes et convulsions par asphyxie. La mort du scorpion peut être amenée par son propre venin. Son sang est toxique.

Les piqûres des scorpions des tropiques provoquent **chez l'homme** : inflammation locale intense, tuméfaction avec douleur et fièvre, plus rarement abcès et gangrène, lymphangite et adénite, et comme phénomènes généraux : sensation de raideur particulière de la langue, vomissements, diarrhée, érections persistantes, collapsus, délire et convulsions même de nature tétanique qui peuvent amener la mort en vingt-quatre heures, surtout s'il s'agit d'enfants.

Traitement. — Agrandissement de la piqûre et lavage avec de l'ammoniaque diluée, sucer un citron acide, vomitifs ou, éventuellement, opiacés. C'est un traitement antique que de saupoudrer la plaie de scorpions broyés.

ARANÉIDES. — Toutes les vraies *Araignées*, par exemple les espèces : *Avicularia*, *Theraphosa*, *Chiracanthium*, *Dolomedes*, *Cteniza*, *Latrodectes*, *Segestria*, *Tarantula* et *Trochosa*, possèdent des deux côtés, dans l'article basal des chélicères, une vésicule à venin qui peut faire parvenir son contenu acide et oléagineux dans la plaie, à l'aide d'un crochet perforé. Nous n'avons pas de données certaines sur la nature du venin. Outre le venin des glandes, les araignées contiendraient, dans leur corps, une toxalbumine, et plus le venin renfermerait de toxalbumine, plus énergique serait l'action toxique (1). Les macérations aqueuses des araignées contiennent de l'albumine soluble, et, injectées dans le sang, même seulement à la dose de quelques milligrammes, elles tuent les chats. On isole le venin de ces araignées par macération dans de l'eau saturée de toluol et tenant en dissolution 10 p. 100 de chlorure de sodium. On a obtenu de la sorte une *Hémolysine* très active. Le venin retiré des glandes de *Mygale avicularis* étendu sur une plaque de verre et additionné de sulfate de cuivre, fournit un albuminate de cuivre. **Tout venin glandulaire prenant son origine dans le corps,**

(1) Kobert, *Lehrb. d. Intoxik.*, 1893, p. 329.

contient forcément de l'albumine ou un corps rapproché de l'albumine. C'est pourquoi le sang des serpents est vénéneux, lui aussi.

L'inoculation du venin des araignées provoque comme phénomènes locaux : tuméfaction et rougeur. Les araignées qui perforent la peau humaine, p. exemple, *Chiracanthium nutrix* (1), *Lycosa Tarantula* (L.), *Dolomedes fimbriatus* (CLERCK) et beaucoup d'autres, — l'*Epeira diadema* (L.) (*araignée porte-croix*) ne peut le faire chez l'adulte — provoquent en outre : douleurs irradiées, tuméfaction intense s'étendant sur tout un membre et persistant pendant un à trois jours, plus rarement bulles, emphysème cutané et nécrose, par exemple des paupières. La nécrose peut aussi avoir lieu si on applique, par exemple sur le bras, des araignées écrasées ; cette application était suivie de : tuméfaction extrême du membre (il a triplé de volume) et apparition de phlyctènes à aspect gangréneux. **Si la piqûre a lieu sur une muqueuse**, par exemple celle de la bouche, l'inflammation est alors plus accusée, et en peu de temps apparaissent des vésicules (2) ou des abcès (3). L'anesthésie des parties mordues et même des régions situées au delà (4) peut persister encore après la guérison. Les poils de quelques araignées occasionnent, eux aussi, des phénomènes désagréables.

Outre les altérations locales, peuvent survenir des phénomènes généraux :

a) Comme conséquences réflexes des altérations locales (fièvre, soif, etc.).

b) Comme action éloignée du venin, même sans lésion locale, et quelques symptômes, par exemple les parésies, pouvant persister des semaines ; mydriase, tuméfaction de la langue, sensation de constriction au pharynx, dysphagie, vomissements, angoisse précordiale, sueurs froides, pouls petit, aussi dyspnée [piqûre du *Latrodectes tredecim gutt.* (F.) (*Malmignathe*)], lypothimies, surtout d'une manière constante dysurie, scintillements, douleurs lancinantes, spasmes, par exemple des muscles masticateurs, et sensation d'être paralysé. Le venin amène la

---

(1) BERTKAU, *Niederrhein. Gesellsch. f. Nat. u. Hilk.*, 1891, p. 89.
(2) CRUEGER, *Ephem. Dec.* II, ann. 4, observ. 66.
(3) SCHULTZ, *Ephem. Dec. III*, ann 2, obs. 73.
(4) CREMER, *Schmidt's Jahrb.*, Bd CCXXV, p. 239.

mort non seulement des animaux [oiseaux et lézards par le *Mygale avicularis* (L.) ; rats, par le *Phrictis crassipes* ; chevaux et moutons par le *Latrodectes s. Theridium lugubris* (Koch)], mais de temps en temps celle de l'homme, dans l'espace de deux à six jours. La disparition des phénomènes généraux, qui a lieu en neuf à trente-six heures, est souvent précédée de sueurs. L'ictère ne survient qu'après la guérison. On prétendait autrefois que les araignées avalées provoquaient des empoisonnements. La seule objection que l'on pourrait y faire, c'est que des originaux et quelques peuples non civilisés mangent des araignées, ce qui, du reste, serait devenu possible, grâce à l'accoutumance.

Traitement : Scarifications et humecter avec la solution d'ammoniaque caustique, compresses froides et huileuses, vomitifs, analeptiques, etc. ; le cas échéant, bains chauds.

Solpuga. — Les *Galéodes* sont venimeux quoique jusqu'à présent on n'ait encore démontré la présence d'aucune glande à venin. Grâce à leurs chélicères, ils tuent même de petits vertébrés. La première paire de palpes ont à leur extrémité une ventouse. La morsure de *Galeodes græcus* (C. Koch) [*Solpuga araneoïdes* (Sav.)] (en kalmouk : *Bychorcho*) provoque chez l'homme : douleurs, tuméfaction et, le cas échéant, phénomènes généraux suivis de mort.

ACARIENS. — Les *Acares* mordent, piquent ou sucent. Les mites possèdent des chélicères solides ou rétractiles en forme de ciseaux, de griffes, d'aiguilles ou de scie, ou un suçoir formé par la palpe maxillaire. Plusieurs symptômes plaident en faveur de l'opinion qu'il ne s'agit pas seulement ici d'une irritation mécanique, mais que l'animal dépose aussi du venin dans les plaies causées par lui.

Presque toutes les mites sont en état de provoquer des lésions de la peau et de causer soit des affections assez étendues ressemblant à la gale (eczéma, prurit, pustules), comme, par exemple, *Sarcoptes scabiei* (L.), *Crithoptes monunguiculosus* ou *Dermanyssus avium* (Dug.), soit de provoquer : démangeaisons, inflammation, nodules, érythème, œdème persistant pendant des semaines et, dans des cas isolés, même des phénomènes généraux fâcheux, comme le font les *tiques*, par exemple : l'*Ixodes ricinus* (L.) (*tique des chiens*), l'*Argas persicus* (FISCH.), l'*A. reflexus* (FABR.). L'*Ixodes ricinus* et d'autres espèces ont été toutefois considérés récemment par MÉGNIN comme n'agissant que mécaniquement. Le *Demodex folliculorum* (Ow.) qui provoque de l'acné et des pustules possède, entre autres, une certaine importance. Diverses espèces de *Linguatula* (*pentastome*) peuvent perforer la paroi intestinale et pénétrer dans le foie.

MYRIAPODES

La première paire des articles est réunie chez les myriapodes en une sorte de ligule, la deuxième paire dont les parties coxales sont coadnées sur la ligne médiane, se présente de chaque côté comme un crochet puissant tétra-articulé qui se termine par une griffe perforée communiquant avec une glande à venin. Le venin est acide, **albuminoïde**, les réactifs ordinaires de l'albumine le précipitent. La piqûre de la *Scolopendre* provoque l'hiver de l'urticaire, dans la saison chaude elle est suivie d'une inflammation qui peut persister deux à trois jours et s'accompagner de : tuméfaction s'étendant au loin, lymphangite, sensation de brûlure, ainsi que pustules et gangrène. On peut même être obligé de pratiquer l'amputation d'un doigt piqué (1). Les pigeons piqués par des scolopendres des tropiques meurent après quelques jours. La piqûre du *Scolopendra morsitans* (L.) a provoqué les phénomènes généraux que voici : sentiment d'angoisse, pouls irrégulier, vertiges, céphalée, douleurs aux membres et vomissements.

Les *Chilognatha* (*Iules*) possèdent sur le dos des orifices (*Foramina repugnatoria*) dont l'attouchement fait sourdre un suc glandulaire soi-disant caustique, d'odeur forte et désagréable, qui, en tout cas, contient de l'acide cyanhydrique, par exemple chez le *Fontaria gracilis*.

---

(1) SÉBASTIANY, *Gaz. des hôp.*, 1870, n° 91.

INSECTES

Parmi les *Insectes* il y en a dont les parties buccales mordent ou piquent et sucent (*Diptères*, *Hémiptères*), d'autres qui gardent le venin dans des réservoirs spéciaux (*Hyménoptères*), d'autres chez lesquels le venin est répandu dans tout le corps (*Coléoptères*) et enfin qui possèdent des soies venimeuses (*Lépidoptères*).

1. RHYNCHOTA. — Les *Hémiptères* possèdent quatre *dards* et des glandes salivaires très développées (glandes à venin?).

Les *Poux* possèdent un rostre barbelé dans lequel est logé le dard creux. Ils produisent des lésions de la peau et provoquent : démangeaisons et eczéma. Il existe aussi des *Aphidina* (*pucerons*) qui, grâce à un suc phlogogène, sont nuisibles à l'homme et aux animaux, ces derniers pouvant même expirer en convulsions. On a observé sur des chevaux ayant ingéré du fourrage sur lequel étaient des pucerons : tuméfaction inflammatoire, remarquable principalement dans les régions peu colorées de la peau avec nécrose circonscrite de ces mêmes régions et inflammation opiniâtre des conjonctives.

Les *Punaises*, par exemple *Cimex lectularius* (Merr.), sucent du sang et empoisonnent la plaie. Un grand nombre d'entre elles sont munies à l'arrière-poitrine d'une glande odorifère avec un canal excréteur s'effilant parfois en un dard creux. Certaines *Hydrocorises*, par exemple *Naucoris cimicoïdes* (L.) et *Notonecta glauca* (L.) causent des piqûres très douloureuses.

Le *Huechys sanguinea* contient une substance rubéfiante.

2. ORTHOPTERA. — Certaines *Blattes*, par exemple, *Periplaneta orientalis* (L.) (*Blatta orientalis*) contiennent de la cantharidine.

Le *Decticus verrucivorus* (L.) (*Dectique verrucivore*) renferme un suc caustique.

3. DIPTERA. — La *Mouche domestique*, *Musca domestica* (L.) peut empoisonner en transportant sur des surfaces absorbantes de l'homme des substances décomposées recueillies par elle.

Le *Taon* [*Tabanus bovinus* (L.), (*Hypoderma Bovis* (Deg.)] et l'*Œstre* [*Œstrus equi* (Fabr.), *Gastrus equi* (Meig.), *Gastrophilus equi* (Leach)] déposent leurs œufs sur les poils des bovidés ainsi que des équidés et provoque chez eux une agitation extrême. Les larves perforent la peau et forment dans le tissu cellulaire sous-cutané les tumeurs de taon. Le taon et d'autres mouches peut-être venimeuses par elles-mêmes, par exemple *Sarcophaga Wohlfahrti* (P.) et *Lucilia macellaria* (Fabr.), peuvent amener des nécroses graves, des affections générales et même la mort (1).

Le *Phora ruficeps* (Meig.), qui pénètre dans l'estomac, provoque une gastrite.

Sont venimeux et possèdent probablement un réservoir à venin, entre autres : *Simulia columbaczensis* (Fabr.) (*Simulie maculée, Mouche de Colombie*). On sait qu'après les piqûres de cette mouche le bétail présente les symptômes suivants : fièvre, excitation, coloration rouge des muqueuses, œdème du ventre et des pis. La mort peut même survenir.

Simulia ornata (L.). Beaucoup de bœufs périssent chaque année à la suite de la piqûre de cet insecte. Il détermine, entre autres, une tuméfaction des muqueuses pharyngée et laryngée, ainsi que du tégument externe de ces régions. Dans des cas graves, cette tuméfaction s'étend de la bouche jusqu'à la poitrine et même jusqu'au ventre ; et, sur les pis, dans 5 p. 100 seulement de ces derniers cas. On voit en outre apparaître : pouls veineux et bruit de souffle présystolique, et dans la plupart des cas aussi, dyspnée. La mortalité des bœufs atteint 15 p. 100.

Glossina morsitans (Tasch.) (*Mouche Tsétsé*) qui tue le bétail et empoisonne l'homme. Ce sont principalement les *simulidés* et les *culicidés* qui fournissent des représentants des *moustiques* qui provoquent des souffrances si atroces, tandis que le vulgaire *Cousin, Culex pipiens* (L.) et, parmi d'autres genres, par exemple l'*Hexatoma bimaculata* (Fabr) et le *Stomoxys calcitrans* (L.) (*Stomoxe*), ne provoquent que des boutons prurigineux.

[Le seul danger que peut présenter parfois la piqûre des *Muscidés* provient de l'inoculation des substances septiques par l'intermédiaire de la trompe

(1) Paltauf, *Wiener klin. Wochenschr.*, 1891, p. 646.

chargée de principes virulents puisés sur un animal malade ou sur des cadavres. Ces insectes constituent des agents de dissémination pour certaines maladies, comme le font les *Anopheles* pour le paludisme, et d'autres moustiques pour la fièvre jaune; et, à cet égard, le *Stomoxe* est remarquable pour la fréquence avec laquelle il transporte le Charbon, à l'aide de sa trompe allongée, solide, fine et dirigée en avant].

Parmi les *Œstres*, ce sont l'*Hæmatopota pluvialis* (L.) et le *Chrysops cœcutiens* (L.) qui sont les plus dangereux pour l'homme.

La *Puce*, *Pulex irritans* (L.) dépose dans la plaie par piqûre du venin qui provoque : érythème ou urticaire, tandis que la femelle de *Chique*, *Sarcopsylla penetrans*, s'enfonce sous la peau de l'homme et y cause : inflammation, tuméfaction, ou même mutilations, par suite de la gangrène des membres.

4. **LEPIDOPTERA.** — Il existe quelques *chenilles* et *chrysalides* de *papillons* dont l'attouchement, comme c'était connu déjà des Romains, provoque des phénomènes morbides locaux et généraux, par exemple, *Cnethocampa processionea* (L.) [*Lasiocampe processionnaire*], *Gastropacha trifolii* (W.), *Cn. pinnivora* et *Arctia Caja* (L.) (1). Les soies sont muscariformes, effilées, ou bien ce sont des dards extrêmement fins logés dans des fossettes; ces appareils contiennent, entre eux, une multitude de glandes dont le contenu âcre, parfois acide, mais agissant à la manière des toxalbumines, s'écoule dans la cavité du poil et sort au dehors soit après cassure de la soie, soit à travers des canalicules s'ouvrant par des pertuis. L'attouchement de semblables chenilles et la pénétration de la poussière de leurs nids jusque dans les muqueuses peuvent nuire à l'homme.

Les symptômes consistent en : démangeaison, sensation de brûlure, tuméfaction, apparition des boutons, des vésicules, des pustules qui s'étendent au delà de la région primitivement atteinte.

(1) [Les chenilles de *Cnethocampa processionea* (L.) vivent en sociétés très nombreuses sur les chênes, et celles de *Cn. pityocampa* (FABR.) sur les pins sylvestre et maritime, abritées dans des coques soyeuses d'un volume souvent énorme].

C'est ainsi que l'application de la poussière de la chenille d'un genre de *Liparis*, la *Lasiocampe processionnaire*, sur l'avant-bras fut suivie, le troisième jour, de prurit et rougeur qui se propagèrent après cinq jours environ, accompagnés d'un exanthème papuleux à l'épaule, à la poitrine, à la face, à la cuisse et à la jambe et s'évanouirent après dix jours. Le venin, agissant pendant un temps prolongé, peut même amener la mort par gangrène. La face est souvent tuméfiée, œdématiée, il y a sensation de chaleur et de brûlure aux yeux. La pénétration du venin dans l'œil d'un garçon qui s'était adonné à la collection des *chenilles de la Lasiocampe du pin*, fut suivie de perte de la vision de cet œil. Les soies de *Gastropacha rubi* ayant pénétré dans l'œil, ont provoqué des nodules de la conjonctive sclérotique accompagnés d'iridocyclite et d'infiltrations cornéennes profondes (1). La chenille du *papillon blanc du chou*, *Pieris brassicæ* (L.) peut, elle aussi, causer de l'ophthalmie et, lorsqu'elle est avalée par les animaux, de la gastro-entérite et des paralysies. Les canards deviennent malades une vingtaine d'heures après avoir ingéré le *Pieris* du chou et sont atteints de : diarrhée, paralysie, dyspnée et décoloration de la portion cornée du bec. Le bétail ayant mangé une assez grande quantité de ces chenilles présente comme symptômes abdominaux : météorisme, coliques, ténesme, et comme symptômes nerveux : tremblements des membres, démarche chancelante, augmentation d'énergie des contractions cardiaques, mydriase.

5. **HYMENOPTERA.** — Les femelles et les individus asexués de plusieurs familles d'*Aculeata*, par exemple : *Apis mellifica* (L.) (*abeilles*); *Vespa germanica* (Fabr.), *Polistes gallica* (Fabr.), (*guêpes*); *Vespa crabro* (L.), (*frelons*); *Bombus lapidarius* (L.) *B. silvarum* (Iur.), (*bourdons*), possèdent un appareil à venin constitué de deux utricules glandulaires, d'une vésicule à venin non contractile et d'un aiguillon. Ce dernier est logé, par exemple chez l'abeille mellifique, sous la vésicule anale, et invaginé à l'état de repos dans le post-abdomen. Pendant la piqûre, l'abeille pro-

____

(1) Krueger, *Arch. f. Augenheilk.*, 1891, Bd XXIV, p. 147.

jette en avant l'aiguillon, qui est constitué par une sorte d'étui renfermant deux dards accolés l'un à l'autre et mobiles dans l'intérieur d'une gaîne, laissant entre eux une étroite rainure, et se terminant chacun en une pointe acérée munie de dents microscopiques barbelées (1). Grâce à un organe appendiculaire qui se meut, à la manière d'un piston, dans toute la longueur de la base de l'aiguillon, le contenu de la vésicule à venin est aspiré et lancé dans la plaie (2). Outre l'acide formique (3) et, chez les fourmis, l'undécane (*Hydrure undécylique*, $C^{11}H^{24}$), le venin contient encore une toxalbumine.

Les abeilles et les guêpes laissent très souvent le dard dans la plaie. L'aiguillon de la *Fourmi rouge, Formica rufa* (L.), n'est que rudimentaire et sert seulement d'appareil de soutien pour l'embouchure de la vésicule à venin qui tire son contenu de la glande à venin composée d'utricules hyalins très ramifiés (4). La fourmi rouge et d'autres fourmis, par exemple *Lasius fuliginosus* (LATR.), s'évertuent à mordre à l'aide des mandibules supérieures, mais elles ne causent de plaies que chez les animaux à peau molle. Quelques fourmis, par exemple *Ponera*, sont munies d'un aiguillon. L'*Atta cephalotes* (FABR.) et d'autres espèces occasionnent chez l'homme des morsures douloureuses et tuent des serpents.

Comme symptômes locaux, on observe (variant d'intensité suivant les cas) : rougeur, tuméfaction, douleurs qui, par exemple à la suite de la piqûre de *Vespa Fruhstorferi* (STAD.), sont si violentes que le sujet atteint perd presque connaissance, et inflammation érysipélatoïde des parties piquées. En cas de *piqûre d'abeille* dans l'œil, on a observé après quelques semaines : boursouflure de la conjonctive, cornée comme enduite de pannus et munie d'un mamelon où était logé l'aiguillon. Après quatre semaines, la cornée redevint transparente, et il y avait un exsudat dans la chambre antérieure. Le malade guérit, mais, même après

---

(1) DEWIZT, *Vergl. Unters. über d. Stachel d. Honigbiene*, Kœnigsberg, 1874, p. 14.
(2) VOGEL, *Entomologische Nachrichten*, 1884, p. 195.
(3) CARLET, *C. R. de l'Ac. d. Sc.*, 1884, t. XCIX, p. 206.
(4) DEWITZ, *Zeitschr. f. wissensch. Zoologie*, Bd XXVIII, p. 527.

trois ans, la pupille ne réagissait ni à la lumière ni à l'accommodation : l'œil devint myope. La piqûre de la langue et du voile du palais peut être suivie d'œdème de la glotte, d'où danger de mort par asphxie ; et la mort peut survenir si un sujet est attaqué par tout un essaim d'abeilles ou par un grand nombre de guêpes, mais très rarement à la suite de la piqûre d'une seule abeille (infectée probablement). La mort peut aussi être la conséquence de la pénétration du venin dans un vaisseau et de la thrombose consécutive. **Comme phénomènes éloignés,** on a observé souvent : nausées, vomissements, tendance au trismus ; rarement aphonie, fièvre, lipothymies.

On a vu mourir des chevaux assaillis par un essaim d'abeilles, en présentant les symptômes suivants : plus grande fréquence des mouvements respiratoires et des contractions cardiaques, fièvre, hématurie, raideur des membres avec extension. Surviennent aussi tuméfactions énormes du corps entier et, parfois, gangrène de quelques parties du corps. Les piqûres de deux *Xylocopa violacea* (*Charpentière*) ont fait périr un moineau.

Les *fourmis* peuvent provoquer sur des *cadavres d'enfants* et des muqueuses vivantes : pertes de substance et coloration noire, celle-ci due à la formation de l'hématine acide sous l'influence de l'acide formique.

Traitement. — Enlèvement de l'aiguillon, lavage de la plaie avec une solution d'ammoniaque ou une solution de carbonate d'ammoniaque, traitement antiphlogistique (glace, pommes de terre râpées, compresses d'eau blanche, friction avec l'huile de grains de lin), soit scarifications de la plaie, ou trachéotomie en cas d'asphyxie menaçante.

Le miel devient toxique si les abeilles le recueillent sur certaines espèces de Kalmia, par exemple : Kalmia angustifolia, K. latifolia (L.), *K. hirsuta* (Walt) *ou sur l'Andromeda mariana, les différentes espèces de Rhododendron, Aconit, Datura Stramonium, Gelsemium sempervirens, Magonia pubescens, Azalea nudiflora, Serjana lethalis, etc.*

Ichneumonidæ. Les *mouches vibrantes* n'ont aucune impor-

tance au point de vue toxicologique, quoique leurs morsures
puissent être douloureuses.

6. COLEOPTERA. — L'action de ce groupe d'animaux est peu
étudiée. Je suis convaincu que plusieurs genres contiennent des
venins particuliers, même de nature albuminoïde, agissant pour
la plupart comme phlogogènes; il suffirait de les chercher pour
les découvrir en abondance.

Chrysomelidæ. — *Chrysoméles.* — *Diamphidia simplex* (PER.).
Les Boschimans de Kalahari enduisent leurs flèches du suc intestinal de ce scarabée, long de sept à dix millimètres, ou de
ses larves. D'après mes recherches, ce scarabée, outre des
acides gras inactifs, contient une toxalbumine amenant la mort
des lapins et des pigeons, précédée de : paralysies motrices et
diarrhée. Il y avait néphrite et gastro-entérite (1).

Vesicantia. — Plusieurs genres de cette famille contiennent
un principe vésicant, de la cantharidine pour la plupart; par
exemple : *Cerocoma, Henous, Lydus, Meloë (ver de mai), Myla-
bris, Nemognatha*, etc., aussi, peuvent-ils provoquer des empoisonnements qui correspondent à celui causé par le *Lytta vesicatoria*. L'attouchement du *Meloë proscarabæus* fait sourdre de ses
jointures un suc jaunâtre caustique et immédiatement vésicant.
L'*Epicometis hirsutella*, quoique ne contenant pas de cantharidine, n'en agit pas moins d'une manière analogue.

LYTTA VESICATORIA (L.). — Les *mouches d'Espagne*, le *Can-
tharis vesicatoria* (L.). le *C. adspersa*, le *C. vittata*, le *C. eucera*
(CHEV.) et d'autres espèces contiennent, soit à l'état pur, soit
combinée avec des bases, jusqu'à 0,4-0,6 p. 100 de *cantharidine* ($C^{10}H^{12}O^4$) cristalline, fortement réfringente, soluble dans
les graisses, qui est une lactone d'un acide cétonique. Outre la
cantharidine, les mouches d'Espagne contiendraient encore un
principe volatil, irritant, à odeur désagréable, non connu encore

____

(1) L. LEWIN, *Die Pfeilgifte*, Berlin, 1894, p. 65, et *Arch. für path. Anat.*, Bd CXXXVI,
p. 423. On y trouvera aussi la description du scarabée, faite par M. KOLBE.

Toxicologie.   61

en détail. Les *empoisonnements* par la cantharidine ont pour causes : emploi pour exciter les fonctions génésiques, emploi comme ectrotique, méprises (on l'a prise pour une autre substance) (1), homicide (2), absorption par espièglerie, ainsi qu'usages thérapeutiques impropres (3). Des personnes ayant mangé des grenouilles qui avaient avalé des scarabées à cantharidine furent empoisonnées en masse. L'ingestion d'autres animaux ayant mangé des feuilles d'arbustes habités par des cantharides peut aussi provoquer des empoisonnements. La mort fut amenée par l'usage externe des vésicatoires (4). La pulvérisation des cantharides peut causer des affections des muqueuses. L'*intoxication chronique* a lieu si des sujets prennent le poison en cachette dans un but érotique.

Les *cantharides pulvérisées* peuvent empoisonner à la dose de 0gr.6 et amener la mort dans l'espace de trois ou quatre jours à la dose de 1gr.5. La guérison fut obtenue chez l'homme après 3 et 4 gr. et même après deux cuillerées à café (5). La *teinture* tue à la dose de 30 gr., la dose léthale est de 15 gr. pour l'*emplâtre*. Le *collodion cantharidé* a empoisonné à la dose de XV gouttes. La cantharidine en solution alcoolique est entraînée par les vapeurs d'alcool au point de pouvoir provoquer de la conjonctivite et des vésicules sur la cornée, observation importante au point de vue des accidents auxquels sont exposés ceux qui manient les cantharides ou la cantharidine (préparation des emplâtres vésicatoires, notamment). La *cantharidine*, à la dose de 0gr.01, provoque des phénomènes d'intoxication immédiatement après l'ingestion et amène la mort dans l'espace de vingt-quatre heures à dix jours. Le remède est charrié tel quel dans le sang du hérisson (je ferai remarquer à ce propos que, d'après mes recherches, il provoque chez le hérisson que l'on prétendait doué d'immunité vis-à-vis des cantharides, des troubles locaux et généraux) (6), et est

(1) Lasègue, *Gaz. des hôp.*, 1880, p. 698.
(2) Taylor, *Die Gifte (trad. allem. par* Seydeler), Bd II, p. 553.
(3) L. Lewin, *Die Nebenwirk. d. Arzneim.*, 1899, p. 682.
(4) Buhl, *Zeitschr. f. rationelle Med.*, Bd VIII, p. 32.
(5) *Material. f. d. Staatsarzneiwissenschaft*, 9 Samml., 1849, p. 257.
(6) Lewin, *Deutsche med. Wochenschr.*, 1898, no 24.

éliminé après une heure et demie, en petite quantité par l'intestin et pour le reste par l'urine. Ce sont les cellules épithéliales des canalicules urinifères qui effectuent l'élimination, les glomérules y participent probablement aussi. Appliquée sur des tissus munis de vaisseaux sanguins (peau, muqueuses, muscles) (1), la cantharidine provoque : rougeur, douleurs, tuméfaction, vésicules et, en cas d'application très prolongée, il peut survenir de la gangrène (2). Donnée souvent, la cantharidine provoque : dilatation des capillaires et troubles nutritifs de leurs parois, perméabilité plus grande pour le sang, d'où foyers hémorrhagiques par infiltration.

On voit apparaître les symptômes suivants diversement combinés : sensation de brûlure à la bouche, soif, dysphagie, douleurs, tuméfaction et vésication de la langue et d'autres parties de la bouche, salivation, tuméfaction des glandes salivaires, nausées, sensation de brûlure à l'estomac, vomissements (les matières vomies contiennent quelquefois des lambeaux de muqueuse stomacale), météorisme abdominal, et parfois diarrhée sanguinolente avec ténesme. Ces symptômes gastriques peuvent faire défaut si la mort survient rapidement à la suite de l'administration du poison à doses élevées. Surviennent en outre souvent : douleurs lombaires, sensation de brûlure dans l'urèthre et ténesme vésical, albuminurie, cylindrurie, hématurie et érections douloureuses. Les femmes enceintes tombent malades et peuvent faire fausse couche. Dans le cours ultérieur de l'affection on remarque : ralentissement et affaiblissement du pouls, sensation de froid, frissons, vertiges, lipothymies, collapsus et, dans des cas très graves, parfois seulement après quelques jours, dyspnée et convulsions. L'empoisonnement débute quelquefois par : suffocation et convulsions tétaniques (3). En cas de marche favorable, l'urine devient graduellement normale et la guérison peut avoir lieu dans l'espace de cinq jours.

Autopsie. — Souvent, vésicules et ulcérations dans la bouche et le pharynx, à l'estomac et à l'intestin : inflammation, ulcères,

(1) WERNHER, *Einfl. d. Cantharid. auf thier Gewebe*, Giessen, 1860.
(2) HOPPE, *Canstatt's Iahresber.*, 1852, V, p. 138.
(3) BONFANTI, *Canstatt's Jahresb.*, 1864, V, p. 136.

ecchymoses ou suffusions sanguines. Le rein est enflammé dans la majorité des cas (glomérulonéphrite). Il est tuméfié (1) et, à l'examen microscopique, on trouve une dilatation des canalicules urinifères dont l'épithélium est détaché des cellules tombant en détritus. Les cellules épithéliales de la capsule sont tuméfiées. L'épithélium vésical peut être décollé, et il peut y avoir cystite et uréthrite.

Recherche. — On utilisera les reins, la vessie, le foie, les muscles et le sang. La cantharidine résiste longtemps à la putréfaction. Les matières soumises à l'ébullition avec de la lessive potassique, fourniront du cantharidate de potasse que l'on décomposera par l'acide sulfurique : la cantharidine sera enlevée par le chloroforme. Après évaporation du chloroforme, le résidu sera dissous dans l'huile d'amandes, et l'on recherchera ses propriétés vésicantes sur la peau et les muqueuses. Le résidu pourra, après recristallisation dans l'acide formique, être examiné au polariscope. Il faut surtout rechercher avec attention dans les *matières vomies*, ainsi que dans l'*estomac et l'intestin*, la présence des restes des scarabées, les écailles des élythres à éclat métallique, ainsi que les articles, etc., rendant possible le diagnostic certain.

Traitement. — On s'abstiendra absolument des graisses et des huiles. On prescrira : vomitifs, lavages de l'estomac et de l'intestin, opiacés et boissons mucilagineuses, thé chaud pour activer la diurèse. L'application des sinapismes et des sangsues à l'épigastre et à la région lombaire, ainsi que les bains chauds atténuent les douleurs et l'inflammation.

Melolontha vulgaris (Fab.). Le *Hanneton* semble contenir de la cantharidine ou un autre corps irritant analogue, peut-être aussi un albuminoïde contenant du soufre (*mélolonthine*). Il en est de même quant au *Cetonia aurata* (*Cétoine dorée*) qui est, comme la cantharide, employée en Abyssinie contre la rage.

(1) Browicz, *Centralbl. f. d. med. Wissensch.*, 1879, p. 145.

POISSONS

Les anciens connaissaient déjà quelques-unes des conditions essentielles pour que les poissons se montrent toxiques, par exemple, l'appareil à venin et l'absorption des déjections animales, ou les maladies qu'ils subissent grâce au « morbus pestilentialis. » Voici ce que nous savons à ce sujet :

Les empoisonnements par des poissons sont causés par :

1. Poissons qui possèdent un ou plusieurs appareils glandulaires à venin et peuvent projeter au dehors le venin produit, à l'aide de canaux excréteurs dissimulés ou apparents se terminant par des aiguillons.

a) Parmi les *Scorpaenidae* sont munis d'aiguillons à venin : *Scorpaena porcus* (L.) aux nageoires dorsales et anales, *S. scropha* (L.), *Pterois volitans* (C. V.) [*Dactylopterus volitans* (Lac.)], *Pelor didactylum* dont le venin sert pour renforcer les poisons des flèches à Malacca (1), *P. filamentosum* (C. V.), *Synanceia verrucosa* (Bloch), *S. brachio* (Lac.). La piqûre du *Synanceia (Crapaud de mer)* a été suivie d'issue fatale. Reposant dans le sable de la mer, ils piquent les personnes qui les foulent, à l'aide de leurs nombreux aiguillons des nageoires dorsales qui communiquent avec les sacs à venin. On voit survenir : douleurs, tuméfaction et même gangrène du lieu de piqûre et d'autres parties du corps, lymphangite, collapsus, angoisse précordiale, diarrhée et, le cas échéant, mort.

Les *Teuthyes* renferment, eux aussi, une espèce venimeuse, munie d'aiguillons : *Amphacanthus lineatus* (Cuv. et Val.).

b) *Trachinidae* : *Trachinus draco* (Cuv. et Val.) (*Dragon marin, Vive*) et *T. radiatus* (Cuv. et Val.), dont les opercules sont munis d'un aiguillon sillonné, long de un à trois centimètres, dirigé en arrière et couvert à sa racine d'une poche cutanée

(1) Les poissons suivants que j'ai obtenus, par l'intermédiaire de M. le professeur Grunwedel, des envois faits par M. V. Stevens au muséum royal d'ethnographie, sont employés à Malacca pour la préparation des poisons des flèches : *Plotosus canius* (Keli), *Clarias batrachus* (Sumbilan), *Pelor didactylum* (Lipu), *Trygon Walga* et *T. Kuhlii* (Tatooker), *Scatophagus argus* (Kitang) et *Tetrodon stellatus* (Buntai).

flasque. L'intérieur de cette poche, revêtu d'épithélium, sécrète le venin qui se déverse sur l'aiguillon. La nageoire dorsale antérieure est à son tour munie de piquants aigus qui sont vraisemblablement rendus venimeux grâce à un organe spécial. Le venin provoque la paralysie cardiaque chez les grenouilles et des convulsions chez les pigeons (1). Le membre piqué gonfle immédiatement *chez l'homme* en même temps que s'y déclarent des douleurs, et si l'on tarde à l'enserrer fortement par une ligature, l'inflammation se propage au tronc en même temps que l'on voit s'y associer : lassitude, fièvre et palpitations. Il survient parfois de la nécrose des tissus ou des os au lieu de piqûre.

L'*Uranoscopus scaber* (L.) et l'*U. Duvalii* (Bott.), possèdent un aiguillon, recouvert d'une gaîne, qui peut être irrigué par le venin d'un sac s'ouvrant dans cette gaîne.

c) *Batrachidae*. Le *Thalassophryne reticulata* (Gunth.) et le *Th. maculosa* (Gunth.) possèdent un os operculaire perforé longitudinalement, recouvert de peau à l'état de repos, et communiquant avec une glande à venin, ainsi que deux aiguillons dorsaux présentant une structure analogue. Outre des phénomènes locaux, la piqûre provoque de la fièvre chez l'homme.

d) *Cataphracti*. Le *Cottus scorpius* (Bl.) (*Scorpion de mer, Chaboisseau*) possède sur l'opercule maxillaire trois aiguillons, munis chacun de deux canaux qui peuvent s'alimenter des glandes à venin, mais ces dernières ne sécrètent que pendant la fraieson.

e) *Gobiidae*. Le préopercule du *Callionymus lyra* (L.) porte un appareil à venin.

f) *Siluridae*. Le *Clarias batrachus* passe pour venimeux chez les indigènes de Malacca, et le *Plotosus canius* ainsi que le *Pl.*

(1) Bottard, *Les poissons venimeux*, Paris, 1889. — Pohl, *Prag. med. Wochenschr.*, 1893, p. 31.

lineatus possèdent, eux aussi, des aiguillons se terminant en culs-de-sac et munis de crochets, ainsi que des glandes à venin. L'aiguillon casse dans la plaie et produit des phénomènes locaux et des phénomènes généraux réflexes.

g) Muraenidae. Le *Muraena helena* (L.) et d'autres espèces portent des dents palatines qui peuvent être rendues venimeuses grâce au venin sécrété par une poche palatine. Leur morsure est très redoutée des pêcheurs.

h) Trygonidae. Comme les *Lancettes* (*Gobies*), les *Pastenagues* possèdent ordinairement un aiguillon caudal long, et deux aiguillons caudaux plus courts, solides, dentelés, qui produisent des plaies graves ; et, grâce au venin qui pénètre simultanément, peuvent survenir des phénomènes d'intoxication générale. Ce que nous venons de dire se rapporte, par exemple, au *Trygon walga* et au *Tr. Kuhlii.* Ils provoquent à partir du lieu de piqûre qui est le plus généralement aux pieds : douleurs s'irradiant dans la partie supérieure du corps, convulsions amenant la mort, ou paralysies persistant longtemps.

2. Poissons dont l'ingestion provoque, pour la plupart, des empoisonnements :

Parmi les *Clupeidae* on peut citer : *Clupea thrissa* (Bl.), dont les œufs amènent souvent, au Japon, la mort dans l'espace de un quart d'heure à trois heures ; les *espèces de Sardinella, Petromyzon fluviatilis* (L.) (*lamproie de rivière*) qui, mangé cru ou bouilli, peut provoquer une diarrhée dysentériforme, mais devient non vénéneux si on le saupoudre de sel et qu'on enlève le mucus en l'essuyant (sécrétion des glandes cutanées); peut-être encore *Scatophagus argus* (Cuv. et Val.), qui se nourrit de préférence des matières fécales de l'homme. *Il faut rejeter l'opinion d'après laquelle c'est exclusivement la nature des aliments qui rend ces animaux vénéneux, attendu que le porc qui est scatophage aurait dû être vénéneux, lui aussi.*

3. Poissons dont quelques organes seuls ou les sucs du corps sont toujours vénéneux : "

a) Gymnodontes. Kæmpfer parle déjà en 1668 du poisson vénéneux japonais *Furube,* dont on se servait aussi dans les tentatives de suicide, et, il y a cent ans, Cook et les deux Fœrster
tombèrent malades après avoir mangé le foie d'un *Tetrodon,*
tandis que la mort est survenue chez un porcelet qui en avait
avalé les organes abdominaux. Ce sont principalement des *espèces de Tetrodon,* dits *poissons Fugu,* qui sont vénéneux, par
exemple, *T. chrysops, T. inermis* (Schleg.), *T. pardalis* (Schleg.),
T. rubripes (Schleg.), *T. Honkenyi* (Bloch), *T. stellatus* (Günth).
Le *T. cutaneus* est non vénéneux.

La plupart des espèces de ce genre sont délétères, qu'on les
pêche en Chine, dans la mer Rouge ou au Cap. C'est pendant la
fraieson qu'ils sont le plus toxiques, et la partie la plus venimeuse, c'est l'ovaire. Des empoisonnements graves par les œufs
ont été rapportés déjà au siècle dernier. Le foie est, chez quelques espèces, tout à fait non toxique, chez d'autres il l'est un peu ;
le sang n'est vénéneux que dans des cas isolés, les autres organes abdomino-thoraciques ne le sont que très légèrement,
tandis que les muscles ne le sont jamais (1). Soumis à l'ébullition prolongée (pendant trois à huit heures) les ovaires per-
draient leur virulence. Le poison n'est pas un alcaloïde, mais probablement un dérivé albuminoïde.

Les *espèces de Diodon* sont vénéneuses, elles aussi, par
exemple *Diodon orbicularis,* dont la chair n'est pas mangée.

b) Scorpaenidae. Sebastes marmoratus (Cuv. et Val.) (en japonais : *Kasago*). Les œufs sont toujours vénéneux.

c) Muraenidae. Les genres *Anguilla, Muraena* et *Conger*
possèdent un sérum sanguin à fluorescence bleue qui provoque
des phénomènes d'irritation locale dans la bouche, dissout les
globules rouges du sang et tue les animaux par paralysie cardiaque, ou respiratoire, parfois aussi en convulsions (2), et qui
perd ses propriétés lorsqu'il est chauffé à 100°. Le sérum de
l'anguille commune est doué de propriétés analogues (3). On a

(1) Takahashi und Inoko, *Mittheil d. jap. Univ. Tokio,* Bd I, n° 5.
(2) Mosso, *Arch. f. exp. Path. u. Pharm.,* Bd XXV, p. 111.
(3) Springfeld, *thèse de Greifswald,* 1889.

rapporté autrefois des cas d'empoisonnement par les espèces de muræna chez l'homme. Un homme ayant bu du sang d'anguille avec du vin, fut atteint de : cholérine, respiration stertoreuse et cyanose.

d) Quelques espèces d'autres genres possèderaient aussi des parties du corps qui sont toujours vénéneuses, par exemple, *Schistothorax* (chair), *Engraulis* (chair), *Scarus* (bile), *Scomber* (foie), *Balistes* (chair), *Tetragonurus* (chair) et beaucoup d'autres.

4. Poissons non vénéneux en eux-mêmes et très employés comme substance alimentaire, dont ne sont délétères que certaines parties, telles que les œufs, à des périodes bien déterminées, comme par exemple le printemps, tout le reste du poisson pouvant être mangé sans inconvénient aucun.

S'y rapportent, par exemple, le *Scomber Kanagurta*, quelques espèces de *Labrus* et *Scarus*, le *Barbus fluviatilis* (Agass.) l'*Esox lucius* (L.), le *Meletta venenosa* (Cuv.).

5. Poissons non vénéneux en eux-mêmes et employés comme substance alimentaire, mais qui peuvent devenir vénéneux dans toutes leurs parties et même amener la mort, soit à l'état frais, soit en conserves, sans avoir changé, d'une manière appréciable, d'aspect, d'odeur, ni de saveur, ou après avoir subi des altérations semblables appréciables.

Il s'agira ici, dans la plupart des cas, de l'action destructive, désorganisatrice des microorganismes, mais la décomposition de l'albumine animale peut s'effectuer aussi dans d'autres conditions. *Je suis convaincu qu'aucun des produits basiques de la putréfaction des poissons obtenus et analysés jusqu'ici, tels que,* *par exemple,* l'hydrocollidine (1), l'éthylidènediamine, *la* gadinine ou *une* substance agissant à la manière de la muscarine (2), *ne représente le « poison des poissons ».* Ces substances ont plutôt de l'intérêt au point de vue théorique ; en effet, les quantités obtenues de plusieurs kilos de matières en putréfaction, sont si minimes que, eu égard aux petites quantités de chair de poisson que chacun

---

(1) Gautier et Etard, *C. R. de l'Ac. d. Sc.*, t. XCIV, p. 1601.
(2) Brieger, *Ptomaine*, Berlin, 1885, p. 14.

mange ordinairement, on peut dans la pratique négliger complètement l'intoxication par *ces* « poisons des poissons. » Il en est de même quant à d'autres ptomaïnes obtenues des poissons en putréfaction, par exemple, la *Sardinine* cristalline (1). Ce qui, d'après moi, constitue le vrai progrès réalisé dans l'étude de cette question, c'est que l'on a réussi à démontrer l'existence d'une *infection bactérienne* dans les poissons devenus ainsi venimeux. On a reconnu une infection de ce genre, par exemple : dans la chair venimeuse de l'*esturgeon* et du *saumon* (2), dans les *carpes* où l'on a trouvé une *toxalbumose* que l'on peut rendre non toxique par l'ébullition (3), et dans les *sardines*. Le microorganisme trouvé dans les sardines provoque des suppurations chez les ouvriers occupés à l'emballage des sardines (4).

On a trouvé, comme agent pathogène de la mort des poissons conservés dans des bassins, le *Bacillus piscidius agilis* virulent pour les animaux à sang froid et à sang chaud (5); comme cause de l'action toxique de la *morue séchée « rouge »*, la présence du *Clathrocystis roseopersicina* (Cohn) [*Lamprocystis roseopersicina* (Schrœt.)], ou du *Coniothecium Bertherandi* (Megn.), ou du *Penicillium roseum* (Link.), ou d'une *Sarcine*. Il serait donc possible que les poissons conservés dans la glace devinssent vénéneux, grâce à des microorganismes pathogènes de la glace fondue qui les envahiraient. *Dans les poissons décomposés de la sorte ou par suite d'une autre cause quelconque, il ne peut s'agir jamais d'autre chose que des* **Dérivés de l'albumine** *qui se forment,* **aussi variés que possible,** *dans chaque stade de décomposition de ce corps labile : aussi n'y a-t-il point* **UN** *poison des poissons, mais il en existe vraisemblablement un grand nombre.*

a) Parmi les *poissons conservés*, les suivants, entre autres, provoquent des empoisonnements parfois mortels (ces empoisonnements se présentent quelquefois sous forme d'épidémies étendues) : *Acipenser sturio* (L.) *Esturgeon*; *A. huso* (L.) *Grand*

(1) Griffiths, *Chem. News,* 1893, p. 45.
(2) Arustamoff, *Centralbl. f. Bacteriol.,* 1891, p. 113.
(3) Fischel und Enoch, *Fortschr. d. Med.,* 1892, p. 277.
(4) Dubois Saint-Sevrin, *Annales de l'Institut Pasteur,* 1894, n° 3.
(5) Sieber-Schoumow, *Archives des Sciences biologiques,* 1895, t. III, p. 226.

Esturgeon; *A. ruthenus* (L.) *Sterlet*, surtout cru, ou salé; *Clupea harengus* (L.) *Hareng*, en conserves, ou salé, ou dont les œufs ont provoqué des symptômes gastriques graves, ou des symptômes paralytiques (1); *Clupea pilchardus* (Art.) *Sardines*, ayant été conservées plusieurs jours dans une boîte ouverte ou dont les boîtes n'étaient pas fermées hermétiquement; *Salmo salar* (Val.) *Saumon*, conservé dans des boîtes en zinc; *Pleuronectes flesus* (L.) *Flet* ou *Picaud*; *Hareng fumé* et *Hareng saur*; et, parmi les produits des poissons, *Caviar*.

b) Parmi les *poissons non conservés* traités seulement suivant l'art culinaire, ont provoqué des empoisonnements, même mortels, souvent sans cause connue, mais à coup sûr toujours par suite de leur décomposition : *Osmerus eperlanus* (L.) *Eperlan*; œufs de *Saumon*; œufs de *Brochet*; *Tinca Chrysitis* (Agass.) *Tanches*, lesquelles, conservées cinq jours environ dans du vinaigre, ont provoqué, après vingt heures, des empoisonnements caractérisés par des symptômes d'intoxication ressemblant à ceux causés par l'atropine, mort précédée de cyanose et de dyspnée; *Cyprinus Carpio* (L.) *Carpe*; *Barbus fluviatilis Barbeau*, dont les œufs peuvent être vénéneux; *Silurus bagre* et *S. militaris* qui ont causé des phénomènes cholériformes; *Gadus morrhua* (L.) *Morue fraîche* qui quoique d'une fraîcheur apparente, a provoqué de la cholérine et des éruptions cutanées — les alcaloïdes de l'*huile de foie de morue*, **Aselline**, **Morrhuine**, etc., n'entrent pas ici en ligne de compte; — *Scomber Thynnus* (L.) *Thon*; *S. pelamis* (L.) *Pélamide*; *S. scombrus* (L.) *Maquereau*; *S. regalis* (Bl.); *S. carrangus* (Bl. et A.) et autres dont l'ingestion peut être suivie de toutes les formes de l'empoisonnement par les poissons; *Sparus Maena* (Cuv.) *Mendole*; *Pagrus vulgaris* (Cuv. et Val.) *Sparus Pagrus* (L.) *Pagre*; et certaines espèces de *Coracinus* (*Cyprins*).

Les symptômes d'intoxication peuvent, comme à la suite du *Tetrodon inermis*, apparaître *dans tous les empoisonnements par des poissons* après un espace de temps variant depuis quelques minutes jusqu'à vingt heures, et la mort peut avoir lieu après

____

(1) Alexander, *Schles. Ges. f. vaterl. Cult.*, 1888; — *Med. Practit.*, 1886, n° 4.

huit à dix minutes ou après plusieurs jours. On peut les diviser en trois groupes : ichthysme choblériforme, exanthémateux et paralytique, survenant diversement combinés.

1. **Ichthysme cholériforme.** Prenons comme exemple le *choléra survenant après l'ingestion du barbeau* : vomissements persistants, coliques, diarrhée, angoisse précordiale, vertiges, tremblements, sécheresse de la bouche, soif, visage pâle et défait, pouls petit et à peine perceptible, anurie, mydriase, crampes aux mollets et lipothymies. Les femmes enceintes peuvent guérir de l'empoisonnement sans avoir avorté. Dans des cas graves de cette forme d'ichthysme, il peut y avoir vomissements et diarrhée sanguinolents.

2. **Ichthysme exanthémateux.** Il accompagne souvent les formes cholériforme et paralytique. L'ingestion du foie de *Squalus Catulus* ou l'ingestion du *Thon*, de l'*Égrefin* (*Gadus æglefinus* (L.), *Haddock* des Anglais, *Hadou* des Bretons), etc., est parfois suivie d'éruptions cutanées ortiée, scarlatinoïde ou rubéoloïde. Elles sont souvent accompagnées de prurit. La face, dans quelques cas isolés, est boursouflée et rouge comme dans l'érysipèle. L'apparition de l'éruption est de temps en temps précédée de fièvre, tandis que l'affection elle-même peut s'accompagner de troubles gastriques et respiratoires. L'éruption disparaissant, la peau commence ordinairement à desquamer : la desquamation peut durer jusqu'à vingt jours, et la tête peut y participer sans qu'il y ait chute des cheveux.

3. **Ichthysme paralytique.** Il se produit à la suite de l'ingestion des *Gymnodontes*, tels que des *Harengs* de mauvaise qualité, des *Tanches*, des *Esturgeons*, etc. et se manifeste par : sensation de sécheresse à la gorge, dysphagie, sensation de constriction, ou même impossibilité d'avaler, soif, vertiges, obscurcissement de la vision, mydriase, diplopie, xanthopsie ou érythropsie, paralysie dans le domaine du moteur oculaire commun, ptosis, parésie du voile du palais, faiblesse musculaire générale, petitesse et ralentissement du pouls, respiration irrégulière, dyspnée, sensation de froid et anesthésie ainsi que paralysie des extrémités. S'y associent parfois : enrouement ou aphonie, constipation, gastralgies, météorisme abdominal, quelquefois aussi

vomissements ou hématémèses et diarrhée sanguinolente, crises gastriques (douleurs lancinantes), oppression, dyspnée, coma profond et, alternant avec lui, phénomènes convulsifs et rarement délire. Dans la majorité des cas, la mort survient le malade n'ayant pas perdu connaissance.

Autopsie.— Seulement dans des cas isolés : gastrite, entérite, néphrite, avec ou sans extravasats sanguins.

Traitement. — Lavages de l'estomac et de l'intestin (entéroclysmes souvent répétés pour le dernier), diurétiques (tartrate borico-potassique, acétate de potasse), et injections souscutanées de strychnine.

AMPHIBIES

BUFO. — Les *crapauds* sur lesquels il circulait anciennement tant de fables, *Bufo viridis* (LAUR.), *Bufo cinereus* (L.) et d'autres espèces, renferment dans les glandes à venin mamelonnées (*Verrues, Glandes granuleuses*), situées sur le dos du corps et aux extrémités, un liquide jaunâtre, visqueux, lactescent, toxique aussi pour les tritons, et conservant longtemps sa virulence lorsqu'il est desséché. Un fait confirmé maintenant à plusieurs reprises, même pour ce qui regarde les espèces tropicales, c'est que les crapauds sont en état de le lancer à une certaine distance. Les glandes muqueuses ne sécrètent point de venin (1). Un principe actif alcalin, la **PHRYNINE** ou la **BUFIDINE**, est très toxique en injection sous-cutanée pour les animaux à sang chaud et à sang froid et l'est moins administré par l'estomac. Administrée en injection sous-cutanée, elle provoque au lieu d'injection : abcès et même gangrène. A doses élevées, elle agit comme la digitaline et paralyse rapidement les muscles volontaires (2). On a isolé dernièrement de la peau des crapauds deux substances la **BUFONINE** ($C^{34}H^{54}O^2$) cristalline, et la **BUFOTALINE** ($C^{34}H^{46}O^{10}$) amorphe, toutes les deux peu solubles dans l'eau et agissant à la manière de la digitale, mais la première beaucoup plus que la dernière. Le venin des crapauds augmente la diurèse comme la

(1) SCHULTZE, *Arch. f. mikr. Anat.*, Bd XXXIV, p. 11
(2) FORNARA, *Journ. de thér.*, 1877, p. 882 et 929.

digitale : les anciens traitements par les crapauds en font foi. Le venin du crapaud contiendrait en outre : **MÉTHYLCARBYLA-MINE** et **ACIDE MÉTHYLCARBYLAMINE-CARBONIQUE** (*acide iso-cyanacétique*) (1).

L'inoculation du *virus* dans une plaie amène la mort des chiens dans l'espace d'une heure. Ils sont atteints de : vomissements, marche titubante et convulsions. Les lézards, eux aussi, meurent en convulsions. Mais il faut ajouter que, chez les chèvres et les poules, l'inoculation du virus dans les plaies ne produit aucun effet. Les *effets locaux* du virus se manifesteraient aussi sur la peau intacte. Un garçon qui lançait une pierre après des crapauds et la reprenait sans cesse, aurait été atteint de tuméfaction de la main et d'autres parties du corps. Le venin peut agir aussi comme vésicant. Il produit du côté des yeux : conjonctivite, kératite et anesthésie locale (2) (les processus inflammatoires sont accompagnés de douleurs) ; du côté de l'estomac : sensation de brûlure et vomissements.

Le *Bombinator igneus* (Merr.) (*Crapaud flamboyant*) sécréterait un liquide venimeux ressemblant au venin du crapaud. Il s'y trouverait la **PHRYNOLYSINE**, possédant une action hémolytique.

Hyla venulosa (Daud.) [*Rainette beuglante*]. Cet animal sécrète sur la peau un mucus à odeur désagréable, et laisse écouler par les oreilles un suc blanchâtre qui produit à la peau : douleurs et coloration en noir.

Phyllobates melanorhinus (Berth.). Ce crapaud serait employé par les Indiens-Choco pour la préparation du poison des flèches, et son venin paralyserait les terminaisons nerveuses périphériques.

[Vulpian a signalé le premier, dans le venin du crapaud, l'existence d'un alcaloïde agissant à la manière d'un poison musculaire et produisant l'arrêt du

(1) Calmels, *C. R. de l'Ac. d. Sc.*, 1884, t. XCVIII, p. 536
(2) Staderini, *Bol. n. Acad. d. Fisiocr. di Siena*, IV, fasc. VII, 1888.

cœur, chez les grenouilles comme chez les animaux à sang chaud. Le venin du grand *Crapaud agua* de l'Amérique tropicale est encore plus énergique et va jusqu'à provoquer des convulsions. Ces venins de crapauds, ainsi que celui du triton, diffèrent du venin de la Salamandre par leur action marquée sur le cœur (1)].

SALAMANDRA MACULATA (Laur.). — La *Salamandre terrestre* ou *maculée* (elle est noire avec des taches jaunes) est venimeuse. Le venin est représenté par la sécrétion laiteuse ou crêmeuse, acide, à odeur rappelant celle du musc, des glandes à venin ou glandes granuleuses (et non des glandes muqueuses) qui fournit une émulsion avec l'eau. La partie active de cette sécrétion est constituée, d'après des recherches déjà anciennes, par l'alcaloïde **SALAMANDRINE** (2) dont les solutions aqueuses se décomposent si elles sont exposées à la dessiccation lente à l'air, mais qui, à l'état sec, peut demeurer efficace pendant plusieurs mois. On a émis la supposition que la salamandrine qui provoque des convulsions serait de l'**AMYLCARBYLAMINE**. Récemment, on a réussi à obtenir, en traitant la totalité de la salamandre, une substance basique amorphe et incapable de fournir des sels cristallins. Les centres automatiques de la moelle sont d'abord excités puis paralysés par cet alcaloïde, et l'excitabilité réflexe disparaît après une augmentation passagère. Le venin de la salamandre terrestre fut employé une fois sans succès dans une tentative d'homicide (3). Son administration, ou même sa seule application sur la langue amènerait la mort des animaux en l'espace de trois à vingt-neuf minutes. Il manifeste plus rapidement son effet sur la grenouille lorsqu'il est administré par voie stomacale qu'en injection sous-cutanée. Il produit sur les muqueuses: inflammation et rougeur. La dose léthale de *chlorhydrate de salamandrine* est, pour le chien, de 0gr.002 environ en injection sous-cutanée et de 0gr.008 à 0gr.01 par voie stomacale. Les injections préventives souvent répétées procurent une cer-

(1) Vulpian, Etude physiologique des venins du crapaud, du triton et de la Salamandre terrestre, *Mém. de la Soc. de Biol.*, 1856, p. 122.
(2) Zalesky, *Med.-chem. Unters.*, 1866, Heft 1, p. 85.
(3) J.-N. Laurentius, *Specimen med. exhib. synopsin reptil.* etc., Wien, 1768, p. 156.

taine accoutumance. Mais le chlorhydrate de salamandrine, à la dose de 0gr.005 à 0gr.01, en injection sous-cutanée, tue la salamandre elle-même (1).

Les phénomènes morbides consécutifs à l'absorption du venin, sont identiques chez les animaux à sang chaud et à sang froid (2). On voit survenir : agitation, tremblements, convulsions épilepti-formes ou tétaniformes, localisées d'abord à des membres isolés, mais devenant plus tard générales, de une à deux minutes de durée, se renouvelant à des intervalles rapprochés et accompa-gnées d'élévation de la température (jusqu'à 40°) (3). Les convul-sions s'exacerbent chez les chiens chaque fois qu'éclatent les vomissements. Il existe en outre : salivation, mydriase, batte-ments cardiaques irréguliers, respiration faible, haletante, s'ar-rêtant pendant les convulsions et cessant complètement avant l'arrêt définitif du cœur, ainsi que diminution de l'excitabilité réflexe ou même abolition complète.

On trouve à l'*autopsie* des animaux : congestions viscérales et méningées et ecchymoses.

TRITON CRISTATUS. — L'appareil glandulaire de la *Salamandre aquatique* est composé d'acini isolés dont chacun possède un canal excréteur s'ouvrant à la peau (4). Le venin est surtout sé-crété à la partie supérieure de la queue et à la nuque, on peut l'obtenir en passant la main sur la peau du dos, et il se présente sous forme d'un liquide lactescent, acide, à odeur pénétrante. Trois cents tritons fournissent environ 40 gr. de suc. Le venin y est contenu dans des globules microscopiques (*Granulations*) entourés d'une enveloppe albumineuse. Ils éclatent à l'addition de l'eau et renfermeraient un composé glycériné mixte (*Pseudo-lécithine*) se dédoublant en di-oléine et en un nouvel acide. La pseudolécithine contiendrait de l'**ACIDE ÉTHYLCARBYLAMINE-CARBONIQUE** (*acide α-isocyanopropionique*). La sécrétion traitée

(1) PHISALIX, *C. R. de l'Ac. d. Sc.*, séance du 2 sept. 1889.

(2) GRATIOLET et CLOEZ, *C. R. de l'Ac. d. Sc.*, 1851, t. XXXII, p. 592, et t. XXXIV, p. 729 ; — VULPIAN, *Mém. de la Soc. de Biol.*, 1856, p. 122 ; — DUTARTRE, *Sem. méd.*, 1889, p. 109.

(3) PHISALIX et LANGLOIS, *C. R. de l'Ac. d. Sc.*, 1889, 16 sept.

(4) CAPARELLI, *Arch. ital. d. Biol.*, 1883, t. IV, p. 72.

par le procédé Otto-Stas fournit un extrait éthéré acide, non azoté, toxique.

Le liquide sécrété est toxique pour les animaux à sang chaud et à sang froid. Les chiens en meurent dans l'espace de trois à dix-huit heures ; et, injecté dans la cavité abdominale, il amènerait la mort du triton lui-même. Porté sur la conjonctive, il provoque : rougeur et larmoiement, sur la muqueuse nasale : augmentation de l'écoulement de mucus et éternuement. **Les phénomènes d'intoxication générale** consistent, chez les animaux, en : affaiblissement de l'énergie cardiaque jusqu'à l'arrêt en systole, ralentissement de la respiration et paralysie des nerfs moteurs. La mort a lieu sans convulsions. Le venin détruit les globules sanguins rouges.

[Les glandes à venin de la salamandre terrestre (*Salamandra maculata*) ont été récemment l'objet de recherches approfondies qui ont précisé les données relatives à leur formation, leur structure, leur localisation et à l'action physiologique du venin qu'elles sécrètent (1). Les glandes à venin ont la même origine mésodermique et l'acinus achève son complet développement dans le derme avant la formation du canal excréteur. Elles sont de deux espèces et situées dans la couche conjonctive inférieure du derme, couche qui en représente la partie la plus épaisse. Ces glandes sont entourées d'un assez grand nombre de cellules spéciales, appelées *clasmatocytes* par Ranvier, infiltrant le réseau vasculaire qui entoure la membrane propre.

Les *glandes granuleuses* apparaissent les premières. Elles sont visibles à l'œil nu sur la région médiane du dos où leur ensemble forme une double ligne pointillée sombre, tranchant nettement sur le fond de couleur grise du tégument. Le dos, la queue et les flancs en sont seuls pourvus chez l'embryon. Le nombre de glandes à venin granuleux augmente au fur et à mesure que la jeune salamandre grandit. Chez l'animal adulte, elles sont réparties un peu partout, sauf à la face interne des membres, sur la partie du ventre comprise entre les racines des membres, sur la région moyenne du menton. On trouve au contraire dans ces régions de nombreuses glandes à venin muqueux parmi lesquelles sont disséminées quelques rares glandules à venin granuleux. La sécrétion du venin est continue, mais son excrétion est intermittente et doit être provoquée par une excitation. Chez les animaux jeunes, le venin granuleux est encore inactif, bien que la structure de la glande soit aussi dévelop-

(1) Mme Phisalix-Picot, Recherches embryologiques, histologiques et physiologiques sur les glandes à venin de la Salamandre terrestre. *Thèse de la Faculté de médecine de Paris*, 1900.

Toxicologie.   62

pée que chez l'adulte. C'est une glande acineuse simple, à canal excréteur fin et court et à acinus globuleux. La membrane propre de cette glande est musculaire, contractile et fermée, à l'état de repos, par un sphincter.

En plus de cette membrane propre, l'acinus comprend du protoplasma et des noyaux libres ou entourés de *sacs à venin*. Ces derniers sont irrégulièrement répartis sur la membrane où ils forment des masses ovoïdes, volumineuses, appelées *cellules géantes* par LEYDIG. Lorsque les fibres lisses de la membrane sont excitées, soit directement par une action chimique ou mécanique, soit indirectement sous l'influence du système nerveux, elles entrent en contraction, compriment le venin qui, pressé du fond vers l'orifice, écarte les fibres du muscle orbiculaire, force ainsi le sphincter et s'échappe au dehors. Le venin normal forme, au niveau de l'orifice externe, une gouttelette d'aspect crémeux qui se coagule rapidement au contact de l'air. L'excrétion est involontaire et résulte d'une action réflexe. La formation du venin, quoique continue, est très lente. Après des excitations répétées et suffisantes pour vider complètement la glande, le venin devient plus fluide, opalescent et moins actif ; et il faut un certain temps pour que des granulations de nouvelle formation viennent lui restituer son activité première.

Les *glandes muqueuses* n'apparaissent qu'à la fin de la vie larvaire, alors que la plupart des glandes granuleuses qui les ont précédées sont déjà munies de granulations. Ces glandes muqueuses se rencontrent presque exclusivement au ventre, au menton et sur la face interne des membres, tandis que dans les autres points du tégument, elles occupent les places laissées libres par les glandes granuleuses. Le tissu glandulaire est formé par : une membrane propre, un épithélium cylindrique (très différent de celui des glandes granuleuses) occupant la partie profonde et déversant sa sécrétion dans la lumière de la glande, enfin le venin muqueux produit de la sécrétion des cellules que l'on peut apercevoir remplissant la lumière de la glande avec l'aspect d'un fluide nuageux. Le volume des glandes muqueuses est inférieur à celui des glandes granuleuses. L'excrétion du contenu de ces glandes est intermittente, comme pour les glandes granuleuses et pour les mêmes raisons. Normalement, la peau de la Salamandre est sèche et apparaît comme vernie ; il faut que l'excrétion des glandes muqueuses soit provoquée par un phénomène intercurrent pour que cet aspect change et que la sécrétion muqueuse apparaisse. Le développement des deux espèces de glandes à venin est complet à la même période de la vie de l'animal, c'est-à-dire au début de l'existence terrestre ; l'évolution des glandes muqueuses est donc plus rapide, et le venin muqueux possède d'emblée ses propriétés nocives alors que le venin granuleux des salamandres très jeunes est encore inactif. Les glandes à venin muqueux excrètent avec une facilité extraordinaire et sous l'influence des excitations les plus légères.

On peut démontrer l'existence d'une véritable dissociation fonctionnelle entre les glandes à venin muqueux et les glandes à venin granuleux au moyen de l'influence exercée sur ces deux sécrétions par les centres nerveux. Les lobes optiques peuvent être considérés comme un centre excito-sécrétoire des glandes à venin muqueux, mais la présence des hémisphères cérébraux est indispensable, et après leur ablation l'excitation de la peau ne produit plus aucune excrétion. La section du bulbe arrête également la sécrétion muqueuse. L'excitation des nerfs, soit intacts, soit après section, ne donne lieu à aucun phénomène secrétoire ; ainsi l'excitation du sciatique sur un point quelconque de son trajet, sa section suivie de l'excitation consécutive de chaque bout, central et périphérique, ne provoque ni sécrétion directe ni sécrétion réflexe. Ce résultat, en apparence paradoxal, ne peut s'interpréter que par l'existence, dans les nerfs mixtes, de filets frénateurs dont la mise en activité vient contrebalancer l'action des filets excitateurs. L'existence de ces deux groupes de filets nerveux est bien mise en évidence par l'influence qu'exerce sur la sécrétion et l'excrétion, d'une part l'atropine, d'autre part la pilocarpine, qui agissent sur la sécrétion muqueuse de la Salamandre comme sur la sécrétion sudorale des mammifères. Les excitations exercées sur la peau, qu'elles soient d'ordre mécanique, physique ou chimique, provoquent la sécrétion muqueuse.

Le venin muqueux constitue un liquide incolore, inodore, filant, savonneux et qui lubrifie la Salamandre à la moindre alerte. Sa saveur est faible et fade. Sa réaction est fortement alcaline. Il ne se coagule pas après son issue de la glande et il ne renferme jamais de granulations. Il est soluble dans l'eau et insoluble dans l'alcool, contrairement au venin granuleux, ce qui permet de les séparer de leur mélange. L'ébullition le trouble légèrement, mais cependant il conserve ses propriétés toxiques. Il résiste à la chaleur, même en liqueur alcaline et reste adhérent aux albuminoïdes, à la manière d'une diastase, quand on précipite ces derniers par l'alcool. L'acide phosphomolybdique ne le précipite pas. Les réactifs histo-chimiques le transforment en une masse homogène et nuageuse qui se colore identiquement comme le protoplasma de l'épithélium cylindrique des glandes muqueuses. Le principe actif n'est donc ni un alcaloïde ni un albuminoïde. Ses propriétés toxiques se révèlent dès l'apparition du venin muqueux dans la glande. C'est exclusivement à lui qu'il faut rapporter l'action venimeuse que l'on peut observer avec la peau des larves âgées et des jeunes Salamandres nouvellement transformées chez lesquelles le venin granuleux est encore inactif. Ce venin muqueux est beaucoup moins toxique pour les mammifères que le venin granuleux.

Contrairement à ce qui se produit pour le venin muqueux, les glandes à venin granuleux excrètent très difficilement leur contenu. Un courant électrique capable de tétaniser les muscles, appliqué en n'importe quel point du corps, ne provoque pas l'issue de ce venin. Les glandes sont sous la dépendance de centres excito-sécrétoires situés dans les lobes optiques et dans la moelle, centres qui peuvent être excités soit directement, soit par voie réflexe. L'épuisement se produit vite ; et il faut augmenter progressivement l'intensité de l'excitation pour obtenir un résultat positif. L'excitation des lobes optiques par le contact du venin granuleux lui-même provoque non seulement la sécrétion des glandes mais encore des accidents convulsifs comme ceux que l'on observe lorsque ce venin est injecté dans les veines. L'excitation du bout phériphérique d'un nerf sectionné détermine la sécrétion de toutes les glandes granuleuses innervées par ce nerf; et l'excitation du bout central donne lieu à une sécrétion réflexe. L'atropine, qui tarit d'une façon si remarquable la sécrétion muqueuse, inhibe également la sécrétion des glandes granuleuses directement ou indirectement excitées. La pilocarpine ne stimule pas, à beaucoup près, la sécrétion, comme elle le fait pour les glandes muqueuses. La viscosité du produit de la sécrétion doit jouer dans cette circonstance un rôle important, de même que l'action exercée sur les terminaisons nerveuses des glandes à venin : c'est ainsi que la strychnine, tout en excitant les centres, paralyse ces terminaisons nerveuses.

Le venin granuleux constitue un liquide de couleur et de consistance crèmeuses, pouvant devenir fluide et opalescent après excitation prolongée de la glande ou expulsion totale de son contenu. Il possède une odeur aromatique rappelant celle du salol. Sa réaction est fortement acide, sa saveur extrêmement amère et nauséeuse. Au contact de l'air, il se colore en brun et se coagule rapidement. Il forme comme un précipité floconneux blanc quand on l'exprime directement dans l'eau. Il renferme du calcium qui joue peut-être, au point de vue de sa coagulation, le même rôle que celui qui lui a été reconnu relativement à la coagulation du sang. L'examen microscopique permet de reconnaître dans ce fluide la présence d'un nombre plus ou moins considérable de granulations sphériques dont les diamètres sont très inégaux et qui fixent les colorants avec une électivité et une intensité remarquables. L'addition, sous le microscope, d'une goutte de solution aqueuse à 5 p. 100 d'acides chlorhydrique ou azotique fait disparaître les granulations que l'on voit bientôt remplacées par des aiguilles cristallines groupées en faisceaux et qui ne sont autre chose que des sels des alcaloïdes du venin.

Relativement à ces alcaloïdes, la *Samandarine*, isolée en 1866 par Zalesky, paraît analogue sinon même identique à la *Salamandrine* obtenue en 1889 par C. Phisalix. En 1892, Arnaud isola un alcaloïde différent du précédent auquel fut donné le nom de *Salamandridine* : et enfin, en 1899, Edwin Faust décrivit sous les noms de *Samandarine* et *Samandaridine* deux alcaloïdes qui correspondent probablement aux précédents (1). Zalesky attribue à la *Samandarine* la formule $C^{68}H^{60}Az^2O^{10}$. C'est un alcaloïde fixe, peu altérable lorsqu'il est conservé à l'abri de l'humidité, soluble dans l'eau et l'alcool, indécomposable à l'ébullition. Il a été séparé du précipité qu'il forme avec l'acide phospho-molybdique. La *Samandarine* aurait pour formule $C^{26}H^{40}Az^2O$ et la *Samandaridine* $C^{20}H^{31}AzO$. La *Samandaridine* (*Salamandridine*) existerait dans le venin en quantité fortement prépondérante. Le sulfate de la dernière base serait moins

---

(1) Edwin Faust, Beiträge zur Kenntniss des Samandarins, *Arch. f. experiment. Path. und Pharmak.*, Bd XLI, 1898. — Ueber das Samandarin, *Ibidem*, Bd XLIII, 1899.

soluble dans l'eau et dans l'alcool que le sulfate de Samandarine et serait dépourvu d'action sur le plan de la lumière polarisée. Quant à leur action physiologique, elle serait sensiblement la même, la Samandaridine étant seulement moins énergiquement toxique, ce qui confirme les observations de C. PHISALIX. Ces alcaloïdes seraient des dérivés quinoléiques. D'après les essais de Mme PHISALIX-PICOT, leur formation paraît résulter de l'action exercée par l'eau sur le venin. On ne voit, en effet, des cristaux d'alcaloïdes apparaître dans l'extrait alcoolique que si l'on fait réagir de l'eau sur cet extrait. Le chloroforme dissout, aussi bien que l'alcool fort, le ou les principes immédiats susceptibles de fournir ultérieurement les alcaloïdes, par hydratation et dédoublements. Cette propriété permet même la séparation des principes immédiats toxiques des deux venins. Lorsqu'on immerge dans du chloroforme des peaux fraîches de Salamandre, il s'établit une plasmolyse lente et graduée qui expulse ou fait exsuder, parmi les principes immédiats de la peau et des glandes, ceux qui sont insolubles dans le chloroforme. Le liquide aqueux fortement alcalin qui surnage alors le chloroforme présente tous les caractères, chimiques et physiologiques, du venin muqueux, tandis que le venin granuleux est resté dissous dans le chloroforme avec les corps gras. Ces principes immédiats, susceptibles de donner naissance aux alcaloïdes, sont donc très solubles dans l'alcool et le chloroforme ; ils le sont un peu moins dans l'éther et le sulfure de carbone.

Le venin en nature de la Salamandre produit les mêmes manifestations toxiques que les alcaloïdes qu'on peut en retirer. Les seules différences, tant pour le venin en nature que pour les divers alcaloïdes, portent sur la dose nécessaire pour produire les symptômes d'intoxication et sur la durée de la survie, mais non sur la succession et sur la nature de ces symptômes.

Le venin granuleux possède des propriétés irritantes très accusées. Son injection par la voie veineuse, chez des chiens qui sont très sensibles à son action, détermine, à la dose de 1 milligr.5 pour un chien de 10 kilos : agitation, inquiétude, salivation, larmoiement, vomissements, tremblements, dyspnée ; pas de modifications pupillaires ni de troubles moteurs évidents. L'augmentation de la dose fait apparaître, en plus de l'exagération des symptômes précités, des contractions fibrillaires dans la face, suivies presque aussitôt de véritables convulsions localisées d'abord dans les muscles de la face et des yeux (nystagmus), puis les convulsions gagnent les muscles du tronc et des membres. Ces convulsions présentent la forme tonico-clonique : la phase tonique, durant de trois à quatre secondes, est suivie d'une phase clonique persistant plus longtemps et d'intensité très variable. L'attaque peut être unique, ou multiple avec intervalles de calme, ou bien subintrante. La période convulsive peut durer quarante à cinquante minutes sans amener la mort : les accidents s'affaiblissent insensiblement et se terminent par de la somnolence, puis l'animal revient à son état normal. Il n'y a pas de troubles consécutifs. Le chloral agit comme antagoniste.

D'après EDWIN FAUST, les animaux intoxiqués par la *Samandarine (Sala-*

mandrine) ne guériraient pas lorsque les convulsions ont commencé à se montrer, et la mort arriverait d'une manière constante. L'empoisonnement ressemblerait à la rage avec laquelle il offrirait beaucoup de ressemblance comme symptomatologie. Ces assertions montrent qu'il existe des différences, au moins quantitatives, entre les propriétés physiologiques des différents principes signalés comme principes actifs du venin, et ces différences d'ordre physiologique entraînent nécessairement des différences correspondantes d'ordre chimique. La question n'est d'ailleurs pas définitivement élucidée, et il est évident, d'autre part, que l'on ne peut, au point de vue de la description des propriétés physiologiques, substituer à l'action du venin en nature celle de l'un quelconque des principes actifs que l'on a pu en retirer.

En ce qui concerne son action sur le système nerveux, la *Salamandrine* agirait d'abord sur la cellule corticale, puis sur la cellule bulbo-protubérantielle, et en dernier lieu sur les cellules de la moelle. Sous l'influence des convulsions, la température s'élève notablement : la curarisation ou la section de la moelle empêche cette ascension thermique. La mort arrive par asphyxie, en raison de la contracture des muscles respiratoires. Bien qu'il ne se produise pas d'action directe sur le cœur, la tension sanguine augmente considérablement et on observe plus tard une accélération du rythme. Ces manifestations rapprochent étroitement l'action de la Salamandrine de celle de la strychnine, et cette opinion se trouve confirmée par l'antagonisme des plus marqués exercé par le chloral sur les manifestations toxiques.

A l'autopsie, chez les chiens morts après de fortes convulsions, on trouve de la congestion des principaux viscères, des taches hémorrhagiques dans l'épaisseur du diaphragme et du myocarde ; de l'emphysème sous-pleural, des taches ecchymotiques, des hémorrhagies étendues des poumons. Les méninges cérébrales et médullaires sont congestionnées et présentent parfois un piqueté hémorrhagique, notamment sur la pie-mère du quatrième ventricule et sur tout le trajet du canal de l'épendyme.

Le hérisson résiste au venin de la Salamandre comme à ceux de vipère et de crapaud. Il faut employer des doses relativement énormes pour déterminer des accidents mortels. Chez cet animal, les phénomènes tétaniques font à peu près complètement défaut et sont remplacés par des phénomènes hallucinatoires affectant des formes variées. Quant à la Salamandre, elle possède, vis-à-vis de son propre venin, une immunité relative considérable due à la présence dans son sang de substances toxiques très analogues à celles du venin et dont l'apparition dans le sang est corrélative du développement des glandes. C'est un remarquable exemple de sécrétion interne.

DOSES MORTELLES DE CHLORHYDRATE DE SALAMANDRIDINE (1).

	Poids moyen de l'animal grammes	Dose mortelle pour ce poids milligr.	Dose mortelle par kilo milligr.
Salamandre	28,0	10,00	357,00
Triton	5,5	0,66	133,00
Crapaud accoucheur .	7,0	0,50	62,00
Crapaud commun . .	25,0	1,00	40,00
Grenouille	20,0	0,60	30,00
Hérisson	850,0	6,00	7,05
Cobaye.	430,0	1,12	2,60
Souris	22,0	0,05	2,27
Moineau	26,0	0,05	1,92
Chien	6000,0	10,80	1,80
Chat	2800,0	3,00	1,07

Dans ce tableau, les chiffres indiqués pour le triton, la grenouille, la souris, le hérisson et le chien résultent d'un grand nombre d'expériences et peuvent être acceptés comme exacts ; ceux concernant les autres animaux sont les résultats d'un nombre assez restreint d'expériences et susceptibles, par conséquent, de rectifications ultérieures].

REPTILES

SAURIENS. — *Heloderma horridum* (Wiegm.). La morsure de ce *lézard* qui possède des dents à venin antérieurement sulciformes, est venimeuse, comme on le sait depuis longtemps.

Heloderma suspectum (Cope) possède de grandes glandes sous-maxillaires dont les canaux excréteurs se terminent dans chacune des dents antérieurement sulciformes. Le venin, d'une réaction alcaline, agit par les substances albuminoïdes qu'il contient. Injecté sous la peau des lapins, des souris ou des grenouilles, il paralyse les membres en attaquant, à la fois, les centres et les terminaisons des nerfs moteurs dans les muscles. Le cœur des grenouilles s'arrête promptement.

CHÉLONIENS. — La chair du *Dermatochelys coriacea* (Str.) (*Rat*

(1) Tableau extrait de la thèse de Mme Phisalix-Picot.

de mer) et du *Chelone imbricata* (D. B.) (*Caret*) passe pour être vénéneuse de temps en temps ou toujours.

OPHIDIENS. [**SERPENTS**]. — On divise les serpents en : *a) serpents inoffensifs*, ne possédant que des dents sans perforations ni cannelures ; et *b) serpents venimeux* (*Thanatophidii*).

Les Thanatophidii se divisent en :

I. — PROTÉROGLYPHES

En arrière des dents à venin, antérieurement sulciformes, se trouvent des dents pleines

1. HYDROPHIDÆ	2. ELAPIDÆ
(Serpents de mer)	(Couleuvres somptueuses)
Genres : *Platurus, Hydrophis, Pelamis.*	Genres : *Elaps, Naja, Pseudechis, Bungarus, Dinophis, Causus, Callophis, Acanthophis* et autres.

II. — SOLÉNOGLYPHES

Le maxillaire supérieur ne contient que des dents à venin, canaliculées

1. CROTALIDÆ	2. VIPERIDÆ
Genres : *Crotalus, Lachesis, Trigonocephalus, Bothrops, Trimesurus, Tropidolœmus* et autres.	Genres : *Cerastes, Vipera, Pelias, Clotho, Echis, Daboia.*

Le nombre des « serpents venimeux suspects » (*Opistoglyphes*) va en diminuant petit à petit. C'est ainsi que l'on vient de découvrir, par exemple, chez le *Cœlopeltis insignitus* (WAGL.) ou *Couleuvre de Montpellier*, une petite glande. Les dents à venin, recourbées, se terminant en pointe, longues depuis quelques millimètres jusqu'à un à trois et quatre cm. (1), sont, ou seulement

(1) Pour les mensurations des dents, ainsi que pour tout ce qui concerne le venin des serpents, consulter : M. BRENNING, *Die Vergiftungen durch Schlangen,* Stuttgart, 1895 (travail de mon laboratoire) ; — *Bull. de l'Académie de médec.* Séance du 14 mai 1895.

munies d'un sillon à la face convexe, ou traversées par un canal
destiné à porter le venin au dehors. Ordinairement, il y en a une
de chaque côté du maxillaire supérieur. En cas d'usure ou de
perte, elles peuvent être remplacées par deux dents de réserve
(ou davantage) qui se trouvent en arrière des dents à venin. Les
dents à venin sont, à l'état de repos, logées, avec la pointe dirigée
en arrière, dans un repli gingival, en forme de gaîne. Quand
l'animal s'apprête à mordre, les dents se redressent, grâce à un
appareil musculaire ou articulaire approprié, en même temps
que se relève le maxillaire supérieur, ce qui rend possible l'écoulement de la sécrétion de la glande à venin dans l'orifice radi-
culaire de la dent. Les glandes à venin acineuses sont situées de
chaque côté, entre le maxillaire supérieur et l'os carré, au-
dessous et en arrière de l'œil. Chez quelques serpents, elles
s'étendent sur le dos très en arrière, et elles sont logées dans
la cavité abdominale chez le *Callophis intestinalis* (Grn.) et le
C. bivirgatus (*Doliophis bivirgatus*) (Boie).

La contraction des muscles temporaux, ou des muscles abdominaux (chez *Callophis*), chasse le venin au dehors en compri-
mant les glandes à venin qui, chez quelques espèces (*Trigono-
cephalus*), atteignent presque le volume de la parotide chez
l'homme. Depuis l'antiquité jusqu'à nos jours, on a, tour à
tour, prétendu et nié que certains serpents lancent du venin à
distance pour aveugler leur proie. Tout porte à croire qu'il en
est ainsi. En Sénégambie, par exemple, c'est un serpent noir
qui peut atteindre une longueur de deux mètres. Les affections
des yeux consécutives à une projection de venin par un *Serpent
cracheur* se bornent, en général, à une kérato-conjonctivite.
Dans certains cas plus graves, les symptômes inflammatoires
peuvent être très violents et se manifester par : douleurs
oculaires, chémosis conjonctival, gonflement des paupières
et ulcérations de la cornée laissant parfois à leur suite une
cécité presque complète. Les dents à venin ne sont pas érec-
tiles chez quelques serpents, par exemple *Naja tripudians*
(Merr.) et *Bungarus fasciatus* (Cantor). Un gros *Vipera ammo-
dytes* (Dum. et Bibr.) fournit, à chaque morsure, 0gr.06 de venin ;
le *Vipera Berus* (Daud.), 0gr.022 ; et un crotale, 0gr.5. Chez

un *Cobra*, Calmette a trouvé 1gr.136 de venin dans les glandes. Suivant le nombre des dents enfoncées, on observe, à l'endroit de la morsure, deux ou trois points ressemblant à des piqûres d'aiguille ou bien des lignes fines sans hémorrhagie appréciable. A part le venin du serpent à lunettes, les muqueuses intactes ne semblent pas absorber le venin, quoique l'on ait déjà prétendu à la possibilité de son absorption par l'estomac vide. L'élimination se faisant en partie par l'estomac (1),les animaux ayant mangé les matières vomies par l'homme en meurent.

Le nombre et la mortalité des empoisonnés par des serpents sont insignifiants en Europe, comparativement avec les pays tropicaux. Sur huit personnes mordues par la vipère commune (*Vipera berus*), il y eut un décès (2); et sur trois cent seize individus mordus par des vipères diverses (genres : Vipère, Céraste, Pélias), quarante-quatre, c'est-à-dire 14 p. 100. La mortalité s'élève, en moyenne, à 8 p. 100 (3). Voici, en comparaison, le nombre de décès dans les Indes britanniques : 11416 en 1869; 22134 en 1886; 22480 en 1888; 21412 en 1889; 19025 en 1892 et 21213 en 1893. Sur soixante-trois morsures par des serpents ayant eu lieu en Suisse, 88 p. 100 furent faites par le *Vipera aspis* (Merr.) et 12 p. 100 par la vipère commune (4).

La couleur du venin des serpents varie du jaune-paille au vert. Le venin est la plupart du temps visqueux, acide, rarement alcalin. Desséché, il peut conserver sa virulence pendant vingt-deux ans et ne la perd qu'en partie, ou même pas du tout (*Serpent à lunettes*), en solutions aqueuses, même si elles subissent la putréfaction.

Tous les venins des serpents n'agissent que grâce à des albuminoïdes toxiques (globuline, syntonine, séroalbumine, protalbumose, hétéroalbumose, etc.) qui sont identiques aux substances dénommées : *crotaline, vipérine, échidnine, toxopeptone, échidnotoxine, échidnase*, etc. (5). Le chauffage du venin diminue consi-

(1) Alt, *Münch. med. Wochenschr.*, 1892, no 41.
(2) *Prager Vierteljahrsschr.*, 1856, IV, p. 15.
(3) Viaud-Grand-Marais, *Gaz. des hôp.*, 1868, nos 62, 65 et 1869, no 48.
(4) Kaufmann, *Correspondenzbl. f. Schweiz. Aerzte*, 1892, no 22 et suiv.
(5) Weyr-Mitchell and Reichert, *Researches upon the venom of pois. serpents*, Washing-

dérablèment sa virulence ou l'abolit complètement. Le *venin du cobra* ne devient inefficace qu'après avoir été soumis pendant deux heures à 107°; d'après des données plus récentes, il suffirait de le chauffer pendant vingt minutes à 98° (1); le *venin de la vipère commune* perd sa virulence s'il est chauffé à 95-97°. Les *venins du cobra* ou *de la vipère* chauffés à 90° ne produisent plus, à ce qu'il paraît, d'inflammation locale : le chauffage détruit peut-être la partie constituante phlogogène (2). La résistance des divers venins des serpents à la chaleur varie, en général, d'un cas à l'autre. Il en est de même quant à leur résistance aux réactifs chimiques; par exemple, une solution de lessive potassique à 10 p. 100 rend non virulent le *venin du cobra* mais n'altère pas la virulence du *venin du serpent à sonnettes*.

Le sang des individus morts par morsure des serpents ne serait pas toxique pour l'homme et quelques animaux (chiens et lapins (3).

Il n'existe pas **chez l'homme** d'*immunité* naturelle contre le venin des serpents, mais on peut l'acquérir par l'inoculation (4). La morsure n'est pas toujours suivie d'effets toxiques. Ainsi le *Vipera Redii* ne serait pas venimeux en avril, et sa virulence irait en augmentant pendant les mois suivants (5). Les morsures souvent répétées finissent par épuiser la virulence.

Les serpents ne jouissent pas d'immunité complète contre leur propre venin, puisque les *serpents à sonnettes* sont atteints d'une faiblesse musculaire frappante quand ils se mordent eux-mêmes, et que ce même phénomène survient chez le *Bothrops lanceolatus* (WAGL.) (*Trigonocéphale*) après l'injection du venin sécrété par lui-même (6) et, ainsi que je l'ai observé, chez le *Vipera*

---

ton, 1886; — KANTHAK, *Journ. of Physiol.*, 1892, p. 272; — MARTIN, *ibid.*, 1893, p. 380; — KAUFMANN, *Du venin de la vipère*, Paris, 1889.

(1) CALMETTE, *Ann. de l'Institut Pasteur*, 1892, p. 160, 1894, p. 275; — CALMETTE, *Le venin des serpents*, Paris, 1896, p. 27.

(2) PHISALIX et BERTRAND, *C. R. de l'Ac. d. S.*, t. CXVIII, 1894, p. 288.

(3) ALBERTONI, *Lo Speriment.*, août 1879; — BUFFALINI, *Riv. d. chim. med. e. farm.*, v. I, fasc. XII.

(4) BRENNING, *l. c.*; — CALMETTE, *l. c.*, p. 59.

(5) ALBERTONI, *l. c.*; — BUFFALINI, *l. c.*

(6) TRICARD, *Arch. de méd. nav.*, t. LXI, 1894, p. 357.

Berus, mordu par lui-même ou mordu à plusieurs reprises par des individus de son espèce (1). Les serpents venimeux de diverses espèces peuvent s'empoisonner mutuellement et mortellement. Les *Couleuvres à collier* (*Tropidonotus natrix*) et autres jouiraient d'immunité contre le venin de la vipère (2) parce qu'elles sécrètent elles-même du venin de leurs glandes logées dans le maxillaire supérieur (3) et qu'elles possèdent du sang venimeux. Le sang acquiert cette propriété, non grâce à une « sécrétion interne », mais par l'absorption du venin qui se fait quand le serpent avale sa proie (4). Les sangsues, les limaçons, les clemmydes (*Tortues d'eau*) seraient doués d'immunité contre le venin des serpents (5), et les animaux à sang froid y seraient moins sensibles que les animaux à sang chaud. Quant au hérisson, il résulte de mes recherches qu'il ne jouit pas d'immunité contre le venin des serpents (6). La sensibilité des animaux à ce virus n'est pas en rapport avec leur poids. La quantité de venin nécessaire pour tuer 500 gr. de lapin est presque double de ce qu'il en faut pour tuer 500 gr. de cobaye.

Le venin de *Vipera Redii* tue une grenouille à la dose de 0milligr.5 à 1 milligr. et un homme à la dose de 0gr.18. La plus petite dose mortelle du venin de *Naja tripudians* (*Serpent à lunettes*) est par kilo d'animal : pour les cobayes 0 milligr. 18 ; pour les lapins, 0 milligr. 245 ; pour les rats blancs, 0 milligr. 25 ; pour les chats, 5 milligrammes. Les oiseaux sont tués par 1 milligramme. Le venin du *Crotalus horridus* (*Serpent à sonnettes*) tue les lapins à la dose de 4 milligrammes. La mort survient à coup sûr si le poison pénètre dans une veine. Les symptômes peuvent apparaître immédiatement après la morsure ou dans l'espace de trois à quatre heures. Suivant les conditions, la mort a lieu après un heure ou après plusieurs jours. Un homme dans l'estomac duquel, à ce qu'il prétendait,

(1) L. Lewin, cité par Brenning, *l. c.*
(2) Phisalix et Bertrand, *Arch. d. Physiol.*, 1894, t VI, p. 423.
(3) Blanchard, *C. R. d. la Soc. de Biol.*, 1894, p 35.
(4) L. Lewin, *Deutsche Med -Zeit.*, 1895, p. 1045 ; et Brenning, *l. c.*
(5) Fontana, *Abh. üb. d. Viperngift*, Berlin, 1787, p. 20.
(6) L. Lewin, *Deutsche medic. Wochenschr.*, 1898, n° 40.

s'était introduite pendant le sommeil une vipère commune, n'a pas eu à en souffrir ; le reptile fut expulsé mort, grâce à un purgatif. La gravité de la morsure dépend des conditions suivantes : volume de la glande à venin, longueur des dents, lieu de morsure et état du serpent, le plus dangereux étant celui qui n'a pas mordu pendant un temps prolongé. Il y a d'autres circonstances qui rendent la morsure plus dangereuse, par exemple : toutes les causes déterminant un afflux sanguin à la périphérie et, notamment, l'élévation de la température.

Les muscles striés et les nerfs deviennent inexcitables sous l'influence du venin des vipères qui paralyse aussi l'épithélium cilié et les mouvements amiboïdes des leucocytes. Les morsures du *Serpent à sonnettes* ou du *Serpent à lunettes* provoquent **chez les animaux à sang chaud** : respiration plus ample, paralysies, convulsions, abaissement de la pression sanguine, troubles cardiaques, vomissements et diarrhée. Les hémorrhagies ne sont pas attribuables à des altérations du sang, mais à des processus de ramollissement des parois vasculaires, ce qui permet à un grand nombre de globules sanguins rouges d'émigrer hors des vaisseaux par diapédèse. Quant aux thromboses pulmonaires intra-vitales, je les considère comme non démontrées d'une manière suffisante. La mort est causée par l'arrêt de la respiration. Elle a lieu plus rapidement à la suite de la morsure du *Naja tripudians* qu'après morsure par le *Crotale* (1). Le sang des animaux mordus par le *Bothrops lanceolatus*, devenu d'une coloration noirâtre et de réaction presque neutre, contiendrait de la méthémoglobine déjà du vivant des animaux.

Les symptômes d'intoxication chez l'homme se manifestent par des phénomènes locaux et ceux consécutifs à l'absorption du venin qui peuvent survenir soit isolément, soit diversement combinés. Les *altérations locales au lieu de morsure* qui, d'après moi, font défaut quelquefois *si le venin n'a pas pénétré dans le derme*, consistent en : douleurs irradiées le lieu de morsure restant anesthésié, gonflement s'étendant au loin, lymphangite, lymphadénite, coloration de la peau en bleu-rougeâtre, inflammation

____

(1) V\ollmer, *Arch. f. exp. Path. u. Pharm,* Bd XXXI, H. 1.

des parties molles se propageant vers le centre, ou phlegmons suppurés avec orifices et trajets fistuleux, phlyctènes comme à la suite de brûlure, gangrène. Si l'œil est atteint par le venin, il éclate une ophthalmie violente.

Les *effets consécutifs à l'absorption du venin* apparaissent ordinairement après quelques minutes, rarement sous forme de lipothymie immédiatement après la morsure (1). Ils débutent dans la majorité des cas par : anxiété, agitation, angoisse précordiale et céphalée. Surviennent ensuite : refroidissement de la peau couverte de sueurs, rarement peau chaude et sèche, frissonnements, ralentissement et affaiblissement de l'énergie cardiaque, soif, vomissements, dysphagie, spasme du pharynx, météorisme abdominal, diarrhée, ictère, ténesme, strangurie, la plupart du temps oligurie, parfois aussi albuminurie et glycosurie, céphalée, engourdissement, vertiges, amblyopie ou même cécité persistante, mydriase, ptosis (après morsure par le *Naja tripudians*), paralysie de l'accommodation, douleurs au sinus frontal et aux yeux, avortement, traits tirés, lipothymies avec pouls petit, ondoyant, abaissement de la température et dyspnée, de sorte que le malade ne peut respirer que dans la position assise, aphasie, sanglotement et spasme des muscles de la face servant pour l'expression des sentiments. Le malade est, en même temps, atteint d'hyperesthésie généralisée à tout le corps ou d'anesthésie totale. Se rencontrent rarement et aggravent le pronostic : hémorrhagies venant de la bouche, du nez, des oreilles, des yeux, des reins, soit de la vessie, de l'intestin, ainsi que pétéchies cutanées. Le coma avec délire et convulsions survient dans les cas graves. Les spasmes longtemps continués peuvent se transformer en paralysies (langue, larynx, sphincters, etc.). La mort par asphyxie survient au milieu de convulsions, le malade ayant souvent la conscience intacte.

On a observé comme *effets consécutifs* : ictère pouvant persister pendant des mois, raideur articulaire, paralysie des extrémités ou des sphincters, faiblesse, œdème, hémorrhagies, de même que angoisse, névralgies, céphalée et flexions spasmo-

______
(1) Romiti, *Arch. it. de Biol.*, 1884, t. V, p. 37.

diques survenant périodiquement, réouverture de la plaie et suppurations prolongées même après beaucoup d'années.

Les lésions trouvées à l'autopsie ne sont point caractéristiques. Le tissu cellulaire autour du lieu de morsure, ainsi que les muscles sous-jacents peuvent, **chez l'homme**, être infiltrés de sérosité sanguinolente (1) ou transformés en une masse muqueuse fétide, le pouvoir coagulant du sang peut être diminué, et il peut y avoir des altérations morphologiques des globules sanguins rouges. Des hémorrhagies, ponctiformes ou plus étendues, se rencontrent souvent dans les poumons, la muqueuse intestinale, la face inférieure du foie sous la capsule de GLISSON, ainsi qu'au péritoine et dans les reins. On a trouvé aussi une néphrite interstitielle.

Traitement (2). — On peut obvier à l'absorption du venin en faisant rapidement la ligature de la partie mordue au-dessus du lieu de morsure ou en appliquant des ventouses, moins efficacement en suçant la plaie. Le lien enserrant la partie du corps lésée, ne sera jamais enlevé brusquement : on s'expose autrement à voir éclater à coup sûr un empoisonnement aigu. En le relâchant de temps en temps, on permet au virus d'envahir l'organisme en si petite quantité à la fois que celui-ci peut facilement en venir à bout. Si l'on pratique la scarification de la plaie, ou si l'on extirpe le lieu de morsure, la plaie sera lavée à l'eau ou à l'alcool (on fera attention de poser préalablement un lien). Sont considérés comme moyens de détruire le venin : injection de permanganate de potasse (2 à 5 p. 100) dans la plaie ou dans la veine (3), ou injection d'hypochlorite (solution filtrée de chlorure de chaux à 2 p. 100) autour de la plaie (4), ou d'une solution d'acide chromique à 1 p. 100, ou d'iodure de potassium, de lessive sodique, d'une solution de chlorure d'or à 1 p. 100, de sublimé, de salicylate de soude et beaucoup d'autres substances.

---

(1) ROMITI, *l. c.*

(2) BRENNING, *l. c.*, donne l'exposé le plus complet du traitement que nous ayons jusqu'ici.

(3) LACERDA, *Gaz. des hôp.*, 1881, p. 112.

(4) ARON, *Zeitschr. f. klin. Med.*, Bd VI, H. 4; — CALMETTE, *C. R. de la Soc. de Biol.*, t. VI, 1894, p. 120.

Tous ces remèdes agiraient favorablement, mais l'on suppose qu'ils viennent en contact avec le venin, ce à quoi il n'est pas toujours possible d'arriver. Aussi le succès est-il très problématique.

Peuvent être utiles *administrés à l'intérieur : alcool* donné jusqu'à ivresse produite, *solution d'ammoniaque caustique* en injection sous-cutanée ou par la bouche (*Croft's drops*), *solution de succinate d'ammoniaque* (*eau de Luce*), *carbonate d'ammoniaque, infusions chaudes* pour provoquer les sueurs, *antidote de Bibron* (iodure de potassium 0gr.24, sublimé 0gr.12, brome 20 gr., à prendre toutes les heures X gouttes dans une cuillerée à soupe de cognac ou de vin), *eau chlorée*, injections de *bicarbonate de soude*, mais avant tout *azotate de strychnine* (0gr.01). Quant à l'atropine, à la caféine ou à la cocaïne, il ne faut pas s'y fier beaucoup. Mais en revanche les mouvements forcés ont rendu souvent de bons services. Les plantes réputées pour être des antidotes sont très nombreuses et peu étudiées jusqu'à présent. Quelques-unes d'entre elles, par exemple le *Mikania Guaco* et le *Dorstenia brasiliensis* jouent, peut-être avec raison, un grand rôle dans leurs pays d'origine. Le cas échéant, il sera nécessaire d'avoir recours aux excitants, tels que : éther, musc et autres.

On sait en outre depuis longtemps que, dans diverses régions de la terre, les dompteurs de serpents aussi bien que d'autres personnes exposées à la morsure des serpents, avaient pratiqué avec succès des *inoculations prophylactiques et curatives* avec le venin. Les recherches récentes ont élucidé les conditions rendant ces succès possibles. En injectant aux animaux, sous la peau ou dans la cavité péritonéale, des venins atténués par des substances chimiques ajoutées (chlorure de chaux) ou par le chauffage, ou du sérum sanguin d'animaux immunisés, ou du sérum sanguin de serpents venimeux (*Naja haje*) et en élevant graduellement la dose, les animaux finissent par supporter des doses mortelles dans d'autres conditions et deviennent réfractaires au venin (1). Quant à moi, je ne reconnais pas de valeur démonstrative aux

(1) Kaufmann, *C. R. de la Soc. de Biol.*, VI, 1894, p. 113; — Calmette, *ibid.*, 1894, p. 120, 204; — Phisalix et Bertrand, *ibid.*, 1894, p. 114, 124; — Calmette, *Le venin des serpents*, Paris, 1896, p. 59 et suivantes; — Fraser, *Brit. med. Journ.*, 1895, 15 juin.

succès obtenus jusqu'ici. En ce qui regarde les serpents d'Australie, l'expérience a prouvé l'inefficacité du sérum de CALMETTE qui, d'après son auteur, devait se montrer efficace contre toutes les sortes de venin de serpent. Si, dans un cas, après cautérisation, avec l'acide nitrique fumant, de la région mordue préalablement incisée par de multiples mouchetures, l'injection ultérieure du sérum a produit une amélioration remarquable, il est certainement exagéré et même scientifiquement inexact d'attribuer à cette injection de sérum une guérison que le traitement primitif suffit seul à expliquer. On est allé même jusqu'à affirmer que le sérum sanguin des lapins immunisés contre l'*Abrine*, peut conférer l'immunité (1). Je crois inexactes la prémisse ainsi que les conclusions qui en sont tirées (2). On avait beaucoup vanté contre la morsure de serpent l'administration, à l'intérieur, du venin des serpents.

[La toxicité du venin de la vipère d'Europe est parfois fort redoutable. On cite des cas dans lesquels la mort est survenue : après trente-sept heures chez une femme mordue à la cuisse, après huit heures chez un homme mordu au visage. La variation dans l'activité toxique du venin est sous la dépendance d'un grand nombre de causes, parmi lesquelles les plus importantes sont : la taille de l'animal, son état d'excitation (on pourrait dire de colère) au moment de la morsure, la quantité de venin épanché dans la plaie (et par conséquent le nombre des morsures), l'habitat plus ou moins méridional de la vipère, la saison ainsi que la température au moment de la morsure ; l'âge de l'individu mordu, son degré de résistance en relation étroite avec son état de santé plus ou moins parfait, sa susceptibilité nerveuse, l'état de plénitude ou de vacuité des voies digestives au moment de la morsure, la nature de la partie lésée et sa structure plus ou moins riche en vaisseaux sanguins ou lymphatiques ainsi qu'en filets nerveux.

Les deux glandes à venin de la vipère commune contiennent environ 10 centigrammes de venin, tandis que la vipère aspic, plus redoutable, en fournit environ 15 centigrammes. D'après ROLLINGER, la mort arrive à peu près une fois sur dix à la suite des morsures de la vipère commune ; et elle est plus fréquente à la suite des morsures de *Vipera aspis*. L'espèce d'Europe la plus redoutable est la vipère rouge, nommée *Æsping* par les Suédois, *Vipera chersœa* [*Coluber chersœa* (LINN.)], qui se rencontre surtout en Suède, en Pologne, en Danemark, dans la Poméranie, etc. ALEX. BRONGNIART l'aurait

(1) ROUX, *An. de l'Institut Pasteur*, 1894, p. 722.
(2) L. LEWIN, *Deutsche med. Wochenschr.*, 1895, n° 47.
    Toxicologie.   63

rencontrée dans les Pyrénées. En Suède, sa morsure est souvent mortelle, et ses effets délétères se manifestent avec plus de rapidité et d'intensité que ceux provoqués par les autres espèces de vipères. La partie mordue devient le siège d'une enflure plus considérable, la plaie prend une coloration d'un rouge plus vif et son pourtour se recouvre rapidement de taches et de phlyctènes ; un sentiment d'angoisse intense saisit subitement le blessé, dont la langue enfle et se durcit, en même temps que surviennent des vomissements de matières verdâtres, le corps tout entier devient douloureux et une sensation de froid glacial signale l'issue mortelle. Ces phénomènes dénotent une action hémolytique intense.

Les symptômes qui succèdent aux morsures des espèces les plus répandues sont les suivants. Une douleur aiguë se fait d'abord ressentir dans la région mordue qui se gonfle, devient luisante, d'abord rouge et chaude, puis violette et livide, froide et insensible. La douleur, ainsi que les phénomènes inflammatoires, suivent le trajet des gros troncs nerveux et des vaisseaux lymphatiques ; ces manifestations acquièrent de plus en plus d'intensité, des élancements térébrants se font sentir au loin, une sorte de feu semble glisser dans les espaces intermusculaires. Au bout de quelques minutes, les yeux déjà rouges et ardents sont le siège d'une hypersécrétion abondante ; bientôt se manifestent des lipothymies, des nausées, de la gastralgie, de la dyspnée, de la cardialgie, des vomissements bilieux, de la tympanite, des tranchées aiguës, une vive douleur lombaire, un relâchement des sphincters de l'anus et de la vessie, avec paralysie consécutive. Le sujet est alors couvert d'une sueur froide et visqueuse, le pouls est petit, serré, inégal, intermittent, la peau prend une coloration rappelant celle du citron ou de la cire vierge, tandis qu'un sang noir, liquide et sanieux, découle de la plaie en apparence gangrénée. Cet écoulement fait place à une sérosité jaunâtre et fluide ; la région de la morsure, œdématiée, se recouvre de phlyctènes aboutissant le plus souvent à du sphacèle. Une violente céphalalgie accompagnée de vertiges, un état d'adynamie profonde au milieu duquel le sujet est en proie à des terreurs involontaires et dont il ne peut se défendre, une soif dévorante, des épistaxis et des hémorrhagies passives des muqueuses (notamment des gencives et du rectum), une fétidité insupportable de l'haleine, des hoquets spasmodiques, un état d'angoisse inexprimable sont les indices d'un dénouement mortel qui survient au milieu d'une prostration absolue.

Mis au contact d'une muqueuse absolument intacte, le venin n'est pas absorbé. Aussi peut-il être ingéré sans inconvénients.

L'ammoniaque, *intùs et extrà*, paraît exercer une action antidotique efficace.]

VI. — POISONS MÉTABOLIQUES

Les processus vitaux s'accomplissant dans l'organisme animal ou végétal, ou la décomposition chimique des organes morts des animaux et des végétaux, ou l'action des champignons inférieurs ou des enzymes sur les matières que nous venons d'énumérer, et spécialement sur les *protéines*, c'est-à-dire *albumines* (albumines, globulines, nucléoalbumines, albumoses, peptones, etc.), ou les *protéides* (nucléoprotéides, hémoglobine), ou les *albuminoïdes* (collagène, gélatine, etc.) et l'influence exercée par eux sur la *lécithine* qui est une partie constituante du protoplasme et sur les *parties constituantes du cerveau et des nerfs* (cérébrosides, etc.) peuvent donner naissance, comme produits de décomposition, à des substances basiques ou non basiques, toxiques ou non toxiques (1). Si, à l'état normal, l'albumine des organes ou en circulation subit principalement des modifications la ramenant à l'état d'urée, *la maladie consiste essentiellement en ce que, sous l'influence du changement dans les conditions de la vie, l'albumine labile subit encore d'autres modifications* et fournit alors des produits qui peuvent être aussi variés que le sont les diverses causes morbides, ou les conditions intérieures et extérieures dans lesquelles elles exercent leur action. Les processus d'oxydation et de réduction y collaborent à tour de rôle. Les produits de décomposition de l'albumine ainsi formés peuvent encore porter le cachet des protéines ou, ainsi qu'on peut l'obtenir en faisant agir artificiellement des réactifs chimiques,

(1) J'ai créé pour ces poisons le nom collectif *Poisons métaboliques* qui en indique déjà la nature.

sont des bases ou des substances d'autres natures (*Lysatine, Lysine, Guanidine, Amidoacides, dérivés du Benzol*, etc.). Un grand nombre de ces substances, formées dans l'économie comme *produits de l'échange des matières* (on les appelle aussi *Leucomaïnes*), appartiennent au groupe de l'*acide urique*, de la *créatinine* et de la *choline* et, éliminées en quantité insuffisante, elles peuvent provoquer des auto-intoxications chez l'homme.

Les *animaux venimeux*, déjà étudiés par nous, démontrent d'autre part que certains organismes supérieurs et inférieurs fabriquent constamment et régulièrement des toxalbumines à profusion. Tous les venins ainsi élaborés ne sont pas nécessairement éliminés comme cela arrive avec le venin des serpents : chez quelques animaux, comme par exemple, *Diamphidia simplex*, ils constituent une partie intégrante, essentielle du corps.

Les *processus vitaux s'accomplissant dans les cellules des plantes* peuvent, comme chez l'animal, faire naître des toxalbumines ou des alcaloïdes dérivant de l'albumine en décomposition. *Ce sont surtout les familles des Euphorbiacées, des Urticacées et des Légumineuses qui renferment un grand nombre de plantes possédant des toxalbumines pures,* et il serait aisé d'en citer beaucoup d'autres.

Parmi les albumines, en partie toxiques, fournies par les animaux et les plantes, il faut ranger aussi les *Enzymes* ou *ferments non organisés*, produits de la vie chimique de la cellule, qui se rencontrent principalement sous forme d'enzymes amylolytiques (diastasiques), protéolytiques (dissolvant l'albumine) et stéatolytiques (dédoublant les graisses). Un grand nombre de poisons se trouvent parmi les enzymes protéolytiques des plantes qui demandent encore à être étudiées, par exemple : la sécrétion glandulaire de certaines espèces de *Drosera*, de *Dionæa muscipula*, l'enzyme de *Doliaria*, *Carica papaya*, etc. Toutes *ces substances mortes, mais douées d'énergie chimique considérable, possèdent la propriété de détruire l'albumine vivante en provoquant des symptômes morbides, et sont comparables, en cela, à certaines albumines pathologiques qui, aidées par d'autres agents, président à cette désassimilation.*

1. POISONS DE LA PUTRÉFACTION

Voilà déjà quelques milliers d'années que l'on est renseigné sur la toxicité de l'albumine putréfiée. J'ai attiré l'attention sur la communication d'Aristote sur le poison des flèches des Scythes préparé en laissant se putréfier des serpents et du sang ou du sérum de sang humain (1). Si des protéines ou d'autres corps semblables sont soumis à l'influence des causes désassimilatrices, les produits de décomposition, leur quantité et la rapidité de leur apparition varieront suivant la nature de la substance qui se désagrège et les conditions extérieures (degré d'humidité, accès de l'air, de la lumière, de la chaleur, nature de l'agent provoquant la décomposition, etc.). Ces produits peuvent encore conserver la composition des albuminoïdes ou se présenter sous forme de bases incontestables : ces dernières, appelées autrefois *alcaloïdes de la putréfaction*, sont dénommées à présent *alcaloïdes cadavériques*, ou, d'après Selmi, *Ptomaïnes* (πτῶμα : cadavre) et, autant qu'elles sont toxiques, *Toxines* (2). Elles se formeraient surtout en l'absence de l'oxygène. Il va sans dire qu'elles peuvent aussi prendre naissance dans les cadavres, peut-être par synthèse. Les produits de la putréfaction sont devenus importants au point de vue toxicologique, relativement à l'examen médico-légal des cadavres des personnes soupçonnées d'être mortes empoisonnées : on en a isolé des substances, de préférence de

---

(1) L. Lewin, *Die Pfeilgifte*, Berlin, 1894, p. 85 et Bulletin de l'Ac. de médec. Séance du 8 janvier 1895.

(2) Kastner, *Arch. f. Naturlehre*, Bd I, p. 488, Bd II, p. 499; — Bergmann und Schmiedeberg, *Centralbl. f. med. Wissensch.*, 1868, p. 497; — Gautier, *Traité de chimie appl.*, 1873, 2; — Nencki, *Journ. f. pr. Chem.*, 1882, XIV, p. 47, et : *Ueber d. Zersetzung d. Gelatine*, Bern, 1876; — Selmi, *Alcaloidi cadaverici*, Bologna, 1881; — Maas, *Fortschr. d. Med.*, 1883, n° 15; — Brieger, *Ueber Ptomaïne*, Berlin, 1885-1886; — Gautier, *Sur les alcaloïdes dérivés*, etc., Paris, 1886; — Brouardel et Boutmy, *Ann. d'hyg. publ.*, 1881, juin; — Guareschi et Mosso, *Arch. ital. d. Biol.*, 1882, t. II, p. 375 et t. III, p. 254; — Cervello, *Arch. ital. de Biol.*, 1884, t. V, p. 199; — Oechsner de Conninck, *C. R. de l'Ac. des Sciences*, t. XC, p. 1339, t. CXII, p. 584, et t. CXVII, p. 1097; — Hoffa, *Ber. der phys.-med. Ges.*, Würzburg, 1889, p. 96; — Kratter, *Vierteljahrsschr. f. ger. Med.*, 1890, Bd LIII, p. 227; — Hunter, *Proc. Roy. Soc.*, 1891, v. XLIX, p. 376; — Pellacani, *Thérap. mod.*, 1892, p. 242 et d'autres.

nature basique, qui présentaient des ressemblances avec certaines substances végétales. La connaissance de ces faits importe surtout pour la chimie médico-légale, ces corps étant pris pour des bases végétales, il peut en résulter facilement des assassinats légaux.

Un grand nombre de ptomaïnes se rapprochent beaucoup des bases végétales par leurs propriétés physiques (inactivité optique, etc.) et par leurs réactions chimiques générales (réagissent comme les alcaloïdes sur l'acide phosphomolybdique, iodure double de potassium et de bismuth, l'acide phosphotungstique, etc.). Dans le procès pour empoisonnement BRANDES-KREBS une base obtenue du cadavre et présentée comme de la *conicine*, fut démontrée n'être autre chose qu'une ptomaïne. Dans trois procès criminels en Italie, des alcaloïdes retirés des cadavres et regardés par les premiers experts comme : delphinine, morphine et strychnine, ont été reconnus comme étant des ptomaïnes; et, en Portugal, des chimistes ont cru avoir démontré, dans le procès URBINO DE FREITAS, la présence d'alcaloïdes végétaux, tandis que, ainsi que d'autres et moi l'avons prouvé, il était impossible que ce fussent des alcaloïdes végétaux (1). On a extrait aussi expérimentalement des parties constituantes animales, des alcaloïdes possédant quelques propriétés communes aux alcaloïdes végétaux, par exemple avec : *conicine, nicotine, quinine* (quinoïdine animale), *vératrine, digitaline, picrotoxine*. Il n'y a pas de signes distinctifs entre les alcaloïdes animaux et végétaux. N'ont aucune valeur à ce point de vue ni la toxicité, ni la nontoxicité, ni le ferricyanure de potassium, ni les mélanges de perchlorure de fer, d'acide chlorhydrique, d'acide chromique et de ferricyanure de potassium qui ne fourniraient de bleu de Berlin qu'avec les ptomaïnes.

Quelque grande qu'ait été la valeur scientifique des bases de la putréfaction obtenues expérimentalement jusqu'à présent, surtout quant à leur provenance des protéines, elles n'ont présenté qu'un intérêt médiocre au point de vue pratique, par exemple pour

(1) DA ROCHA, *O probl. medico-legal*, Coimbra, 1893.

la médecine légale, pour les empoisonnements par des substances alimentaires, etc. *Pour cela, il nous faudrait connaître tous les produits se formant par la destruction de l'albumine : or, ils se chiffrent vraisemblablement par milliers.* En effet, les conditions dans lesquelles se décomposent, par exemple, les cadavres, sont si variées, que seules des recherches très étendues (qui nous manquent encore complètement) avec des matières aussi diversifiées que possible, nous auraient permis d'acquérir quelques points de vue pouvant faire autorité relativement aux produits qui s'y forment. L'âge et les maladies antérieures de l'individu, la manière dont s'accomplit la décomposition (putréfaction, érémacausie), la conformation du sol (humidité, porosité), la température et beaucoup d'autres causes modifieront dans des limites si étendues la rapidité de la désagrégation et les produits qui s'y forment, que les ptomaïnes trouvées dans un cas pourront différer de celles isolées dans un autre cas, — même abstraction faite des méthodes chimiques de préparation qui, à elles seules, exercent une grande influence sur la nature du produit que l'on obtient en fin de compte (1).

Il nous est donc impossible pour le moment de déclarer quelles substances se produisent dans la « putréfaction » en général. La plupart des ptomaïnes obtenues jusqu'à présent ne contiennent pas d'oxygène; dans des cas isolés, on en a trouvé d'oxygénées. Un grand nombre de ces substances ne se trouvant qu'à l'état de traces dans l'albumine en putréfaction, les quantités de ptomaïnes obtenues ne sont que minimes si on les compare avec les substances soumises à l'examen. Il est fort probable que les produits basiques de décomposition de l'albumine proviennent des *Protamines* dont on a réussi à isoler quelques représentants comme la *Salmine* et la *Sturine* retirées des spermatozoïdes du saumon et de l'esturgeon. On les prépare, entre autres, en utilisant les procédés Stas-Otto ou Dragendorf, ou en les précipitant par le sublimé, ou d'après le procédé de Kippenberger.

(1) Cf. G. Pouchet, Ptomaïnes et leucomaïnes, *Gazette hebdomadaire de médecine et de chirurgie*, 2ᵉ série, t. XXIII, 1886, p. 70; — Matières extractives, ptomaïnes et leucomaïnes, leur rôle en pathologie générale. *Revue de médecine*, t. VII, 1887, p. 233.

Ne sont pas bien étudiées : **SEPSINE** (dans la levure en putréfaction) ; *base* $C^{10}H^{15}Az$ (provenant des octopodes en putréfaction et fournie par oxydation de l'acide nicotinique) ; **SAPRINE** $C^3H^{14}Az^2$, non toxique (dans les cadavres en putréfaction) ; **MYDALÉINE** (putréfaction cadavérique) ; **GADININE** $C^7H^{17}AzO^2$, (dans les morues en putréfaction, produirait des paralysies) ; et *beaucoup de bases innominées* (de la viande putréfiée) agissant à la manière de la muscarine ou du curare.

Appartiennent à la série pyridinique : la **COLLIDINE**, toxique, (putréfaction de la gélatine) et la **PARVOLINE**, toxique, (putréfaction de la chair de maquereau).

Parmi les composés de la série grasse, rappelons les suivants : **MÉTHYLAMINE, ÉTHYLAMINE, PROPYLAMINE,** (putréfaction des cadavres) ; sont toxiques : la **DI-** et la **TRIMÉTHYLAMINE**, la **DI-** et la **TRIÉTHYLAMINE** (putréfaction de la levure, de la gélatine, de l'albumine), l'**ÉTHYLIDÈNE DIAMINE** $[CH^3.CH\,(AzH^2)^2]$, la **TÉTRAMÉTHYLÈNEDIAMINE** *(putrescine)* $C^4H^{12}Az^2$, la **PENTAMÉTHYLÈNEDIAMINE** *(cadavérine)* $[AzH^2(CH^2)^5AzH^2]$. Les trois dernières substances prennent naissance dans les cadavres en putréfaction. Appartiennent également à la série grasse les substances toxiques que voici : **MYDATOXINE** $(C^6H^{13}AzO^2)$, **NÉVRINE** et **MUSCARINE CADAVÉRIQUE** (toutes les trois obtenues des cadavres en putréfaction et agissant à la manière de la muscarine), les substances non toxiques : **BÉTAÏNE** et **NEURIDINE** $(C^5H^{14}Az^2)$ et **MÉTHYLGUANIDINE** $(CH^4Az^3CH^3)$ dans la viande putréfiée, tandis que la *guanidine* peut être obtenue de l'albumine par oxydation.

Produits de putréfaction appartenant à la série aromatique (1) : **TYROSINE, OXACIDES AROMATIQUES, PHÉNOL, CRÉSOL, ACIDE PHÉNYLACÉTIQUE, ACIDE PHÉNYLPROPIONIQUE, INDOL, SCATOL, ACIDE SCATOLCARBONIQUE.**

Apparaissent en outre, pendant la décomposition de l'albumine : sels ammoniacaux des acides gras volatils, comme, par exemple, avec l'albumine vivante, **ACIDES BUTYRIQUE, VALÉRIANIQUE, CAPRIQUE,** et d'après Salkowski, **ACIDE LACTIQUE,** tandis que l'albumine morte fournirait seulement **ACIDE SUCCINIQUE ;** de

____

(1) SALKOWSKI, *Zeitschr. f. phys. Chemie,* Bd XII, p. 245.

plus : **HYDROGÈNE SULFURÉ, MÉTHYLMERCAPTAN, SULFOCYA-
NURE DE POTASSIUM** et beaucoup d'autres composés.

Ce sont les produits qui conservent encore le caractère des protéines qui présentent le plus d'intérêt et dont il s'agit princi-palement dans la pratique. Nos connaissances s'arrêtent là, puisque nous pouvons seulement parler de la toxicité de ces dé-rivés. **Nous ne savons rien de leurs propriétés chimiques.**

Dans la putréfaction artificielle des muscles, la plupart des ptomaïnes, et les plus toxiques, apparaissent dans les quarante-huit premières heures. On peut démontrer d'une manière péremp-toire que quelques ptomaïnes se forment avant que se dégage l'odeur de pourriture. C'est ainsi que l'emploi thérapeutique des *glandes thyroïdes* prétendues fraîches a provoqué des phéno-mènes d'intoxication : nausées, vomissements, palpitations, ver-tiges, collapsus et beaucoup d'autres qu'il faut attribuer à la dé-composition du remède (1). Des empoisonnements, même mor-tels, sont survenus chez des animaux à la suite de l'ingestion du *malt de maïs* qui, quoique d'une bonne apparence, contenait des ptomaïnes basiques par suite d'une fermentation éner-gique (2). La fibrine ayant été soumise à la putréfaction pendant sept mois et demi, n'a provoqué chez les animaux aucun phéno-mène toxique, et le *poison des saucisses gâtées* disparaît dès que survient la putréfaction proprement dite. L'innocuité relative des muscles putréfiés depuis longtemps est confirmée par ce fait que les Esquimaux mangent, sans inconvénient aucun, de la chair de morse exhalant une odeur infecte de pourriture.

[Le nom de *Ptomaïnes* (de πτῶμα, cadavre) fut donné pour la première fois vers 1875 par Selmi (de Bologne) à un mélange de substances de nature alca-loïdique qu'il retirait au moyen du procédé de Stas de débris putréfiés de cadavres.

En 1870, au cours d'une expertise médico-légale, en traitant par la méthode proposée par Stas et modifiée par Otto pour la recherche des alcaloïdes végé-taux les viscères d'un individu que l'on soupçonnait avoir été empoisonné, Selmi obtint un produit alcaloïde qu'il ne put identifier avec aucune des bases végé-

(1) Lanz, *Deutsche med. Wochenschr.*, 1895, n° 37.
(2) Masson et Grégoire, *Chemiker-Zeitung*, 1895, n° 71.

tales connues jusqu'alors. En 1871, une nouvelle expertise le conduisait à des résultats identiques. Il eut alors la pensée que ces produits pouvaient prendre naissance au cours des processus de putréfaction et il fit un assez grand nombre d'expériences dont les résultats, communiqués à l'Académie des sciences de Bologne, le 25 janvier 1872, peuvent être résumés dans les trois conclusions suivantes : — 1° L'estomac des cadavres de personnes ayant succombé à une mort naturelle contient des substances composées qui se comportent comme certains alcaloïdes végétaux, sans pourtant être toxiques ; — 2° Ces produits ne sont ni de la créatine, ni de la créatinine, ni de la tyrosine ; — 3° On retrouve des produits analogues dans l'alcool ayant servi à la conservation des pièces anatomiques.

En 1869, M. Armand Gautier, dans ses *Recherches sur les albumines de l'œuf de poule*, avait observé que ces substances abandonnées à elles-mêmes devenaient fortement ammoniacales par suite du développement de la putréfaction. L'année suivante, rapprochant ce fait de ce que l'urine fraîchement émise et normalement acide donne, lorsqu'on la soumet à la distillation, un liquide condensé alcalin et renfermant de la triméthylamine, il pensa que l'alcalinité de l'albumine putréfiée pouvait être due en partie à des ammoniaques composées, et il annonça, en 1872, que la fibrine bien purifiée, abandonnée à une température de 25 à 30 degrés sous une couche d'eau, donnait, en se liquéfiant peu à peu sous l'influence des progrès de la putréfaction, une certaine proportion d'alcaloïdes complexes, facilement altérables, les uns fixes, les autres volatils.

La dénomination de *Ptomaïnes* fut définitivement adoptée en 1878 et, depuis 1881, l'existence de ces alcaloïdes dans les produits normaux de la désassimilation des tissus vivants a été démontrée par un grand nombre d'expérimentateurs. Dans une étude présentée en 1886 à l'Académie de médecine, M. Armand Gautier décrivit sous le nom de *Leucomaïnes* (λεύχωμα, blanc d'œuf) un certain nombre de composés alcaloïdiques retirés des tissus normaux. Ces travaux démontrèrent péremptoirement l'identité qui existe entre les alcaloïdes formés pendant la vie des cellules et ceux qui prennent naissance au cours des processus de putréfaction. Les leucomaïnes présentent, en général, une composition beaucoup plus complexe que celle des ptomaïnes. On peut les rapporter les unes au groupe urique (carnine, adénine, guanine) ; les autres au groupe de la créatine, créatinine (bases découvertes par M. Gautier) ; d'autres au groupe de la bétaïne et de la névrine ; d'autres enfin, plus simples et plus rapprochées des ptomaïnes, rentreraient dans les séries pyridique et hydropyridique. Les leucomaïnes sont, pour la plupart, dénuées de propriétés toxiques ; quelques-unes, cependant, sont énergiquement vénéneuses : telles sont les leucomaïnes des venins de serpents et de batraciens, de la salive, de l'urine.

S'il est rationnel d'admettre, pour l'étude et l'exposition des résultats acquis, la distinction en *Ptomaïnes* ou alcaloïdes formés au cours de la putréfaction et *Leucomaïnes* ou alcaloïdes formés au cours des phénomènes physico-chimiques dont les organes sont le siège pendant la vie, cette distinction est impossible à établir en réalité d'une façon absolue. On passe en effet, par des transitions insensibles, de la plus simple des ptomaïnes à la plus complexe des leucomaïnes ; et rien d'ailleurs ne ressemble plus aux phénomènes de la vie, pour ce qui est de la destruction incessante des matières protéiques, que les phénomènes de putréfaction de ces mêmes substances. Ces deux termes doivent néanmoins être conservés ; ils caractérisent d'une façon très nette l'origine plus spéciale de chaque groupe et ils répondent à la nécessité impérieuse d'une classification méthodique.

En tenant compte de cette distinction, les ptomaïnes comprennent une série d'alcaloïdes allant depuis les bases non oxygénées des séries hydropyridiques et pyridiques, caractérisées par MM. GAUTIER et ETARD, jusqu'aux bases à 4 et à 6 atomes d'oxygène telles que celles que j'ai obtenues en 1883 en étudiant les produits qui se forment *au commencement* de la putréfaction. Plus la transformation et les dédoublements de la molécule albuminoïde, sous l'influence de la fermentation putride, sont profonds, plus simples sont les alcaloïdes que l'on peut en extraire.

La démonstration de l'existence des ptomaïnes ou des leucomaïnes parmi les produits de la putréfaction ou de la vie normale des tissus devait amener à cette conclusion que des composés de ce genre sont constamment produits pendant la vie des organismes cellulaires les plus simples et existent fatalement dans les produits de désassimilation de ces cellules. C'est en effet ce que sont venues démontrer les recherches faites sur des bouillons de culture servant à la pullulation de micro-organismes déterminés. L'étude des transformations subies par ces milieux de culture révèle la multiplicité et la complexité des réactions qui accompagnent le développement du micro-organisme et elle permet d'extraire, en général, des ptomaïnes d'autant plus toxiques que les cultures sont plus récentes.

J'ai toujours observé, d'ailleurs, que la toxicité des alcaloïdes retirés, tant des matières albuminoïdes en putréfaction que des bouillons de culture, était d'autant plus marquée que ces produits étaient relativement plus frais. Cette action toxique des ptomaïnes me paraît être également en rapport étroit avec le degré d'altérabilité de ces alcaloïdes, en sorte que les plus toxiques seraient en même temps les plus altérables, c'est-à-dire ceux qui se détruisent le plus facilement sous l'influence des agents physiques ou chimiques.

A certaines périodes de la putréfaction à l'air libre, les ptomaïnes peuvent même disparaître complètement. Dans ces cas, cette disparition me paraît pouvoir être interprétée de la façon suivante. Pour sa destruction, la matière organique azotée exige l'intervention simultanée ou successive des microbes aérobies et anaérobies. Dès que la mort est arrivée, les anaérobies commencent l'œuvre de régression, puis les aérobies leur succèdent, étant seuls capables de faire disparaître, en les restituant au règne minéral, les matériaux organiques les plus simples, et de terminer ainsi la destruction commencée par les premiers. Pendant leur période d'action, les aérobies absorbant l'oxygène déterminent sans doute, sinon l'ozonisation d'une partie de ce gaz, du moins une exagération de son pouvoir oxydant, ainsi que cela est constamment observé dans les oxydations spontanées (phosphore, huile, alcool, etc.). Les ptomaïnes, en général fort oxydables, surtout les premières formées, seraient alors détruites et leur réapparition pourrait se produire si, une cause quelconque venant à faire cesser l'action des aérobies, les anaérobies reprenaient possession de la matière en voie de destruction.

La disparition des ptomaïnes par exposition à l'air des matières albuminoïdes en putréfaction ou des bouillons de culture d'un microbe, ainsi que la coloration de ces milieux par suite de leur oxydation, viennent à l'appui de cette interprétation. Dans tous les cas, la succession des actes chimico-biologiques dont les cellules vivantes sont le siège, ou bien de ceux déterminés par la présence et le développement des microbes aérobies et anaérobies, est bien certainement la cause non seulement de la formation des ptomaïnes, mais aussi de leur disparition dans certaines circonstances. Il est impossible d'expliquer autrement les résultats contradictoires obtenus dans leurs recherches non seulement par différents expérimentateurs, mais encore par un même observateur et en opérant dans des conditions en apparence identiques. En d'autres termes, dans les diverses phases de la putréfaction, ou bien suivant les diverses conditions dans lesquelles se trouvent des cellules vivantes, la recherche des ptomaïnes peut conduire à isoler des alcaloïdes aussi différents par leur composition que par leurs propriétés toxiques : il est cependant fort logique d'admettre que, dans des conditions parfaitement déterminées, une seule et même ptomaïne résultera toujours du développement et de la vie d'une même cellule.

Pour ce qui est des cellules normales de l'organisme vivant, elles paraissent vivre tantôt aérobiquement, tantôt anaérobiquement, car on trouve à la fois des produits d'oxydation et de réduction des albuminoïdes parmi les substances qui résultent de leurs dédoublements ; et, bien que le mécanisme de la formation de ces divers composés soit encore fort obscur, on ne peut méconnaître les analogies frappantes qui existent entre les phénomènes chimiques auxquels donne lieu la vie de ces cellules et ceux de la putréfaction, d'une part, et, d'autre part, les transformations des matières albuminoïdes sous l'influence de la chaleur, de l'eau et des alcalis, dans les remarquables expériences de Schützenberger. Dans chacun de ces cas, la nature des produits formés varie avec le temps écoulé depuis le début de la transformation et les réactions sont très sensiblement parallèles.

La plus grande partie des métamorphoses éprouvées au sein de l'organisme vivant par les matières albuminoïdes ou leurs premiers produits de dédoublement est encore bien peu connue, et il suffira de rappeler la curieuse observation de Kossel pour montrer combien est délicate et sujette à erreur cette partie de la chimie biologique. On sait que, sous l'influence des acides étendus, la nucléine fournit des dérivés uriques ; or, d'après les recherches de Kossel, la nucléine de l'œuf *fécondé, mais non couvé*, ne se dédoublerait pas dans de semblables conditions et ne fournirait aucun des produits de transformation (xanthine, hypoxanthine, guanine, adénine) que l'on obtient avec la nucléine de l'œuf couvé, c'est-à-dire de l'embryon.

La vie de toute cellule déterminant, ainsi que cela est prouvé aujourd'hui, la formation d'alcaloïdes, si l'on songe que toute perturbation apportée dans l'évolution normale de cette cellule doit s'accompagner nécessairement d'une modification dans la nature ou la quantité des substances qu'elle excrète, on pourra se faire une idée de la difficulté que rencontre la chimie à séparer et à caractériser des alcaloïdes presque toujours fort altérables, produits en très minime quantité et appartenant quelquefois à des séries homologues, d'autres fois à des séries fort éloignées. Il est, en outre, plus que rationnel d'admettre que des produits peu stables soient détruits ou transformés au cours des réactions qui se succèdent dans l'intimité des tissus : nous en connaissons de nombreux exemples.

Action physiologique des ptomaïnes. — Si quelques ptomaïnes et la plupart des leucomaïnes ne sont pas toxiques, d'autres, au contraire, exercent sur l'organisme une action quelquefois fort énergique. C'est dans la classe des poisons névrosthéniques que doivent être rangées jusqu'ici la majeure partie des ptomaïnes : il en est cependant qui doivent prendre place dans la classe des poisons musculaires et quelques-unes dans celle des poisons hyposthénisants.

Les ptomaïnes extraites de cultures récentes du bacille typhique déterminent chez les grenouilles des secousses tétaniques semblables à celles que produit la strychnine, mais moins bien rythmées. Si l'on prend, à l'aide du myographe de Marey, le tracé musculaire d'une grenouille à laquelle on a injecté sous la peau une petite quantité de cette substance, on obtient, après l'excitation électrique, une série de secousses se succédant à intervalles très rapprochés et persistant parfois deux à trois minutes après l'excitation.

Un assez grand nombre de ptomaïnes déterminent une rapide abolition de l'excito-motricité. Chez la grenouille, la contraction musculaire du gastrocnémien ne se produit plus, même sous l'influence de l'excitation la plus violente appliquée au nerf sciatique ; cependant la contractilité musculaire n'est pas abolie, car le muscle réagit par excitation directe. MM. GIANETTI et CORONA ont signalé des ptomaïnes qui détermineraient l'abolition complète de la contractilité musculaire au contact des deux électrodes placées sur les muscles euxmêmes. Je n'ai, pour ma part, jamais observé pareil phénomène.

Quelques ptomaïnes sont convulsivantes ; d'autres sont stupéfiantes et déterminent un ralentissement notable des mouvements du cœur, telles sont par exemple, les ptomaïnes extraites des bouillons de culture du bacille virgule du choléra. M. MORELLE a retiré de la rate normale une ptomaïne douée d'une action puissante sur le bulbe. Cet alcaloïde détermine la paralysie de la motricité, des phénomènes asphyxiques et un état de collapsus offrant de grandes analogies avec ce que l'on observe dans l'urémie et les empoisonnements septiques.

Quel que soit le symptôme prédominant, on observe presque toujours, en opérant sur des grenouilles, une flaccidité musculaire remarquable et localisée plus spécialement à la patte sous la peau de laquelle a été pratiquée l'injection. Il semble donc y avoir aussi une action locale exercée par les ptomaïnes sur le tissu musculaire.

Un fait qui vient confirmer pleinement cette manière de voir est le suivant : la plupart des ptomaïnes ou même de leurs chlorhydrates mis directement au contact du cœur dénudé d'une grenouille exercent sur le myocarde une action énergique qui se manifeste par un ralentissement considérable des battements cardiaques et par leur arrêt complet au bout d'un temps variable, mais, en général, assez court. Chose remarquable, j'ai pu reproduire la plupart de ces symptômes, notamment l'abolition de l'excito-motricité, le ralentissement des mouvements du cœur et la flaccidité du membre, au moyen de bases pyridiques obtenues par synthèse : les ptomaïnes sont donc, au moins pour quelques-unes d'entre elles, identiques aux composés pyridiques, non seulement au point de vue chimique, mais aussi au point de vue physiologique.

Des ptomaïnes retirées de substances alimentaires ayant déterminé des accidents toxiques ont produit de la dilatation de la pupille, de la sécheresse de la bouche et des muqueuses, du ptosis, de la rétention d'urine et des matières fécales, de la gêne respiratoire, du ralentissement du cœur, de la pâleur des téguments, de l'hypothermie et de l'entérite. La mytilotoxine, isolée par M. BRIEGER lors de ses recherches au sujet des empoisonnements de Wilhemshaven, produit de l'agacement des dents, des fourmillements et des démangeaisons, de l'oppression, de l'ébriété, une suractivité du cœur, de la dilatation des pupilles, des convulsions, de l'adynamie, l'angoisse et enfin la mort. À l'autopsie des individus ayant succombé à l'empoisonnement, on ne trouva qu'une congestion très accentuée de tous les organes, du ramollissement du cœur et de la rate, qui était, de plus, énormément hypertrophiée.

La dilatation pupillaire, suivie assez souvent d'un rétrécissement persistant, est un symptôme presque constant dans l'empoisonnement par les ptomaïnes.

Les aliments avariés d'origine végétale renferment également des substances toxiques du groupe des ptomaïnes ; le maïs a donné deux poisons, l'un narcotique, l'autre convulsivant : ces ptomaïnes se rattachent étroitement aux alcaloïdes et aux glucosides végétaux par l'intermédiaire de l'ergotinine et des saponines dont l'importance se révèle de jour en jour plus considérable.

L'accumulation des leucomaïnes dans l'économie détermine des troubles qui ont été magistralement décrits par M. le professeur BOUCHARD dans ses leçons sur les *auto-intoxications.* En 1882, M. BOUCHARD démontrait l'accumulation des ptomaïnes dans les excrétions des typhiques ; je faisais de mon côté la même observation sur les urines de varioleux. M. le professeur LÉPINE en collaboration avec MM. GUÉRIN et AUBERT, observait aussi l'augmentation des ptomaïnes dans l'urine et les liquides pathologiques de certains malades ; M. Villiers constatait peu après les mêmes faits dans les cas de rougeole et de diphtérie. La moindre perturbation dans l'état de santé normal s'accompagne d'une variation, *au moins quantitative*, dans les matériaux de déchet éliminés par les différents émonctoires, et parmi ces matériaux de déchet on a maintes fois observé l'augmentation des ptomaïnes. M. Villiers a signalé cette augmentation dans l'élimination des ptomaïnes par l'urine sous l'influence d'indispositions même très légères, et j'ai constaté, à différentes reprises, la présence de notables quantités de ces alcaloïdes dans l'urine des lypémaniaques, au moment des accès.

Dans les maladies infectieuses, une part dans les accidents observés chez les malades revient certainement aux alcaloïdes qui accompagnent la prolifération du microbe spécifique, mais il est tout à fait impossible, au moins actuellement, de faire, relativement à l'élimination des ptomaïnes et des leucomaïnes, la part qui incombe à l'accumulation des leucomaïnes produites par les cellules de l'organisme troublées dans leur fonctionnement normal et celle qui est justiciable des ptomaïnes qui prennent naissance pendant le développement du microbe pathogène : c'est pourquoi aucune maladie infectieuse ne peut offrir cliniquement le tableau fidèle d'une intoxication par les ptomaïnes qui accompagnent la prolifération de son microbe spécifique. D'ailleurs, même en l'absence de tout élément organisé étranger, une perturbation quelconque apportée dans le fonctionnement normal des diverses cellules de l'organisme peut déterminer un état morbide reconnaissant pour cause, soit une production exagérée des matériaux de déchet, soit l'élimination incomplète ou la destruction insuffisante, au sein des tissus, de ces mêmes produits ; mais, dans ce cas encore, l'effet est très complexe, et nos connaissances relatives à la constitution et au mode d'action de ces substances ne sont pas assez précises pour permettre de fixer exactement à quel groupe de composés doit se rattacher le trouble observé. Il est parfaitement logique d'admettre aussi qu'à ce moment le terrain, modifié par la déviation imprimée aux actes d'assimilation et de désassimilation, peut devenir favorable au développement d'un parasite à l'envahissement duquel il eût résisté antérieurement. Cette hypothèse est d'ailleurs vérifiée par un certain nombre de faits tant expérimentaux que cliniques.

Préparation des ptomaïnes et des leucomaïnes. Énumération des alcaloïdes connus. — Les procédés de préparation des ptomaïnes et des leucomaïnes sont trop compliqués pour que leur description détaillée puisse trouver place ici. Je me bornerai à donner un résumé des procédés employés pour leur séparation et je renverrai le lecteur, pour plus amples détails, aux mémoires originaux.

Le procédé en usage pour les recherches de toxicologie générale permet déjà d'isoler un assez grand nombre de ces composés. M. Armand Gautier isole les ptomaïnes par le procédé suivant : les substances d'où il s'agit d'extraire les alcaloïdes sont traitées à chaud par l'eau acidifiée d'acide oxalique, on sépare les acides gras par décantation et la liqueur filtrée est distillée dans le vide tant que les produits de distillation passent troubles. On sursature par la chaux le résidu de cette première distillation; on filtre et on distille de nouveau dans le vide en recevant les produits distillés dans de l'acide sulfurique très dilué. On évapore et on reprend par l'alcool, qui dissout les sulfates d'alcaloïdes : on évapore la solution alcoolique, le résidu est repris par l'eau, traité par la potasse et épuisé par le chloroforme, l'éther ou la ligroïne.

M. Brieger épuise par l'eau bouillante et traite cette solution par le bichlorure de mercure, qui précipite les ptomaïnes à l'état de chloromercurates. Ce précipité est lavé et décomposé par l'hydrogène sulfuré ; la liqueur séparée du précipité de sulfure de mercure est concentrée par évaporation : il se dépose d'abord des sels minéraux, puis après quelque temps des aiguilles insolubles dans l'acool pur, la benzine, le chloroforme, mais solubles dans l'eau et l'alcool dilué. On sépare les alcaloïdes entre eux par précipitation fractionnée, au moyen des chlorures de platine et d'or et cristallisation fractionnée des chloroplatinates et chloraurates.

M. Armand Gautier a isolé ses leucomaïnes de la façon suivante. La chair musculaire est additionnée d'eau acidulée d'acide oxalique et d'une petite quantité d'eau oxygénée pour éviter toute fermentation pendant la macération : après vingt-quatre heures, on porte à l'ébullition, filtre, exprime le résidu ; on chauffe de nouveau jusqu'à l'ébullition et on évapore dans le vide. Le résidu visqueux de l'évaporation est repris par de l'alcool absolu, on évapore de nouveau dans le vide, le résidu est repris encore une fois et à chaud par l'alcool absolu, on filtre après vingt-quatre heures de repos et on ajoute de l'éther à 65 degrés à la liqueur alcoolique tant qu'il se forme un précipité. Ce précipité est séparé par décantation et mis en contact avec un grand excès d'éther à 65 degrés; la masse emplastique devient peu à peu cristalline et les cristaux sont constitués par un mélange des bases que l'on sépare par cristallisations fractionnées dans l'alcool bouillant et par précipitation des eaux-mères alcooliques au moyen de l'acétate de cuivre.

Voici l'énumération des alcaloïdes isolés et étudiés jusqu'ici :

Bien que toutes les probabilités soient réunies en faveur de l'existence de ptomaïnes gazeuses, aucun alcaloïde de ce groupe n'est isolé et bien étudié actuellement. Les recherches que j'ai poursuivies à ce sujet depuis plusieurs années me permettent, dans tous les cas, de prévoir que ces alcaloïdes sont d'une altérabilité très grande et jouissent d'un pouvoir toxique considérable : les ptomaïnes que j'ai extraites, en 1884, des déjections de cholériques et des bouillons de culture du bacille virgule de Koch sont déjà très volatiles, de même que leurs chlorhydrates qui se dissocient et se volatilisent dans le vide à la température ordinaire. Les récentes expériences de MM. Brown-Séquard et d'Arsónval tendent à faire admettre l'existence de ptomaïnes gazeuses dans l'air expiré.

A. Alcaloïdes non oxygénés :

Collidine. $C^8H^{11}Az$. Isolée par Nencki, en 1876, dans les produits de l'action du pancréas de bœuf sur la gélatine. Toxique (semble ne se produire que dans ces conditions spéciales).

Parvoline. $C^9H^{13}Az$. Isolée en 1881 par MM. GAUTIER et ETARD dans les produits de la putréfaction en vase clos du poisson et de la viande de cheval. Toxique.

Hydrocollidine. $C^8H^{13}Az$. Isolée par les mêmes observateurs et dans les mêmes conditions. Très toxique ; convulsivante ;

Base. $C^{17}H^{38}Az^4$. Isolée par les mêmes observateurs et dans les mêmes conditions. N'existe qu'en très petite quantité. Peu étudiée.

Base. $C^{10}H^{15}Az$. Isolée par MM. GUARESCHI et MOSSO en 1883, retrouvée en 1886 par M. ŒCHSNER DE CONYNCK dans le poulpe marin putréfié. Toxique.

Neuridine. $C^5H^{14}Az^2$. Isolée par M. BRIEGER en 1884, dans les produits de putréfaction de la viande de mammifère, du poisson, de la gélatine, du fromage ; elle se trouve également dans la substance cérébrale fraîche. Non toxique lorsqu'elle est pure.

Cadavérine. $C^5H^{14}Az^2$. Isolée en 1884 par M. BRIEGER ; retrouvée par M. BŒCKLISCH dans la saumure de harengs et par M. ŒCHSNER DE CONYNCK dans les produits de la putréfaction du poulpe marin. Non toxique.

Saprine. $C^5H^{14}Az^2$ (ou un polymère de cette formule). Isolée en 1884 par M. BRIEGER, se distingue de la cadavérine par les caractères du chloroplatinate et du chloraurate. Non toxique.

Putrescine. $C^4H^{12}Az^2$. Isolée en 1884 par M. BRIEGER ; retrouvée par M. BŒCKLISCH dans la saumure de harengs. Non toxique.

Mydaléine (de μυδαλέος, putréfaction humide). Formule inconnue (BRIEGER). Très toxique.

Plasmaïne. $C^5H^{15}Az^3$. Isolée du sang frais en 1886 par M. ROBERT WURTZ. Non toxique.

Tétanotoxine. $C^5H^{11}Az$. Isolée en 1887, par M. BRIEGER, par distillation des bouillons de culture alcalinisés du bacille du tétanos. Très toxique, mais moins que la tétanine.

Méthylguanidine. $C^2H^7Az^3$. Isolée en 1887, par M. BRIEGER, des bouillons de culture des bacilles virgules de Koch. Très toxique ; convulsivante.

Ethylidène-diamine. $C^2H^8Az^2$. Isolée en même temps et dans les mêmes conditions que la précédente, très toxique et convulsivante.

D'autres alcaloïdes ont encore été isolés et reconnus par M. BRIEGER sans qu'il lui fût possible d'en fixer les formules en raison de leur faible quantité et de leur altérabilité.

Un certain nombre d'alcaloïdes liquides, appartenant très probablement à la série des bases non oxygénées, obtenus en trop faible quantité pour que la formule pût en être fixée, mais nettement caractérisés ont encore été isolés par différents observateurs.

Ptomaïnes isolées des déjections de cholériques et des bouillons de culture du bacille virgule de Koch (GABRIEL POUCHET, 1884).

Ptomaïnes isolées des organes des cholériques, des rubéoliques, des diphthéritiques (A. VILLIERS, 1884 et 1885).

Ptomaïnes extraites du blanc d'œuf, du cerveau, du foie, etc. (PATERNO et SPICA, 1885).

B. Alcaloïdes oxygénés :

Leucomaïne. $C^7H^{14}Az^4O^2$. Isolée en 1880, par GABRIEL POUCHET, de l'urine normale. Très toxique, à la fois stupéfiante et tétanisante.

Oxybélaïnes. $C^5H^{12}Az^2O^4$ et $C^5H^{13}AzO^4$. Isolées en 1883, par GABRIEL POUCHET, des produits de la putréfaction des déchets de viande et d'os traités industriellement pour en séparer les graisses. Facilement altérables. Très toxiques.

Oxybélaïne. $C^7H^{18}Az^2O^6$. Isolée en 1883 par GABRIEL POUCHET, en même temps que les précédents et des mêmes produits. Plus stable que les précédentes. Moins toxique.

Leucomaïne. $C^9H^{20}AzO^2$. Isolée en 1884, par GABRIEL POUCHET, de l'urine d'un lypémaniaque. Non toxique, mais ralentissant les mouvements du cœur.

Neurine. $C^5H^{13}AzO$. Signalé par LIEBREICH, en 1865, comme produit de dédoublement de la lécithine, cet alcaloïde a été retrouvé en 1884, par M. BRIEGER, parmi les produits de la putréfaction cadavérique. Toxicité variable suivant l'espèce animale, sur laquelle on expérimente.

Choline. $C^5H^{15}AzO^2$. Isolée de la bile par STRECKER en 1849, retrouvée en 1884, par M. BRIEGER, parmi les produits de la putréfaction cadavérique, et par M. BŒCKLISH dans la saumure de harengs. Beaucoup moins toxique que la neurine et dans les mêmes conditions.

Muscarine. $C^5H^{15}AzO^3$. Isolée de la fausse oronge, *Agaricus muscarius*, par SCHMIEDEBERG et KOPPE, en 1870, retrouvée par M. BRIEGER, en 1884, parmi les produits de la putréfaction de la chair de poisson. Très toxique.

Gadinine. $C^7H^{17}AzO^2$. Isolée par M. BRIEGER, en 1884, de la chair de la morue putréfiée. Non toxique.

Mydaloxine. $C^6H^{13}AzO^2$. Isolée en 1884, par M. BRIEGER, en même temps que la cadavérine, la putrescine, etc., dans les produits de la putréfaction des cadavres et de la chair de cheval. Peu toxique.

Mydine $C^8H^{11}AzO$. Isolée en 1884, par M. BRIEGER, des viscères humains putréfiés. Très fortement réductrice. Non toxique.

Méthylgadinine. $C^8H^{18}AzO^2$ (?). Isolée en 1884, par M. BRIEGER, dans la chair de cheval putréfiée. Toxique, tétanisante ; ne produit à faible dose que des troubles passagers.

Mytilotoxine. $C^6H^{15}AzO^2$. Isolée en 1886, par M. BRIEGER, des moules qui avaient déterminé l'*épidémie de Wilhemshaven ;* elle n'a pu être retrouvée dans les moules putréfiées. Extrêmement toxique.

Typhotoxine. $C^7H^{17}AzO^2$. Isolée en 1887, par M. BRIEGER, des bouillons de culture du bacille typhique. Toxique.

Tétanine. $C^{13}H^{30}Az^2O^4$. Isolée en 1888, par M. BRIEGER, des bouillons de culture du bacille du tétanos. Très toxique ; stupéfiante, puis convulsivante.

Bétaïne. $C^5H^{11}AzO^2$. Isolée de la betterave, en 1866, par SCHEIBLER ; signalée dans l'urine par LIEBREICH en 1869 ; retrouvée en 1886, par M. BRIEGER, avec la mitylotoxine, la triméthylamine et d'autres bases mal définies, dans les moules qui avaient contracté des propriétés violemment toxiques en séjournant dans le bassin de radoub de Wilhemshaven. Non toxique.

Salamandrine. $C^{34}H^{60}Az^2O^5$. Isolée en 1866, par ZALESKI, du venin de la salamandre. Très toxique.

Protamine. $C^{16}H^{35}Az^9O^6$. Isolée du sperme, en 1874, par MIESCHER. Non toxique.

Méthylhydantoïne. $C^4H^6Az^2O^2$. Isolée, en 1883, par MM. GUARESCHI et Mosso, de la chair de veau fraîche. Non toxique.

D'autres leucomaïnes, à formule non encore définie, ont été signalées dans les venins de serpent et la salive humaine par M. ARMAND GAUTIER ; dans les produits sécrétés par les poissons venimeux des mers de Chine et d'Australie ; dans l'œuf, la substance cérébrale, le foie, le cœur, la rate, le pus, etc.

C. Leucomaïnes du groupe urique :

Carnine. $C^7H^8Az^4O^3$. Isolée de l'extrait de viande par WEIDEL en 1872 ; de l'eau de levûre de bière par SCHÜTZENBERGER en 1874 ; de l'urine normale par GABRIEL POUCHET en 1880. Non toxique.

Adénine. $C^5H^5Az^5$. Isolée en 1885, par M. KOSSEL, du pancréas et de la rate, frais, de bœuf. Existe aussi dans les feuilles de thé. Non toxique.

Guanine. $C^5H^5Az^5O$. Très répandue dans l'organisme animal : isolée pour la première fois du guano en 1844 par UNGER. Non toxique.

Sarkine ou *hypoxanthine*. $C^5H^4Az^4O$. Isolée pour la première fois de la rate par SCHERER en 1857, retrouvée par STRECKER dans le sérum musculaire en 1865. Très répandue également dans l'organisme. Non toxique.

Xanthine. $C^5H^4Az^4O^2$. Isolée pour la première fois d'un calcul urinaire par MARCET, en 1817. Très répandue également dans l'organisme animal : sa présence a été signalée dans le thé par M. BAGINSKI en 1884. Non toxique.

Pseudoxanthine. $C^4H^5Az^5O$. Isolée en 1885, par M. GAUTIER, des muscles frais de mammifères. Non toxique.

D. Leucomaïnes créatiniques :

Créatinine. $C^4H^7Az^3O$. Isolée en 1847, par LIEBIG, dans le produit de la réaction de l'acide chlorhydrique dilué sur la créatine. Très répandue dans l'organisme. Introduite dans l'organisme par injection intra-veineuse, cette base exalte l'irritabilité des nerfs périphériques, diminue l'énergie fonctionnelle des muscles et détermine assez rapidement des contractions musculaires spasmodiques.

Xanthocréatinine. $C^5H^{10}Az^4O$. Isolée en 1885, par M. GAUTIER, dans le tissu musculaire frais. Assez toxique : stupéfiante.

Crusocréatinine. $C^5H^8Az^4O$. Isolée par le même observateur et dans les mêmes conditions. Non toxique.

Amphicréatinine. $C^9H^{19}Az^7O^4$. Isolée par le même observateur et dans les mêmes conditions. Existe seulement en très petite quantité dans la chair musculaire. Non toxique.

Leucomaïnes. $C^{11}H^{24}Az^{10}O^5$ et $C^{12}H^{25}Az^{11}O^5$. Isolées aussi en 1885 par M. Gautier et incomplètement étudiées.

Les Ptomaïnes au point de vue de la toxicologie. — La découverte des ptomaïnes par Selmi a incontestablement rendu beaucoup plus délicate la recherche des alcaloïdes végétaux dans les cas d'empoisonnement : on a même été jusqu'à dire, il y a quelques années, qu'il serait désormais impossible de prouver, par la toxicologie, le fait d'un empoisonnement à l'aide des alcaloïdes végétaux. Une telle assertion est fort exagérée, et il s'en faut de beaucoup que le toxicologiste soit complètement désarmé en présence des ptomaïnes.

A la vérité, aucune réaction chimique spéciale et bien caractéristique ne permet de différencier les ptomaïnes des alcaloïdes végétaux.

Ce fait n'a d'ailleurs rien de surprenant, et il serait absolument illogique de vouloir établir entre ces deux ordres d'alcaloïdes une différence que rien ne justifie et qui rappellerait les distinctions que l'on s'efforçait d'établir autrefois entre les deux règnes végétal et animal. Les procédés de dédoublement ou de synthèse qui déterminent la formation des p'omaïnes et des leucomaïnes sont bien certainement de même ordre que ceux en vertu desquels les cellules végétales fabriquent de la quinine ou de la strychnine. On a pu voir dans l'énumération précédente des ptomaïnes et leucomaïnes actuellement bien étudiées qu'un certain nombre des alcaloïdes les plus répandus dans l'organisme ont été trouvés également dans les végétaux (adénine et xanthine dans les feuilles de thé), et je ne doute pas, pour ma part, que l'on arrive un jour à pouvoir former une sorte de chaîne des alcaloïdes allant de la plus simple des ptomaïnes ou des bases hydropyridiques au plus compliqué des alcaloïdes végétaux. L'étude de la caféine, de la théobromine, de l'ergotinine, des alcaloïdes provenant des céréales altérées et des champignons élevés en organisation, permet à juste titre d'émettre cette opinion.

C'est seulement par l'ensemble des réactions chimiques et de l'expérimentation physiologique qu'il est possible d'arriver à identifier un alcaloïde extrait dans une recherche toxicologique avec tel ou tel alcaloïde végétal. Les indices les plus subtils ne doivent pas être négligés dans cet ensemble d'investigations. C'est ainsi que dans le procès retentissant du général Gibbone, Selmi put faire ressortir l'innocence de l'inculpé en montrant que l'alcaloïde retiré des viscères soumis à l'examen médico-légal, et que les experts prétendaient être de la delphinine en se basant sur les seules réactions chimiques, était, en réalité, constitué par une ptomaïne qui arrêtait le cœur en *systole* au lieu de l'arrêter en *diastole* comme le fait l'alcaloïde du delphinium. La *conicine putréfactive* de Liebermann se distingue de la conicine vraie en ce qu'elle n'est ni volatile ni toxique. Il serait facile de multiplier les exemples de ce genre.

Un examen comparatif rigoureux de la façon dont les ptomaïnes et les alcaloïdes végétaux se comportent vis-à-vis des réactifs de coloration et de précipitation, l'action exercée sur le mélange de ferri-cyanure de potassium et de chlorure ferrique (réaction de Brouardel et Boutmy), l'action de l'oxygène de l'air, permettent déjà, dans la grande majorité des cas, d'arriver à une solution précise.

L'expérimentation physiologique, faite aussi comparativement, avec le produit isolé des viscères et l'alcaloïde avec lequel semblent l'identifier les réactions chimiques obtenues antérieurement, permettra, en définitive, de lever tous les doutes : on doit en effet obtenir, dans les mêmes conditions expérimentales, des résultats absolument identiques.

Les méthodes d'expérimentation physiologique actuellement connues sont, la plupart du temps, assez délicates et précises pour permettre d'arriver à confirmer ou à infirmer d'une façon certaine les déductions basées sur l'analyse chimique seule. Il faut bien se persuader qu'il ne peut jamais y avoir identité complète entre les résultats fournis par l'étude chimique et physiologique comparative de deux alcaloïdes sans qu'ils soient constitués par une seule et même substance. C'est là un fait d'expérience qui ne saurait plus être discuté].

2. POISONS BACTÉRIENS

L'échange des matières de tous les êtres vivants, végétaux aussi bien qu'animaux, est en conformité avec les conditions dans lesquelles ils vivent et celles-ci variant, les échanges nutritifs se modifient, eux aussi, dans une certaine mesure, aux points de vue quantitatif et qualitatif. Quelques-uns des produits de l'activité biologique des champignons inférieurs ont été obtenus chimiquement purs, d'autres n'ont été identifiés que par leurs propriétés toxiques, ce qui, du reste, est vrai pour un grand nombre de produits de putréfaction dont il était question dans le chapitre précédent. La notion la plus importante (qui ne promet pas beaucoup, il est vrai) acquise dans ce domaine, c'est que *des bactéries, pathogènes ou non pathogènes, peuvent accomplir la désagrégation des molécules de protéine de façon à ne donner naissance, comme produits de décomposition, qu'à des dérivés, souvent toxiques, de l'albumine, dont la nature chimique nous est encore inconnue.*

Mais un grand nombre de bactéries, non seulement produisent dans leur corps cellulaire des toxalbumines qu'elles éliminent ensuite, mais paraissent encore donner le branle à la désagrégation de grandes quantités d'albumine étrangère, morte ou vivante, peut-être en fabriquant des enzymes de nature également protéolytique. *Comme exemples*, nous prendrons les bactéries qui suivent :

Fournissent en dehors de l'organisme animal (1) : le **BACILLUS PRODIGIOSUS**, une protéine toxique contenue dans la cellule ; le **B. PROTEUS**, de la sepsine ; le **STAPHYLOCOCCUS AUREUS**, un albuminoïde toxique pyogène (*Phlogosine*) ; le **BACILLUS TUBER-CULOSIS**, la tuberculine toxique ; le **B. ŒDEMATIS MALIGNI**, un corps ressemblant à un aldéhyde, probablement aussi une toxalbumine ; et le **STREPTOCOCCUS LONGUS** s. **ERYSIPELATIS**, un poison qui provoque une fièvre s'exacerbant lentement et au cours de laquelle il y a des rémissions d'une lenteur correspondante, ou du délire, l'accoutumance à son action toxique ou l'immunisation contre lui ne survient chez l'homme que très lentement ou point du tout (2). D'autres n'ont pas réussi à découvrir une toxine streptococcique (3). Le **BACILLUS DIPHTERIÆ** produit un enzyme ou une albumine se rapprochant des albumoses ou des peptones (4) ; le **B. ANTHRACIS**, un albuminoïde toxique soluble dans l'eau, dont la nature protéique est toutefois contestée ou à côté duquel il existe un corps non albuminoïde qui provoque de la cachexie (5) ; le **BACILLUS MALLEI**, une base toxique (*Morvine?*) (6) ; le **B. TYPHI**, la mydine, non toxique, un albuminoïde toxique et la *Typhotoxine* ($C^7H^{17}AzO^2$) cristalline ; et le **B. TETANI**, la base *Tétanine* qui ne provoque pas de tétanos et un albuminoïde toxique. Les observateurs récents sont d'avis que ni la « *Tétanotoxine* » formée dans les cultures, ni celle trouvée dans le

---

(1) Fermi, *Centralbl. f. Phys.*, 1891, p. 481, et *Arch. f. Hygiene*, Bd XIV, 1892, p. 1 ; — Arloing, *Les virus*, Paris, 1891 ; — Griffiths, *C. R. de l'Ac. d. Sc.*, 1892, t. CXV, p. 418 ; — Hammerschlag, *Centralbl. f. klin. med.*, 1891, p. 9 ; — Hankin et Wesbrook, *Ann. de l'Institut Pasteur*, 1892, VI, p. 633 ; — Scholl, *Arch. f. Hyg.*, 1892, Bd XV, p. 172 ; — Viron, *Arch. de méd. expér.*, IV, p. 136.

(2) Friedrich, *Berliner klin. Wochenschr.*, 1895, n° 49, p. 1065 ; — Coley, *Amer. Journ. of. med. Sciences*, mai 1893, et juillet 1894.

(3) Aronson, *Berl. klin. Wochenschr.*, 1896, p. 717.

(4) Guinochet, *Arch. de méd. exp. et d'an. path.*, 1892, t. IV, p. 487 nie la nature protéique de la toxine.

(5) Marmier, *An. de l'Inst. Pasteur*, 1895, p. 529.

(6) Pour la *Malléine* brute et la *Pneumobacilline*, v. Artaud, *Les toxines microb.*, Paris, 1895, p. 47 et 91.

sang et la moelle épinière ne sont des albuminoïdes. L'action toxique de la tétanotoxine est, entre autres, atténuée par le chauffage à 65° (1). Le **VIBRIO CHOLERÆ ASIATICÆ** produit une toxalbumine, des peptones toxiques (on a nié la présence d'une *Peptotoxine* en général) et une ptomaïne volatile à 100° (2); le **VIBRION DE FINKLER-PRIOR** et **CELUI DE METCHNIKOFF**, un enzyme protéolytique et amylolytique, le premier fabrique aussi des diamines; le **MICROCOCCUS TETRAGENUS**, une base toxique; le **GONOCOCCUS**, un albuminoïde toxique qui, à ce que l'on prétend, ne produirait qu'une orchite. Quant à la nature du poison formé par le **MENINGOCOCCUS INTERCELLULARIS** (WEICHSELBAUM et JÆGER), et qui provoque chez les chèvres la rigidité des muscles de la nuque, elle n'est pas encore élucidée. Une **BACTÉRIE DE L'URINE** bien déterminée produit de l'hydrogène sulfuré et provoqué l'hydrothionurie chez l'homme (3).

3. POISONS MORBIDES. — AUTO-INTOXICATION.

Des troubles dans le fonctionnement de l'organisme animal peuvent survenir avec ou sans l'action pathogène des **champignons**. Il s'agira le plus souvent, en fin de compte, dans les deux cas, de l'action des produits de décomposition des albuminoïdes provoquant soit une intoxication générale aiguë (*toxalbumine de la rage*), soit des processus inflammatoires locaux (*sécrétion de la blennorrhagie*), soit des troubles nutritifs chroniques des tissus (*virus syphilitique*). Quant à la persistance considérable, presque paradoxale, avec laquelle se maintiennent parfois le virus syphilitique, ou les toxalbumines formées par lui, et d'autres toxalbumines endogènes, les effets consécutifs à la morsure des serpents présentent quelque analogie avec cette fixité dont il faut rendre surtout responsable, en cas d'affections chroniques, l'ab-

<hr>

(1) KITASATO, *Zeitschr. f. Hyg.*, Bd X, 1891; — VAILLARD et ROUGET, *Annales de l'Institut Pasteur*, 1892, p. 385; — FERMI und PERNOSSI, *Zeitschr. f. Hyg.*, 1894, Bd XVI, p. 385.

(2) G. POUCHET, Compt. rend. de l'Ac. Sc., t. XCIX, 1884, p. 847; t. C, p. 220 et 362; t. CI, 1885, p. 510.

(3) v. JAKSCH, *Prag. med. Wochenschr.*, 1896, n° 18.

sence d'élimination ou l'élimination incomplète des virus par les excreta et les secreta ; en effet, dans les maladies aiguës, l'élimination des virus importants ou des produits insignifiants s'effectue d'une manière plus ou moins typique par les matières fécales, mais surtout *par l'urine.*

A. TOXICITÉ DE L'URINE. — *L'urine normale de l'homme* agit comme poison sur diverses espèces animales (myosis, symptômes du curare) si elle leur est administrée à doses élevées. L'urine, même privée des sels ammoniacaux ou potassiques, demeure encore toxique. L'urine diurne est plus toxique et agit autrement que l'urine nocturne. L'urine des adultes est mortelle à la dose de 40 à 60 centimètres cubes par kilo d'animal (lapin) tandis qu'il faut environ une dose double d'urine de nourrissons. L'urine émise par un individu affecté d'entérite est plus toxique. La toxicité de l'urine est sous la dépendance de l'alimentation et du travail : ainsi une alimentation végétale diminue la toxicité, une alimentation mixte en l'absence de travail s'accompagne d'une sécrétion urinaire plus toxique que celle réalisée par la même alimentation chez un individu travaillant, une alimentation presque exclusivement animale rend l'urine d'autant plus toxique que la proportion de matériaux azotés d'origine animale est plus considérable. On n'est pas encore bien fixé sur la part prise par l'**URÉE** à la toxicité de l'urine, puisque, tout en étant non toxique à doses modérées, elle produirait, à ce que l'on prétend, du tétanos lorsqu'elle est injectée sous la peau dans la proportion de : 1 p. 100 du poids chez les chiens et les lapins, 1 p. 35 chez les pigeons, 1 p. 50 chez les grenouilles. L'action principale serait due aux bases qui foisonnent dans l'urine (groupe de la *Xanthine* et autres). Les chiens sont deux fois et demie plus résistants contre les poisons urinaires que les lapins. L'injection d'urine fraîche de certains animaux (lapins, chiens, cobayes) fait éclater le tétanos chez les souris et les cobayes. L'injection d'une solution physiologique de sel marin ferait disparaître l'intoxication urinaire (1). La quantité

---

(1) Fubini und Modinos, *Moleschott's Untersuch.*, Bd XV, p. 556.

des poisons urinaires peut être augmentée dans les états pathologiques, et leur manière d'agir différer de ce qu'elle était à l'état normal (1).

Les *maladies infectieuses* élèvent le coefficient urotoxique de l'urine (poids, exprimé en kilogrammes, de lapin tué par la quantité d'urine évacuée en vingt-quatre heures pour un kilogramme de l'individu examiné). Une partie des poisons existant dans l'urine prennent incontestablement naissance dans l'intestin d'où ils pénètrent dans l'urine après leur absorption. Le coefficient urotoxique est le plus élevé avec une alimentation animale et le plus faible avec la diète lactée.

Les **Alcaloïdes** obtenus de l'*urine des pneumoniques* par exemple, $C^{20}H^{26}Az^2O^3$, diffèrent de quantité suivant la gravité de chaque cas ; ils diminuent le jour de la défervescence et arrêtent le cœur de grenouille en systole. L'urine des sujets atteints de *pleurésie* a fourni une substance cristalline toxique, la **PLÉRICINE** ($C^5H^5O^2$) ; celle des individus atteints de *rougeole*, de la **GLYCO-CYAMIDINE** ($AzH.C. AzHCO.AzHCH^2$) ; dans la *coqueluche*, la base $C^5H^{19}AzO^2$; dans l'*influenza*, l'alcaloïde cristallin toxique $C^9H^9AzO^4$; dans l'*érysipèle*, la base $C^{11}H^{13}AzO^3$.

Dans le cours des *affections chroniques*, par exemple, le *carcinome*, on a trouvé la *base* $C^8H^5AzO^5$ et la **CANCÉRINE** qui amène fièvre et mort ; dans la *cystinurie*, de la **TÉTRAMÉTHYLÈNEDIA-MINE** et de la **CADAVÉRINE** ; dans le *purpura*, un poison amenant la mort précédée de troubles respiratoires et d'exophthalmie ; et dans la *maladie de Basedow*, trois ptomaïnes toxiques. L'urine des *sujets atteints d'épilepsie* serait, après l'accès, plus toxique que d'ordinaire, et contiendrait une **LEUCOMAÏNE** toxique : $C^{12}H^{16}Az^5O^7$. Dans la *maladie d'Addison*, l'urine fournit un poison qui a provoqué chez un chien : vomissements, somnolence,

<hr>

(1) G. Pouchet, *C. R. de l'Ac. d. Sc.*, t. XCVII, p. 1560 ; — Bouchard, *Revue de médecine*, 1882, p. 825 ; — *Semaine méd.*, 1889, p. 348 ; — Griffith, *C. R. de l'Ac. des Sc.*, t. CXIII, p. 656, t. CXIV, p. 496 et 1382 ; — Lépine et Guérin, *Revue de médecine*, 1884, p. 767 ; — Boinet et Gilbert, *Marseille médicale*, 1892, p. 348 ; — Surmont, *Archives générales de médecine*, 1892, p. 162 ; — Voisin, *Société de Biol.*, 1892 ; — Udranszky und Baumann, *Zeitschr. f. phys. Chem.*, Bd XIII, 1889, p. 562 ; — Colasanti e Bellati, *Bol. d. R. Ac. di Roma*, XIX, fasc. 8 ; — Lapicque et Marette, *C. R. de la Soc. de Biol.*, 1894, p. 598.

excitation, affaiblissement de l'énergie **cardiaque** et de la respiration.

L'urine des *sujets atteints de maladies du foie* (ictère infectieux, ictère par cholélithiase, hépatite syphilitique, cancer du foie, kystes hydatiques suppurés, abcès multiples, cirrhose) a provoqué : symptômes de gastro-entérite, abaissement de la température, exophthalmie, mydriase et somnolence suivie d'excitation avec convulsion.

On n'a jamais trouvé de diamines dans l'urine à la suite des maladies infectieuses. L'injection d'urine stérilisée provenant des animaux infectés par le *Bacillus pyocyaneus* est suivie de phénomènes paralytiques.

B. AIR EXPIRÉ. — L'air expiré par l'homme contiendrait des bases volatiles (1), ce qui est contesté. Je le tiens pour probable dans les maladies infectieuses aiguës du poumon et quelques affections chroniques du même organe.

C. TOXICITÉ DE LA SALIVE. — Pour ce qui concerne la salive, dont les effets toxiques locaux et généraux ont été démontrés souvent, il s'agit peut-être ici non pas tant de poisons protéiques ou autres préformés, que de l'action des bactéries contenues dans cette salive et qui élaborent petit à petit leurs produits toxiques. Le fait établi récemment, à savoir, que la salive sécrétée à jeun possède une virulence extrême, était déjà connu des anciens : « Jejuni hominis morsus acerbior est, atque ad sanandum difficilior. » La salive des chats contiendrait le *Bacillus salivarius septicus*, ce qui pourrait expliquer l'action parfois délétère de la morsure des chats.

La morsure des *chiens*, des *chats* et des *loups enragés* fait pénétrer assez de salive virulente dans la plaie pour provoquer des empoisonnements chez des sujets susceptibles. La salive desséchée, âgée de quelques mois, provenant des sujets enragés, est encore active (2). La *Rage* est caractérisée essentiellement par des spasmes réflexes. La mort survient souvent après une amé-

(1) Wurtz, *C. R. d. l'Ac. d. Sc.*, 1888, CVI, p. 213.
(2) Chantemesse, *Soc. méd. des hôp.*, 1891, 8 mai.

lioration apparente. Le traitement antirabique de Pasteur est, dans la plupart des cas, suivi de succès.

D. TOXICITÉ DE LA SUEUR. — L'injection à des animaux (chiens, lapins, etc.) de quantités même considérables de sueur ne provoque pas immédiatement la mort, mais seulement après des jours et des semaines, à la suite d'un état cachectique progressif. La sueur la plus toxique est celle émise pendant et après un travail musculaire intense ; la moins toxique est celle provoquée par la chaleur extérieure. On a observé les symptômes suivants chez les chiens : agitation d'abord, puis prostration, tremblements des membres, yeux larmoyants, élévation de la température, vomissements, diarrhée même sanguinolente, collapsus et paralysie (1).

Il va sans dire que quelques-uns des poisons de décomposition sus-énumérés ou d'autres poisons non connus, surtout les protéines, peuvent, ayant fait irruption dans la circulation en grandes quantités, causer des lésions locales et donner naissance à des phénomènes d'intoxication générale. C'est ce qui découle, à n'en pas douter, des symptômes provoqués par n'*importe quelle suppuration dans l'intérieur du corps* qui se manifeste non seulement par la *fièvre de résorption*, mais aussi par d'autres phénomènes morbides. On s'est rendu compte, il y a déjà soixante ans, que l'absorption des masses cancéreuses peut provoquer des troubles cardiaques et qu'en prévenant l'absorption, par exemple en lavant souvent les parties lésées, on peut améliorer temporairement l'état des malades. Pour ce qui concerne le *choléra*, l'absorption des virus élaborés par le vibrion est démontrée par leur élimination dans l'estomac (2). Les *diamines* qui ne se forment pas ordinairement dans le choléra, n'apparaissent que si des processus de putréfaction s'effectuent en même temps dans l'intestin (3). Les poumons et le foie des individus

(1) Arloing, *Comptes rendus de la Société de biolojie*, 1897.
(2) Alt, *Deutsche med. Wochenschr.*, 1892, 20 oct.
(3) Roos, *Berliner klin. Wochenschr.*, 1893, p. 354 ; — Pouchet, *C. R. de l'Ac. d. Sc.*, t. XCIX, p. 848.

affectés de *rougeole* et atteints en même temps de *broncho-pneumonie*, ont fourni un alcaloïde volatil liquide provoquant dans les tissus des phénomènes d'irritation intense ; on a retiré aussi une toxalbumine des liquides des hydatides, etc.

Il se peut donc que les poisons métaboliques se formant sous l'influence des bactéries, ou par suite des affections endogènes du corps humain, s'ils ne sont pas éliminés en temps utile et en quantité suffisante, provoquent des auto-intoxications (1) dont quelques-unes présentent une origine et une marche très claires. Je citerai, à titre d'exemples, les suivantes :

L'*Hydrothionémie* est causée par l'absorption de l'hydrogène sulfuré formé dans l'intestin ou ailleurs. Certaines bactéries, et peut-être des enzymes, décomposent le soufre organique, par exemple celui de l'urine. Les hyposulfites n'entrent pas en ligne de compte pour l'urine humaine.

L'*Ammoniémie* survient quand l'urée, faute de s'éliminer en quantité suffisante, est transformée par une bactérie en carbonate d'ammoniaque. Les suites sont dues aux effets locaux et généraux de l'ammoniaque (corrosions et formation des pseudo-membranes).

L'*Urémie* se déclare par suite de l'absorption de parties constituantes toxiques inconnues de l'urine et est caractérisée par : vomissements, troubles visuels, éruptions cutanées, coma interrompu de temps en temps par des convulsions, et troubles respiratoires. L'alcalinité du sang est amoindrie.

Quant à l'*Acétonémie* et à l'*Acétonurie* (v. p. 465), trouble des échanges nutritifs survenant surtout au cours du diabète, des raisons toxicologiques s'opposent à ce que cette affection soit attribuée exclusivement à l'acétone.

L'*acide oxybutyrique* (v. p. 465) était rendu responsable du *coma diabétique.* Mais ni *l'acide oxybutyrique, ni l'acide acéto-acétique, ni d'autres acides gras* (acides formique, acétique, propionique, etc.), que l'on trouve dans l'urine et le sang au cours de certaines maladies, n'expliquent complètement tous les

---

(1) BOUCHARD, *Leç. sur les autointox.*, Paris, 1887 ; — ALBERTONI, *Rif. med.*, 1891, VII, p. 181 ; — BELARDI, *ibid.*, 1894, p. 15 ; — ALBU, *Die Autointox.*, Berlin, 1895.

phénomènes morbides, les symptômes différant de ce qu'ils devraient être s'il ne s'agissait que d'une diminution de l'alcalinité du sang. *Je pense qu'ici aussi il est nécessaire d'attribuer les symptômes observés à la présence des dérivés de l'albumine.*

Parmi les gaz expulsés, chez les *dyspeptiques*, par les renvois, ainsi que dans l'urine, on trouve une *combinaison sulfocyanique* qui produirait le *vertige stomacal.*

4. POISONS ALIMENTAIRES

Les données sur la putréfaction et la décomposition que nous venons d'exposer permettent de déduire scientifiquement le fait depuis longtemps connu empiriquement, à savoir, que les aliments albuminoïdes et autres peuvent provoquer des empoisonnements chez l'homme. J'ai déjà protesté il y a quinze ans contre les tentatives faites dans le but de rapporter les produits toxiques aux diamines ou à d'autres ptomaïnes connues, jusqu'à présent bien caractérisées au point de vue chimique. En effet, il est malaisé de comprendre comment des quantités si minimes de ces poisons se formant aux dépens des aliments végétaux et animaux décomposés, auraient pu, surtout administrés par la bouche, agir d'une manière si violente, par exemple sur un enfant ayant ingéré de la viande corrompue le volume d'un dé à coudre, et cela, comme c'est le cas le plus fréquent, seulement après plusieurs heures, même après un jour ou deux semaines. Il est permis de supposer que, dans ces cas, les agents pathogènes de la décomposition pris avec les aliments corrompus, ne commencent à manifester leurs propriétés désagrégeantes que dans l'estomac et l'intestin, d'où production des substances toxiques de nature albuminoïde. Dans les cas où l'empoisonnement, ou même la mort, est survenu peu de temps après l'ingestion de quelques bouchées de ces aliments gâtés, on a, de toute nécessité, affaire soit à des protéines, soit à des enzymes toxiques. La concordance de certains symptômes du côté de l'appareil visuel, du fonctionnement des glandes, etc., observée dans l'empoisonnement par la viande, les saucissons, le fromage, etc., me fait supposer qu'une seule ou tout au plus deux substances identiques agissent dans tous ces cas. Il n'est nullement permis de la désigner sous le nom de la **PTOMATROPINE**.

L'exposé qui précède nous fait comprendre comment des phénomènes d'intoxication peuvent être causés par les aliments les plus variés, par exemple, *bouillie de riz* (1), *navets et betteraves gelés, pain décomposé par des champignons, pâtes, œufs, lait, crème glacée, poissons, ostracés*, etc.

A. EMPOISONNEMENT PAR LA VIANDE. — Les empoisonnements par la viande surviennent ordinairement comme des affections atteignant simultanément un grand nombre de personnes. Les aliments toxiques ne portent que rarement quelques signes extérieurs permettant de conclure à leur composition anomale, comme, par exemple, changement de couleur, mauvaise odeur ou saveur, etc. Il y a plus : les Groenlandais mangent avec gloutonnerie des têtes de phoques pourris, les Indiens de l'île du Prince Rupert, de la viande putréfiée, et les habitants des îles Marquises ne mangent les raies et les squales que s'ils ont déjà commencé à se putréfier. Certaines espèces de viandes, par exemple celle des vaches ayant été atteintes de métrite septique (2) ou d'abcès aux jambes (3), ainsi que celle des animaux ayant été atteints de charbon ou de diarrhée intense (4) peuvent causer des intoxications. Une épidémie de peste bovine ayant éclaté en 1599, le conseil de Venise défendit, sous peine de mort, de vendre la viande de ces animaux; et, en 1677, il mourut beaucoup d'étudiants de Leipzig qui avaient mangé la viande d'animaux malades affectés d' « ulcérations internes ». Un homme ayant mangé 350 gr. de viande crue d'un porc atteint d'érysipèle, tombait malade quelques heures après, affecté de vomissements, diarrhée et fièvre de 41°. Il se rétablit le quatrième jour. L'empoisonnement peut être causé par n'importe quelle espèce de

<hr>

(1) *Arch. f. Hyg.*, Bd VI, p. 124.
(2) Flinzer, *Vierteljahrsschr. f. ger. Med.*, Bd XL, p. 318.
(3) Speyr, *Correspondenzbl. f. Schweiz. Aerzte*, 1891, p. 754.
(4) Gærtner, *Thüringer Correspondenzbl.*, 1888, n° 9.

viande anormale dont l'albumine contient déjà des dérivés toxiques de la protéine, par exemple : *viande de veau, cailles, alouettes* (1), *perdrix, poitrine d'oie fumée, oie rôtie* (2), *gibier, pâté de gibier,* certains organes des animaux, comme le *foie, surtout le foie de veau et d'oie, restes de graisse et de cervelle fondues,* dont la dernière provoque des affections cholériformes ou exanthématiques, de plus : *viande de conserve, sauce de rôti* et aussi *potage préparé avec de la viande gâtée.* On a vu tomber malades des porcs auxquels on avait donné avec leur nourriture de l'eau ayant servi à cuire des jambons, et des chiens ayant ingéré de l'eau dans laquelle on avait fait cuire des saucisses. Ces animaux étaient affectés de convulsions. La viande crue, marinée, bouillie, rôtie et fumée a provoqué des empoisonnements dont l'intensité dépendait de la quantité de viande ingérée, de la nature de ses produits de décomposition ou des agents pathogènes causes de la décomposition, ainsi que de la susceptibilité du sujet. Aucun des procédés de préparation que nous venons d'énumérer ne détruit à coup sûr tous les poisons de la viande, de sorte que la mort peut survenir aussi bien chez des personnes ayant mangé de la viande salée, fumée et bouillie (3).

On a observé déjà au siècle dernier que les mêmes substances alimentaires qui avaient causé des affections graves chez quelques personnes, avaient été mangés, sans inconvénient aucun, par d'autres individus. Ou ces derniers avaient digéré la toxalbumine, ou bien ils l'ont rendue inoffensive d'une autre façon, ou enfin, s'il s'agissait de bactéries pathogènes, ils ne réalisaient pas le terrain favorable pour la pullulation et le développement des microorganismes. Sur soixante-douze familles ayant mangé de la viande gâtée, des empoisonnements ne sont survenus que dans ving-deux d'entre elles, et des cent vingt personnes qui prenaient leurs repas dans les maisons où ont éclaté les empoisonnements, il n'y en eut que quarante d'atteintes (4).

(1) SCHACHTRUPP, *Apoth. Zeit.*, 1886, n° 93.
(2) WIEDNER, *Zeitschr. f. Medicinalbeamte*, 1890, p. 409.
(3) SILBERSCHMIDT, *Correspondenzbl. f. Schweiz. Aerzte*, 1896, n° 8.
(4) NIERICKER, *Correspondenzbl. f. Schweiz. Aerzte*, 1881, p 642 ; — *Relevé des endémies :* BOLLINGER, *Bayr. ärztl. Intelligenzbl.*, 1881, n° 15-18 ; — SENKPIEHL, *Ueber Massenerkrankungen nach Fleischgenuss*, Berlin, 1887.

Haupt isola en 1887 le *Bacillus Proteus* (Haus.), d'une viande qui avait produit des intoxications endémiques ; il considéra ce bacille comme la cause de l'action toxique de la viande et G. Pouchet publia en 1895 une observation analogue relative à des accidents, dont quelques-uns furent mortels, causés par ingestion de viande de porc affecté de pneumo-entérite infectieuse (1). Dans des cas récents, on cultiva le *Bacillus Proteus* isolé du contenu intestinal des sujets morts empoisonnés par la viande, et on le trouva dans l'armoire-glacière dont on s'était servi pour conserver la viande (2). Les bactéries appartenant au groupe du *B. coli commune*, par exemple le *Bacillus enteritidis* (Gærtn.) (3), peuvent également provoquer des phénomènes analogues grâce aux toxines éliminées par elles. Leurs corps cellulaires morts agissent aussi comme poisons. Tout récemment, on isola d'un jambon toxique un *Bacillus botulinus* anaérobie qui liquéfie la gélatine et fabrique une toxine très virulente (4). Les chiens peuvent aussi être affectés par certaines viandes gâtées (5). La viande des animaux morts après infection par un bacille trouvé dans la viande toxique, a amené la mort d'autres animaux qui l'avaient ingérée (6). Un jambon toxique mangé par des chats, des lapins, des cobayes a provoqué chez eux une affection présentant les symptômes de l'empoisonnement par la viande.

Les premiers symptômes d'intoxication peuvent apparaître dans le cours de un à dix-neuf jours, très rarement plus tard encore. La durée de la maladie peut s'étendre depuis quelques jours jusqu'à cinq semaines. Quelques cas, à marche lente, ressemblent à la fièvre typhoïde ou à la méningite.

Les symptômes consistent en : nausées, vomissements persistants et diarrhée pouvant faire défaut dans les cas malins où elle est remplacée par la constipation. Ces symptômes sont précédés ou suivis de : sensation de sécheresse à la bouche et à la gorge,

---

(1) G. Pouchet, *Ann. d'Hyg. publ. et de Méd. légale*, 3ᵉ séric. t. XXXVII, p. 209.

(2) Levy, *Arch. f. exp. Path. u. Pharm.*, Bd XXXIV, p. 342.

(3) Karlinski, *Centralbl. f. Bacteriol.*, Bd VI, n° 11.

(4) Van Ermengem, *Arch. de pharmacodyn.*, 1896, t. II, p. 355.

(5) *Zeitschr. f. Fleisch u. Milchhyg.*, III, p. 196.

(6) Poels, *Weekbl. v. het Ned. Tijdschr.*, 1893, II, n° 5.

barre à la région épigastrique, coliques, sensation d'être gravement malade, mydriase, scintillements, lassitude et adynamie générale. S'y associent diversement combinés : faiblesse parétique, soif, quelquefois albuminurie, sensation de froid, fièvre très accusée, douleurs à la nuque, céphalée, rachialgie, crampes aux mollets, vertiges, pâleur de la face, petitesse du pouls et refroidissement des membres, enrouement, de temps en temps toux, sensation de constriction à la gorge et dyspnée. La langue peut être couverte d'un enduit aphteux, le pharynx rouge, les amygdales ulcérées. Surviennent dans des cas isolés : dysphagie, diminution de la quantité des larmes sécrétées, paralysie de l'accommodation, ptosis uni ou bilatéral avec ou sans ophthalmoplégie externe (immobilité des deux bulbes oculaires), soit aussi avec parotidite, en outre : bourdonnement d'oreilles, miction involontaire, ainsi que délires et convulsions. Assez souvent se déclarent des exanthèmes (taches, pétéchies, papules, furoncles, vésicules) accompagnés de : œdème cutané, prurit et fièvre, ou de : épistaxis et entérorrhagies. L'étripage du gibier fut souvent suivi de : gonflement des mains, apparition de pustules, exanthème transporté à des parties éloignées du corps, et récidives répétées après amélioration survenue. Ces toxodermatoses peuvent s'accompagner de phénomènes généraux graves.

La lassitude, la lourdeur de tête et la faiblesse des membres persistent après la guérison. Il peut aussi survenir, après un intervalle de plusieurs jours pendant lesquels le malade s'était senti complètement rétabli, un état typhoïde caractérisé par : fièvre (elle peut aussi manquer), diarrhée, rate légèrement tuméfiée, éruption roséoloïde, sensibilité à la pression de la région cœcale, météorisme léger et délire. Cet état peut persister deux à trois semaines et amener la mort par épuisement. Mais la terminaison habituelle, c'est la guérison survenant lentement. Cliniquement, il est important de savoir que, chez les animaux tout au moins, l'élévation de température consécutive à l'intoxication par des viandes avariées s'accompagne toujours de guérison, tandis que l'abaissement de la température au-dessous de la normale coïncide presque toujours avec une issue funeste.

Autopsie. — Souvent gastro-entérite septique ; hyperémie de l'estomac et de l'intestin et dans ce dernier : hémorrhagies, ulcères (iléon), tuméfaction des plaques de PEYER et des follicules clos transformés quelquefois en eschares, tuméfaction de la rate et petits abcès rénaux.

Traitement. — Evacuation de l'intestin et de l'estomac (vomitifs, purgatifs, entéroclysmes, calomel), remèdes huileux et extrait de belladone.

BLANC D'ŒUF. — Le blanc d'œuf ancien ou obtenu des œufs congelés, même en omelette ou versé dans la sauce de pudding, peut provoquer : prostration, vomissements, diarrhée, vertiges, céphalée, entraves singulières aux mouvements, cyanose, délires, collapsus, fièvre élevée et troubles cardiaques. Cet état peut persister plusieurs jours.

J'ai exposé précédemment ma manière de voir relativement aux intoxications causées par la crème à la vanille. Dernièrement, on a observé l'intoxication en masse de deux cents individus par un gâteau préparé avec du lait, des œufs, du sucre, de la farine et des noix. Les manifestations de cet empoisonnement furent, en général, bénignes ; cependant, dans quelques cas, la ressemblance avec une intoxication arsenicale était manifeste. Les recherches effectuées sur cette crème ont démontré l'existence du *Staphylococcus pyogenes aureus* qui se développerait dans les crèmes et les pâtes devenant aigres durant les périodes où la température ambiante est élevée. Cette explication paraît au moins douteuse, le staphylocoque doré étant une bactérie banale et journellement ingérée. A mon avis, il faut accorder une bien plus grande importance aux produits, encore inconnus, de la décomposition des albuminoïdes.

B. EMPOISONNEMENT PAR LES SAUCISSES. — Le *botulisme* (*Allantiasis*), connu depuis 1735, survient en cas isolés ou sous forme d'un empoisonnement en masse (quatre cents personnes à Middelbourg) (1). Autrefois la trichinose était assez souvent prise pour

____

(1) MULLER, *D. Zeilschr. f. prakt. Med.*, 1875, nᵒˢ 1-3.

le botulisme. Il se rencontre avec une fréquence et une gravité particulières en Souabe. Sur quatre cents empoisonnements ayant eu lieu en Wurtemberg pendant cinquante ans (1800-1850), il y eut cent cinquante cas de mort (1). C'est le mois d'avril qui présentait le plus d'empoisonnements, le reste se partageait essentiellement entre l'hiver et le printemps. Ce sont les gros boudins ou andouillettes bien bourrés, dans lesquels la fumée n'a souvent pas pénétré jusqu'au centre, qui, par conséquent, se décomposent facilement et donnent principalement naissance à des empoisonnements. Des masses molles, comme la gélatine, visqueuses, ont été à plusieurs reprises trouvées au centre du saucisson. Jusqu'ici, on ne connaît pas la raison pour laquelle les saucisses deviennent de couleur grise sur la surface de section. Aucune des circonstances de leur préparation, proportion d'eau qu'elles renferment, nature des condiments ajoutés, etc. ne permet d'expliquer ce phénomène. Ce qu'il y a de certain, c'est que l'intervention d'aucune espèce de bactérie ne peut être invoquée, bien que l'on ait prétendu pouvoir accuser de cela le *Bacillus mesentericus vulgatus*.

Dans un cas avec issue fatale, examiné par moi, où il s'agissait d'un cervelas à odeur appétissante, j'ai trouvé des fentes larges non aux endroits où étaient enlevées les tranches ayant amené la mort, mais beaucoup plus profondément. Il peut arriver que sur plusieurs saucisses préparées simultanément et de la même façon, il n'y en ait qu'une de mauvaise qualité. Les saucissons faits avec de la viande ayant provoqué antérieurement des empoisonnements, se sont montrés toxiques, eux aussi. Ce sont surtout les saucissons faits avec la viande des veaux morts-nés, qui sont réputés comme très dangereux.

La cause de l'action toxique des saucissons doit être cherchée dans les bactéries appartenant peut-être au groupe du *Bacterium coli* dont plusieurs se trouvent dans les saucissons à l'état actif ou latent, *soit, ce qui est plus probable, dans des Toxoprotéines préformées*, Pfeiffer a trouvé des bacilles-virgules du choléra, inaptes

---

(1) Schlossberger, *Arc. f. phys. Heilk*, Bd XI, p. 709; — Reisz, *Wiener med Presse*, 1891, p. 1862; — Souchay, *Zur Kenntn. d. Wurstvergift.*, Tübingen, 1889.

à se développer, dans les morceaux de saucisson que je lui avais remis pour l'examen. Je suis convaincu que les bases, telles que choline et névrine, di et triméthylamine (1), trouvées, d'une part, dans les saucissons fétides, et, d'autre part, obtenues des cultures d'un microorganisme trouvé dans des saucissons semblables (2), n'ont rien à faire avec le botulisme. Les saucissons infects ne contiennent que rarement ces substances. Les expériences faites sur les animaux (on leur donnait à manger des saucissons toxiques) ont, jusqu'à présent, donné, dans la plupart des cas, des résultats négatifs. Un singe supporta bien les saucissons qui avaient amené la mort d'un homme.

Les sujets âgés et débilités seraient plus gravement atteints que d'autres personnes. Dans des cas isolés, il suffisait de une à deux tranches pour provoquer des phénomènes d'intoxication. Les premiers phénomènes furent observés déjà après une demi-heure (3), mais ordinairement ils apparaissent dans l'espace de douze à vingt-quatre heures. Toute la durée de l'affection peut se borner à trois quarts d'heure (4), et la mort peut survenir dans l'espace de six à treize jours (5).

Les premiers symptômes consistent en : nausées, vomituritions, vomissements, soif ardente et diminution des sécrétions salivaire, sudoripare et lacrymale (le ptyalisme n'est observé qu'exceptionnellement), céphalée, vertiges, mydriase, diarrhée et plus rarement constipation.

S'y associent dans des cas plus graves : douleurs à l'épigastre, ténesme, souvent aussi fièvre et dysphagie, éruption aphteuse dans la bouche, enduits visqueux sur les amygdales et le pharynx, sécheresse de la peau, parfois herpès labial, voix rauque, atone, et toux comme dans le croup. On a constaté du côté des yeux : mydriase, pupilles immobiles, obscurcissement de la vue, diplopie, amblyopie ou amaurose, paralysie de l'accommodation (6) et

(1) Ehrenberg, *Zeitschr. f. phys. Chemie*, XIII, p. 239.
(2) Nauwerck, *Württ. Correspondenzbl.*, 1886, p. 154.
(3) Kaatzer, *Deutsche med. Wochenschr.*, 1881, n° 7.
(4) Küirn, *Vers. üb. d. Wurstgift, Käsegift*, 1824, p. 123.
(5) Deutsch, *Preus. med. Vereins-Zeit.*, n° 4, 1851.
(6) Leber *Arch. f. Ophthalm.*, Bd XXVI, p. 236.

ophthalmoplégie, parfois avec ptosis. La face est pâle et immobile, le pouls petit et faible (1), il y a des troubles du langage (2). Surviennent en outre ultérieurement : sensation de froid, sueurs froides avec faiblesse ressemblant à la paralysie, météorisme, sommeil inquiet et dyspnée. La faiblesse allant en s'accentuant, la mort finit par avoir lieu le malade ayant, dans la majorité des cas, conservé la conscience intacte. Les convulsions ne se rencontrent que rarement. Des récidives surviennent après guérison apparente. La guérison ne s'effectue que lentement.

Autopsie. — On a trouvé quelquefois dans l'intestin des parties enflammées et des suffusions sanguines. On a noté une fois l'existence d'une hépatite interstitielle.

Traitement. — Comme en cas d'empoisonnement par la viande. Même plusieurs jours après l'intoxication il est indiqué de prescrire : vomitifs (élimination possible du poison par l'estomac), entéroclysmes, ainsi que pilocarpine en injection sous-cutanée.

C. EMPOISONNEMENT PAR LE FROMAGE. — N'importe quel fromage devient toxique dès que certaines substances protéiques s'y sont formées par suite de la décomposition de la caséine ou de la lactalbumine. Cela peut avoir lieu (mais non nécessairement) sous l'influence des champignons, par exemple, du *Bacillus pyocyaneus* (3). Il va sans dire que, outre les protéines, d'autres produits de décomposition peuvent se former encore. *Ce dont je ne doute nullement, c'est que la soi-disant Tyrotoxine* (4), mot dont la définition exacte n'est pas même donnée, mais qui est devenu de pratique courante, *n'a rien à faire avec le « Poison du fromage »*. On a aussi considéré comme des poisons du fromage : une base cristalline $C^{16}H^{24}Az^2O^4$ qui provoque des vomissements chez les cobayes (5), et une autre base qui paralyse les grenouilles à la dose

(1) Pürkhauer, *Bayr. ærztl. Intelligenzbl.*, 1877, n° 25.
(2) Röser, *Württemb. Correspondenzbl.*, 1842, Bd XII, p. 1.
(3) On trouve dans le fromage et le lait un grand nombre de champignons, par exemple : *diverses espèces de Saccharomyces, formes conidiennes de champignous, périspories, zygomycètes*, etc.
(4) Vaughan, *Zeitschr. f. phys. Chem.*, X, p. 146.
(5) Lepierre, *Journ. de pharm. et de chim.*, t. X, p. 524.

de 0 milligr. 5 (1). Les acides gras, même en quantité telle qu'ils produisent une sensation de cautérisation à la bouche, sont tout à fait négligeables au point de vue qui nous occupe ici. L'empoisonnement du chat n'est pas causé par n'importe quel fromage toxique. Les premiers symptômes apparaissent soit immédiatement après l'ingestion, soit après une demi-heure à douze heures ; la mort survient dans l'espace de vingt-quatre heures.

On a observé les symptômes suivants : sensation de sécheresse et de brûlure à la bouche, vomissements persistants, hématémèses, gastralgies, coliques, diarrhée avec ténesme (ces symptômes peuvent aussi faire défaut), entérorrhagies, soif, prostration, pâleur, cyanose et refroidissement des membres, délire alternant avec aphasie, trismus léger (2), sensation de chaleur et de froid, parfois aussi accélération du pouls et de la respiration et, dans des cas isolés, salivation. Les troubles visuels sont assez fréquents : diminution de l'acuité visuelle, pupilles dilatées et ne réagissant ni à la lumière, ni à l'accommodation, diplopie et ptosis.

La terminaison se fait parfois rapidement s'il éclate un frisson violent suivi de transpiration profuse ; dans d'autres cas les phénomènes de gastro-entérite, d'intensité variable, persistent encore pendant quelques jours, et, dans des cas rares, se déclare, après la cessation des vomissements, une affection ressemblant au typhus : selles couleur purée de pois, délire furieux, formation de croûtes dans la cavité buccale et aux ailes du nez, ulcérations de la muqueuse buccale, tressautements des tendons, gangrène aux trochanters, écoulement purulent du vagin, kératite suppurée, hypopion et fonte de l'œil avec cécité absolue (3). La mort en convulsions peut avoir lieu dans l'espace de huit à vingt-quatre heures, et la guérison peut survenir après huit jours et même plus tard.

Si les produits de décomposition du fromage pénètrent dans l'œil, il peut y avoir un gonflement énorme de la cornée, qui ne tarde pas toutefois à disparaître.

(1) DOKKUM, *Ned. Tijdschr. voor Pharm.*, 1894, p. 213.
(2) EHRHARDT, *Vereinsbl. d. Pfälz. Aerzte*, 1887, III, p. 4.
(3) PFLUGER, *Württemb. Correspondenzbl.*, 1894, n° 19.

Autopsie. — Chez tous les sujets morts empoisonnés par le fromage, les follicules clos ont été trouvés tuméfiés.

Traitement. — Le même qu'en cas d'empoisonnement par la viande.

D. EMPOISONNEMENT PAR LE LAIT. — Le lait peut provoquer des empoisonnements aigus et chroniques :

1. S'il provient d'animaux malades (septicémie, entérite hémorrhagique, pommelière (maladie des glandes) ou autres maladies infectieuses aiguës), et, par conséquent, s'il contient soit des toxalbumines, soit des bactéries pathogènes. On a observé après l'ingestion du lait provenant d'une vache malade (entérite hémorrhagique) : vomissements, selles sanguinolentes, albuminurie, engourdissement et délire. La guérison est survenue dans l'espace de dix-neuf jours dans les cas les plus graves (1). Sur deux enfants qui avaient bu du lait de vache affectée de fièvre aphtheuse, l'un présentait une conjonctivite violente, des aphthes dans la bouche et de la fièvre, le second des vomissements et de la diarrhée qui le firent succomber.

2. S'il est infecté par des microorganismes venus du dehors et que, sous l'influence de ceux-ci ou d'autres causes, s'y déclarent des processus de décomposition allant jusqu'à la formation des dérivés toxiques de nature albuminoïde ou d'autre nature (*Lactotoxines*). La réaction neutre du lait entraverait la formation des toxines sous l'influence des bacilles du choléra, de la diphtérie et du tétanos, tandis que la réaction alcaline ne s'y opposerait pas.

3. S'il contient des alcaloïdes, des glucosides ou d'autres substances toxiques provenant de plantes vénéneuses introduites par l'intermédiaire du fourrage, par exemple le colchique, ou de toute autre nourriture renfermant des substances toxiques. Des enfants, jusqu'à l'âge de six mois, ayant bu du lait provenant de vaches nourries avec le marc du malt provenant des brasseries, furent atteints de : diarrhée, soif, vomissements,

(1) GAFFKY, *Deutsche med. Wochenschr.*, 1892, p. 297.

troubles respiratoires, pâleur de la face et amaigrissement (1).

FERMENTS HYDROLITIQUES. — L'*invertine* et probablement d'autres ferments hydrolitiques exercent sur les animaux à sang chaud une action toxique et provoquent chez eux de la fièvre. Cette action n'est pas due aux bactéries qui sont injectées aux animaux simultanément avec eux, car elle se manifeste aussi quand les bactéries ont été tuées par la désinfection ou que l'on s'en est débarrassé par la filtration (2).

SÉRUM SANGUIN. — Les lapins succombent à l'injection (par kilo de lapin) de 11 cc. de sérum de chien, 9 cc. de sérum de chat, 7 cc. de sérum de veau, 35 cc. de sérum de porc, 44 cc. de sérum de cheval. La mort est précédée de troubles respiratoires et de convulsions (3).

(1) Roskam. *Ann. de la Soc. de Méd. de Liège*, 1895, p. 159.
(2) Kionka. *Deutsche med. Wochenschrift*, 1896, n° 38. On y trouvera aussi une bibliographie détaillée. .
(3) Weiss, *Pflüger's Archiv*, 1896, Bd LXV, p. 215.

APPENDICE

I. — MÉTHODE GÉNÉRALE DE RECHERCHES

[Les procédés à employer étant différents pour chaque substance toxique en particulier, je me bornerai à la description d'une méthode générale, applicable dans tous les cas, et servant en quelque sorte d'introduction à toute recherche toxicologique complète. Les résultats obtenus par ces premières investigations devront toujours être confirmés par la recherche spéciale et l'isolement de la substance toxique décelée, au moyen du procédé particulier à cette substance.

Examen des scellés. — La première opération nécessitée par toute recherche toxicologique est *l'examen des scellés*, car c'est la plupart du temps sous cette forme que les matières suspectes sont confiées au toxicologue pour effectuer ses recherches Toutes les particularités, même les plus insignifiantes révélées par cet examen, doivent être notées avec soin et exactitude et reproduites fidèlement dans le rapport définitif : constatation de l'intégrité des scellés, description de leur aspect (forme, dimensions, poids, etc.), énumération des organes, fragments d'organes ou tous autres objets qu'ils renferment.

La meilleure manière de procéder à ces déterminations consiste à verser le contenu de chaque scellé dans une cuvette à photographie en porcelaine émaillée. Il est possible de cette façon d'étaler les organes, ou les objets à examiner, de manière à pouvoir se servir au besoin de la loupe pour étudier leur surface et recueillir, si cela paraît nécessaire, des parcelles d'une substance suspecte adhérant à la masse : dans les empoisonnements par le phosphore ou l'acide arsénieux on arrive souvent ainsi à découvrir des grains isolés de phosphore ou d'acide arsénieux, dont l'identification est alors des plus faciles, et sur la présence desquels l'attention est plus spécialement attirée par suite des taches ecchymotiques, parfois même des exulcérations, qu'ils déterminent à leur pourtour. On peut encore rencontrer des parcelles à éclat métallique qui font songer à l'arsenic, à l'antimoine ; aux sulfures d'antimoine, de plomb, etc. Un examen attentif peut encore permettre de séparer de la masse des débris végétaux ou animaux des plus caractéristiques, tels que : débris de feuilles, tiges, graines, spores et tissu cellulaire de champignons, élytres de cantharides, etc. La découvertede ces poils qui existent sur la surface cornée de la voie vomique peut, par exemple, démontrer que l'intoxication a eu lieu au moyen de la poudre de noix vomique et non par l'emploi de la strychnine pure. On ne saurait pratiquer ce examen avec trop de patience et de persévérance ; il peut en effet fournir les renseignements les plus importants relativement à la recherche chimique, et l'opérateur est parfois largement récompensé du temps qu'il a employé à cette délicate et pénible recherche. L'observation méthodique passant graduellement de l'examen à l'œil nu à l'examen à l'aide de la loupe, puis du microscope, en faisant usage de grossissements croissants, est surtout indispensable pour l'estomac et l'intestin, ainsi que pour leur contenu. Cela permet en effet de résoudre deux questions dont l'importance est souvent considérable et qui sont, par cela même, très fréquemment posées aux experts, savoir :

1° Quelle est la nature des aliments ingérés ?

2° A quelle époque de la digestion la mort est-elle survenue ?

C'est ainsi qu'un grand nombre de végétaux et de produits alimentaires peuvent être caractérisés par la forme de leurs débris, notamment des grains de fécule, dont la transformation plus ou moins avancée permet de déterminer, dans une certaine mesure, la période à laquelle la digestion était arrivée.

L'état relatif de conservation ou de putréfaction des organes doit être pris également en sérieuse considération, eu égard au temps qui s'est écoulé depuis la mort. Quelques poisons, en effet, ont la propriété de s'opposer avec une certaine énergie au développement de la putréfaction, tandis que d'autres déterminent au contraire une putréfaction hâtive. Mais ces caractères perdent la plus grande partie de leur valeur lorsque les matières suspectes sont restées un temps assez long renfermées sous scellés, et surtout si elles ont été maintenues à une température un peu élevée.

L'examen histologique des liquides devra être fait avec les mêmes précautions et la même minutie, mais il faudra se hâter d'en renfermer la presque totalité dans des flacons bien bouchés pour les soumettre le plus rapidement possible à l'analyse chimique, afin d'éviter soit l'oxydation ou la décomposition de substances facilement altérables (phosphore, hypochlorites alcalins, etc.), soit la perte de corps facilement volatils (alcools, chloroforme, éther, acide cyanhydrique, huiles essentielles, camphre, alcaloïdes volatils, créosote, etc.). Dans ces derniers cas, les liquides exhalent, soit spontanément, soit sous l'influence d'une légère élévation de température, une odeur caractéristique qui met aussitôt sur la voie de la recherche à entreprendre. L'examen histologique des liquides peut être pratiqué extemporanément et nécessite seulement une très petite quantité de substance qu'il faudra avoir eu soin de bien mélanger au préalable, pour qu'elle représente exactement la moyenne du fluide soumis à l'observation. Lorsque l'examen histologique approfondi d'organes solides sera reconnu nécessaire, on devra détacher de la masse totale des fragments qui seront conservés et durcis, suivant les cas, soit dans l'alcool absolu, soit dans du liquide de Müller, ou par tout autre procédé usité dans la technique histologique.

La réaction acide ou alcaline de l'estomac, des intestins et des substances qui sont contenues dans ces viscères, doit être notée avec le plus grand soin. Normalement, au bout de quelques jours et par suite de la fermentation ammoniacale, les organes d'un cadavre présentent une réaction manifestement alcaline au papier de tournesol rouge ; l'odeur ammoniacale est, de plus, très nettement perceptible. Mais, si la décoction aqueuse d'une petite portion d'organes possède une réaction alcaline intense, ce qu'il est aisé d'apprécier par un essai alcalimétrique approximatif, et si cette réaction alcaline ne diminue pas sensiblement après une ébullition soutenue, il y a lieu de soupçonner la présence d'alcalis caustiques ou carbonatés et d'en effectuer la recherche par les méthodes appropriées. Si au contraire la réaction au papier de tournesol du tube digestif et des substances qui y sont contenues est fortement acide, et surtout lorsque cette acidité est constatée un temps assez long après la mort, il y a lieu d'opérer la recherche des divers acides.

La couleur de la muqueuse des organes digestifs ainsi que celle de leur contenu, ou, mieux encore, des matières vomies, peut avoir aussi une très précieuse signification. Une coloration intense en rouge, en violet, en bleu, fait penser aussitôt à une intoxication au moyen de dérivés de l'aniline, de bleu d'indigo ou même de bleu de Prusse (encre bleue, solution de bleu de Prusse dans l'acide oxalique). Les fruits de certaines plantes, tels que les baies de belladone, de phytolacca, de sureau, de myrtille, etc., etc., sont également susceptibles de déterminer des colorations diverses. L'acide picrique se révélerait par une coloration jaune intense ; il en serait de même de l'acide nitrique, mais alors cette coloration jaune serait accompagnée de lésions plus ou moins considérables, allant parfois jusqu'à l'escharification.

Toutes ces constatations seront bien plus fructueusement et plus facilement faites au moment de l'autopsie, et leur importance devient alors capitale, tandis que la plupart peuvent devenir illusoires ou sans la moindre valeur lorsque les viscères ont été mis sous scellés par des personnes étrangères à ces manipulations aussi minutieuses que délicates.

Ces opérations préliminaires une fois terminées, et je ne saurais trop insister sur les soins et la minutie qui doivent y être apportés, l'investigateur, s'il n'a pu découvrir ainsi quelque indice qui le mette sur la voie d'un poison déterminé, aura recours à la méthode suivante pour arriver à fixer le point sur lequel doivent porter plus spécialement ses recherches.

Méthode générale pour les recherches toxicologiques. — Les cas dans lesquels une recherche toxicologique peut être bornée à la simple constatation de l'existence d'un poison déterminé, sont extrêmement rares. Pour acquérir la certitude qu'une substance toxique isolée des viscères a suffi, à elle seule, pour déterminer la mort, il est en effet nécessaire de prouver qu'aucun autre produit vénéneux ne se rencontre en même temps, en proportion sensible, dans les organes soumis à l'analyse ; ce qui revient, en définitive, à rechercher toutes les substances toxiques. La découverte et l'isolement d'une quantité même considérable d'un poison quelconque ne doivent pas faire négliger cette recherche générale dont l'oubli peut amener des incidents aussi préjudiciables à la découverte de la vérité qu'à la réputation d'habileté et de circonspection de l'expert.

Malheureusement, si les chimistes se trouvent en possession de méthodes d'analyse permettant d'arriver sûrement à isoler et à caractériser les substances simples ou composées d'origine minérale, il s'en faut de beaucoup que la recherche des composés organiques offre la même sécurité à l'opérateur. La plupart des matières organiques de nature alcaloïdique sont assez mal connues, et leurs réactions, tant chimiques que physiologiques, sont loin de présenter la netteté et la décision de celles des poisons minéraux. Si la difficulté est déjà grande lorsqu'il s'agit d'isoler les poisons organiques des substances, en général fort complexes, dans lesquelles ils se trouvent normalement contenus, elle est encore bien plus considérable pour le toxicologue qui doit retrouver une proportion le plus souvent extrêmement faible de substance toxique répandue dans une masse énorme de produits étrangers, la plupart du temps en cours de putréfaction.

En raison de ses caractères particuliers de solubilité dans tel ou tel dissolvant, et suivant des conditions déterminées, il semblerait que chaque substance vénéneuse dût exiger un mode spécial de traitement pour sa séparation ; et en effet, tel procédé d'analyse qui donne de bons résultats avec un alcaloïde déterminé laisse perdre ou altère la majeure partie d'un autre. D'ailleurs, dans la pratique, ce mode de recherche est absolument irréalisable ; il exigerait trop de temps et une trop grande quantité de substance pour chaque mode de traitement en particulier.

Dans certains cas, il est vrai, l'instruction judiciaire peut fournir des données qui mettront l'expert sur la voie de la recherche à effectuer. Une substance vénéneuse peut avoir été trouvée et saisie par les magistrats instructeurs, ou bien encore l'examen chimique de médicaments ou du contenu de fioles, paquets, etc., saisis soit chez la victime, soit chez l'inculpé, peut indiquer dans quelle direction il faut commencer les recherches chimiques. Il est alors rationnel d'appliquer à une notable partie des organes le traitement le plus convenable pour l'isolement et l'identification de la substance reconnue par ces indications préliminaires et de réserver une moindre portion pour la recherche générale de toutes les substances toxiques.

Il est encore d'autres sources d'indications auxquelles il ne faut jamais manquer d'avoir recours. En première ligne vient se placer l'étude des symptômes qui ont précédé et accompagné la mort, et qui sont parfois assez caractéristiques de tel ou tel poison. Puis, certaines substances toxiques produisent dans l'organisme des désordres nettement caractérisés et qui sollicitent l'attention soit par la coloration communiquée aux tissus, ou bien par l'odeur qui se manifeste à l'ouverture du cadavre ; parfois encore par la présence dans les cavités naturelles de débris reconnaissables à l'œil nu ou armé du microscope. J'ai insisté précédemment sur ce dernier point.

Mais, lorsque toute indication manque, ou bien lorsque des scellés sont confiés à l'expert à l'effet de *déterminer s'il y a eu empoisonnement*, c'est alors que la difficulté se présente tout entière et qu'il est indispensable de recourir à une méthode sérieusement méditée et susceptible de fournir des indications précises sur l'existence du plus grand nombre possible de produits toxiques.

Les exigences auxquelles doit répondre cette méthode générale d'investigation sont les suivantes :

1° Donner des indications relatives à la détermination de tous les composés toxiques ;

2° Employer seulement des procédés d'isolement incapables d'altérer les composés toxiques qui peuvent exister dans les divers mélanges ;

3° Permettre de réserver les moyens de pratiquer une contre-expertise ;

4° N'utiliser que des méthodes certaines et sanctionnées par l'expérience.

La réalisation de ces diverses conditions, et surtout de la première, est extrêmement délicate, et l'on n'est pas encore en possession d'une méthode sûre et infaillible qui donne la certitude absolue de ne laisser échapper à la recherche aucun composé toxique. Dans l'état actuel de nos connaissances toxicologiques, et en l'absence de tout renseignement fourni par l'instruction judiciaire, les cas dans lesquels il est permis, après les recherches les plus complètes et les plus consciencieuses, d'arriver à un résultat *absolument certain*, soit positif, soit négatif, sont assez rares et bornés à la détermination des toxiques minéraux et de quelques poisons organiques.

Malgré les travaux des hommes éminents qui se sont spécialement adonnés à la toxicologie, cette science est encore dans l'enfance, bien que l'emploi des procédés exacts et délicats de l'expérimentation physiologique lui ait fait accomplir, dans ces dernières années surtout, de grands progrès. Depuis Orfila, qui institua le premier des méthodes rigoureuses en toxicologie, les savants qui ont poursuivi ces études ont perfectionné les procédés en cherchant à les rendre applicables à la recherche du plus grand nombre possible de composés toxiques. Mais chacun de ces procédés avait en vue un but déterminé, soit la recherche de certains composés toxiques minéraux, soit la recherche des poisons d'origine organique. C'est à M. Naquet que l'on est redevable de la première méthode analogue à celle employée dans l'analyse minérale et pouvant servir de guide pour la détermination de l'existence d'un composé toxique quelconque.

La méthode générale que je vais décrire et que j'ai définitivement adoptée pour les recherches toxicologiques est composée d'éléments empruntés aux procédés de Naquet, de Boutmy, de Stass et Otto, de Dragendorff. Elle n'est destinée qu'à servir de *renseignements*, et il est nécessaire de compléter les indications qu'elle peut fournir par la recherche, l'isolement et, s'il est possible, le dosage du toxique dont elle a révélé la présence. On doit alors, ainsi que je l'ai déjà dit, recourir au procédé de recherche et de séparation qui convient le mieux pour ce poison. Vient-on, par exemple, à reconnaître ou seulement à soupçonner, par l'emploi de cette méthode générale, la présence d'un alcaloïde déterminé dans les organes soumis à l'analyse, on exécute sur une nouvelle portion des viscères une recherche spéciale par le procédé d'extraction particulier à cet alcaloïde ou au groupe d'alcaloïdes dont fait partie celui que l'on croit exister dans le mélange ; on évite de la sorte, dans l'incertitude où l'on se serait trouvé au début des opérations, d'appliquer à la recherche de cet alcaloïde un procédé capable d'en altérer une certaine proportion, parfois même de le faire perdre en totalité.

Après avoir effectué, comme je l'ai indiqué précédemment, un examen histologique minutieux des liquides et des solides contenus dans l'estomac et les intestins, ainsi que des parois de ces organes, je divise ces viscères et leur contenu en quatre portions ; je divise également en quatre parties le foie, la rate et les reins, et je réserve le cerveau pour la recherche des toxiques volatils (anesthésiques notamment) et pour certaines expériences de contrôle relatives à l'existence de poisons se localisant plus spécialement dans les centres nerveux. Le sang et l'urine, lorsqu'on a pu se procurer ces liquides, sont soigneusement réservés pour les expériences de contrôle, principalement pour la recherche des alcaloïdes ; et, afin d'éviter l'altération ou même la destruction de ces composés pendant la fermentation putride, j'additionne ces humeurs de la quantité strictement suffisante d'acide citrique parfaitement pur pour donner au papier de tournesol une réaction franchement acide, et je leur ajoute ensuite trois ou quatre fois leur volume d'alcool fort. Dans ces conditions, les mélanges alcooliques et acides peuvent être abandonnés pendant la durée des opérations nécessitées par l'examen au moyen de la méthode générale de recherche, sans qu'ils subissent d'altérations.

Il faut avoir soin, pendant la durée des essais chimiques, de placer les matières suspectes qui ne sont pas en traitement dans des flacons bien bouchés et de mettre ces vases dans un endroit froid, pour éviter autant que possible la décomposition putride qui peut déterminer des altérations telles que l'existence de certains composés toxiques peu stables ne puisse plus ensuite être démontrée. Une glacière convenablement disposée réaliserait à cet égard toutes les conditions désirables.

Toutes ces précautions prises, j'aborde les investigations chimiques en mettant en œuvre, à la fois, la recherche des toxiques minéraux et celle des alcaloïdes. La première portion des matières suspectes est consacrée à la recherche des toxiques minéraux et de certains composés volatils ; la seconde, à la recherche des alcaloïdes. La troisième portion est réservée pour les expériences de contrôle ; c'est avec cette partie des matières suspectes que j'effectue la séparation et, s'il est possible, le dosage de la substance toxique dont l'existence aura été reconnue précédemment. Quant à la quatrième portion, elle est mise sous scellés et conservée pour servir, au besoin, à pratiquer une contre-expertise.

Recherche des toxiques volatils.— La première portion des matières suspectes est traitée de la façon suivante : après avoir réduit en pulpe les parties solides, on les mélange aux liquides et le tout est additionné d'une quantité d'eau distillée telle que la masse soit très fluide. Ce mélange est alors rendu légèrement acide, s'il ne l'est déjà, par l'addition d'une quantité suffisante d'acide sulfurique, puis on l'introduit dans un appareil de Mitscherlich installé dans une chambre noire. L'appareil est chauffé d'abord avec ménagements, puis l'on mène plus vivement la distillation jusqu'à ce que l'on ait condensé environ la moitié ou les trois quarts du volume de la masse totale. La distillation peut être poussée jusqu'à ce que le contenu du ballon de l'appareil Mitscherlich soit à l'état pâteux, mais il est préférable d'arrêter l'opération un peu avant que ce point soit atteint.

Cette distillation doit être conduite avec le plus grand soin, si l'on veut en tirer tous les renseignements qu'elle est susceptible de fournir. Je la pratique généralement en deux fois : le ballon de l'appareil Mitscherlich est chauffé d'abord au bain d'eau saturée de chlorure de calcium en réglant la flamme du gaz chauffant le bain marie de façon à maintenir une ébullition lente et régulière dans le ballon. Le liquide condensé dans le réfrigérant fortement refroidi est reçu dans un récipient tubulé hermétiquement clos et communiquant avec un tube à boules (tube de Liebig ou tube de Mohr à double soudure et à cinq boules) contenant une solution d'azotate d'argent au dixième dans laquelle viennent barboter les gaz et vapeurs qui ont échappé à la condensation. Après deux heures environ, le feu est éteint, l'appareil refroidi, et la distillation est reprise en chauffant cette fois au bain de sable et de façon à entretenir une ébullition tumultueuse ; le récipient dans lequel on reçoit les produits de la condensation est changé, s'il y a lieu, et dans ce cas on examine à part chacun des liquides distillés. Le premier liquide est surtout intéressant au point de vue de la détermination du phosphore et de l'acide cyanhydrique ; le second produit de condensation renferme principalement les phénols, huiles essentielles et essences, mais il peut contenir aussi de l'acide phosphoreux ; il est inutile d'y rechercher l'acide cyanhydrique qui a passé entièrement à la première condensation.

Cette opération permet de déterminer les corps suivants :

Phosphore et ses premiers produits d'oxydation ;

Acide cyanhydrique (ou cyanures décomposables en liqueur faiblement acide) ;

Phénols (phénol proprement dit, créosote, thymol) ;

Huiles essentielles et essences (rue, sabine, if, genièvre, térébenthine, etc.) ;

Enfin, dans des cas très rares, certains composés très facilement volatils, tels que : alcool, éther, chloroforme.

Phosphore. La présence de ce corps peut être révélée par des lueurs qui se produisent au commencement de la distillation dans le tube refroidi de l'appareil de Mitscherlich et dans les premiers produits de condensation. Il est toutefois nécessaire de se rappeler que des traces de produits hydrocarbonés, tels que : alcool, éther, essence de térébenthine surtout, etc , peuvent empêcher complètement la phosphorescence, et que, dans certains cas où le phosphore ne se trouve dans les matières suspectes qu'en proportion extrêmement minime, il peut s'oxyder suffisamment pendant la distillation pour passer à l'état de composés oxygénés dépourvus de la propriété de briller dans l'obscurité. Dans ces cas, on peut retrouver dans les produits de la condensation, soit du phosphore en nature, soit des acides phosphoreux et hypophosphoreux. Le phosphore en nature se reconnaît facilement à ses caractères extérieurs ; pour reconnaître les produits de son oxydation, on traitera une portion du liquide distillé par une solution d'azotate d'argent au dixième. Si ce liquide contient de l'acide phosphoreux, il se produira alors un précipité brun de phosphure d'argent qui sera recueilli sur un filtre, lavé à l'eau distillée bouillie et identifié au moyen de la coloration *vert émeraude* qu'il communique à la flamme de l'hydrogène lorsqu'on l'introduit dans un appareil producteur de ce gaz. On pratiquera aussi l'analyse spectrale de cette flamme colorée pour y déterminer l'existence des raies caractéristiques du phosphore (Voir p. 196).

Acide cyanhydrique. Pour caractériser dans le produit de la distillation l'acide prussique, il est parfois nécessaire de soumettre à une seconde distillation fractionnée le liquide condensé en premier lieu. A moins que la proportion de l'acide cyanhydrique contenu dans les produits condensés lors de la première opération ne soit assez considérable, ce qui est rare, ce liquide est trop aqueux pour donner des réactions précises, et il est nécessaire de le distiller de nouveau en se servant d'un ballon muni d'un tube à distillation fractionnée de Le Bel et Henninger. On chauffe doucement jusqu'à ce que le quart au plus du liquide ait passé à la distillation : la liqueur qui reste dans le ballon peut encore servir à la détermination du phénol et des huiles essentielles, si l'on a eu la précaution de chauffer le liquide au bain d'eau saturée de sel marin et sans trop dépasser la température d'ébullition.

Dans le liquide condensé pendant cette seconde distillation, on reconnaîtra la présence de l'acide cyanhydrique aux caractères suivants :

1° Une portion du liquide distillé traitée par une solution d'azotate d'argent donne un précipité blanc de cyanure d'argent. Ce précipité recueilli sur un filtre, lavé à l'eau distillée et séché, est introduit dans un petit tube fermé d'un bout ; on fait tomber sur lui une parcelle d'iode, on agite pour mélanger le tout et l'on chauffe doucement ; il se produit de l'iodure de cyanogène qui se condense dans les parties froides du tube sous forme de cristaux aiguillés d'aspect nacré.

2° Une portion du liquide distillé est additionnée d'une petite quantité de lessive de soude ou de potasse, puis de quelques gouttes de sulfate ferroso-ferrique ; on agite fortement dans un tube bouché, puis on ajoute à ce mélange de l'acide chlorhydrique que l'on y fait tomber goutte à goutte jusqu'à réaction franchement acide, et l'on voit apparaître un précipité de bleu de Prusse. Lorsque la proportion d'acide cyanhydrique est très faible, on n'obtient de cette façon qu'un liquide plus ou moins coloré en vert; en abandonnant ce liquide au repos, il s'y dépose à la longue quelques flocons de bleu de Prusse.

PHÉNOLS. HUILES ESSENTIELLES. ESSENCES. Lorsque la recherche de l'acide cyanhydrique, effectuée comme je viens de le dire, sur une très petite portion du liquide de seconde distillation, a conduit à un résultat négatif, on rajoute le reste de ce liquide au contenu du ballon et on recherche dans la totalité du produit le phénol, la créosote, le thymol, ainsi que les huiles essentielles et les essences qui peuvent avoir été administrées dans le but de provoquer un avortement. Le liquide condensé pendant la première distillation peut en effet contenir tous les composés toxiques volatils par eux-mêmes ou susceptibles d'être entraînés par la vapeur d'eau. Le plus généralement, ces substances communiquent au liquide distillé une odeur spéciale à chacune d'elles et lui donnent un aspect louche dû à la présence de gouttelettes extrêmement ténues qui sont en suspension dans la liqueur.

Il est toutefois bien rare que le liquide condensé possède une odeur assez caractéristique pour qu'il soit possible de ne conserver aucun doute sur la nature du composé qui y est contenu. Comme j'ai pu m'en assurer bien des fois, lorsqu'on soumet à la distillation, dans un milieu légèrement acide, des matières organiques animales, et à plus forte raison des substances ayant déjà subi un commencement de décomposition putride, on obtient constamment un liquide condensé fortement odorant et d'aspect trouble, dans lequel il est possible de déterminer la présence, entre autres produits, d'acides gras volatils, et de traces de scatol et d'indol. Ces divers composés, se dissolvant facilement dans les véhicules tels que l'éther, le pétrole léger, le chloroforme, la benzine, qui servent à séparer de l'eau les composés toxiques dont nous nous occupons en ce moment, rendent la détermination de ces derniers corps extrêmement difficile et délicate et, lorsqu'ils existent seulement en quantité minime dans les matières suspectes, leur présence ne peut plus être affirmée avec une entière certitude, au moins pour quelques-uns d'entre eux. Quoi qu'il en soit, pour rechercher ces composés, on neutralise par quelques gouttes de lessive de soude le liquide distillé, dont la réaction est toujours acide, par suite de l'entraînement de petites quantités d'acides gras volatils, et même d'acide chlorhydrique, lorsque la distillation a été menée vers la fin un peu trop vivement. Le liquide neutre ou à peine alcalin est mélangé à de l'éther et agité fortement à plusieurs reprises avec ce dissolvant. Lorsque les deux couches liquides se sont séparées et éclaircies par le repos, on décante l'éther et on l'abandonne à l'évaporation spontanée dans une capsule de verre. La présence d'un composé dissous par ce véhicule se traduirait par la production, pendant l'évaporation, de stries huileuses gagnant peu à peu le fond de la capsule et se rassemblant en un liquide fortement odorant et susceptible de cristalliser dans certains cas, s'il est formé, par exemple, de phénol ou de camphre. Si la proportion de substance toxique séparée de cette façon est relativement assez considérable, son odeur la fera facilement soupçonner, et il ne restera plus qu'à l'identifier par les réactions qui la caractérisent ; mais, si l'éther n'abandonne par évaporation qu'une trace de produit odorant, il n'y aura pas lieu de s'en préoccuper, à moins de circonstances particulières désignant plus spécialement à l'attention de l'expert la recherche des composés de la nature de ceux qui nous occupent.

Lorsque la distillation primitive a été conduite avec tout le soin et la lenteur voulus, la solution d'azotate d'argent placée à la suite de l'appareil de condensation doit être à peine louchie : dans le cas où il s'y serait formé un précipité, on le recueillerait par filtration pour y déterminer soit le phosphore, si ce précipité était de couleur brune ou noire, soit l'acide cyanhydrique, s'il était de couleur blanche.

On peut encore retrouver dans les premiers produits de condensation des composés toxiques volatils, tels que l'ammoniaque, l'alcool, l'éther, le chloroforme, etc.; mais il faut alors que l'intoxication soit tout à fait récente, et ce cas se présente bien rarement. D'ailleurs, les centres nerveux seraient encore les points de localisation dans lesquels il serait préférable de rechercher ces derniers composés.

C'est principalement avec le prélèvement opéré sur les intestins, l'estomac et leur contenu, que cette première série de recherches peut fournir des indications précieuses. C'est en effet dans cette partie des matières suspectes que l'on peut s'attendre à retrouver la plus forte proportion, sinon la totalité, de certains composés toxiques tels que : phosphore, acides, alcalis, huiles essentielles de rue, sabine, etc., surtout si leur présence est due à l'ingestion de poudre de plantes. De plus, l'existence dans la solution aqueuse, filtrée après la distillation, de certains composés toxiques (mercure, arsenic, plomb), peut permettre de déterminer, dans certains cas, si ces poisons ont été introduits dans l'économie à l'état de composés solubles ou bien si l'empoisonnement a pu être produit accidentellement par la transformation d'un composé insoluble et inerte en dérivé soluble toxique. Mais il faudrait alors séparer et doser aussi exactement que possible le poison existant dans la solution aqueuse et celui retenu à l'état insoluble par les matières restées sur le filtre. De plus, il serait nécessaire de déterminer la forme sous laquelle le composé toxique primitivement insoluble aurait été introduit dans l'économie. On pourrait, par exemple, trouver un sel mercurique dans la solution aqueuse et du calomel dans le résidu insoluble ; ou bien encore un composé arsenical dans la solution aqueuse et un sel arsenical tel que vert de Scheele ou de Schweinfurt, orpiment, réalgar, dans le résidu insoluble. Ces indications, dont je n'ai pas besoin de faire ressortir toute l'importance, devront sans aucun doute être contrôlées par la recherche définitive sur la troisième portion des prélèvements, mais elles seront déjà du plus grand intérêt en montrant à l'expert la marche qu'il devra adopter pour effectuer ses déterminations de contrôle.

La même série d'opérations effectuée sur le prélèvement des matières suspectes constitué par le foie, la rate, les reins, etc., ne peut donner d'indications bien positives relativement au phosphore, aux acides, aux alcalis. Par contre, les autres substances volatiles peuvent y être plus ou moins facilement décelées parmi les produits de distillation. Mais c'est surtout pour la détermination des toxiques minéraux non volatils et des alcaloïdes que cette partie des viscères est utile. L'existence d'un poison dans le parenchyme de ces organes démontre en effet qu'il y a eu *absorption* de ce poison et peut permettre de décider si la substance toxique retrouvée a suffi pour déterminer la mort.

Ces considérations démontrent combien il peut être utile de faire la même série de recherches sur le tube digestif et son contenu d'une part, et sur les autres viscères d'autre part. Elles feront comprendre en même temps la faute grave commise par les médecins chargés d'une autopsie lorsqu'ils placent sous un seul et unique scellé la totalité des viscères retirés du cadavre.

Recherche des toxiques minéraux non volatils. — Ces premiers essais terminés, je passe à la recherche des toxiques minéraux non volatils qui peuvent être contenus dans le résidu de la première distillation. On rajoute de l'eau distillée dans le ballon de l'appareil Mitscherlich de façon à rendre toute la masse bien fluide, on chauffe à une température voisine de l'ébullition, puis on jette le tout sur un filtre de papier Berzelius.

Les acides et les alcalis se retrouveront dans la liqueur filtrée. Cette liqueur peut en outre tenir en dissolution des proportions variables de toxiques divers ; si, par exemple, le tube digestif et son contenu renfermaient une certaine quantité de sels toxiques solubles minéraux ou organiques (sels mercuriques, acide arsénieux ou arsénites ou arséniates, sels d'alcaloïdes, etc.), ces composés pourraient se retrouver dans la dissolution, et leur recherche n'y doit jamais être négligée parce que, comme je l'ai déjà fait remarquer tout à l'heure, leur présence dans cette solution aqueuse peut, dans bien des cas, permettre de se faire une opinion sur la nature du composé toxique qui a déterminé l'empoisonnement.

Recherche des acides et des alcalis. — Ces composés produisent ordinairement sur les organes des lésions importantes et qui peuvent, jusqu'à un certain point, faire soupçonner leur emploi. Ainsi l'acide sulfurique détermine en général une violente irritation des muqueuses accompagnée de perforation de l'estomac ou des intestins. Les parois internes de l'estomac sont noirâtres et recouvertes d'un dépôt de sang poisseux ; on y constate des eschares, des plaques ecchymotiques, etc., etc. L'acide nitrique produit sur les lèvres et sur la peau des taches de couleur jaune-orangé caractéristiques : il n'existe que très rarement des eschares ; les cavités buccale et pharyngienne montrent une muqueuse plissée, de couleur blanc-grisâtre, le larynx et l'arrière-gorge, tuméfiés, présentent des traînées grises ou jaunes. Rarement les lésions dépassent le duodénum et la perforation de l'estomac est tout à fait exceptionnelle. Au point de vue des lésions, l'empoisonnement par l'acide chlorhydrique ressemble beaucoup à l'empoisonnement par l'acide nitrique, seulement on n'observe pas de taches jaunes, mais une nuance grisâtre particulière des taches formées sur les lèvres ainsi qu'à l'intérieur de la cavité buccale. L'acide oxalique détermine une coloration blanche des muqueuses de la langue, de la bouche, de l'œsophage et de l'estomac. La surface interne de cet organe est décolorée et ramollie ; la perforation de l'estomac est très rare, mais elle a cependant été observée, enfin on constate parfois un commencement de gangrène. Les matières contenues dans l'estomac sont de couleur brune et d'aspect gélatineux.

Dans tous les cas, lorsqu'il y a empoisonnement par un acide corrosif, les matières extraites de l'estomac et des intestins ainsi que ces organes eux-mêmes manifestent une réaction fortement acide au papier de tournesol.

Dans le cas des alcalis caustiques, les lésions présentent à peu de chose près l'aspect de celles qui sont déterminées par l'acide sulfurique, mais elles sont plus diffuses : il est fréquent d'observer un état de ramollissement de tout l'estomac. La réaction au papier de tournesol est alors fortement alcaline. Comme cela arrive dans l'empoisonnement avec les acides, la mort peut ne survenir qu'un temps parfois très long après l'absorption du poison, de quatre à cinq mois ; la lésion la plus fréquente est, dans ces cas, un rétrécissement de l'œsophage pouvant aller jusqu'à l'oblitération complète.

Suivant que le liquide séparé par filtration de la masse restée insoluble après distillation présentera une réaction fortement acide ou alcaline, on appliquera le mode de traitement suivant.

1° *Liqueur acide*. La liqueur est introduite dans une cornue de verre reliée à un récipient fortement refroidi : on chauffe lentement, au bain de sable, et quand la cornue est à sec, on élève la température jusque vers 110 degrés au plus.

S'il se produit des vapeurs rutilantes et que le contenu de la cornue jaunisse, ce phénomène indique la présence de l'ACIDE NITRIQUE.

S'il ne se produit pas de vapeurs rutilantes, mais que le contenu de l'appareil vienne à noircir et à dégager de l'acide sulfureux, cela indique la présence de l'ACIDE SULFURIQUE.

Lorsqu'il ne se produit ni vapeurs rutilantes ni acide sulfureux, il faut rechercher les acides chlorhydrique et oxalique.

Si l'addition de nitrate d'argent au produit de la distillation détermine la formation d'un abondant précipité blanc, caillebotté, insoluble dans l'acide nitrique, devenant violet, puis noir, sous l'influence de la lumière, cela dénote l'existence de l'ACIDE CHLORHYDRIQUE.

Pour déceler l'ACIDE OXALIQUE, il faut traiter par l'alcool fort le résidu de la distillation. La solution alcoolique évaporée et reprise par l'eau donnera une liqueur dans laquelle l'addition d'un sel de calcium soluble déterminera la formation d'un précipité blanc, insoluble dans les alcalis et l'acide acétique, soluble dans les acides minéraux et qui, soumis après filtration et dessiccation à l'action de l'acide sulfurique concentré, laissera dégager un gaz formé d'un mélange, *à volumes égaux*, d'acide carbonique et d'oxyde de carbone.

Si l'acide oxalique a été ingéré à l'état d'oxalate acide de potassium (sel d'oseille), on retrouvera cette substance dans le résidu insoluble après traitement par l'alcool. Il faudra, dans ce cas, traiter ce résidu par l'eau bouillante, filtrer et additionner la liqueur d'une solution d'acétate de calcium qui laissera précipiter l'oxalate.

2° *Liqueur alcaline.* En raison de la facilité avec laquelle la potasse et la soude se carbonatent au contact de l'air, la liqueur renfermera ces bases partie à l'état pur et partie à l'état carboné. On évaporera la solution à sec et on reprendra par l'alcool à 95 pour 100. La solution alcoolique renfermera l'alcali caustique, et le résidu insoluble l'alcali carbonaté.

Les déterminations qualitative et quantitative se feront suivant les procédés habituels de l'analyse chimique, ainsi que la reconnaissance des autres éléments minéraux qui pourraient se trouver dans ces dissolutions.

La présence de l'ammoniaque se reconnaîtrait déjà lors de la première distillation pour la recherche des substances toxiques volatiles. Toutefois, les déterminations relatives à cet alcali ne peuvent avoir de signification précise que si elles sont faites presque immédiatement après la mort.

Le chlore, le brome, l'iode, les gaz toxiques, doivent faire l'objet de recherches spéciales.

Toutes les substances précédentes sont fort rarement employées dans un but criminel, l'odeur de quelques-unes d'entre elles, leur saveur et leur action caustique immédiate, les faisant aussitôt soupçonner par la victime ; mais elles sont assez souvent usitées comme moyen de suicide. L'expert possède alors des renseignements lui permettant de procéder directement à leur recherche. D'ailleurs ces composés donnent toujours lieu à des lésions évidentes et qui attirent immédiatement l'attention lors de l'autopsie. On observe toujours une désorganisation plus ou moins profonde des tissus en des points remarquables soit par leur coloration, soit par quelque autre caractère subjectif irrécusable, tel que perforations, eschares, etc. J'ai déjà appelé l'attention sur la réaction fortement acide ou alcaline que présentent alors le tube digestif et son contenu : c'est dans ces conditions seulement qu'il convient d'opérer la recherche des acides et des alcalis.

Ce que je viens de dire s'applique aussi bien à la détermination des hypochlorites, de l'iode, du brome, etc. Ces divers agents sont très rarement employés pour l'accomplissement d'un crime, si ce n'est dans des conditions tout à fait spéciales qui en permettent l'ingestion involontaire de la part de la victime. C'est ainsi que l'on a cité des exemples d'empoisonnement criminel par ces divers composés chez des enfants en bas âge, des personnes évanouies, des ivrognes, des épileptiques. Le plus souvent alors l'expert sera en possession de renseignements qui le mettront sur la voie dans laquelle il devra diriger ses investigations.

Recherche des métaux et métalloïdes fixes. — Je procède à cette recherche tant dans les liqueurs séparées par filtration que dans le résidu insoluble lui-même. Le manuel opératoire auquel j'ai alors recours est celui que j'ai institué pour la recherche et le dosage de très petites quantités de substances minérales mélangées à des proportions plus ou moins considérables de matières organiques. Ce procédé m'a toujours donné, ainsi qu'à plusieurs autres expérimentateurs, des résultats fort satisfaisants, aussi je l'emploie de préférence à ceux qui ont été décrits jusqu'alors.

Le principe de cette méthode repose sur ce fait, de l'exactitude duquel j'ai eu soin de m'assurer au préalable, qu'il est possible de chauffer, sans les perdre par volatilisation, entre 300 et 400 degrés, en présence de charbon ou de composés organiques en voie de décomposition, des éléments minéraux dissous dans un mélange d'acide sulfurique et de sulfate acide de potassium.

Le mélange dans lequel il s'agit de rechercher les métaux ou métalloïdes fixes est placé dans une capsule de porcelaine assez vaste pour éviter que le boursouflement de la masse détermine des pertes. On l'additionne de 20 pour 100 de son poids de sulfate acide de potassium parfaitement pur, puis de son propre poids d'acide azotique fumant. La réaction, très violente au début, demande ensuite le concours d'une légère élévation de température.

Cette addition de bisulfate de potasse a pour but de prévenir l'inflammation spontanée du mélange au moment de la décomposition brusque des produits nitrés sous l'influence de la chaleur. A cette période de l'opération la masse se boursoufle et noircit sans prendre feu, ce à quoi il est impossible d'arriver pour certaines substances, comme la pulpe cérébrale par exemple, à moins d'ajouter au préalable une quantité assez grande d'acide sulfurique qui nuit à la rapidité de l'action destructive de l'acide azotique. De plus, le sulfate acide de potassium agit encore très probablement, à mon avis, en déterminant la formation de combinaisons doubles très stables même en présence de matières organiques et à haute température : il en résulte que l'on n'a pas à craindre la perte par volatilisation partielle de composés d'ordinaire facilement réductibles à température élevée en présence du charbon, comme les sels de plomb et de mercure.

Il convient même, pour certaines matières difficiles à détruire, comme les tissus chargés de graisses, d'ajouter encore une ou deux fois de l'acide azotique fumant après que la première portion aura été chassée par la chaleur, et de chauffer de nouveau jusqu'à expulsion totale de l'acide nitrique en excès et des produits de décomposition des dérivés nitrés.

On procède alors à la recherche de l'arsenic et de l'antimoine en suivant la méthode de M. Armand Gautier.

La masse charbonneuse ainsi obtenue est humectée avec quelques gouttes d'acide azotique et chauffée légèrement jusqu'à l'apparition de vapeurs rutilantes : cette nouvelle addition d'acide azotique a pour but d'oxyder et de transformer en acides arsénique et antimonique les sulfures d'arsenic et d'antimoine qui auraient pu prendre naissance au moment de la décomposition des produits nitrés. Supposons en effet que les matières suspectes renfermaient de l'arsenic ou de l'antimoine : sous l'influence de l'acide azotique ajouté en même temps que le sulfate acide de potassium ces corps se transforment en acides arsénique ou antimonique, puis, lorsque par suite de l'élévation de la température on a déterminé la décomposition des dérivés nitrés, la masse se trouve constituée par un mélange de charbon et de sulfates avec excès d'acide sulfurique : grâce à la température élevée à laquelle s'est faite cette décomposition, l'acide sulfurique en excès réagit sur le charbon pour donner de l'acide sulfureux. Les sulfates peuvent même se transformer partiellement en sulfures, et les acides arsénique ou antimonique se trouvant également à haute température et dans une atmosphère réductrice, en présence de sulfures ou seulement en présence de charbon et d'acide sulfureux, se transforment plus ou moins complètement en sulfures insolubles qui échapperaient ainsi à la recherche. Il est donc indispensable de les faire repasser, par une nouvelle et énergique oxydation, à l'état de composés solubles.

Lorsque la masse charbonneuse n'exhale plus du tout l'odeur de l'acide sulfureux, on la pulvérise dans la capsule même en l'écrasant contre les parois à l'aide d'un pilon, et on l'épuise en la faisant bouillir avec de l'eau fortement aiguisée d'acide chlorhydrique parfaitement pur.

Lorsque l'opération a été bien conduite, la liqueur filtrée doit avoir une couleur brun-orangé semblable à celle du vin de Madère ou du rhum, et elle renferme *au moins* les quatre-vingt-quinze centièmes de l'arsenic ou de l'antimoine qui existait dans les matières suspectes, tandis que la *totalité* des autres métaux toxiques (plomb, cuivre, mercure, etc.) reste mélangée au charbon par suite d'un phénomène particulier d'affinité qui peut être comparé à l'affinité d'un tissu pour une matière colorante.

La liqueur filtrée est réduite au moyen du bisulfite de sodium : on porte à l'ébullition pour chasser l'acide sulfureux mis en liberté, et l'on soumet ensuite la liqueur refroidie à l'action d'un courant d'hydrogène sulfuré. Comme les quantités d'arsenic ou d'antimoine que l'on peut retrouver dans les cas d'intoxication par ces substances sont toujours très minimes, il faut avoir soin de prolonger pendant six à huit heures au moins l'action du courant d'hydrogène sulfuré et, de plus, abandonner au repos pendant au moins douze heures la liqueur sulfhydrique, afin de bien rassembler le précipité de sulfure.

Dans les liqueurs obtenues ainsi que je viens de le dire, le courant d'hydrogène sulfuré détermine toujours la formation d'un précipité plus ou moins faible, de couleur variant du jaune-clair au jaune-orangé et qu'il faut bien se garder de prendre à première vue pour un sulfure d'arsenic ou d'antimoine. Ce précipité est constitué en partie par du soufre réduit, en partie par des combinaisons sulfurées de matières organiques.

On recueille soigneusement ce précipité sur un petit filtre de papier Berzelius, on le lave une ou deux fois à l'eau distillée, puis on détache le filtre, encore humide, de l'entonnoir, et on le traite, dans une petite fiole, par de l'ammoniaque étendue de son volume d'eau. Le sulfure d'arsenic est très facilement soluble dans l'ammoniaque ; quant au sulfure d'antimoine, il se dissout aussi grâce à la petite quantité de soufre réduit qui existe toujours dans le précipité, soufre qui, se dissolvant dans l'ammoniaque, fournit du sulfure ammonique dans lequel se dissolvent parfaitement tant le sulfure d'antimoine que le sulfure d'arsenic.

Après avoir laissé digérer quelque temps à une douce chaleur le précipité avec le filtre dans la liqueur ammoniacale, on filtre de nouveau, lave à l'eau ammoniacale, évapore la solution au bain-marie à siccité, puis on reprend par l'acide azotique dans le but de transformer en acides arsénique ou antimonique les sulfures d'arsenic ou d'antimoine qui pourraient avoir été abandonnés par l'évaporation de la solution ammoniacale ainsi que pour détruire une petite quantité de matière organique que le traitement par l'ammoniaque entraîne toujours en dissolution. Il faut veiller avec le plus grand soin à chasser complètement de cette dernière liqueur toute trace d'acide azotique, à cause des inconvénients que présente cet acide lorsqu'il existe dans une solution introduite dans un appareil de Marsh. Dans ce but, il faut additionner la dissolution nitrique d'une petite quantité d'acide sulfurique parfaitement pur et pousser l'évaporation jusqu'à l'apparition de quelques vapeurs blanches d'anhydride sulfurique. Cette dernière liqueur est alors étendue d'eau après refroidissement, puis introduite, par petites portions successives, dans un appareil de Marsh, en employant toutes les précautions nécessaires pour le bon fonctionnement de cet appareil (Voir p. 226).

Cette phase de l'opération permet de retrouver l'arsenic et l'antimoine ; quant aux autres métaux toxiques, ils sont restés mélangés au résidu insoluble dans l'eau acidifiée par l'acide chlorhydrique, ainsi que je l'ai dit plus haut.

Pour déceler leur présence, ce résidu insoluble mélangé au charbon provenant de la destruction des matières organiques sera de nouveau additionné de 25 pour 100 de son poids de sulfate acide de potassium, puis on ajoutera un grand excès d'acide sulfurique pur à 66 degrés Baumé, de façon que la masse soit bien fluide, et l'on chauffera dans une capsule de porcelaine, à une température voisine de celle de l'ébullition de l'acide sulfurique. Par un chauffage soutenu, et en rajoutant au besoin de l'acide sulfurique, tous les composés organiques qui pourraient avoir échappé à l'action de l'acide azotique fumant sont détruits, et le charbon complètement oxydé : il se dégage, outre les vapeurs blanches d'acide sulfurique volatilisé, une grande quantité d'acide sulfureux, et la liqueur prend peu à peu une teinte de plus en plus claire et ne tarde pas à devenir complètement incolore.

Il est bon, pour détruire sûrement et plus rapidement les dernières traces de produits organiques, de laisser refroidir la capsule et de projeter dans le liquide clair quelques cristaux de nitrate de potassium pur.

En chauffant de nouveau jusqu'à la production d'abondantes vapeurs blanches d'acide sulfurique monohydraté, on doit obtenir finalement un liquide à peine coloré, se prenant en masse par le refroidissement et renfermant, à l'état de sulfates et en présence d'un grand excès d'acide sulfurique, tous les éléments minéraux contenus dans la matière suspecte. La seule précaution à observer pour être *absolument sûr* d'éviter toute perte par volatilisation consiste à maintenir continuellement le mélange bien liquide à l'aide d'un excès d'acide sulfurique.

La masse saline refroidie est alors dissoute dans l'eau distillée bouillante, la liqueur amenée au volume de un demi-litre environ (quand on opère sur 400 à 500 grammes de matières suspectes, par exemple) et SANS FILTRATION PRÉALABLE, soumise à l'électrolyse à l'aide d'une pile de quatre éléments de Bunsen ou d'une pile à gaz de Clamond. Cette dernière est préférable à cause de la constance du courant.

Dans le cas où la solution renfermerait un métal, la lame de platine servant d'électrode négative se recouvre assez rapidement d'un enduit gris-noirâtre ou bien encore d'aspect métallique, suivant la nature du corps qui se dépose ; et, si l'on a soin de laisser marcher l'électrolyse pendant un temps suffisant (vingt-quatre heures au minimum), il est possible d'effectuer le dosage du corps toxique lorsqu'il existe en quantité pondérable.

La détermination soit *qualitative*, soit *quantitative*, de l'élément toxique, se fait ensuite par les méthodes habituelles sur lesquelles je n'ai pas à insister ici.

On pourrait encore, si on voulait éviter l'électrolyse (et ce manuel opératoire présente quelquefois des avantages), neutraliser par l'ammoniaque la solution acide, l'additionner d'une petite quantité d'acide chlorhydrique pur et la soumettre à l'action prolongée d'un courant d'hydrogène sulfuré. Les métaux des deux premières sections, c'est-à-dire ceux dont les sulfures sont précipitables en liqueur acide, se trouveraient ainsi séparés, et l'on pourrait appliquer à la liqueur la méthode générale que l'on trouvera décrite en détail dans tous les traités d'analyse minérale.

Recherche des alcaloïdes et des composés analogues. — Cette recherche est effectuée sur la seconde portion des matières suspectes. Comme les opérations qu'elle nécessite sont très longues et très compliquées, il est bon, autant pour éviter les pertes de temps que l'altération des substances qui peuvent se trouver dans ces mélanges, de mettre en marche le traitement de cette seconde portion, en même temps que l'on exécute, sur la première portion des organes, la série de recherches qui vient d'être décrite.

La méthode à laquelle, après bien des essais, j'ai fini par donner la préférence, est empruntée en partie à la méthode de Stas, en partie, surtout, à celle de Dragendorff. Les organes ou produits dans lesquels il s'agit de rechercher et d'isoler les alcaloïdes sont d'abord finement divisés, si ce sont des produits solides, ensuite additionnés de 5 p. 100 de leur poids d'acide citrique parfaitement pur, puis de trois fois leur poids d'alcool à 60 p. 100 lorsqu'on a affaire à des produits solides ou d'alcool à 95 p. 100 lorsqu'on opère sur des liquides (le liquide hydro-alcoolique doit contenir, en moyenne, après macération, 50 p. 100 d'alcool). Dans certains cas, par exemple lorsque l'on traite des organes ayant subi une décomposition putride profonde, soit parce que l'exhumation du cadavre a eu lieu longtemps après la mort, soit parce que les matières suspectes ont été abandonnées sous scellés pendant un laps de temps assez considérable, la proportion d'acide citrique que je viens d'indiquer est insuffisante par suite de l'alcalinité intense des matières soumises à la recherche. Il faut alors procéder par additions successives d'acide citrique jusqu'à ce que, tout le carbonate d'ammoniaque étant décomposé, le mélange fluide possède une réaction franchement acide. Le temps pendant lequel il faut laisser les matières suspectes en macération dans la solution acide, varie suivant le degré de cohésion des substances solides : en général, pour des organes frais, et lorsque la division mécanique a été convenablement faite, six à douze heures suffisent.

Le mélange est chauffé durant quelques heures à une température de 50° à 60° et agité fréquemment. Il importe que, dans tous les cas, la réaction de la liqueur hydro-alcoolique soit franchement acide au papier de tournesol, même encore après six à douze heures de macération. Le mélange est alors filtré et le résidu de la filtration soumis à une forte pression pour en extraire tout le liquide. On renouvelle l'épuisement de ce résidu avec trois fois son poids d'alcool à 60 p. 100 additionné de 1 p. 100 d'acide citrique, on laisse digérer quelque temps à la température de 50°, on filtre et on exprime derechef à la presse. Les liqueurs hydro-alcooliques sont réunies et distillées *dans le vide* à une température ne dépassant pas 60° jusqu'à ce que le résidu atteigne la consistance de sirop clair. Il est très facile, par une disposition convenable de l'appareil à distillation dans le vide, tel que celui représenté dans la figure 12, de réaliser une alimentation continue et de condenser la presque totalité de l'alcool dont on évite ainsi la perte. Dans le cas d'alcaloïdes éminemment altérables, comme cela arrive pour certains alcaloïdes volatils et un grand nombre de ptomaïnes, il est encore préférable d'effectuer l'évaporation à la température ambiante, dans des capsules à fond plat disposées sous une cloche dans laquelle on fait le vide et dont l'atmosphère est desséchée par de l'acide sulfurique à 66° Baumé, bouilli au préalable et purifié de vapeurs nitreuses, acide que l'on remplace au fur et à mesure qu'il absorbe le liquide. Un grand nombre d'alcaloïdes sont éminemment altérables quand on chauffe leur solution au contact de l'air, surtout en présence de combinaisons salines qui sont capables de favoriser la formation des produits de dédoublement. L'influence des solutions alcalines est particulièrement intense, aussi doit-on toujours éviter l'élévation de température, même très faible, d'une solution alcaline dans laquelle il s'agit de rechercher les alcaloïdes. Les solutions faiblement acides exercent une action décomposante beaucoup moins considérable, mais qui n'est cependant pas négligeable, surtout lorsqu'on laisse intervenir deux autres causes de décomposition,

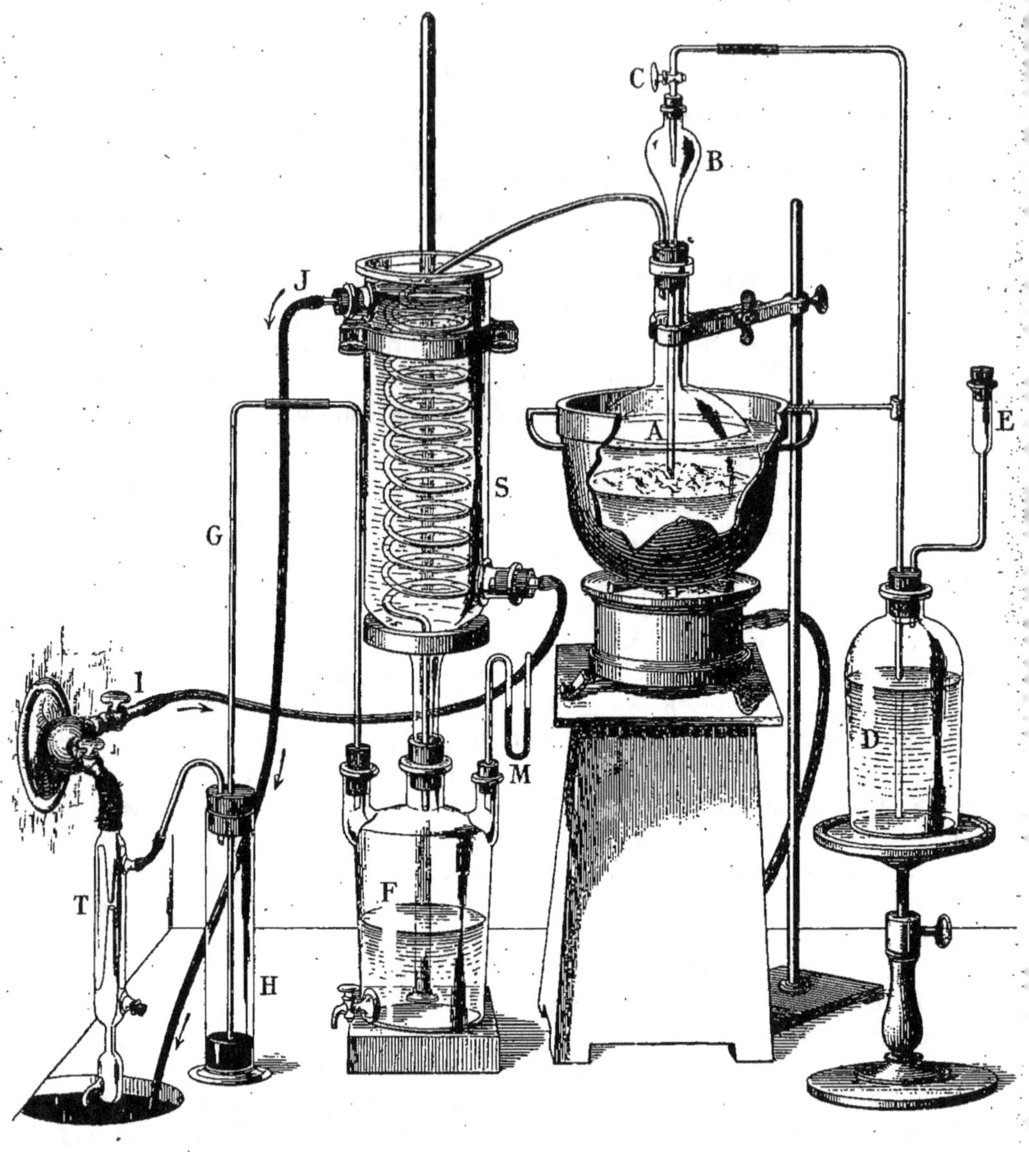

Fig. 12. — Appareil à distillation dans le vide et avec alimentation continue.

A, Ballon contenant le liquide à distiller dans le vide et chauffé au moyen d'un bain-marie dans lequel plonge un thermomètre dont la température ne doit pas dépasser 60°.

Ce liquide, versé dans le flacon **D** au moyen du tube à entonnoir **E**, pénètre dans l'appareil distillatoire sous l'influence de la pression atmosphérique une fois que le vide a été fait dans l'appareil. On règle son écoulement au moyen du robinet **C**. Le tube à ampoule **B** est destiné à faire crever les bulles gazeuses que forme le liquide en arrivant goutte à goutte dans l'espace vide : à cet effet, l'extrémité de ce tube, en forme d'allonge effilée, plongeant dans le ballon **A**, ainsi que l'extrémité du tube sur le trajet duquel se trouve soudé le robinet **C**, sont taillées en forme de bec de sifflet.

S, Serpentin en étain servant à condenser le liquide distillé et refroidi par un courant d'eau amené à la partie inférieure du réfrigérant par le tube **I**, et s'écoulant à la partie supérieure par le tube **J**.

T, Trompe à eau, modèle d'Alvergniat, entretenant le vide dans l'appareil.

H, Éprouvette en communication directe avec la trompe et au fond de laquelle se trouve du mercure en quantité telle qu'il puisse monter dans le tube **G**, à une hauteur de 7⅗ centimètres (ce tube doit avoir, par conséquent, environ un mètre, de hauteur) et réaliser une fermeture automatique, conservant ainsi le vide dans l'appareil, au cas où un arrêt se produirait dans l'écoulement de l'eau actionnant la trompe.

F, Flacon recevant le liquide condensé dans le réfrigérant.

M, Manomètre à mercure indiquant la pression à l'intérieur de l'appareil.

I, Robinet d'alimentation d'eau du réfrigérant.

impossibles à éviter entièrement, la concentration des solutions et la durée de l'évaporation.

Dans tous les cas, une fois que le résidu de distillation ou d'évaporation a atteint la consistance de sirop clair, on l'additionne de dix fois son volume d'alcool à 95 p. 100 et on laisse le mélange en contact pendant vingt-quatre heures, en agitant fréquemment. La majeure partie des sels minéraux, des matières albuminoïdes, mucilagineuses, etc. se trouve ainsi séparée à l'état insoluble, tandis que les sels acides des composés alcaloïdiques, les glucosides, etc., passent dans la solution alcoolique. On filtre pour séparer le résidu insoluble ; la majeure partie de l'alcool est récupérée par distillation ménagée au bain-marie et le résidu de la distillation est évaporé à siccité, sous une cloche et dans le vide sec, comme il vient d'être dit ci-dessus. La présence d'une proportion assez considérable d'alcool dans la liqueur empêche, ou tout au moins atténue, dans une notable proportion, la décomposition des principes actifs sous l'influence de l'élévation de la température ; aussi cette distillation ne doit-elle pas être poussée trop loin, de peur de déterminer l'altération des composés que l'on a pour but d'isoler. Il est même préférable d'avoir un léger excès d'alcool dans la liqueur que l'on soumet ensuite à l'évaporation dans le vide. Au surplus, l'acide citrique n'exerce pas, à beaucoup près, une action décomposante aussi énergique que celle des acides minéraux et encore cette action est-elle entravée par la présence de l'alcool. Ce sont toutes ces considérations qui m'ont fait préférer l'emploi de l'acide citrique à celui des acides organiques plus énergiques que lui ou à des acides minéraux.

Le résidu de cette dernière évaporation (qui peut, sans inconvénients, être poussée presque jusqu'à siccité) est repris par un mélange de deux tiers d'eau distillée et un tiers d'alcool à 95 p. 100 ; on filtre sur un papier préalablement mouillé d'eau distillée pour séparer une petite quantité de matières grasses ou cireuses entraînées par la solution alcoolique, et l'on a ainsi une solution contenant à l'état de citrate, en présence d'un excès d'acide le ou les alcaloïdes qu'il s'agit d'isoler. Il ne reste plus qu'à les dégager de cette combinaison ou de cette dissolution par l'emploi d'un dissolvant capable de les entraîner, ou bien à les séparer au moyen d'un lait de magnésie ou de chaux, d'un bicarbonate ou d'un carbonate alcalin, de l'ammoniaque, d'un alcali caustique, puis à les enlever au mélange à l'aide d'un dissolvant approprié, chloroforme, benzine, ligroïne, éther, etc. Le choix du précipitant est commandé par l'altérabilité du principe actif que l'on cherche à isoler : le lait de magnésie, le moins énergique de ces réactifs alcalins, devra être employé pour les alcaloïdes facilement altérables, les carbonates alcalins ou les lessives caustiques, au contraire, pour les alcaloïdes très stables. Pour ce qui est du véhicule dissolvant c'est la solubilité propre de l'alcaloïde ou du principe actif qui devra guider dans son choix.

La liqueur filtrée renferme les composés alcaloïdiques ainsi qu'une notable proportion de substances de nature indéterminée, mais assez constantes comme composition. C'est parmi ces substances que l'on retrouve les *leucomaïnes*.

Cette solution est alors, suivant l'ingénieuse méthode de Dragendorff, soumise, dans certaines conditions déterminées, à l'action de dissolvants susceptibles d'isoler plus ou moins complètement tel ou tel groupe de corps. Il s'en faut malheureusement de beaucoup que l'emploi de ces dissolvants conduise à des résultats d'une rigueur comparable à celle que l'on peut obtenir par l'emploi judicieux des méthodes usitées en analyse minérale. Aucun procédé d'extraction ne peut, en réalité, permettre d'isoler tous les poisons organiques actuellement connus ; il faut avoir égard ici au but que nous nous proposons et qui consiste à adopter la méthode capable de nous fournir le plus de renseignements. Il semblerait au premier abord que la méthode de Stas, basée sur l'emploi d'un dissolvant unique, capable de séparer un assez grand nombre d'alcaloïdes, présente de grands avantages ; mais la pratique de cette méthode apprend bien vite que, s'il est certains cas dans lesquels elle se montre d'une incontestable supériorité, en revanche, dans toutes les circonstances (et ce sont les plus nombreuses) où l'expert ne possède aucune indication pouvant l'éclairer et le déterminer à adopter tel procédé plus spécial pour un toxique déterminé, le laboratoire, dis-je, montre bien vite que cette méthode de Stas manque de généralité, qu'elle ne peut permettre d'isoler avec certitude tous les alcaloïdes contenus dans les matières suspectes, et qu'elle ne peut servir à les séparer, s'il s'agit d'un mélange d'alcaloïdes.

Aussi, malgré ses imperfections et les difficultés parfois considérables que rencontre son application, je préfère de beaucoup, *pour une recherche générale*, l'emploi méthodique des dissolvants suivant la marche étudiée par Dragendorff et ses élèves.

I. — La solution aqueuse, obtenue comme je l'ai dit précédemment et qui doit présenter une réaction franchement acide au papier de tournesol est épuisée successivement par l'éther de pétrole (pétrole léger bouillant de 30 à 60 degrés, ligroïne), la benzine et le chloroforme.

Pour cela, la solution aqueuse est introduite dans un flacon-éprouvette bouchant à l'émeri et d'une capacité suffisante pour contenir trois ou quatre fois le volume de cette solution aqueuse : on ajoute un volume du dissolvant au moins égal à deux fois le volume de liqueur à épuiser, et l'on agite à plusieurs reprises en ayant soin, entre chaque agitation nouvelle, de laisser parfaitement séparer les deux couches de liquide. Finalement, on décante, et le dissolvant, réduit à un petit volume par distillation ménagée au bain-marie, quand cela est nécessaire, est réparti sur un certain nombre de verres de montre puis abandonné à l'évaporation spontanée pour étudier les caractères du résidu.

Dans ces conditions, l'éther de pétrole enlève au liquide acide : des matières colorantes, les matières grasses, les huiles essentielles, le camphre, le phénol (partiellement), l'acide picrique, la pipérine (partiellement), la capsicine, certains principes préexistant ou provenant de la décomposition des produits contenus dans les racines d'aconit et d'hellébore. Malgré toutes les précautions que l'on a pu prendre pour isoler les matières grasses, il en existe toujours une proportion assez considérable pour rendre des plus incertaines les réactions qui seraient tentées sur le produit brut de l'évaporation du dissolvant : si la couleur ou l'odeur du résidu ou quelque autre indice peuvent faire présumer l'existence de l'un des corps qui viennent d'être mentionnés, il faudra reprendre ce résidu par l'alcool faible (à 30 pour 100), qui laissera la plus grande partie des matières grasses et colorantes, tandis qu'il dissoudra le composé qu'il s'agit de reconnaître. Après nouvelle évaporation de cette solution hydro-alcoolique, on obtiendra un résidu qui peut être cristallisé ou amorphe.

1° RÉSIDU CRISTALLISÉ. Il peut être constitué par : camphre ou corps analogues, acide picrique, pipérine (1), acides salicylique ou benzoïque.

2° RÉSIDU AMORPHE.

Solide. Principe provenant des racines d'hellébore ou d'aconit.

Mou, de saveur brûlante et rubéfiant. Capsicine.

Liquide. Huiles essentielles. Phénol. Cardol.

Tous ces composés, sauf ceux provenant des racines d'hellébore et d'aconit, offrent bien peu d'intérêt dans une recherche toxicologique : le grand avantage de ce traitement par l'éther de pétrole réside uniquement dans la séparation presque complète des matières grasses, qui seraient, par la suite, un sérieux obstacle à l'obtention des réactions colorées servant à déterminer la nature des corps isolés par tel dissolvant.

II. — Lorsque la solution acide a été complètement épuisée par l'éther de pétrole, on la soumet, de la même façon, à l'action de la benzine cristallisable : grâce à la facilité avec laquelle se dissocient certaines combinaisons peu stables d'alcaloïdes avec les acides, la benzine permet d'isoler de la liqueur aqueuse des composés fort importants.

Il est bien rare cependant que le résidu d'évaporation de la benzine laisse, du premier jet, un produit suffisamment pur pour qu'il soit possible de tenter directement sur lui les réactions caractéristiques de tel ou tel alcaloïde. Le dissolvant hydrocarboné entraîne la plupart du temps une proportion notable de matières colorantes ainsi que des produits étrangers, de consistance huileuse, facilement oxydables et se convertissant en résines colorées, et offrant la plus grande analogie, sinon une similitude parfaite avec les produits que l'on obtient en beaucoup plus grande quantité lorsqu'on applique cette méthode à des portions de cadavres ayant subi une putréfaction avancée. Ces composés paraissent provenir de l'action exercée sur les matières albuminoïdes par les sels et l'acide avec lesquels ces substances se sont trouvées en contact au commencement de l'opération, car on peut, comme j'ai eu bien des fois et depuis longtemps l'occasion de l'observer, en obtenir des proportions très appréciables en soumettant au traitement que j'expose ici de la viande fraîche, de l'albu-

---

(1) Ce dernier corps est si peu soluble dans les solutions aqueuses acidulées qu'il sera très rarement retrouvé dans cette partie de l'opération : il offre d'ailleurs peu d'intérêt au point de vue toxicologique.

mine, des œufs desséchés, de la fibrine, etc., etc., et la proportion de ces produits est d'autant plus considérable que l'on fait usage d'acides plus énergiques et que l'on prolonge davantage la durée de la macération.

Il est donc de la plus grande importance d'éliminer ces produits, afin de pouvoir caractériser les substances de nature alcaloïdique que la benzine pourrait avoir dissoutes. On y parvient assez facilement de la façon suivante : la benzine qui a servi à l'épuisement est évaporée dans une capsule à fond plat, et le résidu de l'évaporation est repris par quelques centimètres cubes d'un mélange à parties égales d'eau et d'alcool que l'on additionne d'une à deux gouttes d'acide sulfurique au cinquième. En mélangeant avec un agitateur on arrive à dissoudre le composé alcaloïdique, tandis que les matières étrangères restent à l'état de masse plus ou moins poisseuse, insoluble. On décante la solution acide et on l'épuise de nouveau par le double de son volume de benzine : on décante et filtre le dissolvant, en ayant bien soin qu'il ne se trouve pas mélangé avec une petite quantité de la solution aqueuse, et on le répartit dans plusieurs verres de montre. Si, dans ces conditions, l'évaporation de la benzine ne laisse qu'un résidu insignifiant, on procède à l'épuisement par le chloroforme. Si, au contraire, le résidu d'évaporation de la benzine n'est pas négligeable, on l'examine de la façon suivante :

RÉACTIONS DONNÉES PAR L'ADDITION AUX CRISTAUX D'UNE A DEUX GOUTTES D'ACIDE SULFURIQUE A 66 DEGRÉS BAUMÉ PUR.

A. RÉSIDU CRISTALLISÉ.

1° Cristaux incolores et distincts.

Dissolution sans coloration ; cristaux aiguillés et soyeux qui, lorsqu'on évapore sur eux quelques gouttes d'eau de chlore, donnent en présence des vapeurs de gaz ammoniac la réaction de la murexide. — CAFÉINE.

Pas de coloration ; cristaux rhombiques qui, dissous dans l'huile et appliqués sur la peau, produisent la vésication. La potasse ne colore pas non plus ces cristaux. — CANTHARIDINE.

Pas de coloration immédiate ; cristaux écaillés se colorant à la longue en rouge, non vésicants et se colorant d'une façon passagère en rouge sous l'influence d'une solution chaude de potasse. — SANTONINE.

Coloration noire passant après quelque temps au rouge. — CUBÉBINE.

2° Cristaux incolores peu distincts.

Dissolution avec coloration rouge-brun ; la vapeur de brome colore la solution en rouge-groseille, et cette solution devient verte par addition d'eau. Le résidu d'évaporation de la benzine ralentit les battements du cœur d'une grenouille. — DIGITALÉINE.

Dissolution avec coloration rouge-brun ; la vapeur de brome produit quelquefois des stries violettes. L'addition d'eau détermine la précipitation de flocons verdâtres. Le résidu d'évaporation de la benzine n'a pas d'action sur le cœur d'une grenouille. — CASCARILLINE.

3° Cristaux jaunes peu distincts.

Dissolution avec coloration olive. Le résidu d'évaporation de la benzine, dissous dans l'alcool, donne avec le réactif de Bouchardat un précipité cristallin chatoyant. — BERBÉRINE.

B. RÉSIDU AMORPHE. — Incolore ou jaune pâle ; solution sulfurique jaune, l'addition d'une goutte d'acide azotique produit une coloration verte qui passe ensuite au bleu, puis au violet. L'acide azotique à 1,4 de densité et ne renfermant pas de produits nitreux donne, lorsqu'on l'ajoute directement au résidu d'évaporation de la benzine, une coloration intense violet-bleu passant au violet rouge, puis au jaune-pâle. — COLCHICINE.

La benzine peut encore séparer, en opérant de cette façon, des proportions très appréciables de principes actifs de certaines résines et gommes-résines drastiques (élatérine, colocynthine), des glucosides (caryophylline, populine), certains principes amers provenant des plantes de la tribu des Hélianthées-Anthémidées (genres Matricaria et Artemisia), en un mot, un assez grand nombre de produits végétaux qui ne peuvent être considérés comme toxiques, en raison de la quantité considérable qu'il faudrait en absorber pour déterminer la mort. Notons seulement ce qui peut avoir de l'intérêt au point de vue toxicologique, à savoir que les produits actifs des drastiques, l'*Elatérine* et la *Colocynthine*, se colorent en rouge plus ou moins vif en présence de l'acide sulfurique et en violet avec le réactif de Fröhde.

III. — On procède ensuite à l'épuisement de la liqueur acide par le chloroforme, en employant toujours le manuel opératoire précédemment décrit. La détermination des corps pouvant exister dans le résidu d'évaporation du chloroforme se fait de la façon suivante :

A. RÉSIDU PLUS OU MOINS NETTEMENT CRISTALLISÉ.

1° *La dissolution du résidu dans de l'acide sulfurique dilué au millième fournit un précipité avec le réactif de Bouchardat.*

RÉACTIONS DONNÉES PAR L'ADDITION AUX CRISTAUX D'UNE A DEUX GOUTTES D'ACIDE SULFURIQUE A 66 DEGRÉS BAUMÉ PUR.

Solution incolore ; pas de coloration lorsqu'on évapore, sur le résidu d'évaporation du chloroforme, quelques gouttes d'eau de chlore, et que l'on expose ensuite le produit aux vapeurs d'ammoniaque. — CINCHONINE.

Solution incolore : en faisant agir sur le résidu d'évaporation du chloroforme l'eau de chlore, puis les vapeurs d'ammoniaque, on a la réaction de la muréxide. — THÉOBROMINE.

Solution incolore ou bleuâtre à froid, bleu-violet à chaud. — PAPAVÉRINE (impure, telle qu'elle se trouve dans le commerce).

Solution gris-brun immédiatement, rouge de sang après vingt-quatre heures ; le résidu d'évaporation du chloroforme se colore en bleu en présence de l'eau iodée. — NARCÉINE.

2° *La dissolution du résidu dans l'acide sulfurique dilué au millième ne précipite pas le réactif de Bouchardat.*

RÉACTIONS DONNÉES PAR L'ADDITION AU RÉSIDU CRISTALLIN D'UNE A DEUX GOUTTES D'ACIDE SULFURIQUE A 66 DEGRÉS BAUMÉ PUR.

Solution jaune; par addition d'un cristal de chromate acide de potassium, coloration violette, puis brune. — PICROTOXINE.

Solution rouge vif, devenant quelquefois d'un rouge violeté après un certain temps; le résidu d'évaporation du chloroforme ralentit notablement les battements du cœur d'une grenouille. — HELLÉBORINE.

B. RÉSIDU AMORPHE.

Lorsque le résidu d'évaporation du chloroforme se présente avec un aspect complètement amorphe, les substances qui peuvent le constituer sont extrêmement difficiles à caractériser, mais elles présentent au point de vue toxicologique un intérêt considérable et leur examen minutieux ne doit jamais être négligé.

Outre que ce résidu peut être constitué par un mélange de *Digitaline* et de *Digitaléine*, principe possédant les mêmes propriétés toxiques que la digitaline et existant concurremment avec ce dernier dans toutes les parties de la plante, la plupart des autres substances que le chloroforme peut enlever à la solution acide possèdent, en effet, une action physiologique analogue à celle de la digitale, aussi Dragendorff a-t-il fait de ces différents principes une étude détaillée qu'il est nécessaire de consulter. Les réactions différentielles de ces divers composés sont des plus confuses, et il est indispensable de s'aider des signes fournis par l'action physiologique.

Après que la solution acide a été épuisée complètement par chacun des trois dissolvants qui viennent d'être énumérés, on enlève à la liqueur la benzine et le chloroforme qu'elle retient en dissolution en l'agitant de nouveau avec de l'éther de pétrole, on décante avec soin, et l'on rend la liqueur *faiblement* alcaline par l'addition d'un très léger excès d'ammoniaque pure.

IV. — La solution est aussitôt et rapidement épuisée par la benzine cristallisable à la température de 30 à 40 degrés; et, pour rendre plus prompte et plus facile la séparation de la benzine, on additionne la liqueur aqueuse, avant de la neutraliser, du quart au plus de son volume d'alcool. Il faut apporter les plus grands soins à la décantation de la couche de benzine et attendre qu'elle soit complètement éclaircie, ce qui arrive assez rapidement lorsque le mélange est maintenu à la température indiquée ci-dessous. On s'assure, en évaporant une petite quantité de cette benzine, qu'elle a dissous une proportion appréciable de substance et l'on renouvelle alors l'épuisement dans les mêmes conditions.

Lorsque la série d'opérations que je viens de décrire a été effectuée avec tout le soin désirable, la benzine qui a servi à l'épuisement doit être à peu près incolore : s'il en était autrement, il faudrait traiter cette solution benzinique par de l'eau aiguisée d'acide sulfurique (1^{gr} SO^4H^2 p. 100), agiter fortement pour déterminer la redissolution des alcaloïdes dans l'eau acidulée, séparer la solution aqueuse, la neutraliser par un très petit excès d'ammoniaque, et recommencer l'épuisement à chaud par la benzine. Il est extrêmement important, lorsque la benzine abandonne par évaporation un résidu solide, que ce résidu soit aussi incolore que possible. C'est de ce résultat que dépend la netteté des réactions qui vont être exposées : on verra d'ailleurs que cette partie de l'opération est, par le nombre et par l'énergie des poisons, la plus importante de la recherche toxicologique.

La solution benzinique est répartie sur un certain nombre de verres de montre (après avoir été réduite par distillation ménagée au bain-marie, si le volume des liqueurs ayant servi à l'épuisement était par trop considérable) et abandonnée à l'évaporation ménagée à une température qui ne doit pas dépasser 30 degrés : on s'exposerait sans cela à perdre en totalité les alcaloïdes volatils et une proportion parfois considérable de certains alcaloïdes solides qui sont entraînés facilement par les vapeurs d'hydrocarbure.

Le résidu laissé par l'évaporation de la benzine peut se présenter sous trois aspects. Il peut être : 1° solide et cristallisé : 2° solide et amorphe; 3° liquide. Dans ce dernier cas, il s'agirait d'un alcaloïde volatil, et l'évaporation devrait être faite de préférence à la température ambiante, sur une petite quantité de la benzine, afin d'étudier les caractères organoleptiques de l'alcaloïde : le reste de la benzine serait évaporée, toujours à froid, dans une capsule de verre mouillée au préalable d'acide chlorhydrique concentré. On obtiendrait ainsi le chlorhydrate de la base volatile en perdant le moins possible d'alcaloïde.

Lorsque le résidu est solide, on examine avec soin au microscope si ce résidu est cristallisé ou amorphe, et l'on procède sans retard à sa détermination par la méthode ci-dessous. *Les réactions colorées doivent être faites à la lumière du jour, en effectuant les mélanges sur des verres de montre placés sur une feuille de papier blanc, et en opérant sur des résidus d'évaporation aussi récents que possible.* Les alcaloïdes que l'on peut isoler ainsi sont, en effet, lorsqu'on opère sur des fragments de cadavres, toujours mélangés à des substances indéterminables s'oxydant promptement à l'air et capables, d'une part, d'entraîner une décomposition partielle de l'alcaloïde isolé, et d'autre part, de donner avec les différents réactifs des colorations qui pourraient mettre l'investigateur dans le plus grand embarras.

1° RÉSIDU CRISTALLISÉ.

RÉACTIONS DONNÉES PAR L'ADDITION AU RÉSIDU CRISTALLIN D'UNE A DEUX GOUTTES D'ACIDE SULFURIQUE A 66 DEGRÉS BAUMÉ PUR.

Solution sulfurique incolore, et ne se colorant pas à la longue ou par l'addition d'acide azotique.

A. Une trace du produit d'évaporation de la benzine instillée dans l'œil d'un animal (de préférence un chat) détermine la dilatation de la pupille.

La solution sulfurique répand, lorsqu'on la chauffe légèrement, une odeur rappelant celle des fleurs de prunier et de spiræa : la solution aqueuse du produit laissé par l'évaporation de la benzine n'est pas précipitée par le chlorure platinique. — ATROPINE.

La solution sulfurique ne répand pas d'odeur caractéristique lorsqu'on la chauffe : la solution aqueuse du produit laissé par l'évaporation de la benzine précipite par le chlorure platinique, dont il faut avoir grand soin de ne pas ajouter un excès qui redissoudrait le précipité. — Hysociamine (Atropidine).

B. Le résidu d'évaporation de la benzine ne produit pas de dilatation de la pupille.

La solution sulfurique additionnée d'un cristal de chromate acide de potassium prend une coloration bleue passant au violet, puis au rouge-violacé; la solution aqueuse du résidu d'évaporation de la benzine injectée sous la peau de la cuisse d'une grenouille détermine des accès tétaniques. — Strychnine.

La solution sulfurique ne bleuit pas sous l'influence du chromate acide de potassium, elle devient fluorescente, par addition d'eau ; si l'on ajoute à une trace du produit d'évaporation de la benzine quelques gouttes d'eau de chlore, puis de l'ammoniaque en léger excès, on obtient une coloration vert émeraude. — Quinine.

La solution sulfurique n'est pas bleuie par le chromate acide de potassium ; elle ne devient pas fluorescente par addition d'eau, et ne donne rien (ou seulement un trouble blanchâtre) par l'action de l'eau de chlore, puis de l'ammoniaque. — Cinchonine.

2° *Solution sulfurique incolore*, mais se colorant en rose ou en violet-bleu après quelque temps, ou bien prenant, sous l'influence de l'acide azotique, une coloration bleu-violacé, ou rouge de sang, ou rouge-brun.

Le résidu de l'évaporation de la benzine donne une solution incolore avec de l'acide sulfurique étendu de son volume d'eau ; cette solution prend une coloration rouge-foncé lorsqu'on la chauffe (de manière à concentrer l'acide) ; l'addition, après refroidissement, d'une trace d'acide azotique, fait passer la coloration au violet. La solution du résidu benzinique dans l'acide sulfurique dilué est précipitée par l'ammoniaque — Narcotine.

La solution sulfurique d'abord incolore devient bleu-violet après vingt-quatre heures, ou mieux lorsqu'on la chauffe avec précaution; le réactif de Fröhde donne avec le résidu d'évaporation de la benzine une solution vert-brunâtre devenant bleu-indigo après quelque temps : la solution du résidu benzinique dans l'acide sulfurique dilué n'est pas précipitée par l'ammoniaque en excès. — Codéine.

3° *Solutions sulfuriques colorées*. Les indications que l'on peut tirer de la coloration de ces solutions sulfuriques sont des moins précises : il est toutefois important de remarquer que les substances capables de donner des colorations sont beaucoup moins intéressantes, au point de vue toxicologique, que celles qui viennent d'être signalées.

Solution sulfurique jaune et conservant cette couleur —*Produit accompagnant l'aconitine (dans les aconits) ou provenant d'une altération de cet alcaloïde.*

Solution sulfurique jaune devenant ensuite d'un rouge intense. —*Sabadilline* (accompagnant la vératrine dans la cévadille).

Solution sulfurique rouge-foncé ; la solution du résidu benzinique dans l'acide sulfurique dilué est incolore et précipite par l'ammoniaque. — *Thébaïne.*

Solution sulfurique bleue. — *Impuretés qui accompagnent la pavavérine du commerce.*

2° Résidu amorphe.

Réactions données par l'addition au résidu cristallin d'une a deux gouttes d'acide sulfurique a 66 degrés Baumé pur.

1° *Solution sulfurique incolore* ou à peine colorée en rose ou en jaune.

Une petite quantité d'acide azotique à 1,3 de densité colore la solution en rouge intense, puis en orangé après un temps assez court, et la coloration passe finalement au jaune ; cette solution passe au rouge-violacé sous l'influence des agents réducteurs (chlorure stanneux — sulfure d'ammonium). — Brucine.

La solution sulfurique, d'abord presque incolore, prend peu à peu une teinte rouge qui va en s'accentuant ; la solution incolore devient assez rapidement rouge sous l'influence de quelques gouttes d'une dissolution d'hypochlorite de chaux ; une trace du résidu d'évaporation de la benzine appliquée sur la conjonctive d'un animal détermine une contraction notable de la pupille. — Ésérine (Physostygmine).

2° *Solution sulfurique colorée d'abord en jaune, puis en rouge plus ou moins nuancé de brun ou de violet.*

A. Une partie du résidu d'évaporation de la benzine dissoute dans quelques gouttes d'acide chlorhydrique concentré et porté à l'ébullition pendant une ou deux minutes prend une magnifique coloration rouge-cerise persistant très longtemps sans s'altérer.

Le résidu d'évaporation de la benzine dissous dans une trace de solution d'acide citrique et injecté sous la peau de la cuisse d'une grenouille détermine des phénomènes de paralysie avec vomissements, et, à forte dose, des accès tétaniques. — Vératrine.

Le résidu benzinique employé comme ci-dessus n'a pas d'action sur les grenouilles. — Sabatrine et Sabadilline.

B. La solution chlorhydrique préparée comme en A reste incolore à l'ébullition.

La solution sulfurique exposée aux vapeurs de brome prend une coloration rouge-clair très fugace. — Delphinine (*Alcaloïdes du Delphinium staphisagria*)

La solution sulfurique, d'abord peu colorée, devient brun ou rouge-brun (si elle renferme une proportion relativement forte d'alcaloïde), puis sa coloration s'éclaircit, devient rouge-violacé (il se produit quelquefois des stries nettement violettes sur les bords du liquide) et passe finalement au brun-clair après vingt-quatre heures ; une petite quantité de résidu benzinique chauffé dans un verre de montre avec de l'acide phosphorique concentré prend une coloration rouge passant au violet quand on agite le mélange ; les vapeurs de brome colorent lentement en brun la solution sulfurique. — Aconitine et alcaloïdes retirés des diverses variétés d'aconit (*Népaline, Napelline, Acolyctine*, etc.), ainsi que les produits d'altération de l'aconitine.

3° *Solution sulfurique immédiatement colorée.*

Solution rouge-brun devenant rapidement rouge-vif. — *Alcaloïdes des aconits et produits d'altération de l'aconitine.*

Solution brun-verdâtre ; coloration verte passant ensuite au jaune avec le réactif d'Erdmann ; coloration rouge passant ensuite rapidement au vert avec le réactif de Fröhde. — EMÉTINE (1).

3° Résidu liquide.

Au point de vue théorique, un très grand nombre de bases peuvent constituer ce résidu ; la simple énumération de ces composés serait déjà fastidieuse. La série pyridique à elle seule fournirait, par exemple, un nombre considérable de poisons fort énergiques, mais, pour le moment du moins, il n'y a aucun intérêt à s'occuper de la recherche toxicologique de substances qui constituent pour la plupart des produits rares et dont l'emploi est par cela même rendu presque impossible. Deux composés toxiques seulement, dans la classe des substances volatiles, offrent de l'intérêt pour le toxicologiste, à cause de la facilité avec laquelle chacun peut se les procurer et des méprises que l'un d'eux occasionne souvent : je veux parler de la nicotine et de la conicine.

Mais auparavant il est nécessaire de s'assurer que le produit fluide et odorant laissé par l'évaporation de la benzine est bien de nature alcaloïdique. Dans toutes les recherches de la nature de celles dont j'expose actuellement les détails, le résidu d'évaporation de la benzine agissant sur la solution alcaline n'est jamais nul, et l'on obtient toujours, quelque soin que l'on ait pris dans tout le cours des opérations, un résidu fluide plus ou moins considérable qu'il est impossible d'identifier avec aucun des alcaloïdes toxiques connus. Il s'agit là de ces produits très complexes et fort remarquables sur lesquels Selmi a appelé le premier l'attention des toxicologistes et dont il a été question avec détails à l'article Ptomaïnes (*voy.* ce mot).

S'il est, dans certain cas, fort difficile de distinguer ces ptomaïnes d'alcaloïdes végétaux solides et fixes, la difficulté devient bien plus considérable quand il s'agit de les différencier d'avec les alcaloïdes liquides, tels que la nicotine ou la conicine. Le caractère qui m'a paru jusqu'ici le plus propre à distinguer ces composés des alcaloïdes végétaux consiste dans l'action exercée sur ces corps par l'acide chlorhydrique moyennement con-

---

(1) Lorsque les réactions que je viens de mentionner pour caractériser chacun des composés isolés par les divers dissolvants n'auront pas donné de résultats bien nets, il faudra avoir recours à la méthode dichotomique exposée avec détails dans le traité d'analyse qualitative de Frésénius. Le lecteur consultera également avec le plus grand avantage la seconde édition de l'excellent *Manuel de Toxicologie* de Dragendorff, dans lequel sont exposés en détail les résultats de la longue expérience et des minutieuses études du savant professeur de Dorpat.

centré. Tandis que l'on obtient avec plus ou moins de facilité et sans grandes précautions un chlorhydrate amorphe ou cristallisé, s'il s'agit d'un alcaloïde, la formation d'un composé avec l'acide chlorhydrique est des plus difficiles à réaliser avec les ptomaïnes, et, dans la plupart des cas, le composé organique est détruit par la simple évaporation au contact de l'air et à température relativement basse en présence d'un léger excès d'acide chlorhydrique en dissolution. C'est bien certainement à cette propriété que l'on doit attribuer la connaissance si récente et si peu avancée des corps de cette nature.

Lors donc qu'une partie de la benzine décantée, après avoir agi sur la solution alcaline supposée contenir des alcaloïdes, ne donnera par évaporation ménagée qu'un résidu fluide et odorant, il faudra, pour s'éclairer sur la nature de ce résidu, évaporer, après l'avoir mélangé avec de l'acide chlorhydrique dilué de son volume d'eau, une nouvelle quantité de la solution benzinique qui devra fournir, dans le cas d'un alcaloïde, un chlorhydrate solide, cristallisé ou amorphe, et peu coloré. Si le résidu de cette évaporation était constitué par une masse fortement colorée et d'aspect résineux, ce serait la preuve que la benzine n'avait dissous que ces substances mal déterminées parmi lesquelles figurent, pour une bonne proportion, les ptomaïnes.

1° *Le résidu de l'évaporation en présence de l'acide chlorhydrique est cristallisé.*

Les cristaux, aiguillés ou prismatiques, ont une action sur la lumière polarisée ; leur solution aqueuse ne précipite pas par addition de chlorure de platine. — Conicibe (et produits volatils qui l'accompagnent dans les diverses espèces de ciguë).

2° *Le résidu de l'évaporation en présence de l'acide chlorhydrique est amorphe.*

A. La solution aqueuse (pas trop étendue) de ce chlorhydrate précipite par addition de chlorure de platine.

Le chlorhydrate traité immédiatement après l'évaporation par le réactif de Fröhde donne, au bout de quelques minutes, une coloration violette diminuant peu à peu d'intensité. — Lobéline. (*Alcaloïdes volatils des plantes du genre lobélia*).

Le sel a une odeur de tabac et prend, après vingt-quatre heures, une coloration rouge-pâle sous l'influence du réactif de Fröhde. — Nicotine.

B. La solution aqueuse étendue du chlorhydrate ne précipite pas par addition de chlorure de platine ; les bases de ces chlorhydrates peuvent être constituées par un grand nombre de produits volatils qui sont sans intérêt pour le toxicologue, tels que l'aniline, les produits volatils retirés d'un grand nombre de plantes, piment, ergot de seigle, etc., etc.

V. — Après complet épuisement par la benzine, la liqueur ammoniacale est épuisée de nouveau par le chloroforme : ce dissolvant n'a guère d'autre avantage que de permettre la séparation à peu près complète de certains alcaloïdes, tels que la cinchonine, la papavérine, la narcéine, que les épuisements antérieurs n'auraient pas suffi à extraire en totalité. Le chloroforme dissout en outre une trace de morphine et la *Chélidonine*, alcaloïde qui accompagne la sanguina-rine dans la grande chélidoine.

VI. — La liqueur ammoniacale est ensuite épuisée à la température de 70 à 80 degrés par de l'alcool amylique pur. Ce dissolvant s'empare de la *morphine* et de la *solanine*, ainsi que de quelques glucosides dépourvus de propriétés toxiques.

L'alcool amylique est évaporé à la température du bain-marie dans un courant d'air, et le résidu examiné de la façon suivante.

RÉACTIONS DONNÉES PAR L'ADDITION AU RÉSIDU DE L'ÉVAPORATION DE QUELQUES GOUTTES D'ACIDE SULFURIQUE A 66 DEGRÉS BAUMÉ PUR.

Solution incolore à froid, se colorant légèrement en rouge, puis en violet, enfin en vert-sale sous l'influence de la chaleur ; une goutte d'acide azotique étendu ajoutée à la solution refroidie lui fait prendre une coloration bleu-vio-lacé ; le résidu de l'évaporation de l'alcool amylique est coloré en bleu par le chlorure ferrique, et en violet par le réactif de Fröhde récemment préparé. — MORPHINE.

Solution jaune-rougeâtre-clair devenant ensuite brun-clair : l'eau iodée colore en brun-foncé le résidu de l'évaporation de l'alcool amylique ; ce résidu dissous dans l'alcool bouillant, donne une masse gélatineuse par le refroidissement. — SOLANINE.

VII. — Les diverses opérations qui viennent d'être décrites, bien que très com-pliquées, pourraient encore avoir laissé échapper à la recherche certaines sub-stances toxiques, la *Curarine*, par exemple. Dans le but de déceler la présence de ce dernier corps, le résidu aqueux, après avoir subi ces épuisements successifs, est évaporé à siccité au bain-marie sur une couche de verre pilé et on épuise à plusieurs reprises la masse concassée par du chloroforme.

Il existe de la curarine dans le mélange lorsque le résidu abandonné par l'évaporation de la première portion du chloroforme, introduit sous la peau de la cuisse d'une grenouille, la paralyse et ralentit sa respiration, et que le ré-sidu abandonné par l'évaporation d'une seconde et même d'une troisième por-tion de chloroforme se colore, d'une part, en rouge sous l'influence de l'acide sul-furique étendu, et, d'autre part, en bleu, passant au rouge persistant, par l'action de l'acide sulfurique en présence d'un cristal de chromate acide de potassium. Cette dernière réaction possède une grande analogie avec celle fournie dans les mêmes conditions par la strychnine.

Ce procédé général, bien qu'il soit encore très compliqué, ne peut suffire pour une recherche toxicologique. Ainsi que je l'ai déjà dit, il doit seule-ment servir de guide lorsque l'expert ne possède aucune indication spéciale ou bien lorsqu'il s'agit de démontrer, une substance toxique déterminée ayant été isolée des viscères, qu'il n'en existe pas d'autre en quantité appréciable et que le poison reconnu et dosé a dû suffire à déterminer la mort.

Cette recherche générale ne peut être que le prélude d'une recherche dirigée spécialement dans le but d'isoler et d'évaluer quantitativement la substance

toxique qu'elle aura permis de découvrir, et cela, en utilisant la méthode la
mieux appropriée à l'isolement de ce poison qui devra, en outre, être caractérisé
par une étude minutieuse de son action physiologique. Dans la grande majorité
des cas, il ne peut y avoir de certitude complète pour l'expert que lorsqu'il aura
pu démontrer qu'il existe une concordance parfaite entre les réactions chimiques
et l'action physiologique de la substance toxique isolée au cours de ses opérations. Pour les alcaloïdes surtout, il est absolument impossible de conclure
sans que les réactions chimiques soient contrôlées par l'expérimentation physiologique.]

II. — RÉACTIFS GÉNÉRAUX DES ALCALOIDES

[Il existe un certain nombre de réactifs donnant, avec les alcaloïdes, des précipités ou des colorations qui permettent de les reconnaître, sinon avec une entière certitude, du moins de façon à ce que la recherche se trouve considérablement limitée. Quel que soit le point de vue auquel on se place, étude chimique
et physiologique d'un composé alcaloïdique, recherche toxicologique, etc., il
faudra toujours contrôler les indications fournies par les réactifs généraux des
alcaloïdes, soit au moyen de l'analyse médiate qui permettra de fixer la formule du composé s'il s'agit d'une étude au point de vue chimique ; soit par
l'expérimentation physiologique, s'il s'agit d'une recherche de toxicologie.

Un certain nombre de réactifs possèdent la propriété de précipiter les solutions
des sels d'alcaloïdes ; ces précipités peuvent être déjà par eux-mêmes un indice
permettant de soupçonner la nature de l'alcaloïde, mais cette indication est, en
général, bien vague. Voici les principaux et plus utiles de ces réactifs.

A. — **Réactifs par précipitation.** — I. *Réactif de* Mayer. (Iodure double de
potassium et de mercure). — Ce réactif se prépare en dissolvant dans de l'eau
distillée tiède 13^{gr},546 de sublimé ; on ajoute à cette liqueur une dissolution
de 50 grammes d'iodure de potasium et on amène le mélange au volume de 1
litre par une addition suffisante d'eau distillée.

Sous l'influence de ce réactif, les sels neutres (ou très faiblement acides) des
alcaloïdes donnent des précipités blancs ou jaunâtres, amorphes ou cristallins.
Un certain nombre de précipités, d'abord amorphes, prennent une structure
cristalline après vingt-quatre heures de repos. La plupart des précipités amorphes dissous dans l'alcool bouillant deviennent cristallins après refroidissement ou évaporation de l'alcool.

D'après Dragendorff, les précipités amorphes produits dans la solution
aqueuse de l'alcaloïde, ne deviennent jamais cristallins avec les alcaloïdes suivants : narcotine, thébaïne, narcéine, émétine, aconitine, delphinine, berbérine.
Les solutions très étendues de caféine, théobromine, solanine, digitaline, colchicine, ne sont pas précipitées. Avec la *conicine* et la *nicotine*, le précipité blanc,

amorphe, qui se produit d'abord, se réunit bientôt sous forme d'une masse poisseuse adhérente aux parois du vase, et, au bout de vingt-quatre heures, cette masse s'est transformée en cristaux visibles à l'œil nu et ayant parfois jusqu'à un centimètre de longueur.

Mayer a proposé de doser les alcaloïdes à l'aide de leur précipitation par ce réactif. Pour cela, les solutions doivent être diluées au moins au deux-centième, et il faut opérer comparativement avec une solution, de titre connu, de l'alcaloïde dont il s'agit d'évaluer la proportion.

II. *Réactif de* Sonnenschein (Phosphomolybdate de sodium). — Ce réactif se prépare de la manière suivante : on précipite une solution de molybdate d'ammoniaque dans l'acide azotique étendu par une solution également azotique de phosphate de soude ; après vingt-quatre heures de repos, on décante le liquide surnageant le précipité, on lave ce dernier à l'eau distillée, puis on le dissout dans une solution récemment préparée de soude caustique pure ; on évapore dans une capsule de porcelaine et on chauffe le résidu jusqu'à disparition de toute odeur ammoniacale ; on redissout dans l'eau après refroidissement et l'on verse goute à goutte dans la solution de l'acide azotique, jusqu'à ce que le précipité formé au début se soit redissous. Il est important de noter que ce réactif donne, avec les sels et les dérivés ammoniacaux (ammoniaques composées) des précipités ressemblant beaucoup à ceux qu'il détermine dans les dissolutions des alcaloïdes végétaux.

Le phosphomolybdate donne des précipités amorphes et dont la couleur varie du jaune-clair au jaune-brun, dans les dissolutions légèrement acides des alcaloïdes suivants : morphine, narcotine, quinine, cinchonine, codéine, strychnine, brucine, vératrine, jervine, aconitine, émétine, caféine, théobromine, solanine, atropine, colchicine, delphinine, berbérine, hyosciamine, conicine, nicotine, pipérine, digitaline, helléborine. Un grand nombre de ces précipités se colorent en vert ou en bleu quand on les laisse en suspension dans le liquide, par suite de la réduction de l'acide molybdique et de l'oxydation de l'alcaloïde. L'ammoniaque dissout quelques-uns de ces précipités ; la couleur de la solution est *bleue* avec la berbérine, la conicine, l'aconitine, *verte* avec la brucine et la codéine ; les solutions se décolorent sous l'influence de la chaleur, sauf celle de la brucine qui passe au brun et celle de la codéine qui passe à l'orangé. Lorsqu'on humecte avec de la potasse le précipité produit par la quinoïdine, il prend une couleur bleu de Prusse. Les précipités sont décomposés par les alcalis et leurs corbonates, l'alcaloïde est mis en liberté. Ces précipités sont insolubles, à froid, dans les acides minéraux étendus, sauf l'acide phosphorique.

III. *Réactif de* Bouchardat. (Iodure de potassium ioduré). — Eau distillée 100 grammes, iodure de potassium 10 grammes, iode 5 grammes. Précipités de couleur kermès avec les solutions neutres ou très légèrement acides de strychnine, de quinidine, de brucine, de cinchonine, de berbérine, d'aconitine, de vératrine, de morphine, de narcotine, de codéine, de papavérine, de thébaïne, de conicine, de colchicine, de delphinine. Précipités rouge-brun avec la quinine, l'atropine et la nicotine ; cette dernière base, lorsqu'elle est très pure, donne d'abord un précipité jaune qui prend une couleur kermès sous l'influence d'un excès de réactif.

IV. — Les chlorures d'or et de platine donnent des chlorures doubles, combinaisons définies susceptibles de cristalliser avec la plupart des alcaloïdes.

Les caractères et les propriétés chimiques des chloroplatinates sont des plus importants au point de vue de la détermination de l'espèce des alcaloïdes et de leur composition moléculaire. Il en est de même avec les chlorures de mercure et de zinc ; mais ces deux derniers sels, et surtout le chlorure mercurique, sont plus particulièrement utiles en raison des sels doubles qu'ils forment avec les alcaloïdes d'origine animale, combinaisons ordinairement peu solubles dans l'eau froide, mais solubles dans l'eau bouillante et cristallisant par refroidissement. La séparation du métal, à l'aide d'un courant d'hydrogène sulfuré, dans ces divers sels doubles, s'effectue, en général, sans altérer l'alcaloïde qui reste à l'état de chlorhydrate et que l'on peut obtenir très pur en évaporant dans le vide, à la température ambiante, la solution aqueuse du sel double (chauffée au besoin) sur laquelle on a fait agir l'hydrogène sulfuré. Les ammoniaques composées ne précipitent pas avec les réactifs précédents, sauf le réactif de Sonnenschein, mais donnent des sels doubles cristallisés avec les chlorures d'or, de platine, de mercure et de zinc.

Les iodure et bromure mercuriques sont également susceptibles de donner des sels doubles cristallisés dont l'obtention est quelquefois plus facile que celle des chlorures doubles et qui paraissent également plus stables que ces derniers.

V. — L'acide picrique, en solution aqueuse saturée, donne, avec la plupart des alcaloïdes, des précipités qui se présentent, lorsqu'on les produit dans certaines conditions assez délicates à réaliser, sous une forme cristalline assez caractéristique pour certains de ces alcaloïdes. La solution du sel d'alcaloïde doit être diluée au moins à 1 pour 100 et additionnée de solution picrique en léger excès parce que quelques picrates d'alcaloïdes sont plus solubles dans la solution saline d'alcaloïde que dans l'eau ou la solution d'acide picrique. Les précipités, au début, sont toujours amorphes, quelques-uns commencent à cristalliser presque aussitôt et à la température ambiante, d'autres cristallisent seulement par évaporation ou lorsqu'on sursature la solution par chauffage. A la température de 100° les précipités se dissolvent plus ou moins complètement suivant la concentration de la liqueur et, par refroidissement ou évaporation, on obtient à l'état cristallin ceux qui en sont susceptibles. L'acide picrique permet de subdiviser quelques alcaloïdes en groupes : ceux qui ne précipitent pas, ou difficilement, dans une solution à 1 ou 2 p. 100 (muscarine, conicine, colchicine, lycoctonine, strophantine, méconine, cubébine, caféine) ; ceux qui précipitent et ne cristallisent pas (narcotine, narcéine, delphinine, quinine, aconitine, apomorphine, émétine, aspidospermine, curarine, gelsémine, quinidine) ; ceux qui précipitent et cristallisent (strychnine, brucine, cinchonine, thébaïne,

cocaïne, nicotine, atropine, atropidine, papavérine, codéine, morphine, pilocarpine, spartéine, ptomaïnes). Dans ce dernier groupe, l'aspect et le mode
d'assemblage des cristaux sont parfois assez typiques pour faire soupçonner
avec beaucoup de vraisemblance la nature de l'alcaloïde cherché.

Un grand nombre d'autres réactifs ont été proposés pour précipiter les solutions plus ou moins étendues des sels d'alcaloïdes ; mais ils répondent plutôt,
sauf le tannin, à des réactions spéciales à tel ou tel alcaloïde et ne présentent
pas un caractère suffisant de généralité, aussi ne ferai-je que les citer ici. Ce
sont : le tannin, le phosphotungstate de soude (réactif de SCHEIBLER), l'acide
phospho-antimonique (réactif de SCHULZE), l'iodure double de bismuth et de
potassium (réactif de DRAGENDORFF), l'iodure double de cadmiun et de potassium (réactif de MARMÉ), l'argento-cyanure de potassium, le platino-cyanure de
potassium, le bichromate de potassium, etc.

B. Réactifs par coloration. — Les réactions par coloration sont très délicates à effectuer et demandent, pour être faites avec succès, une grande habitude de ce genre de travail. Il faut être familiarisé à l'avance au moins avec les
réactions des principaux alcaloïdes et opérer toujours comparativement et dans
les mêmes conditions. On laisse tomber une à deux gouttes du réactif sur
un verre de montre placé sur une feuille de papier blanc et contenant le résidu
de l'évaporation du dissolvant de l'alcaloïde (benzine, chloroforme, etc.). La
solution doit renfermer l'alcaloïde dans un état de pureté aussi parfait que
possible, pour éviter des colorations dues à la présence des matières étrangères.
Ces essais doivent être faits à la lumière du jour : il est important d'observer les
colorations à plusieurs reprises et à des intervalles de temps assez considérables.

I. *Acide sulfurique pur à* 66° *Baumé.* — L'acide employé ne doit pas renfermer de trace d'acide nitrique.

Curarine. — Couleur rouge très belle, passant au rouge-violet, puis pâlis-
sant après cinq à six heures.

Émétine. — Coloration brun-verdâtre, se produisant très lentement.

Pipérine. — Couleur jaune-clair, passant au brun-foncé et devenant vert-brunâtre après vingt-quatre heures.

Cubébine. — L'alcaloïde prend une teinte ardoisée ; l'acide prend une coloration rouge-carmin persistant pendant vingt-quatre heures.

Berbérine. — Couleur vert-olive sale, s'éclaircissant après quinze ou vingt heures.

Aconitine. — Couleur jaune-brunâtre clair, passant au brun-rouge-violacé,
au violet, puis au brun-chevreuil après vingt-quatre heures.

Vératrine. — Coloration jaune passant rapidement à l'orangé, puis au rouge-
sang, et, au bout d'une demi-heure, au rouge-carmin le plus vif et persistant
longtemps.

Narcotine. — Coloration jaune-clair après quelques instants ; rouge à chaud,
et passant au violet à une température d'environ 200°.

Codéine. — Coloration bleue se développant très lentement (souvent seulement
au bout de plusieurs jours).

Papavérine. — Coloration bleue ou bleu-violacé avec l'alcaloïde du commerce et impur : la papavérine complètement purifiée ne se colore pas.

Thébaïne. — Coloration rouge-sang passant à l'orangé.

Narcéine. — Coloration grisâtre passant au rouge-sanguin.

Colchicine. — Coloration jaune-bouton d'or, persistant longtemps.

Delphinine. — Coloration brun-rouge-clair, persistant longtemps.

Un grand nombre de glucosides sont également colorés par l'acide sulfurique : la **salicine**, la **populine**, la **phloridzine**, se colorent en rouge ; la **sénégine**, la **smilacine**, l'**hespérine**, la **limonine**, en jaune-rougeâtre ; la **syringine** et la **ligustrine**, en violet.

Solanine. — Coloration rouge-clair passant au brun-clair après vingt heures.

Digitaline. — Coloration brun-foncé, puis rouge-brunâtre, fonçant après quelques heures et devenant rouge-cerise après quinze heures.

La **crocine**, matière colorante du safran, passe au bleu-indigo foncé sous l'influence de l'acide sulfurique ; l'**élatérine**, le **colocynthine**, la **convolvuline**, la **jalapine**, prennent des colorations variant du jaune au rouge-brun.

La **strychnine**, la **quinine**, la **quinidine**, la **brucine**, la **cinchonine**, la **caféine**, la **théobromine**, l'**atropine**, la **morphine**, la **nicotine**, la **conicine**, restent tout à fait incolores.

II. *Réactif d'*Erdmann (Acide sulfurique à 66 degrés, 100 grammes additionnés de X gouttes d'une solution aqueuse à 1/2 p. 100 d'acide azotique à 1,25 de densité). — Les colorations sont les mêmes que celles de l'acide sulfurique pur avec un grand nombre d'alcaloïdes ; seulement les successions de coloration sont, en général, plus rapides et plus prononcées : la codéine, par exemple, prend beaucoup plus rapidement la coloration bleue.

Brucine. — Coloration rouge, devenant rapidement très foncée.

Émétine. — Coloration vert-brunâtre, passant au vert, puis à l'orangé.

Chélidonine. — Coloration verte.

Colchicine. — Coloration bleu-violacé, passagère.

III. *Réactif de* Fröhde (Acide sulfurique concentré pur 100 centimètres cubes, molybdate de sodium 10 centigrammes). — Ce réactif donne des colorations remarquables avec certains alcaloïdes.

Brucine. — Coloration rouge, passant rapidement au jaune, puis décoloration après vingt-quatre heures.

Quinine. — L'alcaloïde se colore en vert puis se décolore ; la solution devient verte au bout d'une heure et cette teinte persiste pendant vingt-quatre heures (même réaction pour la quinidine).

Pipérine. — Coloration jaune, puis brune, puis noire ; après vingt-quatre heures, solution brune renfermant un dépôt floconneux.

Émétine. — Coloration rouge, passant rapidement au vert.

Berbérine. — Solution vert-brunâtre, passant au brun après un quart d'heure, et laissant déposer, après vingt-quatre heures, un dépôt floconneux.

Aconitine. — Solution jaune-brunâtre qui se décolore.

Vératrine. — Coloration jaune-gomme-gutte, passant au rouge-cerise et persistant pendant vingt-quatre heures.

Morphine. — Coloration violette magnifique ; la solution devient verte, puis vert-brunâtre, puis jaune et redevient bleu-violet après vingt-quatre heures.

Narcotine. — Coloration verte, passant rapidement au vert-brunâtre, puis au jaune et enfin au rouge.

Codéine. — Solution d'un vert sale, devenant ensuite bleu-royal ; après vingt-quatre heures la teinte est devenue jaune.

Papavérine. — Solution verte, passant au violet puis au rouge-cerise.

Thébaïne. — Solution orangée, se décolorant après vingt-quatre heures.

Narcéine. — Coloration brune, passant successivement au vert, au rouge, puis au bleu.

Nicotine. — Coloration jaune, passant à la longue au rouge.

Conicine. — Coloration jaune-clair.

Colchicine. — Coloration vert-jaunâtre, passant au rouge-violet-sale, puis redevenant jaune.

Certains glucosides sont également colorés par le réactif de FRÖHDE.

Solanine. — Coloration franche rouge-cerise, passant au brun-rougeâtre, puis au jaune, et laissant déposer, après vingt-quatre heures, des flocons noirs nageant dans un liquide vert.

Digitaline. — Coloration orangé-foncé, passant rapidement au rouge-cerise, puis au brun-foncé après une demi-heure : après vingt-quatre heures, solution jaunâtre dans laquelle nagent des flocons noirs.

Salicine. — Coloration violette, passant au rouge-cerise longtemps persistant.

Colocynthine. — Coloration rouge cerise, très vive après quelque temps et passant peu à peu au brun-roux.

Phloridzine. — Coloration bleu-royal, très fugace.

Ononine, rouge franc ; **élatérine,** jaune ; **populine,** violet ; **syringine,** rouge de sang passant au violet.

La **strychnine,** la **cinchonine,** la **caféine,** la **théobromine,** l'**atropine,** ne sont pas colorées.

IV. *Acide azotique pur de densité* 1,4. — Il est important que l'acide azotique ait exactement la densité 1,4 (41°5 Baumé) et qu'il soit exempt de vapeurs nitreuses, sans quoi les colorations obtenues peuvent être très différentes.

Brucine. — L'alcaloïde se colore en rouge, se dissout et la solution prend une teinte orangée.

Strychnine. — Solution jaune-clair, fonçant peu à peu (d'abord rouge lorsqu'elle renferme des traces de brucine).

Curarine. — Coloration pourpre.

Émétine. — Coloration orangée, passant au jaune-clair.

Pipérine. — L'alcaloïde prend une coloration orangée, il se dissout lentement et donne une solution jaune-verdâtre.

Cubébine, solution jaune ; **berberine,** solution brune très foncée.

Atropine. — Coloration brune de l'alcaloïde ; liquide incolore.

Aconitine, Vératrine. — Solution jaune très peu colorée, ne se modifiant pas.

Morphine. — Solution rouge-orangé, s'éclaircissant et passant au jaune-clair.

Codéine, thébaïne et narcéine. — Solution jaune ; — **Narcotine** solution jaune, se décolorant peu à peu ; **Papavérine,** solution jaune passant peu à peu à l'orange foncé.

Nicotine. — Solution faiblement jaunâtre lorsque l'alcaloïde est en très petite proportion. En quantité plus considérable, coloration violette, passant au rouge sang, puis décoloration assez rapide.

Conicine. — Solution incolore (jaune s'il y a une assez forte proportion d'alcaloïde) ; avec l'acide azotique fumant, coloration violet-bleuâtre, passant à l'orangé.

Colchicine. — Magnifique coloration violet-bleu, passant rapidement au violet-rouge, au rouge-brun, puis au jaune.

Solanine. — Solution incolore, prenant peu à peu une teinte d'un beau bleu.

La **quinine,** la **quinidine,** la **cinchonine,** la **caféine,** la **théobromine,** la **digitaline,** la **delphinine,** ne donnent pas de coloration.

V. *Réactif de Mandelin* (Solution de Vanadate d'ammonium dans l'acide sulfurique). — Un élève du professeur Dragendorff, M. MANDELIN a proposé ce réactif qui donne des réactions colorées comparables à celles du réactif de FRÖHDE. Ses réactions sont surtout caractéristiques avec les alcaloïdes suivants : aspidospermine, berbérine, gelsémine, narcotine, solanine, strychnine.

Cette réaction est très délicate et varie avec la concentration du réactif et le degré d'hydratation de l'acide.

La solution préparée avec : vanadate d'ammonium 2 grammes, et acide sulfurique à 66° Baumé 100 grammes, donne les colorations suivantes :

Aconitine. — Coloration brun-clair.

Brucine. — Coloration rouge-jaunâtre, puis orangée, puis décoloration.

Codéine. — Coloration vert-bleuâtre avec une quantité assez considérable d'alcaloïde.

Colchicine. — Coloration bleu-verdâtre, puis verte, puis brun-violacé.

Morphine. — Coloration rouge-violacé.

Narcéine. — Coloration brune, passant au violet, puis à l'orangé.

Narcotine. — Coloration cinabre, passant au rouge-brun, puis au rouge-carmin.

Solanine. — Coloration orangé-jaune, passant au brun, puis au rouge-cerise, enfin au violet après quelques heures.

Strychnine. — Coloration violet-bleu, passant au bleu-violacé, puis au violet-rouge.

Vératrine. — Coloration jaune, passant à l'orangé, puis au rouge-carmin, enfin au rouge-pourpre après vingt-quatre heures.

Atropine. — Coloration jaune.

Digitaline. — Coloration rouge-brunâtre.

Gelsémine. — Coloration violette intense.

VI. Les solutions de sélénite et de séléniate d'ammonium dans l'acide sulfurique donnent également lieu à des colorations avec les alcaloïdes. — M. Ph. Lafon a signalé la coloration verte (sensible au dixième de milligramme) que donnent la **codéine** et la **morphine** avec une solution de :

Sélénite d'ammonium . . . .   1 gramme.
Acide sulfurique à 66 Baumé. . . . . .   20 cent. cubes.

Cette coloration se produit également avec le séléniate d'ammonium, mais elle est plus sensible et plus intense avec le sélénite.

Toutes les réactions, par précipitation et par coloration, qui viennent d'être exposées, ne suffisent pas, à elles seules, pour caractériser avec certitude un alcaloïde ; les réactions par précipitation sont trop générales, et celles par colorations ne sont pas suffisamment exclusives pour qu'on puisse les considérer comme indiscutables. De plus, un grand nombre des substances que l'on est exposé à rencontrer et à isoler, dans les recherches toxicologiques, donnent des réactions concordant d'une façon plus ou moins complète avec celles que je viens de passer en revue : il me suffira de citer les peptones naturelles ou artificielles, des composés amidés ou des alcaloïdes existant normalement dans l'organisme, tels que la taurine, la créatinine, la lécithine et, surtout, les ptomaïnes pour faire comprendre avec quelle réserve doivent être acceptées les indications fournies par les réactifs ci-dessus et pour justifier ce que j'ai déjà dit à plusieurs reprises, à savoir : que *la preuve chimique doit* Toujours *être confirmée par la preuve physiologique* ou par la détermination de la formule, s'il est possible. J'ai déjà cité, à propos de la digitaline (voir page 794), un exemple de l'infidélité flagrante de ces réactions colorées.

Il est quelques rares alcaloïdes dont les réactions chimiques sont relativement assez précises ; mais, dans l'immense majorité des cas, il faut chercher à isoler la plus forte quantité possible de substance, afin de l'étudier *en nature*, et de pouvoir effectuer, avec le produit purifié, des expériences physiologiques qui achèvent d'entraîner la certitude. Malheureusement, en raison de la toxicité considérable d'un grand nombre de principes actifs, ce desideratum peut être assez rarement réalisé au cours des recherches toxicologiques.]

III. — Procédé de M. Denigès pour la destruction
intégrale des matières organiques

[Le procédé de destruction des matières organiques qu'emploie M. Denigès, pour la recherche des métalloïdes et des métaux toxiques, utilise les propriétés oxydantes du permanganate de potasse en milieu acide pour la désagrégation des tissus, et l'action simultanée de l'acide sulfurique et de l'acide azotique pour la destruction ultérieure de la substance organique.

200 grammes de substance fragmentée sont introduits dans une capsule en porcelaine de deux litres avec 200 centim. cubes d'acide azotique à 40 Baumé et 5 cmc. d'une solution de permanganate de potasse à 2 p. 100; on chauffe au brûleur Bunsen la capsule posée sur un disque en tôle perforé au centre.

Après un temps qui varie d'un quart d'heure à une demi-heure, la désagrégation est effectuée; on introduit la masse dans une capsule de porcelaine de un litre; on rince la grande capsule avec 100 cmc. d'acide azotique à 40 Baumé préalablement chauffés à 50° dans cette capsule, l'acide de lavage est introduit dans un récipient d'un litre; on opère de même avec 100 cmc. d'eau tiède. On couvre alors la capsule d'un litre avec un entonnoir de verre dont le bord atteint la naissance du bec de la capsule et dont la douille a été coupée à un ou deux centimètres environ avant son évasement; on porte à une ébullition tranquille qu'on entretient pendant au moins deux heures. Il faut avoir grand soin de ne pas arriver à un degré d'évaporation tel que le mélange noircisse. En s'arrêtant lorsque le volume du résidu atteint environ 70 à 80 cmc. on évite cet inconvénient.

On enlève alors l'entonnoir et, sans laisser refroidir, on ajoute dans la capsule, en agitant et par filet assez rapide, 100 cmc. d'acide sulfurique pur ; quand le résidu graisseux est très considérable, on est parfois obligé de dépasser cette dose car l'important est de laisser la masse fluide même après attaque sulfurique et noircissement intense.

La masse brunit, après avoir émis d'abondantes vapeurs rutilantes; on attend deux minutes et on ajoute 5 cmc. d'acide azotique qu'on verse avec une pipette au centre et près de la masse; cette opération est répétée quatre fois en tout. Après la dernière addition, on chauffe assez vivement pendant cinq à six minutes, de façon que l'acide sulfurique attaque assez fortement les corps gras surnageants; on enlève le feu et on verse trois fois de suite, à deux minutes d'intervalle, 5 cmc. d'acide azotique, en opérant comme plus haut; on recouvre alors de l'entonnoir, puis on chauffe, avec un fourneau à gaz, de manière à amener l'ébullition de l'acide sulfurique.

A partir de ce moment, toutes les deux ou trois minutes, on verse goutte à goutte dans la capsule, à raison d'une goutte par seconde, L à LX gouttes d'acide azotique à 40, en se servant d'un entonnoir à tige capillaire, passant par la douille du grand entonnoir et dont l'extrémité n'est pas à plus d'un centimètre de la surface du produit de destruction ; après chaque addition, on enlève le petit entonnoir.

Au bout d'un nombre d'additions qui est en moyenne de 10 à 15, mais qui peut dépasser ce dernier nombre pour les viscères gras, la liqueur résiduelle, même chauffée fortement après le départ de l'acide azotique, passe au jaune-rougeâtre puis au jaune-clair ; on laisse alors évaporer l'excès d'acide sulfurique de façon à obtenir un volume final de 10 à 15 cmc.

Pendant l'évaporation, à quatre ou cinq reprises, on verse encore L à LX gouttes d'acide azotique. On laisse refroidir ; le résidu qui doit être à peine jaunâtre est additionné de 100 cmc. d'eau ; il se dégage généralement des vapeurs nitreuses ; on porte à l'ébullition pour les chasser complètement et après refroidissement on ajoute suffisamment d'eau distillée pour avoir une dilution au dixième, en volume, du résidu acide final qu'on aura eu soin de mesurer avant l'addition d'eau.

On obtient de la sorte un liquide parfaitement incolore qui est introduit directement dans l'appareil de Marsh pour la recherche de l'arsenic et de l'antimoine. Le plus souvent, le liquide tient en suspension un peu de sulfate de chaux et parfois du sulfate ferrique.

Ces résidus minéraux, à moins qu'ils soient particulièrement abondants (et alors on les élimine par filtration sur un tampon d'ouate ou de fulmicoton), n'empêchent nullement l'introduction directe du liquide qui les renferme dans l'appareil de Marsh.

Lorsque la substance à détruire est une production épidermique (poils ou cheveux) il se produit au bout de peu d'instants, *à froid*, une vive effervescence ; l'attaque se continue seule sans chauffer et la matière est sensiblement dissoute au bout d'un quart d'heure. On chauffe ensuite ; la quantité d'acide azotique employée doit être double des proportions ordinaires, pour le même poids de substance. On achève comme plus haut.

Pour les os, une fois l'attaque azotique terminée et la réduction du volume à 70-80 cmc. obtenue, on laisse refroidir, on filtre à l'ouate ou au fulmicoton lavés à l'acide azotique étendu, afin de retenir les graisses qu'on lave soigneusement. Les filtrats sont étendus de beaucoup d'eau, précipités par un léger excès d'acide sulfurique et filtrés à l'ouate ou au fulmicoton, ou encore au coton de verre. On lave le précipité de sulfate de chaux jusqu'à ce qu'il soit absolument blanc et que les eaux de lavage s'écoulent incolores ; on concentre les nouveaux filtrats à 70-80 cmc. ; on ajoute les graisses filtrées, plus 100 cmc. d'acide sulfurique (pour 200 grammes d'os), on chauffe et termine comme dans le cas général, en ayant soin toutefois de ne pas pousser l'évaporation aussi loin et de laisser, outre l'acide phosphorique, 10 à 15 centimètres cubes d'acide sulfurique dans le résidu qu'on diluera proportionnellement.

Pour la destruction de la glycérine, on met dans une capsule de porcelaine d'un litre 100 grammes de glycérine, 500 cmc. d'un mélange à volumes égaux d'acide azotique à 40 et d'eau, puis 5 cmc. d'une solution à 2 p. 100 de permanganate de potasse. On chauffe au brûleur Bunsen sur un disque de tôle perforé. Entre 90° et 95° une vive réaction se déclare avec dégagement de vapeurs rutilantes. On enlève aussitôt le feu : la réaction chimique, très énergique, amène la température au-dessus de 100°. Quand elle est revenue vers 90°, on chauffe avec une petite flamme, de façon à maintenir la température entre 90° et 95° sans dépasser cette dernière, et on couvre de l'entonnoir à douille coupée. Les vapeurs rouges diminuent, et le moment arrive où le mélange prend un régime d'attaque régulier. Lorsque le volume du liquide est réduit à 75-100 cmc, on ajoute encore 500 cmc. du mélange hydro-azotique précédent, on chauffe de nouveau jusqu'à émission abondante de vapeurs rouges, on remet l'entonnoir, puis on ramène et on maintient la température vers 95° jusqu'à nouvelle réduction du volume à 100 cmc. A ce point, on ajoute 25 cmc. d'acide sulfurique et l'on couvre de l'entonnoir en réglant le chauffage suivant l'intensité du dégagement de vapeurs nitreuses. Il arrive un instant, l'action de la chaleur aidant, où les vapeurs nitreuses cessent et la masse se décolore ; bientôt après elle jaunit, puis brunit en répandant une odeur de caramel. Lorsqu'elle est noire, on achève la décoloration par l'acide azotique et on termine l'opération comme dans le cas général.

Pour la destruction du bleu de méthylène, 25 grammes de ce corps sont chauffés dans une capsule d'un litre avec 75 cmc. d'acide azotique à 40, 25 cmc d'eau et 5 cmc. de la solution de permanganate à 2 p. 100, le tout couvert d'un entonnoir. Après une demi-heure d'ébullition, on ajoute 50 cmc d'acide azotique versés en lavant les parois de la capsule. On chauffe jusqu'à ce que la coloration bleue ait été remplacée par une teinte rougeâtre et que le volume soit réduit à environ 50 cmc. A ce moment, on ajoute 25 cmc. d'acide sulfurique concentré et on termine comme dans le cas général.

Quand on soupçonne la présence, dans la substance à détruire, de la molécule cacodylique, on doit, lorsqu'on est arrivé au volume final de 10-15 cmc. dans la dernière partie de l'opération ajouter 5 à 6 grammes d'azotate de potasse pur et chauffer jusqu'à fusion ignée du bisulfate de potasse formé : on laisse refroidir, on reprend la masse saline par 100 cmc d'eau bouillante acidifiée à 10 p. 100 d'acide sulfurique, et on laisse encore refroidir après dissolution complète.]

IV. — PROCÉDÉ DE M. DENIGÈS POUR LA SÉPARATION DE PETITES QUANTITÉS D'ANTIMOINE EN PRÉSENCE DE FORTES PROPORTIONS D'ARSENIC

[Pour caractériser, dans un anneau provenant de l'appareil de Marsh, de faibles quantités d'antimoine, surtout lorsqu'elles se trouvent mélangées à de fortes proportions d'arsenic, M. Denigès a indiqué les deux procédés suivants :

1º *Procédé à l'étain.* — Lorsque dans une solution de H Cl pur, de densité 1,18 au quart (en volume), d'un produit antimonial, placée dans une capsule de platine, on plonge une lame d'étain touchant en même temps le platine, au moins par son extrémité immergée, le couple résultant fait, sous forme de tache brune, déposer de l'antimoine sur le platine.

La rapidité d'apparition de la tache est fonction de la quantité d'antimoine dissoute ; et, pour un temps déterminé, l'intensité de la tache brune dépend aussi de cette quantité : la limite de sensibilité du procédé est de 0 milligramme 04 d'antimoine par centimètre cube de liqueur chlorhydrique, dilution qui fournit une tache appréciable après une demi-heure de contact de l'étain immergé et du platine.

Comme il est possible de réduire le volume total du liquide qui tient l'antimoine en dissolution à 1/20 de centimètre cube, on voit qu'on peut apprécier 2/1000 de milligramme dans une prise d'essai.

Lorsqu'on opère de même avec une solution chlorhydrique au quart d'acide arsénique, il ne se produit aucun dépôt, lorsque la quantité d'arsenic ne dépasse pas 5 milligrammes par centimètre cube de solution, soit 0 milligramme 5 par 1/10 de centimètre cube et lorsque la durée de contact n'excède pas une demi-heure.

Au delà de cette dose, les solutions arsenicales laissent un résidu brunâtre sur la capsule et noircissent même lorsque leur concentration est considérable.

Les solutions renfermant à la fois arsenic et antimoine se comportent comme les liqueurs antimoniales et arsenicales isolées.

Il est donc possible, par ce procédé, de déterminer, à coup sûr, 0 milligramme 002 d'antimoine en présence de 125 fois plus d'arsenic.

Pratiquement, on prend une petite capsule de platine à fond rond dans laquelle on reçoit l'anneau obtenu avec l'appareil de Marsh dissous dans une très petite quantité d'acide azotique : on évapore à sec, au bain-marie, on reprend le résidu par une quantité d'acide chlorhydrique au quart suffisante pour qu'il n'y ait pas dans la solution plus de 5 milligrammes d'arsenic par centimètre cube et l'on plonge dans le liquide l'extrémité taillée en pointe d'une lame d'étain, large d'environ 1 centimètre, longue de 4 à 5, et d'une épaisseur correspondant à un poids de 2 à 3 grammes. Cette lame est courbée à angle droit de façon à reposer d'une part, sur le bord de la capsule et, par son extrémité pointue, sur le fond de ce récipient au centre du liquide où l'on recherche l'antimoine. Il est avantageux de réduire le volume de ce liquide à 1/10 et même 1/20 de centimètre cube. Après le temps d'action voulu, on lave la capsule, à l'eau, à l'alcool, à l'éther et on laisse sécher spontanément ; la tache s'observe alors nettement.

Pour le dosage, on procède par comparaison en opérant sur un même volume de solutions d'antimoine dans H Cl au quart, renfermant par dixième de centimètre cube : 2, 4, 8, 12, 16, 20 millièmes de milligramme de ce métalloïde. Chaque prise de ces liqueurs témoins est placée dans de toutes petites capsules de platine. La lame d'étain étant immergée par sa pointe, on laisse agir pendant le même temps les témoins et la prise d'essai qu'on analyse : une demi-heure pour les doses inférieures à 25/1000 de milligramme, 10 à 15 minutes pour les quantités supérieures à ce chiffre.

Au bout du temps fixé, on lave à l'eau, à l'alcool, à l'éther, on laisse sécher à l'air libre et on compare les taches.

2° *Procédé aux sels de cœsium.* — L'iodure d'antimoine possède la propriété de donner avec l'iodure de cœsium un iodure double, pouvant cristalliser en lamelles hexagonales jaunes ou grenat, suivant leur épaisseur, groupées souvent en macles stellaires. Il est possible par la formation de ce sel double de caractériser également l'antimoine pur ou mêlé de fortes proportions d'arsenic.

L'anneau provenant de l'appareil de Marsh est dissous dans très peu d'acide azotique : on évapore la solution acide rassemblée sur la plus petite surface possible dans une capsule de porcelaine à fond rond. Sur le résidu desséché, on dépose une gouttelette (environ 1/100 de centimètre cube de réactif dit au cœsium) (1) qu'on promène à l'aide d'un agitateur à pointe effilée, sur tout ce qui est apparent de ce résidu, puis on ajoute un égal volume (1/100 de cmc.) d'acide sulfurique au dixième qu'on mélange avec le réactif. Après très peu de temps de contact, on observe un enduit rougeâtre d'iodure double ne disparaissant pas par addition d'une gouttelette de solution aqueuse d'acide sulfureux et dont l'intensité, proportionnelle à la quantité d'antimoine mise en œuvre, peut encore, en opérant comparativement avec des liqueurs antimoniales titrées, fixer sur la dose de ce corps simple.

Si l'on procède inversement, en mouillant d'abord le résidu avec H Cl à 1/4, puis déposant, avec beaucoup de soin, une gouttelette de réactif au cœsium au centre de la partie mouillée, on peut observer, après une ou deux minutes, les cristaux hexagonaux caractéristiques, dans une gouttelette du mélange qu'on fait tomber sur une lame de verre pour l'examen microscopique.

---

(1) Ce réactif présente la composition suivante :

    Iodure de potassium. . . . . 1 gramme.
    Chlorure de cœsium. 3   —
    Eau distillée . . . . 10 cent. cubes.

Faites dissoudre et ajoutez :

    Ammoniaque du commerce diluée à 1/10. 1 goutte.

Il est possible, par ce procédé, de déceler l'antimoine dans une solution sulfurique au dixième (en volume) ne renfermant pas plus de 0 milligr.0001 de ce corps simple dans 1/100 de centimètre cube, volume auquel on peut toujours amener les solutions sulfuriques des résidus azotiques d'anneaux obtenus par l'appareil de Marsh. Dans l'acide chlorhydrique à 1/4, la réaction limite est moins nette et un peu moins sensible.

En présence de l'arsenic et en milieu sulfurique, on peut encore déceler 1/1000 de milligramme d'antimoine mélangé à 500 fois plus du premier de ces corps, à condition que la teneur de la solution (toujours dans So^4H^2 à 1/10) ne soit pas supérieure à 5 milligrammes par dixième de centimètre cube. Au delà de ce titre, il tend à se former de gros cristaux rhombiques, parfois hexagonaux, d'iode métalloïdique qui est mis en liberté, en milieu acide, en vertu de la réaction

$$AsO^4H^3 + 2IH = AsO^3H^3 + H^2O + I$$

D'ailleurs, même avec cinq milligrammes seulement d'arsenic par dixième de centimètre cube, le mélange jaunit rapidement et bleuit l'amidon : pour y remédier, on ajoute, lorsque le contact de la gouttelette stibio-arsenicale a duré une ou deux minutes, une goutte de solution d'acide sulfureux qui fait disparaître, au moins momentanément, la teinte jaune, tout en respectant les cristaux spécifiques de l'antimoine et leur permettant de manifester leur coloration rouge caractéristique.]

ERRATA

Page 625, titre courant, au lieu de *Dichopétaléés*, lire **Dichapétalées**,

— 629, ligne 3 au lieu de : Le *H. thanatafora* lire : **thanatofora**.

— 834, ligne 23, au lieu de *Synadinium*, lire **Synadenium**.

— 960, ligne 34, au lieu de *Serjana*, lire **Serjania**.

Toxicologie.

E

H

Toxicologie.   70

W

X

Y

Z

TABLE ANALYTIQUE

DIJON, IMPRIMERIE DARANTIERE, RUE CHABOT-CHARNY, 65.